中华医学百科全书

公共卫生学

卫生统计学

国家出版基金项目
NATIONAL PUBLICATION FOUNDATION

中国协和医科大学出版社

图书在版编目（CIP）数据

中华医学百科全书·卫生统计学 ／ 颜虹主编 . —北京：中国协和医科大学出版社，2020.4
ISBN 978-7-5679-1324-0

Ⅰ.①卫… Ⅱ.①颜… Ⅲ.①卫生统计 Ⅳ.① R195.1

中国版本图书馆 CIP 数据核字（2019）第 157209 号

中华医学百科全书·卫生统计学

主　　编：颜　虹

编　　审：谢　阳

责任编辑：李元君

出版发行：**中国协和医科大学出版社**
　　　　　（北京市东城区东单三条 9 号　邮编 100730　电话 010-6526 0431）

网　　址：www.pumcp.com

经　　销：新华书店总店北京发行所

印　　刷：北京雅昌艺术印刷有限公司

开　　本：889×1230　1/16

印　　张：36.25

字　　数：1050 千字

版　　次：2020 年 4 月第 1 版

印　　次：2020 年 4 月第 1 次印刷

定　　价：400.00 元

ISBN 978-7-5679-1324-0

《中华医学百科全书》编纂委员会

总顾问　吴阶平　韩启德　桑国卫

总指导　陈　竺

总主编　刘德培

副总主编　曹雪涛　李立明　曾益新

编纂委员（以姓氏笔画为序）

丁　洁	丁　樱	丁安伟	于中麟	于布为	于学忠	万经海
马　军	马　骁	马　静	马　融	马中立	马安宁	马建辉
马烈光	马绪臣	王　伟	王　辰	王　政	王　恒	王　铁
王　硕	王　舒	王　键	王一飞	王一镗	王士贞	王卫平
王长振	王文全	王心如	王生田	王立祥	王兰兰	王汉明
王永安	王永炎	王华兰	王成锋	王延光	王旭东	王军志
王声湧	王坚成	王良录	王拥军	王茂斌	王松灵	王明荣
王明贵	王金锐	王宝玺	王诗忠	王建中	王建业	王建军
王建祥	王临虹	王贵强	王美青	王晓民	王晓良	王鸿利
王维林	王琳芳	王喜军	王晴宇	王道全	王德文	王德群
木塔力甫·艾力阿吉		尤启冬	戈　烽	牛　侨	毛秉智	毛常学
乌　兰	卞兆祥	文卫平	文历阳	文爱东	方　浩	方以群
尹　佳	孔北华	孔令义	孔维佳	邓文龙	邓家刚	书　亭
毋福海	艾措千	艾儒棣	石　岩	石远凯	石学敏	石建功
布仁达来	占　堆	卢志平	卢祖洵	叶　桦	叶冬青	叶常青
叶章群	申昆玲	申春悌	田家玮	田景振	田嘉禾	史录文
代　涛	代华平	白春学	白慧良	丛　斌	丛亚丽	包怀恩
包金山	冯卫生	冯学山	冯希平	冯泽永	边旭明	边振甲
匡海学	邢小平	达万明	达庆东	成　军	成翼娟	师英强
吐尔洪·艾买尔		吕时铭	吕爱平	朱　珠	朱万孚	朱立国
朱华栋	朱宗涵	朱建平	朱晓东	朱祥成	乔延江	伍瑞昌
任　华	任钧国	华　伟	伊河山·伊明		向　阳	多　杰
邬堂春	庄　辉	庄志雄	刘　平	刘　进	刘　玮	刘　蓬
刘大为	刘小林	刘中民	刘玉清	刘尔翔	刘训红	刘永锋
刘吉开	刘伏友	刘芝华	刘华平	刘华生	刘志刚	刘克良
刘更生	刘迎龙	刘建勋	刘胡波	刘树民	刘昭纯	刘俊涛

刘洪涛	刘献祥	刘嘉瀛	刘德培	闫永平	米 玛	米光明
安 锐	许 媛	许腊英	那彦群	阮长耿	阮时宝	孙 宁
孙 光	孙 皎	孙 锟	孙长颢	孙少宣	孙立忠	孙则禹
孙秀梅	孙建中	孙建方	孙建宁	孙贵范	孙晓波	孙海晨
孙景工	孙颖浩	孙慕义	严世芸	苏 川	苏 旭	苏荣扎布
杜元灏	杜文东	杜治政	杜惠兰	李 龙	李 飞	李 方
李 东	李 宁	李 刚	李 丽	李 波	李 勇	李 桦
李 鲁	李 磊	李 燕	李 冀	李大魁	李云庆	李太生
李日庆	李玉珍	李世荣	李立明	李永哲	李志平	李连达
李灿东	李君文	李劲松	李其忠	李若瑜	李松林	李泽坚
李宝馨	李建初	李建勇	李映兰	李思进	李莹辉	李晓明
李继承	李森恺	李曙光	杨 凯	杨 恬	杨 健	杨 硕
杨化新	杨文英	杨世民	杨世林	杨伟文	杨克敌	杨国山
杨宝峰	杨炳友	杨晓明	杨跃进	杨腊虎	杨瑞馥	杨慧霞
励建安	连建伟	肖 波	肖 南	肖永庆	肖海峰	肖培根
肖鲁伟	吴 东	吴 江	吴 明	吴 信	吴令英	吴立玲
吴欣娟	吴勉华	吴爱勤	吴群红	吴德沛	邱建华	邱贵兴
邱海波	邱蔚六	何 维	何 勤	何方方	何绍衡	何春涤
何裕民	余争平	余新忠	狄 文	冷希圣	汪 海	汪 静
汪受传	沈 岩	沈 岳	沈 敏	沈 铿	沈卫峰	沈心亮
沈华浩	沈俊良	宋国维	张 泓	张 学	张 亮	张 强
张 霆	张 澍	张大庆	张为远	张世民	张永学	张华敏
张志愿	张丽霞	张伯礼	张宏誉	张劲松	张奉春	张宝仁
张宇鹏	张建中	张建宁	张承芬	张琴明	张富强	张新庆
张潍平	张德芹	张燕生	陆 华	陆 林	陆小左	陆付耳
陆伟跃	陆静波	阿不都热依木·卡地尔		陈 文	陈 杰	陈 实
陈 洪	陈 琪	陈 楠	陈 薇	陈士林	陈大为	陈文祥
陈代杰	陈红风	陈尧忠	陈志南	陈志强	陈规化	陈国良
陈佩仪	陈家旭	陈智轩	陈锦秀	陈誉华	邵 蓉	邵荣光
武志昂	其仁旺其格	范 明	范炳华	林三仁	林久祥	林子强
林江涛	林曙光	杭太俊	欧阳靖宇	尚 红	果德安	
明根巴雅尔	易定华	易著文	罗 力	罗 毅	罗小平	罗长坤
罗永昌	罗颂平	帕尔哈提·克力木		帕塔尔·买合木提·吐尔根		
图门巴雅尔	岳建民	金 玉	金 奇	金少鸿	金伯泉	金季玲
金征宇	金银龙	金惠铭	郁 琦	周 兵	周 林	周永学
周光炎	周灿全	周良辅	周纯武	周学东	周宗灿	周定标

周宜开	周建平	周建新	周荣斌	周福成	郑一宁	郑家伟
郑志忠	郑金福	郑法雷	郑建全	郑洪新	郎景和	房　敏
孟　群	孟庆跃	孟静岩	赵　平	赵　群	赵子琴	赵中振
赵文海	赵玉沛	赵正言	赵永强	赵志河	赵彤言	赵明杰
赵明辉	赵耐青	赵临襄	赵继宗	赵铱民	郝　模	郝小江
郝传明	郝晓柯	胡　志	胡大一	胡文东	胡向军	胡国华
胡昌勤	胡晓峰	胡盛寿	胡德瑜	柯　杨	查　干	柏树令
柳长华	钟翠平	钟赣生	香多·李先加		段　涛	段金廒
段俊国	侯一平	侯金林	侯春林	俞光岩	俞梦孙	俞景茂
饶克勤	姜小鹰	姜玉新	姜廷良	姜国华	姜柏生	姜德友
洪　两	洪　震	洪秀华	洪建国	祝庆余	祝蔯晨	姚永杰
姚克纯	姚祝军	秦　川	袁文俊	袁永贵	都晓伟	晋红中
粟占国	贾　波	贾建平	贾继东	夏照帆	夏慧敏	柴光军
柴家科	钱传云	钱忠直	钱家鸣	钱焕文	倪　鑫	倪　健
徐　军	徐　晨	徐云根	徐永健	徐志云	徐志凯	徐克前
徐金华	徐建国	徐勇勇	徐桂华	凌文华	高　妍	高　晞
高志贤	高志强	高学敏	高金明	高健生	高树中	高思华
高润霖	郭　岩	郭小朝	郭长江	郭巧生	郭宝林	郭海英
唐　强	唐朝枢	唐德才	诸欣平	谈　勇	谈献和	陶·苏和
陶广正	陶永华	陶芳标	陶建生	黄　钢	黄　峻	黄　烽
黄人健	黄叶莉	黄宇光	黄国宁	黄国英	黄跃生	黄璐琦
萧树东	梅长林	曹　佳	曹广文	曹务春	曹建平	曹洪欣
曹济民	曹雪涛	曹德英	龚千锋	龚守良	龚非力	袭著革
常耀明	崔　蒙	崔丽英	庚石山	康　健	康廷国	康宏向
章友康	章锦才	章静波	梁　萍	梁显泉	梁铭会	梁繁荣
谌贻璞	屠鹏飞	隆　云	绳　宇	巢永烈	彭　成	彭　勇
彭明婷	彭晓忠	彭瑞云	彭毅志	斯拉甫·艾白		葛　坚
葛立宏	董方田	蒋力生	蒋建东	蒋建利	蒋澄宇	韩晶岩
韩德民	惠延年	粟晓黎	程　伟	程天民	程仕萍	程训佳
童培建	曾　苏	曾小峰	曾正陪	曾学思	曾益新	谢　宁
谢立信	蒲传强	赖西南	赖新生	詹启敏	詹思延	鲍春德
窦科峰	窦德强	赫　捷	蔡　威	裴国献	裴晓方	裴晓华
管柏林	廖品正	谭仁祥	谭先杰	翟所迪	熊大经	熊鸿燕
樊飞跃	樊巧玲	樊代明	樊立华	樊明文	樊瑜波	黎源倩
颜　虹	潘国宗	潘柏申	潘桂娟	薛社普	薛博瑜	魏光辉
魏丽惠	藤光生	B·吉格木德				

《中华医学百科全书》学术委员会

主任委员　巴德年

副主任委员（以姓氏笔画为序）

汤钊猷　　吴孟超　　陈可冀　　贺福初

学术委员（以姓氏笔画为序）

丁鸿才	于是凤	于润江	于德泉	马　遂	王　宪	王大章
王之虹	王文吉	王正敏	王邦康	王声湧	王近中	王政国
王晓仪	王海燕	王鸿利	王琳芳	王锋鹏	王满恩	王模堂
王德文	王澍寰	王翰章	毛秉智	乌正赉	尹昭云	巴德年
邓伟吾	石一复	石中瑗	石四箴	石学敏	平其能	卢世璧
卢光琇	史俊南	皮　昕	吕　军	吕传真	朱　预	朱大年
朱元珏	朱晓东	朱家恺	仲剑平	刘　正	刘　耀	刘又宁
刘宝林（口腔）		刘宝林（公共卫生）		刘桂昌	刘敏如	刘景昌
刘新光	刘嘉瀛	刘镇宇	刘德培	闫剑群	江世忠	汤　光
汤钊猷	阮金秀	纪宝华	孙　燕	孙汉董	孙曼霁	严隽陶
苏　志	苏荣扎布	杜乐勋	杨　苹	杨圣辉	杨宠莹	杨瑞馥
李亚洁	李传胪	李仲智	李连达	李若新	李钟铎	李济仁
李舜伟	李巍然	肖文彬	肖承悰	肖培根	吴　坤	吴　蓬
吴乐山	吴永佩	吴在德	吴军正	吴观陵	吴希如	吴孟超
吴咸中	邱蔚六	何大澄	余森海	谷华运	邹学贤	汪　华
汪仕良	沈竞康	张乃峥	张习坦	张月琴	张世臣	张丽霞
张伯礼	张金哲	张学文	张学军	张承绪	张洪君	张致平
张博学	张朝武	张蕴惠	陆士新	陆道培	陈子江	陈文亮
陈世谦	陈可冀	陈立典	陈宁庆	陈在嘉	陈尧忠	陈君石
陈育德	陈冶清	陈洪铎	陈家伟	陈家伦	陈寅卿	邵铭熙
范乐明	范茂槐	欧阳惠卿	罗才贵	罗成基	罗启芳	罗爱伦
罗慰慈	季成叶	金义成	金水高	金惠铭	周　俊	周仲瑛
周荣汉	赵云凤	胡永华	胡永洲	钟世镇	钟南山	段富津
侯云德	侯惠民	俞永新	俞梦孙	施侣元	恽榴红	姜世忠
姜庆五	姚天爵	姚新生	贺福初	秦伯益	贾继东	贾福星
夏惠明	顾美仪	顾觉奋	顾景范	徐文严	翁心植	栾文明
郭　定	郭子光	郭天文	郭宗儒	唐由之	唐福林	涂永强
黄洁夫	黄璐琦	曹仁发	曹采方	曹谊林	龚幼龙	龚锦涵

盛志勇　　康广盛　　章魁华　　梁文权　　梁德荣　　彭名炜　　董　怡
温　海　　程元荣　　程书钧　　程伯基　　傅民魁　　曾长青　　曾宪英
裘雪友　　甄永苏　　褚新奇　　蔡年生　　廖万清　　樊明文　　黎介寿
薛　淼　　戴行锷　　戴宝珍　　戴尅戎

公共卫生学

总主编

李立明　　北京大学

本卷编委会

主　编

颜　虹　　西安交通大学公共卫生学院

学术委员（以姓氏笔画为序）

金水高　　中国疾控预防控制中心

副主编

赵耐青　　复旦大学公共卫生学院

徐勇勇　　空军军医大学军事预防医学系

编　委（以姓氏笔画为序）

马　骏　　天津医科大学公共卫生学院

王　彤　　山西医科大学公共卫生学院

王乐三　　中南大学公共卫生学院

尹　平　　华中科技大学公共卫生学院

田考聪　　重庆医科大学公共卫生学院

毕育学　　西安交通大学公共卫生学院

刘丹红　　空军军医大学军事预防医学系

刘玉秀　　东部战区总医院

刘启贵　　大连医科大学公共卫生学院

宇传华　　武汉大学健康学院

李　康　　哈尔滨医科大学公共卫生学院

李晓松　　四川大学公共卫生学院

杨土保　　中南大学公共卫生学院

沈其君　　宁波大学医学院

陈长生　　空军军医大学军事预防医学系

陈平雁　　南方医科大学公共卫生学院

易　东　　陆军军医大学军事预防医学系

荀鹏程　　南京医科大学公共卫生学院

贺　佳　　海军军医大学卫勤系

夏结来　　空军军医大学军事预防医学系

党少农　　西安交通大学公共卫生学院

徐天和　　滨州医学院

凌　莉　　中山大学公共卫生学院

郭秀花　　首都医科大学公共卫生学院

康晓平　　北京大学公共卫生学院

康轶君　　西安交通大学公共卫生学院

曾令霞　　西安交通大学公共卫生学院

裴磊磊　　西安交通大学公共卫生学院

颜　艳　　中南大学公共卫生学院

薛付忠　　山东大学公共卫生学院

学术秘书

裴磊磊　　西安交通大学公共卫生学院

前　言

《中华医学百科全书》终于和读者朋友们见面了！

古往今来，凡政通人和、国泰民安之时代，国之重器皆为科技、文化领域的鸿篇巨制。唐代《艺文类聚》、宋代《太平御览》、明代《永乐大典》、清代《古今图书集成》等，无不彰显盛世之辉煌。新中国成立后，国家先后组织编纂了《中国大百科全书》第一版、第二版，成为我国科学文化事业繁荣发达的重要标志。医学的发展，从大医学、大卫生、大健康角度，集自然科学、人文社会科学和艺术之大成，是人类社会文明与进步的集中体现。随着经济社会快速发展，医药卫生领域科技日新月异，知识大幅更新。广大读者对医药卫生领域的知识文化需求日益增长，因此，编纂一部医药卫生领域的专业性百科全书，进一步规范医学基本概念，整理医学核心体系，传播精准医学知识，促进医学发展和人类健康的任务迫在眉睫。在党中央、国务院的亲切关怀以及国家各有关部门的大力支持下，《中华医学百科全书》应运而生。

作为当代中华民族"盛世修典"的重要工程之一，《中华医学百科全书》肩负着全面总结国内外医药卫生领域经典理论、先进知识，回顾展现我国卫生事业取得的辉煌成就，弘扬中华文明传统医药璀璨历史文化的使命。《中华医学百科全书》将成为我国科技文化发展水平的重要标志、医药卫生领域知识技术的最高"检阅"、服务千家万户的国家健康数据库和医药卫生各学科领域走向整合的平台。

肩此重任，《中华医学百科全书》的编纂力求做到两个符合。一是符合社会发展趋势：全面贯彻以人为本的科学发展观指导思想，通过普及医学知识，增强人民群众健康意识，提高人民群众健康水平，促进社会主义和谐社会构建。二是符合医学发展趋势：遵循先进的国际医学理念，以"战略前移、重心下移、模式转变、系统整合"的人口与健康科技发展战略为指导。同时，《中华医学百科全书》的编纂力求做到两个体现：一是体现科学思维模式的深刻变革，即学科交叉渗透/知识系统整合；二是体现继承发展与时俱进的精神，准确把握学科现有基础理论、基本知识、基本技能以及经典理论知识与科学思维精髓，深刻领悟学科当前面临的交叉渗透与整合转化，敏锐洞察学科未来的发展趋势与突破方向。

作为未来权威著作的"基准点"和"金标准"，《中华医学百科全书》编纂过程中，制定了严格的主编、编者遴选原则，聘请了一批在学界有相当威望、具有较高学术造诣和较强组织协调能力的专家教授（包括多位两院院士）担任大类主编和学科卷主编，确保全书的科学性与权威性。另外，还借鉴了已有百科全书的编写经验。鉴于《中华医学百科全书》的编纂过程本身带有科学研究性质，还聘请了若干科研院所的科研管理专家作为特约编审，站在科研管理的高度为全书的顺利编纂保驾护航。除了编者、编审队伍外，还制订了详尽的质量保证计划。编纂委员会和工作委员会秉持质量源于设计的理念，共同制订了一系列配套的质量控制规范性文件，建立了一套切实可行、行之有效、效率最优的编纂质量管理方案和各种情况下的处理原则及预案。

《中华医学百科全书》的编纂实行主编负责制，在统一思想下进行系统规划，保证良好的全程质量策划、质量控制、质量保证。在编写过程中，统筹协调学科内各编委、卷内条目以及学科间编委、卷间条目，努力做到科学布局、合理分工、层次分明、逻辑严谨、详略有方。在内容编排上，务求做到"全准精新"。形式"全"：学科"全"，册内条目"全"，全面展现学科面貌；内涵"全"：知识结构"全"，多方位进行条目阐释；联系整合"全"：多角度编制知识网。数据"准"：基于权威文献，引用准确数据，表述权威观点；把握"准"：审慎洞察知识内涵，准确把握取舍详略。内容"精"："一语天然万古新，豪华落尽见真淳。"内容丰富而精练，文字简洁而规范；逻辑"精"："片言可以明百意，坐驰可以役万里。"严密说理，科学分析。知识"新"：以最新的知识积累体现时代气息；见解"新"：体现出学术水平，具有科学性、启发性和先进性。

《中华医学百科全书》之"中华"二字，意在中华之文明、中华之血脉、中华之视角，而不仅限于中华之地域。在文明交织的国际化浪潮下，中华医学汲取人类文明成果，正不断开拓视野，敞开胸怀，海纳百川般融入，润物无声状拓展。《中华医学百科全书》秉承了这样的胸襟怀抱，广泛吸收国内外华裔专家加入，力求以中华文明为纽带，牵系起所有华人专家的力量，展现出现今时代下中华医学文明之全貌。《中华医学百科全书》作为由中国政府主导，参与编纂学者多、分卷学科设置全、未来受益人口广的国家重点出版工程，得到了联合国教科文等组织的高度关注，对于中华医学的全球共享和人类的健康保健，都具有深远意义。

《中华医学百科全书》分基础医学、临床医学、中医药学、公共卫生学、军事与特种医学和药学六大类，共计144卷。由中国医学科学院/北京协和医学院牵头，联合军事医学科学院、中国中医科学院和中国疾病预防控制中心，带动全国知名院校、科研单位和医院，有多位院士和海内外数千位优秀专家参加。国内知名的医学和百科编审汇集中国协和医科大学出版社，并培养了一批热爱百科事业的中青年编辑。

回览编纂历程，犹然历历在目。几年来，《中华医学百科全书》编纂团队呕心沥血，孜孜矻矻。组织协调坚定有力，条目撰写字斟句酌，学术审查一丝不苟，手书长卷撼人心魂……在此，谨向全国医学各学科、各领域、各部门的专家、学者的积极参与以及国家各有关部门、医药卫生领域相关单位的大力支持致以崇高的敬意和衷心的感谢！

《中华医学百科全书》的编纂是一项泽被后世的创举，其牵涉医学科学众多学科及学科间交叉，有着一定的复杂性；需要体现在当前医学整合转型的新形式，有着相当的创新性；作为一项国家出版工程，有着毋庸置疑的严肃性。《中华医学百科全书》开创性和挑战性都非常强。由于编纂工作浩繁，难免存在差错与疏漏，敬请广大读者给予批评指正，以便在今后的编纂工作中不断改进和完善。

刘德培

凡　例

一、《中华医学百科全书》（以下简称《全书》）按基础医学类、临床医学类、中医药学类、公共卫生类、军事与特种医学类、药学类的不同学科分卷出版。一学科辑成一卷或数卷。

二、《全书》基本结构单元为条目，主要供读者查检，亦可系统阅读。条目标题有些是一个词，例如"样本"；有些是词组，例如"二项分布"。

三、由于学科内容有交叉，会在不同卷设有少量同名条目。例如《社会医学》《儿童少年卫生学》都设有"青少年妊娠"条目。其释文会根据不同学科的视角不同各有侧重。

四、条目标题上方加注汉语拼音，条目标题后附相应的外文。例如：

wèishēng tǒngjìxué
卫生统计学　（health statistics）

五、本卷条目按学科知识体系顺序排列。为便于读者了解学科概貌，卷首条目分类目录中条目标题按阶梯式排列，例如：

卫生统计学 ………………………………………………………………………
　　统计资料 ………………………………………………………………………
　　　总体 …………………………………………………………………………

六、各学科都有一篇介绍本学科的概观性条目，一般作为本学科卷的首条。介绍学科大类的概观性条目，列在本大类中基础性学科卷的学科概观性条目之前。

七、条目之中设立参见系统，体现相关条目内容的联系。一个条目的内容涉及其他条目，需要其他条目的释文作为补充的，设为"参见"。所参见的本卷条目的标题在本条目释文中出现的，用蓝色楷体字印刷；所参见的本卷条目的标题未在本条目释文中出现的，在括号内用蓝色楷体字印刷该标题，另加"见"字；参见其他卷条目的，注明参见条所属学科卷名，如"参见□□□卷"或"参见□□□卷□□□□"。

八、《全书》医学名词以全国科学技术名词审定委员会审定公布的为标准。同一概念或疾病在不同学科有不同命名的，以主科所定名词为准。字数较多，释文中拟用简称的名词，每个条目中第一次出现时使用全称，并括注简称，例如：甲型病毒性肝炎（简称甲肝）。个别众所周知的名词直接使用简称、缩写，例如：B超。药物名称参照《中华人民共和国药典》2015 年版和《国家基本药物目录》2012 年版。

九、《全书》量和单位的使用以国家标准 GB 3100~3102—1993《量和单位》为准。援引古籍或外文时维持原有单位不变。必要时括注与法定计量单位的换算。

十、《全书》数字用法以国家标准 GB/T 15835—2011《出版物上数字用法》为准。

十一、正文之后设有内容索引和条目标题索引。内容索引供读者按照汉语拼音字母顺序查检条目和条目之中隐含的知识主题。条目标题索引分为条目标题汉字笔画索引和条目外文标题索引，条目标题汉字笔画索引供读者按照汉字笔画顺序查检条目，条目外文标题索引供读者按照外文字母顺序查检条目。

十二、部分学科卷根据需要设有附录，列载本学科有关的重要文献资料。

目　录

wèishēngtǒngjìxué

卫生统计学（health statistics）

统计学原理和方法应用在公共卫生与预防医学领域而产生的一门应用学科。在中国，把应用在医学领域的统计学又称为医学统计学（medical statistics）。卫生统计学和医学统计学都是统计学原理在医学领域的应用，但各有侧重，但随着生物医学研究模式的改变，生物医学领域各个学科相互渗透，现在倾向于称为生物统计学（biostatistics）。

简史　统计学"statistics"一词源于国家"state"，拉丁语中"statisticus"是治国术的意思，而德语的"statistik"是指政治科学。自从统计或统计方法诞生起，就打上了自然科学与社会科学的双重烙印，在经济社会发展和政府决策中发挥了重要作用。

中国作为世界文明古国很早就有统计活动的文字记载。如《礼记·王制》中有"视年之丰耗，以三十年之通制国用，量入以为出"的记载，"三十年之通"即三十年收成的平均数，这说明在西周时代（约公元前1100年至前771年）已经有平均数的应用。《尚书·禹贡》中的九洲表是学术界普遍公认的最早统计史料，详细记载了地理、行政区划、物产人口与贡赋情况等。古希腊亚里士多德（Aristotle，公元前384～前322年）编撰的《政治学》记载了上百个国家的行政、司法、宗教以及风俗等。其他文明古国也有类似的记录，例如古罗马帝国要求每个人都向就近的统计师（即当时的收税人）登记纳税，又如英国测量土地的记录被称为英国土地志。14～15世纪，欧洲的地中海沿岸出现了资本主义的萌芽，赌博游戏成为新兴资产阶级生活的一部分。同时，保险事业随着频繁的航海运输而出现。在这样的历史背景下，赌博游戏和保险事业推动赌博数学和概率论快速发展。作为一门学科，统计学起源于17世纪中叶，大致经历了古典统计学、近代统计学和现代统计学3个阶段。

古典统计学　17世纪中叶到18世纪中叶的统计学。17世纪，在资本主义发展较快的英国，由于城市人口的高度集中和人民生活的贫困，伦敦暴发了几次大规模瘟疫流行。格朗特（John Graunt，1620～1674年），被认为是最早的人口统计学家和流行病学家之一，他通过搜集死亡登记的数据，编制了世界上第一张寿命表，并给出不同年龄组的生存率。1690年英国学者佩蒂（William Petty，1623～1687年）出版了《政治算术》，提出了一套较为系统的方法，对人口、土地、财政、经济等社会经济现象进行数量性的描述和分析比较，为后来的人口统计学奠定了基础。17世纪后期，瑞士数学家雅各布·伯努利（Jakob Bernoulli，1654～1705年）全面系统地论述了概率原理，将概率论建立在数学基础之上。在其所著《推测法》一书中有后来以他名字命名的法则"伯努利定理"，是大数法则的雏形。进入18世纪，法国数学家德·莫阿弗尔（de Moivre，1667～1754年）所著的《机会的学说》中详细阐述了伯努利大数定律并给出了概率的精确计算方法，1738年德·莫阿弗尔在研究二项展开式时，发现了正态分布的公式。之后法国的拉普拉斯（Laplace，1749～1827年）和德国的高斯（Gauss，1777～1855年）相继独自发现了正态分布方程，由于高斯成功地将正态分布理论用于描述天文学观察误差的分布，并研究了正态分布的性质，才引起人们的重视，因此正态分布又称为高斯分布。高斯在随机误差为正态分布的基础上，提出了最小二乘法，对近代统计学的发展产生了重大的影响。

近代统计学　18世纪中叶到19世纪中末叶的统计学。这一时期，概率理论日臻成熟为统计学的发展奠定了重要基础。由于研究目的和研究对象的不同，出现了保险统计、医学统计、农业统计等统计学分支，此外人口调查、社会调查等也相继发展起来。法国数学家拉普拉斯从青年时代起就专注于概率论的研究，将概率论应用于统计学，提出利用部分调查资料去推断总体的抽样统计方法。拉普拉斯认为医疗是概率论应用的一个重要领域。他说随着观察数的增多，有效的治疗方法会充分地显示出来，因此，他的部分论文编入1812年出版的《概率论分析》一书。杰出的医生菲利普·皮内尔（Philippe Pinel，1745～1826年）提出，可以通过清点产生良好反应的次数来确定一种治疗的效果；若成功率较高，便认为是有效的，系分类数据分析方法在卫生统计学中应用的萌芽。

比利时统计学家阿道夫·凯特勒（Adolphe Quetelet，1796～1874年）把概率论、大数法则、误差法则、正态分布等概念和计算方法引入到群体现象的研究中，提出了"平均人"理论，即平均的身高、平均的体重、平均的智力等，丰富了方法论，促进了统计学的发展，使统计学进入一个新的发展阶段。威廉·法尔（William Farr，1807～1883年）在英国首创人口和死亡的常规资料收集，并提出了一系列公共卫生领域的重要概念，如标化死亡率、人年、剂量反应关系等，促进了统计学在公共卫生领域的普及应用。约翰·斯诺（John Snow，1813～1858年）从1848年起对伦敦霍乱流行进行了深入研究，编制了统计地图，提出了霍乱暴发是通过水传播的论断，并成功地控制了霍乱流行，是统计学在公共卫生与疾病控制领域应用的典范。

现代统计学 19世纪中叶到20世纪中叶的统计学。英国生物学家高尔顿（Francis Galton，1822～1891年），首先将正态曲线理论应用于社会学研究，认为正态曲线具有普遍适用性的特点。高尔顿的研究十分广泛，他提出了大样本资料的"百分位数"法以及著名的"相关"与"回归"概念和有关算法。高尔顿的学生皮尔森（Pearson）继承和发展了高尔顿的统计思想，他在半个世纪的时间里致力于生物统计学的研究，极大地丰富了统计学的概念。1893年他提出了描述生物变异度的指标"标准差"；1900年皮尔森独立地发现了χ^2分布，并提出了有名的"卡方检验法"（Test of Chi-square）；首创了频数分布表与频数分布图；在1897～1905年，皮尔森还提出复相关、总相关、相关比等概念，不仅发展了高尔顿的相关理论，还为之建立了数学理论基础；他创建了世界上最权威的《生物统计学》（Biometrika）杂志。由于皮尔森的卓越贡献，统计发展过程实现了重大飞跃，从描述性统计发展到推断性统计。皮尔森的学生戈塞特（Willian Gosset，1876～1937年）发现许多实验存在样本量小的现实问题，"大样本理论"不宜解决此类问

题，迫使他另辟蹊径。他通过卡片抽样实验并运用正态分布理论，得到有关统计量的经验分布——t分布，并于1908年以"Student"的笔名将该理论发表在《生物统计学》杂志上。他的结果后来经费希尔（Fisher，1890～1962年）从数学上进行严格证明，形成了当今广为使用的假设检验方法——t检验，成为当今小样本统计推断的基本方法。

费希尔被认为是20世纪贡献最大的统计学家。他于1919年到伦敦附近的洛桑（Rothamsted）农业试验站进行田间试验研究，在那里他有更多的机会把生物学与统计学有机结合起来从事研究，由于他的勤奋和天赋，在统计学上取得了杰出成就。费希尔提出利用实验设计控制实验误差的方法，即随机、对照、重复，并创立了随机区组和拉丁方等实验设计方法；建立了方差分析的理论和方法；完善了t检验在小样本和大样本中的应用，并编制了"t界值表"和"F界值表"；证明了极大似然估计和似然比检验可以用于任一概率模型中的最优估计和检验过程；他创立的参数估计理论和检验理论等统计理论体系，使推断统计学成为数理统计学的主流。在以费希尔为代表的一批统计学家的努力下，现代统计学的基本概念、基本理论和数学基础逐渐完善，统计学发展成为一门成熟的学科。

1948年到1952年间，多尔（Doll）和希尔（Hill）两位学者针对工业化国家肺癌死亡率升高的原因进行了多方面的研究，利用回顾性配对调查方法分析了649例男性肺癌病人与649例男性对照者以及60例女性肺癌病人与60例女性对照者的吸烟习惯。对比

后发现，无论男性还是女性肺癌病人吸烟比例高于对照者。随后又于1952年至1976年间通过前瞻性研究，得到类似的结果，吸烟者的肺癌死亡率是不吸烟者的12.86倍，即相对危险度（Relative risk，RR）等于12.86，并发现吸烟和肺癌存在剂量反应关系，这是公共卫生发展史上统计学应用的又一典型案例。

20世纪下半叶，卫生统计学在理论和应用两个方面同步发展。1958年《生物统计学》杂志重新刊登了托马斯·贝叶斯（Thomas Bayes，1701～1761年）的《机遇理论中一个问题的解》一文，预示着贝叶斯的理论重新被广泛使用，专业的贝叶斯统计分析软件WinBUGS问世，20世纪80年代之后Bayes在卫生统计领域的应用迅猛发展。70年代末以来，在计算机的帮助下，埃夫隆（Efron）的自举法和考克斯（Cox，1924年～）的比例风险模型相继提出并在医疗卫生领域得到广泛应用，成为近几十年来统计学发展的重要成就。

中国卫生统计学的发展 中国的卫生统计学研究始于20世纪初，发展于20世纪中。李光荫、许世谨、薛仲三、郭祖超等是中国卫生统计学的奠基人。20世纪20年代，许世瑾教授（1903～1988年）就结合实际提出了中国第一个居民死因分类表。1948年9月，郭祖超教授（1912～1999年）编著出版了中国第一部医学统计学教材《医学与生物统计方法》，被当时的教育部定为"大学用书"。郭祖超教授在20世纪50年代初期，率领11人的队伍到舟山群岛实地考察，从原始的门诊疾病登记和住院病历中转录整理出许多统计资料，并抽样观察其

记录过程，以检验准确性。郭祖超教授是第一位运用现代统计学方法搜集和处理中国人民解放军卫生工作统计资料的组织者、指导者和实施者。新中国成立初期，郭祖超、许世瑾等教授通过举办医学统计方法训练班，为国家和军队培养了大批卫生统计学人才。60年代，卫生统计学工作者相继出版了一些医学和生物统计学专著和译著，如《医用数理统计方法》（郭祖超，1963年），《数理统计方法在医学科学中的应用》（杨纪珂，1964年），《医学实验设计原理》（金正均，1964年），《医用统计方法和原理》（薛仲三，1965年）等。

1978年后，统计机构相继恢复与成立，中国第一部统计法律《统计法》于1983年12月8日颁布，卫生统计事业得到了迅速的恢复和发展。杨树勤教授主编《卫生统计学》（1978年）和《中国医学百科全书医学统计学》（1985年），许世瑾教授主编的《医学统计方法》（1979年），郭祖超教授主编的《1974年度全国应征青年体检资料的统计分析》（1981年）等相继问世。1993年6月由卫生部统一组织和领导，在各级卫生行政部门的配合下，中国进行了第一次全国卫生服务调查，此后每5年在全国范围内开展一次国家卫生服务调查，目前已进行了5次。调查利用现代统计学原理和方法，分析了中国不同地区城乡居民的健康状况、卫生资源现状等情况，为卫生事业发展和改革、宏观管理和科学决策提供了依据。依据中国人口普查积累的极为丰富的人口资料，中国卫生统计学者积极发展医学人口统计方法，为编制国民经济和社会发展计划、制定人口政策、

实行优生优育、编制和检查人口计划服务，为国家行政管理和人口研究工作提供了依据和建议。1984年9月中国卫生统计学会（现更名为中国卫生信息与健康医疗大数据学会）在广西南宁市成立，并于1984年9月创办了《中国卫生统计》杂志。1989年成立了中华预防医学会卫生统计专业委员会。

近年来，中国卫生统计工作者结合公共卫生领域的新情况，不断将发展比较成熟的统计学方法应用到公共卫生的各个领域，同时在统计理论与方法方面也进行了积极探索，对综合评价、疾病预测、临床试验、回归分析、生存分析、时间序列分析、空间统计、贝叶斯统计方法、多水平分析、潜变量分析、遗传统计与生物信息等做出了进一步的丰富与发展。当今卫生统计学的发展离不开统计软件的帮助，因此中国公共卫生工作人员在应用SAS、SPSS、STATA等统计软件及R等统计编程语言的同时，不断地开发软件的新功能。同时在国内开发了一系列统计分析软件如DPS数据处理系统、PEMS3.0（for windows）、SPLM（Statistical Program for Linear Modeling）统计软件、NOSA（非典型数据统计分析系统）、Qstat统计分析程序、CS2000统计软件、DAS统计软件等。

研究对象　卫生统计学是以群体为研究对象，通过实施各种以抽样为基础的群体调查，掌握人群的卫生状况和需求。

研究目的　哈佛大学统计学教授马尔切洛·帕加诺（Marcello Pagano）指出："统计学研究是关于数据资料收集、整理、分析和结果解释的学科。"贝蒂·柯克伍

德（Betty Kirkwood）教授认为："统计学是关于数据收集、汇总、展示、解释，以及估计关联性和检验假设的科学。"流行病学词典认为"统计学是处理资料中变异性的科学和艺术，是在收集、归类、分析和解释大量数据的过程中获取可靠结果的一门学科"。简言之，统计学就是关于数据收集、整理、分析、表达和解释的普遍原理和方法。马尔切洛·帕加诺认为："统计学原理可以应用到不同领域，包括商业、心理学和农业。当统计学原理应用在生命科学和卫生健康领域称为生物统计学。"在公共卫生研究领域，卫生统计学的根本目的是应用数理统计学的原理与方法研究居民健康状况以及卫生服务领域中数据的收集、整理和分析，包括文献复习与研究设计、实验或观察实施、数据收集与记录、资料整理与分析、结果表达与解释、报告撰写与论文发表等各个环节的统计问题。

研究内容　①基本概念体系。卫生统计学的概念、性质、目的、意义、在公共卫生与预防医学学科中的应用等；常用的基本概念，包括同质与变异、总体与样本、参数与统计量、变量与资料、频率与概率、误差等；统计基本步骤，包括统计设计、收集资料、整理资料和分析资料。②基本统计方法。介绍卫生统计学的基本思路和方法，包括统计描述、统计推断、相关和回归等。③高级统计学方法。进一步介绍公共卫生领域中复杂问题的解决思路和方法，包括多因素方差分析、线性模型、判别分析、聚类分析、潜变量分析、综合评价方法、决策分析等。④研究设计。卫生统计学从研究目的可以分为验证性

研究与探索性研究；从研究形式上可以分为观察性研究与实验性研究；从研究时间上可以分为前瞻性研究、回顾性研究和横断面研究等。⑤统计软件。介绍国际通用的统计软件，包括 SPSS、SAS、STATA、R 等，帮助卫生工作人员高效地完成统计工作。

发展趋势 20 世纪后半叶随着慢性非感染性疾病的流行，众多危险因素的筛选、生存时间和疾病自然史的评价、促进了一系列现代统计方法产生，提高了分析流行病学的水平，而且也扩充了卫生统计学的研究范围，形成了肿瘤流行病学、心血管流行病学、糖尿病流行病学等分支学科。近几十年来，为提高人口素质，成本-效果分析用于评估改善人群健康所需的成本。在评价化学毒物或药物时，长期致癌试验和生殖系统试验等动物实验数据的统计分析促进了包括广义线性混合效应模型、非线性混合效应模型、贝叶斯方法等的发展。疾病的发生发展以及传播与很多未知因素有关，充满了随机性，既往研究从纯粹的动力学模型入手，例如微观动力学模型研究病毒在体内的动力学，宏观动力学模型研究传染病在人群间的传播等，难以有效描述疾病在发生发展和传播过程中的变异性，因此产生了随机微分方程等新的发展方向。人类基因组项目计划的成功施行以来，面对累积的海量数据，需要寻求一个高效、快速的解决方法，数据分析基础上的生物信息技术为 DNA 序列分析以及基因生物医学的发展提供了强有力的理论基础。

21 世纪公共卫生数据来源更加多元，包括门诊信息、住院信息、医学影像数据、医保数据、常规体检数据、居民健康档案管理数据、基本公共卫生服务数据、健康/疾病监测数据、医疗厂商研发数据、流行病学现场研究、环境监测数据、人类遗传与组学数据、可穿戴设备监测数据、远程医疗数据等。信息的增长速度远远超过了人们处理信息和分辨信息的速度，称大数据时代。目前通常认为大数据具有"4V"特征，即规模庞大、数据繁多、变化繁多和价值巨大但价值密度低，这对统计学提出了新的要求，急需从看似杂乱无章的数据中解释其中隐含的内在规律，发掘有用的知识，以指导公共卫生进行科学的推断与决策。大数据计算量巨大，不同的计算请求所需的资源种类和数量均可能有所不同，此外计算过程耗时较长，云计算可以为大数据的分析处理提供支撑，为大数据处理平台提供高效、可靠的资源管理保障，也面向大数据管理和处理提供针对性的云服务。大数据是人工智能的基础，因此医疗大数据的快速增长促进了卫生健康领域人工智能的飞速发展。人工智能的核心是算法，基础条件是数据及计算能力，人工智能对医疗大数据进行不断地挖掘，利用算法分析处理数据，对可能发生的健康风险进行识别与预判，最后提供切实可行的降低健康风险的措施。

（颜 虹）

wèishēng tǒngjì

卫生统计（health statistics）

用数据对群体的健康水平及影响群体健康的因素和干预活动进行分析和描述。即研究上述因素之间的相互作用以及每个特定因素对人群健康产生影响的方式，如卫生服务体制、社会经济和环境因素影响等，并用于设计、实施、监测和评价卫生政策或健康干预方案的实施效果。

基本作用和用途 卫生统计工作的三个基本作用和用途分别是：①提供关于人群（亚人群）健康、相关影响因素及其两者互相作用的知识，使全体卫生服务对象（公众）、政策决策者、公共卫生工作者和卫生服务提供者了解自身、当地或国家民众的健康状况。②为国家和区域卫生规划和政策的制定、监测和评价提供信息支持。③为群体健康促进项目和干预的实施、目标设定、评估和优化提供信息，同时指导面向个体的卫生保健和临床决策。

基本特征和信息来源 不同于卫生数据或卫生信息卫生统计基本特征：①量化。②源于个体、社区及其环境的观察数据的汇总。③人群健康及其影响因素。卫生统计信息来源：①基于人群的调查，例如国家卫生服务调查、出院病人调查。②注册（登记），如传染病报告、出生登记、死亡报告等。③在卫生服务提供过程中产生的管理数据，例如各种基本医疗保险、商业医疗保险使用的、用于医疗费用补偿的数据。另外，还包括用于其他非健康目的的调查数据，如人口普查、环境监测数据。

工作流程 流程包括：①确定数据需求。根据健康影响因素模型以及国家卫生信息框架，从宏观角度确定所需的数据。确定需求是一个持续的、不断重复、不断变化的过程，卫生统计工作者需要与数据的提供者和使用者共同协商，详细定义特定领域的信息需求。②定义必要的数据属性。通过定义数据属性达到满足数据需求的目的，同时更好地定位数据来源或提出收集数据的途径和方法。③确定适宜的数据来源。提出多个可能的数据源并进行分析比较，以便快速、高效地满足数据需求。④收集、汇总和整理数据。简单的数据获取或复杂的、持续的信息系统的管理。⑤统计分析。慎重地选择和应用统计分析方法，采用适宜的统计分析工具。⑥提供统计分析结果。将统计分析结果以通俗易懂的形式表达出来，使其得到最大程度的合理利用。⑦评价需求的满足程度。对需求的满足程度进行持续性评价，不断发现发展和进步的潜在空间，避免卫生统计的数据收集和整理陷于无意义的循环往复或偏离方向。卫生统计工作流程见图1。上述过程将从国家卫生信息网络的建立和完善中获得支持。

工作核心 卫生统计的核心是工作过程中各个环节的整体协调，目的是保证分散的卫生统计机构和统计专业人员形成一个整体，步调一致、互相协同地朝着正确的方向高效率运转。

整体协调功能包括：①为分散在各级、各类机构中的卫生统计组织和人员提供信息共享的环境和机制。②推动各类卫生统计工作和项目之间的合作。③为从各种来源发现和获取数据提供支持。④提出并维护与卫生统计工作相关的通用定义、技术标准、分类、方法学方面的标尺，以促进数据共享、系统整合，提高数据的可比性。⑤定期反思和调整卫生统计工作的任务和发展方向，并评价任务完成的情况。⑥鼓励新理论和方法的研究。⑦为卫生统计工作收集、整理和发布信息等各环节提出有关隐私、保密和安全等方面的政策和指导。⑧保证卫生统计的用户及广大公众参与到影响卫生统计工作绩效的决策活动中。

卫生信息系统 是信息时代卫生统计工作的依托和基础，当今和未来的卫生统计工作目标必须在卫生信息化的大背景下才能得以顺利实现。卫生统计工作者必须主动参与信息化建设，成为信息化工作的重要力量，以便高效率地实现卫生统计工作的指导方针和主要功能。①卫生信息系统是卫生统计数据的载体，是数据收集、存储和交换的途径和工具。数据管理的措施，包括保密、安全问题都要依靠信息系统提供技术保证。②卫生统计工作使用的有关数据标准应该与国家卫生信息系统的标准保持协调一致。一致的规范与标准可以保证卫生统计工作与信息系统的整体协调，促进卫生统计工作各个环节的衔接和高效运转。③国家卫生信息系统为实现统一原则指导下的、多用途的、完整的、结构化的数据收集提供概念框架和实现工具。卫生信息系统的组成见图2。

中国主要的数据收集系统 中国目前主要的数据收集系统都

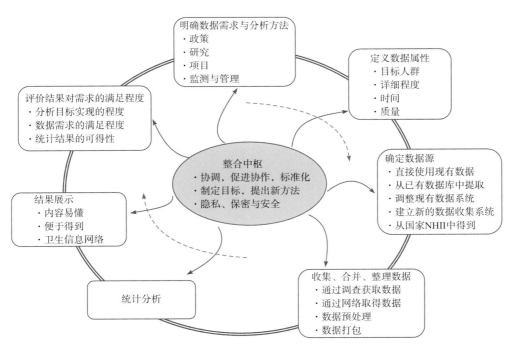

图1 卫生统计工作的流程示意图

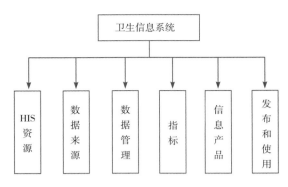

图2 卫生信息系统的组成

是由国家和政府根据宏观决策的需要建立并运作的，所收集的数据以满足政策、管理和监督为主要目的。用于科学研究、项目管理，以及不同级别卫生行政部门、医疗机构管理的数据需求多种多样，在现有数据采集系统不能提供现成数据的情况下，一般都根据自己的需求，采取可行的方法自行收集数据。目前，数据采集系统之间还存在盲点或交叉重复，所收集的数据多是分散、孤立的信息片段；同时，由于元数据标准和数据集规范不够完善，不同来源、不同时期的数据很难进行整合和汇总分析，不同分析结果之间的可比性也较差。建立和完善卫生统计的协调机制和国家卫生信息基础架构（national health information infrastructure，NHII），强化卫生统计工作的整体协调、协作和标准化等功能，是提高卫生统计工作效率的关键和主要任务。中国现有的卫生统计数据收集系统包括（不限于）：①卫生统计信息系统，是国家和地方卫生行政部门常规的信息收集系统，所有数据来源于卫生服务的提供方，采用网络直报方式上报，内容包括各类卫生机构、人力资源、设备及其利用、门诊和住院费用，以及卫生服务利用等数据。收集

频率以年报为基础，数据覆盖所有卫生机构（包括私营医疗机构）和所有卫生领域从业人员。每年的统计结果以统计年鉴的形式公布。②疾病监测信息系统，根据国家传染病防治法，各级疾病预防控制部门负责报告法定传染病的发病和死亡情况，如霍乱、伤寒、白喉等。另外还负责监测艾滋病和结核病两种重要的传染病。2003年以后，数据的采集已经实现了网络直报，报告系统已延伸至所有乡镇以上医疗卫生机构，数据覆盖全人口。统计结果除了在卫生统计年鉴公布外，每月还在国家卫生部的网站上向公众发布。③死因监测信息系统，卫生部门与公安部门联合开展死因数据采集和统计工作。监测范围覆盖卫生部确定的死因监测点全人口。统计结果包括疾病别死亡率以及按性别、年龄和地区的分层统计数据，在每年的卫生统计年鉴中公布。④卫生监督信息系统，负责食品、公共场所、学校以及环境卫生方面的数据收集工作，以年报为基础。报告项目有食品卫生、环境卫生、职业卫生、公共场所卫生、饮用水和放射卫生等，覆盖全国范围，统计结果在卫生统计年鉴中公布。⑤妇幼卫生监测系统，收集监测点出生、

妇女及儿童保健方面的信息，以年报为基础。统计项目包括孕产妇死亡率、5岁以下儿童死亡率、计划生育等。统计数据在每年的卫生统计年鉴中公布。⑥国家卫生服务调查，每5年进行一次，目的是及时获得居民健康状况、健康危险因素（个人健康行为）、就医情况、满意度、卫生服务需要和需求、医疗保健支出等方面的最新数据。统计分析结果包括居民健康状况及其主要影响因素、卫生服务需要和需求、卫生服务利用等。⑦国民营养调查（见群体健康抽样调查），每10年进行一次，收集儿童生长发育和居民营养方面的数据。统计项目包括超重、肥胖、高血压、高脂血症等。2002年的调查覆盖了全国71 971家庭的243 479位调查对象。统计结果在卫生统计年鉴中公布。

卫生数据标准 是卫生信息系统的最基本要素。标准或一致的方法可以针对每个数据元（包括术语、词汇、编码等），也可以针对特定数据集的内容，或数据文件的结构（如文件类型、顺序、格式、数据库结构）、数据的收集（如问卷设计、抽样方案、实验室方法、数据录入的校验等）、存储、管理、处理（数据的完整性和安全性、整合和分析数据的规则等）、数据传输（消息格式、每个段的格式和内容、电子数据交换安全格式等），以及数据的表示和发布。

标准满足的条件 用于卫生统计的标准应该满足以下条件：①标准要有普遍适用性。要打破历史上形成的各个领域或各个项目单独制定标准的习惯，只要是标准或认识一致的方法，就要在卫生统计工作的各方面都能应用，

如统计报表、疾病监测、调查、登记等。②标准不应该仅局限于卫生统计领域内部，而应该与其他用途结合起来。如在群体健康、个人保健和医疗单位都能得到同样的应用。③标准应该在保密和安全的前提下支持数据的共享和异源数据的汇总和集成。④标准应该有助于提高数据及其分析结果在各个层面的可比性。⑤标准要保留一定的灵活性，便于各类用户采用，而且要对不同工作部门的需求及时做出反应。

标准的研制和采用　卫生统计领域使用标准的历史悠久。20世纪初出台的国际疾病分类（ICD）得到了广泛应用，目前全国基本上以 ICD-10 作为疾病统计的分类代码标准。卫生信息化建设以来，国家陆续出台和整理了很多卫生统计用的标准和规范化文件，例如，中华人民共和国行政区划代码、全国组织机构代码编制规则、经济类型分类与代码、单位隶属关系代码、中国各民族名称的罗马字母拼写法和代码、以及婚姻状况、健康状况、职业、专业技术职务等数十个分类代码标准。另外，卫生部还制定了卫生机构（组织）分类与代码（WS218-2002）、卫生机构诊疗科目（科室代码）、医院信息系统软件基本功能规范、全国医疗服务价格项目规范等，还通过翻译、学术研讨等形式向国内卫生统计领域介绍了 SNOMED、UMLS、LOINC 等著名国际标准。随着信息共享和交换需求的增强，国家正在整合现有各类卫生信息系统，建立共享的、可实现互操作的地区级、省级和国家级卫生信息平台，这将对标准研制提出新的任务和需求。

数据元与元数据　数据元（data element）是统计数据的基本单元，建立数据元标准是卫生统计工作的基础。对每一个数据元的内容、含义、表示等相关特性进行规范化说明，即开发元数据（meta data），在统一的框架下为数据元建立元数据描述文档。ISO/IEC 11179：Information Technology-Metadata Registries-Part 3：Registry metamodel and basic attributes 规定了十大类 40 多个数据元属性。元数据可针对各种类型和颗粒度的数据，包括源于个体的原始数据，如人的体重；基于群体的统计指标（称为派生数据，derived data），如平均身高，以及数据集、文档等。

按照国际惯例，所有数据的生产单位和厂商都有义务提交元数据描述文档，并由相应的数据标准管理机构——元数据注册系统（meta data registries，MDRs）进行登记、审核、注册。卫生信息元数据描述框架的主要用途包括：①推动卫生行业标准化数据的获取与交换机制的建立。②建立中国卫生行业唯一的标准数据元的标识符。③通过对卫生机构信息系统现有数据的元数据特性的规范描述，实现卫生机构不同程度的数据共享，如数据的查询、检索与电子化交换。④为卫生机构数据元的标识、开发和描述提供统一的标准规范。⑤对标准数据元实施有效地组织和管理，为卫生机构新信息系统的开发提供支持，满足卫生信息开发利用和用户的多样化需求。⑥支持全球范围的卫生信息电子数据交换格式。电子数据交换的主要障碍不在于缺乏标准的交换格式，而是在于缺乏标准的数据元。没有标准的数据元，即使采用 HL7 标准格式，也不能保证传递的卫生信息可以被正确理解。

卫生统计机构（health statistics enterprise）　是从事卫生统计工作、产生卫生统计知识或产品的基础组织。卫生统计机构的主要任务是为提高人群健康水平而高效率地提供准确、及时、有用的信息，包括人群的健康状况信息、用于制定和评价卫生政策的信息，以及用来管理健康干预项目的信息等。卫生统计机构必须贴近各种专业用户和公众。中国的卫生统计机构是政府指导下的公共机构，是由中央到地方各级卫生行政部门领导的、纵向的国家卫生统计机构体系。国家层面的卫生统计机构是国家卫生健康委员会统计信息中心，各省（直辖市、自治区）设立专门的卫生统计信息机构，市（地区）卫生行政机构设专职卫生统计岗位，县（区）卫生行政部门设兼职卫生统计人员从事相应工作。地方卫生统计机构和人员根据国家和当地卫生工作的实际需要，在国家卫生健康委员会统计信息中心的业务指导下，负责完成当地的卫生统计工作任务。

国家卫生健康委员会统计信息中心　中国国家卫生健康委员会统计信息中心是国家层面卫生统计工作的业务负责机构。目前设置办公室、统计处、调查评价处、信息技术处、信息标准处、基层信息化与健康卡管理处等 11 个部门，主要职能包括：①拟订和推动实施全国卫生健康统计信息规划工作；组织编制全国卫生健康统计信息技术规范；承担卫生健康信息化项目工程建设，对各地卫生健康统计信息工作提供技术指导和咨询服务。②开展卫生健康统计信息理论研究；承担拟订全国卫生健康部门统计调查制度（见国家卫生统计调查制度）、指标体系和指标口径；组织开展数据质量检查；承担统计调查数据备案工作；协助开展统计信息专业技术能力建设。③承担全国卫生健康综合统计、国家卫生服务调查、专项调查评估，审核业务统计数据；负责统计信息系统建设运行工作；起草全国卫生健康事业发展统计公报；承担卫生健康统计信息发布和统计数据具体管理应用工作。④承担国家医疗健康数据中心、数据交换枢纽建设运行，承担卫生健康系统信息安全与保密技术指导；承担国家卫生健康委员会机关电子政务建设与技术服务，承担国家卫生健康委员会官方网站信息系统的运行维护与管理。⑤组织拟订国家卫生信息标准体系规划，组织开展信息标准开发、应用推广与测评工作；组织开展卫生行业信息技术应用及信息系统产品评估、检测、安全测试和推广工作。⑥拟订居民健康卡建设规划，组织拟定相关标准规范；负责国家居民健康卡注册管理中心建设与管理，协助跨区域、跨系统应用。⑦承担国家药品供应保障综合管理信息系统建设和运行，组织开展相关监测评估工作。⑧组织开展卫生健康统计信息国际交流；承担世界卫生组织卫生信息与信息学合作中心和中国卫生信息与健康医疗大数据学会秘书处日常工作。

（刘丹红）

tǒngjì gōngzuò bùzhòu

统计工作步骤（steps in statistics）　医学统计工作的基本步骤包括统计设计、收集资料、整理资料和分析资料。也就是说在周密的统计设计的指导下，准确、完整、及时地收集资料，进而科学合理的整理、分析、推断。

统计设计　科研设计（见研究设计方法）是课题研究的方案，包括专业设计和统计设计两部分内容。专业设计主要考虑专业方面的需要，如研究对象的选择，实验技术与方法的确定，实验设备与试剂的要求等。统计设计则要制定出统计研究方法的类型，抽样方法或实验对象分配方案，对照设置方式，研究对象数量估计等。统计设计强调了如何保证按研究目的要求，获得可靠的研究结果。

收集资料　就是通过合理可靠的手段与渠道获得研究所需的原始数据。收集资料的方式依据研究目的与设计要求确定，通常采用专门手段收集资料，如专题研究和专项实验。许多情况下，可通过统计报表、统计年鉴、经常性工作记录和数据库等收集资料，如传染病报表、疾病监测报表、医院年度统计报表、住院病历、国家卫生部编制的卫生统计年鉴、美国国家生物信息中心建立的网上基因数据库等。应用常规性资料时，要特别注意资料的"口径"和指标的定义，以及资料的质量。无论何种手段收集的资料都应强调其准确性、完整性。由于计算机的应用，加之研究的问题越来越复杂，涉及的变量越来越多，获得的数据越来越庞大浩瀚，因此建立好统计数据库显得越来越重要。在大型研究中，往往要设置专门人员从事数据管理工作。

整理资料　指对收集到的原始资料去伪存真、归类整理汇总的过程。人们习惯把去伪存真的方法叫数据净化（data cleaning），即对原始数据进行检查、核对、纠错、改正。检查与核对一般按照逻辑检查和统计检查进行。根据逻辑关系、常识和专业背景知识，不难对所研究的资料进行检查与核对。如10岁儿童是不可能结婚的，正常成年男子的身高一般不会低于140cm或不高于200cm，人的体温一般不可能高于42℃等，否则，有理由对数据产生怀疑，并进行深入核查，有足够理由时可予以纠正。这种核查工作很容易通过计算机实现。统计核查可以根据数据间的关联性进行，如在检查儿童体重的同时考察儿童的身高，就比单独检查体重要有效的多。

分析资料　是在分组归纳的基础上，计算有关统计指标，然后结合各专业的研究背景和业务知识对统计指标的大小和差别做出合理的分析、解释。它包括统计描述（statistical description）与统计推断（statistical inference）两方面的内容。前者指用恰当的样本统计量、统计表与统计图等描述与刻画资料的数量特征及其分布规律；后者又包括两部分内容：一是参数估计（parameter estimation），即用样本统计量估计总体参数；二是假设检验（hypothesis testing）或称显著性检验（significance test），即用样本统计量对总体参数或分布的特定假设进行检验，进而对该假设的成立与否做出推断。

（颜　虹　康轶君）

tǒngjì zīliào

统计资料（statistical data）　根据研究目的，对研究对象的某个或某些特征（又称研究指标或项目）实施观测而获得的变量值。根据不同的原则和理解，统计资料有不同的分类方法。一般统计资料可分为以下几种。

计量资料（measurement

data 或 quantitative data） 又称定量资料，指对每个观察单位某个变量用测量或其他定量方法准确获得的定量结果，一般有计量单位。如体重（kg）、皮试直径（mm）和年龄（岁）资料等。

计数资料（count data 或 qualitative data） 又称分类资料（categorical data），指将观察单位按某种属性分组计数的定性观察结果。二分类资料（binary data, dichotomous data）是其中最常见的一种，如性别资料就是典型的二分类资料，一类观察值为男性，另一类观察值为女性。为了便于录入计算机，习惯将男性编码为1，女性编码为2。再如存活资料，其观察结果不是存活就是死亡，习惯将存活编码为0，死亡编码为1，当然也可用其他的编码习惯。相对于二分类资料，就医地点、民族、药物种类、病人血型等都属于无序多分类资料。如就医地点的观察结果是 A、B、C、D，其特点是这些观察"值"没有数值大小关系，没有顺序关系。计算机录入代码可以是 1，2，3，4，这些代码只起标识作用，没有数量大小关系。二分类和无序多分类资料又称名义资料（nominal data）。

等级资料（ordinal data） 又称为有序资料，指将观察单位按某种属性的不同程度或次序分成等级后分组计数的观察结果。特点是具有半定量性质。例如，痰涂片的结果为阴性、可疑、阳性三种，其中可疑的情形是介于阳性与阴性结果之间。它的特点是阴性、可疑、阳性分类间的次序不可改变。所以，分类间体现出大小顺序关系时，分类资料就成为等级资料。临床研究中典型的等级资料较为多见，如尿蛋白的临床检验结果为 -、±、+、++、

+++五个等级。五个等级随尿蛋白量的改变而改变，从无到有，从少到多。由于等级分类不能用数据大小精确表示，且往往受评价者、被评价者的主观因素影响，所以等级资料的准确性和客观性不如计量资料。

为了研究需要或数据分析方便，有时需要对资料进行转换。一般是将计量资料转化为二分类资料或等级资料。如血红蛋白水平为计量资料，但根据联合国儿童基金会推荐的贫血判断标准（2001 年），孕妇血红蛋白水平低于 110g/L 为异常，可将孕妇分为正常与贫血两类，形成二分类资料。如果按 110g/L、70g/L、40g/L 水平划分，还可把血红蛋白水平转换为正常、轻中度贫血、重度贫血、极重度贫血四类，形成等级资料。

（颜 虹）

zǒngtǐ
总体（population） 根据研究目的确定的、全部同质个体（individual）的某个（或某些）变量值。这里的个体又称观察单位（或研究单位），可以是一个社区、一个特定人群、一个人、一个血样、一个器官、一个细胞、一个基因、一个蛋白质等。如欲了解某时某地 3 岁男童的身高发育情况，其总体应是某时该地全部 3 岁男童的身高值。再如研究原发性高血压患者的收缩压情况，其总体则是全部原发性高血压患者的收缩压值。两个例子比较，前者的总体称为有限总体（finite population），因为个体的数量是有限的、可以确定的。后者的总体称为无限总体（infinite population），因为个体的数量是无限的，它没有时间、空间的限定，由个体组成的那个总体只是理论上

存在。

（颜 虹 裴磊磊）

yàngběn
样本（sample） 科学研究的目的是要阐明总体特征和规律，然而在实际工作中多数情况下没有必要或不可能对总体中的每一个体进行观测。科学的办法是进行抽样研究，即从总体中抽取一部分有代表性的个体，这些个体的观测值就构成样本。对该样本做深入研究，利用获得的样本信息进行统计推断，阐明总体特征和规律。医学研究中的抽样研究多采用随机抽样研究方法。如在对某地区成年人血压的研究中，可从该地某年的正常成人中，随机抽取 200 人，分别测定其血压值，组成样本，计算样本均数，用来估计该地该年正常成人血压的总体均数。

（颜 虹 裴磊磊 康轶君）

cānshù
参数（parameter） 描述总体特征的概括性数字度量。它是研究者想要了解的总体的某种特征值。统计学中，变量取值的分布可以客观反映总体内个体之间差异的规律性，如学生考试成绩呈现"中间高、两头低"的分布特征，这类变量取值的分布可以用正态分布来近似地描述。理论上，正态分布有两个参数：总体均数 μ 和总体方差 σ^2。μ 决定着正态曲线在 X 轴上的集中位置，称为位置参数，若 σ 恒定，改变 μ 的值，曲线沿着 X 轴平行移动，其形状不变；σ 决定着正态曲线的形状，也称为形状参数，若 μ 恒定，则 σ 越大，曲线越平坦；σ 越小，曲线越陡峭。一旦知道这两个参数的数值，就完全了解相应的正态分布。总体一旦确定下来，参数便是固定不变的常量，常用希腊

字母表示，如均数、标准差、率等的总体参数分别记为希腊字母 μ、σ、π。

（颜 虹 裴磊磊）

tǒngjìliàng

统计量（statistic） 是统计理论中用来对数据进行分析、检验的变量。统计学是通过对变异的研究来探索生物随机现象内在规律的一门科学，通常利用统计模型来近似地描述实际资料，然而统计模型的参数常常是未知的。因此需要通过样本资料来估计统计模型的参数，由观察资料计算出来描述样本统计特征的指标量。统计量是通过样本获得的，个体的变异性使得从不同样本所得到的统计量会有所不同。如观察样本中的个体，获得一批数据，计算它们的均数，得到样本均数。用样本均数这个统计量来近似地反映总体均数这个参数。因此可以认为统计量也是一个变量，它是在参数附近波动的随机变量，常用英文字母表示，如均数、标准差和率等样本统计量分别记为 $\bar{X}$、S、P。

（颜 虹 裴磊磊）

wùchā

误差（error） 实测值与真实值之差。可表示为：误差＝测量值－真实值。测量误差可用绝对误差表示，也可用相对误差表示。

绝对误差（absolute error, AE） 某测量值的误差定义为该量值的给出值（包括测得值、实验值、指标值等）与客观真值之差。即：绝对误差（E）＝测量值（X）－真实值（T），由于误差与给出值具有相同的量纲（即同单位），故该误差又称为绝对误差。

相对误差（relative error, RE） 测量的绝对误差与被测量的真值之比，乘以100%所得的数

值，以百分数表示。

$$相对误差（RE\%）＝[测量值（X）－真实值（T）]/真实值（T）×100\%$$

例 对于某物质的测定，以目前公认的方法作为标准方法，测得结果均值为15.0，用新方法进行同一批标本对比测量，测得结果为10.1，8.0，12.0，14.2，16.3，18.4，20.6，22.0，求绝对误差和相对误差。

$$平均值＝(10.1+8.0+12.0+14.2+16.3+18.4+20.6+22.0)$$
$$＝15.2$$
$$绝对误差（E）＝X-T＝15.2-15.0$$
$$＝0.2$$
$$相对误差（RE\%）＝E/T×100\%$$
$$＝0.2/15.0×100\%$$
$$＝1.33\%$$

根据其产生的原因分为随机误差和非随机误差两类。

随机误差 变异是生物界的基本特点，也是生物界随机现象产生的根本原因。在抽样研究中由于抽样而引起的样本统计量与总体参数之间的差值称为抽样误差，其大小随样本量而变化；对同一观察单位某项指标在同一条件下进行反复测量所产生的误差称为随机测量误差。随机误差是不可避免的，分布具有一定的规律，其值可正可负或可大可小，当观察次数足够多时，随机误差服从正态分布，因此可利用统计学方法进行分析处理。

非随机误差 在实验研究过程中所得资料偏离研究的真实情况，致使推断、预测出现的偏差成为非随机误差，包括系统误差和过失误差。系统误差是实验过程中产生的误差，它的值或恒定不变，或遵循一定的变化规律，其产生的原因往往是可知的或可能掌握的，又称为偏倚。如可能

来自于受试者抽样不均匀，分配不随机，或研究人员操作的差异及不标准的仪器等。其产生的原因复杂，在研究的整个过程中，应该科学设计，正确收集，严谨分析，将其减小或控制在最小容许范围内。过失误差是在实验过程中研究者偶然失误而造成的误差。如抄错数字，点错小数点，写错单位，仪器失灵等，又称为非系统误差。过失误差是一种严重的错误，是必须避免的，一旦发生应彻底纠正。

（颜 虹 裴磊磊 康轶君）

zhǔnquèdù yǔ jīngmìdù

准确度与精密度（accuracy and precision） 测量值与真实值接近的程度称为准确度。用以说明测量有无系统误差，系统误差越小，准确度越高。通常使用绝对误差和相对误差确定一个测量值的准确度。多次重复测量同一变量时各测量值之间彼此相符合的程度称为精密度，又称为精度。精密度决定于随机误差（见误差），通常以标准差或变异系数表示，此值越小，精密度越好，说明测量方法重现性愈好。

准确度计算 绝对误差（$AE\%$）＝测量值（X）－真实值（T）。相对误差（RE）＝[测量值（X）－真实值（T）]/真实值（T）×100%

例 将20只雌性中年大鼠随机分为甲组和乙组，甲组中每只大鼠不给予内毒素，乙组中的每只大鼠则给予 3mg/kg 的内毒素，分别测得两组大鼠的肌酐（mg/L）如下：

甲组：6.2，3.7，5.8，2.7，3.9，6.1，6.7，7.8，3.8，6.9。

乙组：8.5，6.8，11.3，9.4，9.3，7.3，5.6，7.9，7.2，8.2。

已知甲组与乙组大鼠的肌酐含量真实值分别为 5.250（mg/L）

和 8.100（mg/L），试计算两组大鼠肌酐含量的绝对误差和相对误差：

甲组绝对误差（E_1）= $X-T$ = 5.360-5.250
= 0.110（mg/L）

乙组绝对误差（E_2）= $X-T$ = 8.150-8.100
= 0.050（mg/L）

而它们的相对误差分别为：

甲组 $RE_1\% = E/T \times 100 = \dfrac{0.110}{5.250} \times 100\%$
= 2.10%

乙组 $RE_2\% = E/T \times 100 = \dfrac{0.050}{8.100} \times 100\%$
= 0.62%

计算结果说明乙组大鼠的肌酐测定值绝对误差和相对误差更小，即准确度更好。由于测量值与真实值大小不同，绝对误差和相对误差有正有负。绝对误差表示的是测定值和真实值之差，而相对误差表示的是该绝对误差在真实值中所占的百分比。

精密度计算 同样以上例确定甲组与乙组大鼠肌酐含量精密度，甲组大鼠肌酐测定值的标准差 $S=1.699$，变异系数 $CV = S/\bar{X} = 1.699/5.360 = 0.32$。

乙组大鼠肌酐测定值的标准差 $S=1.597$，变异系数 $CV = S/\bar{X} = 1.597/8.150 = 0.20$。

可以看出，乙组大鼠肌酐测定值的标准差与变异系数小，即精密度好。

准确度与精密度的关系 准确度和精密度是两个不同的概念，他们之间既有联系又有区别。应当指出的是，测定的准确度高，测定结果也越接近真实值。测量精密度不好，就不可能有良好的准确度。对于一个理想的分析方法与分析结果，既要求有好的精密度，又要求有好的准确度。

准确度与精密度的关系可以用打靶作比喻，靶心为真实值，射击点为测量值，分为4种情况。

打得很集中，都在靶心附近（图1）。情况最好，各测量值很接近，精密度好，平均值与真值很接近，准确度也好。例中乙组大鼠的肌酐含量测定值的准确度和精密度都好于甲组，类似于图1。

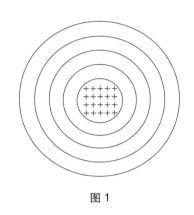

图1

打得虽然很集中，但都偏离靶心（图2）。各测量值接近程度与图1相同，只是整体从靶心沿半径往外平移一大段距离。与图1相比，精密度不变，准确度变差了。

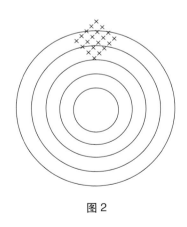

图2

打得很离散，但对称地分布在靶心周围（图3）。测量值以靶心为中心，各自沿半径往外平移不等距离，变得很分散了。与图1相比，准确度不变，精密度变差了。

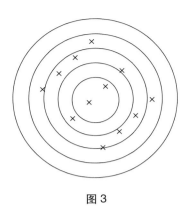

图3

打得很离散，又不对称地分布在靶心周围（图4）。各测量值接近程度与图3相同，整体偏移程度与图2相同。与图1相比，精密度变差，准确度也变差了。既不精密，又不准确。例1中甲组大鼠肌酐含量测定值准确度和精密度都比较差，类似于图4。

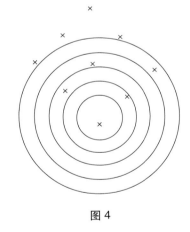

图4

（颜 虹 裴磊磊）

yǒuxiào shùzì

有效数字（significant figure）把反映被测量物体大小带有一位估计数字的全部数字。通过直接读取的准确数字称为可靠数字，通过估计得到的数字称为存疑数字。即有效数字＝所有的可靠的数字+一位欠准数字。如 4.1021×10^5 中，4、1、0、2、1 均为有效数字，10^5 不是有效数字。7 400 000 全部都是有效数字。0.002 130，前面的 0.00 不是有效数字，后面的 2 130 为有效数字。1.2760，12 760 是有效数字，1 306.023 2，13 060 232 是有效数字。

舍入规则。即四舍六入五凑偶。①若保留 n 位有效数字，第 $n+1$ 位数字≤4 就舍掉。②若保留 n 位有效数字，第 $n+1$ 位数字≥6 时，则第 n 位数字进1。③若保留 n 位有效数字，第 $n+1$ 位数字 = 5 且后面数字为 0 时，则第 n 位数字若为偶数时就舍掉后面的数字，若第 n 位数字为奇数时加1；若第 $n+1$ 位数字 = 5 且后面还有不为 0 的任何数字时，无论第 n 位数字是奇或偶都加1。如将下组数据保留一位小数：

43.77 = 43.8   45.03 = 45.0
0.263 47 = 0.3   10.750 0 = 10.8
37.25 = 37.2   47.15 = 47.2
25.650 0 = 25.6   20.651 2 = 20.7

计算规则 包括以下几种。

一般规则 ①可靠数字之间运算的结果为可靠数字。②可靠数字与存疑数字，存疑数字与存疑数字之间运算的结果为存疑数字。③测量数据一般只保留一位存疑数字。④运算结果的有效数字位数不由数学或物理常数来确定，数学与物理常数的有效数字位数可任意选取，一般选取的位数应比测量数据中位数最少者多取一位。如 π 可取 = 3.14 或 3.142 或 3.141 6……。⑤运算后其结果应将多余的存疑数字舍去时应按照"四舍六入五凑偶"的法则进行处理。

加减法 先按小数点后位数最少的数据保留其他各数的位数，再进行加减计算，最终计算结果保留最少的位数。

例 30.1+1.25+0.581 2等于多少？

计算舍入后为：

30.1+1.2+0.6 = 31.9

乘除法 先按有效数字最少的数据保留其他各数，再进行乘除运算，计算结果仍保留最少的有效数字。

例 0.032 4×25.74×1.057 32 等于多少？

计算为：

0.032 4×25.7×1.06 = 0.882 640 8 结果仍保留为三位有效数字，舍入后为：

0.032 4×25.7×1.06 = 0.883

运算中若有 π、e 等常数，以及 $\sqrt{2}$、$1/2$ 等系数，其有效数字可视为无限，不影响结果有效数字的确定。因此乘方、开方后的有效数字位数与被乘方和被开方之数的有效数字的位数相同。

注意事项 ①有效数字的位数与测量仪器的精密度和被测物的大小有关。如物体长度的测得用米尺，有效数字为 8.47cm，若改用千分尺，则其有效数字的位数应为五位。②测量获得有效数字与数学上的数是不一样的。如测量获得有效数字 6.32、6.320 与 6.320 0 是不同的，即 6.32 ≠ 6.320 ≠ 6.320 0。而在数学上作为数它们是相同的，即 6.32 = 6.320 = 6.320 0。③第一个非零数字前的零不是有效数字。④第一个非零数字以及之后的所有数字（包括零）都是有效数字。⑤当数值为 lg 或 pH 等数时，由于小数点以前的部分只表示数量级，故有效数字位数仅由小数点后的数字决定。例如 $\lg x = 4.02$ 为 2 位有效数字，pH = 6.325 为三位有效数字。⑥单位的变换不应改变有效数字的位数。如 103.2（m）可记为 0.103 2（km）。但若用 cm 和 mm 作单位时，数学上可记为 10 320（cm）和 103 200（mm），这样就改变了有效数字的位数，是不可取的。为避免这样的问题产生，可采用科学计数法 $1.032×10^4$（cm）或 $1.032×10^5$（mm）。

(毕育学)

yìcháng shùjù

异常数据（abnormal data）在收集的数据中，常发现有些数据与这个变量其他数据有较大差异数据。从图形上看异常数据往往远离这个数据集的主体分布范围，又称为离群值（outlier）。异常数据的产生原因有很多，但可分为两类：一是研究过程错误所致。如数据采集设备不完善；数据录入及传输错误；测量单位用错；虚报、瞒报使统计数据失真；丢失数据等人力可控因素造成的。二是因某些异常因素引起的客观存在的真实值。如果把这些数据和正常数据放在一起进行统计，会降低数据的质量，导致统计分析结果出现偏差，甚至错误，最终影响研究结果的正确性；如果把这些数据简单地剔除，又可能忽略了重要的实验信息。因此，异常数据的识别和剔除具有重要意义。异常数据识别有物理识别法和统计识别法。

物理识别法是根据人们已有的认识，判定由于特定的因素干扰或人为误差等原因造成实测数据存在偏差的一种方法。在研究记录过程中对这样的数据一经发现，应随时剔除。

当物理识别异常数据不易做到时，一般采用统计识别法。统计识别法可分为图示法和准则判定法。

图示法 通过统计软件作绘制指标观察值的箱式图来判断，如果观测值距箱式图底线 Q1（第

25 百分位数）或顶线 Q3（第 75 百分位数）过远，如超出箱体高度（四分位数间距）的两倍以上，则可视该观测值为异常数据（离群值）。当数据为（近似）正态分布时，可简单用均数加减 3 来判断，如观测值在此范围以外，可视为异常数据。当出现异常数据时，要慎重处理，要将专业知识和统计学方法结合起来，首先应认真检查原始数据，看能否从专业上加以合理的解释，如数据存在逻辑错误而原始记录又确实如此，又无法在找到该观察对象进行核实，则只能将该观测值删除。如果数据间无明显的逻辑错误，则可将离群值删除前后各做一次统计分析，若前后结果不矛盾，则该例观测值可予以保留。

准则判定法 给定一个置信概率，并确定一个置信限，凡超过此限的误差，就认为它不属于随机误差所致，将其视为异常数据。对于多次重复测定的数据，异常数据常用的识别准则有拉依达（Pauta）准则、格拉布斯（Grubbs）准则、狄克逊（Dixon）准则、肖维勒（Chauvenet）准则等。

（毕育学）

biànliàng biànhuàn

变量变换（variable transformation）

根据原始数据的性质、分布特征、统计分析的目的以及变换后的效果等，将原始数据作某种函数变换，使变换后的变量值能满足具体分析时所假定的某种条件的过程。变量变换的目的是：①使各组数据达到方差齐性。②使资料转换为正态分布，以满足 t 检验和方差分析的应用条件。③使曲线直线化，用于曲线拟合。常用的数据变换方法有对数变换、平方根变换、平方根反正弦变换、反双曲正切变换等。

对数变换（logarithmic transformation） 将原始数据取对数（常用对数或自然对数）作为统计分析的变量值，其变换形式为：

$$x' = \lg x \tag{1}$$

当原始数据中有小值或 0 时，用下式变换：

$$x' = \lg(x + 1) \tag{2}$$

对数变换适用于：①使服从对数正态分布的资料转换为正态分布。②使各样本标准差与平均数成比例或变异系数是常数或接近某一常数的资料满足方差齐性。

例 1 表 1 为 20 例男性尸解时左肾称重的数据，试判断该组资料是否满足正态分布，如果不满足，请选用合适的变量变换方法将其变换为正态分布。

对表 1 原始数据采用 SAS 统计软件进行正态性检验，$w = 0.857\,793$，$p = 0.007\,2 < 0.05$，不能认为该资料服从正态分布。

对资料进行正态性检验时拟合正态分布密度图发现资料近似服从对数正态分布，所以对原始数据进行以 10 为底的对数变换，对变换后的数据进行正态性检验，$w = 0.936\,432$，$p = 0.205\,1 > 0.05$，可以认为变换后的资料服从正态分布。

平方根变换（square root transformation） 将原始数据的平方根作为统计分析的变量值。其变换形式为：

$$x' = \sqrt{x} \tag{3}$$

当原始数据中有小值或 0 时，用下式变换：

$$x' = \sqrt{x + 1} \tag{4}$$

表 1　20 例男性尸解时左肾称重的数据

编号	左肾重量（g）	对数变换值（lg x）
1	170	2.230 45
2	155	2.190 33
3	140	2.146 13
4	115	2.060 70
5	235	2.371 07
6	125	2.096 91
7	130	2.113 94
8	145	2.161 37
9	105	2.021 19
10	145	2.161 37
11	155	2.190 33
12	110	2.041 39
13	140	2.146 13
14	145	2.161 37
15	120	2.079 18
16	130	2.113 94
17	105	2.021 19
18	95	1.977 72
19	100	2.000 00
20	105	2.021 19

平方根变换适用于：①使服从泊松（Poisson）分布的定量资料转换为正态分布。②使各样本的方差与均数成比例的定量资料满足方差齐性。

例2 某研究探求一种汞的有效放置方式，以减少汞蒸气对汞作业环境长期低浓度接触人群的危害。自制两个小型密封舱，对汞分别采用甘油封存和水封存两种处理，采用溶液吸收-冷原子吸收法，测定小型密封舱内空气中汞的浓度，对测定结果进行对比分析。

对表 2 中的原始数据采用 SAS 统计软件作方差齐性检验，$F = 6.81$，$p = 0.034\ 3 < 0.05$，方差不齐，不能直接进行 t 检验，需要进行数据变换或用其他统计分析方法。

从表 2 中可以看出原数据方差随均数变化而变化，均数大方差也大，均数小方差也小，呈正比关系，可用平方根变换。对变换后的数据作方差齐性检验，$F = 4.75$，$p = 0.079\ 8 > 0.05$，满足方差齐性，可以对变换后的数据进行 t 检验，t 检验的结果为 $t = 26.42$，$p < 0.000\ 1$，可以认为两种汞的放置方式空气中汞的浓度之间的差别有统计学意义。

平方根反正弦变换（square arcsine transformation） 将原始数据的平方根反正弦值作为统计分析的变量值。其变换形式为：

$$x' = \sin^{-1}\sqrt{x} \qquad (5)$$

平方根反正弦变换适用于以率为观测值的资料，一般认为样本率服从二项分布，当总体率较小（如 < 30%）或较大（如 > 70%）时，样本率偏离正态分布较明显，通过样本率的平方根反正弦变换可使资料接近正态分布，并达到

表 2　两组空气中汞的浓度

编号	汞的浓度		平方根变换值（$\sqrt{x}$）	
	水封存	甘油封存	水封存	甘油封存
1	0.095 00	0.065 600	0.308 22	0.256 120
2	0.097 40	0.066 400	0.312 09	0.257 680
3	0.090 00	0.065 700	0.300 33	0.256 320
4	0.090 10	0.066 600	0.300 17	0.258 070
5	0.090 80	0.063 700	0.301 33	0.252 390
6	0.092 40	0.064 400	0.303 97	0.253 770
7	0.093 10	0.065 200	0.305 12	0.255 340
均数	0.092 71	0.065 371	0.304 46	0.255 671
方差	7.37×10^{-6}	1.08×10^{-6}	2.00×10^{-5}	4.15×10^{-6}

方差齐性的要求。

例3 表3 为 14 名绝经期后妇女使用乳酸钙治疗后的骨密度改善率（%），试选用合适的变量变换方法使资料服从正态性。

对原始数据采用 SAS 统计软件进行正态性检验的结果为：$w = 0.842\ 758$，$p = 0.017\ 7 < 0.05$，可认为该资料不服从正态分布。

表 3　14 名绝经期后妇女使用乳酸钙治疗后的骨密度改善率（%）

骨密度改善率（%）	变换后数据（$\arcsin\sqrt{x}$）
0.83	0.091 23
0.26	0.051 01
0.47	0.068 61
1.07	0.103 63
1.08	0.104 11
1.18	0.108 84
1.26	0.112 49
0.69	0.083 16
0.75	0.086 71
2.31	0.152 58
2.65	0.163 52
0.78	0.088 43
3.22	0.180 42
3.34	0.183 79

对原始数据进行平方根反正弦变换，对变换后的数据进行正态性检验，$w = 0.912\ 22$，$p = 0.169\ 7 > 0.05$，说明资料变换后服从正态分布。

反双曲正切变换（inverse hyperbolic tangent transformation） 将原始数据的反双曲正切函数值作为统计分析的变量值。其变换形式为：

$$z = \frac{1}{2}\ln\frac{1+r}{1-r} \qquad (6)$$

式中 r 为直线相关系数。

反双曲正切变换，又称 z 变换，主要用于直线相关系数的比较与合并。

当总体相关系数不等于 0，且样本量 n 不大时，样本直线相关系数呈偏态分布，经反双曲正切变换后，z 值可近似地服从正态分布。

对于明显偏离正态性和方差齐性条件的资料，通常有两种处理方式：一是通过某种形式的数据变换以改善其假定条件；二是改用秩变换的非参数统计方法。数据变换虽然改变了资料分布的形式，但未改变各组资料间的关系。

（郭秀花）

gàilǜ dānwèi biànhuàn

概率单位变换（probit transformation）

将标准正态曲线下的左侧面积以百分数表示，将其变换为其相应的标准正态离差所对应的概率单位。

$$y = z + 5 \qquad (1)$$

式中 y 为概率单位；z 为标准正态离差值。

标准正态分布曲线呈左右完全对称的钟形图形（图1），其横轴上的标准正态离差（又称标准正态变量）以 0 为中心，左右对称。

将标准正态分布曲线在横轴上右移 5 个单位，即将标准正态离差加5，称为概率单位（图2）。

概率单位变换主要用于 s 形及反 s 形曲线的直线化。

例　把一批钉螺同时按同样条件埋于土中，每隔 1 个月取出一部分，检测其存活率，直至 12 个月，各月存活率如表所示，试作适当变换使观察点呈直线趋势。

对表原始数据作散点图，呈反 s 形曲线，见图3。

对表原始数据使用百分率-概率单位换算表作概率单位变换，对变换后的数据作散点图见图4。从图4可见，各点的分布近似一条直线了。

概率单位变换的目的是将标准正态曲线下的左侧面积以百分数表示，将其变换为相应的标准正态离差所对应的概率单位。按照这样的思想，变换后的数值将服从正态分布。

（郭秀花）

logit biànhuàn

logit 变换（logit transformation）

将百分数 p 变换为 p 与 $(1-p)$ 比值的自然对数。其变换形式为：

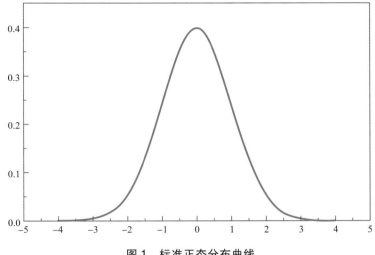

图1　标准正态分布曲线

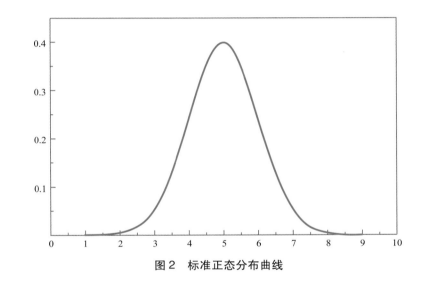

图2　标准正态分布曲线

表　钉螺存活率情况

埋螺月数（t）	存活率 y（%）	概率单位变换值
0	100.0	8.719 0
1	93.0	6.475 8
2	92.3	6.425 5
3	88.0	6.175 0
4	60.7	5.271 5
5	82.0	5.915 4
6	48.4	4.959 9
7	41.0	4.772 5
8	15.0	3.963 6
9	15.2	3.972 1
10	3.5	3.188 1
11	1.3	2.778 8
12	0.5	2.424 2

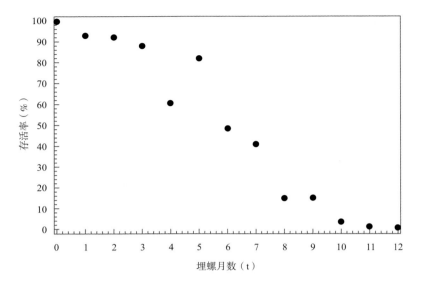

图 3　钉螺存活率散点图

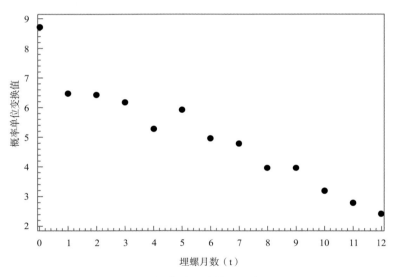

图 4　概率单位变换值散点图

$$y = \ln \frac{p}{1 - p} \qquad (1)$$

百分数的 logit 变换主要适用于 S 形及反 S 形曲线的直线化，在变换后若未达到直线化趋势，可将原始数据 p 进行 $p \pm k$（k 为一校正常数）变换，再进行直线化。

例　为研究锌对细胞增殖的影响，取小白鼠中脑细胞作体外培养，观察不同浓度的锌对其增殖率（y）的影响（表）。试作适当变换使观察点呈直线趋势。

表　不同浓度的锌对小白鼠脑细胞增殖率的影响

锌的浓度	增殖率（y）	logit 变换值
1	0.988	7.205 39
4	0.966	6.673 40
6	0.814	5.738 11
8	0.492	4.984 00
10	0.119	3.999 03
15	0.011	2.750 60

以锌的浓度为横坐标，脑细胞的增殖率为纵坐标，绘制散点图，见图 1。

从图 1 可见，各点的分布趋势呈反 s 形曲线，尝试进行 logit（$y = 5 + \frac{1}{2} \ln \frac{p}{1 - p}$）变换，用变换后的数据作散点图（图 2）。

从图 2 可见，各点的分布近似一条直线了。

在对百分数的资料进行 logit 变换前，应该先绘制见散点图，若散点分布呈 s 形或反 s 形，则可以采用该 logit 变换，可使原始资料曲线直线化。在变换后若未达到直线化趋势，还可将原始数据 p 进行 $p \pm k$（k 为一校正常数）变换，再进行直线化。

（郭秀花）

bókèsī-kǎokèsī biànhuàn

博克斯－考克斯变换 （Box-Cox transformation）

对应变量 y 进行变量变换有许多方法，如倒数变换、指数变换等，而这些变换都可以通过一个公式而统一起来，Box-Cox 变换是博克斯（Box）和考克斯（Cox）在 1964 年提出的。

Box-Cox 变换的变换形式为：

$$y^{(\lambda)} = \begin{cases} \dfrac{y^{\lambda} - 1}{\lambda}, & \text{if } \lambda \neq 0 \\ \log y, & \text{if } \lambda = 0 \end{cases} \qquad (1)$$

显然，该变换在 $\lambda = 0$ 时为对数变换，$\lambda = -1$ 时为倒数变换，而在 $\lambda = 0.5$ 时为平方根变换。Box-Cox 变换还有一个扩展公式：

$$y^{(\lambda)} = \begin{cases} \dfrac{(y + a)^{\lambda} - 1}{\lambda}, & \text{if } \lambda \neq 0 \\ \log(y + a), & \text{if } \lambda = 0 \end{cases} \qquad (2)$$

此时的 a 是为了使 $y + a > 0$。

博克斯－考克斯变换是按照正态分布的密度函数，用最大似然法估计变换参数 λ，使转换后的数据最逼近正态分布，当然也有可能用博克斯－考克斯变换后的数据仍偏态分布。

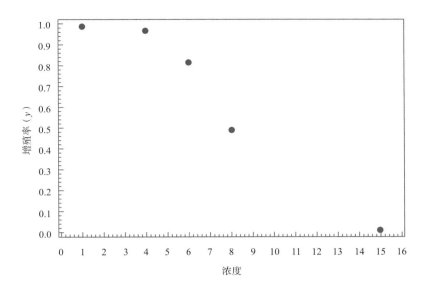

图 1 脑细胞增殖率散点图

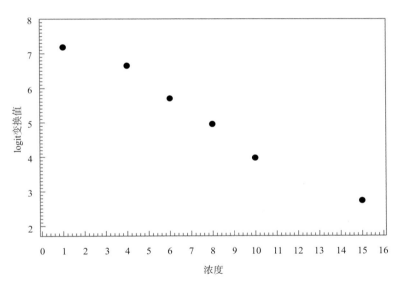

图 2 logit 变换值散点图

例 表为 57 例患者对某医院护士医疗服务态度满意度调查的评分情况，试选用合适的变量变换方法使资料服从正态性。

对原始数据采用 SAS 统计软件进行正态性检验的结果为：$w = 0.933609$，$p = 0.0038 < 0.05$，不能认为该资料服从正态分布。使用 Minitab 软件确定最佳 $\lambda = 2$，对平方变换后的数据进行正态性检验，$w = 0.9719$，$p = 0.2055 > 0.05$，可以认为变换后的资料服从正态分布。

在一般线性模型的运用中，经常出现连续型应变量不符合正态分布的情况，此时如直接使用线性模型，显然是不合适的。使用博克斯-考克斯变换一般都可以保证将连续型数据进行成功的正态变换，只是在二分变量或较少水平的等级变量的情况下，才不能成功进行，如果出现这样的情况，应该考虑直接使用广义线性模型，如 logistics 回归来解决。

（郭秀花）

pínshù fēnbùbiǎo

频数分布表（frequency distribution table） 将各变量值及其对应的频数列成的统计表。简称频数表。在收集到数据后，对于所要研究的指标变量，首先需要了解数据的分布范围、集中位置、离散趋势以及分布形态等特征。此时对资料进行整理，每一变量值发生的例数称为频数（frequency）。编制频数分布表是实现描述计量变量数据特征的重要手段，尤其是对于大样本的数据资料。

例 某医生收集某地区 90 例健康成年男性血清总胆固醇（mmol/L）资料，测定结果如表 1。

表 57 例患者对某医院护士医疗服务态度满意度评分情况

满意度评分											
55.00	68.54	65.42	81.46	23.75	88.33	73.54	72.08	79.17	46.25	78.54	75.21
56.46	68.13	86.25	86.46	80.42	80.83	43.33	80.00	83.13	67.08	77.50	57.92
72.50	63.54	57.08	76.25	68.96	82.50	40.21	59.38	57.08	44.79	86.88	60.00
70.00	68.96	74.58	72.71	75.63	63.75	47.08	76.88	67.08	77.92	37.71	60.63
89.38	72.08	72.08	88.33	88.13	84.79	65.63	75.83	76.88			

计量资料频数分布表的编制步骤如下。

计算全距（range，R）：全距是一组资料的最大值（Max）与最小值（min）之差。本例 $R = max - min = 6.34 - 2.72 = 3.62$（mmol/L）。

确定组段数与组距：根据样本数的多少，选择适当的组段数，通常取 8～15 组为宜。确定组距时通常采用一个较为简单的方法，即组距≈全距/组段数。如本例全距 $R = 3.62$，如果取组段数 = 10，则组距 = 3.62/10 = 0.362，以 0.35 作为本例的组距。

确定组段的上下限：每一个组段的起点和终点，分别称为该组段的下限和上限；从最小值开始分组，第一组段必须包括最小值，最后一组段必须包括最大值。本例，最小值为 2.72，组距定为 0.35，则第一组段的下限可取为 2.70，上限为 2.70 + 0.35 = 3.05。通常情况下，分组应尽量采用等组距，特殊情况下也可以用不等组距进行分组。在连续等组距分组资料中，第一组段的上限即为第二组段的下限，第二组段的上限即为第三组段的下限，依此类推。本例，从第一组段开始，各组段依次记作：2.70～，3.05～，3.40～，3.75～，4.10～，4.45～，4.80～，5.15～，5.50～，5.85～，6.20～6.55，共 11 个不重叠的组段。注意，最后一组段包含最大值，且一般情况下应包含该组段的上限，其余各组段区间左闭右开，即包含下限，不包含上限。本例各组段划分结果列在表 1 的第 1 列。

计算各组段频数（frequency）：即计算各组段内观察值的个数。本例各组段的频数列在表 1 的第 2 列。

计算各组段频率（percent）：即计算各组段频数与总观察值个数之比，一般用百分数表示。本例各组段的频率列在表 1 的第 3 列。

计算累计频数（cumulative frequency）和累计频率（cumulative percent）：累计频数是由上至下将频数累加；累计频率是由上至下将频率累加。其结果列在表 2 的第 4 列和第 5 列。

例 1 的频数分布直方图见（图 1）。

分类资料频数分布表的编制：对于分类资料，编制频数分布表的方法是直接计算出每类观察值的频数和频率，以及累计频数和累计频率，然后将它们列在一个表中。如表 3 给出的是 100 名大学生视力的频数分布表。频数分布直条图见图 2。

（刘启贵）

表 1　90 例健康成年男性血清总胆固醇（mmol/L）资料

5.53	4.34	5.60	3.55	4.13	3.93	4.20	4.35	4.31
4.81	5.80	4.08	4.90	4.92	3.94	6.34	4.89	4.16
3.05	4.50	4.48	3.62	4.52	3.97	4.11	4.37	5.26
4.98	2.72	5.39	3.75	3.70	4.94	3.90	6.10	4.56
4.39	4.09	3.76	4.82	4.69	4.02	4.54	3.78	5.33
4.44	4.53	4.50	3.79	4.28	4.53	4.55	5.20	4.49
5.57	4.21	4.88	4.44	4.96	4.70	4.57	4.45	4.33
3.53	4.84	4.10	3.84	5.11	4.45	5.65	4.47	5.01
4.21	4.56	3.89	4.73	4.86	5.10	4.67	5.40	3.22
4.98	3.52	4.11	3.82	3.59	5.02	4.66	5.23	5.05

表 2　90 例成年男性血清总胆固醇频数分布表

组段（mmol/L）	频数	频率（%）	累计频数	累计频率（%）
2.70～	1	1.1	1	1.1
3.05～	2	2.2	3	3.3
3.40～	6	6.7	9	10.0
3.75～	14	15.6	23	25.6
4.10～	17	18.9	40	44.4
4.45～	20	22.2	60	66.7
4.80～	17	18.9	77	85.6
5.15～	6	6.7	83	92.2
5.50～	5	5.6	88	97.8
5.85～	1	1.1	89	98.9
6.20～6.55	1	1.1	90	100.0
合计	90	100.0	90	100.0

表 3　100 名大学生视力的频数分布表

视力等级分组	频数	频率（%）	累计频数	累计频率（%）
优良	20	20.0	20	20.0
中	33	33.0	53	53.0
差	47	47.0	100	100.0
合计	100	100.0		

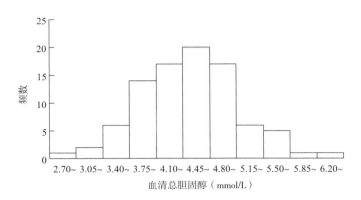

图1　90例健康成年男性血清总胆固醇频数分布图

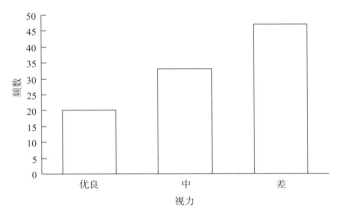

图2　100名大学生视力的频数分布图

jízhōng qūshì zhǐbiāo
集中趋势指标（central tendency index）

常用于描述定量数据的平均水平或集中趋势的一类指标。又称平均数（average）。常用的平均数有以下几种。

算术均数（arithmetic mean）

为所有测量值之和除以测量值的个数，简称均值或均数。总体的均数用希腊字母 μ（读作 mu）表示，样本的均数用 $\bar{X}$（读作 X bar）表示，适合于呈正态或近似正态分布的数据。其计算公式如式（1）所示。

$$\bar{X} = \frac{X_1 + X_2 + \cdots + X_n}{n} = \frac{\sum X}{n} \quad (1)$$

式中 n 为样本含量；X_1，X_2，…，X_n 为观察值；大写的希腊字母 $\sum$ 为数学中的求和符号。

例1　某医师测得10名正常成年男性的血红蛋白含量（g/L）为 118.5，120.2，127.5，125.6，120.5，118.5，112.4，108.7，108.5，106.3。计算这10名正常成年男性血红蛋白含量的样本均数。

将数据代入式（1），可以得到：

$$\bar{X} = \frac{118.5 + 120.2 + \cdots + 106.3}{10}$$

$$= \frac{1\,166.7}{10} = 116.67 \, (\text{g/L})$$

所以，这10名正常成年男性血红蛋白含量的样本均数是 116.67g/L。

对于频数分布表资料，其均数的计算公式如式（2）所示。

$$\bar{X} = \frac{\sum fX_0}{\sum f} = \frac{\sum fX_0}{n} \quad (2)$$

式中 f 为各组段的频数；X_0 为各组段的组中值；$X_0 = $（组段上限+组段下限）/2。可以看到，各组段的频数在这里起了"权数"的作用，即权衡了各组中值对均数的贡献大小，各组段的频率（f/n）称为权重系数。

几何均数（geometric mean, *G*)

是将 n 个观测值相乘积再开 n 次方所得的根。如果数据本身呈偏态分布（见正态性检验），但取对数后，对数值呈对称分布（见频数分布表），则这类数据可以用几何均数描述其平均水平，而这类数据之间往往呈倍数关系或近似倍数关系。如抗体的滴度、平均效价、某些疾病的潜伏期等。其计算公式如式（3）和式（4）所示。

$$G = \sqrt[n]{X_1 X_2 \cdots X_n} \quad (3)$$

或

$$G = \log^{-1}\left[\frac{\sum \log X}{n}\right] \quad (4)$$

式（4）表示先求每个观察值的对数，计算其算术均数后，再求反对数。对数的底可适当选择，但是要注意对数与反对数的底相同。

例2　采用间接酶联免疫吸附试验检测5例急性呼吸道综合征患者发病后8周血清中特异性 IgG 抗体滴度为 1:80，1:80，1:160，1:320，1:320，求其平均滴度。

将滴度的倒数直接代入式（4）得：$G = 160$。

所以，5例急性呼吸道综合征

患者发病后 8 周血清中特异性 IgG 抗体滴度的几何均数为 1 : 160。

中位数（median，*M*）是将一组观察值按从小到大的顺序排列，中位数是位于最中间一个数据（*n* 为奇数）或最中间的两个数据（*n* 为偶数）的均数，记为 *M*。即样本量 *n* 为奇数时，中位数可表示为式（5）。

$$M = X_{\frac{n+1}{2}} \quad (5)$$

n 为偶数时，中位数可表示为式（6）。

$$M = \frac{1}{2}\left(X_{\frac{n}{2}} + X_{\frac{n}{2}+1}\right) \quad (6)$$

式中 X_i 表示将 *n* 例观察值从小到大排列后的第 *i* 个顺位的观察值。

例 3 现有 8 例狂犬病患者的潜伏期（天）分别为 10，29，33，52，64，95，101，120 求其中位数。

本例数据已经由小到大排列。*n* = 8 为偶数，按照式（6）得：

$$M = \frac{1}{2}\left(X_{\frac{n}{2}} + X_{\frac{n}{2}+1}\right)$$
$$= \frac{1}{2} \times (52 + 64)$$
$$= 58 （天）$$

所以，这 8 例狂犬病患者的潜伏期是 58 天。

百分位数（percentile，P_x）是将变量 *X* 的观测值由小到大排列，位于 *p*% 的数值。对于频数分布表资料，可通过百分位数法近似计算中位数。百分位数 P_x 表示在观测值序列中，有 *X*% 的观测值小于它，（1 − *X*）% 的观测值大于它。由此可见，中位数实际上是一种特殊的百分位数，P_{50}，即百分五十分位数。

百分位数的计算公式如式（7）所示。

$$P_x = L + \frac{i}{F_{L+i} - F_L}(nX\% - F_L) \quad (7)$$

式中 P_x 为百分位数；*L* 为欲求的百分位数所在组段的下限；*i* 为该组段的组距；$F_{L+i} - F_L$ 为该组段的频数；*n* 为总频数；F_L 为该组段之前的累计频数。

例 4 表为某医院某月 1 096 例出院病人住院天数的频数分布表，试计算其中位数。

表 某医院 1 096 例出院病人住院天数频数表

住院天数（天）	病人例数	累计病人例数
1~	193	193
6~	299	492
11~	206	698
16~	139	837
21~	94	931
26~	54	985
31~	38	1 023
36~	23	1 046
41~46	50	1 096
合计	1 096	—

首先判断出 P_{50} 位于 "11~" 这个组段，将相应数据代入式（8）

$$P_{50} = L + \frac{i}{F_{L+i} - F_L}(nX\% - F_L)$$
$$= 11 + \frac{5}{206} \times (1096 \times 50\% - 492)$$
$$= 12 （天） \quad (8)$$

所以，这 1 096 例出院病人住院天数的中位数为 12 天。

众数（mode）指总体中出现机会最高的数值。样本众数则是在样本中出现次数最多的数值。在描述平均数时，可能会用到众数。

常用的描述定量变量集中趋势的统计指标包括算术均数、几

何均数、中位数。算术均数适用于对称分布，特别是正态分布的资料；几何均数适用于可经对数转换为对称分布的资料；中位数适用于各种分布的资料，常用于描述偏态分布的资料。

用中位数反映一组定量数据的平均水平或集中趋势，中位数适合所有类型的定量数据，如果数据分布呈对称分布时，中位数与算数均数非常接近；如果数据呈明显的偏态分布，或者数据的分布不明时，算数均数和几何均数都不适合或无法计算时，中位数是一个非常有效地描述平均水平的指标。虽然中位数几乎适用所有定量数据的平均水平描述，但进一步统计分析受到较大制约。所以大多数情况下尽量用均数描述其平均水平。

（郭秀花）

lísàn qūshì zhǐbiāo

离散趋势指标（dispersion tendency index） 描述数据变异程度的指标。离散趋势是同一总体中不同个体之间的差异，又称变异。常用的离散趋势指标有 5 种：极差、方差、标准差、四分位间距及变异系数。

极差（range，*R*） 是序列中最大值与最小值之差。又称全距。*R* = 最大值−最小值。

极差越大，说明数据越分散。用极差反映数据的离散程度，方法简便明了，应用较为广泛。其缺点是：①只利用了数据中最大与最小值的信息，未利用资料中其他数值所包含的信息，对资料信息利用率较低。②样本例数越多，抽到较大与较小值的可能性也越大，因而样本极差也越大。故几个组的样本含量相差较大时，不宜比较其极差。③即使样本例数保持不变，极差的抽样误差也

较大，即不够稳定。

方差（variance） 反映一组数据的平均离散水平的指标。又称均方差（mean square deviation）。极差未考虑每个观察值的离散程度。很自然地，考虑用每个观察值 X 与均数 μ 的差值之和，即离均差和 $\sum(X-\mu)$ 来反映所有观察值的离散程度，但差值 $(X-\mu)$ 有正有负，正负相抵使得 $\sum(X-\mu)=0$。而用 $\sum|X-\mu|$ 反映所有观察值的离散程度虽然不存在正负相抵的问题，但是在数学处理上比较困难。因此考虑将每个观察值的离均差平方后再求和，即用离均差平方和 $\sum(X-\mu)^2$ 反映所有观察值的变异大小。考虑到个体数量越多离均差平方和往往也会越大，所以对离均差平方和按例数 n 取平均，即为方差。

总体方差用 $Var(X)$ 或 σ^2 表示，其计算公式为式（1）。

$$\sigma^2 = \frac{\sum(X-\mu)^2}{n} \tag{1}$$

式中 σ^2 表示总体方差；μ 为总体均数；n 为总体中个体的总数。

在实际工作中，总体均值 μ 常常是未知的。n 往往也很大，或者总体内的个体有无限多个。因此，式（1）也不适合应用。在抽样研究中，采用样本方差来估计总体方差。其计算公式为式（2）。

$$S^2 = \frac{\sum(X-\bar{X})^2}{n-1} \tag{2}$$

式中 S^2 表示样本方差；$\bar{X}$ 为样本均数；n 为样本含量。

方差相当于平均每例离均差平方变异的大小。方差既充分利用了资料中每一个数据的信息，又消除了样本例数的影响，因此

在不同样本之间可相互比较其离散程度。同类资料比较时，方差越大意味着数据间离散程度越大，或者说变异程度越大。

例1 测定了 12 例健康成人血液一小时末细胞沉降率（mm/h）为：3,9,8,6,5,5,7,4,10,8,10,4，求其方差。

首先计算均数：$\bar{X} = 6.6(mm/h)$

然后将数据代入式（2）再计算方差，可以得到：$S^2 = 5.9\ (mm/h)^2$

所以，这 12 例健康成人血液一小时末细胞沉降率的方差为 $5.9(mm/h)^2$。

标准差（standard deviation） 用来表达对称分布数据的离散趋势的指标。方差的单位是原度量单位的平方，不利于进一步统计处理，为此常用其算术平方根，即标准差描述数据分布的离散程度。标准差的量纲与原变量一致。与方差类似，标准差也只取正值。同类资料比较时，标准差越大意味着个体间变异越大。

在实际应用中，总体标准差常用 σ 表示，其计算公式为式（3）。

$$\sigma = \sqrt{\frac{\sum(X-\mu)^2}{n}} \tag{3}$$

样本标准差用 S 表示，其计算公式为式（4）。

$$S = \sqrt{\frac{\sum(X-\bar{X})^2}{n-1}} \tag{4}$$

为计算方便，也可以使用式（5）。

$$S = \sqrt{\frac{\sum X^2 - (\sum X)^2/n}{n-1}} \tag{5}$$

对频率表资料，标准差的近

似计算公式为式（6）。

$$S = \sqrt{\frac{\sum f(X_0-\bar{X})^2}{n-1}}$$
$$= \sqrt{\frac{\sum fX_0^2 - (\sum fX_0)^2/n}{n-1}} \tag{6}$$

式中 $\bar{X}$ 为基于频率表算得的均数；X_0 为组中值；f 为各组段的频数；n 为总频数。

例2 测定了 20 名健康成年男子的血清胆固醇含量（mmol/L）依次为：

4.77	3.37	6.14	3.95	3.56
4.23	4.31	4.71	5.69	4.12
4.37	5.39	6.30	5.21	7.22
5.54	3.93	5.21	4.56	4.90

计算其标准差。将数据代入公式（5），可得：

$$S = \sqrt{\frac{\sum X^2 - (\sum X)^2/n}{n-1}}$$
$$= \sqrt{\frac{493.2848 - 97.4800^2/20}{20-1}}$$
$$= 0.9778\ (mmol/L)$$

所以，这 20 名健康成年男子的血清胆固醇含量为 0.9778mmol/L。

四分位数间距（quartile range，Q） 是把全部变量值分为四部分的分位数。四分位数间距 $Q = P_{75} - P_{25}$。因为理论上在总体中有四分之一的个体比 P_{25} 小，另有四分之一的个体比 P_{75} 大，所以 P_{75} 与 P_{25} 之间恰好包括总体中数值居中的 50% 个体。或者说，四分位数间距 Q 是总体中数值居中的 50% 个体散布的范围。同类资料比较，Q 越大意味着数据间变异越大。四分位数间距可以用于各种类型的连续型变量，尤其适用于描述偏态分布资料的离散程度。但四分位数间距没有考虑每个数据值的大小，所以精确度不够。

例 3 表为某企业 446 名职工的尿氟测定值。试求其四分位数间距。

表 某企业 446 名职工尿氟值

尿氟（mg/L）	频数	累计频数
0.0~	61	61
0.5~	153	214
1.0~	112	326
1.5~	51	377
2.0~	35	412
2.5~	22	434
3.0~	7	441
3.5~	2	443
4.0~	1	444
4.5~	0	444
5.0~	2	446
合计	446	—

利用表的数据，计算百分位数 P_{25} 与 P_{75}：

$$P_{25} = L + \frac{i}{F_{L+i} - F_L}(nX\% - F_L)$$
$$= 0.5 + \frac{0.5}{153} \times (446 \times 25\% - 61)$$
$$= 0.67 \, (mg/L)$$

$$P_{75} = L + \frac{i}{F_{L+i} - F_L}(nX\% - F_L)$$
$$= 1.5 + \frac{0.5}{51} \times (446 \times 75\% - 326)$$
$$= 1.58 \, (mg/L)$$

四分位数间距为：

$$Q = P_{75} - P_{25} = 1.58 - 0.67$$
$$= 0.91 \, (mg/L)$$

所以，这 446 名职工尿氟值的四分位数间距为 0.91 mg/L。

变异系数（coefficient of variation，CV） 标准差与算术均数之比，又称离散系数。它描述了观察值的变异相对于其平均水平的大小，其计算公式为式（7）。

$$CV = \frac{s}{\bar{X}} \times 100\% \qquad (7)$$

式中 s 为样本标准差；$\bar{X}$ 为样本均数。变异系数 CV 的意义是标准差（s）为均数的多少倍，因此没有单位，常被表示为百分数形式。

变异系数大意味着相对于均数而言的变异较大。变异系数主要用于量纲不同的变量间或均数差别较大的变量间的变异程度比较。

例 4 对某地 1 525 名 3~6 岁儿童的收缩压和头发中铅的含量进行测量得知，收缩压的平均数为 95.20mmHg，标准差为 8.34mmHg；发铅的平均数为 6.22μg/g，标准差为 5.36μg/g，试计算这 1 525 名 3~6 岁儿童的收缩压和发铅含量的变异系数。

按照式（7），收缩压的变异系数和发铅含量的变异系数分别为：

$$收缩压 \, CV = \frac{s}{\bar{X}} = \frac{8.34}{95.20} \times 100\%$$
$$= 8.76\%$$

$$发铅 \, CV = \frac{s}{\bar{X}} = \frac{5.36}{6.22} \times 100\%$$
$$= 86.17\%$$

结果显示，这 1 525 名 3~6 岁儿童发铅的变异大于收缩压的变异。

常用的描述定量变量离散趋势的统计指标包括极差、四分位数间距、方差、标准差和变异系数。极差只利用最大值和最小值的信息，易受样本含量和极端值的影响，很不稳定；四分位数间距适用于各种分布的资料；方差和标准差适用于对称分布，特别是正态分布的资料；变异系数常用于量纲不同时、或均数相差较大时变量间变异程度的比较。实际应用中，常将算术均数和标准差结合对正态分布资料进行统计描述；常将中位数和四分位数间距结合对偏峰分布资料进行统计描述。

（郭秀花）

lǜ

率（rate） 是一个具有时期概念的指标，率通常有两方面含义：累积发生率和随机事件发生强度的率。累积发生率用于描述在某一时段内某现象发生的累积发生频率，因此应用累积发生率时，应注明观察时期的时间单位（如年、月和周等），但常简单记为百分率（%）、千分率（1/千）、万分率（1/万）和十万分率（1/10 万）等，一般要求算得的率保留 1~2 位整数，以便阅读。对于已有习惯用法的率应依习惯，如肿瘤死亡率常用 1/10 万，人口自然增长率用 1/千。随机事件发生强度的率用于描述在某一时段内某随机事件发生的速率。

描述某事件在某时期内的累积发生（频）率的计算为公式（1）：

$$率 = \frac{某时期内发生某事件的观察单位数}{该时期开始时暴露的观察单位数} \qquad (1)$$

常用的有生存率和死亡率等。上述定义的率是描述在某一时期内某现象发生的频率，为累积发生率。由于事件发生的概率可以用频率进行近似估计，所以累积发生率也可以理解为在这个时期该事件发生的概率近似值。

描述某现象在观察单位时间内发生的（速）率或强度的率计算为：

$$率 = \frac{发生某事件的观察单位数}{\sum 观察单位 \times 观察时间} \qquad (2)$$

即所观察的事件在单位时间

内发生强度的率（实际为速率），其倒数就是平均观察多少时间该事件发生一次。常常用于随访某个暴露人群的发病率等。如果观察的事件发生的概率与何时开始观察无关，而只与观察时间长短有关；该事件与观察前是否已发生无关；所观察的事件在充分小的观察单位内最多只可能发生一次，则在理论上可以证明：当观察样本非常大时，两种率之间的关系可以表示为：

$$累积发生率 = 1 - \exp(-发生速率 \times 该时期的时间长度) \quad (3)$$

例 在某地区 2008 年初调查了 2 000 名 60 岁以上老人，经检查有 200 人患糖尿病，在 2009 年初随访这 2 000 名老人。发现其中有 300 名老人患糖尿病，即有 100 例新糖尿病患者。由于当观察对象患糖尿病时，该对象的观察也就终止了，所以这些新糖尿病患者没有观察到 1 年。假定糖尿病发病时间在全年中均匀分布，取其中位数：平均每位新糖尿病患者观察到半年没有患糖尿病，因此这 100 例新糖尿病患者观察到 100 人×0.5 年 = 50 人年，因此该地区 2008 年的糖尿病发病率为：

$$该地区 2008 年糖尿病发病率$$
$$= \frac{300 - 200}{2000 - 200 - 0.5 \times 100} = \frac{100}{1750} = 6.1\%$$

即该地区 60 岁以上的老人在 2008 年的糖尿病发病率为 6.1%。

在不易混淆的情况下，有时为了叙述方便，往往把比例与累积发生率统称为样本率，把疾病发生强度的率称为发病密度（incidence density），因此要根据文献的背景正确理解文献中的样本率意义和发病率的意义。

有些疾病统计指标的名称是率，实际是比例（或频率）。如患病率是患病的人数与总人数之比，由于患病是指调查时被调查对象是否患病，而与患者何时发病无关，所以患病率不是上述所定义的率，而是一个比例，并且人群的患病率（总体患病率）可以理解为在人群中随机抽取 1 个人是患病的概率。对于样本量很小的情况下，估计比例或率的抽样误差很大，所以当样本量很小时，不建议报告发病率的情况，而是直接报告发病数。

（赵耐青）

bǐlì

比例（proportion）

描述某事物中的某一类现象（或成分）占该事物的百分比。又称为百分比。式（1）是比例的定义表达式，并常用百分数表示。

$$比例 = \frac{事物内部某一组成部分的观察单位数}{事物内各组成部分的观察单位总数} \times 100\% \quad (1)$$

由式（1）可知，比例的重要特征是分子中的观察单位数必须是分母中观察单位数的一部分，因此比例的数值介于 0 与 1 之间。

如果事物内部所有观察单位均为随机事件 A 是否发生的次数并且观察单位总数（A 发生的次数与 A 不发生的次数总和）不是随机的，则随机事件 A 发生的比例是频率且是随机事件 A 发生概率的点估计，比例计算的分母 = 随机事件 A 发生的次数 + 随机事件 A 未发生的次数，比例计算的分子为随机事件 A 发生的次数。

当观察事件 A 的次数越来越大时，式（2）所定义的比例（频率）趋向事件 A 发生的概率。

如果事物有多个组成部分，各个组成部分所对应的各个比例通常称为构成比，并且各个构成比之和为 1。如人群中血型的构成。当随机现象有多种结果时，其对应的各个比例就是相应的频率分布，当样本量非常大时，每个比例都趋向相应的概率，即频率分布趋向概率分布。

如果观察单位总数是随机的，则描述其中一个随机事件 A 发生次数占比例要非常谨慎，有时这种比例的意义容易被误解。例如每年全体死亡人数是随机数，各种病因死亡构成比的波动往往被误解。为所简化起见，不妨假定在 2004 年某地区总共死亡 2 000 人，其中对于因疾病 A 和疾病 B 的原因而死亡的人数均为 300 人，故因疾病 A 和疾病 B 而死亡人数占全体死亡人数的比例均为 15%。2005 年因疾病 B 而死亡的人数为 800 人，而因其他疾病而死亡的人数未变，因此 2006 年总共死亡人数为 2 500 人，因疾病 A 而死亡的人数仍为 300 人，2006 年因疾病 A 而死亡的人数占全体死亡人数的比例为 300/2 500 = 12.00%，比 2004 年下降了，但因疾病 A 而死亡的人数并没有变化，所以病因死亡构成比的变化不能理解为疾病流行趋势。

（赵耐青）

xiāngduìbǐ

相对比（ratio）

两个统计指标 A 和 B 之比，又称比。式（1）是比的定义表达式。

$$比 = \frac{A}{B} \quad (1)$$

$$比例 = 频率 = \frac{事件 A 发生的次数}{事件 A 发生的次数 + 事件 A 未发生的次数} \quad (2)$$

式中 A 和 B 可以是两个性质相同的统计指标，如新生儿的性别比；也可以是两个性质不同的统计指标，如变异系数（ CV ）、人口密度（人口数与土地面积之比）等。两个统计指标 A 和 B 可以是绝对数、相对数或平均数等，但 A 和 B 的比值应该有特定的专业意义或应用意义，并且 A 和 B 之比在专业上能很好地解释背景现象或研究结果。如在孕产妇死亡率的实际统计工作中，由于流产等其他原因以致很难获得某年某地孕产妇的人数，世界卫生组织推荐用某年某地由于怀孕和分娩及并发症造成的孕产妇死亡人数与同年出生活产数之比作为孕产妇死亡率的定义。一般而言，任意取两个统计指标之比往往是没有专业意义。

比是相对数分析中最广泛的统计指标，可以认为绝大多数统计指标都符合比的定义范畴，也就是说绝大多数统计指标都可以称为比，但在这些属于比的定义范畴内的统计指标中，绝大多数统计指标都是根据特定背景和直观意义定义了专有名称的统计学指标。如比例、率、相对危险度、优势比等都属于比的定义范畴，但在应用或引用时，通常不会称这些指标为比，因为直接称比例、率、相对危险度、优势比等具有背景意义的指标名称更能表现其背景意义或应用意义。

（赵耐青）

dòngtài shùliè

动态数列（dynamic series）按照时间顺序排列起来的统计指标。通常用 a_0，a_1，…，a_n 表示，包括绝对数、相对数、平均数等指标。是用来观察和比较事物在时间上的变化和发展趋势。常用的动态数列分析指标有：增长量

和累计增长量、发展速度和增长速度、平均发展速度和平均增长速度。

增长量和累计增长量 增长量（quantity of increase）指相邻两个时点上某指标的差值。其计算公式如下：

$$增长量 = 报告期时点的指标值 - 前一个时点的指标值 = a_i - a_{i-1} \quad (1)$$

例如，2009 年的住院患者人数比 2008 年多 49 932 - 45 981 = 3 951（人）。

累计增长量（cumulative quantity of increase） 指报告期时点的指标值与某个固定基点的指标值的差值。其计算公式如下：

$$累计增长量 = 报告期时点的指标值 - 基点的指标值 = a_i - a_0 \quad (2)$$

例如，2009 年住院患者人数比 2005 年多 49 932 - 40 698 = 9 234（人）。

发展速度和增长速度 发展速度（speed of development）表示报告期指标的水平相当于基线期（或前一期）指标的百分之多少或若干倍。又分为环比发展速度与定基比发展速度。环比发展速度是报告期时点的指标值与前一个时点的指标值的比。定基比发展速度是报告期时点的指标值与某个固定基点的指标值的比。其计算公式如下：

$$环比发展速度 = 报告期时点指标值 / 前一个时点指标值 = a_i / a_{i-1} \quad (3)$$

$$定基比发展速度 = 报告期时点指标值 / 某个固定基点指标值 = a_i / a_0 \quad (4)$$

例如，2009 年住院患者人数的环比发展速度 = 49 932/45 981 = 108.59%。如果以 2005 年为基点，则 2009 年住院患者人数的定

基比发展速度 = 49 932/40 698 = 122.69%。

增长速度（speed of increase）指发展速度的净增长量，也分为环比增长速度与定基比增长速度，其计算公式是：

$$环比增长速度 = 环比发展速度 - 100\% \quad (5)$$

$$定基比增长速度 = 定基比发展速度 - 100\% \quad (6)$$

例如，2009 年住院患者人数的环比增长速度 = 108.59% - 100% = 8.59%。如果以 2005 年为基点，则 2009 年住院患者人数的定基比增长速度 = 122.69% - 100% = 22.69%。

平均发展速度和平均增长速度 平均发展速度（average speed of development） 指某时期内各环比发展速度的几何平均数，它描述了动态指标在某个时期内的平均发展程度。可以证明，平均发展速度的计算公式可以简化如下：

$$平均发展速度 = \sqrt[n]{\frac{a_n}{a_0}} \quad (7)$$

式中 a_0 表示基点指标值；a_n 表示报告期时点指标值；n 表示除了基点外，还有 n 个时点观察值。

例如，2005 ～ 2009 年住院患者人数的平均发展速度是：

$$平均发展速度 = \sqrt[4]{\frac{49\ 932}{40\ 698}} = 1.0525 = 105.25\%$$

平均增长速度（average speed of increase） 指平均发展速度的净增长量。其计算公式是：

$$平均增长速度 = 平均发展速度 - 100\% \quad (8)$$

例如，2005 ～ 2009 年住院患者人数的平均增长速度 = 105.25% - 100% = 5.25%。表给出

表　2005~2009 年某医院住院患者人数动态分析

年份 (1)	指标符号 (2)	住院患者人数 (3)	增长量		发展速度（%）		增长速度（%）	
			逐年（4）	累计（5）	环比（6）	定基比（7）	环比（8）	定基比（9）
2005 年	a_0	40 698	—	—	100.00	100.00	—	—
2006 年	a_1	41 767	1 069	1 069	102.63	102.63	2.63	2.63
2007 年	a_2	42 875	1 108	2 177	102.65	105.35	2.65	5.35
2008 年	a_3	45 981	3 106	5 283	107.24	112.98	7.24	12.98
2009 年	a_4	49 932	3 951	9 234	108.59	122.69	8.59	22.69

了某医院住院患者人数动态分析的数据，可以看出，住院患者人数呈逐年上升的趋势，但从环比增长速度看，2009 年住院患者人数幅度增长最快，2005~2009 年平均发展速度为 105.25%，年平均增长速度为 5.25%。

（刘启贵）

tǒngjìbiǎo

统计表（statistical table）　用来表达统计分析结果中数据与统计指标的表格形式。

内容　绘制统计表的原则是中心内容明确、层次分明和清晰易懂。一般地，统计表包括以下内容与要求。

标题　它位于表的正上方，概括地说明表中所列出的内容。一般情况下，标题应包含表的编号，以便在文字说明时使用方便。有时标题也包含资料产生的时间、地点或来源，这些内容也可以放在位于表下方的注释里。

标目　用于说明表内纵横方向的内容，其中，横标目说明行的内容，通常称为主语，为研究特征；纵标目说明列的内容，称为宾语，为分析指标。

表线　仅使用横线，不使用竖线和斜线。线的形式有实线和虚线（计算机设定虚线表示省去不划的线）。统计表一般为三线表（即开放式统计表），通常只有顶线、底线和纵标目下的横线，其长度均与表的宽度相等，中间不断开。其他实线取决于内容和形式。

数据　即表的格子中填写的数字。一律用阿拉伯数字，缺省数据用"…"表示，不存在数据用"—"表示，数值零用"0"表示。

注释　列出表中需要解释的内容。

对于不同类型的数据，统计表的内容和形式有所不同。一般来说，计数资料构成的统计表包含各组的频数和百分数等，而由计量资料构成的统计表包含各组的频数、均数（或中位数、百分位数）和标准差等。

类型　统计表的类型分为简单表与组合表。

简单表　统计表的主语（研究特征）只有一个层次的统计表。

表 1 是由"组织类别"和"R 表达"两个分类型变量构成，其主语是组织类型。而 R 表达、与阳性率是宾语。

组合表　统计表的主语有两个以上层次的表。

表 2 是由"药物""医院"和"治疗效果"3 个分类型变量构成，其主语是药物、医院两个，治疗效果是宾语。

编制统计表的目的是将数据的分布形态以及统计分析的重要结果简洁清晰地表示出来。一般地，不同类型的数据不要列在一个表中，不同的统计分析方法所得到的结果也不要混合在一个表中，以免造成不必要的错误或误解。

（刘启贵）

tǒngjìtú

统计图（statistical chart）　利用点的位置、线段的升降、直条的长短与面积的大小等来表达统计资料的各种指标的各种图形。它将研究对象的内部构成、对比情况、分布特点与相互关系等特征形象而又生动地表达出来。

表 1　R 蛋白在上皮性卵巢组织中的表达与组织类别之间的关系

组织类别	例数	R 表达				阳性率（%）
		−	+	++	+++	
正常	10	8	2	0	0	20.00
良性	10	6	2	2	0	40.00
交界性	10	4	4	2	0	60.00
恶性	58	8	10	14	26	86.21
合计	88	26	18	18	26	70.45

表2　两种皮肤药物在两个医院的治疗效果比较

药物	甲医院			乙医院			合计		
	例数	治愈数	治愈率（%）	例数	治愈数	治愈率（%）	例数	治愈数	治愈率（%）
实验	60	10	16.67	50	5	10.00	110	15	13.64
对照	60	15	25.00	50	10	20.00	110	25	22.73
合计	120	25	20.83	100	15	15.00	220	35	15.91

常用的统计图有条图、百分条图、圆图、线图、半对数线图、箱图、散点图等。目前很多计算机软件都可以方便地绘制各种统计图。

所有的统计图都应包含标题，它位于图的正下方，概括地说明了图所要表示的内容。一般情况下，标题应包含图的编号，以便在文字说明时使用方便。有时标题也包含资料产生的时间、地点或来源。对统计图的其他规定则因图而论。

条图（bar chart）　适用于间断资料和计量资料各组之间率或频数的比较，用于比较组间差异。条图分为横向条图和纵向条图两种，一般常用纵向条图。纵向条图的横坐标轴是组别，纵坐标轴是频率或频数。图1是单式条图，直观描述了2003年某地区癌症死亡率的差异。图2是复式条图，描述了1993年、2003年某地区癌症死亡率的差异。复式条图通常用于同一指标下两组或多组之间数值大小的比较，实际上是对单式条图的扩展。

百分条图（percent bar chart）　适用于描述一个计数资料的构成比或比较多个计数资料的构成比。竖条形的百分条图中横坐标是组别，纵坐标是百分数；横条形的百分条图中纵坐标是组别，横坐标是百分数。图3是两组构成比的横条形百分条图，直观描述了两种脱落牙再植效果的差异。

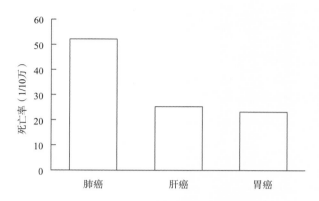

图1　2003年某地区三种癌死亡率的比较

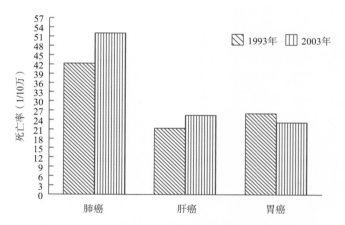

图2　1993年、2003年某地区三种癌死亡率的比较

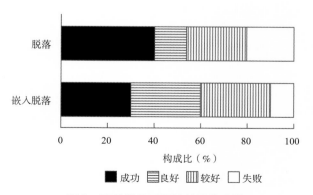

图3　两种脱落牙再植效果的比较

圆图（pie chart） 适用于描述一个计数资料的构成比。这种图没有坐标轴。要注意每部分扇形的标注（图4）。

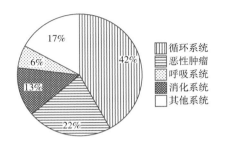

图4 2010年某医院主要疾病死因构成比

线图（line graph） 适用于描述两个计量资料之间的关系，即描述一个连续型指标变量（称为因变量）是如何随着另一个连续型指标变量（称为自变量）的变化而变化的。线图的绘制方法是以自变量的观察值为横坐标，以因变量的观察值为纵坐标，在平面直角坐标系中用点的形式描画出每一对观察值所在的位置，然后用直线段连接相邻的点。有时可以将两个或几个意义相同的线图放在同一个坐标系中，以利于直观比较它们的变化趋势。图5是两个线图的例子，它描述了某地1975~2000年痢疾和百日咳死

亡率（表）的变化趋势。从图上看，痢疾死亡率的下降趋势比百日咳快些。

表　某地区 1975~2000 年痢疾和百日咳死亡率（1/10 万）

年度	痢疾	百日咳
1975	1.45	0.220
1980	0.82	0.050
1985	0.23	0.020
1990	0.14	0.010
1995	0.10	0.005
2000	0.04	0.002

半对数线图（semi-logarithmic line graph） 一种特殊的线图，适用于计量资料。这种图形可以用来比较事物之间相对的变化速度。半对数线图的绘制方法是将纵坐标变量取对数，横坐标变量不变，作线图。半对线数图可以减小数据的离散程度，对于比较变异不同的数据，采用半对数线图来描述数据结果更加准确一些。图5b是用图5a的数据绘制的半对数线图，可以看出，百日咳死亡率的下降趋势慢于痢疾。从实际观察数值来看，图5a给出的结果比图5b更加合理。

箱图（box plot） 用于多组计量资料的分布比较。图中用到6

个基本统计量：Min、Q_1、Q_2、Q_3、Max 和均数。图6是箱图的例子，其中，下线是最小值 Min；上线是最大值 Max；盒子的下线是第一四分位数 Q_1；盒子中间的线是第二四分位数 Q_2，即中位数 M；盒子的上线是第三四分位数 Q_3。盒子中的记号"+"（或黑点）为均数。

散点图（scatter plot） 当一对计量资料的观察值是一一对应时，应当采用散点图来描述这两个变量之间的关系。散点图的绘制方法是以自变量的值为横坐标，以因变量的值为纵坐标在平面坐标系中画出每一对观察值所在的位置，但不用直线连接这些点。例如，图7是一个散点图，它显示发硒随着血硒的增加而升高。

（刘启贵）

zhìliàng kòngzhìtú
质量控制图（quality control chart） 进行质量控制的常用几何图形。质量控制是检查和确保生产和工作质量的重要措施，质量控制图是美国学者休哈特（W. A. Shewart）首创。质量控制图的主要功能是判断生产或工作系统是否处于稳定状态，其统计思想是基于是否存在系统误差的

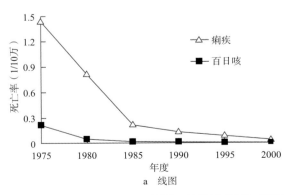

a　线图

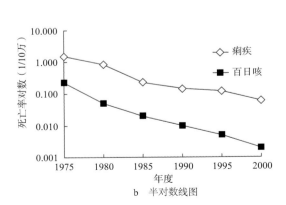

b　半对数线图

图5 某地区 1975~2000 年痢疾与百日咳死亡率比较

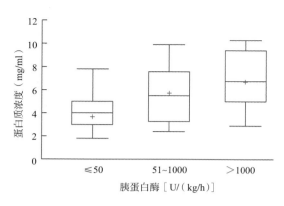

图6 胆囊纤维化患者不同胰腺功能下的蛋白质浓度

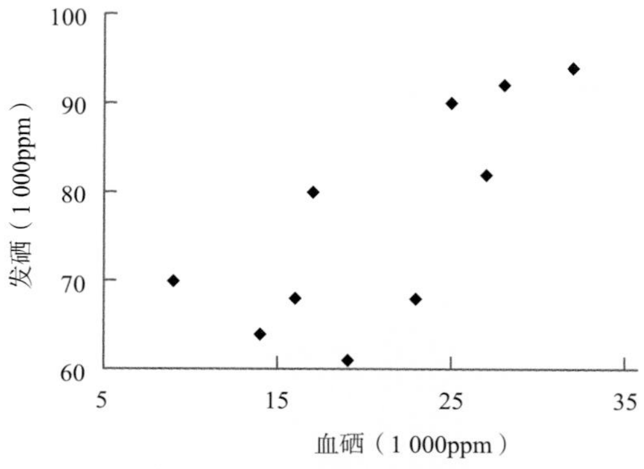

图7 血硒与发硒相关散点图

判断，一旦发现系统误差，就及时查找引起系统误差的原因，并进行纠正，使系统达到新的稳定状态。

质量控制图的基本假设是，某一系统的观测值在一定受控条件下具有一定的精密度和准确度，并服从正态分布。质量控制图由中心线（预期值）、上下警戒线（95%个体值或统计量的范围线）和上下控制线（99%个体值或统计量的范围线）组成。当观测值全部位于上下警戒线范围内时，说明整个系统处于非常稳定的状态，即质量处于控制状态；若有个别观测值超出了上下警戒线或上下控制线，则需要根据统计分布原理判断是否存在系统误差。

绘制控制图的基本步骤是：①收集样本资料。②选择并确定统计量，如均数、率、极差等。③确定中心线和范围线。④按测量顺序或时间顺序把测量结果或统计量标在图的相应位置中。

质量控制图根据统计量可以分为计量值控制图如均数-极差（或标准差）控制图、中位数-极差控制图、单值控制图、单值-移动极差控制图，以及计数值控制图如不合格品率（数）的控制图等。

均数-极差（标准差）控制图 常用于控制重复试验的准确度。简称 $\bar{X}$ 图。极差图（R 图）或标准差控制图（S 图）常用于控制重复试验的精密度，两者结合使用称为休哈特（Shewart）控制图。

例1 假设用单份标准品作双份测定，连续测定 20 次，共 20 对测定值。然后计算每对数值的均值（$\bar{X}$）及极差（R_i），再计算总均数（$\bar{X}=73.25$）及平均极差（$\bar{R}=2.85$），然后绘制 $\bar{X}$ 及 R 两个质控图。

$\bar{X}$ 控制图。

上控制线：$\bar{X}+1.88\times\bar{R}=78.61$

下控制线：$\bar{X}-1.88\times\bar{R}=67.89$

上警戒线：$\bar{X}+2(1.88\times\bar{R})/3$

$=76.82$

下警戒线：$\bar{X}-2(1.88\times\bar{R})/3$

$=69.68$

中心线：$\bar{X}=73.25$

R 控制图。

上控制线：$3.27\times\bar{R}=9.32$

下控制线：$0\times\bar{R}=0$

上警戒线：$(2\times3.27+1)\bar{R}/3$

$=7.16$

下警戒线：$(2\times0+1)\bar{R}/3=0.95$

中心线：$\bar{X}=73.25$

根据上述结果分别绘制 $\bar{X}$ 控制图和 R 控制图。计算中使用到了相应的系数，如1.88、3.27、0等，这是休哈特控制图的计算公式中的系数（$n<25$），计算公式

表 均数-极差（标准差）控制图范围线的计算公式

		$n<25$	$n\geq25$
$\bar{X}$ 控制图	上控制线	$\bar{X}+A_2\times\bar{R}$	$\bar{X}+3\bar{S}/\sqrt{n}$
	下控制线	$\bar{X}-A_2\times\bar{R}$	$\bar{X}-3\bar{S}/\sqrt{n}$
	上警戒线	$\bar{X}+2(A_2\times\bar{R})/3$	$\bar{X}+2\bar{S}/\sqrt{n}$
	下警戒线	$\bar{X}-2(A_2\times\bar{R})/3$	$\bar{X}-2\bar{S}/\sqrt{n}$
R（S）控制图	上控制线	$D_4\times\bar{R}$	$\bar{S}+3\bar{S}/\sqrt{2n}$
	下控制线	$D_3\times\bar{R}$	$\bar{S}-3\bar{S}/\sqrt{2n}$
	上警戒线	$(2\times D_4+1)\bar{R}/3$	$\bar{S}+2\bar{S}/\sqrt{2n}$
	下警戒线	$(2\times D_3+1)\bar{R}/3$	$\bar{S}-2\bar{S}/\sqrt{2n}$

如表所示，相应系数可以通过查询休哈特控制图的计算系数表获得。当 $n>25$ 时，也可直接绘制均数-标准差控制图。

若样本足够大时，可根据样本均数服从正态分布的原理来绘制均数控制图，实际工作中总体均数（μ）和总体标准差（σ）需要足够大的样本来估计。如利用测量值正常值范围的结果来考核每批检测结果是否可控，必要时还可以根据相关因素（如年龄、性别等）分组后绘制相应的质控图。绘制时以 μ 为中心线，$\mu\pm2.58\sigma/\sqrt{n}$ 为上下控制线，$\mu\pm1.96\sigma/\sqrt{n}$ 为上下警戒线。

例 2 头发 pH 值的正常范围在 4.5～5.5，测量了 200 名正常人头发的 pH 值，均数为 4.99，标准差为 0.26。根据这些正常值绘制均数控制图（图）。现对某洗发水的 pH 值进行检测，共检测 25 批次，每批 6 个样品，每批 pH 值均数如图所示，其中发现第 2、25 批的 pH 值失控，第 1、7、17 批样品 pH 值超出警戒线，而且不同批次的均数变化较大。

单值控制图 适用于单个测量值（如产品抽样每次只能抽取一次、每次测量只能得到一个测量值等）的控制，它是根据容许区间的原理绘制的。如果样品测量值服从正态分布，连续测量若干天，每天一次，计算测量值的均数作为中心线，同时计算标准差，然后根据 95% 的容许区间（$\overline{X}\pm2S$）作为警戒线，99% 的容许区间（$\overline{X}\pm3S$）作为控制线绘制控制图。以后将每天的样品测量值标在该图上，以考察测量工作是否可控。注意控制图需要根据实际情况经常修改，以适应实际情况的变化。单值控制图的检出能力有限，而且还有可能对个别非系统因素引起的离散值产生误报，有时需要和移动极差控制图联合使用。移动极差指相邻两个测量值的差，若有 n 个测量值，即有 $n-1$ 个移动极差，可以根据这些移动极差来估算标准差，从而获得各个范围内线。

缺陷率控制图 适用于二项分布的数据。如收集了某实验室 10 天 864 个样品，其中 17 个样品有缺陷，缺陷率为 1.97%（$\overline{p}$ 中心线），同时根据公式 $\sqrt{\dfrac{\overline{p}(1-\overline{p})}{n}}$ 计算标准误 $s_{\overline{p}}$，上下控制线为 $\overline{p}\pm3s_{\overline{p}}$，上下警戒线 $\overline{p}\pm2s_{\overline{p}}$，然后绘制控制图。

应用质控图法时可发生两类错误，所以应用时需要考虑它的质量和性能。Ⅰ类错误（α 错误），即假阳性或假失控的错误，是指检测过程本来在控制状态，但误报为失控，该类错误的发生概率与控制界限有关，如控制界限为 $\overline{X}\pm2S$，此类错误的发生概率为 5%；Ⅱ类错误（β 错误），即假阴性错误，是指检测过程已经失控，但质控图发现不了，仍报为在控。Ⅱ类错误的反面即把握度，是指在规定了Ⅰ类错误发生概率的前提下，检测过程一旦失控时，质控图能检出此失控的能力。Ⅰ类错误的发生在主观上可以进行控制，Ⅱ类错误发生的概率则是由检测的精密度和准确度所决定的，并且与每批检测所使用质控品的个数有关。因此测定值是否落在控制界线外用一个规则来判断在控或失控，其把握度较差，所以应当观察测定值的分布，如其分布不呈正态即使仍在控制界限内也应判断为失控。除

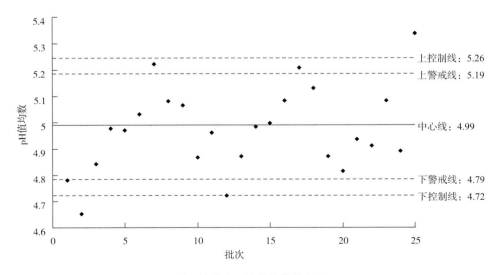

图 洗发水 pH 值均数控制图

了单一规则外，还可使用韦斯特加（Westgard）多规则，即需要有多个规则共同判断质量控制情况，主要规则包括 1_{2s}、1_{3s}、2_{2s}、R_{4s}、4_{1s}、10_x 等六个规则。多规则判断标准为：①$1_{2s}$ 为警告规则。②只有当所有质控规则均判断在控时方为在控。③只要有其中之一的质控规则判断为失控即为失控。一般应用认为 1_{3s}、R_{4s} 规则检出随机误差，而 2_{2s}、4_{1s}、10_x 规则检出系统误差。

以下为常用质控规则的定义：

1_{2s}：一个测量值超过 $\overline{X} \pm 2S$ 质控限。

1_{3s}：一个测量值超过 $\overline{X} \pm 3S$ 质控限。

2_{2s}：两个连续的测量值同时超过 $\overline{X} - 2S$ 或 $\overline{X} + 2S$ 质控限。

R_{4s}：在同一批内高和低测量值之间的差值超过 $4S$。

4_{1s}：四个连续的测量值同时超过 $\overline{X} - 1S$ 或 $\overline{X} + 1S$ 质控限。

10_x：十个连续的测量值落在平均值的同一侧。

（党少农）

随机变量（random variable）

suíjī biànliàng

对一个随机试验结果的数值表达。常分为离散型和连续型两类。

原理　在随机现象中，有很多随机现象的观察结果是数值。如在研究儿童的生长发育时，要测量儿童的身高和体重等指标，测量的结果就是具体的数值。有些随机现象初看起来与数值无关，但可对其进行量化而使其与数值联系起来。如在掷硬币时，每次出现的结果为正面或反面，与数值没有关系，但是可对其量化使它与数值联系起来，定义当出现正面时对应数"1"，而出现反面时对应数"0"。这样可以利

用变量的形式来表示随机现象，有利于用数学方法对随机现象进行研究。如果随机变量的一切可能的取值为有限个或无限可列个实数，这样的随机变量称离散型随机变量（discrete random variable）。如用药物治疗患有某种非传染性疾病的患者 n 个，若其疗效分为有效或无效，则出现有效例数 X 就是离散型随机变量，这里 $X = 0, 1, 2, \cdots, n$。如果可能的取值充满一个区间或在整个实数轴，无法一一列举，这种随机变量称作连续型随机变量（continuous random variable）。如正常成年人的身高 X，其取值区间为（100cm，300cm），是连续型随机变量。

通过随机变量对随机现象进行研究，首先要确定的是随机变量的取值和相应取值的概率。通常对离散型随机变量用概率分布描述其取值和相应取值的概率，对连续型随机变量用概率密度函数和概率分布函数描述其在一个区间上取值的概率。

分布　随机变量的分布函数：设 X 为一随机变量，对于其定义域内的任意实数 x，则函数：

$$F(x) = P(X \leq x) \qquad (1)$$

则称随机变量 X 的分布函数（distribution function）。

显然，事件 $\{X \leq x\}$ 的概率 $F(x)$ 是实数 x 的函数。对于任意实数 x_1, x_2（$x_1 < x_2$），有：

$$P(x_1 < X \leq x_2) = F(x_2) - F(x_1) \qquad (2)$$

分布函数描述了随机变量的变化规律，它具有如下两个性质：①对于任意实数 x，都有 $0 \leq F(x) \leq 1$。②$F(x)$ 是实数 x 的不减函数，若 $a < b$，则 $F(a) \leq F(b)$。

离散型随机变量的概率分布　对离散型随机变量 X，它的有限个或无限可列个可能取值为 $x_i (i = 1, 2, \cdots)$，记事件 $\{X = x_i\}$ 的概率为：

$$P\{X = x_i\} = P_i \qquad (3)$$

式（3）表示了 X 取值及其取值的概率规律，称为概率函数（probability function）（或概率分布）。离散型随机变量的概率函数具有下列基本性质：①$0 \leq P_i \leq 1$，$i = 1, 2, \cdots$。②$\sum_i P_i = 1$。

一般所说的离散型随机变量的概率分布就是指它的概率函数或概率分布表。

离散型随机变量的分布函数 $F(x)$ 与概率函数 P_i 满足如下关系：

$$F(x) = \sum_{i: x_i \leq x} P_i \qquad (4)$$

连续型随机变量的分布函数和概率密度函数　对于连续型随机变 X，例如身高、体重等，其取值是无法一一列举的，不能象离散型随机变量那样用概率函数来描述。但其中一些连续型随机变量，存在一个函数使其分布函数 $F(x)$ 可以表示为：

$$F(x) = \int_{-\infty}^{x} f(y) \mathrm{d}y \qquad (5)$$

这个函数称为概率密度函数（probability density function），记为 $f(x)$，概率密度函数具有下列两个重要的性质：①对于任意实数 x，都有 $f(x) \geq 0$。②$\int_{-\infty}^{+\infty} f(x) \mathrm{d}x = 1$。即概率密度函数曲线下的面积恒等于 1。

数字特征　随机变量 X 的数字特征，是表示随机变量的分布特征的指标。最常用的有两个，

一个是数学期望，记为 $E(X)$，表示其概率分布的集中位置，即总体均数 μ；另一个是方差，记为 $D(X)$，表示对于其数学期望的离散程度。从统计的角度来讲数学期望即总体均数 μ；方差 $D(X)$ 即总体方差 σ^2。

离散型随机变量 X　它的有限个或无限可列个可能取值记为 x_i（$i = 1,2,\cdots$），相应事件 $\{X = x_i\}$ 的概率记为 P_i。则随机变量 X 的数学期望和方差分别定义为：

$$E(X) = \sum_i x_i P_i \tag{6}$$

$$D(X) = E[X - E(X)]^2$$
$$= \sum_i (x_i - \mu)^2 P_i \tag{7}$$

连续型随机变量 X　其取值范围为 $(-\infty, +\infty)$，其概率分布函数为 $F(X)$，则数学期望和方差定义为：

$$E(X) = \int_{-\infty}^{+\infty} X \mathrm{d}F(X) \tag{8}$$

$$D(X) = E[X - E(X)]^2$$
$$= \int_{-\infty}^{+\infty} [X - E(X)]^2 \mathrm{d}F(X) \tag{9}$$

$E(X)$ 和 $D(X)$ 都具备下列性质。

若 a、b 为常量，则：

$$E(aX+b) = aE(X) + b \tag{10}$$

$$D(aX+b) = a^2 D(X) \tag{11}$$

对任何两个随机变量 X_1 和 X_2，有：

$$E(X_1+X_2) = E(X_1) + E(X_2) \tag{12}$$

当 X_1 和 X_2 相互独立时，有：

$$D(X_1+X_2) = D(X_1) + D(X_2) \tag{13}$$

（毕育学）

gàilǜ

概率（probability）　用来度量随机事件发生可能性大小的客观指标。研究随机现象的专门学科概率论中最基本的概念。相关知识有着广泛应用。随机现象指可能出现多个事先无法确定的不同的结果，或对其未来的发展事先无法完全确定的现象。对随机现象不仅需要弄清有哪些可能出现的结果，这些不同的结果称为随机事件，常记为 A、B 等；更重要的是能够定量地确定出现不同结果的可能性即随机事件 A 的概率记为 $P(A)$。

类型　概率计算的方法在不同的概率模型中有所不同，其中最基本的是古典概型的概率计算。古典概型指满足下列条件的概率模型：①随机试验只可能出现有限个结果，并且它们两两互不相容，即任何两个都不可能同时出现，这些结果称为基本事件。随机事件（除不可能事件外的）都可以表示为这些结果的和。②所有基本事件的发生或出现是等可能的，即它们发生的概率都一样。在古典概型中，概率可按下列公式（1）计算：

$$P(A) = \frac{\text{发生事件 } A \text{ 的所有的基本事件 } M}{\text{基本事件总数 } N} \tag{1}$$

大量重复地观察或试验发现，随机事件 A 的出现具有一定的规律性。如果随机事件 A 出现的次数记为 f_n，称为频数，与观察或试验次数 n 之比称为频率 $\left(\dfrac{f_n}{n}\right)$ 会随着次数的增大，稳定的趋向于随机事件 A 的概率 $P(A)$，即：

$$\lim_{n \to \infty} \left(\frac{f_n}{n}\right) = P(A) \tag{2}$$

这一规律称为统计规律性。在随机事件 A 的概率 $P(A)$ 难以直接计算时，根据统计规律性可用频率近似估算概率。

从概率的定义可得随机事件的概率 $P(A)$ 在区间 $[0,1]$ 取值，即 $0 \leqslant P(A) \leqslant 1$。必然事件记为 Ω，其概率为 1，即 $P(\Omega) = 1$；不可能事件记为 $\varnothing$，概率为 0，即 $P(\varnothing) = 0$。随机事件的概率越大说明其越有可能发生。反之概率越小，随机事件就越不可能发生。通常称 $P \leqslant 0.05$ 的随机事件为"小概率事件"，因为"小概率事件"在一次观察或试验中发生的可能性很小，一般可认为其不发生。

有时要研究随机事件的概率是在另一事件已经发生的条件下进行的，称这一随机事件的概率为条件概率（conditional probability）。如研究在家人中有一人得肝炎的条件下，其他家人得肝炎的概率。在事件 B 已经发生的条件下，事件 A 发生的概率，称为 A 对 B 的条件概率，记作 $P(A|B)$。若事件 B 发生与否，对事件 A 发生的概率没有影响，即 $P(A|B) = P(A)$，则称事件 A 与事件 B 独立。

运算法则　包括以下几种。

加法法则　包括以下两种情况。

两个事件 A、B 互不相容，即 $AB = \varnothing$，其和记为 $A+B$，$A+B$ 的概率 $P(A+B)$ 等于它们的概率之和，即：

$$P(A+B) = P(A) + P(B) \tag{3}$$

对任意两个事件 A、B，其和记为 $A \cup B$，即：

$$P(A \cup B) = P(A) + P(B) - P(AB) \tag{4}$$

当两个事件 A、B 互不相容，

则 $P(AB) = 0$。

乘法法则 包括以下两种情况。

两个事件 A、B 之积的概率等于其中任一事件（概率不为零）的概率与另一个事件在已知前一个事件发生下的条件概率之积，即：

$$P(AB) = P(B)P(A \mid B) \qquad (5)$$

或

$$P(AB) = P(A)P(B \mid A) \qquad (6)$$

两个事件 A、B 相互独立的充分必要条件是：

$$P(AB) = P(A)P(B) \qquad (7)$$

（毕育学）

duōbiànliàng gàilǜ fēnbù

多变量概率分布 （multivariate distributions）

对多维随机变量，不仅要看它能够取哪些值，更重要的是它取各种值的概率如何，认识随机变量的取值规律，也就是要研究随机变量取值的概率分布。如果每个个体有多个观测数据，即多个随机变量的观测值，即若个体观测数据能表示为 p 维 Euclid 空间 R^p 的点，那么这样的数据称为多维随机变量，又称多元数据。分析多元数据的方法，称为多元分析。在医学研究中，需要同时考虑几个随机变量出现的结果及其概率情况，如临床上，要同时考察一个患者的收缩压、舒张压、脉搏、呼吸次数情况，并进行比较分析，这就涉及多维随机变量问题。

多维随机向量 设 $X_1, X_2, \cdots, X_p$ 为 p 个随机变量，由它们组成向量 $\boldsymbol{X} = (X_1, X_2, \cdots, X_p)'$，则称作 p 维随机向量（p 维随机变量）。在统计上，对多维随机向量的研究和对一维随机变量的研究是一样的，要通过样本资料来推断总体的。为此，基于样本情况下，多维随机向量的表示形式可如下。

如对 p 维随机向量 $\boldsymbol{X} = (X_1, X_2, \cdots, X_p)'$ 进行 n 次观察，所得数据形式如下：

$$\boldsymbol{X} = \begin{pmatrix} x_{11} & x_{12} & \cdots & x_{1p} \\ x_{21} & x_{22} & \cdots & x_{2p} \\ \cdots & \cdots & \cdots & \cdots \\ x_{n1} & x_{n2} & \cdots & x_{np} \end{pmatrix} \qquad (1)$$

每一次观察称作一个样品。

多维随机向量也有离散型和连续型之分。对于一个多维随机向量，如果其每个分量都是一维离散型随机变量，则称为多维离散型随机向量。如果把一个 p 维随机向量的取值可视为 p 维欧氏空间中的一个点，且 p 维随机向量的全部取值能够充满欧氏空间中某一区域，则称该 p 维随机向量为多维连续型随机向量。

取值及其概率分布 包括以下几个方面。

多元联合分布函数 设 $\boldsymbol{X} = (X_1, X_2, \cdots, X_p)'$ 是一随机向量，它的多元联合分布函数定义为：

$$\begin{aligned} F(\boldsymbol{X}) &= F(x_1, x_2, \cdots, x_p) \\ &= P(X_1 \leqslant x_1, \cdots, X_p \leqslant x_p) \end{aligned}$$

$$(2)$$

式中 $\boldsymbol{X} = (x_1, x_2, \cdots, x_p) \in R^p$（$R^p$ 表示 p 维欧氏空间），并记为 $\boldsymbol{X} \sim F(\boldsymbol{X})$。多维随机向量的统计特性可用它的联合分布函数来完整地描述。

多元联合分布密度 包括以下几个方面。

离散型多维随机向量的概率分布。对于离散型的多维随机向量，设 $\boldsymbol{X} = (X_1, X_2, \cdots, X_p)'$ 是 p 维随机向量，若存在有限个或可列个 p 维数向量 $\boldsymbol{x}_1, \boldsymbol{x}_2, \cdots$，记 $P(\boldsymbol{X} = \boldsymbol{x}_k) = p_k (k = 1, 2, \cdots)$ 且满足 $p_1 + p_2 + \cdots = 1$，则称 $P(\boldsymbol{X} = \boldsymbol{x}_k) = p_k (k = 1, 2, \cdots)$ 为离散型随机向量 $\boldsymbol{X}$ 的联合概率分布。

对于二维随机向量 $(\boldsymbol{X}, \boldsymbol{Y}) = (x_i, y_j)$，其联合概率分布 $P(\boldsymbol{X} = x_i, \boldsymbol{Y} = y_i) = p_{ij}$，$i, j = 1, 2, \cdots$ 可表示成如下阵列形式（表）：

表 二维随机向量的联合概率分布

X＼Y	y_1	y_2	$\cdots$	y_j	$\cdots$
x_1	p_{11}	p_{12}		p_{1j}	
x_2	p_{21}	p_{22}		p_{2j}	
$\vdots$	$\vdots$	$\vdots$		$\vdots$	
x_i	p_{i1}	p_{i2}		p_{ij}	

连续型多维随机向量的概率分布密度。对于连续型的多维随机向量，设 $\boldsymbol{X} \sim F(\boldsymbol{X}) = F(x_1, x_2, \cdots, x_p)$，如果存在一个非负函数 $f(x_1, x_2, \cdots, x_p)$ 对一切 $\boldsymbol{x} = (x_1, x_2, \cdots, x_p) \in R^p$ 有：

$$\begin{aligned} &P(X_1 \leqslant x_1, \cdots, X_p \leqslant x_p) \\ &= F(\boldsymbol{x}) = F(x_1, \cdots, x_p) \\ &= \int_{-\infty}^{x_1} \cdots \int_{-\infty}^{x_p} f(t_1, \cdots, t_p) \mathrm{d}t_1 \cdots \mathrm{d}t_p \end{aligned} \qquad (3)$$

则称 $f(x_1, x_2, \cdots, x_p)$ 为连续型随机向量 $\boldsymbol{X} = (X_1, X_2, \cdots, X_p)'$ 的联合分布密度函数，简称联合分布密度。

一个 p 个变量的函数 $f(x_1, x_2, \cdots, x_p)$ 能作为 R^p 中某个随机向量的分布密度，当且仅当：$f(\boldsymbol{x}) \geqslant 0$，$\forall \boldsymbol{x} \in R^p$；$\int_{R^p} f(\boldsymbol{x}) \mathrm{d}\boldsymbol{x} = 1$。

离散型随机向量的统计特性可由它的概率分布完全确定，连续性随机向量的统计特性可由它的分布密度函数完全确定。

密度函数和分布函数的关系

从数学角度看，随机向量的密度函数、分布函数之间的关系可以理解为导数和积分之间的关系。通俗地理解，密度函数、分布函数之间实际上是对随机向量的统计特性分别从两个不同侧面进行的刻画，前者是一个一般意义的函数，后者则是自变量为累计值的函数，是一个问题的两个方面。

边缘密度、独立性与条件分布 多维随机向量的分布函数、密度函数实际是对随机向量的统计特性从总体上进行的描述和刻画。由于多维随机向量中包括多个一维的随机变量，当要研究某个随机变量，或其中一部分随机变量的统计特性，以及各个随机变量之间关系特征时，还需要给出进一步的描述方法，这就是多维随机向量的边缘密度、独立性与条件分布等概念。

边缘密度 若 $X = (X_1, X_2, \cdots, X_p)'$ 为 p 维随机向量，由它的 $q(q < p)$ 个分量组成的子向量 $X^{(1)} = (X_{i1}, X_{i2}, \cdots, X_{iq})'$ 的分布称为 X 的边缘（边际）分布；通过变换 X 中的各分量的次序，总可以假定 $X^{(1)}$ 正好是 X 的前 $q(q < p)$ 个分量，其余 $p - q$ 个分量为 $X^{(2)}$，即：

$$X = \begin{pmatrix} X^{(1)} \\ X^{(2)} \end{pmatrix} \begin{matrix} q \\ p-q \end{matrix} \quad (4)$$

这时 $X^{(1)}$ 的分布函数为 $F(x_1, x_2, \cdots, x_q) = P(X_1 \leq x_1, \cdots, X_q \leq x_q)$，若 X 的联合分布密度为 $f(x_1, x_2, \cdots, x_p)$，则 $X^{(1)}$ 的边缘密度函数为：

$$f(x_1, x_2, \cdots, x_q) = \int_{-\infty}^{x_{q+1}} \cdots \int_{-\infty}^{x_p} f(x_1, x_2, \cdots, x_q, x_{q+1}, \cdots, x_p) dt_{q+1} \cdots dt_p \quad (5)$$

独立性 若 p 个随机变量 $X_1, X_2, \cdots, X_p$ 的联合分布密度

等于各自边缘分布的乘积，则称 $X_1, X_2, \cdots, X_p$ 是互相独立的。

条件分布 给定 $X^{(2)}$ 时 $X^{(1)}$ 的分布为条件分布。当 X 的密度函数为 $f(X^{(1)}, X^{(2)})$，$X^{(2)}$ 的密度函数为 $f_2(x_2)$ 时，给定 $X^{(2)}$ 时 $X^{(1)}$ 的条件密度为：

$$f_1(x^{(1)} \mid x^{(2)}) = \frac{f(x^{(1)}, x^{(2)})}{f_2(x^{(2)})} \quad (6)$$

数字特征 随机变量的数字特征，则是指某些由随机变量的分布所决定的常数，它刻画了随机变量（或其分布）的某一方面的性质。对于多维随机变量刻画其性质的最重要的数字特征有均值、自协方差阵和协方差阵。

均值向量 设 $X = (X_1, X_2, \cdots, X_p)'$ 为 p 维随机向量，若 $E(X_i) = \mu_i$ 存在，$(i = 1, 2, \cdots, p)$，则定义随机向量 X 的均值为：

$$EX = \begin{bmatrix} EX_1 \\ EX_2 \\ \cdots \\ EX_p \end{bmatrix} = \begin{bmatrix} \mu_1 \\ \mu_2 \\ \cdots \\ \mu_p \end{bmatrix} = \boldsymbol{\mu} \quad (7)$$

$\boldsymbol{\mu} = (\mu_1, \cdots, \mu_p)'$ 是一个 p 维向量称为均值向量。

协方差阵 随机向量 X 的协方差阵见公式（8）。随机向量

X、Y 的协方差阵见公式（9）。

均值与协方差阵的性质 包括以下几点。

$$E(AX) = AE(X) \quad (10)$$

$$E(AX + B) = AE(X) + B \quad (11)$$

$$E(AXB) = AE(X)B \quad (12)$$

$$\mathrm{Var}(AX) = A\mathrm{Var}(X)A' \quad (13)$$

$$\mathrm{COV}(AX, BY) = A\mathrm{COV}(X, Y)B' \quad (14)$$

式中 $\mathrm{Var}(X) = \sum$ 通常是正定阵，$\sum$ 至少是一个半正定阵。这里 X，Y 为随机向量，A、B 为大小适合运算的常数矩阵。

相关阵 随机向量 X 的相关阵如下：

$$R = [\mathrm{corr}(X_i, X_j)] = (\boldsymbol{\rho}_{ij})_{p \times p}, \quad i, j = 1, 2, \cdots, p \quad (15)$$

$$\boldsymbol{\rho}_{ij} = \frac{\mathrm{COV}(X_i, X_j)}{\sqrt{\mathrm{Var}(X_i)} \sqrt{\mathrm{Var}(X_j)}}, \quad i, j = 1, 2, \cdots, p \quad (16)$$

需要说明的是，经过标准化处理后的数据的协方差阵正好是原来数据的相关阵：

$$R = \frac{1}{n-1} X^{*\prime} X^* \quad (17)$$

式中 X^* 为经过标准化处理后的数据。

$$\sum = \mathrm{COV}(X, X) = E(X - EX)(X - EX)' = \mathrm{Var}(X)$$
$$= \begin{bmatrix} \mathrm{Var}(X_1) & \mathrm{COV}(X_1, X_2) & \cdots & \mathrm{COV}(X_1, X_p) \\ \mathrm{COV}(X_2, X_1) & \mathrm{Var}(X_2) & \cdots & \mathrm{COV}(X_2, X_p) \\ \cdots & \cdots & \cdots & \cdots \\ \mathrm{COV}(X_p, X_1) & \mathrm{COV}(X_p, X_2) & \cdots & \mathrm{Var}(X_p) \end{bmatrix} = (\boldsymbol{\sigma}_{ij})_{p \times p} \quad (8)$$

$$\sum = \mathrm{COV}(X, Y) = E(X - EX)(Y - EY)'$$
$$= \begin{bmatrix} \mathrm{COV}(X_1, Y_1) & \mathrm{COV}(X_1, Y_2) & \cdots & \mathrm{COV}(X_1, Y_q) \\ \mathrm{COV}(X_2, Y_1) & \mathrm{COV}(X_2, Y_2) & \cdots & \mathrm{COV}(X_2, Y_q) \\ \cdots & \cdots & \cdots & \cdots \\ \mathrm{COV}(X_p, Y_1) & \mathrm{COV}(X_p, Y_2) & \cdots & \mathrm{COV}(X_p, Y_q) \end{bmatrix} \quad (9)$$

多元正态分布（multivariate normal distribution） 一元正态分布的推广，它在多元统计的理论和实际应用方面有着重要的地位，这不仅因为多数随机向量服从或近似服从多元正态分布，而重要的是由它才导出更有实用价值的威夏尔特（Wishart）分布及其导出分布。多元正态分布在实际中有着广泛的应用：①正态分布在许多情况下确实能作为真实总体的一个近似。②根据中心极限定理，不论总体的分布如何，许多统计量之和的分布是近似正态分布的。③很多检验统计量之和的分布对正态分布条件是稳健的，即原始资料对正态的偏离对检验结果影响不大。

密度函数 若 p 维随机向量 $X = (X_1, X_2, \cdots, X_p)'$ 的概率密度函数为公式（18）。式中 μ 是 p 维向量，$\sum$ 是 p 阶正定矩阵，则称 $X = (X_1, X_2, \cdots, X_p)'$ 服从 p 维正态分布，简记为 $X \sim N_p(\mu, \sum)$。

多元正态随机向量具有以下的性质：①若 $X \sim N_p(\mu, \sum)$，其协方差阵 $\sum$ 是对角阵，则 $X = (X_1, X_2, \cdots, X_p)'$ 的各分量是相互独立的随机变量。②多元正态分布随机向量的任何一个分量子集的分布仍然服从正态分布。③多元正态分布随机向量 $X = (X_1, X_2, \cdots, X_p)'$ 的任意线性变换仍然是服从多元正态分布。若 $X \sim N_p(\mu, \sum)$，令 $Y = AX$，A 为 p 阶方阵，则 $Y \sim N_p(A\mu, A\sum A')$

数字特征 若 $X \sim N_p(\mu, \sum)$，则 $E(X) = \mu \, \text{Var}(X) = \sum$，即 μ 恰好是多维随机向量 X 的均值向量，$\sum$ 恰好是多维随机

向量 X 的协方差阵。

这里，$\mu = \begin{pmatrix} \mu_1 \\ \mu_2 \\ \vdots \\ \mu_p \end{pmatrix}$

$$\sum = \begin{pmatrix} \sigma_{11} & \sigma_{12} & \cdots & \sigma_{1p} \\ \sigma_{21} & \sigma_{22} & \cdots & \sigma_{2p} \\ \vdots & \vdots & \vdots & \vdots \\ \sigma_{p1} & \sigma_{p2} & \cdots & \sigma_{pp} \end{pmatrix}$$

二元正态分布（bivariate normal distribution） 二元正态分布是多元正态分布的特殊情况，即具有两个随机变量的观测值。其二元正态密度函数如示意图，它在统计的理论和实际应用方面有着重要的地位。

密度函数 设两维随机向量 $X = (x_1, x_2)'$ 服从二维正态分布，则：

$$f(X) = \frac{1}{(2\pi) \left| \sum \right|^{\frac{1}{2}}} e^{-\frac{1}{2}(X-\mu)'\left(\sum\right)^{-1}(X-\mu)}$$

(19)

式中 $\sum$ 是变量 x_1，x_2 的协方差阵，$\left| \sum \right|$ 是 $\sum$ 的行列式。

数字特征 假设 $X = (x_1, x_2)'$，$\mu = (\mu_1, \mu_2)'$，则协方差阵 $\sum$ 为：

$$\sum = \begin{pmatrix} \sigma_{11} & \sigma_{12} \\ \sigma_{21} & \sigma_{22} \end{pmatrix} \quad (20)$$

$\sigma_1^2 = \text{Var}(X_1)$，$\sigma_2^2 = \text{Var}(X_2)$，
$\rho = \text{corr}(X_1, X_2)$，
$\sigma_1 \sigma_2 \rho = \text{COV}(X_1, X_2)$

$$\sum = \begin{pmatrix} \sigma_1^2 & \sigma_1 \sigma_2 \rho \\ \sigma_1 \sigma_2 \rho & \sigma_2^2 \end{pmatrix} \quad (21)$$

那么：

$$\left| \sum \right| = \sigma_1^2 \sigma_2^2 (1 - \rho^2) > 0 \Leftrightarrow \sigma_1 > 0$$
$$\text{且} \quad \sigma_2 > 0, |\rho| < 1 \quad (22)$$

$$\sum^{-1} = \frac{1}{\sigma_1^2 \sigma_2^2 (1 - \rho^2)} \begin{pmatrix} \sigma_1^2 & -\sigma_1 \sigma_2 \rho \\ -\sigma_1 \sigma_2 \rho & \sigma_2^2 \end{pmatrix}$$

$$= \frac{1}{1 - \rho^2} \begin{pmatrix} \dfrac{1}{\sigma_1^2} & -\dfrac{\rho}{\sigma_1 \sigma_2} \\ -\dfrac{\rho}{\sigma_1 \sigma_2} & \dfrac{1}{\sigma_2^2} \end{pmatrix} \quad (23)$$

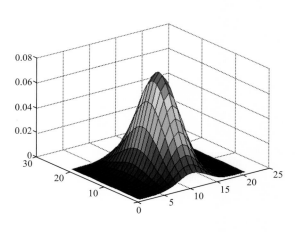

图 二元正态分布示意图

$$f(x_1, \cdots, x_p) = \frac{1}{(\sqrt{2\pi})^p \left| \sum \right|^{\frac{1}{2}}} \exp\left\{ -\frac{1}{2}(X - \mu)' \sum^{-1} (X - \mu) \right\} \quad (18)$$

则二元正态分布密度函数可以写成公式（24）。

（易 东 张彦琦）

jūnyún fēnbù
均匀分布 （uniform distribution）

设连续型随机变量（见随机变量）X 具有概率密度。

$$f(x) = \begin{cases} \dfrac{1}{b-a}, & a < x < b \\ 0, & 其他 \end{cases} \quad (1)$$

则称 X 在区间 (a, b) 上服从均匀分布，记为 $X \sim U(a, b)$。

在区间 (a, b) 上服从均匀分布的随机变量 X，具有下述意义的等可能性，即它落在区间 (a, b) 中任意长度的子区间内的可能性是相同的，或说它落在子区间内的概率只依赖于子区间的长度而与子区间的位置无关，事实上，对于任一长度 l 的子区间 $(c, c+l)$，$a \leq c+l \leq b$，有：

$$p\{c < X \leq c+l\} = \int_c^{c+l} f(x)\mathrm{d}x$$
$$= \int_c^{c+l} \frac{1}{b-a}\mathrm{d}x = \frac{l}{b-a} \quad (2)$$

由此，X 的分布函数由式（3）给出：

$$F(x) = p(X \leq x)$$
$$= \begin{cases} 0, & x < a \\ (x-a)/(b-a), & a \leq x < b \\ 1, & x \geq b \end{cases} \quad (3)$$

其均数和方差分别为：

$$\mu = \frac{1}{2}(a+b), \sigma^2 = \frac{1}{12}(b-a)^2 \quad (4)$$

例1 某公共汽车站每小时 10 分钟、25 分钟、50 分钟发车，设乘客不知发车时间，于每小时的任意时刻随机地达到车站，求乘客候车时间超过 10 分钟的概率。

计算步骤：设 A 表示乘客候车时间超过 10 分钟；X 表示乘客于某时第 X 分钟到达，依题意有 $X \sim U[0, 60]$，乘客候车时间要超过 10 分钟，必须在某时 10 分到某时 15 分之间或某时 25 分到某时 40 分之间抵达车站。因此所求概率为：

$$P(A) = P\{10 < X \leq 15\} + P\{25 < X \leq 40\}$$
$$= \frac{5}{60} + \frac{15}{60} = \frac{1}{3}$$

例2 设随机变量 $X \sim U[2, 6]$，现在对 X 进行 4 次独立观测，试求至少有三次观测值大于 3 的概率。

计算步骤：由题意得，

$$X \sim f(x) = \begin{cases} \dfrac{1}{4}, & 2 \leq x \leq 6 \\ 0, & 其他 \end{cases}$$

记 $A = \{X > 3\}$，则 $P(A) = P(X > 3) = \int_3^6 \frac{1}{4}\mathrm{d}x = \frac{3}{4}$

设 Y 表示三次独立观测中 A 次出现的次数，则 $Y \sim B(4, 3/4)$，则所求概率：

$$P(Y \geq 3) = P(Y=3) + P(Y=4)$$
$$= C_4^3 \times \left(\frac{3}{4}\right)^3 \times \frac{1}{4} + \left(\frac{3}{4}\right)^4 = \frac{189}{256}$$

（尹 平）

zhèngtài fēnbù
正态分布 （normal distribution）

最为常见且重要的连续型随机变量分布，在数学、物理、生物和医学等各个领域常用到正态分布。又称为高斯分布（Gaussian distribution）。尤其对统计学理论和方法的建立和应用起着重要作用。它首先由德国数学家德·莫阿弗尔（A. de Moivre，1667 ~ 1754 年）于 1733 年提出。德国数学家高斯（Gauss）之后在研究测量误差时也建立了正态分布，并对正态分布性质作了进一步的研究和应用，且影响较大。

计算公式 如果连续型随机变量 X 在实数范围内取值，且具有如下的概率密度函数：

$$f(X) = \frac{1}{\sigma\sqrt{2\pi}} e^{\frac{-(x-\mu)^2}{2\sigma^2}}$$
$$(-\infty < X < +\infty) \quad (1)$$

和概率分布函数：

$$F(X) = \frac{1}{\sigma\sqrt{2\pi}} \int_{-\infty}^X e^{\frac{-(t-\mu)^2}{2\sigma^2}} \mathrm{d}t$$
$$(-\infty < X < +\infty) \quad (2)$$

称连续型随机变量 X 服从一元正态分布，记为 $X \sim N(\mu, \sigma^2)$，其中 μ 表示 X 均数，σ^2 表示 X 方差。称 $\mu = 0$，$\sigma^2 = 1$ 的正态分布为标准正态分布（standard normal distribution），记为 $Z \sim N(0, 1)$，其概率密度函数和概率分布函数分别记为：

$$\varphi(z) = \frac{1}{\sqrt{2\pi}} e^{\frac{-z^2}{2}} \quad (-\infty < z < +\infty) \quad (3)$$

$$\Phi(z) = \frac{1}{\sqrt{2\pi}} \int_{-\infty}^z e^{\frac{-t^2}{2}} \mathrm{d}t \quad (-\infty < z < +\infty) \quad (4)$$

不同 μ、σ 下正态分布概率密度函数的图形如图 1 所示。

$$f(x_1, x_2) = \frac{1}{2\pi\sigma_1\sigma_2\sqrt{1-\rho^2}} \exp\left\{-\frac{1}{2(1-\rho^2)}\left[\left(\frac{x_1-\mu_1}{\sigma_1}\right)^2 - 2\rho\left(\frac{x_1-\mu_1}{\sigma_1}\right)\left(\frac{x_2-\mu_2}{\sigma_2}\right) + \left(\frac{x_2-\mu_2}{\sigma_2}\right)^2\right]\right\} \quad (24)$$

如果一个随机变量 X 取对数后，其值的分布为正态分布，则称随机变量 X 服从对数正态分布。

特点 ①在直角坐标中，由正态分布概率密度函数，可绘制出正态分布概率密度函数曲线常称为正态曲线。正态曲线为位于 X 轴上方的钟型曲线，且以 $X = \mu$ 为对称轴左右对称。以 X 轴为渐近线，两端与 X 轴永不相交。②正态曲线在 $X = \mu$ 处有最大值，其值为 $f(\mu) = 1/\sigma\sqrt{2\pi}$；$X$ 越远离 μ，$f(X)$ 值越小；正态曲线在 $X = \mu \pm \sigma$ 处有拐点。③正态分布有两个参数 μ，σ。μ 决定着正态曲线在 X 轴上的集中位置，称为位置参数，若 σ 恒定，改变 μ 的值，曲线沿着 X 轴平行移动，其形状不变。σ 决定着正态曲线的形状，若 μ 恒定，则 σ 越大，曲线越平坦；σ 越小，曲线越陡峭。其他特征值见表。④对应于正态分布参数 μ 和 σ 的不同取值，正态曲线的位置和形状会千变万化，但都可经标准化变换。

$$u = \frac{X - \mu}{\sigma} \tag{5}$$

表 正态分布的特征

项目	表达式
参数	$\mu \in$ 实数集
	$\sigma > 0$
取值范围	$x \in$ 实数集
均数	μ
中位数	μ
方差	σ^2
偏度	0
峰度	0

将一般正态分布 $N(\mu, \sigma^2)$ 转化为标准正态分布 $N(0, 1)$，这一关系表明只要确定服从标准正态分布的随机变量取值及其概率，就可利用这一关系计算一般正态分布的取值概率。

正态曲线下面积的分布规律

服从一般正态分布的随机变量在一区间上曲线下的面积与其转换的服从标准正态分布的随机变量在其转换区间上的面积相等。

X 轴上与正态曲线下所夹面积恒等于1。

如果 $u \sim N(0, 1)$，根据标准正态分布的分布函数为简化计算制成了"标准正态分布曲线下的面积"，欲求服从标准正态分布的随机变量在区间 $(-\infty, u)$ ($u \leqslant 0$) 上曲线下的面积，标准正态分布曲线下面积关系如图2所示。可直接查表，对 ($u > 0$) 可根据对称性算得，计算公式为：

$$\Phi(u) = 1 - \Phi(-u) \tag{6}$$

u 在区间 (u_1, u_2) 取值概率的计算公式为：

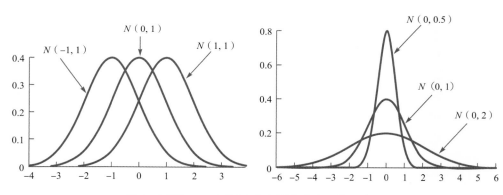

图1 不同 μ、σ 下正态分布概率密度函数示意图

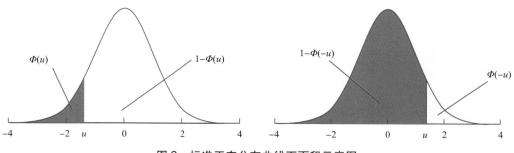

图2 标准正态分布曲线下面积示意图

$$P(u_1 < u < u_2) = \Phi(u_2) - \Phi(u_1) \tag{7}$$

在区间 $\mu \pm \sigma$ 上，正态曲线下的面积为 68.27%；在区间 $\mu \pm 1.96\sigma$ 上的面积为 95.00%；在区间 $\mu \pm 2.58\sigma$ 上的面积为 99.00%。正态曲线下面积的分布规律如图3所示。

如果 $X \sim N(\mu, \sigma^2)$，X 在区间 (X_1, X_2) 上取值的概率为：

$$P(X_1 < X < X_2) = \Phi\left(\frac{X_2 - \mu}{\sigma}\right) - \Phi\left(\frac{X_1 - \mu}{\sigma}\right) \tag{8}$$

二项分布与正态分布的关系

当 $n\pi$ 和 $n(1 - \pi)$ 均较大时，随着 n 的增大，二项分布逐渐逼近于均数为 $n\pi$，方差为 $n\pi(1 - \pi)$ 的正态分布。此时可用正态分布 $N[n\pi, n\pi(1 - \pi)]$ 作近似计算。二项分布累积概率的正态近似计算公式为：

$$P(X \leq k) = \sum_{i=0}^{k} \frac{n!}{i!(n-i)!}\pi^i(1-\pi)^{n-i} \approx \Phi\left(\frac{k + 0.5 - n\pi}{\sqrt{n\pi(1 - n\pi)}}\right) \tag{9}$$

$$P(X \geq k) = \sum_{i=k}^{n} \frac{n!}{i!(n-i)!}\pi^i(1-\pi)^{n-i} \approx 1 - \Phi\left(\frac{k - 0.5 - n\pi}{\sqrt{n\pi(1 - n\pi)}}\right) \tag{10}$$

泊松分布与正态分布的关系

当 $\lambda \geq 20$ 时，泊松分布渐近正态分布，λ 越大，泊松分布越渐近于均数为 λ，方差为 λ 的正态分布。对 λ 较大的泊松分布可用正态分布 $N(\lambda, \lambda)$ 作近似计算。泊松分布累积概率的正态近似计算公式为：

$$P(X \leq k) = \sum_{i=0}^{k} \frac{\lambda^i}{i!}e^{-\lambda} \approx \Phi\left(\frac{k + 0.5 - \lambda}{\sqrt{\lambda}}\right) \tag{11}$$

$$P(X \geq k) = \sum_{i=k}^{\infty} \frac{\lambda^i}{i!}e^{-\lambda} \approx 1 - \Phi\left(\frac{k - 0.5 - \lambda}{\sqrt{\lambda}}\right) \tag{12}$$

（毕育学）

zhǐshù fēnbù

指数分布（exponential distribution）

若连续型随机变量（见随机变量）X 的概率密度函数为：

$$\varphi(x) = \begin{cases} \lambda e^{-\lambda x}, & x \geq 0 \\ 0, & x < 0 \end{cases} \tag{1}$$

式中 $\lambda > 0$ 为常数，则称 X 服从参数为 λ 的指数分布，简记为 $X \sim E(\lambda)$。

由于 $\int_{-\infty}^{+\infty} \varphi(X)dx = \int_{-\infty}^{0} \varphi(X)dx + \int_{0}^{+\infty} \lambda e^{-\lambda x}dx = \int_{0}^{+\infty} \lambda e^{-\lambda x}dx = 1$，可以得到随机变量 X 的分布函数为：

$$F(x) = \begin{cases} 1 - e^{-\lambda x}, & x \geq 0 \\ 0, & x < 0 \end{cases} \tag{2}$$

$\varphi(x)$ 满足概率密度函数的两条基本性质是：非负性和归一性。指数分布的期望和方差分别为：

$$E(X) = \lambda^{-1} \quad \mathrm{Var}(X) = \lambda^{-2}$$

服从指数分布的随机变量 X 还具有以下性质：

对于任意 $s, t > 0$，有

$$P\{X > s + t \mid X > s\} = p\{X > t\}$$

该性质称为无记忆性。如果 X 是某一元件的寿命，那么上面的式子表明：已知元件已使用了 s 小时，它总共能使用至少 $s + t$ 小时的条件概率，与从开始使用时算起它至少能使用 t 小时的概率相等。即元件对它已使用过 s 小时没有记忆。具有这一性质是指数分布有广泛应用的重要原因。

应用 指数分布在排队论和可靠性理论中有着广泛的应用。如随机服务系统中的服务时间、等待时间；某些消耗性产品（电子元件等）的寿命；电话的通话时间都可认为是服从指数分布的。假若产品的失效率为 λ，则产品在 $t(t > 0)$ 时间失效的分布函数为：

$$F(t) = 1 - e^{-\lambda t}$$

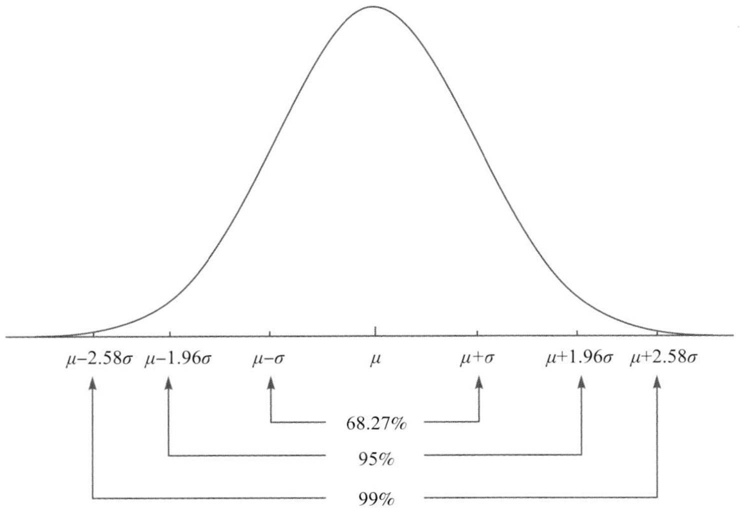

图3 正态曲线下面积的分布规律示意图

而产品的可靠度为：

$$R(t) = 1 - F(t) = e^{-\lambda t}$$

实例 具体如下。

例1 设使用了 t 小时的电子装置在以后的 Δt 小时内损坏的概率为 $\lambda \Delta t + o(\Delta t)$，其中 λ（> 0）是不依赖于 t 的参数，求电子设备在 T 小时内损坏的概率。

设电子设备的使用寿命为 X 小时，则：

$$P(X \in (t, t + \Delta t) \mid X > t) = \lambda \Delta t + o(\Delta t)$$
$$P(X \notin (t, t + \Delta t) \mid X > t) = 1 - \lambda \Delta t - o(\Delta t)$$

设 X 的分布函数为 $F(t)$，即

$$F(t) = P(X \le t),$$
$$F(t + \Delta t) = P(X \le t + \Delta t) = 1 - P(X > t + \Delta t)$$

则：

$$P(X > t + \Delta t)$$
$$= P\{(X > t) \cap [X \notin (t, t + \Delta t)]\}$$
$$= P(X > t) \cdot P(X \notin (t, t + \Delta t) \mid X > t)$$
$$= [1 - P(X \le t)] \cdot [1 - \lambda \Delta t - o(\Delta t)]$$
$$= [1 - F(t)][1 - \lambda \Delta t - o(\Delta t)]$$

从而：

$$F(t + \Delta t)$$
$$= 1 - [1 - F(t)] \cdot [1 - \lambda \Delta t - o(\Delta t)]$$
$$= F(t) + \lambda [1 - F(t)] \Delta t + [1 - F(t)] \cdot o(\Delta t)$$

故：

$$\frac{F(t + \Delta t) - F(t)}{\Delta t}$$
$$= \lambda [1 - F(t)] + [1 - F(t)] \cdot \frac{o(\Delta t)}{\Delta t}$$

令 $\Delta t \to 0$ 取极限，得：

$$\frac{\mathrm{d}F(t)}{\mathrm{d}t} = \lambda [1 - F(t)]$$

解此微分方程得：

$$F(t) = 1 + Ce^{-\lambda t}$$

由 $F(0) = 0$ 得 $C = -1$，从而

$$F(t) = 1 - e^{-\lambda t}$$

所以此电子设备在 T 小时内损坏的概率为：

$$P(X \le T) = F(T) = 1 - e^{-\lambda T}$$

例2 设一大型设备在任何长为 t 的时间内发生故障的次数 $N(t) \sim P\left(\frac{1}{1000}t\right)$，求：①相继两次故障之间的时间间隔 T 的概率分布。②求在设备无故障工作8小时的情形下，再无故障工作8小时的概率 P。

由于 $\{T > t\} = \{$到时刻 t 时故障数为0$\}$，从而：

$$F(t) = P(T \le t)$$
$$= 1 - P(T > t)$$
$$= 1 - P[N(t) = 0]$$
$$= 1 - \frac{(\lambda t)^0}{0!} e^{-\lambda t}$$
$$= 1 - e^{-\lambda t}$$
$$= 1 - e^{-\frac{1}{1000}t}$$

$$P = P(T > 16 \mid T > 8)$$
$$= \frac{P(T > 16, T > 8)}{T > 8}$$
$$= \frac{P(T > 16)}{T > 8}$$
$$= \frac{1 - P(T \le 16)}{1 - P(T \le 8)}$$
$$= \frac{1 - F(16)}{1 - F(8)}$$
$$= \frac{e^{-16\lambda}}{e^{-8\lambda}}$$
$$= e^{-8\lambda}$$
$$= e^{-8 \times \frac{1}{1000}}$$
$$= e^{-\frac{1}{125}}$$
$$\approx 0.992$$

（尹　平）

χ^2fēnbù

χ^2 分布（chi-square distribution） 是统计推断中应用最广泛的概率分布之一，分为中心卡方分布和非中心卡方分布。没有特别指明时一般为中心的卡方分布，

它是伽玛分布的特殊情况，伽玛分布是由法国统计学家伊伦（Iren'ee-Jules Bienaym'e）在1852年提出。

特征 设 X_1，X_2，$\cdots$，X_n 为相互独立的服从标准正态总体 $N(0, 1)$ 的随机变量，统计量 $\chi^2 = X_1^2$，$X_2^2 + \cdots + X_\nu^2$ 为一随机变量，服从自由度为 ν 的 χ^2（chi-square）分布，且其密度函数为：

$$f(x) = \begin{cases} \frac{1}{2^{\frac{\nu}{2}} \Gamma\left(\frac{\nu}{2}\right)} (x)^{\frac{\nu}{2} - 1} e^{\frac{-x}{2}} & \text{当 } x > 0, \\ 0 & \text{当 } x \le 0 \end{cases}$$

$$(1)$$

记作 $\chi^2 \sim \chi_{(\nu)}^2$，其中 $\Gamma\left(\frac{\nu}{2}\right)$ 为伽马函数值。这一分布首先由赫尔门特（Helment）于1875年提出的。χ^2 分布的密度函数形状依赖于自由度 ν。当自由度 $\nu \le 2$ 时，曲线呈 L 型，自由度 ν 越大，曲线越趋于对称；当自由度 ν 趋于无穷大时，χ^2 分布则趋于正态分布，见图。

χ^2 分布的基本特征见表。

表　χ^2 分布的特征

项目	表达式
参数	ν（自由度）
取值范围	$x \in [0, +\infty)$
均数	ν
中位数	$\approx \nu\left(1 - \frac{2}{9\nu}\right)^3$
方差	2ν
偏度	$\sqrt{8/\nu}$
峰度	$12/\nu$

χ^2 统计量 除统计量 $\chi^2 = X_1^2 + X_2^2 + \cdots + X_n^2$ 服从 χ^2 分布，还有一些统计量也服从 χ^2 分布。

若 X_1，X_2，$\cdots$，X_n 是来自总体 $N(\mu, \sigma^2)$ 的一个样本，其中

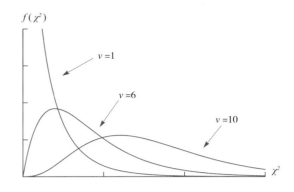

图1 不同自由度的 χ^2 分布密度曲线图

μ，σ^2 两个参数已知，则统计量服从自由度 ν 为 n 的 χ^2 分布。

$$\chi^2 = \frac{1}{\sigma^2} \sum_{i=1}^{n} (X_i - \mu)^2 \quad (2)$$

若 $\bar{X} = \frac{1}{n} \sum_{i=1}^{n} X_i$，$S^2 = \frac{1}{n-1}$

$\sum_{i=1}^{n} (X_i - \bar{X})^2$ 分别为样本均数和样本方差，则 $\bar{X}$ 与 S^2 相互独立，且统计量服从自由度 ν 为 $n-1$ 的 χ^2 分布。

$$\frac{(n-1)S^2}{\sigma^2} = \frac{1}{\sigma^2} \sum_{i=1}^{n} (X_i - \bar{X})^2 \quad (3)$$

界值 在进行统计推断时，常要用 χ^2 分布界值。由 χ^2 分布的概率密度函数可见计算过程复杂，为了应用方便，将 χ^2 分布在不同自由度 ν、不同尾部面积 α（$0<\alpha<1$）下的界值编制成表，见 χ^2 分布界值表，χ^2 分布单侧尾部面积 α 的界值 $\chi^2_{\alpha,\nu}$，它满足条件：

$$P(\chi^2 \geqslant \chi^2_{\alpha,\nu}) = \alpha$$

χ^2 分布的界值如图2所示。

例 当自由度 $\nu = 1$ 时，给定 $\alpha = 0.05$，查 χ^2 分布界值表，得 $\chi^2_{0.05,1} = 3.84$；给定 $\alpha = 0.01$，$\chi^2_{0.01,1} = 6.63$，即

$$P(\chi^2 \geqslant 3.84) = 0.05,$$
$$P(\chi^2 \geqslant 6.63) = 0.01$$

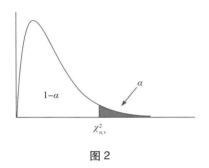

图2

3.84 和 6.63 是自由度 $\nu = 1$ 时 χ^2 分布两个最常用的界值，以后会经常用到。根据 χ^2 的定义，当自由度 $\nu = 1$ 时，χ^2 分布的界值为标准正态分布界值的平方，即

$$\chi^2_{0.05,1}(3.84) = \mu^2_{0.05/2}(1.960\ 0^2),$$
$$\chi^2_{0.01,1}(6.63) = \mu^2_{0.01/2}(2.575\ 8^2)$$

（毕育学）

t fēnbù

t 分布（t distribution） 由英国统计学家戈赛特（W. S. Gosset）于 1908 年以"Student"为笔名在其发表的论文中首先提出来的，故又称施图登特 t 分布（Student's t distribution）。它是 t 检验等相关统计推断的理论基础。

特征 若 X 为服从标准正态分布 N（0，1）的随机变量，Y 为服从自由度为 ν 的 χ^2 分布，且 X、Y 独立，则随机变量 $t = \dfrac{X}{\sqrt{Y/\nu}}$

服从自由度为 ν 的 t 分布，记为 $t \sim t(\nu)$，其概率密度函数为：

$$f(t) = \frac{\Gamma\left(\dfrac{\nu+1}{2}\right)}{\sqrt{\nu\pi}\,\Gamma\left(\dfrac{\nu}{2}\right)} \left(1 + \frac{t^2}{\nu}\right)^{-\frac{\nu+1}{2}}$$

$$(1)$$

式中 $\Gamma\left(\dfrac{\nu+1}{2}\right)$、$\Gamma\left(\dfrac{\nu}{2}\right)$ 为两个不同的伽马函数值；ν 为 t 分布的参数，每一个 ν 值就对应一个分布。因此，t 分布会随 ν 值的不同取值而变化，是一个分布簇。当 ν 为已知时，由 t 分布的概率密度函数就可以绘出其概率密度函数曲线，图1给出了 $\nu = 1$，5，∞ 时的三条 t 分布密度曲线。同正态分布一样，t 分布概率密度函数曲线下的总面积为 1。由图1可见，t 分布曲线具有关于 $t = 0$ 对称、均数为 0 的特点。当自由度 ν 不同时，曲线的形状有所改变。与标准正态分布相比 t 分布曲线顶部稍低而左右两侧稍高。当自由度 ν 较小时，与标准正态分布区别明显；随着自由度 ν 的增大，t 分布曲线越来越接近于标准正态分布曲线。当 $\nu \to \infty$ 时，t 分布的极限分布就是标准正态分布。t 分布的基本特征见表。

表 t 分布的特征

项目	表达式
参数	$\nu > 0$（自由度）
取值范围	$x \in (-\infty, +\infty)$
均数	0，$\nu > 1$
中位数	0
方差	$\begin{cases} \dfrac{\nu}{\nu-1}, & \nu > 2 \\ \infty, & 1 < \nu \leqslant 2 \end{cases}$
偏度	0，$\nu > 3$
峰度	$\dfrac{6}{\nu-4}$，$\nu > 4$

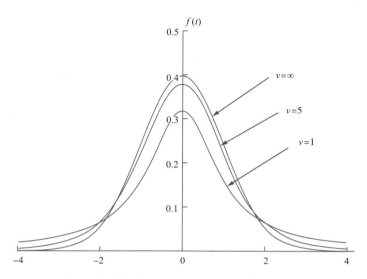

图 1 自由度为 1, 5, ∞ 时 t 分布密度曲线图

常用 t 统计量 服从 t 分布的常用统计量有以下两种。

设 $X_1, X_2, \cdots, X_n$ 是来自总体均数已知的正态总体 $N(\mu, \sigma^2)$ 的一个样本，$\overline{X}$、S 为样本的均数与标准差，若 σ^2 未知，则统计量服从自由度为 $\nu = n - 1$ 的 t 分布。

$$t = \frac{\overline{X} - \mu}{S / \sqrt{n}} \qquad (2)$$

如果 $X_i(i = 1, 2, \cdots, n_1)$ 为来自正态总体 $X \sim N(\mu_2, \sigma_1^2)$ 的一个样本，$\overline{X}$、S_X^2 为其样本的均数和方差；$Y_j(j = 1, 2, \cdots, n_2)$ 为来自正态总体 $Y \sim N(\mu_2, \sigma_2^2)$ 的一个样本，$\overline{Y}$、S_Y^2 为其样本的均数和方差。若 $X_i(i = 1, 2, \cdots, n_1)$ 和 $Y_j(j = 1, 2, \cdots, n_2)$ 是相互独立的，并且 $\sigma_1^2 = \sigma_2^2$ 时，则统计量服从自由度为 $\nu = n_1 + n_2 - 2$ 的 t 分布。

$$t = \frac{(\overline{X} - \overline{Y}) - (\mu_1 - \mu_2)}{\sqrt{\dfrac{(n_1 - 1)S_X^2 + (n_2 - 1)S_Y^2}{n_1 + n_2 - 2}\left(\dfrac{1}{n_1} + \dfrac{1}{n_2}\right)}}$$

$$(3)$$

界值 在进行参数估计和统计推断时，也常要用 t 分布界值。为了应用方便，将 t 分布在不同自由度 ν、不同尾部面积下的界值编制成表方便使用。t 分布界值如图 2 所示。单侧尾部面积为 α 的 t 分布界值记为 $t_{(\alpha, \nu)}$，双侧尾部面积为 α 的 t 分布界值记为 $t_{\alpha/2, \nu}$。

$t_{(\alpha, \nu)}$ 满足条件：

$$P(t \geqslant t_{\alpha, \nu}) = \alpha$$

例 给定 $\alpha = 0.05$，当 $\nu = 10$ 时，t 分布的单侧界值为 1.812，即：

$$P(t \geqslant t_{0.05, 10} = 1.812) = 0.05$$

由于 t 分布是以 $t = 0$ 为对称轴的对称分布，因此，有 $P(t \leqslant -1.812) = 0.05$，$\nu = 10$ 的 t 分布双侧尾部面积为：

$$P(|t| \geqslant t_{0.10/2.10} = 1.812)$$
$$= P(t \leqslant -1.812) + P(t \geqslant 1.812)$$
$$= 2 \times 0.05 = 0.10$$

可以直接查附表"t 界值"。如给定 $\alpha = 0.05$，$\nu = 10$，t 分布的双侧界值为 2.228，即：

$$P(|t| \geqslant t_{0.05/2.10} = 2.228) = 0.05$$

或

$$P(t \leqslant -2.228) + P(t \geqslant 2.228)$$
$$= 2 \times 0.025 = 0.05$$

同样可得给定自由度 ν 和 $1 - \alpha$ 的 t 分布界值，如 $1 - \alpha = 0.95$，$\nu = 10$，t 分布的单侧界值为：

$$P(t < t_{0.05, 10} = 1.812)$$
$$= 1 - P(t \geqslant 1.812)$$
$$= 1 - 0.05 = 0.95$$

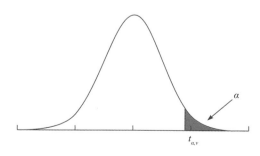
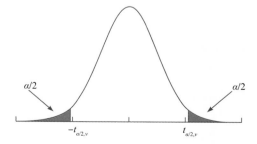

图 2 t 分布界值示意图

双侧界值：

$$P(\,|\,t\,| < t_{0.05/2,10} = 2.228\,)$$
$$= P(-2.228 < t < 2.228)$$
$$= 1 - [\,P(t \leqslant -2.228) + P(t \geqslant 2.228)\,]$$
$$= 1 - 2 \times 0.025 = 0.95$$

查附表"t 界值表"中，当自由度 $\nu = \infty$，t 分布界值即为标准正态分布 Z 的界值：

$$t_{0.05/2,\infty} = Z_{0.05/2} = 1.96$$
$$t_{0.01/2,\infty} = Z_{0.01/2} = 2.58$$

如果以 $Z_{0.05/2} \approx 2$ 作为 $Z_{0.05/2} = 1.96$ 的近似值，当自由度 $\nu = 60$ 时，$t_{0.05/2,60} = 2.00$，t 分布 $\alpha/2 = 0.05$ 的界值已经接近标准正态分布 Z 的界值。

(毕育学)

F fēnbù

F 分布（*F* distribution） F 分布是一个连续型概率分布，由美国统计学家斯内德克（George Waddel Snedecor，1881～1974 年）首先提出。所以又称为斯内德克 F 分布（Snedecor's *F* distribution）。常用于统计推断，首先由英国统计学家费希尔（Fisher）应用 F 分布来进行统计推断的方差分析等。

特征 设随机变量 X，Y 分别服从 χ^2 分布，即 $X \sim \chi^2_{\nu_1}$，$Y \sim \chi^2_{\nu_2}$，且 X 与 Y 独立，则统计量：

$$F = \frac{X/\nu_1}{Y/\nu_2} \qquad (1)$$

为一连续型随机变量，其服从的分布称为 F 分布，记为 $F \sim F_{\nu_1,\nu_2}$，它有 2 个自由度为 ν_1，ν_2，ν_1 为第一自由度，ν_2 为第二自由度。F 分布的概率密度函数为公式（2）。

F 分布也是一种连续型分布，其密度曲线为单峰的偏态分布，不同自由度的 F 分布密度曲线如

图 1 所示，当 $X \leqslant 0$ 时，密度函数值等于 0。F 分布的基本特征见表。

表 F 分布的特征

项目	表达式
参数	$\nu_1 > 0$，$\nu_2 > 0$（自由度）
取值范围	$x \in [0, +\infty)$
均数	$\dfrac{\nu_2}{\nu_2 - 2}$，$\nu_2 > 2$
中位数	—
方差	$\dfrac{2\nu_2^2(\nu_1 + \nu_2 - 2)}{\nu_1(\nu_2 - 2)^2(\nu_2 - 4)}$，$\nu_1 > 2$
偏度	$\dfrac{(2\nu_1 + \nu_2 - 2)}{(\nu_2 - 6)} \dfrac{\sqrt{8(\nu_2 - 4)}}{\sqrt{\nu_1(\nu_1 + \nu_2 - 2)}}$，$\nu > 6$
峰度	—

F 统计量 除式（1）定义的随机量服从 F 分布外，如果设 X_1，X_2，$\cdots$，X_{n_1} 和 Y_1，Y_2，$\cdots$，Y_{n_2} 分别是从总体 $N(\mu_1, \sigma_1^2)$ 和 $N(\mu_2, \sigma_2^2)$ 中抽取的样本，且相互独立，则统计量：

$$F = \frac{\displaystyle\sum_{i=1}^{n_1}(X_i - \overline{X})^2/(n_1 - 1)\sigma_1^2}{\displaystyle\sum_{j=1}^{n_2}(Y_j - \overline{Y})^2/(n_2 - 1)\sigma_2^2} = \frac{S_1^2\sigma_2^2}{S_2^2\sigma_1^2}$$

$$(3)$$

服从自由度 $\nu_1 = n_1 - 1$，$\nu_2 = n_2 - 1$ 的 F 分布。公式（3）中 $\overline{X}$ 和 $\overline{Y}$ 是两个样本均数，S_1^2 和 S_2^2 是两个样本方差。

当 $\sigma_1^2 = \sigma_2^2$ 时，公式简化为：

$$F = \frac{S_1^2}{S_2^2} \qquad (4)$$

界值 在许多统计推断中需要用到 F 分布来根据不同自由度 ν_1 和 ν_2 的 F 分布的尾部面积 α 下的 F 分布的单侧界值和双侧界值。

单侧界值 若给定 F 分布的两个自由度 ν_1，ν_2 和单侧尾部面积 α，可查附表"F 分布界值表"，得到满足下式的 F 分布的上

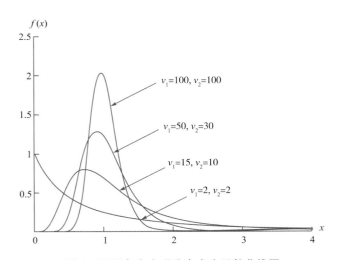

图 1 不同自由度 F 分布密度函数曲线图

$$f(x) = \begin{cases} \dfrac{\Gamma\left(\dfrac{\nu_1 + \nu_2}{2}\right)}{\Gamma\left(\dfrac{\nu_1}{2}\right)\Gamma\left(\dfrac{\nu_2}{2}\right)}\nu_1^{\frac{\nu_1}{2}}\nu_2^{\frac{\nu_2}{2}}\dfrac{x^{\frac{\nu_1}{2}-1}}{(\nu_1 x + \nu_2)^{\frac{\nu_1+\nu_2}{2}}} & ,\text{当 } x > 0 \\[4mm] 0 & ,\text{当 } x \leqslant 0 \end{cases} \qquad (2)$$

侧界值 $F_{\alpha(\nu_1, \nu_2)}$：

$$P(F \geq F_{\alpha(\nu_1,\nu_2)}) = \alpha$$

F 分布单侧界值关系如图 2 所示。如给定 $\nu_1 = 2$，$\nu_2 = 25$，单侧尾部面积 $\alpha = 0.05$，查表直接得 F 分布的上侧界值 $F_{0.05(2,25)} = 3.39$。

双侧界值 若给定 F 分布的两个自由度 ν_1、ν_2 和双侧尾部面积 α，可查附表"F 分布界值表"得 $F_{\alpha/2(\nu_1, \nu_2)}$，满足下式：

$$P(F \geq F_{\alpha/2(\nu_1,\nu_2)}) = \frac{\alpha}{2}$$

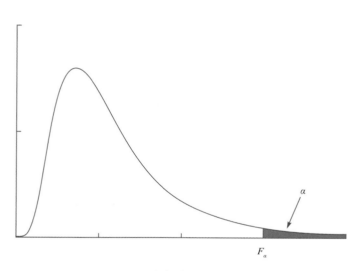

图 2　F 分布单侧界值示意图

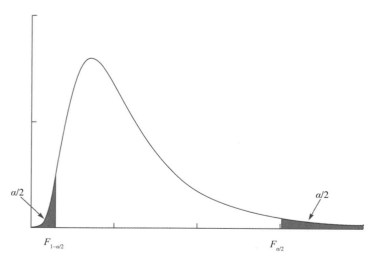

图 3　F 分布双侧界值示意图

F 分布双侧界值关系如图 3 所示。

如给定双侧尾部面积 $\alpha = 0.05$，当 $\nu_1 = 12$，$\nu_2 = 15$ 时，查表只给出了 F 分布的上侧界值 $F_{0.05/2(12,15)} = 2.96$，即有：

$$P(F \geq F_{0.05/2(12,15)} = 2.96) = \frac{0.05}{2} = 0.025$$

由 F 分布定义式（1）可知，如果 $F \sim F_{\nu_1,\nu_2}$，则 $1/F \sim F_{\nu_2,\nu_1}$，由此可知上、下侧界值有下列关系：

$$F_{(1-\alpha/2)(\nu_1,\nu_2)} = \frac{1}{F_{\alpha/2(\nu_2,\nu_1)}} \qquad (5)$$

$F_{(1-\alpha/2)(\nu_1, \nu_2)}$ 满足下式：

$$P(F < F_{(1-\alpha/2)(\nu_1,\nu_2)}) = \frac{\alpha}{2}$$

根据 $F_{\alpha/2(\nu_1,\nu_2)}$，按式（5）可计算出 F 分布双侧尾部面积为 α 的 F 界值的下侧界值。

对 F 分布的上侧界值 $F_{0.05/2(12,15)} = 2.96$。在查表 $\nu_1 = 15$，$\nu_2 = 12$ 的 F 上侧界值 $F_{0.05/2(15,12)} = 3.18$，故用公式（5）计算下侧界值：

$$F_{(1-0.05/2)(12,15)} = \frac{1}{F_{0.05/2(15,12)}} = 0.314$$

$$P(F < F_{(1-0.05/2)(12,15)} = 0.314)$$

$$= \frac{0.05}{2} = 0.025$$

因此对双侧界值有：

$$P(F < F_{(1-0.05/2)(12,15)} = 0.314) +$$
$$P(F \geq F_{0.05/2(12,15)} = 2.96)$$
$$= 0.025 + 0.025 = 0.05$$

（毕育学）

duìshù zhèngtài fēnbù

对数正态分布（logarithmic normal distribution） 一些正偏态资料的值通过对数转换后，由偏态分布转为正态分布，这个变量的概率分布就符合对数正态分布。

特征 如果 X 是正态分布的随机变量，则 $\exp(X)$ 为对数正态分布；同样，如果 Y 是对数正态分布，则 $\ln(Y)$ 为正态分布。对数正态分布的概率密度函数为：

$$f(\chi;\mu,\sigma) = \frac{1}{\chi\sigma\sqrt{2\pi}}e^{-(\ln\chi-\mu)^2/2\sigma^2}$$

（1）

式中 μ 与 σ 分别是变量对数的平均值与标准差，若随机变量 X 的概率密度函数服从这样的分布，则称 X 服从参数为 μ 和 σ 的对数正态分布，记作 $X \sim \ln(\mu, \sigma^2)$。对数正态分布的累积分布函数为：

$$F_X(X;\mu,\sigma) = \frac{1}{2}\mathrm{erf}\left[\frac{\ln(x)-\mu}{\sigma\sqrt{2}}\right]$$

$$= \varPhi\left(\frac{\ln(x)-\mu}{\sigma}\right) \qquad (2)$$

若 $X \sim \ln(\mu,\sigma^2)$，则：

$$P\{x_1 \leqslant X \leqslant x_2\}$$

$$= \varPhi\left(\frac{\ln x_2 - \mu}{\sigma}\right) - \varPhi\left(\frac{\ln x_1 - \mu}{\sigma}\right) \qquad (3)$$

期望值为：

$$E(X) = e^{\mu+\sigma^2/2} \qquad (4)$$

方差为：

$$\mathrm{Var}(X) = (e^{\sigma^2}-1)e^{2\mu+\sigma^2} \qquad (5)$$

给定分布期望值与标准差，既可以用公式推导出 μ 与 σ：

$$\mu = \ln[E(X)] - \frac{1}{2}\ln\left(1 + \frac{\mathrm{Var}(X)}{E(X)^2}\right) \qquad (6)$$

$$\sigma^2 = \ln\left(1 + \frac{\mathrm{Var}(X)}{E(X)^2}\right) \qquad (7)$$

在这种情况下，几何平均值等于 $\exp(\mu)$，几何标准差等于 $\exp(\sigma)$。如果抽样资料来自于对数正态分布，则几何平均值与几何标准差可以用于估计置信区间，就像用算术平均数与标准差估计正态分布的置信区间一样。

矩为：

$$\mu_1 = e^{\mu+\sigma^2/2}$$

$$\mu_2 = e^{2\mu+4\sigma^2/2}$$

$$\mu_3 = e^{3\mu+9\sigma^2/2}$$

$$\mu_4 = e^{4\mu+16\sigma^2/2}$$

矩的一般表达式：

$$\mu_k = e^{k\mu+k^2\sigma^2/2} \qquad (8)$$

参数的最大似然估计　为了确定对数正态分布参数 μ 与 σ 的最大似然估计，可以采用与正态分布参数最大似然估计同样的方法。

$$f_L(x;\mu,\sigma) = \frac{1}{x}f_N(\ln x;\mu,\sigma) \qquad (9)$$

其中用 $f_L(\cdot)$ 表示对数正态分布的概率密度函数，用 $f_N(\cdot)$ 表示正态分布。因此，用与正态分布同样的指数，可以得到对数最大似然函数：

$$L_L(\mu,\sigma\,|x_1,x_2,\cdots,x_n)$$

$$= -\sum_k \ln x_k + L_L(\mu,\sigma\,|\ln x_1,\ln x_2,\cdots,\ln x_n)$$

$$= \mathrm{constant} + L_L(\mu,\sigma\,|\ln x_1,\ln x_2,\cdots,\ln x_n) \qquad (10)$$

由于第一项相对于 μ 与 σ 来说是常数，两个对数最大似然函数 L_L 与 L_N 在相同的 μ 与 σ 处取得最大值。因此，根据正态分布最大似然参数估计的公式以及上面的方程，可以推导出对数正态分布参数的最大似然估计。

相关分布　如果 $X \sim N(\mu,\sigma^2)$ 是正态分布，则 $\exp(X)$ 是对数正态分布；如果 $X \sim \log\text{-}N(\mu,\sigma^2)$，则 $\ln x$ 符合正态分布；如果 $X \sim \log\text{-}N(\mu,\sigma^2)$，则 $aX \sim \log\text{-}N(\mu+\ln a,\sigma^2)$；

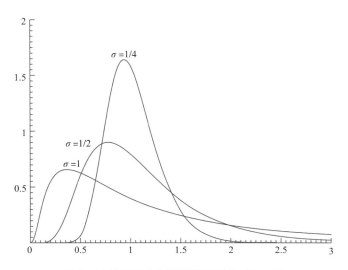

图1　对数正态分布概率密度函数（$\mu=0$）

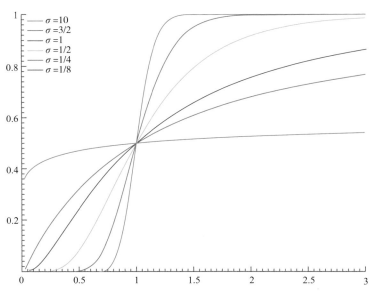

图2　对数正态分布累计概率函数（$\mu=0$）

如果 $X \sim \log - N(\mu, \sigma^2)$ ，则 $\frac{1}{X} \sim \log - N(-\mu, \sigma^2)$ ；如果 $X \sim \log - N(\mu, \sigma^2)$ ，则 $X^a \sim \log - N(a\mu, a^2\sigma^2)$（$a \neq 0$）；如果 $X_m \sim \log - N(\mu, \sigma_m^2)$ 是有同样 μ 参数、而 σ 可能不同的统计独立对数正态分布变量，并且 $Y = \prod_{m=1}^{n} X_m$ ，则 Y 也是对数正态分布变量：$Y \sim \log - N(n\mu, \sum_{m=1}^{n} \sigma_m^2)$ 。

应用 在生物学中，取对数后变量服从正态分布的有：各种生命体征的测量（长度、身高、皮肤表面积、体重等）；各种生长附属物的测量（头发、指甲、牙齿等）；某些生理指标的测量，如成年人类的血压（区分性别差异后）。

现在在健康的个体中进行正常值范围估计时，相对于假设符合对称分布，更准确的估计是通过假设符合对数正态分布来拟合。

对数正态分布随机变量产生 给定一个随机变量 N，N 来自标准正态分布，那么变量 $X = e^{\mu + \sigma N}$ 是一个符合参数 μ 和 σ 的对数正态分布。

SAS 程序实现为：

$X = \exp[\mu + \mathrm{sqrt}(\sigma) \times \mathrm{rannor}(\mathrm{seed})]$

（夏结来）

gāmǎ fēnbù

伽马分布 （gamma distribution）

统计学中包含两个参数的连续概率分布族，两个参数分别为形状参数和尺度参数。又称 Γ 分布。伽马分布在统计学中还有许多应用，是重要的分布之一，埃尔兰分布是伽马分布的特例。在医学统计中，伽马分布常作为等待时间的概率模型，如在生存分析中，等待某个事件发生的时间通常认为是服从伽马分布的随机变量。

随机变量 X 服从尺度参数为 θ，形状参数为 k 的伽马分布，记为 $X \sim \Gamma(k, \theta)$ 或 $X \sim \mathrm{Gamma}(k, \theta)$。对于 $x > 0$，伽马分布的概率密度函数为 $f(x; k, \theta) = \frac{\theta^k}{\Gamma(k)} x^{k-1} e^{-\theta x}$，式中 k 与 θ 是两个正参数（图1）。固定参数 θ，改变参数 k 将导致伽马密度曲线形状的改变。

伽马分布的累计概率可通过对其密度函数积分求得 $F(x; k, \theta) = \int_0^x f(u; k, \theta) \mathrm{d}u = \frac{\gamma(k, x/\theta)}{\Gamma(k)}$，如果 k 是正整数，其概率可以表示为 $F(x; k, \theta) = 1 - \sum_{i=0}^{k-1} \frac{\left(\frac{x}{\theta}\right)^i}{i!} e^{-\frac{x}{\theta}} = \sum_{i=k}^{\infty} \frac{\left(\frac{x}{\theta}\right)^i}{i!} e^{-\frac{x}{\theta}}$，此时分布称为埃尔兰分布。

伽马分布的一个基本性质是它的可加性。如果 X_i 服从 $\Gamma(k_i, \theta)$ 的分布，$i = 1, 2, \cdots, N$，且诸 X_i 间相互独立，所有分布尺度参数相同，则 $\sum_{i=1}^{N} X_i \sim \Gamma(\sum_{i=1}^{N} k_i, \theta)$。这个性质称为伽马分布的可加性。如果 $X \sim \Gamma(k, \theta)$，对于任意 $a > 0$，则 $\alpha X \sim \Gamma(k, \alpha\theta)$。

伽马分布族有两个重要子族在统计学中常被应用。一是指数分布族，在 Γ 分布中令 $k = 0$ 即得指数分布，记为 $\mathrm{Exp}(\theta)$，即 $\Gamma(1, \theta) = \mathrm{Exp}(\theta)$。另一个是 χ^2 分布族，在伽马分布中令 $k = \frac{n}{2}$，$\theta = \frac{1}{2}$，即得自由度为 n 的 χ^2 分布，记为 $\chi^2(n)$，即 $\Gamma\left(\frac{n}{2}, \frac{1}{2}\right) = \chi^2(n)$。

（夏结来）

bèitǎ fēnbù

贝塔分布 （beta distribution）

概率统计中定义在 $(0, 1)$ 区间的一组连续分布，包含两个正的形状参数，一般记为 α 和 β。又称 B 分布。贝塔分布常被用来描述某种不确定的概率值，比较典型的是作为大于某一参数的先验分布，如在二项分布和伯努利分布中事件发生的概率。事实上，贝塔分布是二项分布和伯努利分布的共轭前验分布。

贝塔分布的密度函数为

$$f(x; \alpha, \beta) = \frac{\Gamma(\alpha + \beta)}{\Gamma(\alpha)\Gamma(\beta)} x^{\alpha-1}(1-x)^{\beta-1}$$

式中 Γ 是 $\Gamma(n) = (n-1)!$。随机变量 X 服从 B 分布记为 $X \sim$

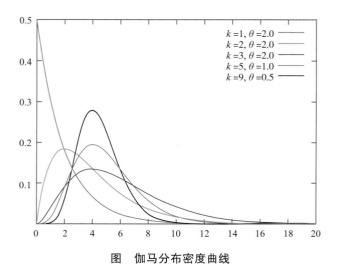

图 伽马分布密度曲线

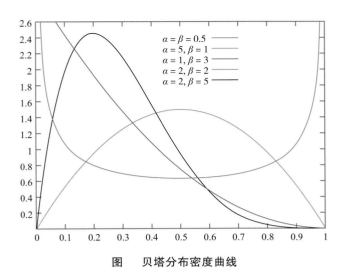

图　贝塔分布密度曲线

$Be(\alpha, \beta)$，其中 α 与 β 是两个正参数。参数 α 与 β 的变化将导致贝塔密度曲线形状的变化。

贝塔分布累计概率可通过公式 $F(x; \alpha, \beta) = \dfrac{B_x(\alpha, \beta)}{B(\alpha, \beta)} = I_x(\alpha, \beta)$ 计算，其中 $B_x(\alpha, \beta)$ 是不完全贝塔函数，$I_x(\alpha, \beta)$ 是调整的贝塔函数。

（夏结来）

weíbù'ěr fēnbù

韦布尔分布（Weibull distribution）　一种连续概率分布，又称韦伯分布、韦氏分布。该分布由瑞典科学家韦布尔（Waloddi Weibull，1887～1979 年）引进并以他的名字命名，是可靠性分析（见信度）及生存分析的理论基础。韦布尔分布的概率密度函数为：

$$f(x; \lambda, k) = \begin{cases} \dfrac{k}{\lambda}\left(\dfrac{k}{\lambda}\right)^{k-1} e^{-(x/\lambda)^k}, & x \geq 0 \\ 0, & x < 0 \end{cases}$$

(1)

式中 x 是随机变量，尺度参数 $\lambda > 0$，形状参数 $k > 0$。显然，它的累积分布函数 $1 - e^{-(x/\lambda)^k}$ 是扩展的指数分布函数。而且，韦布尔分布与很多分布都有关系，当 $k = 1$

时，它是指数分布；$k = 2$ 时，是瑞利分布（Rayleigh distribution）。其均数为 $\lambda \Gamma\left(1 + \dfrac{1}{k}\right)$，$\Gamma$ 是伽马（Gamma）函数（见 Γ 分布），方差为 $\lambda^2 \Gamma\left(1 + \dfrac{2}{k}\right) - \mu^2$。

特征　生存数据分析通常使用韦布尔分布模型，其风险函数是：$h(t) = \lambda k t^{k-1}$，$k > 0$，$\lambda > 0$。此风险函数是一个灵活的模型，当 $k > 0$ 时，该模型的风险率就会升高；而当 $k < 0$ 时，风险函数会随之下降；当 $k = 1$ 时，风险函数是一个常数。其生存函数是 $S(t) = \exp(-\lambda t^k)$，密度函数是 $f(t) = \lambda k t^{k-1} \exp(-\lambda t^k)$。

在第 r 时刻，韦布尔分布函数是 $[\Gamma(1 + r/k)]\lambda^{-r/k}$，其均数和方差分别可由公式 $[\Gamma(1 + 1/k)]\lambda^{-1/k}$ 和公式 $\{\Gamma(1 + 2/k) - [\Gamma(1 + 1/k)]^2\}\lambda^{-2/k}$ 求得，Γ 是一个伽马函数。韦布尔分布的第 p 分位数是 $x_p = \{-[\ln(1-p)]/\lambda\}^{1/k}$。

韦布尔分布是一个 n 个独立随机变量最小值的限制性分布。如果 $X_1, \cdots, X_n$ 是来自总体中的一个随机样本。当 t 接近于 0 时，其生存函数为 $S(t) = 1 - \lambda t^k +$

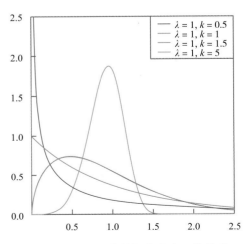

图 1　韦布尔分布的概率密度函数曲线

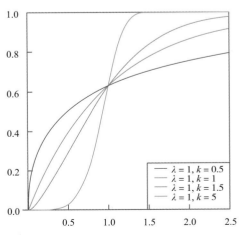

图 2　韦布尔分布的累积分布函数曲线

$0(t^k)$，公式 $T_n = n^{1/k}\min(X_i, \cdots, X_n)$ 的限制性分布是有形状参数 k 和尺度参数 λ 的韦布尔分布。

风险函数　韦布尔分布在生存分析中的应用较为广泛，其分布下的风险函数对指数分布通过改变参数可以得到。指数分布假设风险率 λ 是一个常数，它不依赖于时间变化而改变。因此，一个特殊的个体随着时间的进展，其风险率在连续的时间间隔内保持不变。然而，这种情况是有例外的。例如，在一些风险较大的外科手术之后，在许多情况下，死亡更有可能在手术刚刚结束的时候发生，之后，死亡风险可能会降低到一个稳定且较低的水平。也就是说，手术过程本身带来的死亡风险超过了疾病所带来的风险。在其他情况下，（瞬间）风险可能升高或随着时间而降低。例如，一个新生儿的死亡风险在其出生后的最初几天是很高的，随后其死亡风险快速降低并保持在一个较低且接近于一个常数的水平。直到生命的后期，死亡风险又再次开始升高。

一种得到依赖时间的风险函数的简单方法，就是修改指数生存函数方程，其公式如下：

$$S(t) = \exp[-(\lambda t)^k] \qquad (2)$$

式中 k 是一个常数，它的值是大于 0 的，这就是韦布尔分布的生存函数。当 $k = 1$ 的时候，公式（2）就成了指数分布的生存函数。

公式 2 也可以写成 $\log[S(t)] = -(\lambda t)^k$，通过和风险函数方程 $h(t) = -\dfrac{\mathrm{d}}{\mathrm{d}t}[\log S(t)]$ 比较，可以得到如下方程：

$$h(t) = k\lambda(\lambda t)^{k-1} \qquad (3)$$

这就是韦布尔分布的风险函数。因为时间变量 t 在风险函数右边的表达式中，所以可以看到，风险函数是依赖于时间变量的。

这个风险函数看起来似乎有点复杂，但是如果将 $k = 1$ 代入公式（3）中，得到：$h(t) = 1 \times \lambda(\lambda t)^{1-1} = \lambda(\lambda t)^0 = \lambda$，这就是指数生存分布的常数风险。

（夏结来）

柯西分布（Cauchy distribution）

以奥古斯丁-路易-柯西与亨德里克-洛伦兹名字命名的连续概率分布，又称柯西-洛伦兹分布。物理学中，柯西分布用来描述受迫共振微分方程的解。在光谱学中，柯西分布用来描述被共振或其他机制加宽的谱线形状。柯西分布的概率密度函数为：

$$f(x;x_0,\gamma)$$
$$= \frac{1}{\pi\gamma\left[1 + \left(\dfrac{x-x_0}{\gamma}\right)^2\right]}$$
$$= \frac{1}{\pi}\left[\frac{\gamma}{(x-x_0)^2 + \gamma^2}\right] \qquad (1)$$

柯西分布的密度曲线如图示。式中 x_0 是定义分布峰值位置的位置参数，γ 是最大值一半处的一半宽度的尺度参数。当 $x = 0$，$\gamma = 1$ 时，称为标准柯西分布，其概率密度函数为 $f(x;0,1) = \dfrac{1}{\pi(1+x^2)}$。标准柯西分布与自由度为 1 的 t 分布一致。柯西分布累计概率为：

$$F(x;x_0,\gamma) = \frac{1}{\pi}\arctan\left(\frac{x-x_0}{\gamma}\right) + \frac{1}{2} \qquad (2)$$

柯西分布是一类不定义均值及方差的分布，它的众数和中位数都等于 x_0。如果 U 和 V 是服从正态分布的两个独立随机变量，且期望为 0，方差为 1，则二者的比值 U/V 服从标准柯西分布。柯西分布是一种无限可分的概率分布，也是一种严格稳定分布。

（夏结来）

圆形分布（circular distribution）

概率统计中用来描述角度随机变量的一种分布，一般定义在 $(0, 2\pi)$ 上。圆形分布一般是连续概率分布，所以它的密度函数为 $p(\phi)(0 \leqslant \phi < 2\pi)$。但是它也可能是离散的概率分布，称为圆形格子分布。圆形分布可以用一个闭

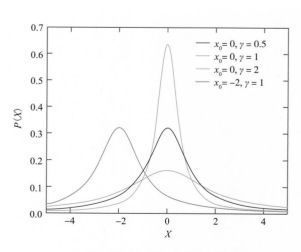

图　柯西分布的密度曲线

合的曲线来描述，$[x(\phi), y(\phi)] = [r(\phi)\cos(\phi), r(\phi)\sin(\phi)]$，半径 $r(\phi) = a + bp(\phi)$，其中 a 和 b 根据图形外观进行设定。

医学中有些观察数据常用角度表示，例如，心向量图的方位角，脑血流图的上升角，主峰角等；与环境卫生有关的风向也常用罗盘的方向角度来表示。有些数据以一年中的月、日或一昼夜中的时、分来表示，前者如正常人血压值在一年中各月份的变动；某病的发病率在一年中是否有好发时间，后者如婴儿的出生时刻，心脏病人的发病时刻，在一天中的任何时刻均有可能，可以研究是否有集中于某一时刻的倾向，这一类时间性的资料都可转化成角度资料。处理这类角度资料的统计学方法称为圆形分布统计方法，圆形分布中的角度，指的都是圆心角，其特点是周而复始，没有真正的零点，也没有大小之分。习惯上把正北方向定为"0"，一昼夜中的正午夜（0 点 0 分）也定为"0"，一年中的 1 月 1 日午夜也定为"0"，这完全是人为规定的。圆形分布统计分析包括以下几个方面的内容。

平均角及其假设检验 设有 n 个角度 α_1，α_2，$\cdots$，α_n，令 $\bar{a}$ 表示角的样本均数，简称平均角，其计算公式为：

$$x_i = \cos\alpha_i \qquad y_i = \sin\alpha_i$$

$$\bar{x} = \sum x/n = \sum \cos\alpha/n$$

$$\bar{y} = \sum y/n = \sum \sin\alpha/n$$

$$r = \sqrt{\bar{x}^2 + \bar{y}^2}$$

$$\bar{a} = \begin{cases} \arctan(y/x) & \text{当 } x > 0 \\ 180^\circ + \arctan(y/x) & \text{当 } x < 0 \\ 90 & \text{当 } x = 0, \text{且 } y > 0 \\ 270 & \text{当 } x = 0, \text{且 } y < 0 \\ \text{不定} & \text{当 } x = 0, \text{且 } y = 0 \end{cases}$$

角的标准差的公式为：

$$s = \sqrt{-2\ln r} \ \text{弧度} \qquad (1)$$

对于大样本的频数表资料，有：

$$\bar{x} = \left(\sum f\cos\alpha \right)/n$$

$$\bar{y} = \left(\sum f\sin\alpha \right)/n$$

$$s = \sqrt{-2\ln r_C}$$

$$r_C = rC \qquad (2)$$

式中 C 是校正系数；r_C 是 r 的校正值。

圆形分布中最常见的是冯·米塞斯（Von Mises）分布，这是一个单峰圆形分布，相当于线性资料的正态分布，当角度资料在圆上的分布有集中于一个方向的趋势，所求得的平均角经检验不是均匀分布，且为一个集中方向时就称为单峰圆形分布。反之，当角度资料在圆上的分布均匀，无明显的集中趋势，就认为平均角不存在。

当一组数据中所有 α_i 都等于同一数值，则这组数据无变异，$s = 0$，而 $r = 1$；当一组数据中的 α_i 均匀地分布在圆周上，则 $r = 0$，而 s 则因平均角不存在而无法计算，但当 r 趋向于 0 时，s 趋向于无穷大。r 值的范围在 0~1 之间，s 值的范围在 0~∞ 无穷大之间，s 可称为圆标准差（circular standard deviation）或平均角离差（mean angular deviation），简称角离差（angular deviation），通常以 r 表示角度资料的集中趋势量度，s 表示其离散趋势量度。

平均角均匀性检验是基于所有 α_i 都是均匀分布在圆周的一个总体，其集中趋势量度值 $\rho = 0$，但在此总体中随机抽一个样本，所得 ρ 的估计值不一定为 0，因此，当同一个样本资料算得平均角 $\bar{a}$ 与 r 后，此 $\bar{a}$ 是否有统计意义（即是否来自 $\rho = 0$ 的总体）必须

进行假设检验，称为均匀性检验（test of uniformity）。此时，H_0：$\rho = 0$，即为均匀分布，不存在平均角；H_1：$\rho \neq 0$，即不是均匀分布，存在平均角。

均匀性检验方法是，根据样本大小 n 和算得的 r 或 r_C 查表，如 r（或 r_C）大于或等于表中界值，则 $P \leqslant \alpha$，即在相应的水准上拒绝 H_0，表示存在集中趋势，平均角有意义。如 r 小于表中界值，则 $P > \alpha$，即在 α 水准上不拒绝 H_0，认为是均匀分布，不存在集中趋势，故平均角无意义。

两个或多个样本平均角的比较 两个或多个样本的平均角各自经均匀性检验，如果都拒绝 H_0，则可用沃森-威廉（Watson-William）检验，判断它们是否来自总体平均角都为 ρ 的总体，即比较平均角之间是否有显著差别。

两个样本平均角比较的 t 检验 设两样本的含量及 r 值分别为 n_1，r_1，n_2，r_2。

$$H_0：\rho_1 = \rho_2 = \rho$$

$$H_1：\rho_1 \neq \rho_2$$

可用 t 检验：

$$t = \sqrt{K(N-2)(R_1 + R_2 - R)/(N - R_1 - R_2)}$$

上式中：

$$R_1 = n_1 r_1$$

$$R_2 = n_2 r_2$$

$$N = n_1 + n_2, R = Nr \qquad (3)$$

式中 r 为两组合并后算得的 r 值，当 r 在 0.7 以上时，本法效果较好，K 为校正因子。根据 t 值，计算自由度为 $N-2$ 时的概率水平。

两样本平均角比较的 U^2 检验 这是一种非参数统计方法，效率较沃森-威廉法低，只有当两样本的平均角比较不具备 t 检验的条件时，可用本法。用 U^2 检验法对均匀性及合并 r 大小等无特殊

要求，故不必作平均角的均匀性检验及求合并 r 值。

多个样本平均角比较 仍用沃森-威廉法，计算过程与两样本时相仿，但必须求 F 值。设有 K 个样本，以 n_i，r_i，R_i 分别表示第 i 个样本的有关统计量。

H_0：$\rho_1 = \rho_2 = \cdots = \rho_k$

H_1：ρ_i 不完全相等。

$$F = K\left[(N-k)\left(\sum_{i=1}^{k} R_i - R\right)\right] / \left[(k-1)\left(N\sum_{i=1}^{k} R_i\right)\right]$$

$$\mathrm{d}f_1 = k-1, \mathrm{d}f_2 = N-k \qquad (4)$$

式中 K 为校正因子，$N = \sum n_i$，R 为合并的 R 值。查方差分析用 F 值表作出统计推断。本法也要求各平均角必须经均匀性检验认为有意义才能进行比较，并且合并的 r 须大于 0.45，效果才较满意。

圆-圆相关性 当观察到 n 对角度数据（α_i，β_i）时，可以研究 α 与 β 之间的相关性，称为圆-圆相关性（Angular-angular correlation）。其计算方法与圆形统计量是否均匀分布有关。当 α 与 β 都呈均匀分布时，可用 H 检验法，如 α 与 β 中至少有一个为非均匀分布，就只能用秩相关。

H **检验** 适用于均匀分布的角度资料，其相关系数的计算公式有：

$$\delta_i = \alpha_i - \beta_i$$
$$\bar{x} = \sum \cos\delta_i / n$$
$$\bar{y} = \sum \sin\delta_i / n$$
$$r_+ = \sqrt{\bar{x}^2 + \bar{y}^2}$$
$$\varphi_i = \alpha_i + \beta_i$$
$$\bar{\omega} = \left(\sum \cos\varphi_i\right) / n$$
$$\bar{z} = \left(\sum \sin\varphi_i\right) / n$$
$$r_- = \sqrt{\bar{\omega}^2 + \bar{z}^2}$$

$$r = \max(r_+, r_-)$$
$$H = r\sqrt{n} \qquad (5)$$

圆-圆秩相关 当 n 对圆形分布资料中的 α 和 β 中的一个或两个不是均匀分布时，H 检验不适用，此时宜用秩相关，有关公式有：

$$E = 360° / n$$
$$\alpha' = jE$$
$$\beta' = kE$$

式中 j，k 分别为 α_i 和 β_i 的秩次。

$$r^2 = -\ln(1 - \sqrt{1-P}) / (n-1) \qquad (6)$$

式中 P 为概率值。

圆-线相关 当观测到的成对数据中，一个是圆形分布，另一个是线性量时，也可研究两者间的相关性，称为圆-线相关（Angular-linear correlation）。见公式（7）。式中 y 为线性量，α 为角度；r_{yc} 表示 y 与 $\cos\alpha$ 的简单相关系数；r_{ys} 表示 y 与 $\sin\alpha$ 的简单相关系数；r_{sc} 表示 $\sin\alpha$ 与 $\cos\alpha$ 的简单相关系数。

计算时，先求出角度资料的 $\sin\alpha$ 与 $\cos\alpha$，然后由（1）（2）（3）求出 3 个简单相关系数 r_{yc}，r_{ys}，r_{sc}，再代入式（4），求得 r^2，其中 r 即角度与线性量之间的相关系数，它是否来自 $\rho = 0$ 的总体，可由式（5）求得 x^2 值后，计算其概率水平，当 $p < 0.05$ 时，则拒绝 H_0，认为总体相关系数不为 0，也即存在圆-线相关。

（夏结来）

bósōng fēnbù

泊松分布（Poisson distribution） 常用的离散型概率分布。由法国数学家泊松（Siméon Denis Poisson，1781~1840 年）于 1838 首先提出的。有许多随机现象是服从泊松分布。如单位时间内某急救中心收到的呼救的次数、某公共汽车站来到乘客人数、某放射性物质发射出的粒子数、显微镜下某单位方格内的细胞数等。

特征 一般而言，服从泊松分布的随机变量 X 是在单位时间（或单位空间、容积）内的某随机事件发生的次数，故随机变量 X 的取值为非负整数，即 0，1，2，…，其相应取值概率为。

$$P(X=k) = \frac{\lambda^k}{k!} e^{-\lambda} \quad (k = 0, 1, \cdots)$$

称 X 服从以 λ 为参数的泊松分布，记为 $X \sim P(\lambda)$。其中 λ 是大于 0 的常数，称为泊松分布的参数，e 为自然对数的底，e ≈ 2.7182。

在医疗卫生领域中，泊松分

$$r_{yc} = \frac{\sum y\cos\alpha - \left(\sum y\right)\left(\sum \cos\alpha\right)/n}{\sqrt{\left[\sum y^2 - \left(\sum y\right)^2/n\right]\left[\sum \cos^2\alpha - \left(\sum \cos\alpha\right)^2/n\right]}}$$

$$r_{ys} = \frac{\sum y\sin\alpha - \left(\sum y\right)\left(\sum \sin\alpha\right)/n}{\sqrt{\left[\sum y^2 - \left(\sum y\right)^2/n\right]\left[\sum \sin^2\alpha - \left(\sum \sin\alpha\right)^2/n\right]}}$$

$$r_{sc} = \frac{\sum \sin\alpha\cos\alpha - \left(\sum \sin\alpha\right)\left(\sum \cos\alpha\right)/n}{\sqrt{\left[\sum \sin^2\alpha - \left(\sum \sin\alpha\right)^2/n\right]\left[\sum \cos^2\alpha - \left(\sum \cos\alpha\right)^2/n\right]}}$$

$$r^2 = (r_{yc}^2 + r_{ys}^2 - 2r_{yc} \cdot r_{ys} \cdot r_{sc})(1 - r_{sc}^2)$$

$$x^2 = nr^2, \mathrm{d}f = 2 \qquad (7)$$

布常用于研究单位时间（或单位空间、容积内）内某事件发生次数的分布，如分析放射性物质在单位时间内的放射次数、在单位容积充分摇匀的水中的细菌数、单位空间中粉尘颗粒数、野外单位空间中的某种昆虫或野生动物数分布等。理论上满足下列三个条件的随机变量服从泊松分布。①普通性。在充分小的观测单位上 X 的取值最多为 1（所观察的随机事件在充分小的观察单位上最多只可能发生一次）。说明所观察的随机事件没有重叠的现象。②平稳性。X 的取值只与观测单位的大小有关，而与观测单位的位置无关。说明所观察的随机事件没有聚集的现象。③独立增量性。在某个观察单位上 X 的取值与前面各不同观察单位上 X 的取值均独立。

若 X 服从参数 λ 已知的泊松分布，以 X 的取值为横轴，取值概率 $P(X)$ 为纵轴，绘制出泊松分布的图形，如图 1 所示。从泊松分布的图形可以看出，随 λ 的增大，泊松分布的对称性越来越好泊松分布的特征见表。

表　泊松分布的特征

项目	表达式
参数	$\lambda \in (0,\ +\infty)$
取值范围	$k \in \{0,\ 1,\ 2,\ \cdots\}$
均数	λ
中位数	$\approx \lfloor \lambda + 1/3 - 0.02/\lambda \rfloor$
方差	λ
偏度	$\lambda^{-1/2}$
峰度	λ^{-1}

性质　包括以下两方面。

总体均数与总体方差相等　由泊松分布取值的概率计算式可见，泊松分布只有一个参数 λ，不同的 λ 对应于不同的泊松分布。根据概率论的理论可知这个参数 λ 既是泊松分布的总体均数，也是总体方差，即 $\mu = \sigma^2 = \lambda$。总体均数与总体方差相等是泊松分布的独有的性质。

可加性　如果 X_1，X_2，$\cdots$，X_k 相互独立，且它们分别服从以 λ_1，λ_2，$\cdots$，λ_k 为参数的泊松分布，则 $T = X_1 + X_2 + \cdots + X_k$ 也服从泊松分布，其参数为 $\lambda_1 + \lambda_2 + \cdots + \lambda_k$。

与二项分布的关系　设 $X \sim B(n,\ \pi_n)$，则当 $n \to \infty$ 且 $n\pi_n = \lambda$ 保持不变时，可以证明 X 的极限分布是以 λ 为参数的泊松分布，所以当 n 很大，π 很小时，二项分布 $B(n, \pi)$ 近似泊松分布 $P(n\pi)$。可利用这一性质，在 n

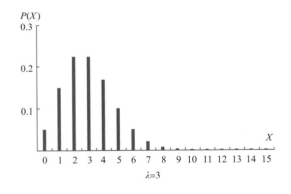

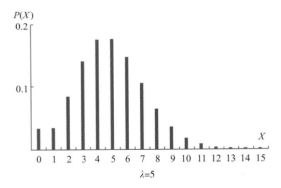

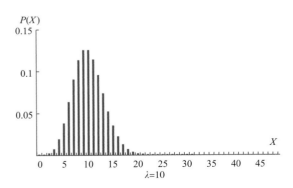

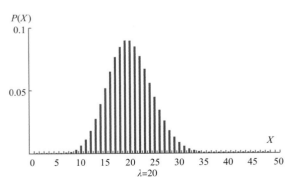

图　λ 取不同值时的泊松分布图

很大且 π 很小时，用 Poisson 分布的概率作为二项分布概率的近似值。

（毕育学）

èrxiàng fēnbù

二项分布 (binomial distribution)

随机试验最简单的是只有两个可能结果。如接受治疗后的结果是有效、还是无效；手术后是生存、还是死亡。这类问题不仅要确定 2 个可能出现的随机事件的概率，有时还要计算在独立、重复地进行 N 次相同的观察下，某一事件出现 k 次的概率。早期的统计学家对这类问题进行了研究，并抽象出离散型随机变量中最常见的分布二项分布。

特征 瑞士数学家伯努利（James Bernoulli，1645～1705 年）首先对只有两个互斥的结果 A 和 $\bar{A}$ 的随机试验的性质进行了研究，因此称这样的试验为伯努利试验。

n 次独立、重复的伯努利试验称为 n 重伯努利试验。n 重伯努利试验满足下列条件：①每次试验只有两个互斥的结果 A 和 $\bar{A}$，所以 $P(A)+P(\bar{A})=1$。记 $P(A)=\pi$。②独立是指各次试验出现的结果之间是无关的。③重复是指每次试验的条件不变，保证了在各次试验中，结果发生的概率不变。

表 二项分布的特征

项目	表达式
参数	n 试验次数，$\pi \in [0, 1]$
取值范围	$k \in \{0, 1, 2, \cdots, n\}$
均数	$n\pi$
中位数	$\lfloor n\pi \rfloor$ 或 $\lceil n\pi \rceil$
方差	$n\pi(1-\pi)$，
偏度	$\dfrac{1-2\pi}{\sqrt{n\pi(1-\pi)}}$
峰度	$\dfrac{1-6\pi(1-\pi)}{n\pi(1-\pi)}$

二项分布描述的是在 n 次伯努利试验中，"结果 A 出现 k 次"这一随机事件的取值及其概率。如果用随机变量 X 表示在 n 次伯努利试验中，结果 A 出现的次数。则 X 服从二项分布，记为 $X \sim B(n, \pi)$。X 为离散型随机变量，其取值为 $0, 1, \cdots, k, \cdots, n$；$X$ 取值为 k 的概率的计算公式为：

$$P(X=k) = \frac{n!}{k!(n-k)!}\pi^k(1-\pi)^{n-k}$$

$$(1)$$

式中 π 为在每次伯努利试验中结果 A 出现的概率，有 $\sum_{k=0}^{n} P(X=k) = 1$。$n! = n(n-1)\cdots 2 \times 1$，且有 $0! = 1$。二项分布的基本特征见表。

二项分布的图形：若 X 服从二项分布，以 X 的取值为横轴，取值概率 $P(X)$ 为纵轴，绘制出二项分布的图形，图 1、图 2 为不

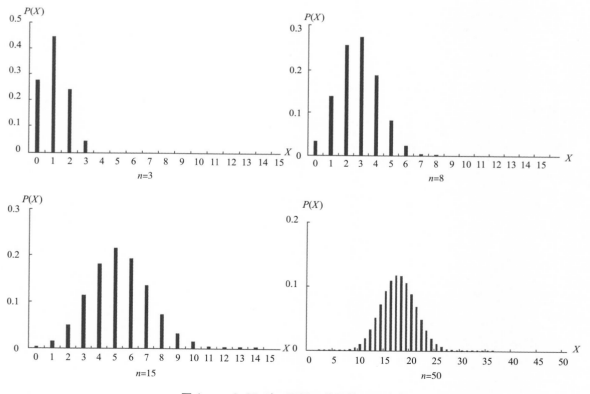

图 1 $\pi = 0.35$ 时，不同 n 值下的二项分布

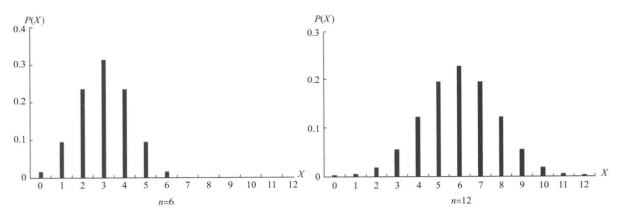

图2 $\pi = 0.5$ 时，不同 n 值下的二项分布

同 n，π 取值的二项分布图形。可以看出二项分布图的形状取决于 n，π 的取值。当 $\pi \neq 0.5$ 时，图形呈偏态，但随 n 的增大，图形逐渐对称，如图1所示；当 $\pi = 0.5$ 时，图形对称，如图2所示。

性质 若 $X \sim B(n, \pi)$，则根据概率论的理论可知，二项分布的取值概率在 k 为 $(n+1)\pi$ 的整数部分达到最大，如果 $(n+1)\pi$ 为整数，除在取值为 $(n+1)\pi$ 处，还在 $(n+1)\pi - 1$ 处达到最大。

若以 p 表示样本率，p 的取值为 0，$1/n$，$\cdots$，k/n，$\cdots$，n/n，则：p 的总体均数为：

$$\mu_p = \pi \qquad (2)$$

p 的总体方差为：

$$\sigma_p^2 = \frac{\pi(1-\pi)}{n} \qquad (3)$$

p 的总体标准差为：

$$\sigma_p = \sqrt{\frac{\pi(1-\pi)}{n}} \qquad (4)$$

如果总体率 π 未知的，可用样本率 $p = X/n$ 作为 π 的估计值，则 σ_p 的估计为：

$$S_p = \sqrt{p(1-p)/n} \qquad (5)$$

样本率的标准差即样本率的标准误，可用来描述样本率的抽样误差，样本率的标准误越小，则说明抽样误差越小。

应用 除了利用公式（1）直接计算服从二项分布的随机变量 X 取不同值的概率外，还常计算服从二项分布的随机变量的累积概率。若称 Bernoulli 试验中的一个结果为"阳性"，则可利用下列公式计算累积概率。

出现"阳性"的次数至多为 k 次的概率为：

$$P(X \leqslant k) = \sum_{i=0}^{k} P(X)$$
$$= \sum_{i=0}^{k} \frac{n!}{i!(n-i)!} \pi^i (1-\pi)^{n-i} \qquad (6)$$

出现"阳性"的次数至少为 k 次的概率为：

$$P(X \geqslant k) = \sum_{i=k}^{n} P(X)$$
$$= \sum_{i=k}^{n} \frac{n!}{i!(n-i)!} \pi^i (1-\pi)^{n-i} \qquad (7)$$

（毕育学）

fù'èrxiàng fēnbù

负二项分布（negative binomial distribution） 一种离散型分布，常用于描述生物的群聚性。如钉螺在土壤中的分布、昆虫的空间分布等。医学上可用于描述传染性疾病的分布和致病生物的分布，在毒理学的显性致死试验或致癌试验中也都有应用。

在二项分布中，独立重复试验的次数 n 是固定的。但当 n 不固定，记 $n = X + k$，这里 X 取值是 0，1，2，$\cdots$，而 k 为大于零的常数时，若要求在 $X + k$ 次试验中，出现"阳性"的次数恰好为 X 次，这样的概率分布即是负二项分布。其概率就是负二项式 $\left[\frac{1}{\pi} + \left(1 - \frac{1}{\pi}\right)\right]^{-k}$ 的展开式中的一项公式表示为：

$$P(X = x) = \binom{x+k-1}{k-1} \pi^k (1-\pi)^x$$
$$x = 0, 1, \cdots \qquad (1)$$

式中 $k > 0$，$0 < \pi < 1$；且有 $\sum_x P(x) = 1$。

如记负二项分布的均数为 μ，方差为 σ^2，则有：

$$\mu = \frac{k(1-\pi)}{\pi}$$
$$\sigma^2 = \frac{k(1-\pi)}{\pi^2} = \frac{\mu}{\pi}$$

参数估计 负二项分布有两个参数即 μ 和 k。k 值越大，分布的方差与均数的比值就越接近1；而 k 值越小，分布的方差与均数的比值就越大。为此，可以用 k 值的大小来衡量分布的离散程度即聚集趋向的程度，常称 k 为聚集指数（cluster index）。

负二项分布的参数 μ 一般可用样本均数 $\overline{X}$ 作为其估计值，即 $\mu = \overline{X}$，但参数 k 的估计就复杂一些。关于 k 的估计方法常用的有矩法、零频数法和最大似然法等。

矩法（moment method）是用样本的均数 $\overline{X}$ 和方差 S^2 分别作为负二项分布的均数 μ 和方差 σ^2 的估计值，即有：

$$\hat{k} = \frac{\overline{X}^2}{s^2 - \overline{X}} \quad (2)$$

式中 $\overline{X} = \dfrac{\sum fX}{N}$；

$S^2 = \dfrac{\sum fX^2 - \left(\sum fX\right)^2 / N}{N - 1}$；$f$ 为样本阳性数 X 所对应的频数，N 为观察单位总数。

零频数法（zero frequency method）是利用样本计数 $X = 0$ 时，所对应的频数 f_0 占总观察单位总数的比例即 $\dfrac{f_0}{N}$ 来估计 k，即求解满足下面方程的 k 值。

$$k\lg\left(1 + \frac{\overline{X}}{k}\right) = \lg\left(\frac{N}{f_0}\right) \quad (3)$$

本方法通常要求 $\dfrac{f_0}{N} > \dfrac{1}{3}$。但当 $\overline{X} < 10$ 时，还必须有充分的 f_0 项，以满足下面的不等式：

$$\left(\overline{X} + 0.17\right)\left(\frac{f_0}{N} - 0.32\right) > 0.20$$

但解方程往往需采用线性内插法（linear interpolation method）才能求得 k 的估计值 $\hat{k}$。

最大似然法（maximum likelihood method）指能够使满足下面式子的 $z = 0$ 的 k 值即为所求。

$$z = \sum_{X=0}^{m} \frac{A_X}{k + X} - N\ln\left(1 + \frac{\overline{X}}{k}\right) \quad (4)$$

式中 $m = X_{max}$ 即样本计数 X 所取得到的最大值；$A_X = \sum_{i=X+1}^{m} f_i$，即样本中所有计数大于 X 的频数之和。

求解能使 $z = 0$ 的 k 值，也需采用线性内插法才能求得其估计值 $\hat{k}$，由该方法求得的估计值较前两种方法都要精确，但计算却比较复杂。

应用　利用负二项分布可描述生物的群聚性，也可用于总体均数的差异比较。

拟合优度检验　通过理论频数与实际频数的比较，对样本分布拟合负二项分布的适合情况进行检验。类似二项分布，该检验可用于研究生物的群聚性。

两个样本均数的比较　对服从负二项分布的两个样本均数的比较，目的也是在于推断其所代表的两总体均数有无差别。具体做法是，先将两个样本的原始观察数据按公式（5）进行转换。然后再对所得的两组转换的数据做 t 检验。

$$Y_i = \ln(X_i + 0.5k_c) \quad (5)$$

式中 X_i 为每一独立试验的样本计数（即原始观察数据），k_c 为两样本所代表的两负二项分布的参数 k_1 和 k_2 的合并值，采用矩估计法，其计算公式为：

$$k_c = \frac{\overline{X}_1^2(S_1^2 - \overline{X}_1) + \overline{X}_2^2(S_2^2 - \overline{X}_2)}{(S_1^2 - \overline{X}_1)^2 + (S_2^2 - \overline{X}_2)^2} \quad (6)$$

式中 $\overline{X}_1$、S_1^2 是第一个样本计数的均数、方差；$\overline{X}_2$、S_2^2 是第二个样本计数的均数、方差。

（尹　平）

duōxiàng fēnbù

多项分布（multinomial distribution）　二项分布的典型例子是扔硬币，硬币正面朝上概率为 p，重复扔 n 次硬币，k 次为正面的概率即为一个二项分布概率。把二项扩展为多项就得到了多项分布。如扔骰子，不同于扔硬币，骰子有 6 个面对应 6 个不同的点数，这样单次每个点数朝上的概率都是 1/6（对应 $p_1 \sim p_6$，它们的值不一定都是 1/6，只要和为 1 且互斥即可，例如一个形状不规则的骰子），重复扔 n 次，如果问有 x 次都是点数 6 朝上的概率是：$\binom{n}{x} \cdot p_6^x \cdot (1 - p_6)^{n-x}$。而更一般性的问题是："点数 1~6 的出现次数分别为 $(x_1, x_2, x_3, x_4, x_5, x_6)$ 时的概率是多少？其中 $x_1 + x_2 + x_3 + x_4 + x_5 + x_6 = n$"。这就是一个多项式分布问题。

概率公式　某随机实验如果有 k 个可能结局 $A_1, A_2, \cdots, A_k$，它们的概率分布分别是 $p_1, p_2, \cdots, p_k$，那么在 n 次试验的总结果中，A_1 出现 x_1 次，A_2 出现 x_2 次，$\cdots$，A_k 出现 x_k 次的这种事件的出现概率 P 有下面公式：

$$P(X_1 = x_1, \cdots, X_k = x_k) = \frac{n!}{x_1! \cdots x_k!} p_1^{x_1} \cdots p_k^{x_k} \quad (1)$$

式中 $\sum_{i=1}^{k} x_i = n$。

由于上述 $x_1, x_2, \cdots, x_k$ 各种可能取值的概率均是 $(p_1 + p_2 + \cdots + p_k)^n$ 的展开项，因此上述 $x_1, x_2, \cdots, x_k$ 各种可能取值的概率之和，$\sum \dfrac{n!}{x_1! \cdots x_k!} p_1^{x_1} \cdots p_k^{x_k} = (p_1 + p_2 + \cdots + p_k)^n = 1^n = 1$。

数学期望、协方差阵　设 r 维随机变量 $(x_1, \cdots, x_r)$ 服从多

项分布 $M(n, p_1, \cdots, p_r)$ ，则其数学期望为：

$$E(x_1, \cdots, x_r) = (np_1, \cdots, np_r) \tag{2}$$

当随机变量 x_i ，$i = 1, \cdots, r$ 的方差为：

$$b_{ii} = \mathrm{Var}(x_i) = np_iq_i, \; i = 1, \cdots, r \tag{3}$$

式中 $q_i = 1 - p_i$ 。

设 r 维随机变量 $(x_1, \cdots, x_r)$ 服从多项分布 $M(n, p_1, \cdots, p_r)$ ，则 $(x_1, \cdots, x_r)$ 的协方差阵为：$\underset{r \times r}{B} = (b_{ij})$ ，其中 $b_{ii} = np_iq_i$ ，$b_{ij} = -np_ip_j$ ，$i \neq j$ 。

实例 多项分布可用于处理一次试验有多个可能结果的情况。

例 一个盒内装有 100 颗珍珠，其中 50 颗着色为红色，30 颗为绿色，20 颗为黑色，任意取出 6 颗，其中要有 3 颗红色，2 颗绿色，1 颗黑色的概率是多少？

在本例中，由于每次取后都放回，因此取得 1 颗红色、1 颗绿色、1 颗黑色珍珠的概率分别为 $p_1 = 0.5$ ，$p_2 = 0.3$ ，$p_3 = 0.2$ ，取出 6 颗符合上述组成的概率就应为：

$$P = \frac{6!}{3! \cdot 2! \cdot 1!} \cdot (0.5)^3 \cdot (0.3)^2 \cdot (0.2)^1 = 0.135$$

（尹 平）

chāojǐhé fēnbù

超几何分布 （ hypergeometric distribution） 在流行病学研究、产品质量检验中，若总体含量为 N 例，其中有 M 例阳性，$(N - M)$ 例阴性，从该总体随机抽取含量为 n 的样本，有两种情况：①每抽取一例又将该例样品重新返回之后，再抽下一例，则每一次抽取样品的阳性率 $\pi = M/N$ 不变，

于是 n 例中恰有 X 例阳性的概率即为二项分布。②每抽一例不予返回就抽下一例，若该样本中恰有 X 例阳性，此时称随机变量 X 服从超几何分布，其阳性概率为 $p(X)$ ，超几何分布的概率函数为：

$$
\begin{aligned}
p(X) &= \frac{\binom{M}{X}\binom{N-M}{n-X}}{\binom{N}{n}} \\
&= \frac{\binom{n}{X}\binom{N-n}{M-X}}{\binom{N}{M}}
\end{aligned}
\tag{1}
$$

$$X = \max(n - (N - M), 0), \max[n - (N - M), 0] + 1, \cdots, \min(M, n) \tag{2}$$

式中 $\binom{M}{X}$ 表示 M 例中取 X 例的组合，$\binom{M}{X} = \dfrac{M!}{X!\,(M-X)!}$ 。

性质 超几何分布有如下的性质。

均数 μ 与方差 σ^2 为：

$$\mu = n \cdot \frac{M}{N} \tag{3}$$

$$\sigma^2 = \frac{nM}{N} \cdot \frac{N-M}{N} \cdot \frac{N-n}{N-1} \tag{4}$$

当 $n \leq N - M$ 时，有如下递推公式：

$$p(X+1) = \frac{(M-X)(n-X)}{(X+1)(N-M-n+X+1)}p(X) \tag{5}$$

当 $N \to \infty$ 时，超几何分布以二项分布为极限；因此，对于超几何分布当 N 很大，而 n 相对 N 比较小时，可以用二项分布公式近似计算。

应用 超几何分布可以用于流行病学研究及产品质量的检验。

例 若某种产品的合格率要

求在 99% 以上。今从 200 件该产品中随机抽取 4 件，检查后发现有 1 件不合格。请问这批产品质量是否合格？

按 99% 合格率的要求，则 200 件 （ N ）产品中合格的应有 $200 \times 99\% = 198$ （件），而不合格的有 $200 - 198 = 2$ （件） （ M ）。现在，$n = 4$ ，用公式 （1）：

$$p(1) = 0.039\,4$$
$$p(2) = 0.0003$$

本例中，$M = 2$ ，X 的取值不能超过 2 。于是发现一只及以上不合格的概率 $P = 0.039\,4 + 0.000\,3 = 0.039\,7$ 。按检验水准 $\alpha = 0.05$ ，$P < 0.05$ ，有理由认为："200 件产品中不合格的不止 2 件"。因此，这批产品的质量可以认为不合格。

注意事项 ①抽取样本的总体包含 N 个观察单位，每个观察单位具有相互对立的两种结果之一，阳性或阴性。②随机抽取观察单位，不予返回，即无放回抽样的方法。③求抽取在 n 例的样本中 X 例为阳性或阴性的概率。

（尹 平）

cānshù gūjì

参数估计 （ parameter estimation） 通过样本数据计算样本统计量后，再用样本统计量来估计总体的参数的方法。医学科学研究多为抽样研究 （见抽样），总体的参数常属未知，因此统计上常用此方法描述总体的特征。例如用样本均数 $\overline{X}$ 估计总体均数 μ ，用样本标准差 S 估计总体标准差 σ ，用样本相关系数 r 估计总体相关系数 ρ ，用样本回归系数 b 估计总体回归系数 β 。常用的参数如用总体均数等来描述总体的中心位置或集中趋势 （见集中趋势指标），用总体标准差来描述总体

的离散程度（见离散趋势指标），用总体相关系数和回归系数（见相关与回归）来描述变量间的相关关系。

参数估计分为点估计和区间估计。在科技报告中，点估计与区间估计常同时写出。如抽样调查测量某地 120 名 12 岁正常男孩身高，算得身高样本均数为 143.07cm，标准差为 5.70cm，计算该地 12 岁正常男孩身高总体均数的 95% 可信区间为（142.05，144.09）cm，该地 12 岁正常男孩身高总体均数估计可写成：143.07（142.05，144.09）cm。

（王乐三）

biāozhǔnwù

标准误（standard error）

表示统计量的抽样误差大小的指标。不同的统计量其特定的抽样分布规律不同，其标准误的计算方法亦不同。由于观察单位间存在个体差异，样本未包含总体的全部信息，因此从同一总体中随机抽取含量相等的若干样本，计算的样本统计量与总体参数以及样本统计量间往往不一定相等，这种因抽样产生的样本统计量与总体参数间的差异称为抽样误差。现介绍均数和率的标准误的计算，其他有关统计量标准误的计算见直线回归和相关系数。

均数标准误 从正态分布 $N(\mu, \sigma^2)$ 的总体中随机抽取样本量为 n 的样本，其样本均数 $\overline{X}$ 服从正态分布 $N(\mu, \sigma^2/n)$。样本均数标准误按式（1）计算；在实际工作中，由于总体标准差 σ 常常未知，而用样本标准差 S 来估计，均数标准误的估计值按式（2）计算（为了叙述方便，常称 $S_{\overline{X}}$ 为样本均数标准误）。非正态总体样本均数的分布并不是正态分布，但当样本量较大时（例如，

$n \geqslant 30$），样本均数的分布接近正态分布，标准误仍然是原总体标准差的 $1/\sqrt{n}$ 倍。

$$\sigma_{\overline{X}} = \frac{\sigma}{\sqrt{n}} \qquad (1)$$

$$S_{\overline{X}} = \frac{S}{\sqrt{n}} \qquad (2)$$

率的标准误 从总体率为 π 的总体中随机抽取样本含量为 n 的个体个数，当 $n\pi \geqslant 5$ 和 $n(1-\pi) \geqslant 5$ 且 $n \geqslant 40$ 时，样本率 p 标准误按式（3）计算；在实际工作中，由于总体率 π 通常是未知的，而用样本率 p 来估计，率的标准误的估计值按式（4）计算（常称 S_p 为样本率标准误）。

$$\sigma_P = \sqrt{\frac{\pi(1-\pi)}{n}} \qquad (3)$$

$$S_P = \sqrt{\frac{P(1-P)}{n}} \qquad (4)$$

上述样本均数（或率）的标准误的计算公式是单纯随机抽样的计算公式，实际工作中，也可用于其他抽样方法的样本均数或率的标准误的近似计算。

标准误与标准差是医学统计学中常用的两种变异指标，说明个体值之间的变异用标准差，说明统计量之间的变异用标准误，故亦将标准误称为统计量的标准差。标准误常用于估计参数的可信区间。

（王乐三）

jídà sìránfǎ

极大似然法（the method of maximum likelihood）

进行参数估计基本方法之一，又称为极大似然估计（maximum likelihood estimation）。1821 年首先由德国数学家高斯（C. F. Gauss）提出，1922 年英国的统计学家费希尔（R. A. Fisher）在他的论文再次

提出了这个思想，并且首先探讨了这种方法的一些性质，并给其命名为极大似然估计。它是基于极大似然原理建立的统计方法，在参数估计上有较广泛的应用。

下面先通过一个实例来解释极大似然原理。一个猎人和村民进山打猎，一声枪响之后打中了猎物。怎么推测这一枪是谁打的。因为猎人有多年打猎经验，只发一枪便打中猎物的可能性远大于村民，所以更有理由认为这一枪是猎人打的。即在一次试验中，出现结果 A，则一般认为使 A 出现最有利即出现的概率最大的选择是最似然的选择。极大似然估计就是建立在这样的思想上的。

若已知某个随机样本满足某种概率分布，但其参数是未知的，如何利用极大似然原理对参数进行估计，一般通过若干次试验，观察其结果，利用所收集的数据推算出能使这个样本出现的概率最大的参数的值作为参数的估计值。当然极大似然估计是参数的一种点估计，必要时还要计算其区间估计。

求极大似然估计的一般步骤： ①建立包括参数的表达式称为似然函数（likelihood function）。②根据收集的数据求出似然函数达极值时的参数估计值。具体求解过程是对似然函数取对数，并整理，然后求导数令其为零，建立方程、求解方程得参数估计值。

设总体 X 为离散型，其分布律为 $P\{X = x\} = p(x, \theta)$，$\theta \in \Theta$，$\theta$ 为未知参数，$X_1, X_2, \cdots, X_n$ 是来自 X 的一个样本，$x_1, x_2, \cdots, x_n$ 是相应的样本值，事件 $\{X_1 = x_1, X_2 = x_2, \cdots, X_n = x_n\}$ 发生的概率为：

$$L(\theta) = L(x_1, x_2, \cdots, x_n; \theta)$$

$$= \prod_{i=1}^{n} p(x_i, \theta), \theta \in \Theta \quad (1)$$

若总体 X 为连续型，其概率密度为 $f(x, \theta)$，$\theta \in \Theta$，θ 为未知参数，相应地：

$$L(\theta) = L(x_1, x_2, \cdots, x_n; \theta)$$
$$= \prod_{i=1}^{n} f(x_i, \theta), \theta \in \Theta \quad (2)$$

$L(\theta)$ 称为样本的似然函数。按照极大似然原理，θ 的估计值 $\hat{\theta}$ 应使似然函数达到最大值：

$$L(x_1, x_2, \cdots, x_n; \hat{\theta})$$
$$= \max_{\theta \in \Theta} L(x_1, x_2, \cdots, x_n; \theta) \quad (3)$$

这样得到的 $\hat{\theta}(x_1, x_2, \cdots, x_n)$ 称为参数 θ 的极大似然估计值，而相应的统计量 $\hat{\theta}(X_1, X_2, \cdots, X_n)$ 称为参数 θ 的极大似然估计量。为此一般通过求解下述所谓的对数似然方程：

$$\frac{d\ln L}{d\theta} = 0 \quad (4)$$

即可求得参数 θ 的极大似然估计量。

若总体分布中含有多个未知参数 θ_i，$i = 1, 2, \cdots, k$ 时，似然函数就是这些参数的多元函数 $L(\theta_1, \theta_2, \cdots, \theta_k)$，则需求解下述所谓的对数似然方程组：

$$\frac{\partial \ln L}{\partial \theta_i} = 0, i = 1, 2, \cdots, k \quad (5)$$

即可求得参数 θ_i，$i = 1, 2, \cdots, k$ 的极大似然估计量。

通过正态分布 $N(\mu, \sigma^2)$ 的参数 μ，σ^2 的极大似然估计来了解对参数进行极大似然估计的过程。设 $X_1, X_2, \cdots, X_n$ 是正态总体 $N(\mu, \sigma^2)$ 的随机样本，对于连续型随机变量，似然函数是每个独立随机观测值的概率密度函数的乘积，则似然函数为：

$$L(\mu, \sigma^2)$$
$$= \prod_{i=1}^{n} \frac{1}{\sqrt{2\pi}\sigma} \exp\left[-\frac{(X_i - \mu)^2}{2\sigma^2}\right]$$
$$= \left(\frac{1}{2\pi\sigma^2}\right)^{\frac{n}{2}} \exp\left[-\frac{1}{2\sigma^2} \sum_{i=1}^{n} (X_i - \mu)^2\right] \quad (6)$$

取对数，得：

$$\ln L(\mu, \sigma^2)$$
$$= -\frac{n}{2}\ln(2\pi) - \frac{n}{2}\ln\sigma^2 - \frac{1}{2\sigma^2}\sum_{i=1}^{n}(X_i - \mu)^2$$

求导并建立方程组为：

$$\begin{cases} \dfrac{\partial}{\partial \mu}\ln L(\mu, \sigma^2) \\ \quad = \dfrac{1}{\sigma^2}\sum_{i=1}^{n}(X_i - \mu) = 0 \\ \dfrac{\partial}{\partial \sigma^2}\ln L(\mu, \sigma^2) \\ \quad = -\dfrac{n}{2\sigma^2} + \dfrac{1}{2\sigma^4}\sum_{i=1}^{n}(X_i - \mu)^2 \\ \quad = 0 \end{cases}$$

解方程组得参数估计：

$$\begin{cases} \mu = \dfrac{1}{n}\sum_{i=1}^{n} X_i = \bar{X} \\ \sigma^2 = \dfrac{1}{n}\sum_{i=1}^{n}(X_i - \mu)^2 \end{cases}$$

（毕育学）

jǔ gūjì

矩估计 （moment estimation）

一种基本的用样本来估计总体参数方法。它最初由英国统计学家皮尔逊（K. Pearson）在 1894 年提出。矩（moment）在统计中被用于定量测量数据特征和分布状态，分为原点矩和中心矩两种。若总体 X 为连续型随机变量，它的概率密度为 $f(x, \theta)$，θ 是待估参数，如果下列广义积分收敛，称为总体 X 的 k 阶原点矩。

$$E(X)^k = \int_{-\infty}^{+\infty} x^k f(x, \theta) dx \quad (1)$$

如果下列广义积分收敛，称为总体 X 的 k 阶中心矩：

$$E(X - \mu)^k = \int_{-\infty}^{+\infty} x^k [f(x, \theta) - \mu] dx \quad (2)$$

若总体 X 为离散型随机变量，X 可能的取值为 x_i（$i = 1, 2, \cdots$），且 $P(X = x_i) = p_i$，则其总体 X 的 k 阶原点矩为：

$$EX^k = \sum_{i=1}^{n} x_i^k p_i \quad (3)$$

总体 X 的 k 阶中心矩为：

$$E(X - \mu)^k = \sum_{i=1}^{n} (x_i - \mu)^k p_i \quad (4)$$

对于样本的各观测值 x_1，x_2，$\cdots$，x_n 的 k 次方的平均值，称为样本的 k 阶原点矩：

$$M^k = \frac{1}{n}\sum_{i=1}^{n} x_i^k \quad (5)$$

算术平均数就是一阶原点矩；用观测值减去平均数得到的离均差的 k 次方的平均数称为样本的 k 阶中心矩：

$$\hat{\mu}_k = \frac{1}{n}\sum_{i=1}^{n}(x_i - \bar{x})^k \quad (6)$$

样本方差 $\dfrac{1}{n}\sum_{i=1}^{n}(x_i - \bar{x})^2$ 就是二阶中心矩。

利用矩可以构造统计量用于描述总体或样本。如用于描述总体或样本分布状态的统计量偏度（skewness）与峰度（kurtosis）可分别用三阶中心矩 μ_3 和四阶中心矩 μ_4 来度量。为消除在不同分布之间进行比较由于单位不同造成的影响分别用偏度系数和峰度系数作测度。

偏度系数（coefficient of skewness）指 3 阶中心矩与标准差的 3 次方之比。

$$\gamma_1 = \frac{\mu_3}{\sigma^3} \quad (7)$$

当偏度系数 $\gamma_1 = 0$ 表示分布

呈正态；$\gamma_1 > 0$ 时表示分布呈正偏态，分布向大于平均数方向偏斜；$\gamma_1 < 0$ 时表示分布呈负偏态，分布向则向小于平均数方向偏斜；当偏度系数的绝对值大于 2 时，分布的偏斜程度严重。

由样本计算的偏度系数为公式（8）。

峰度系数（Coefficient of kurtosis）指 4 阶中心矩与标准差的 4 次方之比与 3 之差。

$$\gamma_2 = \frac{\mu_4}{\sigma^4} - 3 \qquad (9)$$

当峰度系数 $\gamma_2 = 0$ 表示分布呈正态峰；当 $\gamma_2 > 0$ 时，呈尖峭峰，峰态尖陡，当 $\gamma_2 < 0$ 时，呈平阔峰，峰态低平。由样本计算的偏度系数为公式（10）。

在抽样研究中常需要用样本数据来估计总体的参数。即为总体参数的点估计和区间估计，而矩估计和最大似然估计是构造总体参数的点估计量的两种方法。所谓矩估计就是利用样本各阶矩或矩的函数来估计总体相应各阶矩或矩的同一函数的方法，下面就通过构造正态分布 $N(\mu, \sigma^2)$ 参数为 μ 和 σ^2 的点估计来认识矩估计的过程。

设 X 为正态总体 $N(\mu, \sigma^2)$，$x_1, x_2, \cdots, x_n$ 为其随机样本，首先，按定义正态分布总体的 1 阶原点矩为：

$$E(X)$$
$$= \int_{-\infty}^{+\infty} x f(x) \, \mathrm{d}x$$

$$= \int_{-\infty}^{+\infty} x \cdot \frac{1}{\sqrt{2\pi}\sigma} e^{-\frac{(x-\mu)^2}{2\sigma^2}} \, \mathrm{d}x$$
$$= \mu \qquad (11)$$

2 阶中心矩为：

$$E[(X-\mu)]^2$$
$$= \int_{-\infty}^{+\infty} (x-\mu)^2 f(x) \, \mathrm{d}x$$
$$= \int_{-\infty}^{+\infty} (x-\mu)^2 \cdot \frac{1}{\sqrt{2\pi}\sigma} e^{-\frac{(x-\mu)^2}{2\sigma^2}} \, \mathrm{d}x$$
$$= \sigma^2 \qquad (12)$$

然后样本 $X_1, \cdots, X_n$ 的 1 阶原点矩和 2 阶中心矩为：

$$M^1 = \frac{1}{n}\sum_{i=1}^{n} x_i = \bar{x}, \hat{\mu}_2$$
$$= \frac{1}{n}\sum_{i=1}^{n} (x_i - \bar{x})^2 = s^2 \qquad (13)$$

最后，用矩估计即作为样本矩，作为总体参数的估计获得总体平均数和方差的矩估计：

$$\hat{\mu} = \frac{1}{n}\sum_{i=1}^{n} x_i = \bar{x}, \hat{\sigma}^2$$
$$= \frac{1}{n}\sum_{i=1}^{n} (x_i - \bar{x})^2 = s^2 \qquad (14)$$

故正态总体参数 μ 即总体平均数和总体参数 σ^2 即方差的矩估计分别为样本平均数和分母为 n 样本方差。

（毕育学）

cānshù de diǎn gūjì

参数的点估计（point estimation of parameter） 用相应样本统计量直接作为其总体参数的估计值的方法。设 θ 为总体参数，现从该总体随机抽取样本 $X_1, X_2, X_3, \cdots, X_n$，得样本统计量

$\hat{\theta}$，用 $\hat{\theta}$ 来估计总体参数 θ。例如用样本均数 $\bar{X}$ 直接作为总体均数 μ 的估计值，用样本标准差 S 直接作为总体标准差 σ 的估计值，用样本相关系数 r 直接作为总体相关系数 ρ 的估计值，用样本回归系数 b 直接作为总体回归系数 β 的估计值。

点估计的常用方法有矩法和极大似然法。为了在不同的点估计间进行比较选择，必须对各种点估计的好坏给出评价标准。评价标准通常有相合性、无偏性和有效性。

相合性指当样本含量无限增大时，样本统计量 $\hat{\theta}$ 具有趋向总体参数 θ 的特性，用数学表达式说明时，可表示为 $\lim\limits_{n\to\infty} P(|\hat{\theta} - \theta| > \varepsilon) = 0$（$\varepsilon > 0$）。相合性是大样本下估计量的评价标准，是对估计的一个最基本要求。例如：样本均数 $\bar{X}$ 是总体均数 μ 的相合估计，样本方差 $S^2 = \frac{1}{n-1}\sum_{i=1}^{n}(X_i - \bar{X})^2$ 为总体方差 σ^2 的相合估计，样本方差 $S^{*2} = \frac{1}{n}\sum_{i=1}^{n}(X_i - \bar{X})^2$ 亦为总体方差 σ^2 的相合估计。

无偏性指估计量的值虽不完全等于参数，但应要求其统计量的平均数即数学期望必须等于总体参数，即无偏统计量 $\hat{\theta}$ 应满足 $E(\hat{\theta}) = \theta$。如估计量的期望值不等于参数，但当样本量趋于无穷大时有 $\lim\limits_{n\to\infty} E(\hat{\theta}) = \theta$，则称 $\hat{\theta}$ 为 θ 的渐近无偏估计量。无偏性表示估计没有系统误差；渐近无偏估计表示当样本量较大时，统计量可近似看作参数的无偏估计。例如：样本均数 $\bar{X}$ 是总体均数 μ 的无偏估计，样本方差 S^2 为总体方差 σ^2 的无偏估计，样本方差 S^{*2}

$$CS = \hat{\mu}_3 / \hat{\sigma}^3 = \frac{1}{n}\sum_{i=1}^{n}(x_i - \bar{x})^3 / \left[\frac{1}{n}\sum_{i=1}^{n}(x_i - \bar{x})^2\right]^{\frac{3}{2}} \qquad (8)$$

$$CK = \hat{\mu}_4 / \hat{\sigma}^4 - 3 = \frac{1}{n}\sum_{i=1}^{n}(x_i - \bar{x})^4 / \left[\frac{1}{n}\sum_{i=1}^{n}(x_i - \bar{x})^2\right]^{\frac{4}{2}} - 3 \qquad (10)$$

则为总体方差 σ^2 的渐近无偏估计，因此用 S^{*2} 估计 σ^2 有偏小的倾向，特别在小样本时要使用 S^2 估计 σ^2。

有效性是指在样本含量相同的情况下比较不同的无偏估计量时以最小方差无偏估计为优的特性。若 $\hat{\theta}_1$、$\hat{\theta}_2$ 是参数 θ 的两个无偏估计，两者的方差分别为 $S^2_{\hat{\theta}_1}$ 和 $S^2_{\hat{\theta}_2}$，如果两者之间存在 $S^2_{\hat{\theta}_1} < S^2_{\hat{\theta}_2}$ 关系，则可以认为估计量 $\hat{\theta}_1$ 比 $\hat{\theta}_2$ 对总体参数 θ 的估计更有效。例如：用样本全部数据的平均值估计总体均值要比只使用样本中的部分数据更有效。

选择统计量作为某参数的估计量时，通常应尽量选择相合、无偏、有效的估计量。例如：样本均数 $\bar{X}$ 是总体均数 μ 的相合、无偏、有效的估计量，因而较常用；在对称分布中，样本中位数 M 也是总体均数 μ 的无偏、相合的估计量，但不如 $\bar{X}$ 有效，因此不宜以 M 代替 $\bar{X}$。有时，一个估计量虽然更有效，但他的抽样分布太复杂，难于从理论上进行处理，亦可选择一个有效性稍差但易处理的估计量。此外，在均方误差的标准下，即估计的均方误差越小越好，有些有偏估计优于无偏估计。

（王乐三）

zǒngtǐ jūnshù gūjì

总体均数估计（estimation for population mean）

总体均数的估计分为点估计和区间估计。点估计（见参数的点估计）就是用样本均数（见集中趋势指标）来估计总体均数；区间估计则是求出总体均数的可能范围，方法随总体标准差是否已知而有所不同。当总体标准差未知时按 t 分布原理计算；当总体标准差已知时则按正态分布原理计算。

总体均数的可信区间 总体标准差未知时，根据统计量 t 的抽样分布原理按式（1）计算总体均数 $1-\alpha$ 的可信区间；当样本含量 n 较大时，如 $n>60$，亦可按式（2）作近似计算，n 越大，近似程度越好。总体标准差已知时，按式（3）计算可信区间。由于实际工作中，总体标准差常为未知，故本法少用。

$$\left[\bar{X} - t_{\alpha/2,\nu}\left(\frac{s}{\sqrt{n}}\right), \bar{X} + t_{\alpha/2,\nu}\left(\frac{s}{\sqrt{n}}\right)\right] \tag{1}$$

$$\left[\bar{X} - u_{\alpha/2}\left(\frac{s}{\sqrt{n}}\right), \bar{X} + u_{\alpha/2}\left(\frac{s}{\sqrt{n}}\right)\right] \tag{2}$$

$$\left[\bar{X} - u_{\alpha/2}\left(\frac{\sigma}{\sqrt{n}}\right), \bar{X} + u_{\alpha/2}\left(\frac{\sigma}{\sqrt{n}}\right)\right] \tag{3}$$

式中 $t_{\alpha/2,\nu}$ 为自由度是 ν、双侧尾部面积为 α 的 t 界值，如 $t_{0.05/2,8}=2.306$；$u_{\alpha/2}$ 为双侧尾部面积为 α 的 u 界值，如 $u_{0.05/2}=1.96$。

例 1 若随机抽得某地 2008 年 9 名 7 岁正常发育男孩，测得其身高值（cm）为：125.57，124.26，116.81，116.52，124.85，32.06，121.59，116.73，114.56。试估计该地 2008 年 7 岁正常发育男孩身高总体均数。

本例 $n=9$，$\bar{X}=121.44$（cm），$S=5.75$（cm），$S_{\bar{X}}=5.75/\sqrt{9}=1.92$（cm）。

$\nu=n-1=9-1=8$，α 取双尾 0.05，查附表"t 界值表"得 $t_{0.05/2,8}=2.306$。按公式（1）得：

$(121.44-2.306\times1.92, 121.44+2.306\times1.92)$

即 $(117.01, 125.87)$ cm

即该地 2008 年 7 岁正常发育男孩的身高总体均数的点估计为 121.44（cm），95% 可信区间为（117.01，125.87）cm。

例 2 随机抽得某地 90 名正常成年女性，计算得红细胞数的均值为 4.18（10^{12}/L）、标准差为 0.29（10^{12}/L）。试估计该地正常成年女性红细胞数总体均数。

本例总体标准差 σ 未知，但 $n=90$，故可用公式（2）来近似估计该地正常成年女性红细胞数总体均数的 95% 可信区间。$u_{0.05/2}=1.96$，根据公式（2）得：

可信限上限：

$\bar{X}+1.96S_{\bar{X}}=4.24$（$10^{12}$/L）

可信限下限：

$\bar{X}-1.96S_{\bar{X}}=4.12$（$10^{12}$/L）

即该地正常成年女性红细胞数总体均数的点估计为 4.18（10^{12}/L），95% 可信区间为（4.12，4.24）（10^{12}/L）。

两总体均数差值的可信区间

经假设检验，已知两总体均数有差别，而两样本方差 S_1^2 与 S_2^2 差别无统计学意义时，可以用两样本均数之差 $\bar{X}_1-\bar{X}_2$ 作为两总体均数之差 $\mu_1-\mu_2$ 的点估计，用公式（4）估计两总体均数之差的可信区间。式中 $S_{\bar{X}_1-\bar{X}_2}$ 为两样本均数之差的标准误。

例 3 某医师观察甲、乙两种药物治疗肺炎的疗效，将肺炎病人随机分为甲药组和乙药组，以

$$\begin{cases} \left[(\bar{X}_1-\bar{X}_2)-t_{\alpha/2,\nu}S_{\bar{X}_1-\bar{X}_2}, (\bar{X}_1-\bar{X}_2)+t_{\alpha/2,\nu}S_{\bar{X}_1-\bar{X}_2}\right] \\ \nu=n_1+n_2-2 \\ S_{\bar{X}_1-\bar{X}_2}=\sqrt{\dfrac{(n_1-1)S_1^2+(n_2-1)S_2^2}{n_1+n_2-2}\left(\dfrac{1}{n_1}+\dfrac{1}{n_2}\right)} \end{cases} \tag{4}$$

退热天数为疗效指标。甲药组治疗 37 人，退热天数样本均数和标准差分别为 $\overline{X}_1 = 5.2$ 天与 $S_1 = 0.9$ 天；乙药组治疗 35 人，退热天数样本均数和标准差分别为 $\overline{X}_2 = 3.8$ 天与 $S_2 = 0.8$ 天。试估计两总体均数的差值。

本例 $n_1 = 37$，$n_2 = 35$，$\overline{X}_1 = 5.2$，$\overline{X}_2 = 3.8$，$S_1 = 0.9$，$S_2 = 0.8$。查附表"t 界值表"得 $t_{0.05/2, (37+35-2)} = t_{0.05/2, 70} = 1.994$，根据公式（4）得：

可信限下限 = 1.00

可信限上限 = 1.80

即甲、乙两种药物治疗肺炎的退热天数的总体均数差值的点估计为 1.4 天，95% 可信区间为（1.00~1.80）天。

总体几何均数区间估计　总体几何均数估计也分为点估计和区间估计。点估计就是用样本几何均数来估计总体的几何均数，由于几何均数资料的观测值经对数变换后常服从正态分布，当为频数表资料时可按公式（5）计算。区间估计则同理按 t 的抽样分布原理用公式（6）计算出总体几何均数 $1-\alpha$ 可信区间的对数值，再通过取反对数来得到其真数值，当样本含量 n 较大时，如 $n > 60$，亦可按公式（7）作近似计算，n 越大，近似程度越好。

$$G = \lg^{-1}\left(\frac{f_1 \lg X_1 + f_2 \lg X_2 + \cdots + f_k \lg X_n}{(f_1 + f_2 + \cdots + f_k)}\right)$$
$$= \lg^{-1}\left(\frac{\sum f \lg X}{\sum f}\right) \qquad (5)$$

式中 G 为样本的几何均数，f_1，f_2，$\cdots$，f_k 为各组段相应的频数。

$$\left[\lg G - t_{\alpha/2, v}\left(\frac{s_{\lg X}}{\sqrt{n}}\right), \lg G + t_{\alpha/2, v}\left(\frac{s_{\lg X}}{\sqrt{n}}\right)\right] \qquad (6)$$

$$\left[\lg G - u_{\alpha/2}\left(\frac{s_{\lg X}}{\sqrt{n}}\right), \lg G + u_{\alpha/2}\left(\frac{s_{\lg X}}{\sqrt{n}}\right)\right] \qquad (7)$$

式中 G 为样本的几何均数，$\lg G$ 和 $S_{\lg X}$ 分别为观察值经对数变换后求得的均数和标准差，n 为样本含量。

例4　某医院预防保健科随机抽取了当地 75 名免疫接种流脑疫苗的儿童，其抗体滴度测定结果如表第（1）（4）栏。估计该地儿童流脑疫苗抗体的总体平均滴度。

本例中 $\sum f = 75$，$\sum f \lg X = 107.7676$，$\sum f (\lg X)^2 = 169.0951$，

$$S_{\lg X} = \sqrt{\frac{\sum f (\lg X)^2 - \left(\sum f \lg X\right)^2 / \sum f}{\sum f - 1}}$$
$$= \sqrt{\frac{169.0951 - (107.7676)^2 / 75}{75 - 1}}$$
$$= 0.4387$$

按公式（5）计算样本几何均数：

$$G = \lg^{-1}\left(\frac{107.7676}{75}\right)$$
$$= \lg^{-1} 1.4369 = 27.35$$

按公式（6）计算总体几何均数的 95% 可信区间为（1.3376，

1.5362）。

取反对数得（21.76，34.37）。故该地儿童流脑疫苗抗体的总体平均滴度的点估计为 1 : 27.35，其 95% 可信区间（1 : 21.76，1 : 34.37）。

（王乐三）

zǒngtǐlǜ gūjì

总体率估计（estimation for population rate）　包括点估计和区间估计两种方法。点估计是用样本率来估计总体率；区间估计是根据抽样误差的大小，按一定的可信度来估计总体率的可能范围。率的分布属二项分布，总体率区间估计方法随样本含量 n 的大小而异：当 n 较小时，可用查表法代替计算；当 n 较大时，可用正态近似法计算。此外，对小样本率，亦可用 F 分布近似法、Fisher 法、平方根纸图解法等来求解总体率的可信区间。

查表法　该法直接用样本含量 n 及阳性数 X 来查统计学家根据二项分布原理编制的现成的附表"二项分布参数下的置信区间表"，即得总体率的 95% 或 99% 可信区间。查表时有 3 种情况：①n 及 X 均可在表中直接查到时，如 $n = 20$，$X = 5$，表中两者相交处的 9%~49%，即所求 95% 可信区间。

表　75 名儿童的抗体滴度及计算表

抗体滴度 （1）	滴度倒数 X （2）	$\lg X$ （3）	频数 f （4）	$f \lg X$ （5）	$f (\lg X)^2$ （6）
1 : 4	4	0.6021	4	2.4084	1.4499
1 : 8	8	0.9031	9	8.1279	7.3401
1 : 16	16	1.2041	21	25.2861	30.4480
1 : 32	32	1.5051	20	30.1020	45.3095
1 : 64	64	1.8062	12	21.6744	39.1474
1 : 128	128	2.1072	5	10.5360	22.2017
1 : 256	256	2.4082	4	9.6320	23.1985
合计	—	—	75	107.7676	169.0951

②n 可查到，但 X 不能查到时，可用反推法。如 $n=30$，$X=25$，可先查得 $n=30$ 及 $X=30-25=5$ 的可信区间 6%～35%，再用 100% 减去此数，得 65%～94% 即为所求的 95% 可信区间。③查不到或 n 与 X 均查不到，可用邻近值查得近似的可信区间，若求准确的可信区间可查表。查表法适用于样本含量较小（如 $n \leqslant 50$），特别是样本率 P 接近 1 或 0 时。百分率可信区间表的制作是通过迭代法用公式（1）得到。

$$\begin{cases} 上限: \sum_{X=0}^{k} C_n^X \pi^X (1-\pi)^{n-X} = \alpha/2 \\ 下限: \sum_{X=k}^{n} C_n^X \pi^X (1-\pi)^{n-X} = \alpha/2 \end{cases} \tag{1}$$

例 1　某疗法治疗某病 28 人，10 人有效，估计该疗法总体有效率的 95% 可信区间。

查附表"二项分布参数下的置信区间表"，在横行 $n=28$ 和纵行 $X=10$ 的交叉处，有两组数值，上行为 95% 可信区间，其数值为 19～56。即该疗法总体有效率的 95% 可信区间为（19%，56%）。

例 2　某疗法治疗某病 10 人，7 人有效，求该疗法总体有效率的 95% 可信区间。

查百分率可信区间表，本例 $n=10$，有效数 = 7，不能直接查表得到可信区间。先以 $n=10$ 和无效数 $X=3$ 查表，得到总体无效率 95% 可信区间为（7%，65%），用 100 减去此区间的上、下限，即得总体有效率的 95% 可信区间为（35%，93%）。

F 分布近似法　在样本含量为 n 及阳性数为 X 的情况下，总体率 100（$1-\alpha$）% 的可信区间的上下限亦可通过公式（2）计算得到。

$$\begin{cases} 下限: P_L = \dfrac{\nu_2}{\nu_2 + \nu_1 F_{\alpha/2,\ \nu_1,\ \nu_2}}, \\ \quad \nu_1 = 2(n-X+1), \nu_2 = 2X \\ 上限: P_L = \dfrac{\nu_1}{\nu_2 + \nu_1 F_{\alpha/2,\ \nu_1,\ \nu_2}}, \\ \quad \nu_1 = 2(X+1), \nu_2 = 2(n-X) \end{cases} \tag{2}$$

式中 $F_{\alpha/2,\ \nu_1,\ \nu_2}$ 表示 F 分布双侧界值的上侧界值。

正态近似法　当样本含量 n 较大，总体率 π 不太小时，二项分布近似正态分布。实际工作中，用样本率 p 代替总体率 π，如 np 与 $n(1-p)$ 均大于 5 时，可按正态近似法用公式（3）求总体率的（$1-\alpha$）可信区间。

$$p \pm u_{\alpha/2} S_p \tag{3}$$

式中 p 为样本率；$S_p = \sqrt{p(1-p)/n}$ 为率的标准误；$u_{\alpha/2}$ 为双侧尾部面积为 α 的 u 界值，如 $u_{0.05/2} = 1.96$。

例 3　为了解某医院剖宫产情况，在该医院随机抽查了 106 人，其中实行剖宫产者 62 人，试估计该医院剖宫产率。

本例：$p = 62/106 = 0.585 = 58.5\%$，$S_p = \sqrt{58.5\%(1-58.5\%)/106} = 4.8\%$。按公式（3）得：该医院总体剖宫产率的 95% 可信区间为（49.1%，67.9%）。

两总体率差值的可信区间　已知两个独立样本含量 n_1 与 n_2 均较大，经假设检验认为两总体率有差别，若需进一步估计两总体率差值的大小，则以两样本率之差作点估计，按公式（4）作区间估计。

$$\begin{cases} (|p_1-p_2|-u_{\alpha/2}S_{p_1-p_2},\ |p_1-p_2|+u_{\alpha/2}S_{p_1-p_2}) \\ S_{p_1-p_2} = \sqrt{\dfrac{p_1(1-p_1)}{n_1} + \dfrac{p_2(1-p_2)}{n_2}} \end{cases} \tag{4}$$

式中 $S_{p_1-p_2}$ 为率之差的标准误；$u_{\alpha/2}$ 为双侧尾部面积为 α 的 u 界值，如 $u_{0.05/2} = 1.96$。

例 4　对甲、乙两种降压药进行临床疗效评价，将某时间段内入院的 200 例高血压病人随机等分为两组。甲药治疗组 80 位患者有效，有效率 80%；乙药治疗组 50 位患者有效，有效率 50%，试估计两种降压药有效率的差值。

本例：$p_1 = 80\%$，$p_2 = 50\%$，$p_1-p_2 = 80\%-50\% = 30\%$，$S_{p_1-p_2} = 0.064$。按公式（4）得：甲、乙两种降压药有效率差值的点估计为 30%，95% 可信区间为（17.45%，42.55%）。

（王乐三　李晓翠）

zǒngtǐ biāozhǔnhuàlǜ gūjì

总体标准化率估计（estimation for population standardized rate）　当两个或两个以上的样本率进行比较时，因内部结构不同时，需要进行调整计算标准化率后再相互比较。总体标准化率的估计有点估计和区间估计。点估计是用样本标准化率来估计总体标准化率，常用的方法有直接法和间接法；区间估计是求出总体标准化率的可能范围，即某一可信度 $1-\alpha$ 时的可信区间，亦有直接法和间接法。

直接法总体标准化率区间估计　按公式（1）计算：

$$\begin{cases} (p'-u_{\alpha/2}s_{p'},\ p'+u_{\alpha/2}s_{p'}) \\ S_{p'} = \dfrac{1}{N} \sqrt{\sum_{i=1}^{k} N_i^2 \dfrac{p_i q_i}{n_i}} \end{cases} \tag{1}$$

式中 p' 为按直接法算得的标准化率；$S_{p'}$ 为 p' 的标准误，N 为标准人口总数；N_i 为第 i 组的标准人口数；P_i 为第 i 组的发生率；$q_i = 1-p_i$；n_i 为第 i 组的人口数。

例 1　某年某煤矿工人尘肺患

病率资料见表 1 第（1）栏～（4）栏，各工龄的标准人数见表 1 第（5）栏。估计该煤矿工人尘肺标准化患病率的 95% 可信区间。

直接法求得经标准人口调整后的尘肺标准化患病率：$p' = 3.29\%$。

对于标准化率的标准误而言：$N = 24767$，$k = 3$；$p_1 = 0.86\%$，$q_1 = 99.14\%$；$p_2 = 3.92\%$，$q_2 = 96.08\%$；$p_3 = 12.43\%$，$q_3 = 87.57\%$；$n_1 = 14\,029$，$n_2 = 4\,285$，$n_3 = 2\,542$。按公式（1）计算尘肺标准化患病率的标准误为：$S_{p'} = 0.13\%$。按式（1）求得标准化患病率 95% 可信区间为：

（$3.29 - 1.96 \times 0.13$，$3.29 + 1.96 \times 0.13$）$= (3.04, 3.54)$

即该煤矿标准化患病率 95% 可信区间为 3.04%～3.54%。

间接法总体标准化率区间估计　按公式（2）计算：

$$\begin{cases} (p' - u_{\alpha/2} S_{p'},\, p' + u_{\alpha/2} S_{p'}) \\ S_{p'} = P \sqrt{\sum_{i=1}^{k} n_i P_i q_i / \left(\sum_{i=1}^{k} n_i P_i \right)^2} \end{cases} \quad (2)$$

式中 p' 为按间接法算得的标准化率；$S_{p'}$ 为 p' 的标准误；P 为总的标准率；P_i 为第 i 层的标准率；$q_i = 1 - P_i$；n_i 为第 i 层的人数。

例 2　某地 2000 年各年龄组的平均人口数见表 2 第（1）、（2）栏，该地 2000 年恶性肿瘤死亡总数 23 人见表 2 第（3）栏，全国同期各年龄组恶性肿瘤死亡率 P_i 见表 2 第（5）栏。估计该地恶性肿瘤标准化死亡率的 95% 可信区间。

本例缺乏各组（层）的死亡人数，不能计算各组的死亡率，采用间接法计算该地的恶性肿瘤标准化死亡率。

计算该地 2000 年各年龄组预

表 1　某年某煤矿工人尘肺患病率

工龄（年）(1)	检查人数 n_i (2)	尘肺人数 (3)	患病率 p_i (4)	标准人数 N_i (5)
<6	14 029	120	0.008 6	15 021
6~	4 285	168	0.039 2	6 190
≥10	2 542	316	0.124 3	3 556
合计	20 856	604	0.029 0	24 767

表 2　某地 2000 年各年龄组人口数及恶性肿瘤死亡资料

年龄组 i (1)	人口数 n_i (2)	死亡人数 (3)	标准死亡率（1/10 万） P_i (4)	预期死亡人数 $n_i P_i$ (5) =（2）×（4）
0~	3 066	—	4.83	0.148
20~	2 516	—	25.73	0.647
40~	1 440	—	149.14	2.148
60~	1 738	—	341.48	5.935
合计	8 760	23	53.86	8.878（$\sum n_i P_i$）

期死亡人数及合计数见表 2 第（5）栏。该地 2000 年恶性肿瘤的标准化死亡率：

$$P' = 53.86 \times \frac{23}{8.878}$$

$$= 139.50\,(1/10\,万)$$

对于该地 2000 年恶性肿瘤的标准化死亡率标准误而言：$p = 0.000\,053\,86$；$p_1 = 0.000\,004\,83$，$q_1 = 0.999\,995\,17$；$p_2 = 0.000\,025\,73$，$q_2 = 0.999\,974\,27$；$p_3 = 0.000\,149\,14$，$q_3 = 0.999\,850\,86$；$p_4 = 0.000\,341\,48$，$q_4 = 0.999\,658\,52$；$n_1 = 3\,066$，$n_2 = 2\,516$，$n_3 = 1\,440$，$n_4 = 1\,738$。按公式（2）计算该地 2000 年恶性肿瘤的标准化死亡率标准误为：$S_{p'} = 0.000\,060\,650\,708$。按式（2）求该地 2000 年恶性肿瘤的标准化死亡率 95% 可信区间为：

（$139.50 - 1.96 \times 60.65$，$139.50 + 1.96 \times 60.65$）$= (20.626, 258.374)$

即该地 2000 年恶性肿瘤的标

准化死亡率 95% 可信区间为 20.626（1/10 万）～258.374（1/10 万）。

（王乐三）

zǒngtǐ bǎifēnwèishù gūjì

总体百分位数估计（estimation for population percentile）

百分位数 P_X 是一种位置指标，常用于描述样本或总体观察值序列在某百分位置的水平。它将总体或样本的全部观察值序列分为两部分，理论上有 $x\%$ 的观察值比它小，有 $(100 - x)\%$ 的观察值比它大。总体百分位数（包括中位数，即第 50 百分位数）估计有点估计和区间估计。

总体百分位数点估计　点估计是用样本百分位数来估计总体百分位数。对于原始数据资料，将 n 个变量值从小到大排列，设 $(n + 1) X\% = j + g$，j 为整数部分，g 为小数部分，按公式（1）直接计算百分位数 P_X。对于频数表数据资料，按公式（2）计算百分位

数 P_x，其中，f 为 P_x 所在组段的频数，i 为组距，L 为该组段的下限，$\sum f_L$ 为小于 L 的各组段的累计频数。

$$
\begin{cases}
P_x = (1-g)X_{(j)} + gX_{(j+1)}, \\
\qquad g \neq 0 \qquad\qquad\qquad (1) \\
P_x = X_{(j)}, g = 0
\end{cases}
$$

$$
p_x = L + \frac{i}{f}\left(\frac{nx}{100} - \sum f_L\right) \qquad (2)
$$

例 1 对某医院细菌性痢疾治愈者的住院天数统计，119 名患者的住院天数从小到大的排列如下，试求第 5 百分位数和第 99 百分位数。

患者：1　2　3　4　5　6　7
8　9…116　117　118　119

住院天数：1　1　2　2　2
3　4　4　5…39　40　40　42

本例为原始数据资料，$n = 119$，$(119 + 1) \times 5\% = 6$，$j = 6$，$g = 0$，用公式（1）计算得：

$$
P_5 = X_{(6)} = 3 \text{（天）}
$$

$(119 + 1) \times 99\% = 118.8$，$j = 118$，$g = 0.8$，用公式（1）计算得：

$$
\begin{aligned}
P_{99} &= 0.2X_{(118)} + 0.8X_{(119)} \\
&= 0.2 \times 40 + 0.8 \times 42 \\
&= 41.6 \text{（天）}
\end{aligned}
$$

例 2 测得某地 282 名正常人的尿汞值如表所示，试求中位数。

表　某年某地 282 名正常人尿汞值
（μg/L）测量结果

尿汞值	频数 f	累计频数 $\sum f$	累计频率 （%）
0~	45	45	16.0
8.0~	64	109	38.6
16.0~	96	205	72.7
24.0~	38	243	86.2
32.0~	20	263	93.3

续　表

尿汞值	频数 f	累计频数 $\sum f$	累计频率 （%）
40.0~	11	274	97.2
48.0~	5	279	98.9
56.0~	2	281	99.6
64.0~	1	282	100.0

本例为频数表资料，$n = 282$，中位数即第 50 百分位数的所在组段为 16.0~，按公式（2）计算得：

$$
\begin{aligned}
P_{50} &= 16 + \frac{8}{96}(282/2 - 109) \\
&= 18.67 \text{（μg/L）}
\end{aligned}
$$

总体百分位数区间估计　区间估计是求出总体百分位数的可能范围，即可信度为 $1-\alpha$ 时的可信区间。计算百分位数 P_x 的可信区间，可首先计算百分位 $X\%$ 可信区间的下限和上限，然后再利用百分位数计算公式（1）或公式（2）计算出相应于百分位 $X\%$ 可信区间下限和上限的百分位数值。求百分位 $X\%$ 可信区间方法随 n 及 P 的大小而有所差异：① n、P 和 $(1-P)$ 较小时，根据二项分布的原理，按公式（3）计算；② n、P 和 $(1-P)$ 较大时，根据二项分布的正态近似原理按公式（4）计算则较为简便。

$$
\begin{cases}
\text{下限 } x\% = P - u_{\alpha/2}^2 \sqrt{\dfrac{P(1-P)}{n}} \\
\text{上限 } x\% = P + u_{\alpha/2}^2 \sqrt{\dfrac{P(1-P)}{n}}
\end{cases}
$$
$$(4)$$

式中 P 为所求的总体百分位数的百分位，$u_{\alpha/2}$ 为可信度 $1-\alpha$ 时，α 水准的标准正态离差，由 u 界值表中查出，n 为样本含量。如求总体第 5 百分位数的 95% 可信区间，则 $P = 0.05$，$u_{0.05/2} = 1.96$。

例 3 对例 2 的总体中位数进行区间估计。

计算第 50 百分位（50%）可信区间的下限和上限。按 $P = 0.5$，$u_{0.05/2} = 1.96$ 代入公式（4）得：

$$
\begin{cases}
\text{下限 } x\% = 0.441\,6 \\
\text{上限 } x\% = 0.558\,4
\end{cases}
$$

按公式（2）得：

$$
\begin{cases}
P_{44.16} = 17.29 \\
P_{55.84} = 20.04
\end{cases}
$$

该地正常人尿汞值总体中位数的 95% 可信区间为（17.29，20.04）μg/L。

（王乐三）

zǒngtǐ fāngchā gūjì

总体方差估计（estimation for population variance）

用样本方差推断总体方差的过程。方差是表示随机变量离散趋势的重要特征指标（见离散趋势指标）。常见的概率分布的方差见正态分布，x^2 分布，二项分布，t 分布，F 分布。正态分布总体方差的估计有点估计（见参数的点估计）和区间估计。

正态分布总体方差点估计
从正态分布总体中随机抽取含量为 n 的样本，当总体均数 μ 已知时，$\sum (X - \mu)^2 / n$ 是总体方差 σ^2

$$
\begin{cases}
\text{下限 } x\% = \dfrac{(2np - 1 + u_{\alpha/2}^2) - u_{\alpha/2}^2 \sqrt{(2np-1)(2n-2np+1)/n + u_{\alpha/2}^2}}{2(n + u_{\alpha/2}^2)} \\
\text{上限 } x\% = \dfrac{(2np + 1 + u_{\alpha/2}^2) + u_{\alpha/2}^2 \sqrt{(2np-1)(2n-2np-1)/n + u_{\alpha/2}^2}}{2(n + u_{\alpha/2}^2)}
\end{cases}
$$
$$(3)$$

的相合、无偏、有效的估计值。但在实际中，通常 μ 是未知的，用样本均数 $\bar{X}$ 代替，则 $S^2 = \sum (X - \bar{X})^2/(n-1)$ 为总体方差的无偏估计，又称为样本方差；而 $S^{*2} = \sum (X - \bar{X})^2/n$ 只为总体方差的渐进无偏估计量。用 S^{*2} 估计 σ^2 有偏小的倾向，特别在小样本的情况下要使用 S^2 估计 σ^2。

正态分布总体方差区间估计

按数理统计理论，标准正态变量的平方和等于自由度 v 为 $n-1$ 的 χ^2 值：

$$\chi^2 = \sum \left(\frac{X - \mu}{\sigma}\right)^2 = \frac{\sum (X - \mu)^2}{\sigma^2} \tag{1}$$

根据 χ^2 的抽样分布曲线可知：在界值 $\chi^2_{(1-\alpha/2),(n-1)}$，$\chi^2_{(\alpha/2)(n-1)}$ 及以外的面积为 α，而在此两界值内的面积为 $1-\alpha$，即公式（2）。

于是可按公式（3）或公式（4）计算可信度为 $1-\alpha$ 时总体方差的可信区间：

$$\frac{\sum (X - \mu)^2}{\chi^2_{\alpha/2,(n-1)}} < \sigma^2 < \frac{\sum (X - \mu)^2}{\chi^2_{(1-\alpha/2),(n-1)}} \tag{3}$$

或写成

$$\left(\frac{\sum (X - \mu)^2}{\chi^2_{\alpha/2,(n-1)}}, \frac{\sum (X - \mu)^2}{\chi^2_{(1-\alpha/2),(n-1)}}\right) \tag{4}$$

式中 $\chi^2_{(1-\alpha/2),(n-1)}$，$\chi^2_{(\alpha/2)(n-1)}$ 由 χ^2 界值表可查出，常用 95% 可信区间，即 $\alpha = 0.05$。

当总体均数 μ 未知时，可用样本均数 $\bar{X}$ 代替进行估计，则公式（4）也可写成公式（5）。

$$\left(\frac{(n-1)s^2}{\chi^2_{\alpha/2,(n-1)}}, \frac{(n-1)s^2}{\chi^2_{(1-\alpha/2),(n-1)}}\right) \tag{5}$$

由此也可得出可信度为 $1-\alpha$ 时总体标准差的可信区间的计算公式：

$$\left(s\sqrt{\frac{(n-1)}{\chi^2_{\alpha/2,(n-1)}}}, s\sqrt{\frac{(n-1)}{\chi^2_{(1-\alpha/2),(n-1)}}}\right) \tag{6}$$

实例 具体如下。

例 随机抽得某地 2008 年 10 名 7 岁正常发育男孩，计算其均数 $\bar{X} = 122.61$（cm），标准差 $S = 3.18$（cm），试估计该地 2008 年 7 岁正常发育男孩身高总体方差的 95% 可信区间。

本例 $n = 10$，$S^2 = 3.18^2 = 10.1124$，若求总体方差的 95% 可信区间，$\alpha = 0.05$，查附表"χ^2 分布界值表"：$\chi^2_{0.025,(10-1)} = 19.02$，$\chi^2_{0.975,(10-1)} = 2.70$，按公式（3）得 95% 可信区间为（4.7850，33.7080）。

故该地 2008 年 7 岁正常发育男孩身高总体方差的点估计为 10.1124，95% 可信区间为（4.7850，33.7080）。

（王乐三）

qūjiān gūjì

区间估计（interval estimation）

根据抽样误差的大小，按一定的概率来估计未知参数的可能范围的过程。由于样本统计量存在抽样误差（见误差），从而用样本统计量（见统计量）去估计总体参数（见参数）时存在估计误差。参数的点估计给出了一个具体数值，便于计算和使用，但其精度如何，点估计本身不能回答，需

要由其分布来反映。实际工作中，度量一个点估计的精度的最直观的方法就是给出被估计参数的一个区间。预先给定的概率称为可信度、置信度、可信水平或置信水平，符号 $1-\alpha$，常取 95% 或 99%，如没有特别说明，一般取双侧 95%。可信区间通常由两个数值即可信限或置信限（Confidence Limit，CL）构成。其中较小的值称可信下限（Lower limit，L），较大的值称可信上限（Upper limit，U），一般表示为 L~U。

区间估计方法通常有基于有关变量当样本含量 n 很大时的极限分布的"大样本区间估计法"和依据有关变量确切分布的"小样本区间估计法"。例如：估计总体均数（见总体均数估计），当总体标准差未知时，按 t 分布原理计算；当样本含量 n 较大时，按正态分布原理近似计算。估计总体率（见总体率估计），当 n 较小时，可用二项分布原理计算；当 n 较大时，按用正态分布原理近似计算。

（王乐三）

kěxìn qūjiān

可信区间（confidence interval，CI） 按预先给定的概率，确定未知参数值的可能范围。又称估计参数的可信区间、置信区间。如 95% 可信区间，确切含义是，从固定样本含量的已知总体进行重复随机抽样试验，根据每个样本可算得一个可信区间，则理论上有 95% 的可信区间包含了总体参数。因此，以任一样本所得 95% 可信区间做估计时，被估计的参数不在该区间内的概率为 5%。在实际工作中，通常只能根据一次试验结果计算的可信区间来估计总体参数，根据小概率事件不太可能在一次试验中发生的原理，

$$P\left[\chi^2_{(1-\alpha/2)(n-1)} < \frac{\sum (X - \mu)^2}{\sigma^2} < \chi^2_{(\alpha/2)(n-1)}\right] = 1-\alpha \tag{2}$$

就认为该可信区间包含了总体参数。

可信区间估计的优劣取决于两个要素。第 1 个要素是准确性，又称可靠性，反映为可信度 $1-\alpha$ 的大小，显然可信度越接近 1 越好。准确性常根据研究目的和实际问题的背景由研究者自行决定，常用的可信度为 90%、95% 和 99%，但并不以此为限。第 2 个要素是估计精确性，常用可信区间的长度衡量。当然长度越小越好。精确性与变量的变异度大小、样本例数和 $1-\alpha$ 取值有关。当 $1-\alpha$ 确定后，可信区间的长度受制于个体变异和样本含量：个体变异越大，区间越宽；样本含量越小，区间越宽；反之，区间越窄。当样本含量确定后，准确性和精确性是相互牵制的：若要提高可信度，可取较小的 α 值，此时势必使区间变宽，致精确性下降。故不能笼统地认为 99% 可信区间比 95% 可信区间好。实际工作中一般常用 95% 可信区间，认为它能较好地兼顾准确性和精确性。

可信区间计算常要用到标准误。如计算总体均数 μ 的 95% 可信区间，当样本含量较大时，可用公式作近似估计：

$$(\bar X +1.96 S_{\bar X}, \bar X -1.96 S_{\bar X})$$

式中 $\bar X$ 为样本均数，$S_{\bar X}$ 为标准误，（ ）为开区间的符号，$\bar X -1.96 S_{\bar X}$ 称为可信区间的下限，$\bar X +1.96 S_{\bar X}$ 称为可信区间的上限，两上下可信限可缩写为 $\bar X \pm 1.96 S_{\bar X}$。所以可信区间和可信限虽有联系但概念不同。可信区间是以上、下可信限为界，但不包括界值在内的一个范围；而可信限只是可信区间的上、下界

值。当给出"样本均数±标准误"（$\bar X \pm S_{\bar X}$）时，可据此计算出其可信区间。

可信区间和容许区间两者在含义、计算和用途上均不相同，实际应用时，应注意其区别，不能将两者混淆。如总体为正态分布总体 $N(\mu, \sigma^2)$，常以样本均数 $\bar X$ 作为总体均数 μ 的点估计值，以样本标准差 S 作为总体标准差 σ 的估计值。当样本含量足够大时，95% 容许区间为：$(\bar X -1.96S, \bar X +1.96S)$，估计总体中约有 95% 的个体值在此范围内，它是个体值的估计范围，用标准差计算；95% 可信区间为：$(\bar X +1.96 S_{\bar X}, \bar X -1.96 S_{\bar X})$，是对总体均数的估计范围，用标准误计算。

（王乐三）

yīxué cānkǎozhí fànwéi
医学参考值范围（medical reference range）
正常人的解剖、生理、生化等各种数据不仅因人而异，而且同一个人还会随着机体内外环境的改变而改变，因而需要确定其波动的范围，又称参考值，曾称为医学正常值范围（range of normal value），简称正常值。广义的参考值范围包括如食品、大气、水和土壤等的卫生标准，有毒有害物质的容许浓度；某传染病患者的隔离期限，传染病接触者的留验期限；不同性别和年龄儿童生长发育指标的等级标准等。医学参考值范围是评估健康和疾病的重要依据，在 20 世纪 70 年代以前，所有的文献都使用"正常值范围"这一概念，但由于"正常值"在意义上的双重性、推理的循环性和观念上的错觉性，往往给人不确切的概念。因此，一些专家学者建议放弃使用"正常值范围"这一术语而引

进"参考值"的概念。1975 年桑德曼（F. W. Sunderman）有关"正常值"和"参考值"两个概念对比的文章发表后，"参考值"以及"参考值范围"的概念得到广泛的接受。从 1990 年开始，医学索引 IM 正式使用"参考值范围"和"参考值"代替"正常值范围"和"正常值"。西氏内科学从 1982 年的第 16 版后，以及国内 1986 年 12 月全国首届正常值研讨会后改称现名。

步骤 根据研究目的抽取适当的观察对象，并保证观察对象的同质性。

抽取观察对象 要抽取适当的"正常人"作为观察对象，也就是要根据研究目的确定其目标总体。所谓"正常人"指排除了影响所研究指标疾病和有关因素的人，而并非是无任何疾病的健康人。例如：拟制定某市地区成年人空腹血糖的参考值范围，则该地区全部常住"正常"成年男女的空腹血糖值就是该研究的目标总体。只要观察对象未患有影响血糖的疾病，则该观察对象均可包含在本研究内。保证研究对象的同质性是确定参考值范围的首要问题，在划分同质对象时，必须考虑的影响因素依据研究的具体问题而定，通常要注意地区、民族、性别、年龄、遗传、时间（季节与昼夜）、月经、妊娠、药物、生活习惯、劳动条件等，这在实际工作中，往往涉及较多的专业知识，较高的诊断和检测水平。若测得值在性别、年龄等分组间存在统计学差异并有统计学意义时，应当分组确定参考值范围。例如：血红蛋白男女之间相差有统计学意义和实际意义，则血红蛋白的参考值范围应分男女分别制定；白细胞总数男女之间

相差无统计学意义，亦无实际意义，可合并求参考值范围。

选定样本量　要有足够样本含量的"正常人"。医学参考值范围是根据绝大多数的"正常人"来确定的，是根据观察值的分布选定不同的方法而确定的，一般认为每组的样本含量应在 100 例以上，尽量使样本的分布接近总体分布，保证观察对象的代表性。例数过少，确定的参考值范围往往不准确。对"正常人"进行准确而统一的测定。测量所用的仪器、设备、试剂、测量人员、方法和操作技术等必须在整个过程中自始至终保持一致。这是控制系统误差，保证参考值范围可靠性的重要措施。

选定参考值范围　确定是单侧参考值范围还是双侧参考值范围。应根据专业知识确定参考值范围是单侧还是双侧。若某指标过低为异常（如肺活量等）或过高为异常（如头发铅含量等），则其参考值范围应为单侧，即需分别确定其下限或上限；若某指标过高过低均为异常（如红细胞总数等），则其参考值范围应为双侧，即需分别确定其下限和上限。

选定百分范围　参考值范围指绝大多数"正常人"的观察值在此范围内，最常用的范围是95%，根据需要也可使用80%、90%或99%等。适当范围应根据"正常人"和患者的数据分布特征，有无重叠并平衡假阳性率（误诊率）和假阴性率（漏诊率）来确定。①当"正常人"与患者的数据分布没有重叠时，只需控制假阳性率，如取95%的参考值范围，则容许有5%的"正常人"被错划为异常，即假阳性率或误诊率为5%。②当"正常人"与患者的数据分布有重叠时，则需

根据研究目的兼顾假阳性率和假阴性率。若用于确诊患者或选定科研病例，此时应减少假阳性率，其参考值范围可取宽一些如99%；若用于初筛中搜寻患者，此时应减少假阴性率，其参考值范围可取窄一些如 80% 或 90%。而当"正常人"与患者的数据分布重叠较多时，可将重叠部分的某段划为可疑范围，如过去将成人舒张压介于 90 ~ 100mmHg 或收缩压介于 140 ~ 160mmHg 定为临界高血压。

确定估计方法并计算参考值范围　根据资料的分布范围，样本含量的大小及研究者的目的，选用适当的方法并计算出参考值范围。

对单指标的医学参考值范围估计方法，从实用的角度可分为两大类：一类适用于正态分布或经变量变换能转换为正态分布的资料，最常用的是正态分布法，此外尚有对数正态分布法，正态概率值法等；另一类适用于各种分布资料，最常用的是百分位数法，此外尚有曲线拟合法、容许区间法等。对多指标的医学参考值范围估计方法，可应用多指标正态分布法、多指标百分位数法、多元容许区间 H 值法、多维标度法等多元分析方法。对于包括有正常与异常观察对象的混杂样本，可采用混杂样本剖析的方法剖析出正常样本和异常样本后，应用正态分布法、百分位数法等方法来确定参考值范围，并同时利用异常样本计算阳性符合率、阴性符合率、漏诊率、误诊率，对估计出的参考值范围进行评价。

正态分布法　根据正态分布规律，将正态曲线下的百分面积在横轴上的对应点作为参考值范围的界值。适用于服从正态分布

或近似正态分布或经变量变换后服从正态分布的资料。此法优点是计算结果较稳定，受两端尾部数据影响小。缺点是医学上有些资料不服从正态分布或近似正态分布。其具体步骤如下：①对资料进行正态性检验。②当推断资料服从正态分布或近似正态分布后，计算均数 $\bar{X}$ 和标准差 S。③按公式（1）估计参考值范围。

$$\bar{X} \pm u_\alpha S \qquad (1)$$

式中 u_α 为标准正态分布曲线下面积为 $1 - \alpha$ 时的标准正态离差，亦即给定 α 时的 u 界值。

百分位数法　用"正常人"样本的百分位数来估计参考值范围，属于非参数方法。适用于样本含量较多（如 $n > 120$），分布较稳定的资料。其优点是可用于各种分布（包括分布未知）的资料；缺点是受分布两端的数据影响较大。常用参考值范围所对应的百分位数如表 1 所示。

表 1　常用参考值范围所对应的百分位数 P_X

范围 (%)	单侧		双侧（对称）*	
	下限	上限	下限	上限
80	P_{20}	P_{80}	P_{10}	P_{90}
90	P_{10}	P_{90}	P_5	P_{95}
95	P_5	P_{95}	$P_{2.5}$	$P_{97.5}$
99	P_1	P_{99}	$P_{0.5}$	$P_{99.5}$

注：* 若两侧的假阳性率要求不同，两侧的尾部面积可取不同。如双侧90%可分别取 $P_{7.5}$ 和 $P_{97.5}$

实例　具体如下。

例 1　某地调查正常成年女子200 人的血清总蛋白含量（近似正态分布），得均数 $\bar{X} = 73.5g/L$，标准差 $S = 3.9g/L$。试估计该地成

年女子血清总蛋白含量的 90% 参考值范围。

因血清总蛋白含量过多或过少均属异常，故此参考值范围应是双侧范围。又因为此指标近似正态分布，故用正态分布法按公式（1）求 95% 参考值范围的下、上限如下。

下限为：$\overline{X} - 1.96S = 73.5 - 1.96(3.9) = 65.9(g/L)$

上限为：$\overline{X} + 1.96S = 73.5 + 1.96(3.9) = 81.1(g/L)$

该地正常成年女子的血清总蛋白含量 90% 的参考值范围为 (65.9，81.1)g/L。

例 2 某地调查 110 名健康成年男性的第一秒肺通气量的均数 $\overline{X} = 4.2$（L），标准差 $S = 0.7$（L）。估计该地成年男子第一秒肺通气量的 90% 参考值范围。

因为第一秒肺通气量仅过低属异常，故此参考值范围属仅有下限的单侧参考值范围。又因为此指标近似正态分布，故可用正态分布法求其 90% 参考值范围如下。

下限为：$\overline{X} - 1.28S = 4.2 - 1.28 \times 0.7 = 3.3(L)$

即该地成年男子的第一秒肺通气量的 90% 参考值范围为 > 3.3L。

例 3 测得某年某地 282 名正常人的尿汞值如表 2。试制定该地正常人尿汞值的 95% 参考值范围。

表 2 某年某地 282 名正常人尿汞值（μg/L）测量结果

尿汞值	频数 f	累计频数 Σf	累计频率（%）
0~	45	45	16.0
8.0~	64	109	38.6
16.0~	96	205	72.7

续　表

尿汞值	频数 f	累计频数 Σf	累计频率（%）
24.0~	38	243	86.2
32.0~	20	263	93.3
40.0~	11	274	97.2
48.0~	5	279	98.9
56.0~	2	281	99.6
64.0~	1	282	100.0

鉴于正常人的尿汞值为偏态分布，且过高为异常，用百分位数法计算上侧界值，即第 95 百分位数。

$$P_{95} = L_{95} + \frac{i_{95}}{f_{95}}(n \times 95\% - \sum f_L)$$
$$= 40.0 + \frac{8.0}{11}(282 \times 95\% - 263)$$
$$= 43.6$$

该地正常人尿汞值的 95% 医学参考值范围为 <43.6μg/L。

（王乐三）

zuì kěnéng shù

最可能数（most probable number，MPN）

液体中细菌密度的估计值。它不经直接计数，而是通过稀释法推算。MPN 常用于制定卫生标准，如 100ml 饮用水或牛奶中大肠菌的最可能数来评定水质好坏及牛奶的污染程度。

基本原理 假定在总量 Vml 的液体中有 1 个细菌，则在 V 内随机抽取 $v$ml 液体时，该细菌被抽到的概率为 v/V，不被抽到的概率为（$1-v/V$）。根据概率乘法原理，若 V 内有 r 个细菌，且细菌为均匀分布，$\lambda = r/V$ 为每毫升液体中的细菌个数，即细菌密度，则当由 V 内抽取 v 毫升液体中无细菌的概率为：

$$q = \left(1 - \frac{v}{V}\right)^r = \left[\left(1 - \frac{v}{V}\right)^{\frac{1}{v/V}}\right]^{\frac{rv}{V}} \quad (1)$$

当 V 很大而 v 很小时，公式（1）可近似地表达为：

$$q \approx e^{-\frac{rv}{V}} = e^{-\lambda v} \quad (2)$$

式中 e = 2.71828，为自然对数的底。因此，v 毫升液体中至少有 1 个细菌的概率为：

$$p = 1 - e^{-\lambda v} \quad (3)$$

计算方法 不同情况下最可能数的计算方法如下。

用一种稀释度时，x 只试管呈阳性反应 设取 n 只试管，各取水样 v 毫升，经培养后阳性试管有 x 只。根据二项分布原理，n 只试管中出现 x 只试管阳性的概率为：

$$p = \binom{n}{x}(1 - e^{-\lambda v})^x(e^{-\lambda v})^{n-x} \quad (4)$$

对公式（4）求导并令为 0，可解得 λ 即为最可能数：

$$\lambda = \frac{1}{v}\ln\frac{n}{n-x} \quad (5)$$

例 1 某自来水厂对所生产的生活饮用水进行大肠菌群的测定，用 5 只试管，每只试管取样 10ml 进行培养，结果 1 只试管阳性，4 只试管阴性。估计该水样每升中大肠菌群密度的最可能数。

本例：$n = 5$，$x = 1$，$v = 10$ml，按公式（5）得：

$$\lambda = \frac{1}{10}\ln\frac{5}{5-1} = 0.022（个/ml）$$

即每升水中含大肠杆菌 22 个。

多种稀释度下，一种稀释度的试管呈阳性反应 设取水样为 $v_1$ml，稀释度为 a_1 的组中，有 x_1 只试管呈阳性，其余各管均呈阴性。根据上述原理，最可能数 MPN 的计算公式为：

$$MPN = \frac{1}{v_1}\ln\frac{N}{A} \qquad (6)$$

式中 A 为全部阴性水样的总体积；N 为检验用水样的总体积。

例2 2×3 管法（两种稀释度，每个稀释度3只试管）奶样检验结果见表1中，估计 100ml 牛奶中大肠菌群的 MPN。

表1 2×3 管法奶样大肠菌群检验结果

项目	稀释度 a_1	稀释度 a_2
培养管总数（n）	3	3
每管检品量 ml（v）	0.1	1
阳性管数（x）	3	0
阴性管数（$n-x$）	0	3

本例：$n_1 = 3$，$v_1 = 0.1$，$x_1 = 3$；$n_2 = 3$，$v_2 = 1$，$x_2 = 0$

$$A = v_1(n_1 - x_1) + v_2(n_2 - x_2)$$
$$= 0.1\times(3-3)+1\times(3-0)$$
$$= 3$$

$$N = v_1 n_1 + v_2 n_2$$
$$= 0.1\times3+1\times3 = 3.3$$

根据公式（6）计算最可能数为：

$$MPN = \frac{1}{0.1}\ln\frac{3.3}{3} = 0.95$$

该牛奶大肠菌群的最可能数为 0.95 个/ml 即 95 个/100ml。

多种稀释度下，一种稀释度以上的试管呈阳性反应。设在 k 种稀释度下有 s（$1 < s \leq k$）个稀释度的试管呈阳性反应，根据上述原理可用公式（7）进行尝试计算求 λ。尝试计算需先设定 λ 值，实际工作中，可用近似公式（8）计算。需注意的是：当用近似公式计算时，若 $A/N > 0.05$，则求得 MPN 的近似效果好。否则其 MPN 的近似效果不好，应以尝试的结果为准。

$$A = \frac{v_1 x_1}{e^{v_1 A}-1} + \frac{v_2 x_2}{e^{v_2 A}-1} + \cdots + \frac{v_m x_m}{e^{v_m A}-1}$$
$$(7)$$

$$\lambda = MPN \approx \frac{\sum x_i}{\sqrt{NA}} \qquad (8)$$

例3 3×5 管法（3种稀释度，每个稀释度5只试管）水样检验结果见表2，估计 100ml 水样中大肠菌群的 MPN。

表2 3×5 管法水样大肠菌群检验结果

项目	稀释度 a_1	稀释度 a_2	稀释度 a_3
培养管总数（n）	5	5	5
每管检品量 ml（v）	10	1	0.1
阳性管数（x）	4	1	1
阴性管数（$n-x$）	1	4	4

本例：$n_1 = n_2 = n_3 = 5$；$v_1 = 10$，$v_2 = 1$，$v_3 = 0.1$；$x_1 = 4$，$x_2 = 1$，$x_3 = 1$

$$A = v_1(n_1-x_1)+v_2(n_2-x_2)+v_3(n_3-x_3)$$
$$= 10\times1+1\times4+0.1\times4$$
$$= 14.4$$

$$N = v_1 n_1 + v_2 n_2 + v_3 n_3$$
$$= 10\times5+1\times5+0.1\times5$$
$$= 55.5$$

根据公式（8）计算最可能数为：

$$\lambda = \frac{\sum x_i}{\sqrt{NA}} = \frac{4+1+1}{\sqrt{55.5\times14.4}}$$
$$= 0.212(/ml) = 21(/100ml)$$

将 $\lambda = 0.212$ 代入公式（7）右端尝试计算。

$$\frac{v_1 x_1}{e^{v_1 A}-1} + \frac{v_2 x_2}{e^{v_2 A}-1} + \frac{v_3 x_3}{e^{v_3 A}-1}$$
$$= \frac{10\times4}{e^{10\times0.212}-1} + \frac{1\times1}{e^{1\times0.212}-1} +$$
$$\frac{0.1\times1}{e^{0.1\times0.212}-1} = 14.4$$

结果和 A 值近似相等。因此该水样大肠杆菌的最可能数为 21 个/100ml。

例4 在例3中，3个稀释度的阳性管数分别为5，4，2。估计此时水样中大肠菌群的最可能数。

本例：$n_1 = n_2 = n_3 = 5$；$v_1 = 10$，$v_2 = 1$，$v_3 = 0.1$；$x_1 = 5$，$x_2 = 4$，$x_3 = 2$

$$A = v_1(n_1-x_1)+v_2(n_2-x_2)+v_3(n_3-x_3)$$
$$= 10\times0+1\times1+0.1\times3$$
$$= 1.3$$

$$N = v_1 n_1 + v_2 n_2 + v_3 n_3$$
$$= 10\times5+1\times5+0.1\times5$$
$$= 55.5$$

根据公式（8）计算最可能数为：

$$\lambda = \frac{\sum x_i}{\sqrt{NA}} = \frac{5+4+2}{\sqrt{55.5\times1.3}}$$
$$= 1.295(个/ml)$$

将 $\lambda = 1.295$ 代入公式（7）右端尝试计算得 $A = 3.0$，与 A 值 1.3 相比相差较远，需进一步进行尝试。令 $\lambda = 2.10$，右端为 1.4，比 1.3 稍大；进一步取 $\lambda = 2.20$，右端为 1.3。故该水样大肠菌群的最可能数为 2.2 个/ml。

当多种稀释度的各个试管全部呈阳性或阴性时，则无法用前述公式计算最可能数。因此，为了得到准确的最可能数，应保证稀释法中不出现这两种极端情况。

对于以 10 为倍数的稀释度系列，每种稀释度用 n 管，重复检验的 MNP 服从对数正态分布。故总体 MNP 的 95% 可信区间可用公式（9）估计。

$$\left(MPN \times 10^{-1.96 \left(\frac{0.55}{\sqrt{n}} \right)}, MPN \times 10^{1.96 \left(\frac{0.55}{\sqrt{n}} \right)} \right)$$

(9)

（王乐三）

jiǎshè jiǎnyàn

假设检验（hypothesis testing）

用样本统计量的差别推论总体参数有无差别的过程，又称显著性检验。当一次试验或随机抽样的样本中，发现样本均数 $\overline{X}_0$ 与一已知总体均数 μ_0 有差别，或两个样本均数 $\overline{X}_1$、$\overline{X}_2$ 不相等时，存在两种情形：① $\overline{X}$ 确实来自总体均数为 μ_0 的样本均数，或者 $\overline{X}_1$、$\overline{X}_2$ 是来自相同总体的两个样本均数，即 $\mu_1 = \mu_2$。由于抽样误差，即使在同一总体中抽样，样本均数与总体均数之间也会存在差别，从同一总体中随机抽取两个样本，两个样本均数也会存在差别。② $\overline{X}$ 不是来自总体均数为 μ_0 的样本均数，或 $\overline{X}_1$、$\overline{X}_2$ 分别来自不同的总体的两个样本均数，即 $\mu_1 \neq \mu_2$。在干预性医学研究中，更关心第 2 种情形，即非抽样误差造成的差别。例如，在某地常年进行体育锻炼的成年男子中随机抽取若干人，测其体重并计算样本均数 $\overline{X}_0$，并与当地普通人群正常成年男子的平均体重（μ_0）比较，以推论体育锻炼对成年男子体重的影响。又如，将一批小白鼠随机分为两组，分别喂不同的饲料，一段时间后记录其体重增加值，得到两样本均数 $\overline{X}_1$、$\overline{X}_2$，推论不同的饲料小鼠的平均体重增加值 μ_1 与 μ_2 是否有差别，以说明不同饲料对小鼠体重增加值的影响。上述问题实质上都是先对总体参数作出假设，如 $\mu = \mu_0$ 或

$\mu_1 = \mu_2$，通过样本均数与总体均数的差别，或两个样本均数的差别来推断总体参数是否不同。假设检验包括 4 个基本步骤。

建立假设，确定检验水准

假设检验中有检验假设 H_0 和备择假设 H_1 两种假设。其中，H_0 尤其重要，它是假设检验计算检验统计量和 P 值的依据。设立 H_0 主要有两种方式，一是在研究设计时，通过随机抽样的方法得到研究样本，使样本统计量（如 $\overline{X}$，p）在施加干预前能代表总体均数或总体率；或在施加干预前通过随机分组的方法使两样本数据具有相同的总体特征（如相同的分布，相同的总体参数）。二是根据反证法的思想，直接对总体参数或总体分布做出假设，如两总体均数相等、两总体方差相等、观察数据服从正态分布等，并不去考虑 H_0 的合理性。因此，建立 H_0 要注意专业上的逻辑性，以保证拒绝 H_0 和接受 H_1 的合理性，如不能将 H_0 设为成年男女身高的总体均数相等，20 岁年龄组与 50 岁年龄组收缩压的总体均数相等，因为根据专业知识已经知道成年男女的平均身高不相等，50 岁年龄组的平均收缩压高于 20 岁年龄组。这类问题应属于统计描述问题，不是假设检验的问题。所以，应当尽可能地研究设计时保证 H_0 的正确性。如果研究对象满足 H_0 假设，施加干预后的试验结果拒绝了 H_0，假设检验的 P 值才能作为说明干预有效的"证据"。根据专业知识和备择假设 H_1，假设检验分为双侧检验和单侧检验。在建立检验假设 H_0 和备择假设 H_1 的同时，要设定检验水准 α（见检验水准），作为假设检验完成后 P 值大小的判定标准。$P \leqslant \alpha$ 时，拒绝 H_0，不拒绝 H_1。

选择适当的假设检验方法，计算检验统计量

应根据资料类型、试验设计方法、分析目的和各种假设检验方法的应用条件选择恰当的检验统计量。对于计量资料，若是两组大样本均数的比较，应选择 u 检验，若是两组小样本均数的比较，应选择 t 检验；对于计量资料，若是两个率的比较，可选择 u 检验也可选择 χ^2 检验。

确定 P 值，下结论

根据计算出的检验统计量，查相应的界值表即可获得 P 值。将 P 值与事先规定的检验水准 α 进行比较，即可下结论。$P \leqslant \alpha$ 时，拒绝 H_0，接受 H_1，下"有差别"的结论。反之，$P > \alpha$ 时，不拒绝 H_0，但不能下"无差别"的结论，只能下"根据目前试验结果，尚不能认为有差别"的结论。

解释假设检验结果

在假设检验中，不拒绝 H_0 时，意为比较的总体本质可能无差别，样本统计量的差异由抽样误差引起的可能性很大；拒绝 H_0 时，研究者相信比较的总体本质有差别，样本统计量间的差异不仅仅是由抽样误差造成的。因此，将统计结论表述为"差异无统计学意义，或差异有统计学意义"更为贴切。但需注意的是：由于习惯上用"差异有无显著性"作为统计结论的表述方式，有实际工作者将专业结论表述为"（总体间）有显著差异，或有极显著差异"是不妥的，因为仅通过假设检验不能得到总体参数间的差别大小（显著性）。

在不少情况下，假设检验 H_0 是用反证法的思想给出的，并不一定有实际意义。所以当不拒绝 H_0 时，不能下"无差别"或"总体参数相等"的结论，$P > \alpha$ 不能

证明 H_0 就是正确的。退一步说，即使 H_0 正确，接受 H_0 时也会犯错误（Ⅱ类错误）（见两类错误），但一般假设检验只能提供犯Ⅰ类错误的概率 α，不提供犯Ⅱ类错误的概率 β。所以，根据 $P>\alpha$ 接受 H_0，下"无差别"或"总体参数相等"的结论实际上得不到应有的概率保证。因此，假设检验在拒绝 H_0 的时候可以下"有差别"的结论，在不拒绝 H_0 的时候不能下"无差别"的结论。

假设检验的结论包含统计结论和专业结论两部分。统计结论是根据 P 值大小推断总体参数有无差别，专业结论是总体参数间的差异大小和方向有无实际意义做出合理解释，如该差异临床上可以忽略不计（阴性的专业结论），或该差异能够说明治疗组的疗效优于对照组（阳性的专业结论）。阳性专业结论的前提是差异必须有统计学意义，但有统计学意义未必有专业意义。统计上常使用可信区间估计总体参数间的差异大小和方向，作为假设检验结果的补充。

（徐勇勇）

检验假设（null hypothesis）

根据反证法的思想，如果推论"差别"，可以对其对立面"无差别"时的总体特征（参数）建立一个假设，然后用样本数据检验该假设是否成立。又称无效假设、零假设。记作 H_0，检验的特征（参数）表示为 $H_0: \mu = \mu_0$。例如，通过以往大量历史数据的统计分析，已知某地一般新生儿的头围均数为 34.50cm，标准差为 1.99cm。为研究该地矿区新生儿的发育状况，从该地矿区医院出生新生儿中随机抽取 55 人，测得其头围，均数为 33.89cm，欲推论该矿区新生儿的头围总体均数与一般新生儿头围总体均数是否不同。在本例中，55 名新生儿的头围测量值组成了一个样本，现样本均数 $\overline{X} = 33.89cm$ 与该地一般新生儿头围的总体均数 $\mu_0 = 34.50cm$ 不同，这种差异的来源有两种可能性：①该地某矿区的地理环境及生活条件并不影响新生儿的头围大小，本次调查的新生儿头围的总体均数与一般新生儿相同，样本均数与总体均数的差异仅仅是由于抽样误差造成的，这种差异在统计学上认为无统计学意义。②差异不仅仅由抽样误差引起，矿区的地理环境及生活条件确实对新生儿的头围有影响，即矿区新生儿头围的总体均数与一般新生儿头围总体均数不同，这种差异在统计学上认为有统计学意义。

根据抽样误差的理论，如果 55 名新生儿是当地一般新生儿的一个随机样本，其总体均数 μ 与一般新生儿的头围总体均数 μ_0 相同，样本均数 33.89cm 与一般新生儿的头围总体均数 34.50cm 的差别仅仅是抽样误差。因此，关于总体特征（参数）的检验假设是：$\mu = \mu_0 = 34.50cm$。本例 H_0：$\mu = 34.50$。

（徐勇勇）

备择假设（alternative hypothesis）

与检验假设相对立的假设，又称对立假设，用 H_1 表示。在假设检验过程中，检验假设或者被拒绝，或不被拒绝（接受）。如果 H_0 不被拒绝，就意味着样本信息没有提供充分的证据拒绝 H_0。如果 H_0 被拒绝，就说明样本信息不支持无效假设 H_0，而支持另外一个与检验假设相对立的假设。

（徐勇勇）

检验水准（level of a test）

假设检验的接受域和拒绝域（见检验统计量）的划分界线，是以曲线下两侧尾部面积（概率）来表示，这一决策界线对应的曲线下的面积称为检验水准，又称为显著性水平，记作 α。示意图见检验统计量 α 在抽样调查（试验）前人为确定的，表示拒绝了实际上成立的 H_0 的概率大小，也可表示为在拒绝 H_0 做出"有差别"结论时可能犯Ⅰ类错误的最大概率。α 的大小可根据研究目的确定，一般取 $\alpha = 0.05$ 或 $\alpha = 0.01$。

（徐勇勇）

检验统计量（test statistic）

根据当前样本数据计算，在 H_0 成立的假定下具有已知分布的统计量，用于估计当前样本在 H_0 成立时出现的概率。假定 H_0：$\mu = \mu_0$，样本数据 X 服从于正态分布 $N(\mu_0, \sigma_0^2)$，样本均数 $\overline{X}$ 服从于正态分布 $N(\mu_0, \sigma_0^2/n)$。经过 z 转换得到服从标准正态分布 $N(0, 1)$ 的 u 统计量：

$$z = \frac{\overline{X} - \mu_0}{\sigma_0 / \sqrt{n}}$$

在 H_0 成立的条件下，从研究总体中任意抽取一个例数为 n 的样本，其 $\overline{X}$ 根据公式所计算的统计量 u 值可以落在图横轴上的任一位置，但多数落在 0 左右，偶尔会偏离 0 较远。在不同的假设检验问题中，需要计算不同的检验统计量，如 z 统计量、t 统计量、F 统计量、χ^2 统计量等。

例如，已知某地一般新生儿的头围均数为 34.50cm，标准差为 1.99cm。为研究该地矿区新生儿的发育状况，从该地矿区医院出生新生儿中随机抽取 55 人，测得其头围，均数为 33.89cm，欲推论该矿区新生儿的头围总体均数与一般新生儿头围总体均数是否不同。样本信息：$n = 55$，$\overline{X} = 33.89$，$\sigma_0^2 = 1.99^2$，在 $H_0 : \mu = 34.50$ 条件下，代入式（1）计算检验统计量：

$$z = (33.89 - 34.50)/(1.99/\sqrt{55})$$
$$= -2.273$$

z 落在远离 0 的位置，见检验水准。

接受域与拒绝域 若 H_0 为真，u 值有较大概率落在图中 $z = 0$ 的附近区域，以较小概率落在偏离 $z = 0$ 的两端区域。以 $-z_{0.05/2}$ 和 $z_{0.05/2}$ 为界线，可以将 u 分布曲线下的面积划分成两个区域（接受域与拒绝域），如图所示。那么，检验统计量 z 值落在中间的接受域（表示为 $-z_{0.05/2} < z < z_{0.05/2}$，或 $|u| < u_{0.05/2}$），就接受 H_0，习惯上称差异无统计学意义。反之，如果样本统计量 z 值落在两端的拒绝域（$z \leqslant -z_{0.05/2}$ 和 $z \geqslant z_{0.05/2}$，或 $|z| \geqslant z_{0.05/2}$），发生的概率为 $\alpha = 0.05$，属小概率事件。根据小概率事件在一次抽样中不可能发生的原理，由于 u 值落在两端拒绝域的概率只有 5%，这么小的概率如果在一次抽样中竟然发生了，很可能此样本不是来自该总体。

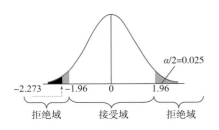

图　标准正态分布下 H_0 的接受域与拒绝域

这时即使拒绝 H_0，可能犯错误的最大概率也只有 5%。因此，当 $|z| \geqslant z_{0.05/2}$ 时，就拒绝 H_0，习惯上称差异有统计学意义。

（徐勇勇）

P zhí

P 值（P value）　在假设检验中，在 H_0 规定的总体中进行随机抽样，得到等于及大于（或等于及小于）当前检验统计量（如 $|u| = 2.27$）的概率，或说是比当前试验结果更"极端"的样本统计量出现的概率（如 $|u| > 2.27$）。P 值越小，越"不利于"接受 H_0。P 值的大小是是否拒绝 H_0 的统计学依据，但不表示总体间差别的大小，不能认为 P 值越小，总体参数间的差别越大。假设检验只能做出拒绝 H_0 或不拒绝 H_0 的定性判断，不能给出总体参数间的差别大小和方向。大多数情况下，可以通过检验统计量的概率分布来估计 P 值，然后将 P 值与检验水准 α 进行比较，当 $P > \alpha$ 时，按所取的 α 检验水准不拒绝 H_0，$P \leqslant \alpha$ 时，按所取的检验水准 α 拒绝 H_0，接受 H_1。在没有计算机统计软件以前，只能通过 u 分布、t 分布、F 分布、χ^2 分布等统计量的界值表估计 P 值所在的区间，若用计算机软件计算检验统计量，可得到与之相对应的确切 P 值，如与 $|u_0| = 2.27$ 对应的 P 值为 0.0230。

（徐勇勇）

dāncè jiǎnyàn

单侧检验（one-sided test）　当备择假设为 $H_1 : \mu_1 < \mu_2$ 或 $H_1 : \mu_1 > \mu_2$ 时，α 取单侧概率的假设检验，又称单尾检验。假设检验中，当 H_1 为 $H_1 : \mu_1 < \mu_2$，z 检验的检验水准 α 取标准正态分布曲线的左侧的尾部面积（图），这时 $\alpha = 0.05$ 的 z 界值 $z_{0.05} = -1.65$，将算

得的统计量 $|z|$ 值与 $z = 1.65$ 进行比较，即可做出拒绝或不拒绝 H_0 的结论。

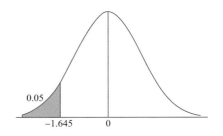

图　单侧 z 检验的检验水准 α

单侧检验与双侧检验的关系。以 z 检验为例，单侧检验的 $z_{0.05} = 1.645$，双侧检验的 $z_{0.05/2} = 1.96$。如果检验统计量 $z = 1.80$ 时，则单侧检验有统计学意义，但双侧检验无统计学意义。这是由于在同一检验水准 α 下，单侧的 z 界值小于双侧 z 界值。因此，对同一个样本数据做 z 检验，单侧检验比双侧检验较易获得有统计学意义的结果。如果本应作双侧检验而误用了单侧检验，容易犯 I 类错误，即假阳性错误（见**两类错误**）。

在没有特别说明的情况下通常采用双侧检验，除非专业上有非常充分的理由。即使采用单侧检验，也应在研究设计阶段做出规定，而不是在算得检验统计量后再选定。

（徐勇勇）

shuāngcè jiǎnyàn

双侧检验（two-sided test）　假设检验的目的通常是为了检验组间差别，所以检验假设为 $H_0 : \mu_1 = \mu_2$，$H_1 : \mu_1 \neq \mu_2$。当 $|z| \geqslant z_{0.05/2}$ 时，按 0.05 检验水准接受 H_1，认为差别有统计学意义，统计上又称这种检验为双尾检验，因为备择假设 H_1 实际上包括

$\mu_1 > \mu_2$ 和 $\mu_1 < \mu_2$ 两种情况，从图可看出，双侧 z 检验的检验水准对应的是标准正态分布双侧尾部面积，当 $z_{0.05/2} = 1.96$ 时，右侧的尾部面积为 0.025，表示 $z \geq 1.96$ 的概率；左侧的尾部面积也为 0.025，表示 $z \leq -1.96$ 的概率。两侧尾部面积之和为 0.05，即双侧检验的检验水准 $\alpha = 0.05$。

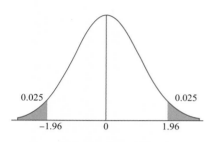

图　双侧 z 检验的检验水准 α

（徐勇勇）

liǎnglèi cuòwù

两类错误 （two types of errors）

假设检验无论拒绝 H_0 还是接受 H_0，都可能犯错误，假设检验的两类错误分别称为 Ⅰ 类错误（α）和 Ⅱ 类错误（β）。

Ⅰ类错误　当 H_0 为真时，假设检验结论拒绝 H_0 接受 H_1，这类错误称为 Ⅰ 类错误，又称假阳性错误。前面所讲的检验水准，就是预先规定的允许犯 Ⅰ 类错误概率的最大值，用 α 表示。α 又称检验水准，在假设检验时根据不同研究目的预先确定。通常规定 $\alpha = 0.05$，即在 H_0 为真的条件下试验重复 100 次试验，假设检验结果平均有 5 次拒绝 H_0。

Ⅱ类错误　当真实情况为 H_0 不成立而 H_1 成立时，假设检验结论不拒绝 H_0 反而拒绝 H_1，这类错误称为 Ⅱ 类错误，又称假阴性错误。其概率大小用 β 表示。β 只取单侧，其值的大小一般未知，

需在知道两总体差值 δ（如 $\mu_1 - \mu_2$）、α 和 n 时（见检验效能），才能算出。

单样本均数检验的两类错误　为了更好地理解假设检验两类错误的意义，以样本均数与总体均数比较的 z 检验来说明，见图。设 H_0：$\mu = \mu_0$，H_1：$\mu < \mu_0$。若 μ 确实等于已知总体均数 μ_0，即 H_0 实际上是成立的，但由于抽样误差，偶然得到较小的 $\overline{X}_1$ 值以及较大的 u 值（绝对值），使得 $u \geq u_\alpha$，按 $\alpha = 0.05$ 的检验水准，拒绝 H_0，接受 H_1，结论为 $\mu < \mu_0$。此时犯 Ⅰ 类错误，其概率为 α。相反，若 μ 确实小于 μ_0，即 H_0 不成立，H_1 成立，由于抽样误差，得到较大的 $\overline{X}_2$ 值以及较小的 u 值（绝对值），使得 $u < u_\alpha$，检验结论不拒绝 H_0。此时犯 Ⅱ 类错误，其概率为 β。从图 1 中可以发现，α 越小（界值左移），β 越大；相反，α 越大（界值右移），β 越小。若要同时减小 Ⅰ 类错误 α 和 Ⅱ 类错

误 β，最可行的方法是增加样本量（见样本量估计）。

（徐勇勇）

jiǎnyàn xiàonéng

检验效能 （power of a test）

当两总体确有差别，按检验水准 α，假设检验能发现其差别（拒绝 H_0）的能力。又称把握度，用概率值 $1 - \beta$ 表示，其中 β 为一次假设检验接受 H_0 时犯 Ⅱ 类错误的概率（见两类错误）。例如 $1 - \beta = 0.90$，意味着若两总体确有差别，理论上在 100 次检验中，有 90 次能够得出差别有统计学意义的结论。

影响检验效能的主要因素　以下式大样本两均数 z 检验公式为例（H_0：$\mu_1 = \mu_2$，H_1：$\mu_1 \neq \mu_2$），说明影响检验效能的主要因素。

$$
\begin{aligned}
z &= \frac{\overline{X}_1 - \overline{X}_2}{\sqrt{S_1^2/n_1 + S_2^2/n_2}} \\
&= \frac{(\overline{X}_1 - \mu_1) - (\overline{X}_2 - \mu_2)}{S_{\overline{x}_1 - \overline{x}_2}} + \frac{\mu_1 - \mu_2}{S_{\overline{x}_1 - \overline{x}_2}}
\end{aligned}
$$

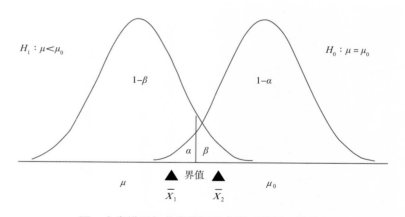

图　Ⅰ类错误与Ⅱ类错误示意图（单侧 z 检验）

表　假设检验的两类错误

真实情况	假设检验结论	
	拒绝 H_0，接受 H_1	接受 H_0
H_0 为真	Ⅰ 类错误（α）	推断正确（$1 - \alpha$）
H_0 不成立即 H_1 为真	推断正确（$1 - \beta$）	Ⅱ 类错误（β）

总体参数的差异　总体参数的差异越大，检验效能越大。由于 $\dfrac{(\overline{X}_1 - \mu_1) - (\overline{X}_2 - \mu_2)}{S_{\overline{X}_1 - \overline{X}_2}}$ 近似服从标准正态分布，并且与 H_0: $\mu_1 = \mu_2$ 是否成立无关。当 H_1 为真时，以式检验统计量为近似标准正态分布统计量加一个增量 $\delta' = \dfrac{\mu_1 - \mu_2}{S_{\overline{X}_1 - \overline{X}_2}}$，与 H_0: $\mu_1 = \mu_2$ 是否成立有关，δ' 为两总体参数标准化差异。$|\delta'|$ 越大，越有可能在抽样中获得较大差别的两样本均数 $\overline{X}_1$，$\overline{X}_2$。在其他条件相同的情况下，$|\delta'|$ 越大，从概率的意义上讲，$|\overline{X}_1 - \overline{X}_2|$ 也越大，越有可能获得能够拒绝 H_0 的 u 值，得到两总体间有差别的结论。

总体标准差　个体差异（标准差）越小，检验效能越大。若比较的两总体内的个体差异越小，即总体标准差 $\sigma = \sigma_1 = \sigma_2$ 越小，从概率的意义上讲，样本标准差 S_1 和 S_2 越小，两均数之差的标准误 $S_{\overline{X}_1 - \overline{X}_2}$ 越小。u 检验公式中的分母 $S_{\overline{X}_1 - \overline{X}_2}$ 越小，u 值就越大，越容易得到拒绝 H_0 的假设检验结果。

样本量　样本量越大，检验效能越大。在两均数比较的 u 检验中，两样本例数 n_1 和 n_2 与 $S_{\overline{X}_1 - \overline{X}_2}$ 呈反比。同样条件下 n_1 和 n_2 越大，$S_{\overline{X}_1 - \overline{X}_2}$ 越小，越有可能拒绝 H_0，做出两总体间存在差别的结论。

检验水准　检验水准 α（见检验水准）越松，检验效能越大。$\alpha = 0.05$ 时的检验效能大于 $\alpha = 0.01$ 时的检验效能。因为 α 定得越宽，u 检验的检验界值越小，假设检验越容易拒绝 H_0。

在以上影响检验效能的 4 个因素中，总体参数的差异 δ、总体标准差 σ、检验水准 α 通常是相对固定的，尤其是 δ 和 σ，都是不可改变的参数，只能做出比较接近的估计，但不能人为调整。可以人为调整的因素只有样本量 n_1，n_2，而且样本量对检验效能影响最大。所以，$1 - \beta$ 是设计一次实验或抽样所需样本量估计的重要参数，通常设定为 0.95、0.90、0.80。

两样本均数比较 u 检验的检验效能估计　在假设检验结果的解释和评价中，特别是分析那些未能拒绝 H_0 的假设检验结果，事后估计检验效能 $1 - \beta$ 的值，有助于判断是总体参数确实没有差别，还是由于样本量太少导致的检验效能不足，如 $1 - \beta < 80\%$。这里仍以两独立样本均数比较的 u 检验（双侧）为例（见两样本均数比较），用图反映检验水准为 $\alpha = 0.05$ 时，检验效能与 δ、σ 和每组

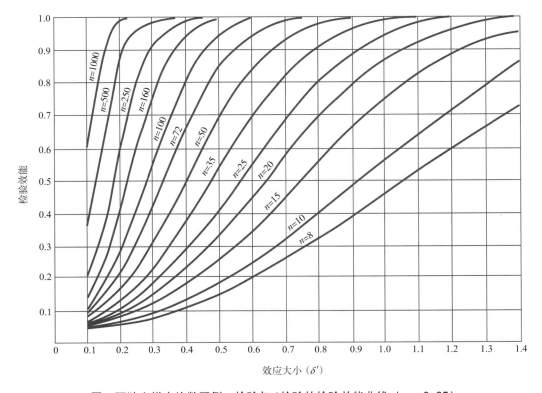

图　两独立样本均数双侧 z 检验与 t 检验的检验效能曲线（$\alpha = 0.05$）

样本量 n（两组例数相等）之间的关系。图中，纵轴是检验效能，横轴是以 σ 为单位总体均数的差值 $\delta' = |\mu_1 - \mu_2|/\sigma$，又称效应大小（effect size）。曲线反映了不同样本量条件下检验效能与效应大小之间的关系。利用图，可以事后估计有 $2n$ 个研究样本的假设检验的检验效能，此时效应大小用样本估计值 $\delta' = |\bar{X}_1 - \bar{X}_2|/S$，在给定 n 和 $\delta' = |\bar{X}_1 - \bar{X}_2|/S$ 的条件下估计检验效能 $1-\beta$。但图更重要的用途是，在研究设计时，在给定 $\delta' = |\mu_1 - \mu_2|/\sigma$ 和检验效能 $1-\beta$，估计使检验效能达到 $1-\beta$ 每组所需的样本量 n。

（徐勇勇 杨 鹏 沈其君）

sìránbǐ jiǎnyàn

似然比检验（likelihood ratio test）

推论样本数据是否来自特定总体的一种假设检验方法。又称为 LR 检验、广义似然比检验或极大似然比检验。具体地说，就是依据 n 个随机数据 x_1，x_2，$\cdots$，x_n，通过建立似然函数 $L(x_1, x_2, \cdots, x_n; \theta)$（见极大似然法），推论该样本的总体参数是否为 θ，其中 θ 为参数向量。例如，已知样本数据相互独立，且服从正态分布，在 $H_0: \mu = \mu_0$ 假设下，$\theta' = (\mu_0, \sigma^2)$。

似然比检验是 1928 年由内曼（Neyman）和皮尔逊（Pearson）两人首先提出。对于任何一个已知的总体分布，Ω 表示总体参数空间，ω 为 Ω 的子集，对应的检验假设 $H_0: \theta \in \omega$，$H_1: \theta \notin \omega$。令 $L(\hat{\theta})$ 为在 Ω 参数空间的极大似然值，$L(\hat{\theta})$ 为在 ω 参数空间的极大似然值，则 $\hat{\theta}$ 称为 θ 的极大似然估计，$\hat{\theta}_0$ 称为 H_0 成立时 θ 的极大似然估计。似然比检验统计量的计算公式为：

$$\lambda = \frac{L(\hat{\theta}_0)}{L(\hat{\theta})} \qquad (1)$$

理论上讲，$\hat{\theta}$ 最接近真正的参数向量 θ。如果 H_0 成立，$\hat{\theta}_0$ 也应该接近参数向量 θ。因此，当 λ 接近 1 时，可以认为 $\hat{\theta}_0$ 与 $\hat{\theta}$ 的差别无统计学意义，反之，当 λ 接近 0 或远大于 1 时，拒接 H_0。是否拒接 H_0 取决于 λ 对应的 P 值。大样本时，$-2\ln(\lambda)$ 近似 χ^2 分布，自由度为设定 H_0 所需的独立条件数。$\ln(\lambda)$ 称为对数似然比。

单样本均数的似然比检验 n 个随机数据相互独立，服从正态分布 $N(\mu, \sigma^2)$，样本似然函数为公式（2）。参数空间为公式（3）。

$$\Omega = \{(\mu, \sigma^2): -\infty < \mu < \infty, \sigma^2 > 0\} \qquad (3)$$

检验假设 H_0 对应的子集：

$$\omega = \{(\mu_0, \sigma^2): \sigma^2 > 0\} \qquad (4)$$

在 Ω 上，μ 和 σ^2 的极大似然估计为：

$$\hat{\mu} = \bar{x} \qquad (5)$$

$$\hat{\sigma}^2 = \frac{1}{n}\sum_{i=1}^{n}(x_i - \bar{x})^2 \qquad (6)$$

在 ω 上，$\mu = \mu_0$，σ^2 的极大似然估计为：

$$\hat{\sigma}^2 = \frac{1}{n}\sum_{i=1}^{n}(x_i - \mu_0)^2 \qquad (7)$$

所以：

$$\max_{\Omega} L(\mu, \sigma^2) = L(\hat{\mu}, \hat{\sigma}^2) = \left[\frac{2\pi}{n}\sum_{i=1}^{n}(x_i - \bar{x})^2\right]^{-n/2} e^{-n/2} \qquad (8)$$

$$\max_{\omega} L(\mu, \sigma^2) = L(\mu_0, \hat{\sigma}^2) = \left[\frac{2\pi}{n}\sum_{i=1}^{n}(x_i - \mu_0)^2\right]^{-n/2} e^{-n/2} \qquad (9)$$

似然比检验的统计量为：

$$\lambda = \frac{\max_{\omega} L(\mu, \sigma^2)}{\max_{\Omega} L(\mu, \sigma^2)} \qquad (10)$$

显然，$0 < \lambda \leq 1$。当 $H_0: \mu = \mu_0$ 成立时，$\lambda \leq \lambda_0$，拒绝 H_0，$\lambda > \lambda_0$，接受 H_0，其中 $\lambda_0 (0 < \lambda_0 < 1)$ 为似然比检验的临界值。在给定显著性水平 α 后，λ_0 的选取应满足：当 $H_0: \mu = \mu_0$ 为真时 $P(\lambda \leq \lambda_0) = \alpha$。

两样本均数比较的似然比检验 具体如下：

$$\begin{aligned}\lambda &= \frac{\max_{\omega} L(\mu, \sigma^2)}{\max_{\Omega} L(\mu, \sigma^2)}\\[2mm] &= \left[\frac{\sum_{i=1}^{n}(x_i - \bar{x})^2}{\sum_{i=1}^{n}(x_i - \mu_0)^2}\right]^{n/2}\\[2mm] &= \left[\frac{\sum_{i=1}^{n}(x_i - \bar{x})^2}{\sum_{i=1}^{n}(x_i - \bar{x})^2 + \sum_{i=1}^{n}(x_i - \mu_0)^2}\right]^{n/2}\\[2mm] &= \left[\frac{1}{1 + n(\bar{x} - \mu_0)^2/\sum_{i=1}^{n}(x_i - \bar{x})^2}\right]^{n/2}\\[2mm] &= \left[\frac{1}{1 + t^2/(n-1)}\right]^{n/2} \qquad (11)\end{aligned}$$

其中：

$$t = \frac{\sqrt{n}(\bar{x} - \mu_0)}{s} \qquad (12)$$

$$s^2 = \frac{1}{n-1}\sum_{i=1}^{n}(x_i - \bar{x})^2 \qquad (13)$$

当 $H_0: \mu = \mu_0$ 时，统计量服从自由度为 $n-1$ 的 t 分布。由于 λ 是关于 $|t|$ 的严格递减函数，似然比检验等价于：

当 $|t| \geq t_{\alpha/2, (n-1)}$ 时，拒绝 H_0；当 $|t| < t_{\alpha/2, (n-1)}$ 时，不拒绝 H_0。

$$L(\mu, \sigma^2) = (2\pi\sigma^2)^{-n/2} \exp\left[-\frac{1}{2\sigma^2}\sum_{i=1}^{n}(x_i - \mu)^2\right] \qquad (2)$$

单样本均数向量的似然比检验 n 个随机向量 x_1, x_2, $\cdots$, x_n 相互独立，服从 p 维正态分布 $N(\mu, \sum)$，检验：

$H_0: \mu = \mu_0$，$H_1: \mu \neq \mu_0$

样本的似然函数见公式（14）。

参数空间：

$$\Omega = \left\{ (\mu, \sum): \mu \in R^p, \sum > 0 \right\} \tag{15}$$

H_0 对应的子集：

$$\omega = \left\{ (\mu_0, \sum): \sum > 0 \right\} \tag{16}$$

在 Ω 上，μ 和 $\sum$ 的极大似然估计为：

$$\hat{\mu} = \bar{x} \tag{17}$$

$$\hat{\sum} = \frac{1}{n}A = \frac{1}{n}\sum_{i=1}^{n}(x_i - \bar{x})(x_i - \bar{x})' \tag{18}$$

在 ω 上，$\mu = \mu_0$，$\sum$ 的极大似然估计为公式（19）。所以：

$$\max_{\Omega}L(\mu, \sum) = L(\hat{\mu}, \hat{\sum}) = (2\pi)^{-np/2}|A|^{-n/2}n^{np/2}e^{-np/2} \tag{20}$$

见公式（21）。

似然比检验与霍特林（Hotelling）T^2 检验（见多元分析）的关系：

$$\lambda = \frac{\max_{\omega}L(\mu, \sum)}{\max_{\Omega}L(\mu, \sum)}$$
$$= \frac{|A|^{n/2}}{|A + n(\bar{x}-\mu_0)(\bar{x}-\mu_0)'|^{n/2}}$$
$$= |I_p + nA^{-1}(\bar{x}-\mu_0)(\bar{x}-\mu_0)'|^{-n/2}$$
$$= [1 + n(\bar{x}-\mu_0)'A^{-1}(\bar{x}-\mu_0)]^{-n/2}$$
$$= [1 + T^2/(n-1)]^{-n/2} \tag{22}$$

当 $\lambda \leq \lambda_a$ 时，拒绝 H_0；当 $\lambda > \lambda_a$ 时，接受 H_0。临界值 λ_a 满足：当 H_0 为真时，$P(\lambda \leq \lambda_a) = a$。由于 λ 是关于 T^2 的严格递减函数，似然比检验等价于霍特林 T^2 检验。

应用 多重线性回归模型（见多重线性回归）、误差服从正态分布且相互独立的方差分析中的 F 检验等同于似然比检验。在多变量分析中的威尔克斯（Wilk's）λ 统计量也等同于似然比检验。在 $R \times C$ 列联表分析中，既可以采用皮尔森（Pearson）χ^2 检验，也可以采用似然比检验。在广义线性模型中，比较当前模型与增加参数后的扩展模型之间的残差变化是否有统计学意义，采用对数似然比检验，计算公式为：

$D = -2[\ln(当前模型似然值) - \ln(扩展模型似然值)]$
$$= -2\ln\left(\frac{L_0}{L_a}\right)$$
$$= -2\ln(\lambda) \tag{23}$$

当样本量较大时，在 D 近似服从自由度为 $df_1 - df_2$ 的卡方分布，其中为 df_1 扩展模型的自由度，df_2 为当前模型的自由度。

在下列情况下，不宜采用似然比检验：①当样本量较小时，用 χ^2 分布估计似然比检验的 P 值存在较大误差。②列联表的分类数较少。③广义线性模型拟合优度检验的饱和模型。④检验参数邻近参数空间的边界，如方差分量接近0。⑤似然函数的理论分布和模型假定不确切。当不宜用卡方分布估计似然比检验的 P 值时，应采用其他具有明确分布的检验统计量，如 t 值、F 值或 Wilk's λ 等。

（徐勇勇）

zhōngxīn jíxiàn dìnglǐ
中心极限定理 （central limit theory）
概率论中讨论随机变量序列部分和分布渐近于正态分布的一类定理。这组定理是数理统计学和误差分析的理论基础，无论总体是什么分布，任意一个总体的样本平均值都会围绕在总体的整体平均值周围，并且呈正态分布。

列维－林德贝格（Lévy-Lindeberg）中心极限定理 设随机变量 X_1, X_2, $\cdots$, X_n, $\cdots$ 是相互独立且服从同一分布，又 $E(X_i) = \mu$，$D(X_i) = \sigma^2$，$i = 1$, 2, $\cdots$ 均存在且有限，则对任意实数 x，有

$$\lim_{n\to\infty}P\left\{\frac{\sum_{i=1}^{n}X_i - n\mu}{\sqrt{n}\sigma} \leq x\right\} = \frac{1}{\sqrt{2\pi}}\int_{-\infty}^{x}e^{-\frac{t^2}{2}}dt$$
$$= \Phi(x) \tag{1}$$

式中 $\Phi(x)$ 是标准正态分布

$$L(\mu, \sum) = (2\pi)^{-np/2}|\sum|^{-n/2}\text{etr}\left\{-\frac{1}{2}\sum^{-1}[A + n(\bar{x}-\mu)(\bar{x}-\mu)']\right\} \tag{14}$$

$$\hat{\sum} = \frac{1}{n}\sum_{i=1}^{n}(x_i-\mu_0)(x_i-\mu_0)'$$
$$= \frac{1}{n}\left[\sum_{i=1}^{n}(x_i-\bar{x})(x_i-\bar{x})' + n(\bar{x}-\mu_0)(\bar{x}-\mu_0)'\right]$$
$$= \frac{1}{n}[A + n(\bar{x}-\mu_0)(\bar{x}-\mu_0)'] \tag{19}$$

$$\max_{\omega}L(\mu, \sum) = L(\mu_0, \hat{\sum})$$
$$= (2\pi)^{-np/2}|A + n(\bar{x}-\mu_0)(\bar{x}-\mu_0)'|^{-n/2}n^{np/2}e^{-np/2} \tag{21}$$

$N(0, 1)$ 的分布函数。

该定理又称为独立同分布中心极限定理，对于独立同分布随机变量序列 X_1，X_2，$\cdots$，X_n，则

$$Z_n = \frac{\left(\sum_1^n X_i\right)/n - \mu}{\sigma/\sqrt{n}}$$

是 $\sum_1^n X_i$ 的标准化的随机变量。该中心极限定理表明，在 n 充分大时，Z_n 近似服从标准正态分布 $N(0, 1)$，即

$$Z_n = \frac{\left(\sum_1^n X_i\right)/n - \mu}{\sigma/\sqrt{n}} \sim N(0,1) \text{（近似）}$$

(2)

棣莫弗－拉普拉斯（De Moivre-Laplace）中心极限定理

设 X 为 n 重伯努利试验中事件 A 发生的次数，π 为每次试验中事件 A 发生的概率，$0 < \pi < 1$，则对任意实数 x，有

$$\lim_{n \to \infty} P\left\{\frac{X - n\pi}{\sqrt{n\pi(1-\pi)}} \leq x\right\}$$
$$= \frac{1}{\sqrt{2\pi}} \int_{-\infty}^{x} e^{-\frac{t^2}{2}} dt = \Phi(x) \quad (3)$$

式中 $\Phi(x)$ 是标准正态分布 $N(0, 1)$ 的分布函数。

由该定理可知，若 X 服从二项分布 $B(n, \pi)$，则 X 的标准化随机变量 $\dfrac{X - n\pi}{\sqrt{n\pi(1-\pi)}}$ 将以标准正态分布 $N(0, 1)$ 为其极限分布，在实际应用中，只在 n 充分大时（$n>100$），即有：

$$\frac{X - n\pi}{\sqrt{n\pi(1-\pi)}} \sim N(0,1) \text{（近似）} \quad (4)$$

若 X 服从二项分布 $B(n, \pi)$，在 n 充分大时 $P\{x_1 \leq X \leq x_2\} = \sum_{x_1 \leq k \leq x_2} C_n^k \pi^k (1-\pi)^{n-k}$ 若利用定理 2，即公式（4）可得公式（5），其计算量大为简化。

（刘启贵）

$$P\{x_1 \leq X \leq x_2\} = P\left\{\frac{x_1 - n\pi}{\sqrt{n\pi(1-\pi)}} \leq \frac{X - n\pi}{\sqrt{n\pi(1-\pi)}} \leq \frac{x_2 - n\pi}{\sqrt{n\pi(1-\pi)}}\right\}$$
$$= \Phi\left(\frac{x_2 - n\pi}{\sqrt{n\pi(1-\pi)}}\right) - \Phi\left(\frac{x_1 - n\pi}{\sqrt{n\pi(1-\pi)}}\right)$$

(5)

zhèngtàixìng jiǎnyàn

正态性检验（normality test）检验一批样本数据是否来自正态分布总体的方法。又称为正态检验。例如，将表 1 资料做频数分布图，目测其分布形态近似 $\mu = 4$ 的正态分布（图），但样本数据毕竟存在抽样误差，需要通过其他统计方法检验样本频率密度分布（组距为 0.2）的形态与正态曲线（图中的黑色曲线）的差异是否有统计学意义。许多统计描述和统计推断方法要求原始数据或误差近似服从正态分布（见正态分布）。例如，表中 101 名正常成年女子的血清总胆固醇的体检资料，如果全部数据服从正态分布，描述资料特征用算术均数和标准差，否则要选用中位数、四分位间距其他指标（见集中趋势指标、离

表　101 名正常成年女子的血清总胆固醇（mmol/L）

2.35	4.21	3.32	5.35	4.17	4.13	2.78	4.26	3.58	4.34	4.84	4.41
4.78	3.95	3.92	3.58	3.66	4.28	3.26	3.50	2.70	4.61	4.75	2.91
3.91	4.59	4.19	2.68	4.52	4.91	3.18	3.68	4.83	3.87	3.95	3.91
4.15	4.55	4.80	3.41	4.12	3.95	5.08	4.53	3.92	3.58	5.35	3.84
3.60	3.51	4.06	3.07	3.55	4.23	3.57	4.83	3.52	3.84	4.50	3.96
4.50	3.27	4.52	3.19	4.59	3.75	3.98	4.13	4.26	3.63	3.87	5.71
3.30	4.73	4.17	5.13	3.78	4.57	3.80	3.93	3.78	3.99	4.48	4.28
4.06	5.26	5.25	3.98	5.03	3.51	3.86	3.02	3.70	4.33	3.29	3.25
4.15	4.36	4.95	3.00	3.26							

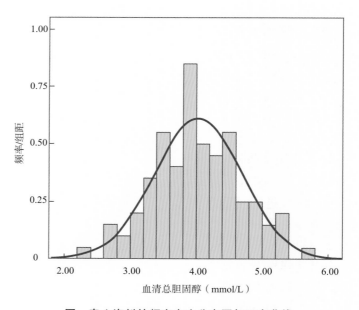

图　表 1 资料的频率密度分布图与正态曲线

散趋势指标）。一些假设检验方法，如样本均数的比较（见样本均数与总体均数比较、配对资料均数比较、两样本均数比较）和方差分析假定误差近似服从正态分布，否则组间差别检验要选用非参数统计方法。常用的正态性检验方法有正态分布 P-P 图、正态分布 Q-Q 图、矩法及正态分布拟合优度检验和夏皮罗－威尔克（Shapiro-Wilk）正态性检验。

（颜 艳）

fāngchā qíxìng jiǎnyàn

方差齐性检验（homogeneity of variances test）

检验两个或多个样本的总体方差是否相等的一种假设检验方法。又称同质性检验。常用的方差齐性检验方法包括两样本方差齐性检验、巴特利特检验和莱韦内检验。

两样本方差齐性检验 对两样本作方差齐性检验，较常用的方法是 F 检验，要求资料服从正态分布。检验统计量 F 的计算公式为：

$$F = \frac{S_1^2(较大)}{S_2^2(较小)}$$

$$\nu_1 = n_1 - 1, \nu_2 = n_2 - 1 \quad (1)$$

式中 S_1^2 为较大的样本方差；S_2^2 为较小的样本方差；ν_1 为分子的自由度；ν_2 为分母的自由度；n_1 为分子的样本量；n_2 为分母的样本量。如果仅仅是抽样误差的影响，F 值略等于 1。

例 1 为研究国产药阿卡波糖胶囊的降血糖效果，某医院用 40 名 Ⅱ 型糖尿病病人进行同期随机对照试验。试验者将这些病人随机等分到试验组（阿卡波糖胶囊组）和对照组（拜唐苹胶囊组），分别测得试验开始前和 8 周后的空腹血糖，并计算得空腹血糖下降值 $\overline{X}_1 = 2.065\ 0$（mmol/L），

标准差 $S_1 = 3.060\ 1$（mmol/L）；对照组空腹血糖下降值均数 $\overline{X}_2 = 2.625\ 0$（mmol/L），标准差 $S_2 = 2.420\ 5$（mmol/L）。试检验两总体空腹血糖下降值的方差是否不等。

建立检验假设：$H_0: \sigma_1^2 = \sigma_2^2$，$H_1: \sigma_1^2 \neq \sigma_2^2$，$\alpha = 0.10$。

计算检验统计量：$F = \frac{S_1^2(较大)}{S_2^2(较小)} = \frac{3.060\ 1^2}{2.420\ 5^2} = 1.598$。

查附表"F 界值表"：$\nu_1 = 20 - 1 = 19$，$\nu_2 = 20 - 1 = 19$ 按 $\alpha = 0.10$ 水准，$P>0.10$。

下结论：不拒绝 H_0，尚不能认为阿卡波糖胶囊组与拜唐苹胶囊组空腹血糖下降值的总体方差不等。

巴特利特（Bartlett）检验 计算公式见公式（2）。式中 g 为正态总体个数；n_i 为各样本的样本量；S_i^2 为各样本方差；S_C^2 为合并方差。S_C^2 计算公式为：

$$S_C^2 = \frac{\sum_{i=1}^{g}(n_i - 1)S_i^2}{\sum_{i=1}^{g}(n_i - 1)} \quad (3)$$

对于完全随机设计资料，有 $S_C^2 = MS_{组内}$（见方差分析）。计算

得到 χ^2 值后，查附表"χ^2 分布界值表"，得 P 值，按所取检验水准 α 作推论。

例 2 某医生为了研究一种降血脂新药的临床疗效，按统一纳入标准选择 120 名高血脂患者，采用完全随机设计方法将患者等分为 4 组进行双盲试验。6 周后测得低密度脂蛋白作为试验结果，见表。试分析各处理组的低密度脂蛋白值是否满足方差齐性。

建立检验假设：$H_0: \sigma_1^2 = \sigma_2^2 = \sigma_3^2 = \sigma_4^2$，$H_1$：各总体方差不全相等，$\alpha = 0.10$。

计算检验统计量：$n_1 = n_2 = n_3 = n_4 = 30$，$g = 4$。

$S_C^2 = 0.431$ $\chi^2 = 5.10$

下结论：$\nu = 4 - 1 = 3$，查附表"χ^2 分布界值表"，$P>0.10$，不拒绝 H_0，尚不能认为 4 个总体方差不等。

莱韦内（Levene）检验 设研究结果第 i 个组第 j 个观察值为原始数据 x_{ij}（$i = 1, 2, \cdots, g$，$j = 1, 2, \cdots, n_i$），莱韦内检验是将 x_{ij} 转换为绝对离差 Z_{ij} 后再检验组间差别。离差 Z_{ij} 有三种计算方法：

正态或对称分布资料：

表 四个处理组低密度脂蛋白（mmol/L）

分组	n	$\overline{X}$	S	S_i^2	$\ln S_i^2$
安慰剂组	30	3.430	0.715	0.511	-0.671
降血脂新药					
2.4g组	30	2.715	0.638	0.407	-0.898
4.8g组	30	2.698	0.497	0.247	-1.398
7.2g组	30	1.966	0.746	0.557	-0.585

$$\chi^2 = \frac{\sum_{i=1}^{g}(n_i - 1)\ln\frac{S_C^2}{S_i^2}}{1 + \frac{1}{3(g-1)}\left\{\sum_{i=1}^{g}(n_i - 1)^{-1} - \left[\sum_{i=1}^{g}(n_i - 1)\right]^{-1}\right\}}, \nu = g - 1 \quad (2)$$

$$Z_{ij} = |X_{ij} - \bar{X}_i|, \quad i = 1, 2, \cdots, g \qquad (4)$$

偏态分布资料：

$$Z_{ij} = |X_{ij} - M_{di}|, \quad i = 1, 2, \cdots, g \qquad (5)$$

包含有极端值或离群值的资料：

$$Z_{ij} = |X_{ij} - \bar{X}'_i|, \quad i = 1, 2, \cdots, g \qquad (6)$$

式中 M_{di} 为第 i 个样本的中位数；$\bar{X}'$ 为第 i 个样本截除样本含量的 10% 后的均数。转换后的检验统计量：

$$F = \frac{(N-g)\sum\limits_{i=1}^{g} n_i (\bar{Z}_i - \bar{Z})^2}{(g-1)\sum\limits_{i=1}^{g}\sum\limits_{j=1}^{n_i}(\bar{Z}_i - Z_{ij})^2} \qquad (7)$$

服从 $\nu_1 = g - 1$，$\nu_2 = N - g$ 的 F 分布。

例3 用莱韦内检验对例2原始数据做方差齐性检验。

采用式（4）将原始数据转换为绝对离差，用式（7）做组间差别检验，$F = 1.622$，$\nu_1 = 4 - 1 = 3$，$\nu_2 = 120 - 4 = 116$，$P>0.10$，不拒绝 H_0，尚不能认为 4 个总体方差不等，结论与例2相同。

两样本方差齐性检验和巴特利特检验要求各样本均服从正态分布，实际应用中有时不能符合此条件。莱韦内检验对样本的正态性没有要求，检验的稳定性优于巴特利特检验，而且既可用于两样本的方差齐性检验，也可用于对多个样本的方差齐性检验，已在许多统计软件中使用。

（颜 艳）

yàngběn jūnshù yǔ zǒngtǐ jūnshù bǐjiào

样本均数与总体均数比较

（one sample *t*-test） 将一个随机样本的均数与某一总体均数 μ_0 作假设检验，由此来推断取自该样本的未知总体均数 μ 与 μ_0 之间有无差别的过程。根据样本的分布类型和样本量的大小，可选择不同的方法作检验。

单样本均数 *t* 检验和单样本均数 *Z* 检验 当样本服从正态分布，样本量 n 较小且总体方差未知，可用单样本均数 t 检验。当 n 较大（如 >100），或总体方差已知，可用 Z 检验。当 n 足够大时，即使样本不服从正态分布，检验统计量 t 值亦近似于服从标准正态分布。实际上 Z 检验是 t 检验的特例。

单样本均数 t 检验的检验统计量：

$$t = \frac{\bar{X} - \mu_0}{S_{\bar{X}}} = \frac{\bar{X} - \mu_0}{S/\sqrt{n}}, \quad \nu = n - 1 \qquad (1)$$

式中 $\bar{X}$ 为样本均数；S 为样本标准差；$S_{\bar{X}}$ 为均数标准误；μ_0 为某已知总体均数或标准值。当 $H = H_0$ 时，t 值服从自由度为 n 的 t 分布。

单样本均数 Z 检验的检验统计量：

$$Z = \frac{\bar{X} - \mu_0}{\sigma_0/\sqrt{n}} \qquad (2)$$

式中 σ_0 为某已知总体标准差；Z 值服从标准正态分布。

例1 已知某地成年男子身高均数为 168.0cm，今从该地山区抽取 100 名成年男子，测得其平均身高为 162.3cm，标准差为 6.8cm。试问当地山区成年男子身高是否低于一般成年男子。

检验假设：$H_0: \mu = 168.0$，$H_1: \mu < 168.0$，$\alpha = 0.05$。

计算描述性统计量：$n = 100$，$\bar{X} = 162$，$S = 6.8$，$\mu_0 = 162.3$。

代入式（1）计算检验统计量：$t = \dfrac{\bar{X} - \mu_0}{S/\sqrt{n}} = 8.382$。

下结论：按 $\nu = 99$ 查 t 界值表，得 $P<0.05$，可认为该地山区成年男子身高低于该地成年男性的平均身高。

几何均数 *t* 检验 当数据资料呈等比级数变化或服从对数正态分布，数据的集中趋势描述宜采用几何均数（见集中趋势指标）。推论样本几何均数是否为来自总体几何均数 μ_G 的样本，需要先对数据作对数变换 $X' = \ln X$，由于当 X 服从对数正态分布时，X' 则服从正态分布，因此样本几何均数的假设检验问题转化为对 X' 算术均数的假设检验问题，可用对数变换后的数据计算描述性统计量，用式（1）或式（2）进行样本几何均数与总体几何均数的 t 检验。

（颜 艳）

pèiduì zīliào jūnshù bǐjiào

配对资料均数比较（paired *t*-test）

常用方法有配对资料均数 t 检验和配伍组设计的方差分析。配对资料均数 t 检验又称配对 t 检验，基本思想是分别计算每个对子内第 1 个处理的观测值与第 2 个处理的观测值之差 $d_i = X_{1i} - X_{2i}$（$i = 1, 2, 3, \cdots, n$），求得样本均数 $\bar{d}$ 和样本标准差 S_d，应用样本均数与总体均数 t 检验比较的方法（见样本均数与总体均数比较）检验 $\bar{d}$ 的总体均数 μ_d 是否为 0。对应的检验假设：$H_0: \mu_d = 0$，$H_1: \mu_d \neq 0$，检验统计量为：

$$t = \frac{\bar{d}}{S_d/\sqrt{n}}$$

式中 n 为样本量（对子数）；S_d 为 $\bar{d}$ 样的标准误。当 $H_d = 0$ 时检验统计量服从自由度为 $n-1$ 的 t 分布。

例 为比较两种方法对乳酸饮料中脂肪含量测定结果是否不

同，选择10个乳酸饮料制品，分别用哥特里-罗紫法和脂肪酸水解法测定，其结果见表。问两法测定结果是否不同？

本例，配对形式是每个乳酸饮料制品分别接受两种检测方法检验，共10个对子，两种处理，分别是哥特里-罗紫法和脂肪酸水解法，试验效应为脂肪含量。如果两种处理的效应相同，表中最后1列的总体均数应为μ_d。采用配对t检验，$H_0: \mu_d = 0$，$H_1: \mu_d \neq 0$，检验水准$\alpha = 0.05$，检验统计量

$$t = \frac{\bar{d}}{S_d/\sqrt{n}} = \frac{0.274}{0.1087/\sqrt{10}}$$
$$= 7.925, \nu = 10 - 1 = 9$$

查附表"t界值表"，得$P < 0.05$，拒绝H_0，接受H_1，可认为两种方法测定结果的差异有统计学差异，哥特里-罗紫法的测定结果高于脂肪酸水解法。

配对资料均数比较的方差分析见配伍组设计的方差分析。

（颜 艳）

liǎngyàngběn jūnshù bǐjiào

两样本均数比较 （two-sample t-test for independent samples）

检验两组独立样本所代表的总体均数是否有差别的方法。又称成组设计资料两样本均数比较、完全随机设计两样本均数比较。若两组数据满足以下两个前提条件：①两样本均来自正态总体且相互独立。②两样本所对应的总体方差相等，可选用t检验。若不满足，则应首先考虑对原始数据进行数据变换（如对数变换、平方根变换、平方根反正弦变换等），经变换后的数据如果满足上述条件，则对变换值进行t检验；若变换值仍不满足上述条件，则考虑对原始数据进行近似t检验。

t检验 统计量t及自由度ν的计算公式如式（1）所示：

$$t = \frac{\bar{X}_1 - \bar{X}_2}{S_{(\bar{x}_1 - \bar{x}_2)}} = \frac{\bar{X}_1 - \bar{X}_2}{\sqrt{S_C^2\left(\frac{1}{n_1} + \frac{1}{n_2}\right)}},$$
$$\nu = n_1 + n_2 - 2 \qquad (1)$$

在式（1）中，$\bar{X}_1$、$\bar{X}_2$分别代表两组样本均数；n_1、n_2分别代表两组样本含量；$S_{(\bar{x}_1 - \bar{x}_2)}$为两样本均数之差的标准误；$S_C^2$为两样本合并方差，其计算公式为：$S_C^2 = \dfrac{(n_1 - 1)S_1^2 + (n_2 - 1)S_2^2}{n_1 + n_2 - 2}$，$S_1^2$、$S_2^2$分别代表两样本方差。

由式（1）计算得t值后，结合自由度查附表"t界值表"，确定P值，按检验水准α的大小作出统计学推断结论。

例1 为研究体重指数是否会对接受冠状动脉旁路移植术（CABG）的患者术后感染状况造成影响，某医生收集了209名接受CABG患者的体重指数及术后感染状况信息，结果如下，试比较两组患者的体重指数有无差别。

有并发症组 $n_1 = 58$，$\bar{X}_1 = 22.44 \text{ kg/m}^2$，$S_1 = 2.96 \text{ kg/m}^2$

无并发症组 $n_2 = 151$，$\bar{X}_2 = 23.43 \text{ kg/m}^2$，$S_2 = 3.13 \text{ kg/m}^2$

本例满足方差齐性的前提条件，可用t检验对两组样本均数进行比较，具体步骤如下：

根据研究目的，建立无效假设H_0和备择假设H_1，确定检验水准。

$H_0: \mu_1 = \mu_2$，即有并发症组和无并发症组患者术前体重指数相同。

$H_1: \mu_1 \neq \mu_2$，即有并发症组和无并发症组患者术前体重指数不同。

$\alpha = 0.05$。

计算检验统计量。

$t = -2.074$ $\nu = 207$

确定P值，下结论。查附表"t界值表"，得$P = 0.039$，按$\alpha = 0.05$的检验水准，拒绝H_0，接受H_1。可以认为两组患者的体重指数，结合两组样本均数大小，可认为有并发症组患者的体重指数较低。

两样本几何均数比较 医学上某些资料为等比资料或对数正态分布资料，如抗体滴度、细菌计数，此时，需对其进行对数变换，使用几何均数描述其平均水平。若经对数变换后的两组资料

表　两种方法对乳酸饮料中脂肪含量的测定结果 （%）

哥特里-罗紫法	脂肪酸水解法	差值 d
0.840	0.580	0.260
0.591	0.509	0.082
0.674	0.500	0.174
0.632	0.316	0.316
0.687	0.337	0.350
0.978	0.517	0.461
0.750	0.454	0.296
0.730	0.512	0.218
1.200	0.997	0.203
0.870	0.506	0.364

近似服从正态分布且方差齐，可对变换后的数据求均数和标准差，然后进行 t 检验。

例2 某市对成年组及青少年组的健康男子进行某疫苗接种并对其体内的抗体滴度进行测定，结果如表所示，试比较两组间平均抗体滴度有无差异？

本例中抗体滴度呈倍数变化，宜采用两样本几何均数对其进行统计描述。将各组抗体滴度取倒数后进行对数变换，对变换后的数据求均数和标准差，再采用 t 检验对两样本均数进行比较。

根据研究目的，建立无效假设 H_0 和备择假设 H_1，确定检验水准。

H_0：$\mu_1 = \mu_2$，即成年组健康男子抗体滴度的总体几何均数的对数值与青少年组相同。

H_1：$\mu_1 \neq \mu_2$，即成年组健康男子抗体滴度的总体几何均数的对数值与青少年组不同。

$\alpha = 0.05$。

计算检验统计量。分别以 X_1 和 X_2 代表两组抗体滴度的倒数。由表 1 可知：本例 $n_1 = n_2 = 10$，$\overline{X}_{\lg X_1} = 0.933$，$S_{\lg X_1} = 0.413$，$\overline{X}_{\lg X_2} = 1.806$，$S_{\lg X_2} = 0.512$。

计算合并方差 S_C^2。

$$S_C^2 = \frac{(n_1 - 1)S_{\lg X_1}^2 + (n_2 - 1)S_{\lg X_2}^2}{n_1 + n_2 - 2}$$
$$= \frac{(10-1)0.413^2 + (10-1)0.512^2}{10 + 10 - 2}$$
$$= 0.216$$

计算两均数之差的标准误 $S_{(\bar{x}_1 - \bar{x}_2)}$。

$$S_{(\bar{x}_1 - \bar{x}_2)} = \sqrt{S_C^2 \left(\frac{1}{n_1} + \frac{1}{n_2} \right)}$$
$$= \sqrt{0.216 \times \left(\frac{1}{10} + \frac{1}{10} \right)}$$
$$= 0.208$$

计算 t 值。

$$t = \frac{|\overline{X}_1 - \overline{X}_2|}{S_{(\bar{x}_1 - \bar{x}_2)}}$$
$$= \frac{|\overline{X}_{\lg X_1} - \overline{X}_{\lg X_2}|}{S_{(\bar{x}_1 - \bar{x}_2)}} = 4.20$$

$$\nu = n_1 + n_2 - 2 = 10 + 10 - 2 = 18$$

确定 P 值，判断结果。查附表"t 界值表"，得 $P < 0.001$，按 $\alpha = 0.05$ 水准，拒绝 H_0，接受 H_1，可认为两组男子抗体滴度的总体几何均数间有差别，成年组健康男子的抗体水平高于青少年组。

近似 t 检验 包括阿斯平－韦尔奇（Aspin-Welch）法近似 t 检验和科克伦-考克斯法近似 t 检验。又称 t' 检验。阿斯平－韦尔奇法是对自由度进行校正，科克伦-考克斯法则是对临界值进行校正。

阿斯平－韦尔奇法 阿斯平-韦尔奇法使用韦尔奇－萨特思韦特（Welch-Satterthwaite）公式对 t' 检验的自由度进行校正，统计量 t' 及自由度 ν' 的计算公式如式（2）所示：

$$t' = \frac{|\overline{X}_1 - \overline{X}_2|}{\sqrt{\frac{S_1^2}{n_1} + \frac{S_2^2}{n_2}}},$$
$$\nu' = \frac{(S_1^2/n_1 + S_2^2/n_2)^2}{\frac{(S_1^2/n_1)^2}{n_1 - 1} + \frac{(S_2^2/n_2)^2}{n_2 - 1}} \quad (2)$$

由式（2）计算得 t' 值及校正

后的自由度 ν'，根据校正后的自由度查"t 界值表"，若 $t' \geq t_{\alpha, \nu'}$，则 $P \leq \alpha$；若 $t' < t_{\alpha, \nu'}$，则 $P > \alpha$，并作出推断结论。

目前，阿斯平-韦尔奇法是统计软件中普遍使用的方法。

科克伦－考克斯（Cochran & Cox）法 科克伦-考克斯法中统计量 t' 的计算公式同式（2），对 t' 检验临界值的校正公式如式（3）所示：

$$t'_\alpha = \frac{S_{\overline{X}_1}^2 \cdot t_{\alpha, \nu_1} + S_{\overline{X}_2}^2 \cdot t_{\alpha, \nu_2}}{S_{\overline{X}_1}^2 + S_{\overline{X}_2}^2}$$
$$= \frac{S_1^2/n_1 \cdot t_{\alpha, \nu_1} + S_2^2/n_2 \cdot t_{\alpha, \nu_2}}{S_1^2/n_1 + S_2^2/n_2},$$
$$\nu_1 = n_1 - 1, \nu_2 = n_2 - 1 \quad (3)$$

在式（3）中，t_{α, ν_1}、t_{α, ν_2} 分别为在 α 水平下，自由度为 ν_1、ν_2 时，由附表"t 界值表"得到 t 临界值。

由式（2）（3）分别计算得 t' 值及 t'_α 值，并将统计量 t' 与 t'_α 作比较，若 $t' \geq t'_\alpha$，则 $P \leq \alpha$；若 $t' < t'_\alpha$，则 $P > \alpha$，由此作出推断结论。

（凌 莉）

dānyīnsù duōgè yàngběn jūnshù bǐjiào

单因素多个样本均数比较

（comparing the means more than two groups） 见完全随机设计的方差分析。

（凌 莉）

duōgè yàngběn jūnshù de liǎngliǎng bǐjiào

多个样本均数的两两比较

（multiple comparisons） 多个样本均数进行比较时，经方差分析计算得出各总体均数不全相等的

表　成年组及青少年组的健康男子抗体滴度的测定结果

青少年组	1:2	1:4	1:4	1:4	1:8	1:8	1:16	1:16	1:32	1:32
成人组	1:8	1:16	1:32	1:32	1:64	1:128	1:128	1:128	1:256	1:256

结论后，常需进一步明确具体是哪两个组的总体均数有差别，哪两个组的总体均数无差别，此时可对多个样本均数进行两两比较以考察各组别之间的差别。又称多重比较。

均数间的两两比较根据研究设计、研究者进行比较的目的（探究性或验证性）不同分为两种类型：一种是在研究设计阶段未预先考虑或预料到，经方差分析结果提示"各总体均数不全相等的结论"后才决定的多个均数间的两两事后比较，通常涉及每两个均数间的比较；另一种是事先计划好对各均数进行两两比较，即在设计阶段就根据研究目的或专业知识考虑确定要进行的比较，如同时验证某药品三个剂型的有效性，只作各剂型与对照组的比较即可，该方法常见于证实性研究。设计方案不同，对应选择的检验方法也不同，应用中需根据研究设计和专业知识考虑来确定具体的多重比较方法，不能多种方法一起使用，然后选取"有利"的结果。下面分述两种不同设计均数间两两比较的方法选择。

多个均数间的两两事后比较

适用于探索性研究，一般要对各组均数进行两两组合，分别进行检验，常用的方法有 SNK 法、LSD-t 检验、邓尼特（Dunnett）-t 检验、邓肯（Duncan）法、图基（Tukey）法、沙菲（Scheffe）法和 Bofferroni 校正。需要注意的是，以上几种方法对数据均有具体的要求和限制。

SNK 法 SNK 法属多重极差检验（multiple range test），因其检验统计量为 q，又称 q 检验。在方差分析结果拒绝 H_0 时，可用此法对多个样本均数间的差异进行两两比较。本法的原理是根据各对比组内涵盖的均值的个数调整各自的检验水准，以限制实验误差，保证在全部试验组依次进行两两比较时减少犯 I 类错误的概率。

SNK 法中检验统计量 q 的计算公式如式（1）所示：

$$q = \frac{|\bar{X}_A - \bar{X}_B|}{S_{\bar{x}_A - \bar{x}_B}}$$

$$= \frac{|\bar{X}_A - \bar{X}_B|}{\sqrt{\dfrac{MS_{\text{误差}}}{2}\left(\dfrac{1}{n_A} + \dfrac{1}{n_B}\right)}}, \nu = \nu_{\text{误差}}$$

(1)

式中分子为任意两个对比组 A、B 的样本均数之差；分母是差值的标准误；式中 n_A 和 n_B 分别为 A 和 B 两个样本的例数，$MS_{\text{误差}}$ 为方差分析计算所得的误差均方。

SNK 法的具体步骤如下：①将 k 组样本均数从大到小排列：$\bar{X}_1$，$\bar{X}_2$，$\cdots$，$\bar{X}_k$，按排列顺序将各组依次进行比较，即从最大均数开始，将其顺次与其他各组均数进行比较；然后以次大均数与各组对比，依此类推。②计算两对比组的样本均数差值，如表 1 第（2）栏。③计算参与比较的两对比组内包含的组数 a。如 $\bar{X}_1$ 与 $\bar{X}_2$ 进行比较时，$a=2$；$\bar{X}_1$ 与 $\bar{X}_3$ 进行比较时，$a=3$。④按式（1）计算 q 值及其自由度，如表 1 第（3）~（4）栏。⑤按两对比组内包含的组数 a、自由度 $\nu_{\text{误差}}$ 及所取检验水准 α 查多重比较的 SNK 法的 q 界值表，得 q 临界值，与计算所得 q 值进行比较，作出推断结论。

例 1 为研究不同剂量阿托伐他汀对心肌梗死兔内皮祖细胞水平的影响，某研究者将 30 只新西兰大白兔随机分成 3 组，每组 10 只，分别给予生理盐水5mg/（kg·d）、常规剂量阿托伐他汀5mg/（kg·d）和大剂量阿托伐他汀20mg/（kg·d），喂养 8 周后，测其体内双染阳性细胞 EPCs 计数，试比较各组间双染阳性细胞 EPCs 计数有无差异，若有，试用 SNK 法对三组均数分别进行两两比较。

生理盐水组 $n_1 = 10$，
$\bar{X}_1 = 209.90$mg/（kg·d），
$S_1 = 15.28$mg/（kg·d）

常规剂量组 $n_2 = 10$，
$\bar{X}_2 = 309.80$mg/（kg·d），
$S_2 = 36.16$mg/（kg·d）

大剂量组 $n_3 = 10$，
$\bar{X}_3 = 249.50$mg/（kg·d），
$S_3 = 15.88$mg/（kg·d）

已知本例满足多组样本数据正态、独立及方差齐性三个前提条件（见正态性检验、方差齐性检验），且经方差分析得各组样本间双染阳性细胞 EPCs 计数值有差异（见完全随机设计的方差分析），现采用 SNK 法对三组均数进行多重比较。

步骤 1：建立检验假设，确定检验水准 α。用 A 与 B 代表多组中的任意两组，则：

$H_0: \mu_A = \mu_B$（A 与 B 两个对比组的总体均数相等）。

$H_1: \mu_A \neq \mu_B$（A 与 B 两个对比组的总体均数不等）。

$\alpha = 0.05$。

步骤 2：计算检验统计量 q 值。经方差分析计算得 $MS_{\text{误差}} = 597.67$。首先，将 3 组样本均数从大到小依次排列编秩：

处理组	常规剂量组	大剂量组	生理盐水组
均数	309.80	249.50	209.90
秩次（R）	1	2	3

其次，计算差值的标准误。

本例各组例数相等，故任意两组均数差值的误差均方相等，即：

$$S_{\overline{X}_A - \overline{X}_B} = \sqrt{\frac{MS_{误差}}{2}\left(\frac{1}{n_A} + \frac{1}{n_B}\right)}$$

$$= \sqrt{\frac{MS_{误差}}{n}} = \sqrt{\frac{597.67}{10}} = 7.73$$

再次，按排列顺序将各组依次进行比较，列出均数间两两比较计算表。

步骤3：确定 P 值，下结论。由表可知，按 $\alpha = 0.05$ 水准，认为三种治疗方法对治疗缺铁性贫血效果间的差别均有统计学意义。

LSD 法　用于多组中某一对或几对在专业上有特殊意义的均数比较。又称最小有意义差异法（least significant difference），本法与成组 t 检验（见两样本均数比较）的差别在于，LSD-t 检验中的合并方差为方差分析中的误差均方，自由度为方差分析中的误差自由度。本法计算简单，但有一定的缺点，即用 LSD-t 检验进行两两比较的次数越多，其犯 I 类错误的概率也越大。

LSD 法中检验统计量 t 的计算公式如式（2）所示：

$$t = \frac{|\overline{X}_A - \overline{X}_B|}{S_{\overline{X}_A - \overline{X}_B}}$$

$$= \frac{|\overline{X}_A - \overline{X}_B|}{\sqrt{MS_{误差}\left(\frac{1}{n_A} + \frac{1}{n_B}\right)}}, \nu = \nu_{误差} \quad (2)$$

邓尼特法　当需要将多个实验组均数逐一与对照组均数进行比较时，可使用邓尼特-t 检验。采用邓尼特法进行多组均数间的两两比较时，可将全部试验组比较的错误率（experiment-wise rate）控制在检验水准 α 内。

邓尼特法中检验统计量 t 的计算公式如式（3）所示：

$$t = \frac{|\overline{X}_T - \overline{X}_C|}{S_{\overline{X}_T - \overline{X}_C}}$$

$$= \frac{|\overline{X}_T - \overline{X}_C|}{\sqrt{MS_{误差}\left(\frac{1}{n_T} + \frac{1}{n_C}\right)}}, \nu = \nu_{误差} \quad (3)$$

式中 T 代表各个处理组，C 为对照组；其他符号意义同上。

邓尼特-t 统计量的计算公式与 LSD-t 检验完全相同，但需注意的是邓尼特-t 检验有专门的界值表，不同于 t 检验的界值表。

邓肯法　又称新多极差检验法，其所对应的犯 I 类错误的概率为 α。本法除 q 界值表与 SNK 法不同外，其余均同 SNK 检验。两法 q 值表的不同之处在于当两对比组内包含的组数 $a \geq 3$ 时，邓肯法查得的邓肯法 q 界值均小于 SNK 法的相应界值。

图基法　又称真实显著性差异法（honestly significant different, HSD）。本法要求各组样本含量相等，适用于组数较多（如大于等于 6 组）且希望对所有组间的差异都进行比较的情况。本法能将整个试验所犯 I 类错误的概率控制在检验水准 α 以内（如 $\alpha = 0.05$），与其他方法（如 LSD 法）相比，本法较为保守。

图基法中检验统计量 T 的计算公式如式（4）所示：

$$T = q_{\alpha(k,\nu)}\sqrt{\frac{MS_{误差}}{n}}, \nu = \nu_{误差} \quad (4)$$

式中 $q_{\alpha(k,\nu)}$ 为在 α 水准下，需要比较的所有组数为 k 及误差自由度为 ν 时，由多重比较的 q 界值表中查得的 q 临界值，$MS_{误差}$ 为方差分析计算所得的误差均方，n 为各组所含样本含量。由此可见，两组数据进行比较时，本法算得的检验统计量临界值 T 大于或等于由 SNK 法算得的检验统计量临界值。

沙菲法　与一般的多重比较方法不同，沙菲法的实质是对多组均数间的线性组合是否为 0 进行假设检验，多用于对比组含量不等的资料。在单因素的多重比较问题中，本法除了可以逐对比较各因素水平间平均效应是否不同外，还可以对各因素水平间的线性组合进行比较，例如 $\overline{X}_A$ 与 $\overline{X}_B$ 比较，$\overline{X}_A$ 与 $\overline{X}_C$ 比较，$\overline{X}_A + \overline{X}_B$ 与 $\overline{X}_C$ 比较等。与图基法相同，本法能将整个试验所犯 I 类错误的概率控制在检验水准 α 内。在实际使用中，由于本法比较保守，所以推荐使用 $\alpha = 0.10$ 作为检验水

表　3 个样本均数两两比较的 q 检验

对比组 R_A 与 R_B (1)	两均数之差 $\|\overline{X}_A - \overline{X}_B\|$ (2)	q 值 $\|\overline{X}_A - \overline{X}_B\|/7.73$ (3)	ν (4)	组数 a (5)	$q_{\alpha,(a,\nu)}$ $P=0.05$ (6)	$q_{\alpha,(a,\nu)}$ $P=0.01$ (7)	P 值 (8)
1 与 2	60.30	7.80	27	2	2.89	3.89	<0.01
1 与 3	99.90	12.92	27	2	3.49	4.45	<0.01
2 与 3	39.60	5.12	27	2	2.89	3.89	<0.01

准。

沙菲法中检验统计量 S 的计算公式如式（5）所示：

$$S = \sqrt{(k-1)F_{\alpha,\nu}} \sqrt{MS_{误差} \times \sum \frac{C_j^2}{n_j}}$$

（5）

式中 k 为需要比较的所有组数，C_j 为一组常数，满足 $\sum_{j=1}^{k} C_j = 0$，称为参数的线性组合，其他符号意义同上。

例2 用沙菲法对例 X 数据作均数间的两两比较。

步骤1：建立检验假设，确定检验水准 α。

H_0：$\mu_A = \mu_B$（A 与 B 两个对比组的总体均数相等）。

H_1：$\mu_A \neq \mu_B$（A 与 B 两个对比组的总体均数不等）。

$\alpha = 0.10$

步骤2：计算检验统计量 S 值。欲比较生理盐水组与常规剂量组之间是否有差别，此时取 $C_1 = 1$，$C_2 = -1$，$C_3 = 0$，满足 $\sum_{j=1}^{k} C_j = 0$ 的前提条件。本例中，$k = g = 3$，$MS_{误差} = 597.67$，在 $\alpha = 0.10$，自由度分别为 2、27 时的 $F_{0.10(2,27)}$ 界值为 2.51，$F_{0.05(2,27)}$ 界值为 3.35，$S_{0.10} = 24.496$，$S_{0.05} = 28.300$。

因各组样本含量相等，故 $S_1 = S_2 = S_3$（S_2 代表生理盐水组 vs. 常规剂量组，S_3 代表常规剂量组 vs. 大剂量组）。

将各比较组均数差值的绝对值与 S 值进行比较，结果如下：

$$|\bar{X}_1 - \bar{X}_2| = |209.90 - 309.80|$$
$$= 99.90 > S_{0.05},$$
$$P < 0.05$$

$$|\bar{X}_1 - \bar{X}_3| = |209.90 - 249.50|$$
$$= 39.60 > S_{0.05},$$
$$P < 0.05$$

$$|\bar{X}_2 - \bar{X}_3| = |309.80 - 249.50|$$
$$= 60.30 > S_{0.05},$$
$$P < 0.05$$

步骤3：确定 P 值，下结论。结论与 SNK 法相同。

邦费罗尼（Bofferroni）校正 在单因素的多个水平进行多重比较时，为避免"假阳性"结果增多，不提倡使用 t 检验进行逐对比较。假设共要进行 m 次比较，每次比较的检验水准为 α，此时犯 Ⅰ 类错误的概率会增加到 $1 - (1 - 0.05)^m$，且比较次数越多，犯 Ⅰ 类错误的概率越大。邦费罗尼校正则解决了这一问题，本法的思想是，当 H_0 为真时，若要将犯 Ⅰ 类错误的累积概率控制在 α 以内，则需利用邦费罗尼（Bofferroni）不等式对每次比较的检验水准 α' 进行调整，调整后的检验水准 $\alpha' \leqslant \alpha/m$。此时可使多次比较后犯 Ⅰ 类错误的累积概率 α' 保持不变或至少不超过原有水准。本法的思想适用于所有的两两比较，不论是多个样本均数的比较还是多个频率间的比较。

需注意：当需要比较的组数多于 5 组时，邦费罗尼校正就不再适用了。因为当比较次数较多时，由于检验水准调整过低，结论偏于保守，会出现校正过度的情况。

计划性比较 与事后比较相比，计划性比较的目的性更强。此类方法的基本思想仍是变异分解，即把组间平方和按照假设检验的需要进行分解，以相应的平方和作为分子，组内均方作为分母，计算 F 值。计划性比较包括对指定的两组均数和对多组均数间的线性组合进行比较（例如，在一个包含 3 个水平的成组实验设计中，将其中两个组的平均水平与第三个组均数进行比较）。本法的原理是根据假设检验的需要，对各组均数分别赋予相应的权重，然后对加权后均数进行线性组合，并对组合后的两组均数的表达式进行比较。本法的具体步骤如下。

步骤1：根据需要，对各组均数分别赋予权重 ω_j，并对加权后的均数进行求和，得 ψ，表达式如下所示：$\psi = \sum \omega_j \bar{X}_j$。如将不参与比较的组别权重赋值为 0，参与比较组别权重赋值为相反数，例如 -1 和 $+1$，且 $\sum \omega_j = 0$。

步骤2：计算组间平方和 SS_ψ 及误差均方 $MS_{误差}$。对指定的两个组事前比较时（例如，对其中两组进行比较，或将其中两个组的平均水平与第三个组均数进行比较），自由度 $df = 1$，此时 $SS_\psi = MS_\psi$。

步骤3：计算 F 值。

$$F = \frac{\dfrac{SS_\psi}{df}}{MS_{误差}} = \frac{SS_\psi}{MS_{误差}}$$

（凌 莉）

fāngchā fēnxī

方差分析（analysis of variance，ANOVA） 是按实验设计及需要将全部观察值间的变异（即数据的总变异）分解为两个或多个组成部分，通过 F 检验分析各处理因素有无作用以及各因素间有无交互效应的一种统计方法。最早由英国统计学家费希尔（Fisher R. A）创立，故又称 F 检验（F test）。在对多组样本均数进行比较时，若重复使用 t 检验对各组样本依次进行比较，犯 Ⅰ 类错误的概率会大大增加，且比较次数越多，犯 Ⅰ 类错误的概率越大。因此，在实际工作中，一般使用 t 检验方法对两组定量资料进行比较，采用方差分析对三组及以上定量资料进行比较。

基本思想　方差分析的基本思想是分析变异，即变异分解，按实验设计及需要将全部观察值间的变异（即数据的总变异）分解为两个或多个组成部分，通过 F 检验分析各处理因素有无作用以及各因素间有无交互效应。按实验设计中处理因素的多少，方差分析分为单因素方差分析（One-way ANOVA）、两因素方差分析（Two-way ANOVA）和多因素方差分析（Multi-factor ANOVA）。

以完全随机设计为例，对方差分析的基本思想进行阐述。在完全随机设计中，数据总变异被分解为组间变异及组内变异两个部分。假设各样本均来自同一个正态总体，经实验因素处理后，基于各样本个体所测得的实验数据各不相同，各个体观察值 X_{ij} 与总均数 $\overline{X}$ 之间的差异即为总变异，它既反映了处理因素的作用大小，又包含了由个体变异、测量误差及环境因素等引起的随机误差。组间变异是指经实验因素处理后，各处理组的均数大小不等，各处理组均数 $\overline{X_i}$ 与总均数 $\overline{X}$ 之间的差异，它反映了处理因素不同水平的影响及由随机因素引起的差异的大小。组内变异是指每个处理组内个体观察值 X_{ij} 与本组的样本均数 $\overline{X_i}$ 之间的差异，它仅反映由随机因素所引起的差异的大小。

进行方差分析时，根据处理因素数目多少，将总变异分解为若干部分。通常，处理因素越多，总变异被分解得越细，随机误差变异就越小，统计效率越高。

方差分析模型　包括固定效应模型、随机效应模型及混合效应模型三大类。其中，固定效应模型适用于对正态分布总体中随机抽取的数据进行分析，随机效应模型适用于对具有层次结构的数据进行分析，混合效应模型则适用于对同时存在固定及随机效应的数据资料进行分析。

固定效应模型　常用于比较实验中某一种处理因素的多个水平或多种处理因素的效果是否存在差异。该模型要求实验样本随机选自正态分布总体，具有代表性，基于样本数据的分析结果能够对总体进行推断。

随机效应模型　一般用于处理水平不固定/明确的情况下，即实验中处理因素所有可能的水平在实验中没有/不可能全部出现，仅是总体中所有处理水平的一部分，未能反映所有情况，此时需要用随机效应模型对数据进行分析，该模型应用时的基本假设及不同处理因素间效应值的比较方法有别于固定效应模型。

混合效应模型　适用于同时包含有固定效应和随机效应的数据资料，且针对不同效应类型的处理因素，分别采用不同的方法进行分析。一般而言，在使用随机效应模型或混合效应模型对资料进行分析时，研究者希望能够基于样本水平对应变量的影响情况来推断总体中所有水平对应变量的影响情况，而不仅局限于实验中仅有的几个处理水平对应变量有无影响。例如，一个大型的制造工厂用机器批量生产商品，统计学家很少会关注具体某几台机器的生产能力是否有差别，其关注的重点是所有机器的生产能力是否存在差异。统计推断使用的指标包括每台机器的平均生产数、劣质品的生产数等。此时，线性模型能无偏移地对样本数据的随机效应进行估计及预测。线性模型是随机效应模型方差分析

中最常用的方法，其能将区组效应（区组内数据具有聚集性）及处理效应从数据的变异中分解出来，即使数据不服从线性分布，只要偏离程度不大，分析结果仍是稳定的。

模型的基本假设　由于方差分析是基于正态分布理论构建而成的，因此各样本数据需满足独立、正态性及总体方差齐性三个基本假设才适用于方差分析。

样本数据的独立性　只有各样本是互为独立的随机样本，各处理组内的个体值才具有可加性，变异方可分解。

正态性　所有观察值均随机抽取自正态总体，此时残差服从正态分布，即 $\varepsilon \sim N(0, \sigma^2)$。

方差齐性　即假设方差分析模型无意义时，各组数据的方差相等。

可以通过对各组样本数据进行正态性检验并绘制残差图判断各样本是否均服从正态分布（见正态性检验）。当样本含量较大时，无论资料是否来自正态分布总体，样本均数的抽样分布仍然服从或接近服从正态分布。但当总体极度偏离正态时，需对数据进行转换，使其接近正态分布。多采用方差齐性检验的方法对各组数据方差齐性进行判断。

检验步骤　若数据满足上述假设，可对不同处理组的效应值进行方差分析。方差分析的无效假设为各处理效应均相等，备择假设为各处理效应不全相等。使用 F 检验对多组数据进行比较，判断处理因素对应变量的影响是否有统计学意义。当处理因素有意义时，由处理因素引起的组间变异远大于由随机误差引致的误差变异，F 值远大于临界值，此时，认为处理因素对应变量有影

响；反之，则不认为有影响。经 F 检验计算得出各总体均数不全相等的结论，只能认为各总体均数间有差别，并不能说明任两组总体均数间均有差别，如需具体分析，可进一步做多个样本均数的两两比较。

（凌莉）

wánquán suíjī shèjì de fāngchā fēnxī
完全随机设计的方差分析

（one-way analysis of variance for the completely randomized design）两组均数比较 t 检验方法的推广，其设计方法是按照某一处理因素将各受试对象完全随机地分配到 k 个（$k \geq 3$）处理组中，统计分析处理因素各个水平（处理组）间均数有无差别，又称为单因素方差分析。k 个处理组样本含量最好相等，也可不等。当各组样本含量相等时，检验功效最大。

完全随机设计的试验结果可整理成如下形式：设将全部试验对象随机分为 g 组，各组分别给予第 i 种处理（$i=1,2,\cdots,g$），各处理组的样本含量为 n_i，各处理组的样本含量之和为 N（$N=n_1+n_2+\cdots+n_g$）。用 X_{ij} 表示第 i 个处理组内第 j（$j=1,2,\cdots,n_i$）个观察值。$\overline{X}_i$ 为各处理组均数，$\overline{X}$ 为总均数。试验结果如表1所示。

基本思想 在完全随机设计中，全部试验数据的总变异被分解为组间变异及组内变异两个部分。总变异指在 g 个总体均数相等的假设条件下，将 g 个处理水平组的全部试验数据看作是来自同一个正态总体，这 N 个数据大小不等所引起的变异，用 $SS_\text{总}$ 表示。总变异在数值上等于所有观察值 X_{ij} 与总均数 $\overline{X}$ 的离均差平方和，记作 $SS_\text{总} = \sum\limits_{i=1}^{g} \sum\limits_{j=1}^{n_i} (X_{ij} - \overline{X})^2$。

总变异同时包含由处理因素引起的变异和由随机误差（个体变异、环境误差、测量误差等）引起的变异两部分。组间变异是由各处理组间样本均数大小不等所引起的变异，用 $SS_\text{组间}$ 表示，其大小等于各组均数与总均数的离均差平方和，记作 $SS_\text{组间} = \sum\limits_{i=1}^{g} n_i (\overline{X}_i - \overline{X})^2$。组间变异反映了处理作用的大小，同时也包含随机误差成分。组内变异是指因各处理组内部的数据大小不等所引起的变异，用 $SS_\text{组内}$ 表示，其大小等于各组内部所有数据 X_{ij} 与该组均数 $\overline{X}_i$ 的离均差平方和，即 $SS_\text{组内} = \sum\limits_{i=1}^{g} \sum\limits_{j=1}^{n_i} (X_{ij} - \overline{X}_i)^2$。引起这种变异的原因仅来自随机误差。在数值上有，$SS_\text{总} = SS_\text{组间} + SS_\text{组内}$，此关系式称为变异的分解。

由离均差平方和的计算公式可见，总变异、组间变异及组内变异的大小分别与总例数 N、各处理组的样本含量 n_i 以及处理组个数 g 有关，对各部分的变异进行比较时还必须考虑其自由度的大小。数理统计学已证明得出，上述三种变异所对应的自由度亦存在可加性，即 $\nu_\text{总} = \nu_\text{组间} + \nu_\text{组内}$。三种自由度的计算公式分别为：总自由度 $\nu_\text{总} = N-1$，组间自由度 $\nu_\text{组间} = g-1$，组内自由度 $\nu_\text{组内} = N-g$。

步骤 现结合表1，对研究结果进行方差分析，分析步骤如下。

建立检验假设，确定检验水准

H_0：$\mu_1 = \mu_2 = \cdots = \mu_g$；

H_1：μ_1，μ_2，$\cdots$，μ_g 不全相等。

$\alpha = 0.05$。

计算检验统计量 F 值 将各部分离均差平方和除以相应的自由度，即得到总均方、组间均方和组内均方，计算公式分别为：

$$MS_\text{总} = \frac{SS_\text{总}}{\nu_\text{总}}，\quad MS_\text{组间} = \frac{SS_\text{组间}}{\nu_\text{组间}}，$$

$$MS_\text{组内} = \frac{SS_\text{组内}}{\nu_\text{组内}}。$$ 组间均方与组内均方相比，得统计量 F 值，即 $F = \frac{MS_\text{组间}}{MS_\text{组内}}$。在各处理组总体方差相等的条件下，当检验假设 H_0：各组总体均数相等成立时，组间变异仅由随机误差引起，此时，组间均方与组内均方的大小应比较接近，即比值接近于1。如果处理因素有作用，那么组间的变异不仅与随机误差有关，更与处理因素相关，此时组间均方大于组内均方，两者比值大于1。F 统计量反映组间变异的相对大小，F 值愈大，则各组总体均数都相等的可能性愈小。

查 F 界值表，确定 P 值，做出推断结论 给定检验水准 α，以 $\nu_1 = \nu_\text{组间}$，$\nu_2 = \nu_\text{组内}$，查附表"F 界值表"，若根据试验结果计算的 F 值偏大，即 $F \geq F_{\alpha(\nu_1,\nu_2)}$，

表1 g 个处理组的研究结果

处理组	结果数据							统计量	
1水平	X_{11}	X_{12}	$\cdots$	X_{1j}	$\cdots$	X_{1n_1}		n_1	$\overline{X}_1$
2水平	X_{21}	X_{22}	$\cdots$	X_{2j}	$\cdots$	X_{2n_2}		n_2	$\overline{X}_2$
$\vdots$	$\vdots$	$\vdots$	$\vdots$	$\vdots$	$\vdots$	$\vdots$		$\vdots$	$\vdots$
g水平	X_{g1}	X_{g2}	$\cdots$	X_{gj}	$\cdots$	X_{gn_g}		n_g	$\overline{X}_g$

则 $P \le \alpha$，此时拒绝 H_0，接受 H_1，认为各组总体均数 μ_i 不全相等（$i = 1, 2, \cdots, g$），即认为各样本来自不同总体。反之，则不拒绝 H_0，尚不能认为各样本所代表的总体均数有差异。在方差分析中，由于 F 值一般不小于 1，所查的 F 界值表为单侧界值表。当各处理组间的差别有统计学意义时，可做多个样本均数的两两比较。

完全随机设计资料的方差分析表如表 2 所示。

例 1　某医生为研究不同方案治疗缺铁性贫血的效果，将 36 名缺铁性贫血患者随机分为 3 组，每组 12 人，分别给予一般疗法、一般疗法+药物 A 低剂量（A1）、一般疗法+药物 A 高剂量（A2）三种处理，测量一个月后患者红细胞的升高数（$\times 10^{12}/L$），结果如表 3 所示，问三种治疗方法的治疗效果有无差别？

由题意可知，本例的设计方法为完全随机设计，且满足独立、每组资料服从正态分布及方差齐性两个基本假设（见正态性检验、方差齐性检验），故采用完全随机设计的方差分析方法进行分析。

步骤 1：建立检验假设，确定检验水准。

H_0：$\mu_1 = \mu_2 = \mu_3$，三种治疗方法治疗缺铁性贫血的效果相同。

H_1：μ_1，μ_2，μ_3 不全相等，三种治疗方法治疗缺铁性贫血的效果不同或不全相同。

$\alpha = 0.05$。

步骤 2：计算检验统计量 F 值。

除使用表 2 中的公式计算求检验量 F 值外，也可用 SPSS 等统计软件包直接计算得方差分析结果。

$C = 82.901$

$SS_{总} = 15.315$

$\nu_{总} = 35$

$SS_{处理} = 15.255$

$\nu_{处理} = 2$

$SS_{组内} = 0.060$

$\nu_{组内} = 33$

列出方差分析结果，如表 4 所示。

步骤 3：确定 P 值，做出推

表 2　完全随机设计资料的方差分析表

变异来源	离均差平方和（SS）	自由度（ν）	均方（MS）	F 值
组间变异	$\sum_{i=1}^{g} n_i (\bar{X}_i - \bar{X})^2 = \sum_{i=1}^{g} \frac{\left(\sum_{j=1}^{n} X_{ij}\right)^2}{n_i} - C^*$	$g-1$	$\dfrac{SS_{处理}}{\nu_{处理}}$	$\dfrac{MS_{处理}}{MS_{组内}}$
组内变异	$SS_{总} - SS_{处理}$	$N-g$	$\dfrac{SS_{组内}}{\nu_{组内}}$	
总变异	$\sum_{i=1}^{g} \sum_{i=1}^{n} (X_{ij} - \bar{X})^2 = \sum_{i=1}^{g} \sum_{j=1}^{n} X_{ij}^2 - C$	$N-1$		

注：$C^* = \dfrac{\left(\sum_{i=1}^{g} \sum_{j=1}^{n} X_{ij}\right)^2}{N}$

表 3　三种治疗方案治疗一个月后缺铁性贫血患者红细胞的升高数（$\times 10^{12}/L$）

	一般疗法	一般疗法+A1	一般疗法+A2	合计
X_{ij}	0.81	1.32	2.35	
	0.75	1.41	2.36	
	0.74	1.35	2.43	
	0.86	1.38	2.36	
	0.82	1.40	2.38	
	0.87	1.41	2.32	
	0.78	1.43	2.40	
	0.74	1.38	2.43	
	0.72	1.40	2.30	
	0.82	1.40	2.34	
	0.80	1.34	2.38	
	0.79	1.46	2.40	
n_i	12	12	12	36（N）
$\sum_j X_{ij}$	9.500	16.680	28.450	54.63（$\sum X_{ij}$）
$\sum_j X_{ij}^2$	7.546	23.202	67.468	98.216（$\sum X_{ij}^2$）

表 4　例 1 的方差分析结果

变异来源	SS	df	MS	F	P
组间变异	15.255	2	7.628	4 191.110	<0.001
组内变异	0.060	33	0.002		
总变异	15.315	35			

断结论。

以 $\nu_{组间} = 2$ 和 $\nu_{组内} = 33$，查附表"F 界值表"，得 $F_{0.05(2,33)} = 3.29$，$F_{0.01(2,33)} = 5.34$，故 $P < 0.01$，按 $\alpha = 0.05$ 水准拒绝 H_0，接受 H_1，差异有统计学意义，可认为三种治疗方法治疗缺铁性贫血的效果有差异。

近似 F 检验　又称 F' 检验。当数据未能满足方差齐性的前提条件时，可使用此方法对资料进行比较。F' 检验方法步骤如下：

建立检验假设，确定检验水准　$H_0: \mu_1 = \mu_2 = \cdots = \mu_g$。$H_1: \mu_1,$ $\mu_2, \cdots, \mu_g$ 不等或不全相等。

$\alpha = 0.05$。

计算检验统计量 F' 值　统计量 F' 值的具体计算步骤如下。

步骤 1：计算各组样本的样本含量 n_i，样本均数 $\bar{X}_i$ 及方差 S_i^2，如表 6 第（1）~（3）栏。

步骤 2：按式（2）分别计算各组样本的加权数 w_i，如表 6 第（4）栏。

步骤 3：计算各组样本的加权均数 $w_i\bar{X}_i$ 及加权总均数 $\bar{X}_w$，其中 $\bar{X}_w = \dfrac{\sum w_i\bar{X}_i}{\sum w_i}$，如表 6 第（5）栏。

步骤 4：计算 $w_i(\bar{X}_i - \bar{X}_w)^2$，各组样本权数所占比重 $\dfrac{w_i}{\sum w_i}$ 以

及 $\dfrac{\left(1 - \dfrac{w_i}{\sum w_i}\right)^2}{n_i - 1}$，如表 6 第（6）~（8）栏。

步骤 5：根据以上数值，依次计算组间均方 $MS_{组间}$ 及其自由度 $\nu_{组间}$，组内均方 $MS_{组内}$ 及其自由度 $\nu_{组内}$ 和 F' 值。计算公式如式（1）~式（3）所示：

$$MS_{组间} = \frac{\sum w_i(\bar{X}_i - \bar{X}_w)^2}{g - 1},$$

$$\nu_{组间} = g - 1 \tag{1}$$

$$MS_{组内} = 1 + \frac{2(k-2)}{k^2 - 1}\sum \frac{\left(1 - \dfrac{w_i}{\sum w_i}\right)^2}{n_i - 1},$$

$$\nu_{组内} = \frac{1}{\dfrac{3}{k^2 - 1}\sum \dfrac{\left(1 - \dfrac{w_i}{\sum w_i}\right)^2}{n_i - 1}} \tag{2}$$

$$F' = \frac{MS_{组间}}{MS_{组内}} \tag{3}$$

查 F 界值表，确定 P 值，作出推断结论　求得 F' 值后，以组间均方的自由度 $\nu_{组间}$ 及组内均方的自由度 $\nu_{组内}$ 查附表"F 界值表"求得 P 值，与检验水准 α（一般取 $\alpha = 0.05$）进行比较，作出统计推断。

例 2　某实验者欲研究参芪扶正注射液对心力衰竭大鼠心肌纤维化的影响，选取了 40 只雄性 SD 大鼠，随机分为 4 组，模型组（A 组）、参芪小剂量组（B 组）、参芪中剂量组（C 组）和参芪高剂量组（D 组），实验开始后第一天在大鼠腹膜内注射阿霉素。药物干预 8 周后，将 SD 大鼠麻醉处死，迅速取心脏标本。用免疫组化法检测心肌 I 型胶原蛋白表达。结果如表 5 所示，问 4 组大鼠心肌 I 型胶原蛋白相对表达量（IOD 值）是否有差异？

首先对各组样本进行正态性及方差齐性检验，经检验各组样本均服从正态分布，但各组总体方差不等（见正态性检验、方差齐性检验），不能使用 F 检验对多组数据进行比较，此时，可采用近似 F 检验进行分析。

建立检验假设、确定检验水准。

$H_0: \mu_1 = \mu_2 = \mu_3 = \mu_4$（4 组大鼠心肌 I 型胶原蛋白相对表达量相等）。

$H_1: \mu_1, \mu_2, \mu_3, \mu_4$ 不全相等（4 组大鼠心肌 I 型胶原蛋白相对表达量不全相等）。

$\alpha = 0.05$。

计算检验统计量 F' 值。列出近似 F 检验计算用表（表 6），按表 6 中计算公式计算 F' 值。

$$\bar{X}_w = \frac{\sum \omega_i\bar{X}_i}{\sum \omega_i} = \frac{355.876}{0.202} = 1\,764.399$$

$$MS_{组间} = \frac{\sum \omega_i(\bar{X}_i - \bar{X}_w)^2}{k - 1}$$

$$= \frac{3\,985.955}{4 - 1} = 1\,328.652$$

表 5　各组大鼠心肌 I 型胶原蛋白相对表达量（IOD 值）

	A 组	B 组	C 组	D 组
	1789.12	1185.12	818.23	1657.47
	1779.01	1189.33	1019.15	1768.21
	1800.15	1167.25	886.54	1779.98
	1801.33	1085.32	959.33	1739.54
X_{ij}	1799.78	1169.58	881.47	1801.26
	1796.54	1192.36	988.66	1780.12
	1788.12	1105.41	981.12	1774.40
	1800.99	1188.88	996.79	1708.38
	1797.41	1207.96	997.88	1722.02
	1797.85	1180.11	969.98	1775.52

表6 近似 F 检验计算用表

实验组 (1)	样本含量 n_i (2)	均数 $\overline{X}_i$ (3)	方差 S_i^2 (4)	权重 $\omega_i = n_i/s_i^2$ (5)=(2)/(4)	$\omega_i\overline{X}_i$ (6)=(5)(3)	$(\overline{X}_i-\overline{X}_\omega)^2$ (7)	$\omega_i(\overline{X}_i-\overline{X}_\omega)^2$ (8)=(5)(7)	$\dfrac{\omega_i}{\sum\omega_i}$ (9)	$\left(1-\dfrac{\omega_i}{\sum\omega_i}\right)^2/n_i-1$ (10)
A组	10	1 795.030	53.246	0.188	337.119	938.243	176.208	0.931	0.001
B组	10	1 167.132	1 585.553	0.006	7.361	356 728.165	2 249.866	0.031	0.104
C组	10	949.915	4 255.475	0.002	2.232	663 384.590	1 558.897	0.012	0.109
D组	10	1 750.690	1 910.389	0.005	9.164	187.943	0.984	0.026	0.105
合计 (Σ)	40			0.202 (Σ)	355.876 (Σ)		3 985.955 (Σ)		0.319 (Σ)

$$\nu_{组间} = k - 1 = 4 - 1 = 3$$

$$MS_{组内} = 1 + \frac{2(k-2)}{k^2-1}\sum\frac{\left(1-\dfrac{\omega_i}{\sum\omega_i}\right)^2}{n_i-1}$$

$$= 1 + \frac{2(4-2)}{4^2-1}\times 0.319 = 1.085$$

$$\nu_{组内} = \cfrac{1}{\cfrac{3}{k^2-1}\sum\cfrac{\left(1-\dfrac{\omega_i}{\sum\omega_i}\right)^2}{n_i-1}}$$

$$= \cfrac{1}{\cfrac{3}{4^2-1}\times 0.319} = 15.674$$

$$\approx 16$$

$$F' = \frac{MS_{组间}}{MS_{组内}} = \frac{1\,328.652}{1.085}$$

$$= 1\,224.562$$

确定 P 值，作出推断结论。以 $\nu_{组间}=3$ 和 $\nu_{组内}=16$ 查附表"F界值表"，$F_{0.05(3,16)}=3.24$，$F_{0.05(3,16)}=5.29$，得 $P<0.01$，按 $\alpha=0.05$ 水准拒绝 H_0，接受 H_1，差别有统计学意义，可认为4组大鼠心肌 I 型胶原蛋白相对表达量有差异。

（凌 莉）

pèiwǔzǔ shèjì de fāngchā fēnxī

配伍组设计的方差分析（two-way analysis of variance for the randomized complete-block design）

配对 t 检验的推广，适用于三组或三组以上的试验（见完全随机区组设计）。又称随机区组设计。配伍组设计是一种双因素试验设计方法，其将数据按区组和处理组两个方向进行分组，同时对两个分组变量进行方差分析。采用随机区组设计，可校正某些混杂因素（确实与试验结果相关的非研究因素）对研究的干扰，将区组变异从组内变异中分离出来，减小随机误差，提高试验效率。同时，各区组内的若干个受试对象间具有良好的同质性，组间均衡性较强。本设计的不足之处是未能分析处理组与区组因素间的交互作用。

配伍组设计的试验结果可整理成如下形式，按对试验结果有影响的非研究因素将全部受试对象分配成 n 个区组，每个区组内分别包含 g 个受试对象，各区组内包含的试验对象数恒等于处理因素的水平数，各处理组或各区组的样本含量之和均等于 N（$N=n\times g$）。用 X_{ij} 表示第 j 个区组（$j=1,2,\cdots,n$）内接受处理因素第 i（$i=1,2,\cdots,g$）水平的受试对象观察值。总均数 $\overline{X}=\sum\limits_{j=1}^n\sum\limits_{i=1}^g X_{ij}/N$，各处理组均数 $T_i=\sum\limits_{j=1}^n X_{ij}/n$，各区组均数 $B_j=\sum\limits_{i=1}^g X_{ij}/g$。试验结果如表1所示。

表1 配伍组设计的试验结果

区组编号	处理因素（g 个水平）					
	1	2	$\cdots$	i	$\cdots$	g
1	X_{11}	X_{12}	$\cdots$	X_{1i}	$\cdots$	X_{1g}
2	X_{21}	X_{22}	$\cdots$	X_{2i}	$\cdots$	X_{2g}
$\vdots$	$\vdots$	$\vdots$		$\vdots$		$\vdots$
j	X_{j1}	X_{j2}	$\cdots$	X_{ji}	$\cdots$	X_{jg}
$\vdots$	$\vdots$	$\vdots$		$\vdots$		$\vdots$
n	X_{n1}	X_{n2}	$\cdots$	X_{ni}	$\cdots$	X_{ng}

基本思想 在配伍组设计中，全部试验数据的总变异被分解为处理组间变异、区组间变异和误差变异。其中，总变异反映所有观察值之间的变异，记为 $SS_{总}$，计算公式为 $SS_{总}=\sum\limits_{i=1}^g\sum\limits_{j=1}^n(X_{ij}-\overline{X})^2$；处理组间变异反映不同水平的处理因素作用和随机误差引起的变异，记为 $SS_{处理}$，计算公式为 $SS_{处理}=\sum\limits_{i=1}^g n(\overline{X}_{i.}-\overline{X})^2$；区组间变异反映由不同区组作用和随机误差引起的变异，记为 $SS_{区组}$，计算公式为 $SS_{区组}=\sum\limits_{j=1}^n g(\overline{X}_{.j}-\overline{X})^2$；误差变异表示完全由随机误差引起的变异，记为 $SS_{误差}$。与完全随机设计的方差分析相同，配伍组设计的方差分析其总变异及总自由度均可分解为各个

部分，即 $SS_{总} = SS_{处理} + SS_{区组} + SS_{误差}$，$\nu_{总} = \nu_{处理} + \nu_{区组} + \nu_{误差}$。

步骤 现结合表 1，对研究结果进行方差分析，分析步骤如下。

步骤 1：建立检验假设，确定检验水准。

对处理组：

$H_0: \mu_1 = \mu_2 = \cdots = \mu_g$。$H_1: \mu_1,$ $\mu_2, \cdots, \mu_g$ 不全相等。

对区组：

$H_0: \mu_1 = \mu_2 = \cdots = \mu_n$。$H_1: \mu_1,$ $\mu_2, \cdots, \mu_n$ 不全相等。

$\alpha = 0.05$。

步骤 2：计算检验统计量 F 值。将各部分离均差平方和除以相应的自由度，即得到总均方、处理组间均方、区组间均方和误差均方，计算公式分别为：$MS_{总} = \dfrac{SS_{总}}{\nu_{总}}$，$MS_{处理} = \dfrac{SS_{处理}}{\nu_{处理}}$，$MS_{区组} = \dfrac{SS_{区组}}{\nu_{区组}}$，$MS_{误差} = \dfrac{SS_{误差}}{\nu_{误差}}$，以处理间均方、区组间均方分别与误差均方相比，得统计量 $F_{处理}$、$F_{区组}$，其中即 $F_{处理} = \dfrac{MS_{处理}}{MS_{误差}}$，$F_{处理} = \dfrac{MS_{处理}}{MS_{误差}}$，与完全随机设计的方差分析相同，$F$ 统计量反映组间变异的相对大小，F 值越大，则各组总体均数都相等的可能性越小。

步骤 3：确定 P 值，做出推断结论。给定检验水准 α，以 $\nu_1 = \nu_{处理}$，$\nu_2 = \nu_{误差}$ 查"F 界值表"，与界值 $F_{\alpha(\nu_1, \nu_2)}$ 进行比较，若 $F \geq F_{\alpha(\nu_1, \nu_2)}$，则 $P \leq \alpha$，此时拒绝 H_0，接受 H_1，认为各处理组总体均数 μ_i 不全相等（$i = 1, 2, \cdots, g$），即认为处理因素有作用。反之，则不拒绝 H_0，尚不能认为处理因素有作用。当各处理组间的差别有统计学意义时，可作多个样本均数的两两比较。

配伍组设计资料的方差分析表如表 2 所示。

例 为研究克拉霉素的抑菌效果，对 28 个短小芽胞杆菌平板依据菌株的来源不同分成了 7 个区组，每组 4 个平板用随机的方式分配给标准药物高剂量组（SH）、标准药物低剂量组（SL），以及克拉霉素高剂量组（TH）、克拉霉素低剂量组（TL）。给予不同的处理后，观察抑菌圈的直径，结果见表 4，试比较 4 种处理间效果是否不同？

由题意可知，本例的设计方法为完全随机设计，短小芽胞杆菌平板的具体分组方法见完全随

表 2 配伍组设计资料的方差分析表

变异来源	自由度	SS	MS	F
处理间	$g-1$	$\sum\limits_{i=1}^{g} n(\bar{X}_{i.} - \bar{X})^2 = \dfrac{1}{n}\sum\limits_{i=1}^{g} T_i^2 - C^*$	$\dfrac{SS_{处理}}{\nu_{处理}}$	$\dfrac{MS_{处理}}{MS_{误差}}$
区组间	$n-1$	$\sum\limits_{j=1}^{n} g(\bar{X}_{.j} - \bar{X})^2 = \dfrac{1}{g}\sum\limits_{j=1}^{n} B_j^2 - C$	$\dfrac{SS_{区组}}{\nu_{区组}}$	$\dfrac{MS_{区组}}{MS_{误差}}$
误差	$(n-1)(g-1)$	$SS_{总} - SS_{处理} - SS_{区组}$	$\dfrac{SS_{误差}}{\nu_{误差}}$	
总	$N-1$	$\sum\limits_{i=1}^{g}\sum\limits_{j=1}^{n} (X_{ij} - \bar{X})^2 = \sum\limits_{i=1}^{g}\sum\limits_{j=1}^{n} \bar{X}^2 - C$		

注：$^* C = \dfrac{\left(\sum\limits_{i=1}^{g}\sum\limits_{j=1}^{n} X_{ij}\right)^2}{N}$，$\bar{X} = \dfrac{1}{N}\sum\limits_{i=1}^{g}\sum\limits_{j=1}^{n} X_{ij}$，$\bar{X}_{i.} = \dfrac{1}{n}\sum\limits_{j=1}^{n} X_{ij}$，$\bar{X}_{.j} = \dfrac{1}{g}\sum\limits_{i=1}^{g} X_{ij}$，$T_i = \sum\limits_{j=1}^{n} X_{ij}$，$B_j = \sum\limits_{i=1}^{g} X_{ij}$

表 3 28 个平板给予不同处理后的抑菌圈直径（mm）

区组	SL	SH	TL	TH	B_j
1	18.02	19.41	18.00	19.46	74.89
2	18.12	20.20	18.91	20.38	77.61
3	18.09	19.56	18.21	19.64	75.50
4	18.30	19.41	18.24	19.5	75.45
5	18.26	19.59	18.11	19.56	75.52
6	18.02	20.12	18.13	19.60	75.87
7	18.23	19.94	18.06	19.54	75.77
n_i	7	7	7	7	28（N）
T_i	127.04	138.23	127.66	137.68	530.61（$\sum\limits_i\sum\limits_j X_{ij}$）
$\sum\limits_{j=1}^{7} X_{ij}^2$	2 305.67	2 730.32	2 328.72	2 708.58	10 073.29（$\sum\limits_i\sum\limits_j X_{ij}^2$）

表 4 实验结果的方差分析表

变异来源	SS	df	MS	F	P
处理间	16.12	3	5.37	116.52	<0.001
区组间	1.09	6	0.18	3.94	0.011
误差	0.83	18	0.05		
总	18.04	27			

机区组设计。经检验已知本例资料满足独立、正态及方差齐性两个基本假设，故采用配伍组设计的方差分析方法进行分析。

步骤1：建立检验假设，确定检验水准。

对处理组：

H_0：$\mu_{SL} = \mu_{SH} = \mu_{TL} = \mu_{TH}$（4个处理组的处理效果相同）

H_1：μ_{SL}，μ_{SH}，μ_{TL} 与 μ_{TH} 不全相等（4个处理组的处理效果不全相同）。

对区组：

H_0：$\mu_1 = \mu_2 = \cdots = \mu_7$（菌源对抑菌圈的直径大小没有影响）。

H_1：μ_1，μ_2，$\cdots$，μ_7 不全相等（菌源对抑菌圈的直径大小有影响）。

$\alpha = 0.05$。

步骤2：计算检验统计量 F 值。

除使用表2中的公式计算求检验量 F 值外，亦可用SPSS等统计软件包直接计算得方差分析结果，见表4。

$$C = \frac{530.61^2}{28} = 10\,055.25$$

$$SS_{总} = 10\,073.29 - 10\,055.25 = 18.04$$

$$v_{总} = 28 - 1 = 27$$

$$SS_{处理} = \frac{1}{7}(127.04^2 + 138.23^2 + 127.66^2 + 137.68^2) - 10\,055.25 = 16.12$$

$$\nu_{处理} = 4 - 1 = 3$$

$$SS_{区组} = \frac{1}{4}(74.89^2 + 77.61^2 + 75.50^2 + 75.45^2 + 75.52^2 + 75.87^2 + 75.77^2) - 10\,055.25 = 1.09$$

$$\nu_{区组} = 7 - 1 = 6$$

$$SS_{误差} = 18.043 - 16.118 - 1.095 = 0.83$$

$$\nu_{误差} = (7 - 1)(4 - 1) = 18$$

步骤3：确定 P 值，做出统计学推断。

以 $\nu_{处理} = 3$，$\nu_{区组} = 6$ 和 $\nu_{误差} = 18$ 查附表"F 界值表"，得 $F_{0.05(3, 18)} = 3.16$，$F_{0.01(3, 18)} = 5.09$，$F_{0.05(6, 18)} = 2.66$，$F_{0.01(6, 18)} = 4.01$，对处理组 $P < 0.01$，拒绝 H_0，接受 H_1，差别有统计学意义，可认为4个处理组的处理效果不全相同；对区组 $P = 0.011 < 0.05$，按 $\alpha = 0.05$ 水准拒绝 H_0，接受 H_1，差别有统计学意义，可认为菌源对抑菌圈的直径大小有影响。

配伍组设计资料的特点是各配伍组内容纳的试验对象数恒等于拟安排的处理组数，且各处理组内的受试对象个数相等，各配伍组内的受试对象数也相等。但在实际工作中，有时会遇到由于试验条件限制，具有相同特性的试验对象数目有限，配伍组未能将所有的处理包含在内，即处理组数大于各配伍组内试验对象个数的情况，或由于意外原因造成配伍组设计中部分（一项或两项）实验数据缺失的情况，此时，无法采用配伍组设计的方差分析方法进行分析，建议采用其他合适的线性回归模型进行分析。

（凌　莉）

lādīngfāng shèjì de fāngchā fēnxī

拉丁方设计的方差分析（two-way analysis of variance for the Latin-square design）

利用拉丁方安排实验的设计方法称为拉丁方设计，它是随机区组设计的扩展。拉丁方设计的主要优点是可同时研究三个因素，并将行、列二个单位组间的变异从试验误差中分离出来，通过双向局部控制，在保持实验次数不变的条件下，消除行、列两个因素对实验误差的影响，提高统计和研究效率。该方法的缺点是，设计中处理数必须等于拉丁方的行（列）数，一般实验不容易满足此条件，而数据缺失会增加统计分析难度。此外，拉丁方设计还要求行、列区组及处理组间无交互作用。当实验过程中只涉及三个因素，各因素间无交互作用且各因素的水平数相等时，可以考虑采用拉丁方设计。

简单拉丁方　简单拉丁方设计的试验结果可整理成如下形式，X_{ijk} 表示在第 i 个列区组（$i = 1, 2, \cdots, n$）、第 j 个行区组（$j = 1, 2, \cdots, n$）内接受第 k 种处理（$k = 1, 2, \cdots, n$）的受试对象观察值，R_j 代表第 j 行 X_{ijk} 的和，C_i 代表第 i 列 X_{ijk} 的和，T_k 代表第 k 种处理下 X_{ijk} 的和。总均数 $\overline{X} = \sum X_{ijk}/N$，行区组均数 $\overline{X_j} = \sum_{i=1}^{n} X_{ij.}/n$，列区组均数 $\overline{X_i} = \sum_{j=1}^{n} X_{ij.}/n$，$\overline{X_k} = \sum_{k=1}^{n} X_{ijk}/n$。试验结果如表1所示。

对各行、列及字母（处理）组间数据做方差齐性检验，如方差齐则使用方差分析进行分析（见方差齐性检验）。

步骤　现结合表1，对研究结果进行方差分析，分析步骤如下：

步骤1：建立检验假设，确定检验水准。分别假设各处理组、各行和各列的总体均数相等，$\alpha = 0.05$。

步骤2：计算检验统计量。F 值在拉丁方设计中，n^2 个试验数据的总变异可分解为处理组变异、行区组变异、列区组变异和误差4部分，即 $SS_{总} = SS_{处理} + SS_{行区组} + SS_{列区组} + SS_{误差}$；总自由度亦可分解为处理组自由度、行区组自由度、列区组自由度和误差自由度4部分 $\nu_{总} = \nu_{处理} + \nu_{行区组} + \nu_{列区组} + \nu_{误差}$，见表2。

步骤3：确定 P 值，作出统

表 1　拉丁方设计的试验结果

拉丁方行 (n 个水平)	拉丁方列（n 个水平)						R_j
	1	2	$\cdots$	i	$\cdots$	n	
1	$X_{11\cdot}$	$X_{12\cdot}$	$\cdots$	$X_{1i\cdot}$	$\cdots$	$X_{1n\cdot}$	$\sum_{i=1}^{n} X_{1i\cdot}$
2	$X_{21\cdot}$	$X_{22\cdot}$	$\cdots$	$X_{2i\cdot}$	$\cdots$	$X_{2n\cdot}$	$\sum_{i=1}^{n} X_{2i\cdot}$
$\vdots$	$\vdots$	$\vdots$	$\vdots$	$\vdots$	$\vdots$	$\vdots$	$\vdots$
j	$X_{j1\cdot}$	$X_{j2\cdot}$	$\cdots$	X_{jik}	$\cdots$	$X_{jn\cdot}$	$\sum_{i=1}^{n} X_{ji\cdot}$
$\vdots$	$\vdots$	$\vdots$	$\vdots$	$\vdots$	$\vdots$	$\vdots$	$\vdots$
n	$X_{n1\cdot}$	$X_{n2\cdot}$	$\cdots$	$X_{ni\cdot}$	$\cdots$	$X_{nn\cdot}$	$\sum_{i=1}^{n} X_{ni\cdot}$
C_i	$\sum_{j=1}^{n} X_{j1\cdot}$	$\sum_{j=1}^{n} X_{j2\cdot}$	$\cdots$	$\sum_{j=1}^{n} X_{ji\cdot}$	$\cdots$	$\sum_{j=1}^{n} X_{jn\cdot}$	
处理组合计 (v 个水平)	A	B	$\cdots$	K	$\cdots$	N	
T_k	$\sum_{k=1}^{n} X_{ij1}$	$\sum_{k=1}^{n} X_{ij2}$	$\cdots$	$\sum_{k=1}^{n} X_{ijk}$	$\cdots$	$\sum_{k=1}^{n} X_{ijn}$	$\sum X_{ijk}$

表 2　拉丁方设计资料方差分析表

变异来源	SS	自由度	MS	F
处理组	$\sum_{k=1}^{n} n(\overline{X}_k - \overline{X}_{ijk})^2 = \frac{1}{n}\sum T_k^2 - C^*$	$n-1$	$\dfrac{SS_{处理}}{\nu_{处理}}$	$\dfrac{MS_{处理}}{MS_{误差}}$
行区组	$\sum_{i=1}^{n} n(\overline{X}_j - \overline{X}_{ijk})^2 = \frac{1}{n}\sum R_j^2 - C$	$n-1$	$\dfrac{SS_{行区组}}{\nu_{行区组}}$	$\dfrac{MS_{行区组}}{MS_{误差}}$
列区组	$\sum_{j=1}^{n} n(\overline{X}_i - \overline{X}_{ijk})^2 = \frac{1}{n}\sum C_i^2 - C$	$n-1$	$\dfrac{SS_{列区组}}{\nu_{列区组}}$	$\dfrac{MS_{列区组}}{MS_{误差}}$
误差	$SS_{总} - SS_{处理} - SS_{行区组} - SS_{列区组}$	$(n-1)(n-2)$	$\dfrac{SS_{误差}}{\nu_{误差}}$	
总	$\sum_{i=1}^{n}\sum_{j=1}^{n} (X_{ijk} - \overline{X})^2 = \sum X_{ijk}^2 - C$	$n^2 - 1$		

注：$^* C = \dfrac{(\sum X_{ijk})^2}{n^2}$

计学推断。给定检验水准 α，以 $\nu_1 = \nu_{处理}$，$\nu_2 = \nu_{误差}$ 查 "F 界值表"，与 F 临界值进行比较，与临界值 $F_{\alpha(\nu_1,\,\nu_2)}$ 进行比较，若 $F \geqslant F_{\alpha(\nu_1,\,\nu_2)}$，则 $P \leqslant \alpha$，此时拒绝 H_0，接受 H_1，认为各处理组总体均数 μ_i 不全相等（$i=1, 2, \cdots, n$)，即认为处理因素有作用。反之，则不拒绝 H_0，尚不能认为处理因素有作用。当各处理组间的差别有统计学意义时，可做多个样本均数的两两比较。

例　为研究 A、B、C、D 四种食品，甲、乙、丙、丁四种加工方法及窝别对大鼠体重的影响，某研究者选取 4 窝大鼠，每窝 4 只，对每只大鼠随机采用其中一种加工方法加工的某种食品进行喂养；8 周后观察大鼠体重增长（g）情况。观察值（X_{ijk}）分组归纳如表 3 所示。问：①食品种类是否对大鼠体重增长造成影响？②食品加工方法是否对大鼠体重增长造成影响？③不同窝别是否对大鼠体重增长造成影响？

步骤 1：建立检验假设，确定检验水准。

对处理组：

H_0：$\mu_A = \mu_B = \mu_C = \mu_D$（食品因素不会对大鼠体重增长造成影响）。

H_1：μ_A，μ_B，μ_C，μ_D 不全相等（食品因素会对大鼠体重增长造成影响）。

对行区组：

H_0：$\mu_1 = \mu_2 = \mu_3 = \mu_4$（窝别不会对大鼠体重增长造成影响）。

H_1：μ_1，μ_2，μ_3，μ_4 不全相等（窝别会对大鼠体重增长造成影响）。

对列区组：

H_0：$\mu_甲 = \mu_乙 = \mu_丙 = \mu_丁$（加工方法不会对大鼠体重增长造成影响）。

H_1：$\mu_甲$，$\mu_乙$，$\mu_丙$，$\mu_丙$ 不全相等（加工方法会对大鼠体重增长造成影响）。

$\alpha = 0.05$。

步骤 2：计算检验统计量 F 值。将表 3 的计算结果代入表 2 中，得方差分析表，如表 4 所示。

$$C = \frac{974^2}{16} = 59\,292.25$$

$$SS_{总} = 62\,772 - 59\,292.25 = 3\,479.75$$

$$\nu_{总} = 4^2 - 1 = 15$$

$$SS_{处理} = \frac{1}{4}(223^2 + 212^2 + 224^2 + 315^2) - 59\,292.25 = 1\,726.25$$

$$\nu_{处理} = 4 - 1 = 3$$

$$SS_{行区组} = \frac{1}{4}(249^2 + 245^2 + 227^2 + 253^2) - 59\,292.25 = 98.75$$

$$\nu_{行区组} = 4 - 1 = 3$$

表 3　四种食品及四种加工方法喂养大鼠体重增长情况（g）

区组号	甲组	乙组	丙组	丁组	$\bar{X}_j$	R_j	$\sum\limits_{j=1}^{4}\sum\limits_{k=1}^{4}X_{ijk}^2$
1	80（D）	70（B）	51（C）	48（A）	62.25	249	16 205
2	47（A）	75（C）	78（D）	45（B）	61.25	245	15 943
3	48（B）	80（D）	47（A）	52（C）	56.75	227	13 617
4	46（C）	81（A）	49（B）	77（D）	63.25	253	17 007
$\bar{X}_i$	55.25	76.50	56.25	55.50	60.875 ($\bar{X}$)		
C_i	221	306	225	222	974		
$\sum\limits_{i=1}^{4}\sum\limits_{k=1}^{4}X_{ijk}^2$	13 029	23 486	13 295	12 962			62 772 ($\sum\limits_{k=1}^{n}\sum\limits_{i=1}^{n}\sum\limits_{j=1}^{n}X_{ijk}^2$)
食品	A	B	C	D			
$\bar{X}_k$	55.75	53.00	56.00	78.75			
T_k	223	212	224	315			
$\sum\limits_{k=1}^{4}X_{ijk}^2$	13 283	11 630	13 046	24 813			

表 4　例 X 的方差分析表

变异来源	SS	df	MS	F	P
处理	1 726.25	3	575.42	9.85	<0.010
行区组	98.75	3	32.92	0.56	0.661
列区组	1 304.25	3	434.75	7.44	0.019
误差	350.50	6	58.42		
总	3 479.75	15			

$$SS_{列区组} = \frac{1}{4}(221^2 + 306^2 + 225^2 + 222^2) - 59\ 292.25$$
$$= 1\ 304.25$$
$$\nu_{列区组} = 4 - 1 = 3$$
$$SS_{误差} = 3\ 479.75 - 1\ 726.25 - 98.25 - 1\ 304.25$$
$$= 350.50$$
$$\nu_{误差} = (4 - 1)(4 - 2) = 6$$

步骤 3：确定 P 值，下结论。以 $\nu_{处理} = 3$，$\nu_{行区组} = 3$，$\nu_{列区组} = 3$ 和 $\nu_{误差} = 6$，查"F 界值表"，得 $F_{0.05(3, 6)} = 4.76$，$F_{0.01(3, 6)} = 9.78$，对处理组 $P < 0.010$，按 $\alpha = 0.05$ 水准拒绝 H_0，接受 H_1，差别有统计学意义，可认为食品种类对大鼠体重的增加有影响；对行区组 $P = 0.661 > 0.05$，按 $\alpha = 0.05$ 水准不拒绝 H_0，差别无统计学意义，尚不能认为不同窝别会对大鼠体重增长造成影响；对列区组 $P = 0.019 < 0.05$，按 $\alpha = 0.05$ 水准拒绝 H_0，接受 H_1，差别有统计学意义，可认为食品加工方法对大鼠体重的增加有影响。

复拉丁方设计的方差分析

复拉丁方设计是简单拉丁方设计的扩展。当拉丁方设计的阶 $n \leqslant 4$ 时，一般认为观察单位数较少，此时误差较大，检验灵敏度较低。为弥补这一不足，可将一个拉丁方试验重复几次，如采用 m 个 $n \times n$ 拉丁方设计，以提高试验精确性。此外，在试验设计中，当某因素的水平数是其他两因素水平数的 m 倍时，也可用复拉丁方设计。

在复拉丁方设计中，当各拉丁方组数据满足方差齐性的前提条件时，可用方差分析方法对各拉丁方组数据进行合并分析。分析时，数据的总变异及自由度可分解为拉丁方间、各拉丁方的方内行间、各拉丁方的方内列间、各拉丁方的处理组间、拉丁方与处理因素间的交互作用及误差项 6 部分，见表 5。

表中，B_i 为第 l 个拉丁方组内第 i 列区组的合计（$i = 1, 2, \cdots, n$），R_j 为第 l 个拉丁方组内第 j 行区组的合计（$j = 1, 2, \cdots, n$），T_k 为第 l 个拉丁方组内第 k 处理组合计（$k = 1, 2, \cdots, n$），$\sum X_l$ 为各拉丁方内所有观察值合计，$\sum T'_k$ 为所有拉丁方内第 k 处理组合计，$\sum X$ 为所有观察值之和。

希腊拉丁方设计的方差分析

希腊拉丁方设计是拉丁方设计思路的扩展，即在一个用拉丁字母表示的 $n \times n$ 阶拉丁方上，再重叠一个用希腊字母表示的 $n \times n$ 阶拉丁方，使每个希腊字母和每个拉丁字母在重合后拉丁方的每行、每列中都只出现一次，且在任一格子内每个希腊字母与每个拉丁字母恰好只相遇一次。设计时，令行、列、拉丁字母及希腊字母各代表一个因素，即可进行四因素的试验设计。与拉丁方设计相同，希腊拉丁方设计也要求行、列、拉丁字母及希腊字母间不存在交互作用。下表为 1 个 3×3 希腊拉丁方设计。

表5 复拉丁方设计资料方差分析表

变异来源	SS	自由度	MS	F
拉丁方间	$\frac{1}{n^2}\sum\left(\sum X_l\right)^2 - C^*$	$m-1$	$\frac{SS_{拉丁}}{\nu_{拉丁}}$	$\frac{MS_{拉丁}}{MS_{误差}}$
处理组间	$\frac{1}{mn}\sum\left(\sum T'_k\right)^2 - C$	$n-1$	$\frac{SS_{处理}}{\nu_{处理}}$	$\frac{MS_{处理}}{MS_{误差}}$
方内行区组	$\sum\left(\frac{1}{n}\sum R_j{}^2 - C_l{}^*\right)$	$m(n-1)$	$\frac{SS_{行区组}}{\nu_{行区组}}$	$\frac{MS_{行区组}}{MS_{误差}}$
方内列区组	$\sum\left(\frac{1}{n}\sum B_i{}^2 - C_l\right)$	$m(n-1)$	$\frac{SS_{列区组}}{\nu_{列区组}}$	$\frac{MS_{列区组}}{MS_{误差}}$
拉丁方×处理	$SS^*_{方内处理} - SS_{处理组间}$	$(m-1)(n-1)$	$\frac{SS_{拉丁方×处理}}{\nu_{拉丁方×处理}}$	
误差	$SS_{总} - SS_{处理} - SS_{行区组} - SS_{列区组} - SS_{拉丁方×处理}$	$m(n-1)(n-2)$	$\frac{SS_{误差}}{\nu_{误差}}$	
总	$\sum X^2 - C$	$mn^2 - 1$		

注：$^*C = \frac{\left(\sum X\right)^2}{mn^2}$，$C_l = \frac{\left(\sum X_l\right)^2}{n^2}$，$SS_{方内处理} = \sum\left(\frac{1}{n}\sum T_k{}^2 - C_l\right)$

表6 3×3 希腊拉丁方设计

Aα	Bβ	Cγ
Bγ	Cα	Aβ
Cβ	Aγ	Bα

值得注意的是，希腊拉丁方设计虽可适用于小样本资料，但其剩余误差的自由度相对较小，为提高试验精确度，必要时可将两个处理组相同的希腊拉丁方设计结合起来，以增大样本含量及试验精确度。

与上述设计相类似，研究者可采用方差分析对满足方差齐性的希腊拉丁方设计的数据进行分析。数据的总变异及自由度可分解为拉丁字母变异、希腊字母变异、行间变异、列间变异及误差变异5个部分，见表7。

表中，R_j 代表第 j 行区组的合计（$j = 1, 2, \cdots, n$），C_i 代表第 i 列区组的合计（$i = 1, 2, \cdots, n$），L_k 为第 k 个拉丁字母组的合计（$k = 1, 2, \cdots, n$），G_l 为第 l 个希腊字母组的合计（$l = 1, 2, \cdots, n$），$\sum X$ 为所有观察值之和。

尤登方设计的方差分析 尤登方（Youden Latin）又称不完全拉丁方。与 $n \times n$ 拉丁方设计不同的是，本设计是 $n \times k$ 矩形方阵，即实验的处理组数、列区组数大于行区组数。尤登方是完全随机区组设计与平衡不完全随机区组设计相结合的一种设计方法。在尤登方设计中，每个行区组内包含了所有处理组及列区组，因此，从行方向看，尤登方是一个完全随机区组设计；各列区组未能将所有的处理包含在内，每种处理在每一列区组中至多只出现一次，且各处理在整个试验中重复的次数相等，任意两种处理的组合在不同的列区组中同时出现的次数相同，满足 BIB 设计的特点，因此，从列方向看，尤登方是一

表7 希腊拉丁方设计资料方差分析表

变异来源	SS	自由度	MS	F
拉丁字母间	$\frac{1}{g}\sum L_k^2 - C^*$	$n-1$	$\frac{SS_{拉丁}}{\nu_{拉丁}}$	$\frac{MS_{拉丁}}{MS_{误差}}$
希腊字母间	$\frac{1}{g}\sum G_l^2 - C$	$n-1$	$\frac{SS_{希腊}}{\nu_{希腊}}$	$\frac{MS_{希腊}}{MS_{误差}}$
行区组	$\frac{1}{g}\sum R_j^2 - C$	$n-1$	$\frac{SS_{行区组}}{\nu_{行区组}}$	$\frac{MS_{行区组}}{MS_{误差}}$
列区组	$\frac{1}{g}\sum C_i^2 - C$	$n-1$	$\frac{SS_{列区组}}{\nu_{列区组}}$	$\frac{MS_{列区组}}{MS_{误差}}$
误差	$SS_{总} - SS_{处理} - SS_{行区组} - SS_{列区组}$	$(n-1)(n-3)$	$\frac{SS_{误差}}{\nu_{误差}}$	
总	$\sum X^2 - C$	$n^2 - 1$		

注：$^*C = \frac{\left(\sum X\right)^2}{g^2}$

个平衡不完全随机区组设计。结合以上设计特点，在尤登方设计的数据分析中，可以同时将行、列区组变异从误差项中提取出来。

在尤登方设计中，设 r 为行区组数，v 为列区组数及实验处理组数，λ 为每种处理的重复次数。与 BIB 设计相似，在整个设计中，每种处理在每行或每列中至多只出现一次，且每一行区组或列区组内包含的观察个体数量相同；每种处理在整个试验中出现的次数相同。表 8 为 1 个 3×7 尤登方设计。

表 8　5×3　尤登方设计

A	B	C	D	E	F	G	H
B	C	D	E	F	G	H	A
E	F	G	H	A	E	B	C

将尤登方设计的试验结果整理成表 9，试验结果用 X_{ijk} 表示。

表中，R_j 为各行区组合计（$j=1,2,\cdots,k$），T_k 为各处理组合计（$k=1,2,\cdots,\lambda$），C_i 为各列区组合计（$i=1,2,\cdots,v$），$\sum X_{ijk}$ 为所有观察值之和。

在对尤登方设计资料进行方差分析时，资料内 $v \times r$ 个观察值的总变异及总自由度分解为 $SS_{总} = SS_{处理(调整)} + SS_{行区组} + SS_{列区组} + SS_{误差}$，$\nu_{总} = \nu_{处理} + \nu_{行区组} + \nu_{列区组} + \nu_{误差}$。其中，总变异及行列区组间变异的计算方法与拉丁方设计相似，但处理组间的变异需要调整。因每种处理的 r 次重复试验分布在不同的列区组中，测得的观察值同时受到处理因素及列区组因素的影响，故在资料分析时需对处理组间的变异进行修正，减去行、列区组因素引起的变异，以消除不同列区组的影响。第 k 个处理组的合计 T_k 经调整后变为

$$T'_k = T_k - \frac{1}{v}\sum R_j - \frac{1}{r}\sum C_i + \frac{1}{v \times r}\sum X_{ijk}$$，其中，$\sum R_j$ 表示第 k 个处理所在的行区组的合计，$\sum C_i$ 表示第 k 个处理所在的列区组的合计，调整后处理组间的变异为：$SS_{处理(调整)} = \frac{k}{rv}\sum T'^2_k$（表 10）。

（凌　莉）

表 9　尤登方设计的试验结果

行区组 （r 个水平）	列区组（v 个水平）					R_j
	1	2	$\cdots$	i	$\cdots$　v	
1	$X_{11}.$	$X_{12}.$	$\cdots$	$X_{1i}.$	$\cdots$　$X_{1v}.$	$\sum_{i=1}^{v} X_{1i}.$
2	$X_{21}.$	$X_{22}.$	$\cdots$	$X_{2i}.$	$\cdots$　$X_{2v}.$	$\sum_{i=1}^{v} X_{2i}.$
$\vdots$	$\vdots$	$\vdots$	$\vdots$	$\vdots$	$\vdots$　$\vdots$	$\vdots$
j	$X_{j1}.$	$X_{j2}.$	$\cdots$	X_{jik}	$X_{jv}.$	$\sum_{i=1}^{v} X_{ji}.$
$\vdots$	$\vdots$	$\vdots$	$\vdots$	$\vdots$	$\vdots$　$\vdots$	$\vdots$
r	$X_{r1}.$	$X_{r2}.$	$\cdots$	$X_{ri}.$	$X_{rv}.$	$\sum_{i=1}^{v} X_{ri}.$
C_i	$\sum_{j=1}^{r} X_{j1}.$	$\sum_{j=1}^{r} X_{j2}.$		$\sum_{j=1}^{r} X_{ji}.$	$\sum_{j=1}^{r} X_{jv}.$	
处理组合计 （v 个水平）	A	B		K	V	
T_k	$\sum_{k=1}^{\lambda} X_{ij1}$	$\sum_{k=1}^{\lambda} X_{ij2}$	$\cdots$	$\sum_{k=1}^{\lambda} X_{ijk}$	$\sum_{k=1}^{\lambda} X_{ijv}$	$\sum X_{ijk}$

表 10　Youden 方设计资料的方差分析表

变异来源	SS	自由度	MS	F
处理组 （调整）	$\frac{k}{rv}\sum T'^2_k$	$v-1$	$\frac{SS_{处理}}{\nu_{处理}}$	$\frac{MS_{处理}}{MS_{误差}}$
行区组	$\frac{1}{v}\sum R_j^2 - C$	$r-1$	$\frac{SS_{行区组}}{\nu_{行区组}}$	$\frac{MS_{行区组}}{MS_{误差}}$
列区组	$\frac{1}{r}\sum C_i^2 - C$	$v-1$	$\frac{SS_{列区组}}{\nu_{列区组}}$	$\frac{MS_{列区组}}{MS_{误差}}$
误差	$SS_{总} - SS_{处理} - SS_{行区组} - SS_{列区组}$	$(v-1)(r-2)$	$\frac{SS_{误差}}{\nu_{误差}}$	
总	$\sum X^2 - C$	$vr-1$		

注：$^*C = \frac{(\sum X)^2}{vr}$

jiāochā shèjì de fāngchā fēnxī

交叉设计的方差分析（analysis of variance for two-stage crossover design）　交叉设计中以二阶段交叉设计最为常用。从变异分解方面，总的变异分解为处理间、阶段间、个体间和误差项 4 个部分，因为研究设计假定第一阶段结束后没有残留效应，故无需考虑处理与阶段的交互效应。从计算方面，参照析因设计

的方差分析中的方差分析通式，即公式（1）至公式（6）。

例　为比较血液透析过程中，低分子肝素钙（A）与速避凝（B）对凝血酶原时间（TT）的影响，选择 20 例接受血液透析的患者为研究对象，采用二阶段交叉设计，试验数据见表 1。

表 1　两种抗凝药物对 TT（秒）的影响

	第 1 阶段	第 2 阶段
A → B	11.0	15.6
	11.5	18.3
	19.5	17.6
	16.2	20.0
	19.9	22.2
	15.7	18.8
	12.3	13.6
	12.0	31.8
	22.3	22.5
	14.6	17.9
	32.6	19.9
	14.1	32.3
	36.7	59.9
	23.1	16.2
	13.8	13.8
B → A	13.3	11.3
	17.9	21.9
	15.0	19.7
	13.5	12.3
	44.8	27.4

步骤 1：检验假设。分为处理间和阶段间的检验假设。

处理间的检验假设：

$H_0 : \mu_A = \mu_B$（两种药物的总体均数相同）；

$H_1 : \mu_A \neq \mu_B$（两种药物的总体均数不同）。

阶段间的检验假设：

$H_0 : \mu_1 = \mu_2$（两个阶段的总体均数相同）；

$H_1 : \mu_1 \neq \mu_2$（两个阶段的总体均数不同）。

步骤 2：离差平方和与均方的计算。

总变异：由原始数据求得 $\sum X = 812.8$，$\sum X^2 = 20323.1$，由式（1）求总变异的离差平方和及自由度，$SS_T = \sum X^2 - C = 20323.060 - 16516.096 = 3806.964$

$$\nu_T = N - 1 = 40 - 1 = 39$$

由式（2）求校正数 C，

$$C = \left(\sum X \right)^2 / N = 812.8^2 / 40 = 16516.096$$

由公式（3）求处理间变异、阶段间变异和个体间变异。

处理间变异：由表 1 得处理 1 的合计为 389.7，处理 B 的合计为 423.1。

$$SS_{处理} = \frac{389.7^2}{20} + \frac{423.1^2}{20} - C = 27.889$$

$$\nu_{处理} = 2 - 1 = 1$$

$$MS_{处理} = SS_{处理} / \nu_{处理} = 27.889/1 = 27.889$$

阶段间变异：

$$SS_{阶段} = \frac{379.8^2}{20} + \frac{433.0^2}{20} - C = 70.756$$

$$\nu_{阶段} = 2 - 1 = 1$$

$$MS_{阶段} = SS_{阶段} / \nu_{阶段} = 70.756/1 = 70.756$$

个体间变异：

$$SS_{个体} = \frac{26.6^2}{2} + \frac{29.8^2}{2} + \cdots + \frac{72.2^2}{2} - C = 2842.124$$

$$\nu_{个体} = 20 - 1 = 19$$

$$MS_{个体} = SS_{个体} / \nu_{个体} = 2842.124/19 = 149.585$$

由公式（5）求误差项变异，

$$SS_E = SS_T - SS_{处理} - SS_{阶段} - SS_{个体}$$
$$= 20323.060 - 27.889 - 70.756 - 2842.124$$
$$= 866.195$$

$$\nu_E = \nu_T - \nu_{处理} - \nu_{阶段} - \nu_{个体} = 39 - 1 - 1 - 19 = 18$$

$$MS_E = SS_E / \nu_E = 866.195/18 = 48.122$$

由公式（6）求 F 统计量，

$$F_{处理} = MS_{处理} / MS_E = 27.889/48.122 = 0.580$$

$$F_{阶段} = MS_{阶段} / MS_E = 70.756/48.122 = 1.470$$

$$F_{个体} = MS_{个体} / MS_E = 149.585/48.122 = 3.108$$

步骤 3：结果。将上述计算结果汇总成方差分析表（表 3），凝血酶原时间两种药物之间无统计差异（$P = 0.456$），两个阶段之间亦无统计差异（$P = 0.241$），个体之间存在统计差异（$P = 0.010$），说明分离个体变异后显著减少了随机误差。

交叉设计的分析模型较多，例如：考虑处理因素与阶段间交互效应的模型，考虑序列顺序的模型，考虑共同基线和不同阶段基线的模型等。

（陈平雁）

表 3　例 1 的方差分析表

变异来源	SS	df	MS	F	P
处理	27.889	1	27.889	0.580	0.456
阶段	70.756	1	70.756	1.470	0.241
个体	2842.124	19	149.585	3.108	0.010
误差	866.195	18	48.122		
总	3806.964	39			

xīyīn shèjì de fāngchā fēnxī

析因设计的方差分析 (analysis of variance for factorial design)

又称析因分析。分析资料应满足正态分布、方差齐性和独立性3个参数方法的基本条件。分析模型可分为全因子模型和非全因子模型，前者用于分析所有主效应和交互效应，后者只分析感兴趣的部分主效应和交互效应。析因分析包含主效应分析、交互效应分析和单独效应分析3个层次，其中主效应和交互效应可按照方差分析通用公式计算。

方差分析通用公式 总变异：总变异的离差平方和及自由度按式（1）计算。

$$SS_T = \sum X^2 - C, \nu_T = N - 1 \quad (1)$$

式中 N 为总例数；C 为校正数。按式（2）计算：

$$C = \left(\sum X\right)^2 / N \quad (2)$$

主效应变异：某因素 Y 的离差平方和、自由度及均方均可按式（3）计算：

$$SS_Y = \sum \frac{\left(\sum X_i\right)^2}{n_i} - C,$$
$$\nu_Y = I - 1,$$
$$MS_Y = SS_Y / \nu_Y \quad (3)$$

式中 $\sum X_i$ 表示某因素 Y 的第 i 个水平的合计；n_i 表示某因素 Y 的第 i 个水平的样本量；I 表示某因素 Y 的水平数。式（3）可视为除总变异和误差项之外其他变异项计算的通式。

交互项变异：两个因素的交互又称一级交互，三个因素的交互称二级交互，四个因素的交互称三级交互，余此类推。以两个因素的析因设计为例，交互项的变异由涉及因素的处理项变异合计减去两个因素的主效应后得到，离差平方和及自由度均满足此关系，如式（4）所示：

$$SS_{A \times B} = SS_{AB} - SS_A - SS_B,$$
$$\nu_{A \times B} = \nu_{AB} - \nu_A - \nu_B = \nu_A \times \nu_B,$$
$$MS_{A \times B} = SS_{A \times B} / \nu_{A \times B} \quad (4)$$

误差项变异：误差项变异为总变异与各项主效应和交互效应之差，即

$$SS_E = SS_T - SS_{AB}$$
$$= SS_T - SS_A - SS_B - SS_{A \times B}$$
$$\nu_E = \nu_T - \nu_{AB}$$
$$= \nu_T - \nu_A - \nu_B - \nu_{A \times B}$$
$$MS_E = SS_E / \nu_E \quad (5)$$

F 统计量：为某因素 Y 的均方与误差项均方 MS_E 的比值即式（6）。

$$F_Y = MS_Y / MS_E \quad (6)$$

实例 为了研究药物治疗附加磁场对人体内磁性物质分布的影响，安排两个药物组：实验组为"丝裂霉素+高分子物质+磁性物质+磁场"，对照组为"丝裂霉素+高分子物质+磁性物质"。每组分别于给药后15分钟和60分钟处死实验动物小鼠，检测小鼠肝脏组织的磁性物质浓度，即铁浓度（mg/g）。采用 2×2 平衡设计，一个因素为药物，有2个水平，即实验组（A1）和对照组（A2）；另一个因素为给药后时间，亦有2个水平，即15分钟（B1）和60分钟（B2）。两个因素有4种组合，每种组合重复例数为6。将24只小鼠随机分配到4个处理组合组，实验结果见表1。

主效应和交互效应分析 为方便计算，先根据表1求得各因素和水平组合的观察值合计，见表2。表中括号内为均数，用于描述。

步骤1：检验假设。分为主效应和交互效应的检验假设。

主效应的检验假设：

H_0：某因素2个水平的主效应相同；

H_1：某因素2个水平的主效应不同。

交互效应的检验假设：

H_0：两因素间无交互效应；

表1 小鼠肝脏组织的铁浓度（mg/g）检测结果

实验组（A1）		对照组（A2）	
15分钟（B1）	60分钟（B2）	15分钟（B1）	60分钟（B2）
0.554	1.015	0.337	0.503
0.550	1.005	0.276	0.612
0.578	1.071	0.313	0.593
0.706	1.106	0.387	0.604
0.686	1.155	0.431	0.640
0.651	1.145	0.362	0.560

表2 资料各因素和水平组合的合计（均数）

	A1	A2	合计
B1	3.725（0.621）	2.106（0.351）	5.831（0.486）
B2	6.497（1.083）	3.512（0.585）	10.009（0.834）
合计	10.222（0.852）	5.618（0.468）	15.840（0.660）

H_1：两因素间有交互效应。

步骤 2：离差平方和与均方的计算。

总变异：由原始数据求得 $\sum X = 15.840$，$\sum X^2 = 12.2134$，由式（1）求总变异的离差平方和及自由度。

$$SS_T = \sum X^2 - C = 12.213\,4 - 10.454\,4 = 1.7590$$

$$\nu_T = N - 1 = 24 - 1 = 23$$

由式（2）求校正数 C。

$$C = (\sum X)^2 / N = 15.84^2 / 24 = 10.4544$$

由公式（3）求主效应变异，A 因素变异：

$$SS_A = \frac{10.222^2}{12} + \frac{5.618^2}{12} - C = 0.883\,2$$

$$\nu_A = 2 - 1 = 1$$

$$MS_A = SS_A / \nu_A = 0.883\,2 / 1 = 0.883\,2$$

B 因素变异：

$$SS_B = \frac{5.831^2}{12} + \frac{10.009^2}{12} - C = 0.727\,3$$

$$\nu_B = 2 - 1 = 1$$

$$MS_B = SS_B / \nu_B = 0.727\,3 / 1 = 0.727\,3$$

由式（4）求交互项变异：

$$SS_{A \times B} = 0.0778$$

$$\nu_{A \times B} = 1$$

$$MS_{A \times B} = 0.0778$$

由式（5）求误差项变异：

$$SS_E = SS_T - SS_A - SS_B - SS_{A \times B}$$
$$= 1.759\,0 - 0.883\,2 - 0.727\,3 - 0.077\,8 = 0.070\,7$$

$$\nu_E = \nu_T - \nu_A - \nu_B - \nu_{A \times B} = 23 - 1 - 1 - 1 = 20$$

$$MS_E = SS_E / \nu_E = 0.070\,7 / 20 = 0.003\,5$$

由式（6）求 F 统计量，

$$F_A = MS_A / MS_E = 0.883\,2 / 0.003\,5 = 252.34$$

$$F_B = MS_B / MS_E = 0.727\,3 / 0.003\,5 = 207.80$$

$$F_{A \times B} = MS_{A \times B} / MS_E = 0.070\,7 / 0.003\,5 = 22.23$$

步骤 3：结果。将上述计算结果汇总成方差分析表（表 3），无论是主效应，还是交互效应，均拒绝 H_0，接受 H_1，即 A 因素的两个水平间、B 因素的两个水平间均有显著差异，A、B 因素间存在交互效应。

还可以用交互效应的轮廓图直观反映两个因素之间的关系（图）。

若两线近乎平行，提示无交互效应；反之，两线相交的锐角越大，交互效应越强。本例两线不平行，从 15 分钟到 60 分钟，实验组增长的绝对量要大于对照组，表明实验组与对照组的差异随时间水平的不同而有所变化。

若两线近乎水平，提示 B 因素的两个水平相差不显著；反之，相差显著。本例两线均不呈水平，提示 B 因素的两个水平有显著差异。

若两线近乎重合，提示 A 因素的两个水平相差不显著；反之，相差显著。本例两线间有一定距离，提示 A 因素的两个水平有显著差异。

单独效应的分析 上述析因分析给出了主效应和交互效应的分析结果，为了更细致地分析交

表 3 药物治疗附加磁场对人体内磁性物质分布的影响的方差分析表

变异来源	SS	df	MS	F	P
A	0.883 2	1	0.883 2	252.34	<0.01
B	0.727 3	1	0.727 3	207.80	<0.01
A×B	0.077 8	1	0.077 8	22.23	<0.01
误差	0.070 7	20	0.003 5		
总计	1.759 0	23			

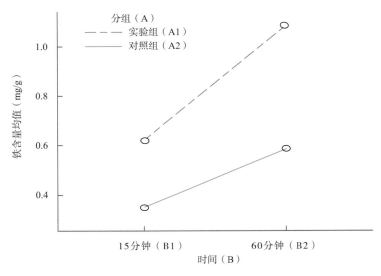

图 交互效应的轮廓图

互效应，还可以配合单独效应分析，即固定水平分析。表 4 同时给出了主效应、交互效应和单独效应的分析结果，例如，对实验组两个时间点的比较用两样本 t 检验，$t = 12.045$，$P < 0.001$；对照组两个时间点的比较，$t = 7.868$，$P < 0.001$。同理，在 15 分钟水平，实验组和对照组的比较，$t = 7.502$，$P < 0.001$；在 60 分钟水平，实验组和对照组的比较，$t = 15.248$，$P < 0.001$。综合表 4 和图的全部分析结果，附加磁场（实验组）可显著增加靶器官肝脏的磁性物质铁含量，而且随着时间的延长，铁含量增加的幅度更大，在 60 分钟时实验组的铁含量达到最大；在 15 分钟时对照组的铁含量达到最小。

单独效应分析涉及两个主要问题，一是检验中使用局部标准误还是整体标准误的问题，二是检验水准是否需要调整的问题。

注意事项 析因设计不但可以分析主效应和交互效应，也可以分析单独效应，故效率较高。但是，当因素太多时，所需的样本量会很大。例如一个 5 因素且每个因素都只有 2 个水平，重复例数为 4 的析因设计，样本量为 $2^5 \times 4$，即 $N = 128$。如果水平数稍有增加，样本量会成倍增加。此外，当因素较多时，因素间交互效应的分析和解释会变得越来越困难。因此，析因设计安排的处理因素一般不要超过 4 个。如果因素和水平数太多时，可以考虑用正交设计或均匀设计方法。

（陈平雁）

zhèngjiāo shèjì de fāngchā fēnxī

正交设计的方差分析（analysis of variance for orthogonal design）

正交设计的实验数据分析有统计描述和统计推断两种，前者以极差分析为代表，后者为方差分析。统计描述方法具有简便直观的特点，但其分析结果的可靠性与普遍意义受到相当限制，因此统计描述与推断方法结合使用更值得提倡。

例 1 作为载药载体的纳米粒球体，直径以 100nm 最为理想。某项研究为了探索生产纳米粒的三种混合物质的最佳配方，选用 $L_{27}(3^3)$ 正交设计模型，3 个因素分别是溶剂（A）、稳定剂浓度（B）和合成高分子材料的单体浓度（C），每个因素都有 3 个水平。溶剂的 3 个水平为：不加溶剂、二氯甲烷和丙酮；稳定剂浓度的 3 个水平为：1%、2% 和 3%；合成高分子材料的单体浓度 3 个水平为：1.5%、2% 和 2.5%。

由表 1 先求得 $\sum X = 3146.2$，$\sum X^2 = 477079.56$。

为进一步求各分解项的离差平方和，先产生表 2 ~ 表 4 三个过渡计算表，表中给出的是两个因

表 4 药物治疗附加磁场对人体内磁性物质分布的影响的分析结果，铁含量（$\bar{X} \pm S$，$r = 6$）

时间（B）	药物（A）		合计	F	P
	实验组（A1）	对照组（A2）			
15 分钟（B1）	0.62±0.07	0.35±0.05	0.49±0.15	7.502	0.000
60 分钟（B2）	1.08±0.06	0.59±0.05	0.83±0.27	15.248	0.000
合计	0.85±0.25	0.47±0.13	0.66±0.28	252.34*	0.000*
F	12.045	7.868	207.80*	22.23**	
P	0.000	0.000	0.000*	0.000**	

注：* 主效应的 F 统计量和 P 值；** 交互效应的 F 统计量和 P 值

表 1 纳米粒生产的 $L_{27}(3^3)$ 正交设计模型及实验结果

因素			纳米粒直径	因素			纳米粒直径
A	B	C	（nm）	A	B	C	（nm）
1	1	2	131.3	2	1	2	178.3
1	2	1	85.1	2	2	3	187.4
1	2	3	148.7	2	2	1	151.4
1	2	2	104.1	2	3	1	21.3
1	3	3	38.1	3	1	1	180.8
1	1	1	115.4	3	2	1	162.6
1	3	2	86.8	3	3	3	29.6
1	1	3	137.0	3	2	3	191.2
1	3	1	29.8	3	1	3	191.4
2	2	2	170.1	3	3	2	28.7
2	1	3	147.3	3	2	2	214.7
2	1	1	142.9	3	3	2	36.2
2	3	3	22.4	3	1	2	183.0
2	3	3	30.6				

素不同水平组合的 3 个观察值的合计以及每个因素各个水平 9 个观察值的合计（见表 1 中"合计"项）。

表 2　A、B 因素的交互项合计

	A1	A2	A3	合计
B1	383.7	468.5	578.5	1 430.7
B2	337.9	508.9	545.2	1 392.0
B3	154.7	74.3	94.5	323.5
合计	876.3	1 051.7	1 218.2	3 146.2

表 3　A、C 因素的交互项合计

	A1	A2	A3	合计
C1	287.3	315.6	379.6	982.5
C2	265.2	370.8	403.8	1 039.8
C3	323.8	365.3	434.8	1 123.9
合计	876.3	1 051.7	1 218.2	3 146.2

表 4　B、C 因素的交互项合计

	B1	B2	B3	合计
C1	439.1	399.1	144.3	982.5
C2	492.6	465.4	81.8	1 039.8
C3	499.0	527.5	97.4	1 123.9
合计	1 430.7	1 392.0	323.5	3 146.2

根据本设计模型，可以分析 A、B、C 三个因素的主效应以及一级交互效应，即 A×B、A×C、B×C。从总实验例数 27 例可以判断不能分析二级交互效应 A×B×C，因为误差项的自由度为 0，无法估计。

先求得 $C = (\sum X)^2/n =$ $3 146.2^2/27 = 366\ 613.868\ 1$；$\sum X^2 = 477\ 079.56$

总变异：

$$SS_T = \sum X^2 - C$$
$$= 477\ 079.56 - 366\ 613.868\ 1$$
$$= 110\ 465.691\ 9$$
$$\nu_T = 27 - 1 = 26 \qquad (1)$$

A 因素变异：

$$SS_A = \frac{876.3^2}{9} + \frac{1051.7^2}{9} + \frac{1218.2^2}{9} - C$$
$$= 6\ 495.667\ 4$$
$$\nu_A = 3 - 1 = 2$$
$$MS_A = SS_A/\nu_A = 6\ 495.667\ 4/2$$
$$= 3\ 247.833\ 7$$

B 因素变异：

$$SS_B = \frac{1\ 430.7^2}{9} + \frac{1\ 392^2}{9}$$
$$+ \frac{323.5^2}{9} - C = 87\ 743.769\ 6$$
$$\nu_B = 3 - 1 = 2$$
$$MS_B = SS_B/\nu_B = 87\ 743.769\ 6/2$$
$$= 43\ 871.848\ 2$$

C 因素变异：

$$SS_C = \frac{982.5^2}{9} + \frac{1\ 039.8^2}{9}$$
$$+ \frac{1\ 123.9^2}{9} - C = 1\ 124.076\ 3$$
$$\nu_C = 3 - 1 = 2$$
$$MS_C = SS_C/\nu_C$$
$$= 1\ 124.076\ 3/2 = 562.038\ 2$$

A、B 因素交互项变异为公式（2）。

A、C 因素交互项变异为公式（6）。

$$SS_{A*C} = 586.554\ 2$$
$$\nu_{A*C} = 4$$
$$MS_{A*C} = 146.638\ 5$$

B、C 因素交互项变异为公式（7）。

$$SS_{B*C} = 3\ 051.379\ 0$$
$$\nu_{B*C} = 4$$
$$MS_{B*C} = 762.844\ 7$$

方差分析结果见表 5，因素 A 和因素 B 的水平间有显著差异，A、B 间存在交互效应。根据题意，纳米粒球体直径以 100nm 最为理想，由表 1 见，最接近 100nm 的组合是 $A_1B_2C_2$，即二氯甲烷、2% 的稳定剂和合成高分子材料的单体浓度为 2% 的配方为最佳。

对于正交设计的方差分析，

表 5　方差分析表

变异来源	SS	df	MS	F	P
A	6 495.667	2	3 247.834	11.478	0.004
B	87 743.770	2	43 871.885	155.048	0.000
C	1 124.076	2	562.038	1.986	0.199
A×B	9 200.588	4	2 300.147	8.129	0.006
A×C	586.555	4	146.639	0.518	0.725
B×C	3 051.379	4	762.845	2.696	0.108
误差	2 263.656	8	282.95		
总	110 465.692	26			

$$SS_{A*B} = SS_{AB} - SS_A - SS_B$$
$$= \left(\frac{383.7^2}{3} + \frac{337.9^2}{3} + \frac{154.7^2}{3} + \cdots + \frac{94.5^2}{3} - C\right) - SS_A - SS_B$$
$$= 103\ 440.024\ 9 - 6\ 495.667\ 4 - 87\ 743.769\ 6 = 9\ 200.587\ 9$$
$$\nu_{A*B} = \nu_A \times \nu_B = 2 \times 2 = 4$$
$$MS_{A*B} = SS_{A*B}/\nu_{A*B} = 9\ 200.587\ 9/4 = 2\ 300.147\ 0 \qquad (2)$$

通常不能像析因分析那样分析所有的交互效应。到底哪些交互效应可以分析，哪些不能分析，要按照正交设计表的表头进行选择。相对于因素和水平数而言正交设计的样本量较小，用于估计误差项的例数也较少，当实验数据的变异较大时，误差项的变异也来得较大，不容易显现出因素间的差异。因此，正交设计通常不大适合实验数据变异较大的研究。

（陈平雁）

jūnyún shèjì

均匀设计 （uniform design）

一种只考虑实验点在实验范围内均匀散布的一种实验设计方法，由中国学者方开泰和王元在1978年提出，其最初使用在导弹弹道系统的指挥仪设计。均匀设计是部分因子设计的主要方法之一，和同为部分因子设计的正交实验设计相比，均匀设计抛弃了正交实验的整齐可比的特性，只保留了均匀散布的特性。均匀设计的主要特点是使得实验次数少，无论因素多少，每水平只做一次实验，实验次数等于因素中水平数最多的水平数。

均匀表　用于安排多因素多水平实验的设计表格，用符号 $U_n(r^l)$ 表示，其中 U 为均匀表代号；n 为行数；r 为水平数，与 n 相等，表示实验次数；l 为因素个数，如表1为 $U_7(7^4)$ 均匀设计表，表示有4个因素，7个水平，实验次数为7。每个均匀设计表都附有一个使用表，它指示如何从设计表中选用适当的列形成实验方案，以及该方案的均匀度。均匀度用偏差 D 表示，D 值越小，表示均匀度越好。如表2是 $U_7(7^4)$ 均匀设计表的使用表，当有2个因素时，应选择表1中的1、3列为实验方案，其偏差为0.2398；当有

3个因素时，应选择表1中的1、2、3列为实验方案，其偏差为0.3721，依此类推。

表1　$U_7(7^4)$ 均匀设计表

实验次数	列号			
	1	2	3	4
1	1	2	3	6
2	2	4	6	5
3	3	6	2	4
4	4	1	5	3
5	5	3	1	2
6	6	5	4	1
7	7	7	7	7

表2　$U_7(7^4)$ 均匀设计使用表

因素表	列号				D
2	1	3			0.239 8
3	1	2	3		0.372 1
4	1	2	3	4	0.476 0

特性　$U_n(r^l)$ 前述用均匀表安排的实验具有均衡分散的特点。均衡分散，指每个因素的每个水平做一次且仅做一次实验。均匀表任两列组成的实验方案一般并不等价，因此在使用均匀表的时候均需要附加其使用表。根据每个因素的水平数是否相同，均匀表可分为相同水平均匀表和混合水平均匀表。前者指每个因素的水平数相同；后者指每个因素的水平数不完全相同，例如，$U_6(3^2 \times 2^1)$ 设计表示共有3个因素，其中有2个因素为3水平，有1个因素为2水平。

优选均匀表　优选均匀表具有更好的均匀性，应优先选用，用符号 $U_n*(r^l)$ 表示，以别于前述的一般均匀表符号 $U_n(r^l)$。虽然优选均匀表具有更好的均匀性，但实验次数确定情况下，一般均

匀表比优选均匀表能安排更多的因素，因此当实验因素较多且超过优选均匀表的使用范围时，就需要选用一般均匀表。例如，对于4个因素均为7个水平的均匀设计，$U_7(7^4)$ 和 $U_7*(7^4)$ 分别代表一般均匀设计表和优选均匀设计表。若试验安排2个因素各7水平，则可优先选择 $U_7*(7^4)$，因其 $D = 0.1582$，而 $U_7(7^4)$ 的 $D = 0.2398$；若试验安排4个因素各7水平，则只能选择 $U_7(7^4)$，因 $U_7*(7^4)$ 均匀表的使用表最多只能安排3个因素。需要注意，均匀表中的空列，既不能安排交互作用，也不能用来估计实验误差，所以在分析时无需列出。

分析方法　由于均匀设计每个因素各水平没有重复，故不能用一般方差分析方法，可采用直观分析或线性回归分析。直观分析主要应用统计描述的方法找出最佳值以及对应的处理组合，方法虽然简便，但可靠性较差。线性回归分析是一种统计推断方法，其分析结果较直观分析更具有普遍意义。进行回归分析时，以各个因素为自变量，以实验数据为应变量，按照一般多元回归分析方法即可。

例　为探索葡萄糖、硫酸铵和尿素的优化配方，以提高钝齿棒状杆菌发酵产生 L-异亮氨酸的产量，实验采用 $U_7(7^4)$ 均匀设计，3个因素均设置7个水平（表3），设计方案根据表2取表1的第1、2、3列，实验结果见表4。

应用统计分析软件 SPSS19.0 的回归分析命令，若以 x_1、x_2、x_3 为自变量，调整 R^2 为0.890，$F = 17.188$，$P = 0.022$，参数估计结果见表5；若以 x_1、x_2、x_3、x_1^2 为自变量，调整 R^2 为0.954，$F =$

表3 葡萄糖、硫酸铵和尿素因素与水平数

因素	水平数						
	1	2	3	4	5	6	7
葡萄糖 x_1	8.00	9.00	10.00	11.00	12.00	13.00	14.00
硫酸铵 x_2	2.00	3.00	4.00	5.00	6.00	7.00	8.00
尿素 x_3	0.00	0.05	0.10	0.15	0.20	0.25	0.30

表4 $U_7(7^4)$ 均匀设计的结果

实验号	葡萄糖 x_1	硫酸铵 x_2	尿素 x_3	实测值 y, mg/ml	预测值1 mg/ml	预测值2 mg/ml
1	8.00	3.00	0.10	7.33	7.89	7.31
2	9.00	5.00	0.25	5.96	5.87	6.12
3	10.00	7.00	0.05	6.15	5.68	6.01
4	11.00	2.00	0.20	9.59	9.12	9.45
5	12.00	4.00	0.00	8.97	8.94	8.92
6	13.00	6.00	0.15	6.47	6.91	6.87
7	14.00	8.00	0.30	4.82	4.88	4.61

注：预测值1：自变量为 x_1、x_2、x_3；预测值2：自变量为 x_1、x_2、x_3、x_1^2

31.821，$P = 0.031$，参数估计结果见表6。从模型的拟合效果看，以 x_1、x_2、x_3、x_1^2 为自变量的模型更好，根据标准偏回归系数，各因素对 y 的影响大小顺序为：x_1（葡萄糖）> x_2（硫酸铵）> x_3（尿素）。根据表6的参数估计结果，列一般回归方程如下：

$$\hat{y} = -4.280 + 2.618x_1 - 0.723x_2 - 3.719x_3 - 0.106x_1^2$$

由于变量 x_1 的影响最大，对上述方程中变量 x_1 求一阶偏导数，解得 $x_1 = 12.3$。又因为变量的回归系数为负值，其水平值取得越低，应变量越大，再结合观察数据，可以考虑 $x_1 = 12$，$x_2 = 2$，$x_3 = 0.5$ 的配方。需要指出，均匀设计的水平值不属于分类性质，因此难以用一般的方差分析方法进行分析，而回归分析把水平值作为定量变量处理，因此，最佳的水平组合可不限于设定的水平值。

表5 例1回归分析的参数估计（x_1、x_2、x_3 为自变量）

变量	偏回归系数	标准偏回归系数
常数	8.166	—
x_1	0.325	0.410
x_2	-0.781	-0.987
x_3	-5.268	-0.333

表6 例1回归分析的参数估计（x_1、x_2、x_3、x_1^2 为自变量）

变量	偏回归系数	标准偏回归系数
常数	-4.280	—
x_1	2.618	3.310
x_2	-0.723	-0.914
x_3	-3.719	-0.235
x_1^2	-0.106	-2.970

（陈平雁）

xìtǒng shèjì de fāngchā fēnxī

系统设计的方差分析（analysis of variance for hierarchical design）

系统设计是在系统分组实验中，有两个或两个以上的实验因素，每个因素又划分为若干水平，实验的处理为各因素按其隶属关系系统分组，各因素水平没有交叉。又称系统分组设计或嵌套设计（nested design）。根据设计所考虑的因素多少，可分为二阶段嵌套设计、三阶段嵌套设计等，这里仅介绍二阶段嵌套设计的方差分析，并定义第一阶段的因素为 A，第二阶段的因素为 B，又称为嵌套因素。方差分析时可将变异分解成以下形式：

$$SS_T = SS_A + SS_{B(A)} + SS_E$$

即总变异分解为一阶段因素变异、二阶段因素（嵌套因素）变异和误差项三部分。由于嵌套设计各因素按嵌套的隶属关系分组，故不同因素的水平间不产生交叉，分析中不能像析因分析那样去分析交互项。

例 试验甲、乙、丙三种催化剂在不同温度下对某化合物的转化作用。由于各催化剂所要求的温度范围不同，采用嵌套设计，将催化剂作为一阶段实验因素（A），温度作为二阶段实验因素（B），每种处理组合重复2次，试验结果见表1，试做方差分析。

从变异分解方面，将总变异分解为一阶段因素变异、嵌套因素变异和误差项三部分。从计算方面，见析因设计的方差分析中介绍的方差分析通式，即公式（1）至公式（6）。

步骤1：检验假设。

一阶段因素（催化剂）A 的检验假设：

H_0：$\mu_{A1} = \mu_{A2} = \mu_{A3}$（三种催化

表 1 某化合物的转化率（%）

催化剂，A	甲			乙			丙		
温度（℃），B	70	80	90	55	65	75	90	95	100
	82	91	85	65	62	56	71	75	85
	84	88	83	61	59	60	67	78	89
嵌套合计	166	179	168	126	121	116	138	153	174
一阶段合计		513			363			465	

剂的转化率总体均数相同）；

H_1：$\mu_{Ai} \neq \mu_{Aj}$（三种催化剂的转化率总体均数不全相同）。

嵌套因素（温度）B 的检验假设：

H_0：$\mu_{B1} = \mu_{B2} = \cdots$（不同温度下的转化率总体均数相同）；

H_1：至少存在 $\mu_{Bi} \neq \mu_{Bj}$（不同温度下的转化率总体均数不全相同）。

步骤 2：检验统计量的计算。

总变异。由原始数据求得 $\sum X = 1341$，$\sum X^2 = 102311$，由公式（1）求总变异的离差平方和及自由度：

$$SS_T = \sum X^2 - C$$
$$= 102\,311 - 99\,904.5$$
$$= 2\,406.5$$
$$\nu_T = N - 1 = 18 - 1 = 17 \quad (1)$$

由公式（2）求校正数 C_1：

$$C = \left(\sum X\right)^2 / N = 1\,341^2 / 18 = 99\,904.5 \quad (2)$$

一阶段因素的变异。由公式（3）求得：

$$SS_A = \sum \frac{\left(\sum X_i\right)^2}{n_i} - C$$
$$= \frac{513^2}{6} + \frac{363^2}{6} + \frac{465^2}{6} - C$$
$$= 1\,956.0$$
$$\nu_A = I - 1 = 3 - 1 = 2$$
$$MS_A = SS_A / \nu_A = 1\,956/2 = 978 \quad (3)$$

嵌套因素的变异。按交互项的差来求，用公式（4）先计算 A、B 因素的交互项合计，即：

$$SS_{AB} = \frac{166^2}{2} + \frac{179^2}{2} + \cdots + \frac{174^2}{2} - C$$
$$= 102\,261.5 - 99\,904.5$$
$$= 2\,357$$
$$\nu_{BLA} = 9 - 1 = 8$$
$$SS_{B(A)} = SS_{AB} - SS_A$$
$$= 2\,357 - 1\,956 = 401$$
$$\nu_{B(A)} = 8 - 2 = 6$$
$$MS_{B(A)} = SS_{B(A)} / \nu_{B(A)}$$
$$= 401/6 = 66.833 \quad (4)$$

误差项。由公式（5）求：

$$SS_E = SS_T - SS_A - SS_{B(A)}$$
$$= 2\,406.5 - 1\,956 - 401$$
$$= 49.5$$
$$\nu_E = \nu_T - \nu_A - \nu_{B(A)}$$
$$= 17 - 2 - 6 = 9$$
$$MS_E = SS_E / \nu_E = 49.5/9 = 5.5 \quad (5)$$

F 统计量。由公式（6）求得：$F_A = MS_A / MS_{B(A)}$

步骤 3：结果。将上述计算结果汇总成方差分析表（表 2），催化剂之间有统计差异（$P < 0.001$），结合表 1 的合计项可见，甲催化

剂的转化率最高，丙次之，乙最低。不同温度之间亦有统计差异（$P = 0.001$），结合表 1 可见，不同催化剂与不同温度的组合其变化不完全相同。

为方便计算，下面给出 SPSS 软件的两种程序。

程序一：

```
UNIANOVA
rate  BY A B
/METHOD = SSTYPE （3）
/INTERCEPT = INCLUDE
/CRITERIA = ALPHA （.05）
/DESIGN = A A （B）.
```

程序二：

```
UNIANOVA
rate  BY A B
/METHOD = SSTYPE （1）
/INTERCEPT = INCLUDE
/CRITERIA = ALPHA （.05）
/DESIGN = A B.
```

（陈平雁）

lièqū shèjì de fāngchā fēnxī

裂区设计的方差分析（analysis of variance for split-plot design） 裂区设计是析因设计的一种特殊形式，将一个或多个完全随机试验，随机区组试验，或拉丁方试验结合起来的试验方法。又称分割设计。采用分割设计（裂区设计）的实验称为分割实验，又称裂区实验。当实验受到实验单位的自然属性限制或为方便实验操作起见时，全部析因处理不能在同一区组内安排完毕，需要两个或更多的区组才能安排

表 2 例 1 的方差分析表

变异来源	SS	df	MS	F	P
催化剂（A）	1 956.0	2	978.000	177.818	0.000
温度（催化剂），B（A）	401.0	6	66.833	12.152	0.001
误差	49.5	9	5.500		
合计	2 406.5	17			

完全部处理时，裂区设计可将全区设计分解成多个裂区组安排析因处理。

其主要特点是将实验按批次（区组）进行，每个批次（区组）完成一次所有因素和水平完整组合的实验。如果实验只考虑 1 个因素，则每个批次相当于 1 个区组，这样的设计实际上是随机区组设计；如果实验考虑 2 个因素，则每个批次相当于一个裂区（split），若将这 2 个因素按主次分为一级因素和二级因素，则每个一级因素的水平就相当于一个条块，故将这样的结构称为裂区（split-plot）；如果考虑 3 个因素，则结构就变为裂 - 裂区（split-split-plot）。在理解了这样结构的前提下，方差分析的时候就比较容易进行变异的分解了。

例 1　在一项医用特种纸张的生产工艺实验中，考虑 2 个因素，一个是纸浆的处理方法，有 3 个水平，分别用 I、II、III 表示；另一个因素为加工温度，有 4 个水平，分别为 93℃、107℃、121℃、135℃。实验分 3 个批次进行，每个批次安排 12 个实验，随机分配与两个因素的 12 种处理组合。两个因素以纸浆处理方法较加工温度更为重要，以纸张的抗拉强度为评价指标，实验结果见表1，试分析之。

表 2　区组与一级处理交互项合计

一级处理 (A)	批次（区组）			合计
	1	2	3	
I	138	141	149	428
II	155	149	158	462
III	124	133	150	407
合计	417	423	457	1 297

表 3　区组与二级处理交互项合计

二级处理 (B)	批次（区组）			合计
	1	2	3	
1 (93℃)	93	90	98	281
2 (107℃)	102	98	111	311
3 (121℃)	108	114	119	341
4 (135℃)	114	121	129	364
合计	417	423	457	1 297

表 4　一级处理与二级处理交互项合计

二级处理 (B)	一级处理(A)			合计
	I	II	III	
1 (93℃)	89	100	92	281
2 (107℃)	104	117	90	311
3 (121℃)	118	119	104	341
4 (135℃)	117	126	121	364
合计	428	462	407	1 297

从变异分解方面，按三步进行分解。第一步，先将总变异分解为一级处理变异合计与二级处理变异合计；第二步，将一级处理变异合计分解为批次（区组）项、一级处理项和一级处理的误差项。第三部，将二级处理变异合计分解为二级处理项、区组与二级处理交互项、一级处理与二级处理交互项、二级处理的误差项。

步骤1：检验假设。分为一级处理间、二级处理间及交互作用的检验假设。

一级处理间的检验假设。

H_0：$\mu_{A1} = \mu_{A2} = \mu_{A3}$（三种纸浆处理方法的抗拉强度总体均数相同）；

H_1：$\mu_{Ai} \neq \mu_{Aj}$（三种纸浆处理方法的抗拉强度总体均数不全相同）。

二级处理间的检验假设。

H_0：$\mu_{B1} = \mu_{B2} = \mu_{B3} = \mu_{B4}$（四种加工温度下的抗拉强度总体均数相同）；

H_1：$\mu_{Bi} \neq \mu_{Bj}$（四种加工温度下的抗拉强度总体均数不全相同）。

交互作用的检验假设。

H_0：纸浆处理方法与加工温度之间不存在交互效应；

H_1：纸浆处理方法与加工温度之间存在交互效应。

步骤2：检验统计量的计算。有关裂区设计的方差分析计算，见析因设计的方差分析中方差分析的通用计算公式（1）～公式（6）。

总变异：由原始数据求得 $\sum X = 1297$，$\sum X^2 = 47551$，由公式（1）求总变异的离差平方和及自由度，

$$SS_T = \sum X^2 - C$$
$$= 47\,551 - 46\,728.028$$
$$= 822.972$$
$$\nu_T = N - 1 = 36 - 1 = 35 \quad (1)$$

由公式（2）求校正数 C：

表 1　实验样品的抗拉强度（牛顿）

一级处理 (A)	批次（区组）1			批次（区组）2			批次（区组）3		
	I	II	III	I	II	III	I	II	III
二级处理 (B)									
1 (93℃)	30	34	29	28	31	31	31	35	32
2 (107℃)	35	41	26	32	36	30	37	40	34
3 (121℃)	37	38	33	40	42	32	41	39	39
4 (135℃)	36	42	36	41	40	40	40	44	45
合计	138	155	124	141	149	133	149	158	150

$$C = (\sum X)^2/N = 1\ 297^2/36$$
$$= 46\ 728.028 \quad (2)$$

总变异分解为一级处理总变异和二级处理总变异。

一级处理的总变异：由公式（3）求：

$$SS_{T1} = \sum \frac{(\sum X_i)^2}{n_i} - C$$
$$= \frac{138^2}{4} + \frac{155^2}{4} + \cdots + \frac{150^2}{4} - C$$
$$= 242.222$$
$$\nu_{T1} = I - 1 = 9 - 1 = 8 \quad (3)$$

批次（区组）间变异：由公式（3）求：

$$SS_{BL} = \frac{417^2}{12} + \frac{423^2}{12} + \frac{457^2}{12} - C$$
$$= 77.556$$
$$\nu_{BL} = 3 - 1 = 2$$
$$MS_{BL} = SS_{BL}/\nu_{BL} = 77.556/2$$
$$= 38.778$$

一级处理间变异：由公式（3）求：

$$SS_A = \frac{428^2}{12} + \frac{462^2}{12} + \frac{407^2}{12} - C = 128.389$$
$$\nu_A = 3 - 1 = 2$$
$$MS_A = SS_A/\nu_A = 128.389/2 = 64.194$$

一级处理误差项：由公式（4）求：

$$SS_{E1} = SS_{T1} - SS_{block} - SS_A$$
$$= 242.222 - 77.556 - 128.389$$
$$= 36.278$$
$$\nu_{E1} = \nu_{T1} - \nu_{block} - \nu_A = 8 - 2 - 2 = 4$$
$$MS_{E1} = SS_{E1}/\nu_{E1} = 36.278/4 = 9.069 \quad (4)$$

二级处理的总变异：根据变异分解关系，总变异分解为一级处理合计变异与二级处理合计变异，即 $SS_T = SS_{T1} + SS_{T2}$，于是又

$$SS_{T2} = SS_T - SS_{T1} = 822.972 - 242.222$$
$$= 580.750$$
$$\nu_{T2} = \nu_T - \nu_{T1} = 35 - 8 = 27$$

二级处理间变异：由公式（3）求：

$$SS_B = \frac{281^2}{9} + \frac{311^2}{9} + \frac{341^2}{9} + \frac{364^2}{9} - C$$
$$= 434.083$$
$$\nu_B = 4 - 1 = 3$$
$$MS_B = SS_B/\nu_B = 434.083/3$$
$$= 144.694$$

交互项：本例考虑 3 个交互项，及区组×一级处理（BL×A）、区组×二级处理（BL×B）和一级处理×二级处理（A×B），首先由公式（3）求出个交互项合计，根据表2、表3和表4的交互项合计数据，可求得：

$$SS_{BLA} = \frac{138^2}{4} + \frac{155^2}{4} + \cdots + \frac{150^2}{4} \pm C$$
$$= 242.222$$
$$\nu_{BLA} = 9 - 1 = 8$$
$$SS_{BLB} = \frac{93^2}{3} + \frac{102^2}{3} + \cdots + \frac{129^2}{3} \pm C$$
$$= 532.302$$
$$\nu_{BLB} = 12 - 1 = 11$$
$$SS_{AB} = \frac{89^2}{3} + \frac{104^2}{3} + \cdots + \frac{121^2}{3} \pm C$$
$$= 637.642$$
$$\nu_{AB} = 12 - 1 = 11$$

再由公式（4）求出交互项，即：

$$SS_{BL\times A} = SS_{BLA} - SS_{BL} - SS_A$$
$$= 242.222 - 77.556 - 128.389$$
$$= 36.278$$
$$\nu_{BL\times A} = \nu_{BLA} - \nu_{BL} - \nu_A = 8 - 2 - 2 = 4$$
$$MS_{BL\times A} = SS_{BL\times A}/\nu_{BL\times A} = 36.278/4 = 9.069$$
$$SS_{BL\times B} = SS_{BLB} - SS_{BL} - SS_B$$
$$= 532.302 - 77.556 - 434.083$$
$$= 20.667$$
$$\nu_{BL\times B} = \nu_{BLB} - \nu_{BL} - \nu_B = 11 - 2 - 3 = 6$$
$$MS_{BL\times B} = SS_{BL\times B}/\nu_{BL\times B} = 20.667/6 = 3.444$$
$$SS_{A\times B} = SS_{AB} - SS_A - SS_B$$
$$= 637.642 - 128.389 - 434.083$$
$$= 75.167$$
$$\nu_{A\times B} = \nu_{AB} - \nu_A - \nu_B = 11 - 2 - 3 = 6$$
$$MS_{A\times B} = SS_{A\times B}/\nu_{A\times B} = 75.167/6 = 12.528$$

请注意，区组与一级处理的交互项实际上是一级处理的误差项。

二级处理误差项：由公式（4）求：

$$SS_{E2} = SS_{T2} - SS_B - SS_{BL\times B} - SS_{A\times B}$$
$$= 580.750 - 434.083 - 20.667 - 75.167$$
$$= 50.833$$
$$\nu_{E2} = \nu_{T2} - \nu_B - \nu_{BL\times B} - \nu_{A\times B} = 27 - 3 - 6 - 6$$
$$= 12$$
$$MS_{E2} = SS_{E2}/\nu_{E2} = 50.833/12 = 4.236$$

F 统计量：由式（5）$F_Y = MS_Y/MS_E$ 求得，见表5，分为一级处理和二级处理两个部分，每个部分有各自的标准误，如一级处理的标准误为9.069，二级处理的标准误为4.236。

步骤3：结果。将上述计算结果汇总成方差分析表（表5），一级处理之间有统计差异（$P = 0.049$），由表2见，处理水平Ⅱ的抗拉强度最高，其次为水平Ⅰ，水平Ⅲ最低。二级处理之间亦有统计差异（$P < 0.001$），由表3见，随温度增高，抗拉强度逐渐增高，在135℃达最大值，而在93℃时为最小值。两个因素间的交互效应接近检验水准（$P = 0.052$），结合表4和上述分析，采用纸浆处理Ⅱ并设定加工温度为135℃可使纸张的生产质量达到最佳。

（陈平雁）

xiéfāngchā fēnxī

协方差分析（analysis of covariance） 控制某些混杂因素影响的情况下进行组间的均数比较的统计分析方法。而方差分析是用于多组样本资料的均数比较，但均数的组间比较往往受一些其他因素的混杂影响，因此可以认为协方差分析比方差分析的适用范围更广。本条目介绍单因素且单个协变量的协方差分析。

表5 例1的方差分析表

变异来源	SS	df	MS	F	P
批次（BL）	77.556	2	38.778	4.685	0.126
一级处理（A）	128.389	2	64.194	7.078	0.049
一级处理误差（BL×A）	36.278	4	9.069	2.141	0.138
一级处理合计	242.222	8			
二级处理（B）	434.083	3	144.694	42.008	0.000
区组与二级处理交互（BL×B）	20.667	6	3.444	0.813	0.580
一级与二级处理交互（A×B）	75.167	6	12.528	2.957	0.052
二级处理误差（BL×A×B）	50.833	12	4.236		
二级处理合计	580.750	27			
合计	822.972	35			

单因素单个协变量的协方差分析模型 假定在一个独立样本中，反应变量为 y_{ij} 和协变量为 x_{ij}，研究因素有 m 个水平（$m \geq 2$）。例如某个研究药物干预研究中，受试者随机分为 3 组：研究药物的高剂量组，低剂量组和安慰剂组，因此水平数 $m = 3$，则单因素单个协变量的协方差分析模型定义如下：

$$y_{ij} = \alpha_i + \beta x_{ij} + \varepsilon_{ij}$$
$$i = 1,2,\cdots,m; j = 1,2,\cdots,n_i \quad (1)$$

式中 ε_{ij} 相互独立，并且 $\varepsilon_{ij} \sim N(0, \sigma^2)$。为了说明模型参数的意义，对于固定协变量值 x_{ij}，y_{ij} 对应的总体均数（称为条件期望值）可以用式（2）表示。

$$\mu_{Y \mid 水平i, x_{ij}} = \alpha_i + \beta x_{ij}$$
$$i = 1,2,\cdots,m \quad (2)$$

当协变量取任一相同的值 $x = x_{ij}$，$\mu_{Y \mid 水平i, x} - \mu_{Y \mid 水平k, x} = (\alpha_i + \beta x) - (\alpha_k + \beta x) = \alpha_i - \alpha_k$，因此在协方差分析中，固定协变量取值 x（称为校正协变量），可以通过比较 α_r 与 α_k 是否相等推断校正协变量 x 情况下，总体均数 k 与总体均数 r 是否相等。

参数估计 协方差分析模型的参数估计一般都是采用最小二乘

法，并且得到下列统计量表达式。

$$\bar{y}_{i.} = \frac{1}{n_i} \sum_{j=1}^{n_i} y_{ij}$$
$$\bar{x}_{i.} = \frac{1}{n_i} \sum_{j=1}^{n_i} x_{ij},$$
$$i = 1,2,\cdots,m \quad (3)$$

$$l_{xy}^{(i)} = \sum_{j=1}^{n_i} (y_{ij} - \bar{y}_{i.})(x_{ij} - \bar{x}_{i.}),$$
$$i = 1,2,\cdots,m \quad (4)$$

$$l_{xx}^{(i)} = \sum_{j=1}^{n_i} (x_{ij} - \bar{x}_{i.})^2$$
$$l_{yy}^{(i)} = \sum_{j=1}^{n_i} (y_{ij} - \bar{y}_{i.})^2,$$
$$i = 1,2,\cdots,m \quad (5)$$

$$\hat{\beta} = \frac{\sum_{i=1}^{m} l_{xy}^{(i)}}{\sum_{i=1}^{m} l_{xx}^{(i)}} \quad (6)$$

$$\hat{\alpha}_i = \bar{y}_i - \hat{\beta}\bar{x}_i,$$
$$i = 1,2,\cdots,m \quad (7)$$

$$\bar{x}_{..} = \frac{1}{N} \sum_{i=1}^{m} \sum_{j=1}^{n_i} x_{ij}$$
$$\bar{y}_{..} = \frac{1}{N} \sum_{i=1}^{m} \sum_{j=1}^{n_i} y_{ij}$$

$$N = \sum_{i=1}^{m} n_i \quad (8)$$

$$L_{xx} = \sum_{i=1}^{m} \sum_{j=1}^{n_i} (x_{ij} - \bar{x})^2$$
$$L_{yy} = \sum_{i=1}^{m} \sum_{j=1}^{n_i} (y_{ij} - \bar{y}_{..})^2 \quad (9)$$

$$L_{xy} = \sum_{i=1}^{m} \sum_{j=1}^{n_i} (x_{ij} - \bar{x}_{..})(y_{ij} - \bar{y}_{..})$$
$$\quad (10)$$

$$s = \sqrt{\frac{\sum_{i=1}^{m} l_{yy}^{(i)} - \hat{\beta}^2 \sum_{i=1}^{m} l_{xx}^{(i)}}{N - m - 1}} \quad (11)$$

$$se(\hat{\beta}) = s / \sqrt{\sum_{i=1}^{m} l_{xx}^{(i)}} \quad (12)$$

$$se(\hat{\alpha}_k - \hat{\alpha}_r)$$
$$= s\sqrt{\frac{1}{n_k} + \frac{1}{n_r} + \frac{(\bar{x}_{k.} - \bar{x}_{r.})^2}{\sum_{i=1}^{m} l_{xx}^{(i)}}}$$
$$\quad (13)$$

式中 s 是 σ 的估计值，$se(\hat{\beta})$ 是统计量 $\hat{\beta}$ 的标准误，$se(\hat{\alpha}_k - \hat{\alpha}_r) = se(\hat{\mu}_{k \mid x} - \hat{\mu}_{r \mid x})$ 是对于固定协变量 x 取值情况下，两个总体均数估计值之差 $\hat{\mu}_{k \mid x} - \hat{\mu}_{r \mid x}$ 的标准误。

参数的假设检验 包括以下几种。

校正协变量 x 情况下的 m 个水平的总体均数相等的假设检验。由于固定协变量 x 情况下（亦称校正协变量 x 情况下）的 m 个水平的总体均数相等与 $\alpha_1 = \alpha_2 = \cdots = \alpha_m$ 等价，因此假设检验如下：

校正协变量 x 情况下，H_0：$\alpha_1 = \alpha_2 = \cdots = \alpha_m$ H_1：α_1，α_2，$\cdots$，α_m 不全相等。

检验水平 $\alpha = 0.05$。

见公式（14）。

$$F = \frac{\left(L_{yy} - L_{xy}^2/L_{xx} - \sum_{i=1}^{m} l_{yy}^{(i)} + \hat{\beta}^2 \sum_{i=1}^{m} l_{xx}^{(i)} \right) / (m-1)}{\left(\sum_{i=1}^{m} l_{yy}^{(i)} - \hat{\beta}^2 \sum_{i=1}^{m} l_{xx}^{(i)} \right) / (N-m-1)} \quad (14)$$

当 H_0：$\alpha_1 = \alpha_2 = \cdots = \alpha_m$ 为真时，$F \sim F(m-1, N-m-1)$，当 $F > F_{0.05(m-1, N-m-1)}$ 时，可以拒绝 H_0，推断校正了 x 情况下，m 个总体均数不全相等。

校正协变量 x 情况下的两个总体均数是否相等的假设检验。

$H_0 : \alpha_k = \alpha_r$ $H_1 : \alpha_k \neq \alpha_r$

$\alpha = 0.05$

$$t = \frac{\hat{\alpha}_k - \hat{\alpha}_r}{s\sqrt{\frac{1}{n_k} + \frac{1}{n_r} + \frac{(\bar{x}_{k.} - \bar{x}_{r.})^2}{\sum\limits_{i=1}^{m} l_{xx}^{(i)}}}} \quad (15)$$

当 H_0 为真时，式（15）的 t 统计量服从自由度为 $N-m-1$ 的 t 分布，当 $|t| > t_{0.05/2, N-m-1}$ 时，可以拒绝 H_0，推断校正协变量 x 情况下，两个总体均数不等，相应的两个总体均数之差的 95% 可信区间为：

$$\hat{\alpha}_k - \hat{\alpha}_r \pm t_{0.05/2, N-m-1}s\sqrt{\frac{1}{n_k} + \frac{1}{n_r} + \frac{(\bar{x}_{k.} - \bar{x}_{r.})^2}{\sum\limits_{i=1}^{m} l_{xx}^{(i)}}}$$

由于协方差分析要求检验协变量与研究因素之间是否有交互作用，含有交互作用的模型如式（16）所示。

$$y_{ij} = \alpha_i + \beta_i x_{ij} + \varepsilon_{ij}$$
$$i = 1, 2, \cdots, m;$$
$$j = 1, 2, \cdots, n_i \quad (16)$$

式（16）的模型与式（1）的协方差分析模型不同之处是研究因素的各个水平对应的协变量回归系数 β_i 可能不同，这些不同的协变量称为交互作用项。

交互作用项的假设检验 具体如下。

H_0：$\beta_1 = \beta_2 = \cdots = \beta_m = \beta$
即：无交互作用。

H_1：$\beta_1, \beta_2, \cdots, \beta_m$ 不全相同 即：有交互作用。

$\alpha = 0.10$。

见公式（17）。

H_0 为真时，式（17）的检验统计量 $F \sim F(m-1, N-2m)$，因此如果 $P < \alpha$，则可以拒绝 H_0，推断存在交互作用。

实例 具体如下。

例 为了初步评价 A 药和 B 药治疗抑郁症的有效性，收集 60 名抑郁症患者，HAMD 量表评分总分均在 18 分以上，随机分为 A 药组、B 药组合安慰剂组，每组 20 人。治疗 3 周后，以 HAMD 量表评分改变量（基线总分−3 周总分）为有效性评价指标 y，基线总分（x）作为控制变量。资料如表 1 所示，请评价 A 药和 B 药的有效性。

$$\hat{\beta} = \frac{\sum\limits_{i=1}^{3} l_{xy}^{(i)}}{\sum\limits_{i=1}^{3} l_{xx}^{(i)}} = \frac{222.6}{529.3} = 0.420\,6$$

$$\hat{\alpha}_1 = \bar{y}_1 - \hat{\beta}\bar{x}_1$$
$$= 5.3 - 0.420\,6 \times 2.5.7$$
$$= -5.509$$
$$\hat{\alpha}_2 = \bar{y}_2 - \hat{\beta}\bar{x}_2$$
$$= 4.6 - 0.420\,6 \times 24.65$$
$$= -5.767\,8$$
$$\hat{\alpha}_3 = \bar{y}_3 - \hat{\beta}\bar{x}_3$$
$$= 1.8 - 0.420\,6 \times 24.65$$
$$= -8.567\,8$$

首先检验研究因素与协变量之间有无交互作用。

H_0：$\beta_1 = \beta_2 = \beta_3$ 无交互作用。
H_1：$\beta_1, \beta_2, \beta_3$ 不全相同 有交互作用。

$\alpha = 0.10$。

$$\sum\limits_{i=1}^{3} l_{yy}^{(i)} - (l_{xy}^{(i)})^2 / l_{xx}^{(i)} = 912.476$$

代入公式（17），得 $F = 0.12$

相应地 $P = 0.885\,8 > 0.10$，故不能认为研究因素与协变量之间有交互作用，故可以认为该资料可以用协方差分析。

校正基线 x 情况下，H_0：三个总体均数相等。

H_1：三个总体均数不全相等。

检验水准 $\alpha = 0.05$。

代入公式（14），得 $F = 3.48$

对应地 $P = 0.037\,5 < 0.05$，可以拒绝 H_0，推断校正基线后，

$$F = \frac{\left[\left(\sum\limits_{i=1}^{m} l_{yy}^{(i)} - \hat{\beta}^2 \sum\limits_{i=1}^{m} l_{xx}^{(i)}\right) - \left(\sum\limits_{i=1}^{m} l_{yy}^{(i)} - (l_{xy}^{(i)})^2 / l_{xx}^{(i)}\right)\right] / (m-1)}{\left(\sum\limits_{i=1}^{m} l_{yy}^{(i)} - (l_{xy}^{(i)})^2 / l_{xx}^{(i)}\right) / (N-2m)} \quad (17)$$

表 1 A 药和 B 药治疗抑郁症的有效性数据

A组	x	22	24	30	23	28	26	22	24	31	21	24	21	27	24	27	24	32	27	31	26
	y	2	−2	2	−1	15	13	2	−3	7	6	4	10	2	3	11	9	10	9	4	3
B组	x	27	21	24	22	25	27	27	24	22	29	22	25	21	25	20	31	23	26	28	24
	y	3	2	5	0	4	2	5	3	7	8	5	12	−5	12	0	6	2	4	3
安慰剂组	x	24	21	24	28	22	22	22	24	22	27	20	25	31	21	26	25	29	25
	y	−2	6	7	9	−1	−1	−2	2	−2	1	5	1	3	5	0	−3	6	0	2	0

A 药，B 药和安慰剂的疗效不全相同（表 2）。

两组之间的比较：

$$H_0 : \alpha_1 = \alpha_3 \quad H_1 : \alpha_1 \neq \alpha_3$$

$$\alpha = 0.05$$

$$s = \sqrt{\left(\sum_{i=1}^{3} l_{yy}^{(i)} - \hat{\beta}^2 \sum_{i=1}^{3} l_{xx}^{(i)} \right) / 56}$$

$$= \sqrt{16.37} = 4.046$$

$$t = \frac{\hat{\alpha}_1 - \hat{\alpha}_3}{s \sqrt{\dfrac{1}{n_1} + \dfrac{1}{n_3} + \dfrac{(\bar{x}_{1.} - \bar{x}_{3.})^2}{\sum_{i=1}^{3} l_{xx}^{(i)}}}}$$

$$= \frac{-5.509 - (-8.5678)}{4.046 \sqrt{\dfrac{1}{20} + \dfrac{1}{20} + \dfrac{(25.7 - 24.65)^2}{529.3}}}$$

$$= 2.366$$

对应地 $P = 0.021$，差异有统计学意义，校正基线后，A 药治疗前后的改变量的总体均数-安慰剂治疗前后改变量的总体均数之差 $\mu_{A, 基线x} - \mu_{安慰剂, 基线x}$ 的 95% 可信区间为（0.469，5.648）

根据两个改变量总体均数之差 $\mu_{A, 基线x} - \mu_{安慰剂, 基线x}$ 的 95% 可信区间下限大于 0，可以推断 $\mu_{A, 基线x} > \mu_{安慰剂, 基线x}$，可以推断 A 药治疗抑郁症的疗效优于安慰剂。

同理可以比较 B 药与安慰剂的疗效比较，可以得到 $t = 2.19$，对应 $P = 0.033$，差异有统计学意义，推断 B 药治疗抑郁症的疗效优于安慰剂，以及 A 药与 B 药的疗效比较，可以得到 $t = 0.20$，对应 $P = 0.842$，故得到 A 药与 B 药的疗效差异无统计学意义。

协方差分析可以是多个因素和多个协变量，多个因素和多个协变量的协方差分析一般都是借助多因素线性回归模型实现。事实上，协方差分析模型本质上是一个特殊的多因素线性回归模型，所以协方差分析对资料的要求与多因素线性回归模型相同。

（赵耐青）

jíchā fēnxī

极差分析（range analysis）

通常特指正交实验数据的一种统计描述方法。又称直观分析。其基本思想是：首先求得各因素每个水平的均数；接着求出每个因素的最大均数与最小均数之差，即各因素的极差；然后根据极差的大小判断不同因素的重要性，极差越大表示该因素对实验结果的影响越大；最后结合因素影响力和优水平确定因素与水平的最优组合。这里的优水平应根据专业背景判断，如果是正向指标（指标值越大越好），则最大均数所代表的水平为优水平；如果是负向指标（指标值越小越好），则最小均数所代表的水平为优水平；如果是某一理想值（如载药载体的纳米粒球体直径以 100nm 最为理想），则最接近该值的均数所代表的水平为优水平。极差分析具有简单、直观的特点。极差指一组数据中最大值与最小值之差。

　　例　作为载药载体的纳米粒球体直径以 100nm（纳米）最为理想。某研究为了探索生产纳米粒的三种混合物质的最佳配方，选用 $L_{27}(3^3)$ 正交设计模型，3 个因素分别是溶剂（A）、稳定剂浓度（B）和合成高分子材料的单体浓度（C），每个因素都有 3 个水平。溶剂的 3 个水平为：不加溶剂、二氯甲烷和丙酮；稳定剂浓度的 3 个水平为：1%、2% 和 3%；合成高分子材料的单体浓度 3 个水平为：1.5%、2% 和 2.5%。实验结果见表上部分。

表　纳米粒生产的 $L_{27}(3^3)$ 正交设计模型及实验结果

试验号	因素			纳米粒直径（nm）
	A	B	C	
1	1	1	2	131.3
2	1	2	1	85.1
3	1	2	3	148.7
4	1	2	2	104.1
5	1	3	3	38.1
6	1	1	1	115.4
7	1	3	1	86.8
8	1	1	3	137.0
9	1	3	2	29.8
10	2	2	2	170.1
11	2	1	3	147.3
12	2	1	1	142.9
13	2	3	2	22.4
14	2	3	1	30.6
15	2	1	2	178.3
16	2	2	3	187.4
17	2	2	1	151.4
18	2	3	1	21.3
19	3	1	2	180.8
20	3	2	1	162.6
21	3	3	2	29.6
22	3	2	2	191.2
23	3	2	3	191.1
24	3	3	3	28.7
25	3	1	3	214.7
26	3	3	1	36.2
27	3	1	2	183.0
$\bar{x}_{1j}$	97.4	159.0	109.2	
$\bar{x}_{2j}$	116.9	154.7	115.5	
$\bar{x}_{3j}$	135.4	35.9	124.9	
R_j	38.0	123.1	15.7	

表 2　协方差计算用表

组别	$\bar{x}$	$\bar{y}$	l_{xx}	l_{xy}	l_{yy}	L_{xx}	L_{xy}	L_{yy}
A 组	25.7	5.3	218.2	91.8	480.2			
B 组	24.65	4.6	162.55	86.2	300.8			
安慰剂组	24.65	1.8	148.55	44.6	229.2			
合计			529.3	222.6	1 010.2	544	252	1 147.4

表下部分 $\bar{x}_{ij}$ 表示第 i 个水平第 j 个因素的均数，如 A 因素第 1、2、3 个水平的均数分别为 97.4、116.9、135.4。表示 R_j 第 j 个因素的极差，如因素 A 的极差为 38.0。根据极差大小分析，B 因素（稳定剂浓度）的极差最大为 123.1，故影响最大，其次为 A 因素，C 因素的影响最小，B 因素的极差远大于其他两个因素，因此，B 因素是需要重点考虑的。根据题意，以纳米粒球体直径以 100nm 最为理想，因此每个因素最优水平是该水平的均数与纳米粒球体理想直径 100cm 的最小差距，由此可知，A 因素的优水平是水平 1，B 因素是水平 2，C 因素是水平 2。综合上述分析，推荐最佳组合为 A1B2C2。

需要指出，极差分析仅仅使用了统计描述方法，其结果的可靠性和外推性还是受到相当限制的。

（陈平雁）

wēixiǎndù fēnxī

危险度分析 （risk assessment）

根据研究设计和问题选择适当的统计指标进行测定分析危险度的过程。流行病学研究中经常需要了解暴露于某因素对疾病的发生有无影响及其影响的程度，也就是说需要测定暴露因素的危险度。测定危险度的流行病学研究主要为队列研究和病例对照研究。在队列研究中，通过对暴露于不同水平的研究对象进行随访来确定疾病发生的情况，从而可以直接分析暴露因素的相对危险度。而在病例对照研究中，是通过对病例组与对照组的回顾调查来比较分析暴露在两组人群中的比例，故无法直接估计暴露因素的相对危险度，通常需要通过比数比近似估计相对危险度。

常用的指标包括危险比和危险率差。危险比根据研究设计不同分为相对危险度和比数比。危险率差也可以计算相对值，即归因危险度百分比。

危险比 包括以下几个指标。

相对危险度 （relative risk，RR） 在队列研究中可以通过随访获得不同暴露水平下疾病的发病率，故相对危险度为暴露组发病率（p_1）与非暴露组发病率（p_0）之比。发病率的计算可以是发病密度（即人时发病率），也可以是累计发病率。

总体相对危险度的点值估计：

$$\hat{RR} = \frac{p_1}{p_0}$$

总体相对危险度的区间估计：米耶蒂宁（Miettinen）法：

$$\hat{RR}^{(1 \pm z_{\alpha/2}/\sqrt{x^2})}$$

该法基于检验结果的区间估计方法，其中 z 为标准正态变量（如求 95% 可信区间，$z_{0.05/2} = 1.96$），x^2 为卡方检验时的卡方值。

δ 法：$e^{\ln(\hat{RR}) - z_{\alpha/2}\sqrt{b/(an_1) + d/(cn_2)}}$，$e^{\ln(\hat{RR}) + z_{\alpha/2}\sqrt{b/(an_1) + d/(cn_2)}}$

该法是基于二项分布近似正态分布的原理，适用条件是 $n_1 p_1 q_1 \geq 5$ 及 $n_2 p_2 q_2 \geq 5$。其中 a，b 为暴露组发病和没有发病的人数，c，d 分别为未暴露组发病和没有发病的人数。

上述两种方法并不适用于发病密度的数据，即需要计算人时发病率的情况。此时，可采用如下的方法进行总体相对危险度的区间估计：

$$e^{\ln(\hat{RR}) - z_{\alpha/2}\sqrt{1/a_1 + 1/a_2}},$$
$$e^{\ln(\hat{RR}) + z_{\alpha/2}\sqrt{1/a_1 + 1/a_2}}$$

式中 a_1 和 a_2 分别是暴露组和非暴露组发病人数，$\hat{RR}$ 是根据人时数计算的发病率之比。

比数比 （odd ratio，OR） 在病例对照研究中，由于无法获得暴露组和非暴露组的发病率，故无法计算相对危险度。然而可以用病例和对照组暴露某事件的比数比来近似估计相对危险度。在患病率很低的情况下（如小于 1%）比值比与相对危险度近似相同。

总体比数比的点值估计：

$$\hat{OR} = odds_1/odds_0 = (a/b)/(c/d) = ad/bc \tag{1}$$

式中 $odds_1 = (a/n_1)/(b/n_1) = a/b$ 为病例组的暴露比数，$odds_0 = (c/n_0)/(d/n_0) = c/d$ 为对照组的暴露比数，a，b 为病例组暴露与非暴露的人数，c，d 为对照组暴露与非暴露的人数，n 为样本量。

总体比数比的区间估计：

伍尔夫法：$\hat{OR}\exp\left(\pm z_{\alpha/2} \sqrt{Var(\ln\hat{OR})} \right)$。

该方法是根据比数比的自然对数服从近似正态分布的理论，其中比数比自然对数的方差为

$$Var(\ln\hat{OR}) = \frac{1}{a} + \frac{1}{b} + \frac{1}{c} + \frac{1}{d},$$

a，b 为病例组暴露与非暴露的人数，c，d 为对照组暴露与非暴露的人数。

米耶蒂宁法：$\hat{OR}^{(1 \pm z_{\alpha/2}/\sqrt{x^2})}$

危险率差 在队列研究中可以通过随访获得不同暴露水平下疾病的发病率，故危险率差（risk difference，RD）为暴露组发病率（p_1）与非暴露组发病率（p_0）之差，又称归因危险度（attributable risk，AR）。

总体危险率差的点值估计：

$$\hat{RD} = p_1 - p_0 \tag{2}$$

总体危险率差的区间估计：

$$p_1 - p_0 - [1/(2n_1) + 1/(2n_2)]$$
$$\pm z_{\alpha/2}\sqrt{p_1 q_1/n_1 + p_2 q_2/n_2}, 如 p_1 \geqslant p_0$$
$$p_1 - p_0 + [1/(2n_1) + 1/(2n_2)]$$
$$\pm z_{\alpha/2}\sqrt{p_1 q_1/n_1 + p_2 q_2/n_2}, 如 p_1 \leqslant p_0$$

该法适用条件是 $n_1 p_1 q_1 \geqslant 5$ 及 $n_2 p_2 q_2 \geqslant 5$。其中 p_1，p_0 为暴露组和非暴露组的发病率，q_1，q_2 为暴露组和非暴露组的未发病率。

分析率差的时候，也可以计算率差的相对水平，又称为归因危险度百分比（attributable risk percent，ARP），计算公式如下：

$$ARP = \frac{p_1 - p_0}{p_1} = \frac{RR - 1}{RR} \qquad (3)$$

有时还需要说明总人群中发病者有多大比例可用该因素来解释，需要考虑人群中暴露者的比例，此时可采用人群归因危险度（population attributable risk percent，PARP）来度量。

人群归因危险度的计算公式：

$$PARP = \frac{r(p_1 - p_0)}{rp_1 + (1 - r)p_0} \qquad (4)$$

式中 r 表示人群中暴露者的比例。

（党少农）

yuánxíng fēnbùfǎ

圆形分布法（circular distribution） 用于处理角度资料的一类统计分析方法。常用来研究以方向或时间度量的带有周期性特点的数据，如心电向量图的电轴、脑电图的上升角、以昼夜时间表示的疾病发病时间、分娩时间等，这些数据通常不用均数和标准差描述。圆形分布法是利用三角函数变换，使原始数据成为线性资料，从而可以利用参数或非参数法进行统计描述和推断。圆形分布的数据具有周期性，而形成圆形分布，测量尺度为角度形式，它没有真正的零点，数值大小具有特定的意义。图显示按罗盘东南西北标记，圆周为360°，不能说北方就是0°（360°），也不能认为180°比90°"大"，这些都是人为规定的。同样的，昼夜时间也表现为这样的圆形分布，时间点之间的关系只能以时间先后顺序来说明。

圆形分布中常用的分布为单峰对称分布，又称圆形正态分布，即冯·米塞斯（Von Mises）分布，是由冯·米塞斯（Von Mises）于1918年创立。应用该圆形分布的条件为：资料成单峰分布；数据需要换算成角度并准确到度，昼夜时间应准确到几点几分。圆形分布资料可以采用散布图的形式表示，例数少时，可以直接将数据标注在圆周上，以示分布，如果例数较多，可以同心圆表示例数的尺度，以相应位置上的半径表示频数分布。

冯·米塞斯圆形分布的密度函数 冯·米塞斯圆形分布为连续单峰分布，其密度函数为：

$$f(\varphi) = \frac{1}{2\pi I_0(k)} e^{k\cos(\varphi - \Phi)} \qquad (1)$$

式中 φ 为角度；k 为集中参数，k 越大分布越集中在平均角周围，$k = 0$ 时，分布退化为均匀分布，通常，k 值需要通过查表获得，Φ 为平均角，又称众数，当 $\varphi = \Phi$ 时，$\cos(\varphi - \Phi) = 1$，函数取最大值，$I_0(k)$ 为修正的贝塞尔（Bessel）函数，k 已知时，可按下式计算或查表获得：

$$I_0 k = \sum_{i=0}^{\infty} \frac{\left(\frac{k}{2}\right)^{2i}}{(i!)^2} \qquad (2)$$

冯·米塞斯圆形分布的分布函数为：

$$F(\varphi) = \frac{1}{2\pi I_0(k)} \int_0^{\Phi} e^{k\cos(\varphi - \Phi)} d\varphi \qquad (3)$$

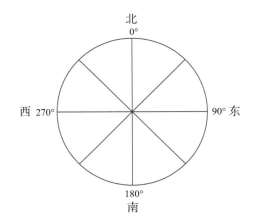 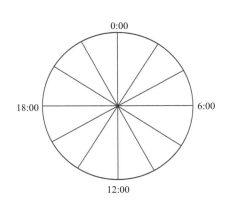

图　圆形分布的测量尺度

式中 $0 \leqslant \varphi < 360°$，当 $\varphi = 180°$ 时，$F(180°) = 0.5$。

平均角和平均角离差 平均角又称角均数，设有 n 个角度 α_1，α_2，…，α_n，令 $\bar{a}$ 表示角的样本均数，其计算公式为：

$$x_i = \cos\alpha_i, y_i = \sin\alpha_i$$

$$\bar{x} = \frac{1}{n}\sum_{i=1}^{n} x_i = \frac{1}{n}\sum_{i=1}^{n}\cos\alpha_i,$$

$$\bar{y} = \frac{1}{n}\sum_{i=1}^{n} y_i = \frac{1}{n}\sum_{i=1}^{n}\sin\alpha_i$$

$$r = \sqrt{\bar{x}^2 + \bar{y}^2}$$

$$\bar{a} = \begin{cases} \arctan(y/x) & \text{当 } x > 0 \\ 180° + \arctan(y/x) & \text{当 } x < 0 \\ 90° & \text{当 } x = 0, \text{且 } y > 0 \\ 270° & \text{当 } x = 0, \text{且 } y < 0 \\ \text{不定} & \text{当 } x = 0, \text{且 } y = 0 \end{cases}$$

$$(4)$$

平均角离差，又称圆标准差，计算公式为：

$$s = \sqrt{-2\ln r} \text{ 弧度} \quad (5)$$

当一组数据中所有 α_i 都等于同一数值，则这组数据无变异，$s = 0$，而 $r = 1$；当一组数据中的 α_i 均匀地分布在圆周上，则 $r = 0$，而 s 则因平均角不存在而无法计算；但当 r 趋向于 0 时，s 趋向于无穷大。r 值的范围在 0~1 之间，s 值的范围在 0~∞ 之间。通常以 r 表示角度资料的集中趋势量度，s 表示其离散趋势量度，本质上是一回事。r 和 s 是样本统计量，相应的总体参数为 ρ 和 σ。

总体 Φ 的 $1-\alpha$ 可信区间为：$\Phi \pm \sin^{-1}(u_\alpha \sqrt{(1-\alpha_2)/2nr^2})$，其中 α_2 由下式计算：

$$\alpha_2 = \frac{\sum_{i=1}^{m}\cos2(\alpha-\Phi)}{n}$$

其中 Φ 可用样本平均角估计。

总体 Φ 的可信区间也可根据样本量 n 和 r 通过查表的方法获得。

平均角的假设检验 样本 r 是总体 ρ 的估计值，当 r 值较大、s 值较小时，估计较为可靠。故需要进行总体平均角的存在性检验，即平均角均匀性检验。该检验是基于所有 α_i 都是均匀分布在圆周上的一个总体，其 $\rho = 0$，但从该总体中进行随机抽样时，样本 r 不一定为 0。因此，当用样本资料算得平均角 $\bar{a}$ 与 r 后，必须进行 ρ 是否为 0 的假设检验。此时，H_0：$\rho = 0$，即为均匀分布，即总体中的角或方向随机分布，即不存在平均角；H_1：$\rho \neq 0$，即不是均匀分布，存在平均角或有一平均方向。

均匀性检验时，根据样本大小 n 和算得的 r 查表，如 r 大于或等于表中界值，则 $P \leqslant \alpha$，即在相应的水准上拒绝 H_0，表示存在集中趋势，平均角有意义。如 r 小于表中界值，则 $P > \alpha$，即在 α 水准上不拒绝 H_0，认为是均匀分布，不存在集中趋势，故平均角无意义。

实例 正常的婴儿分娩是产妇的一种生理现象，分娩过程和人体的许多生理活动一样，存在着与时间有关的生物节律。以每天 24 小时为一个周期，每天的分娩时间就分布在这个圆形的周期上，故可以利用圆形分布来探讨分娩时间的节律性。以下以 20 名足月妊娠妇女的分娩时间为例，如表 1，现利用圆形分布计算平均分娩时间及其标准差，并检验平均值是否有意义。

运用圆形分布时，需要对数据进行角度转换，本例为周期时间数据，转化为下述角度数据。

根据上述公式，计算如下：

$\cos\alpha$ 均值 = 0.515 08，$\sin\alpha$ 均值 = 0.541 33，$r = 0.750 308$

平均角 $\alpha = \text{arctg}(0.515 08/0.541 33) = 46.42°$，将其换算成时间：$46.42° \times 24/360° = 3.10$ 小时，即 3 点 06 分。

平均角离差：$s = \sqrt{-2\ln r}$ 弧度 = 0.757 987 弧度，将其换算成角度：$0.757 987 \times (180°/\pi)$，然后再换算成时间：$0.757 987 \times (180°/\pi) \times 24/360° = 2.9$ 小时，即 2 点 54 分。

通过查圆形分布"r 界值表"，$r_{0.05} = 0.384 6$，$r_{0.01} = 0.471 8$，$r > r_{0.01}$，可认为，在 $\alpha = 0.01$ 的水准上，认为存在集中趋势，此平均角有意义，平均分娩时间是 3 点零 6 分，标准差为 2 小时零 54 分。

两样本平均角的比较 两个样本平均角各自经均匀性检验，如果都拒绝 H_0，则可用沃森－威廉（Watson-William）检验，判断它们是否来自总体平均角度都为 ρ 的总体，即比较平均角之间是否有显著差别，可以采用 t 检验的形式。

设两样本的含量及 r 值分别

表 1 20 名足月妊娠妇女的分娩时间

3：50	23：00	1：40	2：36	2：40	5：4	3：00	4：00	5：00	5：50
4：15	9：25	6：50	3：30	1：3	21：10	21：00	3：16	1：00	

表 2 20 名足月妊娠妇女分娩时间的角度表示 （°）

57.5	345	25	39	40	76	45	60	75	87.5
63.75	141.25	102.5	45	52.5	15.75	317.5	315	49	15

为 n_1，r_1，n_2，r_2。

$$H_0: \rho_1 = \rho_2 = \rho$$

$$H_1: \rho_1 \neq \rho_2$$

t 检验公式见公式（6）。

式中 $R_1 = n_1 r_1$，$R_2 = n_2 r_2$，$N = n_1 + n_2$，$R = Nr$。

r 为两组合并后算得的 r 值，通常当 r 在 0.7 以上时，本公式较适用，K 为校正因子，可通过样本量 n 和 r 查表获得。根据自由度为 $N-2$，查附表"t 界值表"，获得 P 值。

多个样本平均角的比较 上述沃森—威廉法也可推广至多个样本平均角的比较，计算过程与两样本时相仿，但必须求 F 值。设有 k 个样本，以 n_i，r_i，R_i 分别表示第 i 个样本的有关统计量。

$$H_0: \rho_1 = \rho_2 = \cdots = \rho_k$$

$$H_1: \rho_i \text{ 不完全相等。}$$

F 检验公式见公式（7）。

式中 K 为校正因子，$N = \sum n_i$，R 为合并的 R 值。查附表"方差分析用 F 界值表"，获得 P 值。

本法也要求各平均角必须经均匀性检验认为有意义后才能进行比较，并且合并的 r 在 0.45 以上时，该公式较适用。

圆—圆相关分析 又称角对角相关或球形相关，用来描述两个圆形数据变量的相关关系。圆—圆相关的分析方法有多种，有参数性质的，也有采用秩次方式的非参数方法，以下主要介绍圆—圆相关的参数法，该方法由费希尔（N. I. Fisher）等于 1983 年提出，计算公式为公式（8）。

r_{aa} 的假设检验可通过计算可信区间的方法进行判断，将 n 对原始数据中的一对数据删除后，计算 $(n-1)$ 对剩余数据的 r_{aa} 值。同理，再删除另一对原始数据后，再计算 $(n-1)$ 对剩余数

据的 r_{aa} 值。依次，共计算出 n 个 r_{aa} 值。最后计算 n 个 r_{aa} 值的均数 $\bar{r}_{aa}$ 和方差 $s^2_{r_{aa}}$。

ρ_{aa} 的可信区间计算如下：

$$L = n r_{aa} - (n-1)\bar{r}_{aa} \pm Z_{\alpha(2)} \sqrt{\frac{s^2_{r_{aa}}}{n}} \tag{9}$$

式中 L 为可信区间上下限，如果可信区间不包括 0 值，那么，就拒绝 $H_0: \rho_{aa} = 0$，认为 r_{aa} 有统计学意义。

圆—线相关分析 当观测到的成对数据中，一个是圆形分布，另一个是线性量时，也可研究这两者间的相关性，例如研究某测量指标与日期之间的关系等。其计算公式为公式（10）。

圆线相关系数：

$$r^2 = (r^2_{yc} + r^2_{ys} - 2r_{yc} \cdot r_{ys} \cdot r_{sc})(1 - r^2_{sc}) \tag{11}$$

式中 y 为线性量，α 为角度；r_{yc} 表示 y 与 $\cos\alpha$ 的简单相关系数；r_{ys} 表示 y 与 $\sin\alpha$ 的简单相关系

数；r_{sc} 表示 $\sin\alpha$ 与 $\cos\alpha$ 的简单相关系数。计算时，先求出角度资料的 $\sin\alpha$ 与 $\cos\alpha$，然后求出 3 个简单相关系数 r_{yc}，r_{ys}，r_{sc}，最后求得 r^2，其中 r 为角度与线性量之间的相关系数。

圆—线相关的假设检验：$\chi^2 = nr^2$，$\nu = 2$。根据上式求得 χ^2 值后，根据 $\nu = 2$，$\alpha = 0.05$ 查附表"χ^2 分布界值表"，当该值小于 χ^2 界值时，$P < 0.05$，则拒绝 H_0，认为总体相关系数不为 0，也即存在圆—线相关。

（党少农）

shēngwù děngxiàoxìng jiǎnyàn

生物等效性检验（assessment of bioequivalence）

检验试验组与对照组之间缺乏有意义的差异的方法。是等效性检验的一种，等效性检验的检验假设为：

$$H_0: |T - C| \geq \Delta$$

$$H_1: |T - C| < \Delta$$

式中 T、C 分别表示试验组和对照组的观察指标值，Δ 表示试验中预

$$t = \sqrt{K(N-2)(R_1 + R_2 - R)/(N - R_1 - R_2)}, \nu = N-2 \tag{6}$$

$$F = K\left[(N-k)\left(\sum_{i=1}^{k} R_i - R\right)\right] / \left[(k-1)\left(N\sum_{i=1}^{k} R_i\right)\right],$$
$$\nu_1 = k-1, \nu_2 = N-k \tag{7}$$

$$r_{aa} = \frac{\sum_{i=1}^{n-1}\sum_{j=i+1}^{n} \sin(a_i - a_j)\sin(b_i - b_j)}{\sqrt{\sum_{i=1}^{n-1}\sum_{j=i+1}^{n}[\sin(a_i - a_j)]^2 \sum_{i=1}^{n-1}\sum_{j=i+1}^{n}[\sin(b_i - b_j)]^2}} \tag{8}$$

$$r_{yc} = \frac{\sum y\cos\alpha - (\sum y)(\sum \cos\alpha)/n}{\sqrt{[y^2 - (\sum y)^2/n][\sum \cos^2\alpha - (\sum \cos\alpha)^2/n]}},$$

$$r_{ys} = \frac{\sum y\sin\alpha - (\sum y)(\sum \sin\alpha)/n}{\sqrt{[y^2 - (\sum y)^2/n][\sum \sin^2\alpha - (\sum \sin\alpha)^2/n]}}$$

$$r_{sc} = \frac{\sum \sin\alpha\cos\alpha - (\sum \sin\alpha)(\sum \cos\alpha)/n}{\sqrt{[\sin^2\alpha - (\sum \sin\alpha)^2/n][\sum \cos^2\alpha - (\sum \cos\alpha)^2/n]}} \tag{10}$$

先确定的等效性界值。等效性检验需要事先确定一个专业上有意义的等效界值 Δ，当治疗组与对照组之间差异的双侧 95%（或90%）可信区间完全落在 $-\Delta$ 和 Δ 之间时，则可认为两组治疗之间等效（图）。

生物等效性指当两种药物制剂如果在体内吸收的特征很相似，或两种药物不仅包含相同的活性成分或治疗成分，而且在相同的实验条件下给予相同的药物剂量，它们的吸收速率或程度的差别在允许的等效区间范围内。它通常以药代动力学参数来表示，如药物浓度与时间曲线下面积（AUC）、最高血药浓度（C_{max}）以及达到最高血药浓度的时间（T_{max}）等。从生物等效性的程度来看，它又分为 3 种：①平均生物等效性（average bioequivalence, ABE），即对于两药物有关的概率分布函数的均数或中位数而言是等效的。②总体生物等效性（population bioequivalence, PBE），即对于两药物有关的概率分布函数而言是等效的。③个体生物等效性（individual bioequivalence, IBE），即对于总体中大部分个体而言是等效的。从等效的程度来讲，IBE 最强，PBE 其次，ABE 最弱。如果个体等效，则总体等效，如果总体等效，则平均等效。ABE 未考虑试验药与对照药的生物利用度参数的总体分布类型是

否相似，只考虑均数未考虑方差；PBE 既考虑均数，又考虑方差，如果两种药物具有群体生物等效性，医生为患者初次开处方时，可以任选一种，称为可处方性或处方可选择性，即对该类患者群体而言，试验药具有与对照药同样的安全性和有效性；IBE 除了要考虑试验药与对照药效应值的平均数和方差以外，还要考虑个体与药物的交互作用，如果两种药物具有个体生物等效性，当患者服用其中一种药后，如果要改用另一种与之个体生物等效的药物，对个体而言，在安全性与有效性方面具有相似的结果，这称为药物的可替换性，否则，可能由于个体内的变异性，有的患者使用试验药高于使用对照药的变异，那么从使用对照药转到使用试验药就可能把患者的 AUC 推到已建立的试验药的治疗窗之外。

等效性准则 自 1977 年到 2001 年，美国 FDA 就等效性评价的准则大约有以下几种形式。①75/75 准则：至少有 75% 的个体对照药与试验药效应值的相对比在（75%，125%）的区间范围内。②80/20 准则：以 80% 的检验效能检验出对照药与试验药的效应值之差在参比药均数的 ±20% 的区间范围内。③±20 准则：试验药的效应值以一定的可信度落在对照药均数 ±20% 的区间范围内。④80/125 准则：试验药均数

落在对照药均数的（80%，125%）的区间范围之内。此外，FDA 规定，AUC 等参数如若不服从正态分布，它们的生物等效性评价需要经对数变换后进行。所以等效性准则也就变成了：（-0.223 1, 0.223 1），即（ln0.8，ln1.25）；如果两种药物剂型不同，可以允许用 70/143 准则，即试验药效应值落在参比药效应值的（70%，143%）的区间范围之内。

常用统计分析方法 有关生物等效性检验，文献中报道的方法主要有以下几种：①置信区间法。②贝叶斯（Bayesian）法。③假设检验法。其中，假设检验法中的双单侧检验最常用且被美国 FDA 定为等效性检验的标准方法。表 1 中列出了常用统计方法的参数与统计量。中国国家药品监督管理局于 2018 年 10 月发布的《生物等效性研究的统计学指导原则》和《高变异药物生物等效性研究技术指导原则》，对研究设计、数据分析和结果报告等提供了技术指导。

（夏结来）

fēilièxiào jiǎnyàn

非劣效检验 （noninferiority test） 为证明试验药在一定的临床界值下不差于阳性对照药，同时有证据反映试验药和阳性药均优于安慰剂的检验方法（见临床试验设计）。一般当由于伦理性问题安慰剂对照不适用、试验药在某些方面（如价格、安全性等）优于阳性对照药，但试验药在疗效上又不一定优于阳性对照药时，可考虑采用非劣效检验。当试验的终点变量为计量资料或率时，非劣效检验的检验假设为：

$$H_0: T - C \leqslant -\Delta, H_1: T - C > -\Delta$$

当终点变量为比数比（如 *OR*

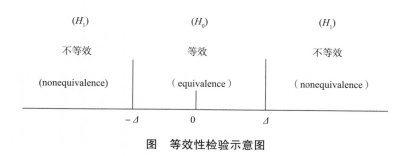

图　等效性检验示意图

表1　生物等效性检验的常用统计方法

方法类型	名称	参数	统计量	推断等效
可信区间法	经典可信区间法	$\mu_T - \mu_C$	$CI = (\overline{Y}_T - \overline{Y}_C) \pm t(\alpha, n_1+n_2-2) \, s \sqrt{(1/n_1 + 1/n_2)}$	$CI \in (\theta_L, \theta_U)$
	韦斯特莱克（Westlake）可信区间法	μ_T	$CI = \mu_T \pm \delta$ $\delta = \{K_1 s/\sqrt{2/n} - (\overline{X}_T - \overline{X}_C)\}$ $= -\{K_2 s/\sqrt{2/n} - (\overline{X}_T - \overline{X}_C)\}$	$CI \in (\mu_C - \theta_L, \mu_C + \theta_U)$
	固定效应的费勒（Fieller）可信区间法	μ_T/μ_C	$CI = 1/(1-G_1)\left[\overline{Y}_T/\overline{Y}_C + t(\alpha, n_1+n_2-2)\right.$ $\left.\sqrt{\omega MS_e}/\overline{Y}_C \sqrt{(\overline{Y}_T/\overline{Y}_C)^2 + (1-G_1)}\right]$ $G_1 = [t(\alpha, n_1+n_2-2)]^2 (\omega MS_e/\overline{Y}_C^2)$ $\omega = 1/4(1/n_1 + 1/n_2)$	$CI \in (0.8, 1.2)$
	$(1-2\alpha)\%$可信区间法	$\mu_T - \mu_C$	$CI = (\overline{Y}_T - \overline{Y}_C) \pm t(\alpha, n_1+n_2-2)s$ $\sqrt{(1/n_1 + 1/n_2)}$	$CI \in (\theta_L, \theta_U)$
	非参可信区间法	$\mu_T - \mu_C$	$CI = (D_{(w(\alpha))}, D_{(w(1-\alpha)+1)})$ $w(\alpha) = n_1 n_2/2 + Z(\alpha)\sqrt{1/12 n_1 n_2 (n_1 + n_2 + 1)}$	$CI \in (\theta_L, \theta_U)$
贝叶斯法	曼达拉斯-茂（Mandallaz-Mau）法	—	$p_r(r_1 < \mu_T/\mu_C < r_2) = \int_B^A t_\alpha(\tau)\, d\tau$ $A = \dfrac{\left(\dfrac{\overline{Y}_T}{\overline{Y}_C} - r_1\right) n^{1/2}}{CV(1+r_1^2)^{1/2}}, \quad B = \dfrac{\left(\dfrac{\overline{Y}_T}{\overline{Y}_C} - r_2\right) n^{1/2}}{CV(1+r_2^2)^{1/2}}$	$p_r > 0.90$
假设检验法	舒伊尔曼（Schuirmann）双单侧检验法	$\mu_T - \mu_C$	$t_L = \dfrac{(\overline{Y}_T - \overline{Y}_C) - \theta_L}{s\sqrt{2/n}} \qquad t_2 = \dfrac{\theta_U - (\overline{Y}_T - \overline{Y}_C)}{s\sqrt{2/n}}$	$t_L \geqslant t_{\alpha(v)}$ 且 $t_U \geqslant t_{\alpha(v)}$
	安德松-豪克（Anderson-Hauck）法	$\mu_T - \mu_C$	$p = F_v(\|T\| - \delta) - F_v(-\|T\| - \delta)$ $T = \dfrac{\overline{X}_T - \overline{X}_C - \frac{1}{2}(A+B)}{s(2/n)^{1/2}}, \quad \delta = \dfrac{B-A}{2s(2/n)^{1/2}}$ $A = \lg(0.80) \quad B = \lg(1.20)$	$p < \alpha$
	非参法	$\mu_T - \mu_C$	$W_L = R_L - [n_1(n_1+1)/2]$ $W_U = R_U - [n_1(n_1+1)/2]$	$W_L > w(1-\alpha)$ $W_U < w(\alpha)$

或 RR）时，其检验假设为：

$$H_0: T/C \leqslant \Delta, \quad H_1: T/C > \Delta, \quad \Delta < 1$$

式中 T、C 分别表示试验组和对照组的终点变量值，Δ 表示试验中预先确定的非劣效界值。非劣效检验需要事先确定一个临床上认为有意义的非劣效界值 Δ，当治疗组与对照组之间差异的单侧95%（或90%）可信区间下限大于非劣效界值，则可认为试验药非劣效于阳性对照药（图1）。

分析方法。非劣效检验的统计分析一般可采用假设检验和可信区间两种方法。同一般假设检验的方法相同，非劣效检验根据不同的资料类型可计算其相应的检验统计量，以得出 P 值。其中，

对于定量资料，其检验统计量：

$$t = \frac{\Delta + (\overline{X}_T - \overline{X}_C)}{S_{\overline{X}_T - \overline{X}_C}} \tag{1}$$

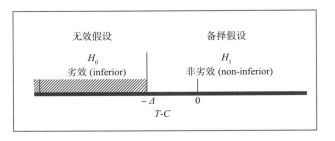

图1　非劣效检验示意图

式中 Δ 为非劣效界值，$\overline{X}_T$、$\overline{X}_C$ 分别为试验组与对照组均数，$S_{\overline{X}_T - \overline{X}_C}$ 为两组均数差标准误。对于定性资料，其检验统计量为：

$$u = \frac{\Delta + (P_T - P_C)}{S_{P_T - P_C}} \quad (2)$$

式中 Δ 为非劣效界值；P_T、P_C 分别为试验组与对照组的发生率；$S_{P_T - P_C}$ 为两组率差标准误。

可信区间法则是按单侧 $100(1-\alpha)\%$ 可信度，计算出 T-C 可信区间的下限 C_L，若 $[C_L, \infty)$ 完全在 $[-\Delta, \infty)$ 范围内或者 $C_L > -\Delta$，则可下非劣效性的结论。ICH 指导原则推荐采用可信区间法进行非劣效检验。

非劣效界值。指从临床意义上认定试验药可能劣于阳性对照药的最小值，它必须小于标准治疗与安慰剂比较的效应差值。该界值应当由临床研究者和生物统计学人员共同讨论决定。非劣效界值的确定必须在试验设计阶段完成并在试验方案中阐明。如有修订，必须在揭盲前进行并陈述理由，一旦揭盲，不得更改。这一点对于临床试验的科学性至关重要，否则，非劣效试验就会有陷入"数字游戏"的危险。

非劣效界值的确定对于试验的成败非常重要。如果界值选定过大，则会把药效达不到要求的药物判定为非劣效而推向市场；如果界值选定过小，则又可能会埋没一些本可推广使用的药物，并且增大试验的样本量，从而增加试验的成本。此外，非劣效界值的确定要兼顾非劣效试验的敏感性，即在发现试验药非劣于阳性对照药的情况下，确保试验药物优于安慰剂，以防止将无效的试验药推广上市。为保证非劣效试验的敏感性，非劣效界值一般

可取阳性对照药与安慰剂疗效差值 95% 可信区间下限的 50%。

（夏结来）

pèiduì shèjì zīliào bǐjiào

配对设计资料比较（analysis of paired comparisons）

配对设计的定性资料常用于对两种检验方法、培养方法、诊断方法等进行比较。其目的是通过单一样本数据推断两种处理的结果差别有无统计学意义。其特点是对同一样本的每一检品分别用两种方法处理，然后观察两种处理方法的某两分类变量的计数结果。观察结果有 4 种情况，可以整理成表 1 的形式：①两种方法检测均为阳性数（a）。②两种检测方法皆为阴性数（d）。③甲方法检测为阳性，乙方法检测为阴性数（b）。④甲方法检测为阴性数，乙方法检测为阳性数（c）。其中，a、d 为两种方法观测结果一致的两种情况，b、c 为两种方法观测结果不一致的两种情况。当两种检测方法无差别时，对总体有 $b = c$，即两总体阳性率相等 $\pi_1 = \pi_2$。但是在抽样研究中，抽样误差是不可能避免的，样本中的 b 和 c 往往不等，因此需进行统计推断。配对计数资料的假设检验有麦克尼马尔（McNemar）检验和精确检验方法等。麦克尼马尔检验是分析配对计数资料的一种常用方法，该检验由麦克尼马尔（McNemar）在 1947 年提出，主要用于分析配对资料中不同两组观察对象之间或同一组观察对象实验前后的结果有无差异。此法必须满足正态近似的条件。当正态近似不满足时，需要另采用相应的精确检验方法。

配对计数资料的麦克尼马尔检验的基本思想 当配对设计中研究变量为二分类变量时，可以

将数据整理成如下 2×2 列联表（表 1）。如果行变量和列变量的频数分布相同，则在样本量含量 $n \to \infty$ 时，统计量 $(b-c)^2/(b+c)$ 服从自由度为 1 的 χ^2 分布。其适用条件如下：①大样本，一般要求 $n > 100$。②各格例数不得小于 5。③对于治疗前后的比较，由于治疗往往伴随一个时间过程，如果治疗过程中有病人由有症状 A 转化为无症状 A 的概率 p_{10} 与由无症状 A 转化为有症状 A 的概率 p_{01} 不相等，则不宜采用该方法。④（a, b, c, d）服从参数为（p_a, p_b, p_c, p_d）的多项分布，因此收集数据时应随机抽取 n 例样本进行配对实验以观测各格实际例数分布，以满足多项分布要求，尽量不要人为分组进行实验。

表 1　配对四格表形式

甲	乙		合计
	+	-	
+	a	b	$a+b$
-	c	d	$c+d$
合计	$a+c$	$b+d$	n

麦克尼马尔检验的基本步骤 包括以下几步。

步骤 1：建立检验假设。无效假设 $H_0: \pi_1 = \pi_2$，即样本所对应的总体率 π_1 与 π_2 的差异是由抽样误差引起的；备择假设 $H_1: \pi_1 \neq \pi_2$，即样本所对应的总体率 π_1 与 π_2 的差异主要是由两种检测方法本质上存在的差异所引起的。

步骤 2：确定检验水准 α。

步骤 3：计算统计量 χ^2 值。

当 $(b+c) \geqslant 40$ 时，计算公式为：

$$\chi^2 = \frac{(b-c)^2}{b+c}, \nu = 1 \quad (1)$$

当 $(b+c) < 40$ 时，校正公

式为：

$$\chi^2 = \frac{(|b-c|-1)^2}{b+c}, \nu = 1 \quad (2)$$

步骤 4：确定 P 值。若 $\chi^2 \geqslant \chi^2_{a,\nu}(\nu = 1, \chi^2_{0.05,\nu} = 3.84)$，则 $P \leqslant a$；若 $\chi^2 < \chi^2_{a,\nu}$，则 $P > a$。

步骤 5：结论。若 $P \leqslant a$，则差异有统计学意义，即样本所对应的总体率 π_1 与 π_2 的差异是由抽样误差与两种检测方法本质上的差异共同引起的；若 $P > a$，则差异无统计学意义，即样本所对应的总体率 π_1 与 π_2 的差异是由抽样误差引起的，不是两种检测方法本质上的差异引起的。

实例 某实验室分别采用明胶颗粒凝集法与金标渗滤法对 61 例疑似 MP 肺炎患儿进行血清抗 MP 抗体检测，结果见表 2。问两种方法的检测结果有无差别？

表 2　两种方法的检测结果

明胶颗粒凝集法	金标渗滤法		合计
	+	−	
+	26（a）	26（b）	52
−	0（c）	9（d）	9
合计	26	35	61

步骤 1：建立检验假设，确定检验水准。

$H_0: \pi_1 = \pi_2$，即两种检测方法的结果相同。

$H_1: \pi_1 \neq \pi_2$，即两种检测方法的结果不相同。

$\alpha = 0.05$。

步骤 2：计算统计量。

$b + c = 26$，故 $(b+c) < 40$，用公式（2）计算检验统计量 χ^2 值：

$$\chi^2 = \frac{(|b-c|-1)^2}{b+c}$$
$$= \frac{(|26-0|-1)^2}{26+0} = 24.04$$

步骤 3：确定 P 值，作出结论。

$\nu = 1$，查附表"χ^2 分布界值表"，得 $P < 0.01$，按 $\alpha = 0.05$ 水准，拒绝 H_0，接受 H_1，可以认为两种方法的检测结果不同。鉴于明胶颗粒凝集法的阳性检测率为 $52/61 = 85.25\%$，金标渗滤法的阳性检测率为 $26/61 = 42.62\%$，可认为明胶颗粒凝集法的阳性检测率较高。

（马　骏　薛付忠）

yàngběnlǜ yǔ zǒngtǐlǜ de bǐjiào
样本率与总体率的比较

（comparing a sample proportion with specified population proportion） 推断样本率（p）所对应的总体率（π）与已知总体率（π_0）是否相同的方法。这里的总体率一般指已知的理论值、标准值或经大量调查而观察到的稳定值。根据资料分布的情况可选用不同的假设检验方法。

二项分布法 例如在疗效评价中，常利用二项分布直接计算相关概率，来推断该样本所代表的总体率与已知总体率有无差异。

单侧检验 在实际工作中，经常会遇到比较"优"或"劣"的问题，这时应用到的是单侧检验。在总体阳性率为 π 的 n 次独立重复试验中，通常有下面两种情形的概率计算。

如果是回答"差"或"低"的问题，则应计算出现"阳性"次数至多为 k 次的概率，即公式（1）。

如果是回答"优"或"高"的问题，则应计算出现"阳性"次数至少为 k 次的概率，即公式（2）。

双侧检验 由于双侧检验主要是回答"有无差别"的问题，即检验备择假设 $H_1: \pi \neq \pi_0$ 是否成立，因此，要计算的双侧概率 P 值应为实际样本（记"阳性"次数为 k 次）出现的概率与背离无效假设的事件（记"阳性"次数为 i 次，$i \neq k$）出现的概率之和，即 $P = P(X = k) + \sum_i P(X = i)$，其中 i 满足 $P(X = i) \leqslant P(X = k)$。其原理与确切概率法相同。

例 1 已知某种疾病采用甲药治疗的有效率为 0.60。现在研制出一种新药乙治疗该疾病 10 例，发现 8 人有效。问乙药的治疗效果是否优于甲药？

显然，这是单侧检验的问题，属于第（2）种情况。假设乙药物的治愈率为 π，其假设检验为：

无效假设 $H_0: \pi = \pi_0$（$\pi_0 = 0.60$）。

备择假设 $H_1: \pi > \pi_0$（$\pi_0 = 0.60$）。

$\alpha = 0.05$（单侧）。

见公式（3）。

$P > 0.10$，按 $\alpha = 0.05$ 水准，不拒绝 H_0，尚不能认为乙药的治

$$P(X \leqslant k) = \sum_{X=0}^{k} P(X) = \sum_{X=0}^{k} \frac{n!}{X!(n-X)!} \pi^X (1-\pi)^{n-X} \quad (1)$$

$$P(X \geqslant k) = \sum_{X=k}^{n} P(X) = \sum_{X=k}^{n} \frac{n!}{X!(n-X)!} \pi^X (1-\pi)^{n-X} \quad (2)$$

$$P = P(X \geqslant 8) = \sum_{X=8}^{10} P(X) = \sum_{X=8}^{10} \frac{10!}{X!(10-X)!} 0.60^X (1-0.60)^{10-X}$$
$$= 0.161 \quad (3)$$

疗效果优于甲药。

正态近似法 当 n 较大（大于 60 例），p 和 $1 - p$ 均不太小，$np > 5$ 且 $n(1 - p) > 5$ 时，利用样本率的频数分布近似正态分布的原理，可作样本所代表的总体率（π）与已知总体率（π_0）的 u 检验。其统计检验步骤和方法如下：①建立检验假设。无效假设 $H_0 : \pi = \pi_0$，即样本所对应的总体率 π 与已知总体率 π_0 的差异是由抽样误差所引起的；备择假设 $H_1 : \pi \neq \pi_0$，即样本所对应的总体率 π 与已知总体率 π_0 的差异主要是由本质上存在的差异所引起的。②确定检验水准 α。③计算统计量 u 值。

$$u = \frac{p - \pi_0}{\sigma_p} = \frac{|p - \pi_0|}{\sqrt{\dfrac{\pi_0(1 - \pi_0)}{n}}} \quad (4)$$

式中 σ_p 为率的标准误；p 为样本率；$p = \dfrac{x}{n}$；x 为样本阳性例数；n 为样本例数；π_0 为已知总体率。④确定 P 值。若 $u \geqslant u_{a,\nu}$，则 $P \leqslant a$；若 $u < u_{a,\nu}$，则 $P > a$。⑤结论。若 $P \leqslant a$ 则差异有统计学意义，即样本所对应的总体率 π 与已知总体率 π_0 的差异不仅仅是由抽样误差引起的，本质上的差异是引起两者差异的主要原因；若 $P > a$ 则差异无统计学意义，即样本所对应的总体率 π 与已知总体率 π_0 的差异是由抽样误差引起的。

例 2 已知深圳市居民糖尿病预防知识知晓率为 57.1%（π_0），经健康教育干预数年后，随机抽取 7 631 名居民进行健康相关知识调查，对糖尿病预防知识了解的人数为 5 609，知晓率（p）为 73.5%。问经健康教育后，该地居民对糖尿病预防知识知晓率是否有所升高？

步骤 1：建立检验假设，确定检验水准。

$H_0 : \pi = 57.1\%$，即健康教育后，该地糖尿病预防知识知晓率与教育前相同。

$H_1 : \pi > 57.1\%$，即健康教育后，该地糖尿病预防知识知晓率高于教育前。

$\alpha = 0.05$。

步骤 2：计算统计量。

$$\begin{aligned} u &= \frac{p - \pi_0}{\sigma_p} = \frac{|p - \pi_0|}{\sqrt{\dfrac{\pi_0(1 - \pi_0)}{n}}} \\ &= \frac{|0.735 - 0.571|}{\sqrt{\dfrac{0.571(1 - 0.571)}{7631}}} \\ &= 29.122 \end{aligned}$$

步骤 3：确定 P 值，作出结论。单侧检验 $u_{0.01} = 2.32$，现 $u > u_{0.01}$，故 $P < 0.01$，按 $\alpha = 0.05$ 水准，拒绝 H_0，接受 H_1，差异有统计学意义，可以认为经健康教育后该地的糖尿病预防知识知晓率有所升高。

（马　骏）

liǎngyàngběnlǜ bǐjiào

两样本率比较（comparison of two proportions）　对相应的两总体率进行统计推断的过程。常用的方法有 u 检验和 χ^2 检验，对于同一份资料 $u^2 = \chi^2$。

χ^2 检验　统计量 χ^2 值反映了实际频数与理论频数的吻合程度。两个样本率通常可整理成四格表的形式进行 χ^2 检验。表 1 中（a、b、c 和 d）四个格子提供了最基本的信息，称为四格表。

步骤和方法　①建立检验假设：无效假设 $H_0 : \pi_1 = \pi_2$，即两个样本所对应的总体率 π_1 与 π_2 的差异是由抽样误差引起的；备择假设 $H_1 : \pi_1 \neq \pi_2$，即两个样本所对应的总体率 π_1 与 π_2 的差异是由于本质上存在的差异所致。②确定检验水准 α。③计算统计量 χ^2 值。

$$\chi^2 = \sum \frac{(A - T)^2}{T} \quad (1)$$

$$\nu = （行数 - 1）（列数 - 1） \quad (2)$$

一般地，T_{RC} 的计算公式为

$$T_{RC} = \frac{n_R m_C}{n} （R = 1,2; C = 1,2） \quad (3)$$

式中 A 为实际频数；T 为理论频数；n 为两样本的总例数；n_R 是第 R 行的合计数；m_C 是第 C 列的合计数。公式（1）可以看出，χ^2 值反映了样本的实际情况与无效假设 H_0 成立时的期望值的吻合程度。每一格子中样本实际频数 A（a、b、c 和 d）与理论频数 T（T_{11}、T_{12}、T_{21} 和 T_{22}）之间的差异，可运用公式（1）的统计量来衡量。如果 H_0 成立（实际与期望的差异只是由于抽样误差所致），当观察个数 n 较大时，样本实际频数与理论频数的差值不会太大，则 χ^2 值也会小；反之，若检验假设 H_0 不成立（实际与理论之差是

表 1　四格表的基本形式

组别	阳性数	阴性数	合计
甲	a	b	$n_1 = a + b$
乙	c	d	$n_2 = c + d$
合计	$m_1 = a + c$	$m_2 = b + d$	$n = a + b + c + d$

由于抽样误差与本质差异共同所致），实际频数与理论频数的差值就会很大，则 χ^2 值也会大。另外，χ^2 值的大小还取决于列联表的有效格子的个数（实际上是自由度 ν 的大小）。由于 $\sum \frac{(A-T)^2}{T}$ 都是正值，故自由度 ν 越大，χ^2 值也会越大；所以只有当考虑自由度 ν 的影响时，χ^2 值才能正确地反映实际频数与理论频数的吻合程度。由公式（2）可见，χ^2 检验的自由度 ν 取决于可以自由取值的格子数目，而不是样本含量 n，四格表资料只有两行两列，$\nu = 1$，即在周边合计不变的情况下，4 个基本数据当中只有一个可以自由取值，因此，对于四格表资料，自由度总为 1。④确定 P 值。若 $\chi^2 \geq \chi^2_{a,\nu}$（$\nu = 1$，$\chi^2_{0.05,1} = 3.84$），则 $P \leq a$；若 $\chi^2 < \chi^2_{a,\nu}$，则 $P > a$。⑤结论。若 $P \leq a$，则拒绝 H_0，接受 H_1，差异有统计学意义，即两个样本所对应的总体率 π_1 与 π_2 的差异不仅仅是由抽样误差引起的，而是由抽样误差与本质上的差异共同引起的；若 $P > a$，则不拒绝 H_0，差异无统计学意义，还不能认为两总体率间差别有统计学意义。

例 1　在探讨药物试敏皮内注射的最佳方法试验中，将 248 例门诊患者随机分为 2 组，A 组 126 人采用横式法（试验组），B 组 122 人采用直式法（对照组），在观察期内观察两组的过敏反应，有过敏反应者称为阳性。资料经整理成表 2 形式。问两种方法试敏结果是否有差异？

步骤 1：建立检验假设，确定检验水准。

H_0：$\pi_1 = \pi_2$，即两种试敏方法的总体阳性率相同。

H_1：$\pi_1 \neq \pi_2$，即两种试敏方法的总体阳性率不同。

$\alpha = 0.05$。

步骤 2：计算统计量。

首先，按公式（3）计算 T_{RC}：

$$T_{11} = \frac{126 \times 37}{248} = 18.80$$

$$T_{12} = \frac{126 \times 211}{248} = 107.20$$

$$T_{21} = \frac{122 \times 37}{248} = 18.20$$

$$T_{22} = \frac{122 \times 211}{248} = 103.80$$

实际计算时，求得一个格子的理论频数后，其他各格的理论数均可根据行或列的合计数与该格子的理论频数求得。例如，求得 $T_{11} = 18.80$，$T_{12} = 126 - 18.80 = 107.20$，与利用公式（3）计算的结果相同。

然后，计算 χ^2 值：

$$\chi^2 = \sum \frac{(A-T)^2}{T}$$
$$= \frac{(12-18.80)^2}{18.80} + \frac{(114-107.20)^2}{107.20} +$$
$$\frac{(25-18.20)^2}{18.20} + \frac{(97-103.80)^2}{103.80}$$
$$= 5.877$$
$$\nu = (2-1)(2-1) = 1$$

步骤 3：确定 P 值，作出结论。由附表"χ^2 分布界值表"查得 $\chi^2_{0.05,1} = 3.84$，本例 $\chi^2 = 5.877 > 3.84$，所以 $P < 0.05$，按 $\alpha = 0.05$ 检验水准拒绝 H_0，两种试敏方法的总体阳性率的差别有统计学意义。横式法注射的阳性率为 9.52%，直式法注射的阳

性率为 20.49%，可以认为横式法注射方式优于直式法。

专用公式　用于两样本率的比较，当总例数 $n \geq 40$ 且所有格子的 $T \geq 5$ 时，可用 χ^2 检验的基本公式（公式 1）或者 χ^2 检验的专用公式（公式 4）计算检验统计量 χ^2 值：

$$\chi^2 = \frac{(ad-bc)^2 n}{(a+b)(c+d)(a+c)(b+d)}$$
$$(4)$$

式中 a、b、c、d 为四个表的实际频数；$(a+b)$、$(a+c)$、$(c+d)$、$(b+d)$ 是周边合计数；n 为总例数，$n = a+b+c+d$。相应的符号见表 1。

公式（4）是将上述各符号代入公式（1）（3）所得，与基本公式（1）等价，省去了计算理论频数的步骤，简化了计算过程所得。因而，实际应用中，当比较两样本率时，常用公式（4）计算检验统计量 χ^2 值，结果与公式（1）计算的结果相同。

校正公式　1934 年美国统计学家耶茨（F. Yates）认为，χ^2 分布是一种连续型分布，而原始资料属于离散型分布，由此得到的 χ^2 统计量的抽样分布也具有离散性质。为改善 χ^2 统计量分布的连续性，他提出将实际频数与理论频数之差的绝对值减去 0.5 作连续性校正（correction for continuity）的观点，又称耶茨校正（Yates continuity）。

因此，对于用 χ^2 检验的一般

表 2　两组试敏方法结果比较

处理方法	阳性	阴性	合计	阳性率（%）
横式法	12（18.80）	114（107.20）	126	9.52
直式法	25（18.20）	97（103.80）	122	20.49
合计	37	211	248	14.92

公式 $X^2 = \sum \frac{(A-T)^2}{T}$ 算得的 X^2 值，只能说近似于 X^2 分布，在自由度大于 1，理论频数皆大于 5 时的近似性很好；当自由度为 1（四格表），尤其当有理论频数小于 5 时，这种近似性就差一些。

鉴于以上原因，在实际工作中，对于四格表资料，通常规定为：

当 $n \geq 40$ 且所有的 $T \geq 5$ 时，用 X^2 检验的基本公式（1）或四格表资料 X^2 检验的专用公式（4）；当 $P \approx a$ 时，改用四格表资料的费舍尔（Fisher）确切概率法。

当 $n \geq 40$ 但有 $1 \leq T < 5$ 时，用四格表资料 X^2 检验的校正公式（5）或（6）；或改用四格表资料的 Fisher 确切概率法。

当 $n < 40$ 或 $T < 1$ 时，用四格表资料的费舍尔（Fisher）确切概率法。

$$\chi^2 = \sum \frac{(|A-T|-0.5)^2}{T} \quad (5)$$

$$\chi^2 = \frac{(|ad-bc|-n/2)^2 n}{(a+b)(c+d)(a+c)(b+d)} \quad (6)$$

两个样本率比较的 u 检验

设两样本率分别为 p_1 与 p_2，当 n_1 和 n_2 均较大（均大于 60），且 p_1、$1-p_1$ 与 p_2、$1-p_2$ 均不太小，如 $n_1 p_1$、$n_1(1-p_1)$ 与 $n_2 p_2$、$n_2(1-p_2)$ 均大于 5 时，可利用样本率的分布近似正态分布，以及独立的两个正态变量之差也服从正态分布的性质，采用正态近似法对两总体率进行 u 检验。

四格表的确切概率法 又称费希尔（Fisher）确切概率法（Fisher exact test in 2 * 2 table），由费希尔（R. A. Fisher）在 1934 年提出的，其理论分布是超几何分布。此方法不属于 X^2 检验的范畴，但可作为四格表资料 X^2 检验方法的补充。当四格表资料 X^2 检

验资料出现以下情况之一时，需用确切概率法直接计算以作判断：①样本含量 $n < 40$。②理论频数 $T < 1$。③X^2 检验后所得概率 P 接近检验水准 a，即 $P \approx a$。下面以实例来说明四格表确切概率法的过程。

例 2 某实验为探讨口腔恶性肿瘤中 P_{16} 蛋白表达与吸烟的关系，结果如下表所示，试问问两组人群中的 P_{16} 蛋白表达率有无差别？

基本思想 在四格表边缘合计数固定不变的条件下，计算表内 4 个实际频数变动时的各种组合的概率 P_i，再按检验假设用单侧或双侧的累计概率 P，依据所取的检验水准 a 做出推断。

各种组合的概率 P_i 的计算 在四格表边缘合计数固定的条件下，表内 4 个实际频数 a、b、c、d 变动的组合数 i = 边缘合计中最小数 +1。如例 2，表内 4 个实际频数变动的组合共有 8+1=9 个，依次为：

0	9
8	5

$ad - bc = -72$
$P_1 = 0.004\ 024\ 77$
（1）

1	8
7	6

$ad - bc = -50$
$P_2 = 0.048\ 297\ 21$
（2）

2	7
6	7

$ad - bc = -28$
$P_3 = 0.193\ 188\ 85$
（3）

3	6
5	8

$ad - bc = -6$
$P_4 = 0.338\ 080\ 85$
（4）

4	5
4	9

$ad - bc = 16$
$P_5 = 0.281\ 733\ 75$
（5）

5	4
3	10

$ad - bc = 38$
$P_6 = 0.112\ 693\ 50$
（6）

6	3
2	11

$ad - bc = 60$
$P_7 = 0.020\ 489\ 73$
（7）

7	2
1	12

$ad - bc = 82$
$P_8 = 0.001\ 463\ 55$
（8）

8	1
0	13

$ad - bc = 104$
$P_9 = 0.000\ 028\ 15$
（9）

各种组合的概率 P_i 的计算公式为：

表 3 两组人群的 P_{16} 蛋白表达率比较

分组	+	-	合计	阳性率（%）
吸烟组	1	8	9	11.11
非吸烟组	7	6	13	53.85
合计	8	14	22（$n < 40$）	36.36

$$P_i = \frac{(a+b)!\,(c+d)!\,(a+c)!\,(b+d)!}{a!\,b!\,c!\,d!\,n!}$$

$$(7)$$

式中 a、b、c、d 为四格表中的 4 个频数；n 为总例数；i 为在四格表边缘合计固定不变的条件下表内 4 个实际频数变动的组合数；! 为阶乘符号。

累计概率 P 的计算 单双侧检验不同。设现有样本四格表中的交叉乘积 $a^* d^* - b^* c^* = D^*$，其概率为 P^*，其余情况下的组合四格表的交叉乘积记为 D_i，概率记为 P_i。

单侧检验：若现有样本四格表中 $D^* > 0$，需计算满足 $D_i \geqslant D^*$ 和 $P_i \leqslant P^*$ 条件的各种组合下四格表的累计概率；若 $D^* < 0$，需计算满足 $D_i \leqslant D^*$ 和 $P_i \leqslant P^*$ 条件的各种组合下四格表的累计概率。

双侧检验：计算满足 $|D_i| \geqslant |D^*|$ 和 $P_i \leqslant P^*$ 条件的各种组合下四格表的累计概率。若遇到 $a+b = c+d$ 或 $a+c = b+d$ 时，四格表内各种组合的序列呈对称分布，此时按单侧检验规定条件只计算单侧累计概率，然后乘以 2 即得双侧累计概率。

本例 $n = 22$，宜用四格表资料的 Fisher 确切概率法直接累计概率。检验步骤为：

步骤 1：建立检验假设，确定检验水准。

H_0：$\pi_1 = \pi_2$，即两组人群的 P_{16} 蛋白表达率相同。

H_1：$\pi_1 \neq \pi_2$，即两组人群的 P_{16} 蛋白表达率不相同。

$\alpha = 0.05$。

步骤 2：计算统计量。现有样本四格表的 D^* 和 P^*，其中 $D^* = -50$，$P^* = 0.048\,297\,21$。

各组合下四格表的 D_i，见表 4。

计算同时满足 $|D_i| \geqslant 50$ 和

表 4 费舍尔确切概率法计算表

i	四格表组合				$D^* = a^* d^* - b^* c^*$	P_i
	a	b	c	d		
1	0	9	8	5	−72	0.004 024 77
2	1	8	7	6	−50*	0.048 297 21*
3	2	7	6	7	−28	0.193 188 85
4	3	6	5	8	−6	0.338 080 50
5	4	5	4	9	16	0.281 733 75
6	5	4	3	10	38	0.112 693 50
7	6	3	2	11	60	0.020 489 73
8	7	2	1	12	82	0.001 463 55
9	8	1	0	13	104	0.000 028 15

注：* 为现有样本

$P_i \leqslant 0.04829721$ 条件的四格表的累计概率。本例 P_1、P_2、P_7、P_8 和 P_9 满足条件，累计概率为：$P = P_1 + P_2 + P_7 + P_8 + P_9 \approx 0.074$。

步骤 3：确定 P 值，作出结论。$P > 0.05$，按 $\alpha = 0.05$ 水准，不拒绝 H_0，因此不能认为两组人群的 P_{16} 蛋白表达率不相同。

（马 骏）

duōgè yàngběnlǜ de bǐjiào

多个样本率的比较（comparison of multiple sample proportions）

用于多个样本率的总体比较，两个或多个构成比的总体比较，以及双向无序分类资料的关联性检验。当行数和/或列数大于 2 时，一般取行（Row）和列（Column）的英文首字母 R 和 C 分别代表行数和列数，称为 $R \times C$ 表。$R \times C$ 表资料的 χ^2 检验，计算检验统计量 χ^2 时，仍使用 Pearson χ^2 公式，其专用简化公式为

$$\chi^2 = n\left(\frac{A^2}{\sum n_R n_C} - 1\right) \quad (1)$$

$$\nu = (R-1)(C-1)$$

式中 n 为总例数；A 为实际频数；n_R、n_C 分别为实际频数所在的行合计和列合计；R 为行数；C 为列

数。从总体上分析多个样本所代表的总体率之间是否存在差别称为多个样本率的总体比较。

例 某医师研究光学疗法、化学疗法和光学化学结合共三种方法治疗皮肤色斑的疗效，原始数据见表 1，整理后数据见表 2。问三种疗法的效果有无差别？

表 1 不同疗法治疗皮肤色斑结果统计

受试者编号	疗法	治疗效果
001	光学	有效
002	化学	无效
003	光学+化学	有效
…	…	…
328	光学+化学	有效
329	化学	无效

H_0：$\pi_1 = \pi_2 = \pi_3$，即三种疗法治疗皮肤色斑有效率相等。

H_1：$\pi_1 \neq \pi_2 \neq \pi_3$ 或 $\pi_1 \neq \pi_2 = \pi_3$ 或 $\pi_1 = \pi_2 \neq \pi_3$ 或 $\pi_1 = \pi_3 \neq \pi_2$，即三种疗法治疗皮肤色斑有效率不等或不全相等。

$\alpha = 0.05$。

将数值代入公式（1）计算 χ^2 值。

$$\chi^2 = 329\left(\frac{79^2}{101 \times 290} + \frac{22^2}{101 \times 39} + \right.$$
$$\frac{83^2}{92 \times 290} + \frac{9^2}{92 \times 290} + \frac{128^2}{136 \times 290} +$$
$$\left. \frac{8^2}{136 \times 39} - 1\right) = 14.55$$

$$\nu = (3-1)(2-1) = 2$$

查附表"χ^2分布界值表"得$p < 0.005$，按$\alpha = 0.05$检验水准拒绝H_0，差异有统计学意义，从专业角度可以认为三种疗法治疗皮肤色斑有效率不等或不全相等。

通过上面的计算，根据假设检验的结果只能认为三个总体率之间总的来说有差别，但并不能说明任两个总体率之间有差别。若要对任意两个总体率之间有无差别进行推断，需要进一步用多重比较的方法进行分析。多重比较的方法较多，本节仅介绍邦费罗尼（Bonferroni）方法。

服从χ^2分布的多个变量之和也服从χ^2分布，因此一个总的χ^2值可以根据分析目的被分割成多个分值。因此，当多个样本率总体比较的结论为拒绝H_0时，资料可以被分割整理成若干个2×2表资料，然后按照四格表χ^2检验计算各自χ^2值，进行统计推断。但是，此类算法最突出的问题在于会使犯Ⅰ类错误的概率明显变大。为保证假设检验中Ⅰ类错误的概率不变，需要对检验水准进行校正。根据分析目的，通常有两种校正方法。

多个实验组的两两比较。设有k个比较组（即k个样本率），任两组间均进行比较，需进行$k(k-1)/2$次独立的四格表χ^2检验，再加上总体比较，共计$k(k-1)/2+1$次假设检验，检验水准α'校正公式为：

$$\alpha' = \frac{\alpha}{k(k-1)/2} \qquad (2)$$

多个实验组与同一个对照组的比较。多个实验组之间不需比较，校正公式为：

$$\alpha' = \frac{\alpha}{k-1} \qquad (3)$$

对实例中资料进行两两比较，以推断任两种疗法间疗效是否有差别分析过程如下：

$H_0: \pi_A = \pi_B$，即任两种疗法治疗皮肤色斑有效率相等。

$H_1: \pi_A \neq \pi_B$，即任两种疗法治疗皮肤色斑有效率不相等。

$$\alpha' = \frac{0.05}{3(3-1)/+1} = 0.0125$$

分别计算分割后任两对比组的检验统计量χ^2值，确定P值，结果见表3。

根据各组P值与校正后检验水准比较结果，可以认为光学疗法与光学+化学疗法疗效有差别，即疗效不同；而化学疗法与光学疗法，化学疗法与光学+化学疗法疗效均无差别，可以认为化学疗法与光学疗法，化学疗法与光学+化学疗法疗效相同。

(马　骏)

yàngběn gòuchéngbǐ de bǐjiào
样本构成比的比较（comparison of sample proportions）　样本构成比的分析过程与样本率的比较相一致，区别仅在于实际应用时二者实际含义的差别。构成比反映比重，而率反映强度或频率。

例1　计划生育工作人员欲了解2010年甲、乙、丙三省活产新生儿性别构成有无差别，分别在两地随机抽取了2000名新生儿，进行分析比较，资料见表1。

分析过程如下：

$H_0: \pi_A = \pi_B = \pi_C$，即三省活产新生儿性别构成相同。

$H_1: \pi_A \neq \pi_B \neq \pi_C$或$\pi_A \neq \pi_B = \pi_C$或$\pi_A = \pi_B \neq \pi_C$或A等于C不等于B，即三省活产新生儿性别构成不同或不全相同。

表2　三种疗法有效率的比较

疗法	有效	无效	合计	有效率（%）
光学	79	22	101	78.22
化学	83	9	92	90.22
光学+化学	128	8	136	94.12
合计	290	39	329	88.15

表3　三种疗法有效率的两两比较结果

疗法	有效	无效	合计	χ^2	P
光学	79	22	101	5.14	0.023
化学	83	9	92		
合计	162	31	193		
光学	79	22	101	13.25	<0.001
光学+化学	128	8	136		
合计	207	30	237		
化学	83	9	92	1.21	0.271
光学+化学	128	8	136		
合计	211	17	228		

$\alpha = 0.05$

$$\chi^2 = 4\,000\left(\frac{1\,100^2}{2\,000 \times 3\,100} + \frac{900^2}{2\,000 \times 2\,900}\right.$$

$$+ \frac{950^2}{2\,000 \times 3\,100} + \frac{1\,050^2}{2\,000 \times 2\,900}$$

$$\left.+ \frac{1\,050^2}{2\,000 \times 3\,100} + \frac{950^2}{2\,000 \times 2\,900} - 1\right)$$

$$= 23.36$$

$$\nu = (3-1)(2-1) = 2$$

查附表"χ^2 分布界值表"得 $P < 0.005$。按 $\alpha = 0.05$ 检验水准，拒绝 H_0，接受 H_1，构成比差别有统计学意义，可以认为甲、乙、丙三省活产新生儿性别构成不同或不全相同。同样，如果想要深入了解任两省活产新生儿性别构成是否有差别，需要进行两两比较，运算步骤见多个样本率的比较。

以上实例为二分类资料，对于多分类资料，计算过程与之相同。

例 2　某市教育部门欲了解所属甲、乙、丙三所大学 2010 级新生的政治面貌构成是否相同，分别在三所学校随机抽取了新生各 200 名，进行分析比较，数据汇总如表 2。

分析过程如下：

H_0：$\pi_A = \pi_B = \pi_C$，即三所大学新生政治面貌构成相同。

H_1：$\pi_A \neq \pi_B \neq \pi_C$ 或 $\pi_A \neq \pi_B = \pi_C$ 或 $\pi_A = \pi_B \neq \pi_C$ 或 A 等于 C 不等于 B，即三所大学新生政治面貌构成不同或不全相同。

$\alpha = 0.05$

$$\chi^2 = 600\left(\frac{50^2}{200 \times 160} + \frac{130^2}{200 \times 385}\right.$$

$$+ \frac{20^2}{200 \times 55} + \frac{60^2}{200 \times 160} + \frac{130^2}{200 \times 385}$$

$$+ \frac{10^2}{200 \times 55} + \frac{50^2}{200 \times 160} + \frac{125^2}{200 \times 385}$$

$$\left.+ \frac{25^2}{200 \times 55} - 1\right)$$

$$= 7.74$$

$$\nu = (3-1)(3-1) = 4$$

表1　2010 年活产新生儿调查资料

地区	男	女	合计
甲省	1 100 （55.0）	900 （45.0）	2 000 （100.0）
乙省	950 （47.5）	1 050 （52.5）	2 000 （100.0）
丙省	1 050 （52.5）	950 （47.5）	2 000 （100.0）
合计	3 100 （51.7）	2 900 （48.3）	6 000 （100.0）

表2　三所大学 2010 级新生政治面貌汇总

学校	党员	团员	群众	合计
甲大学	50 （25.0）	130 （65.0）	20 （10.0）	200 （100.0）
乙大学	60 （30.0）	130 （65.0）	10 （5.0）	200 （100.0）
丙大学	50 （25.0）	125 （62.5）	25 （12.5）	200 （100.0）
合计	160 （26.6）	385 （64.2）	55 （9.2）	200 （100.0）

查附表"χ^2 分布界值表"得 $P > 0.05$。按 $\alpha = 0.05$ 检验水准，不拒绝 H_0，政治面貌构成差别无统计学意义，尚不能认为甲、乙、丙三所大学 2010 级新生政治面貌构成比不同。

（马　骏）

yízhìxìng píngjià zhǐbiāo

一致性评价指标（index of agreement）　在日常生活中，评价两种或多种仪器、两种或多种方法、两个或多个测量者之间观测结果一致性的指标。如临床医生倾向于应用更方便、快捷、经济、安全的仪器来代替传统的测量仪器或方法，但欲使用新仪器（方法）取代旧仪器（方法），必须保证新旧两仪器（方法）测量结果的一致性。评价观测结果的一致性主要可采用组内相关系数、布兰德-奥尔特曼（Bland-Altman）法以及卡帕（Kappa）值等方法。

组内相关系数（intraclass correlation coefficient，ICC）最先由巴特克（Bartko）于 1966 年用于测量和评价一致性大小，可用于定量或定性资料的多次重复观测间一致性评价。ICC 等于个体变异度与总变异度之间的比值，即公式（1）。式中 $MS_{区组}$ 为方差分析结果中的随机区组（即被观测对象）间均方；$MS_{误差}$ 为误差均方；$MS_{处理}$ 为处理组（即重复测量）间均方；k 为重复测量次数（即处理组数）；n 为被观测对象的例数。检验 ICC 总体值是否为 0，相当于检验区组（即被观测对象）间是否相同，即 $F = MS_{区组}/MS_{误差}$。ICC 取值在 0～1，一般 ICC 低于 0.4 表示一致性较差，0.4～0.75 表示一致性一般，大于 0.75 表示一致性较好。

例 1　3 名调查员采用问卷分别调查了相同的 13 名绝经妇女，其调查得到的食物中每日钙摄入量（mg/d）见表 1，问 3 名调查员调查结果是否一致。

$$\text{ICC} = \frac{MS_{区组} - MS_{误差}}{MS_{区组} + (k-1)MS_{误差} + \dfrac{k(MS_{处理} - MS_{误差})}{n}} \tag{1}$$

表1　13名妇女的食物中每日钙摄入量（mg/d）

编号	1	2	3	4	5	6	7	8	9	10	11	12	13
调查员1	543	535	312	97	325	199	270	163	265	495	191	628	495
调查员2	510	559	319	237	363	181	294	184	296	467	190	664	477
调查员3	534	548	334	83	307	113	258	152	285	496	175	649	496

对表1数据采用随机区组设计的方差分析得到表2。将表2中相关数据代入公式（1）得到公式（2）。

ICC = 0.9681 远大于 0.75，表示三个调查员调查结果一致性较好。区组对应的 F 检验 $F = 100.991$，$P = 1.63 \times 10^{-17}$，说明总体 ICC 不等于零，一致性检验结果有意义。

注意事项：一般区组（观测对象）是随机的，但处理组（重复测量变量）可以是固定的，也可以是随机的。由此 ICC 的计算可分为 3 类模型，即单向随机（One-way random）模型（不考虑区组）、双向混合（Two-way mixed）模型（区组是固定的）、双向随机（Two-way random）模型（区组是随机的）。公式（1）计算的 ICC 属于双向随机模型，可由 SPSS 软件简单实现。步骤如下：Analyze→Scale→Reliability Analysis；将重复测量变量（调查员1、调查员2、调查员3）选入"Items"框内，点击"Statistics"，选择"Intraclass correlation coefficient"，Model：Two-Way Random，Type：Absolute Agreement，点击 Continue→OK。结果选取"Single Measures"，便可得到 ICC = 0.9681，95% CI 为（0.9214，0.9893），$F = 100.991$，$P < 0.001$。

布兰德-奥尔特曼法　该法可用于两定量变量的一致性检验，最初由布兰德（Bland JM）和奥尔特曼（Altman DG）于1986年提出。其基本思想是计算出两种测量结果的一致性界限（Limits of agreement），并用图形直观地反映这个一致性界限。最后结合临床实际情况，得出两种测量方法是否具有一致性的结论。

记两方法测定结果差值的均数为 $\bar{d}$，差值的标准差为 S_d，如果差值服从正态分布，则 95% 的差值应该位于 $\bar{d} \pm 1.96 S_d$ 范围内。这一区间就是 95% 一致性界限。如果两种测量结果的差值位于一致性界限内在临床上可以接受，则可认为这两种方法具有较好的一致性。

以两方法测量每个对象的均数为横轴，相应差值为纵轴，可绘制布兰德-奥尔特曼一致性界限图（图）。图中可有 4 条水平线，即 95% 一致性上下界限，均数线和 $d = 0$ 的线（虚线）。

根据图中 95% 一致性界限外的数据点数、一致性界限内的最大差值，以及临床上的可接受程度，可对两种方法的一致性程度做出评价。

例2　以例1的调查员1、调查员2的数据试采用布兰德-奥尔特曼法进行一致性分析。

先对13名妇女的每一位计算相应的两调查员的差值与均数（表3），差值对应的均数、标准差分别为 $\bar{d} = -17.5$、$S_d = 44.38$，所以 95% 一致性界限为（-104.15，69.84）。

结合以上的计算结果，以表3中的均数为横轴，差值为纵轴，绘制布兰德-奥尔特曼图。

由图可见，只有 7.69%（1/13）的点在 95% 一致性界限以外；在一致性界限范围内，差值的最大值为 33，最小值为 -38（图中实心圆圈代表的点），也就是说调查员观测结果相差 -38~33。

$$ICC = \frac{MS_{区组} - MS_{误差}}{MS_{区组} + (k-1)MS_{误差} + \frac{k(MS_{处理} - MS_{误差})}{n}}$$

$$= \frac{87\,116.94 - 862.62}{87\,116.94 + 862.62(3-1) + \frac{3(1\,976.85 - 862.62)}{13}} = 0.968\,1 \qquad (2)$$

表2　方差分析表

变异来源	SS	df	MS	F	P
处理组	3 953.69	2	1 976.85	2.29	0.122 8
区组	1 045 403.33	12	87 116.94	100.99	1.63×10^{-17}
误差	20 702.97	24	862.62		
合计	1 070 060.00	38			

表3　13名妇女的食物中每日钙摄入量（mg/d）

编号	1	2	3	4	5	6	7	8	9	10	11	12	13
调查员1	543	535	312	97	325	199	270	163	265	495	191	628	495
调查员2	510	559	319	237	363	181	294	184	296	467	190	664	477
差值	33	−24	−7	−140	−38	18	−24	−21	−31	28	1	−36	18
均数	526.5	547	315.5	167.0	344.0	190.0	282.0	173.5	280.5	481.0	190.5	646.0	486.0

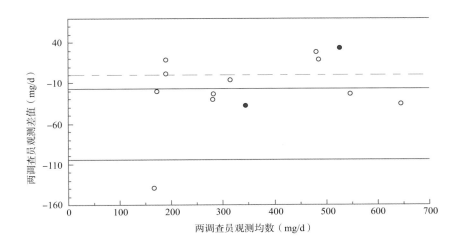

图　两调查员调查13名妇女食物中每日钙摄入量的布兰德–奥尔特曼图

从实际的考虑，这种差异是可接受的，因此认为这两个观察员的观测结果具有较好的一致性。

卡帕（Kappa）值　对于定性资料的一致性评价往往采用卡帕值（又称卡帕检验）。两种测量结果可按列联表呈现数据，如果列联表中行变量和列变量的分类属性相同，则可对行变量与列变量之间的一致性进行评价。在诊断试验中经常会涉及一致性评价，如评价新方法与金标准的一致性，或评价不同观察者之间对同一组病例的诊断结论的一致性。

卡帕值首先由雅各布·科恩（Jacob Cohen）于1960年提出，由于卡帕一致性评价考虑到机遇一致性的影响，被认为是一种比较稳健的一致性评价方法。

例3　两名放射科医师独立对200名棉屑沉着病可疑患者的X线片进行读片，对X线片的诊断结果分成三类，分别为正常、I期棉屑沉着病、II期棉屑沉着病，诊断情况见表4。问甲乙两医生的诊断结果是否一致？

表4　甲乙两医生对200张X线片的诊断结果

甲医生	乙医生			合计
	正常	I	II	
正常	78	5	0	83
I	6	56	13	75
II	0	10	32	42
合计	84	71	45	200

从表4可直观地看出，甲乙两医生对200张X线片诊断一致的有（78 + 56 + 32）= 166张，实际诊断一致率为83%（166/200）。这种实际观测一致率习惯上称为粗一致率（crude agreement）或符合率，记为P_O。

由列联表的期望频数 $E_i = \dfrac{R_i C_i}{n} = \dfrac{\text{行合计} \times \text{列合计}}{\text{总例数}}$，可以获得表4对角格子中78、56、32对应的期望频数分别为34.86、26.625、9.45，三者之和（34.86 + 26.625 + 9.45）= 70.935，那么可计算获得期望诊断一致率为35.47%（70.935/200），一致率是由于机会造成的，是一种在行、列变量分布完全一致的假定下获得的，是一种理论期望值，所以常称为机会一致率、理论一致率或期望一致率，记为P_E。

卡帕值正是消除了期望一致率影响后，实际一致率所占最大非期望一致率的比值。即：

$$\text{Kappa} = \frac{P_O - P_E}{1 - P_E}$$

$$= \frac{\text{实际一致率} - \text{期望一致率}}{1 - \text{期望一致率}} \tag{3}$$

卡帕值的理论取值在 0～1 范围内，Kappa＝0 时，表明一致

$$S_\kappa = \frac{1}{(1 - P_E)\sqrt{n}} \sqrt{P_E + P_E^2 - \frac{\sum R_i C_i (R_i + C_i)}{n^3}} \tag{4}$$

性完全由机遇造成；Kappa＝1 时，表明两次观测结果完全一致。一般认为，卡帕值在 0.2 以下表示一致性差，0.2～、0.4～、0.6～、0.8～1.0 分别表示一致性程度一般、中等、较好、很好。

例 3 的 Kappa＝0.736 6，说明两医生诊断的一致性较好。

当样本量很大时，卡帕值的标准误可近似采用式（4）。

一般软件采用公式（5）计算获得的标准误 S_κ 为 0.0405。

卡帕总体 95% 置信区间为：

$$Kappa \pm 1.96 S_\kappa \qquad (6)$$

由公式（5）获得例 3 的卡帕总体 95% 置信区间为（0.657 1，0.816 0）。

卡帕值是一个样本统计量，存在抽样误差，因而需要通过假设检验来检验卡帕值是否来自 Kappa＝0 的总体。

$H_0: \kappa = 0$，即两医生的检查结果一致性是偶然机会造成的。

$H_1: \kappa \neq 0$，即两医生的检查结果有一致性存在。

$\alpha = 0.05$

$Z = \dfrac{\kappa - 0}{S_\kappa} = \dfrac{0.736\ 6}{0.040\ 5} = 18.171\ 5$，

$P < 0.001$

按 $\alpha = 0.05$ 检验水准，可认为两医生诊断的结果存在一致性。

注意事项：卡帕值只能反映诊断结果的一致程度，而不一定能反映诊断结果是否准确。而且科恩-卡帕（Cohen's Kappa）值只能用于两个观察者或先后两次观测结果的一致性评价，评价两者以上观测结果可采用费莱斯-卡帕（Fleiss' Kappa）检验方法。

采用以下主要 SAS 软件语句
PROC FREQ;
　WEIGHT f;
　　TABLES ROW *

$$S_\kappa = \left\{ n \left[\frac{(\sum f_{ii})(n - \sum f_{ii})}{(n^2 - \sum R_i C_i)^2} + \frac{2(n - \sum f_{ii})(2 \sum f_{ii} \sum R_i C_i - n \sum f_{ii}(R_i + C_i))}{(n^2 - \sum R_i C_i)^3} + \frac{(n - \sum f_{ii})^2 [n \sum_{i,j} f_{ij}(R_j + C_i)^2 - 4(\sum R_i C_i)^2]}{(n^2 - \sum R_i C_i)^4} \right] \right\}^{1/2}$$

$$(5)$$

COL/AGREE;

可以简单获得上述卡帕分析结果。此外 SAS 软件还同时输出加权卡帕值及其检验结果。

（宇传华　张增长）

kēkèlún màntè'ěr hànsài'ěr tǒngjìliàng

科克伦-曼特尔-汉塞尔统计量（Cochran-Mantel-Haensel statistics）

用于分层行×列表资料的关联性检验。简称 CMH 统计量。是曼特尔（Mantel）于 1963 年在原有曼特尔-汉塞尔（Mantel-Haensel）统计分析方法（1959 年）基础上提出来的，科赫（Koch）等统计学家于 1978 至 1988 年使之发展和完善，现在习惯称为扩展的曼特尔-汉塞尔（Mantel-Haensel）统计量（Extended Mantel-Haensel Statistics），也笼统划归到 MH 检验之列。可用于多中心试验（或分层）的 2×2、2×C 及 R×C 列联表资料的统计处理。多中心或分层的因素常为混杂因素，可以有一个或一个以上混杂因素。采用 CMH 统计量的主要目的就是控制混杂因素（分层变量）的影响，获得行变量与列变量之间是否具有关联性的假设检验结论。

2×2 列联表的 CMH 检验　如果将每层的 2×2 表资料看成是一个独立的超几何分布，那么，分层的 2×2 资料就服从重超几何分布。第 h 层的 2×2 列联表资料格式（表 1）。

表 1　第 h 层 2×2 列联表

处理组	结果		合计
	有效	无效	
第一组	n_{h11}	n_{h12}	n_{h1+}
第二组	n_{h21}	n_{h22}	n_{h2+}
合计	n_{h+1}	n_{h+2}	n_h

行变量为"处理组"，列变量为"结果"，均为二分类变量。行变量为"第一组"，列变量为"有效"所交叉对应格子的观察频数记为 n_{h11}，"第一组"行合计记为 n_{h1+}，"有效"列合计记为 n_{h+1}，第 h 层的总例数记为 n_h，其他依此类推。其中 $h = 1$，2，$\cdots$，q；q 为分层的层数。

设 $H_0: OR_1 = OR_2 = \cdots = OR_q = 1$，即每一层的行变量与列变量之间相互独立，无关联性。在 H_0 成立的前提下，CMH 统计量为公式（1）。

$$\chi^2_{MH} = \frac{\left[\sum_{h=1}^{q} (n_{h11} - m_{h11}) \right]^2}{\sum_{h=1}^{q} V_{h11}} = \frac{每层观察频数与期望频数差值之和的平方}{每层方差之和}$$

$$(1)$$

式中 n_{h11} 是第 h 层的第 1 行、第 1 列交叉对应格子的观察频数。其对应的期望频数为:

$$m_{h11} = \frac{n_{h1+} \cdot n_{h+1}}{n_h}$$

$$= \frac{第 h 层行合计 \times 第 h 层列合计}{第 h 层总例数}$$

(2)

方差为:

$$V_{h11} = \frac{n_{h1+} \cdot n_{h2+} \cdot n_{h+1} \cdot n_{h+2}}{n_h^3 - n_h^2}$$

$$= \frac{第 h 层所有边际合计的乘积}{第 h 层总例数^3 - 第 h 层总例数^2}$$

(3)

分层 2×2 表资料的 CMH 统计量 χ_{MH}^2 近似服从自由度为1的 χ^2 分布。

例1 某研究采用依沙酰胺在两个中心对患者进行治疗(表2),问患者病程是否与依沙酰胺的疗效有关?

H_0:病程与疗效相互独立,即病程对疗效无影响。

H_1:病程与疗效之间有关联,即病程对疗效有影响。

$\alpha = 0.05$。

第一层 $n_{111} = 48$ 对应的:

期望频数:$m_{111} = \frac{n_{11+} \cdot n_{1+1}}{n_1} = $

$\frac{53 \times 127}{156} = 43.147\,4$

方差:$V_{111} = \frac{n_{11+} \cdot n_{12+} \cdot n_{1+1} \cdot n_{1+2}}{n_1^3 - n_1^2}$

$= \frac{127 \times 29 \times 53 \times 103}{156^3 - 156^2} = 5.330\,1$

第二层 $n_{211} = 52$ 对应的:

期望频数:$m_{211} = \frac{n_{21+} \cdot n_{2+1}}{n_2} = $

$\frac{56 \times 124}{146} = 47.561\,6$

方差:$V_{211} = \frac{124 \times 22 \times 56 \times 90}{146^3 - 146^2} = $

$4.448\,4$

CMH 统计量为:$\chi_{MH}^2 = 8.8277$。

在自由度为 1 的卡方分布曲线下,得到 $P = 0.003\,0$ [Excel 公式为 "$= CHIDIST(8.277, 1)$"]。按 $\alpha = 0.05$ 水准,可认为,除去了试验中心这一混杂因素之后,病程与疗效有关。

如果每一层的样本量较小,那么同样可以像一般四格表资料一样进行连续性校正,CMH 统计量计算公式可以写为:

$$\chi_{MH}^2 = \frac{\left[\left|\sum_{h=1}^{q}(n_{h11} - m_{h11})\right| - 0.5\right]^2}{\sum_{h=1}^{q} V_{h11}}$$

(4)

R×C 列联表的 CMH 检验

行变量(分组)与列变量(结果)也可以是多分类,CMH 统计量也可用于行、列变量为多分类的 R×C 列联表,即可将表1资料格式扩展为表3。

可以采用类似公式(1)~公式(3)计算 CMH 统计量。MH 统计量采用软件计算比较方便。例如,为了观察控制了混杂因素 A、B 后,变量 C、D 之间是否关联,可采用下列 SAS 语句完成:

PROC FREQ;

TABLES A * B * C * D/CMH;

SAS 输出结果中有三种 CMH 统计量,即非零相关统计量、行平均秩分差异统计量(又称方差分析统计量)、一般关联统计量。对分层 2×2 列联表,这三者的值相等;但对于行、列变量为多分类的 R×C 列联表,选择哪一个 CMH 统计量,需要根据行变量与列变量的属性特征来作出决定。当行变量与列变量均为有序变量时,采用非零相关统计量,自由度为 1;当行变量为无序变量,列变量为有序变量时,采用行平均秩分差异统计量(即方差分析统计量),自由度为 R-1;当行变量与列变量均为无序变量,或行变量是有序变量列变量为无序变量时,采用一般关联统计量,自由度为 $(R-1)(C-1)$,其计算类似公式(1)~公式(3)。

此外需要说明的是,对于 2×2 列联表,根据是病例对照研究还是队列研究,SAS 程序还输出

表2 病程与依沙酰胺疗效的关系

病程(月)	中心 1			中心 2		
	有效	无效	合计	有效	无效	合计
<3	48	5	53	52	4	56
≥3	79	24	103	72	18	90
合计	127	29	156	124	22	146

表3 第 h 层 R×C 列联表

处理组	反应变量水平				
	1	2	…	C	合计
1	n_{h11}	n_{h12}	…	n_{h1C}	n_{h1+}
2	n_{h21}	n_{h22}	…	n_{h2C}	n_{h2+}
…					
R	n_{hR1}	n_{hR2}	…	n_{hRC}	n_{hR+}
合计	n_{h+1}	n_{h+2}	…	n_{h+C}	n_h

了对应的 OR （或 RR） 值及其相应的置信区间。

对于病例对照研究，按照表1的资料格式（行变量为分类，列变量为结果），各层的公共优势比为：

$$OR_{MH} = \frac{\sum\limits_{h=1}^{q} n_{h11}n_{h22}/n_h}{\sum\limits_{h=1}^{q} n_{h12}n_{h21}/n_h} \quad (5)$$

对于队列研究，各层的公共相对危险度为：

$$RR_{MH} = \frac{\sum\limits_{h=1}^{q} n_{h11}n_{h2+}/n_h}{\sum\limits_{h=1}^{q} n_{h21}n_{h1+}/n_h} \quad (6)$$

（宇传华　张增长）

2×C 表资料的趋势检验

（trend test for 2×C contingency table） 当二维列联表的行变量为两分类，列变量为 C 个有序分类时，反映行变量是否随列变量的顺序值大小呈线性趋势变化的方法，又称科克伦–阿米蒂奇（Cochran-Armitage）趋势检验（Cochran-Armitage test for trend），简称趋势检验。这一趋势检验由威廉·科克伦（William Cochran）和皮特·阿米蒂奇（Peter Armitage）提出，因此而得名。

例1　某医生拟研究不同剂量的镇痛药是否对疼痛缓解有效，行变量为疗效是否有效，列变量为有序三分类变量，从低到高分别是安慰剂、低剂量、高剂量（表1）。问该药的镇痛效果是否随剂量增加而增加？

分析：趋势检验就是检验各比例 $p_i = \dfrac{d_i}{n_i}$ 对应的总体率 π_i 是否相等，即 $H_0: \pi_1 = \pi_2 = \pi_3$；$H_1: \pi_1 < \pi_2 < \pi_3$ 或 $H_1: \pi_1 > \pi_2 > \pi_3$。趋势检验的核心是检验以 p_i 为因变量，赋值 x_i 为自变量所对应的回归方程：

$$\hat{p}'_i = a + bx_i \quad (1)$$

式中的回归系数 b 是否为零，如果回归系数不为零，则行变量与列变量之间有线性趋势存在。其中 p_i 为二分类行变量的比例，本例为各处理组的有效率，x_i 为列变

量的赋值。如表1中列变量按0、1、2等距赋值。

回归系数 b 采用加权最小二乘法求解，权重为合计值 n_i，回归系数见公式（2）。

其标准误见公式（3）。

式中 $\bar{p} = \dfrac{\sum d_i}{\sum n_i} = \dfrac{7+9+14}{33+32+32} = \dfrac{30}{97}$

$= 0.3093$，$\bar{x} = \dfrac{0+1+2}{3} = 1$。最后采用大样本标准正态分布近似原理，检验总体列比例是否有趋势关系，即：

$$z = \frac{b}{s_b} = \frac{0.1125}{0.0573} = 1.9617 \quad (4)$$

双侧 $P = 0.0498$，按 $\alpha = 0.05$ 检验水准，可认为该药的镇痛效果随剂量的改变呈线性趋势。

值得一提的是，表1最后1行的列变量赋值可以有多种方式。

表1　不同剂量镇痛药与镇痛效果的整理表

效果	处理组			合计
	安慰剂 $i=1$	低剂量 $i=2$	高剂量 $i=3$	
有效（d_i）	7	9	14	30
无效（d_i）	26	23	18	67
合计（n_i）	33	32	32	97
比例（p_i）	0.2121	0.2813	0.4375	0.3093
赋值（x_i）	0	1	2	

$$
\begin{aligned}
b &= \frac{\sum\limits_{i=1}^{c} n_i(p_i - \bar{p})(x_i - \bar{x})}{\sum\limits_{i=1}^{c} n_i(x_i - \bar{x})^2} \\
&= \frac{33(0.2121 - 0.3095)(0-1) + 32(0.2813 - 0.3095)(1-1) + 32(0.4375 - 0.3095)(2-1)}{33(0-1)^2 + 32(1-1)^2 + 32(3-1)^2} \\
&= \frac{7.3093}{65} = 0.1125
\end{aligned}
\quad (2)
$$

$$
S_b = \sqrt{\frac{\bar{p}(1-\bar{p})}{\sum\limits_{i=1}^{c} n_i(x_i - \bar{x})^2}} = \sqrt{\frac{0.3095(1-0.3095)}{33(0-1)^2 + 32(1-1)^2 + 32(3-1)^2}} = 0.0573
\quad (3)
$$

等距得分法：这是一种最简单的赋分方式，从零开始，按每增加一个类别所赋予的数量值增加一个单位，即 0，1，2，3，…赋值。

非等距得分法：是研究者根据经验对有序变量的各个水平所赋给的一个数值，相邻类别间的赋值不是相等的距离。例如，评价疾病治疗效果时，将显效赋值为 4，有效赋值为 3，好转赋值为 1，无效赋值为 0，恶化为 -2，等。这种方法赋值有可能存在一定随意性。

秩分（rank scores）：是按列联表中有序变量（列变量）各水平的累计频数分布为基础赋分的方法，第 i 列的秩得分：

$$S_i = \sum_{c<i} C_c + (C_i + 1)/2 , i=1,2,\cdots,C \tag{5}$$

式中 $\sum_{c<i} C_c$ 表示将所有小于 i 的列频数求和；C_i 表示第 i 列的列合计。对于表 1，有：

$S_1 = 0 + (33 + 1)/2 = 17$、$S_2 = 33 + (32 + 1)/2 = 49.5$、$S_3 = 33 + 32 + (32 + 1)/2 = 81.5$

ridit 分（ridit scores）：该得分由布罗斯（Bross）在 1958 年提出，由麦克（Mack）和斯基林（Skillings）在 1980 年加以修订。ridit 分在秩分基础上的定义为：

$$S'_i = S_i/n \tag{6}$$

式中 n 是列联表总例数。表 1 的 $n = 97$，因此 $S_1' = 17/97 = 0.175\ 3$、$S_2' = 49.5/97 = 0.510\ 3$、$S_3' = 81.5/97 = 0.840\ 2$。

调整 ridit 分（modified ridit scores）：

$$S'_i = S_i/(n + 1) \tag{7}$$

SAS 软件可以利用以下 SAS 语句得到 Cochran-Armitage 趋势检验：

PROC FREQ；

TABLE resp * dose /TREND SCORES = table；

在 TABLE 语句后采用 TREND 要求程序进行 Cochran-Armitage 趋势检验，"SCORES =" 后面选择 TABLE，表示按键入数据（如 0，1，2）进行赋值。此外 SCORES 之后选择 RANK、RIDIT、MODRIDIT，可分别按以上提到的秩分、ridit 分、调整 ridit 分进行赋值。不同的赋值方式产生的检验 z 值会略有不同，如选择 RANK、RIDIT、MODRIDIT，均会得到 z = 1.959 7。

（宇传华 张增长）

lǜ de biāozhǔnhuà

率的标准化（standardization）

比较两个或多个不同人群的患病率、发病率、死亡率等资料时，消除其内部构成（如年龄、性别、工龄、病程长短等）的影响的方法。

计算公式 包括以下几种。
直接法：

$$p' = \frac{\sum N_i p_i}{N} \tag{1}$$

或

$$p' = \sum \left(\frac{N_i}{N}\right) p_i = \sum C_i p_i \tag{2}$$

式中 p' 为标准化率；N_1，N_2，…，N_k 为某一影响因素（例如年龄、病情等）标准构成的每层例数；p_1，p_2，…，p_k 为某人群原每层的率；N 为标准构成的总例数；$C_i = N_i/N$ 为标准构成的构成比。

间接法：

$$p' = P \frac{r}{\sum n_i P_i} \tag{3}$$

当比较年龄别死亡率时，上式可写成：

$$p' = P \frac{r}{\sum n_i P_i} = P \times SMR \tag{4}$$

式中 P 为标准人群的总率；r 为某人群实际发生例数；n_i 为某人群实际每层例数；P_i 为标准人群的每层率；$\sum n_i P_i$ 为预期发生数。当比较年龄别死亡率时，$\dfrac{r}{\sum n_i P_i}$ 为标准化死亡比（standardized mortality ratio），用 SMR 表示。

计算步骤 包括以下几步。

根据对比资料所具备的条件选方法 如对比较两地的死亡率，若已知两地年龄别死亡率，可采用直接法；若只有总死亡数与年龄别人口数而缺乏年龄别死亡率时，或年龄别人口数较少，年龄别死亡率不稳定时，可采用间接法。

选标准构成 选择统一的标准构成是计算标准化率的关键，标准构成的选取通常有 3 种：①两组或多组资料中任选一组资料的构成作为标准构成，这种方法适用于直接法。②两组或多组资料之和的构成作为标准构成，这种方法适用于直接法。③另外选用一个通用的或便于比较的构成作为标准构成，如采用全国、全省或全地区的数据作标准构成，这种方法适用于直接法和间接法。

依公式计算标准化率以实例说明。

例 1 表 1 列出的是两个医院对同一种疾病的治疗效果。从合计的治愈率看，甲医院的治愈率高于乙医院（65.5% vs 44.6%）。但是，从进入每一家医院的病人的疾病程度看，结构比有明显的不同：甲医院病情轻的病人的结构比远远高于乙医院（1000 : 100

vs 100∶1000）＝（90.91% vs 9.09%），而病情轻的病人治愈率自然高于病情重的，这样就很容易造成甲医院的治疗效果优于乙医院。

对表1的数据采用直接法进行标准化率的计算，结果见表2。

直接标准化后，甲医院的治愈率为45%，而乙医院的治愈率为65%，即标准化前甲医院的治愈率高于乙医院，而标准化后甲医院的治愈率低于乙医院。

例2 甲乙两县30岁以上人口数及食管癌死亡率见表3。

对表3的数据采用间接法进行标准化率的计算，年龄别标准死亡率选取甲乙两县所在地区的死亡率，结果见表4。

甲县食管癌标准化死亡率

表1 甲乙两个医院对同一种疾病的治疗效果的比较

病情	甲医院			乙医院		
	病人数	治愈数	治愈率（%）	病人数	治愈数	治愈率（%）
轻	1 000	700	70.0	100	90	90.0
重	100	20	20.0	1 000	400	40.0
合计	1 100	720	65.5	1 100	490	44.6

表2 标准化后甲乙两个医院对同一种疾病的治疗效果的比较

疾病程度	合并人数	标准人口构成	甲医院		乙医院	
			原治愈率（%）	分配治愈率（%）	原治愈率（%）	分配治愈率（%）
轻	1 100	0.5	70.0	35.0	90.0	45.0
重	1 100	0.5	20.0	10.0	40.0	20.0
合计	2 200	1.0	65.5	45.0	44.6	65.0

表3 比较甲乙两县30岁以上人的食管癌死亡率（1/10万）

年龄组（岁）	甲县			乙县		
	人口数	死亡数	死亡率	人口数	死亡数	死亡率
30~	63 436			39 443		
40~	54 910			40 488		
50~	41 970			33 309		
60~	25 060			23 167		
70~	10 780			14 548		
合计	196 156	450	229.41	150 955	352	233.18

表4 间接法计算甲乙两县食管癌标准化死亡率（1/10万）

年龄组（岁）	标准死亡率	甲县		乙县	
		人口数	预期死亡数	人口数	预期死亡数
30~	9.6	63 436	6	39 443	4
40~	75.2	54 910	41	40 488	30
50~	210.3	41 970	88	33 309	70
60~	465.0	25 060	117	23 167	108
70~	580.2	10 780	63	14 548	84
合计	201.5	196 156	315	150 955	296

$= p' = 201.5 \times \dfrac{450}{315} = 287.86$
（1/10 万）

乙县食管癌标准化死亡率

$= p' = 201.5 \times \dfrac{352}{296} = 239.62$
（1/10 万）

经标化后食管癌死亡率甲县高于乙县。

注意事项：标准化率仅用于相互比较，不代表实际水平，当标准构成不同时，其标准化率一般也不相同。

（刘启贵）

liǎngyàngběn biāozhǔnhuàlǜ bǐjiào

两样本标准化率比较（comparing standardized rates of two samples）

采用直接标准化法或间接标准化法获得了标准化率之后，由于抽样研究的缘故，一般情况下，不能单凭样本标化率的大小直接下结论，需进行显著性检验。

直接法标化率的比较 举例说明。

例 1 某医院用传统疗法和新疗法治疗不同病情的某种疾病，治疗结果见表 1。

如果采用两疗法治疗例数之和为标准人口，采用直接法可得到调整后的标准化率为：

传统疗法标准化率

$p'_a = 880/2\,000 = 44\%$

新疗法标准化率

$p'_b = 980/2\,000 = 49\%$

如果各病情的标准治疗例数为 100，则得到传统疗法标准化率与新疗法标准化率分别为 40% 与 45%，因此，不同的标准将获得不同的标准化率。

一般情况下计算标准化率的样本都较大，在 H_0：两总体标准化率相等，即 $\pi'_a = \pi'_b$ 情况下，两样本标化率之差值与该差值的标准误之比常称为标准化随机变量，它近似地服从标准正态分布。可采用 z 检验，即：

$$z = \dfrac{p'_a - p'_b}{S_{p'_a - p'_b}} \qquad (1)$$

式中 p'_a、p'_b 分别为两比较组的标准化率；$S_{p'_a - p'_b}$ 为两个比较组的标准化率之差所对应的标准误，其计算公式为公式（2）。式中 n_{ai}、n_{bi}、d_{ai}、d_{bi} 的含义见表 1，a、b 分别代表两比较组（两疗法），共有 k 层，$i = 1, 2, \cdots, k$。例 1 的 $k = 3$，a、b 分别代表传统疗法、新疗法，将 $n_{a1} = 600$、$n_{b1} = 200$、$d_{a1} = 360$、$d_{b1} = 130$、$n_{a2} = 200$、$n_{b2} = 600$、$d_{a2} = 80$、$d_{b2} = 270$、$n_{a3} = 200$、$n_{b3} = 200$、$d_{a3} = 40$、$d_{b3} = 50$ 代入公式（2）得到：

$$S_{p'_a - p'_b} = \sqrt{\dfrac{2\,341.667}{(2\,000)^2}}$$

$$= \sqrt{0.000\,585}$$

由公式（1）得到

$$z = \dfrac{p'_a - p'_b}{S_{p'_a - p'_b}} = \dfrac{0.44 - 0.49}{\sqrt{0.000\,585}}$$

$$= -2.066\,5$$

该值在标准化正态分布曲线下对应的双侧面积是 0.0388，即有双侧 $P = 0.038\,8$，按 $\alpha = 0.05$ 检验水准，有理由认为这两个标准化率的差异有统计学意义。

间接法标化率的比较 两样本间接法标准化率的比较同样可以采用公式（1）的 z 检验公式，但是标准误的计算不能采用公式（2），而应该根据事件实际发生数 d_{ai}、d_{bi} 所服从的分布确定标准误

表 1 两种疗法治疗不同病情的某种疾病疗效比较

病情	传统疗法			新疗法		
	治疗例数 n_{ai}	治愈例数 d_{ai}	治愈率（%） p_{ai}	治疗例数 n_{bi}	治愈例数 d_{bi}	治愈率（%） p_{bi}
轻型	600	360	60.0	200	130	65.0
中型	200	80	40.0	600	270	45.0
重型	200	40	20.0	200	50	25.0
合计	1 000	480	48.0	1 000	450	45.0

来源：桑瑞兰. 泸州医学院学报，1997，14（3）：228-230.

$$S_{p'_a - p'_b} = \sqrt{\dfrac{\displaystyle\sum_{i=1}^{k}(n_{ai} + n_{bi})(d_{ai} + d_{bi})[(n_{ai} + n_{bi}) - (d_{ai} + d_{bi})]/(n_{ai}n_{bi})}{\left(\displaystyle\sum_{i=1}^{k}(n_{ai} + n_{bi})\right)^2}} \qquad (2)$$

的计算公式。如果 d_{ai}、d_{bi} 的发生属于非罕见事件，则服从二项分布，此时标准误的计算公式为：

$$S_{p'_a-p'_b} = P\sqrt{\frac{\sum_{i=1}^{k} n_{ai}P_iQ_i}{\left(\sum_{i=1}^{k} n_{ai}P_i\right)^2} + \frac{\sum_{i=1}^{k} n_{bi}P_iQ_i}{\left(\sum_{i=1}^{k} n_{bi}P_i\right)^2}}$$

(3)

式中 P 为标准人群的总率；P_i 为标准人群的第 i 层率；$Q_i = 1 - P_i$；n_{ai}、n_{bi} 分别为 a、b 两比较组各层事件数。共有 k 层，$i = 1, 2, \cdots, k$。在总体标准化率的估计中，例2就是用间接法实现率标准化的例子。

例2　甲疗法治愈总人数为136，总治愈率为68%；乙疗法治愈总人数为175，总治愈率为70%。使用的标准人群治愈率以及两疗法各层治疗人数见表2。试比较两疗法标准化治愈率是否不同。

由表2及有关信息可知：甲

疗法标准化率 $p'_a = 70.00\% \times \dfrac{136}{143.6} = 66.30\%$

乙疗法标准化率 $p'_b = 70.00\% \times \dfrac{175}{196.5} = 62.34\%$

由公式（3）得到两个标准化率之差的标准误为 $S_{p'_a-p'_b} = 0.0381$

由公式（1）得到：

$$z = 1.0406$$

该值在标准化正态分布曲线下对应的双侧面积是0.298 1，即有双侧 $P = 0.298\ 1$，按 $\alpha = 0.05$ 检验水准，尚无证据认为这两个标准化率的差异有统计学意义，即可认为这两个标准化率的总体率相同。该结论与间接法总体标准化率置信区间估计的结论相同〔即甲、乙两疗法总体标准化治愈率95%可信区间（66.05，78.83）（59.13，71.99）相重叠〕。

如果 d_{ai}、d_{bi} 的发生属于罕见

事件，则服从 Poisson 分布，此时标准误的计算公式为：

$$S_{p'_a-p'_b} = P\sqrt{\frac{d_a}{\left(\sum_{i=1}^{k} n_{ai}P_i\right)^2} + \frac{d_b}{\left(\sum_{i=1}^{k} n_{bi}P_i\right)^2}}$$

(4)

式中 P 为标准人群的总率；P_i 为标准人群的第 i 层率；n_{ai}、n_{bi} 分别为 a、b 两比较组各层事件数；d_a、d_b 分别为 a、b 两比较组发生事件数。共有 k 层，$i = 1, 2, \cdots, k$。

例3　甲、乙两县的人口数见表3，甲、乙两县食管癌死亡总数分别为 $d_a = 452$、$d_b = 353$，按1980年代全世界人口食管癌死亡率进行标化，得到甲、乙县标准化率分别为：

$$p'_a = 71.8/10\,万 \times \frac{452}{316.61}$$
$$= 102.50/10\,万$$

$$p'_b = 71.8/10\,万 \times \frac{353}{297.83}$$
$$= 85.10/10\,万$$

表2　间接法计算标准化治愈率计算表

分组	标准治愈率 P_i（%）	甲疗法		乙疗法	
		治疗人数 n_{ai}	预期治愈人数	治疗人数 n_{bi}	预期治愈人数
青年人	82.00	80	65.6	200	164.0
老年人	65.00	120	78.0	50	32.5
合计	70.00	200	143.6	250	196.5

表3　甲、乙两县食管癌间接法标准化率的计算表

年龄（岁）	标准率 P_i（1/10万）	人口数		预期死亡数	
		甲县 n_{ai}	乙县 n_{bi}	甲县 $n_{ai}P_i$	乙县 $n_{bi}P_i$
0~	0.5	378 977	282 762	1.89	1.41
30~	9.6	63 436	39 443	6.09	3.79
40~	75.2	54 910	40 488	41.29	30.45
50~	210.3	41 970	33 309	88.26	70.05
60~	465.0	25 060	23 167	116.53	107.73
70~	580.2	10 780	14 548	62.55	84.41
合计	71.8	575 133	433 717	$E_a = 316.61$	$E_b = 297.83$

来源：张开宁，史秉璋，杨琦.上海第二医科大学学报，1989，9（4）：302.

问甲、乙两县的标准化食管癌死亡率 p'_a、p'_b 是否不同？

由公式（4）得到两个标准化率之差的标准误为：

$$S_{p'_a - p'_b} = P \sqrt{\frac{d_a}{\left(\sum_{i=1}^{k} n_{ai} P_i\right)^2} + \frac{d_b}{\left(\sum_{i=1}^{k} n_{bi} P_i\right)^2}}$$

$$= \frac{71.8}{10 \text{万}} \sqrt{\frac{452}{316.61^2} + \frac{353}{297.83^2}}$$

$$= 6.62/10 \text{万}$$

由公式（1）得到：

$$z = \frac{p'_a - p'_b}{S_{p'_a - p'_b}} = \frac{102.50 - 85.10}{6.62}$$

$$= 2.630\,6$$

该值在标准化正态分布曲线下对应的双侧 $P = 0.008\,5$，按 $\alpha = 0.05$ 检验水准，可认为这两个标准化率的差异有统计学意义，即接受 $H_1: \pi'_a \neq \pi'_b$，即甲、乙两县的标准化食管癌死亡率不同。

（宇传华　桑舒平）

fēnlèi zīliào de guānliánxìng fēnxī
分类资料的关联性分析（association analysis for categorical data）

在研究中经常需要对两个变量之间的关系进行分析，对于两个定量变量，关联性分析可采用皮尔逊（Pearson）相关系数；对于两个等级变量（有序分类变量），关联性分析可采用斯波尔曼（Spearman）秩相关系数；对于两个无序分类变量，通常是先根据交叉分类列联表频数进行两种属性独立性的 χ^2 检验，然后计算关联系数，如 ϕ 系数、克拉默（Cramer）V 系数和 Pearson 列联系数，下面主要介绍这几个系数及其应用。

2×2 列联表的关联性分析

为了检验两定性变量（即无序分类变量）之间是否相关，或两定性变量之间是否独立，可采用 χ^2 检验。首先通过 χ^2 统计量检验两变量之间是否相关，如果相关，可采用下列关联系数来度量两个定性变量之间的相关程度大小。

ϕ 系数（Phi coefficient）只适用于四格表资料。其计算公式为：

$$\phi = \sqrt{\frac{\chi^2}{n}} \tag{1}$$

克拉默（Cramer）V 系数（Cramer's V coefficient）适用于所有列联表。其计算公式为：

$$V = \sqrt{\frac{\chi^2}{n(k-1)}}, \quad k = \min(R, C) \tag{2}$$

皮尔逊列联系数（Contingency coefficient）简称列联系数，其计算公式为：

$$r = \sqrt{\frac{\chi^2}{\chi^2 + n}} \tag{3}$$

式中 χ^2 为皮尔逊 χ^2 值；n 为列联表总例数；k 是行数 R 与列数 C 中的较小者。

这三个系数的取值范围在 0 到 1 之间，值越接近于 0，说明两个分类变量几乎没有关系；越接近于 1，说明关系越密切。

列联系数的最大取值为 $\sqrt{(k-1)/k} \leqslant 1$，四格表资料的列联系数最大值为 $\sqrt{(2-1)/2} = \sqrt{0.5} = 0.707$，为了获得 0~1 尺度的列联系数，可将获得的列联系数除以列联系数最大值 $\sqrt{(k-1)/k}$，$k = \min(R, C)$，即 k 是行数 R 与列数 C 中的较小者。相对而言，克拉默 V 系数已为 0~1 尺度，因此该系数更适用。

例 1　为了观察婴儿腹泻是否与喂养方式有关，某医院儿科医生收集了某年的 82 例消化不良婴儿数据，结果见表 1。根据该数据试分析婴儿腹泻是否与喂养方式有关。

表 1　喂养方式与婴儿腹泻的关系

喂养方式	腹泻		合计
	有	无	
人工	30	10	40
母乳	17	25	42
合计	47	35	82

步骤 1：建立检验假设，确定检验水准。

H_0：喂养方式与腹泻之间互相独立。

H_1：喂养方式与腹泻之间相互关联。

$\alpha = 0.05$。

步骤 2：计算检验统计量。

本例最小期望频数 $E_{12} = \frac{40 \times 35}{82} = 17.07 > 5$，且总例数 $n > 40$，所以根据皮尔逊 χ^2 计算公式，有：

$$\chi^2 = \frac{\left(30 - \frac{40 \times 47}{82}\right)^2}{\frac{40 \times 47}{82}} + \frac{\left(10 - \frac{40 \times 35}{82}\right)^2}{\frac{40 \times 35}{82}}$$

$$+ \frac{\left(17 - \frac{42 \times 47}{82}\right)^2}{\frac{42 \times 47}{82}} + \frac{\left(25 - \frac{42 \times 35}{82}\right)^2}{\frac{42 \times 35}{82}}$$

$$= 9.98$$

步骤 3：确定 P 值，作出推断结论。

表 2　两种方法诊断肺癌的检测结果

甲法	乙法		合计
	+	−	
+	25	2	27
−	11	15	26
合计	36	17	53

$\chi^2 = 9.98 > \chi^2_{0.05, 1} = 3.84$，

$P < 0.05$，按 $\alpha = 0.05$ 水准，拒绝 H_0，接受 H_1，可认为婴儿腹泻与喂养方式之间相关。

步骤 4：确定相关程度大小。

根据公式（1）（2）（3），分别有以下几方面。

ϕ 系数：

$$\phi = \sqrt{\frac{\chi^2}{n}} = \sqrt{\frac{9.981}{82}}$$
$$= 0.349$$

克拉默（Cramer）V 系数：

$$V = \sqrt{\frac{\chi^2}{n(k-1)}}$$
$$= \sqrt{\frac{9.981}{82(2-1)}}$$
$$= 0.349$$

列联系数：

$$r = \sqrt{\frac{\chi^2}{\chi^2 + n}}$$
$$= \sqrt{\frac{9.981}{9.981 + 82}}$$
$$= 0.329$$

该结果表明两变量存在一定的相关性，但相关程度不太强。

2×2 配对资料的关联性分析

如果对同一批观察对象或检测样品进行两种方法处理，结果以分类变量如阳性、阴性表示，为了检验两种处理方法获得的阳性率是否有差异，则需要采用配对四格表资料的 χ^2 检验方法。但是，如果是分析 2×2 配对资料的两种处理之间是否关联，需采用上述分类资料的关联性分析方法。

例 2　用两种不同的方法对 53 例肺癌患者进行诊断，结果见表 2，问两种方法的检测结果有无联系？

步骤 1：建立检验假设，确定检验水准。

H_0：两种方法的结果独立。

H_1：两种方法的结果相关。

$\alpha = 0.05$。

步骤 2：计算检验统计量。

因最小期望频数为 $E_{22} = \frac{26 \times 17}{53} = 8.34 > 5$，采用皮尔逊 χ^2 计算公式，得：

$$\chi^2 = \frac{\left(25 - \frac{27 \times 36}{53}\right)^2}{\frac{27 \times 36}{53}} + \frac{\left(2 - \frac{27 \times 17}{53}\right)^2}{\frac{27 \times 17}{53}} +$$
$$\frac{\left(11 - \frac{26 \times 36}{53}\right)^2}{\frac{26 \times 36}{53}} + \frac{\left(15 - \frac{26 \times 17}{53}\right)^2}{\frac{26 \times 17}{53}}$$
$$= 15.37$$
$$\nu = (2-1)(2-1) = 1$$

步骤 3：确定 P 值，作出推断结论。

$\chi^2 = 15.37 > \chi^2_{0.05,1} = 3.84$，$P < 0.05$，按 $\alpha = 0.05$ 水准，拒绝 H_0，接受 H_1，可认为两种方法的结果存在关联性。由公式（1）（2）（3）分别可得到 ϕ 系数、克拉默 V 系数、列联系数分别为 0.539、0.539、0.474。

R×C 表分类资料的关联性分析　R×C 表分类资料的关联性分析方法与前面相同。但需注意的是，在描述 R×C 表分类资料的关联性时，ϕ 系数不再适用，而仅可使用克拉默 V 系数和列联系数来表示两分类变量之间的关联性大小。

例 3　某研究组为了了解不同民族血型分布情况，获得的资料如表 3 所示，问不同民族的血型是否有差异？

本例是 484 位受检者组成的一个样本，每位受检者观察民族和血型这两个变量，研究目的是确定两个分类变量间有无关联性。

步骤 1：建立检验假设，确定检验水准。

H_0：民族与血型无关。

H_1：民族与血型有关。

$\alpha = 0.05$。

步骤 2：计算检验统计量。将表 3 中每一格子的观察频数与对应的期望频数代入皮尔逊 χ^2 计算公式，有：

$$\chi^2 = \frac{\left(60 - \frac{275 \times 122}{484}\right)^2}{\frac{275 \times 122}{484}} + \cdots +$$
$$\frac{\left(20 - \frac{84 \times 151}{484}\right)^2}{\frac{84 \times 151}{484}}$$
$$= 15.35$$
$$\nu = (3-1)(4-1) = 6$$

步骤 3：确定 P 值，作出推断结论。$\chi^2 = 15.35 > \chi^2_{0.05,6} = 12.59$，$P < 0.05$。按 $\alpha = 0.05$ 水准，拒绝 H_0，接受 H_1，可认为民族与血型之间有关联。由公式（2）、式（3）分别可得到克拉默 V 系数、列联系数分别为 0.126、0.175。

（宇传华　桑舒平）

表 3　不同民族受检者的血型分布

民族	血型				合计
	A	B	O	AB	
汉族	60	70	45	100	275
回族	43	32	19	31	125
满族	19	23	22	20	84
合计	122	125	86	151	484

zhōngwèishù kěxìn qūjiān gūjì

中位数可信区间估计 （confidence interval estimates for the median）

由已知样本中位数估计未知总体的中位数可信区间。包括单样本中位数可信区间估计（confidence interval estimates for the median of one-sample）和配对资料的中位数可信区间估计（confidence interval estimates for the median of paired data）两种类型。对于单样本情形，从总体中位数未知的总体中随机抽取样本含量为 n 的样本，其中位数 M 是总体中位数的点估计，根据样本中位数 M 可以推断一定可信度 $[100(1-\alpha)]\%$ 下的总体中位数的可信区间。通常，取 $\alpha = 0.05$ 或 $\alpha = 0.01$，以得到总体中位数 95% 或 99% 的可信区间，也可根据需要取 α 为其他值，获得其相应概率的可信区间。估计单样本总体中位数的传统方法是基于符号秩检验的方法，包括 1936 年汤普森（Thompson）年和 1937 年萨武尔（Savur）提出的基于符号检验（sign test）的方法，以及 1949 年图基（Tukey）提出的基于威尔科克森符号秩检验（Wilcoxon signed rank test）的方法。对于配对设计资料情形（paired-sample problem），中位数可信区间估计实际上是对每对数据 (X_i, Y_i) 的差值 $D_i = X_i - Y_i$ 的中位数估计其可信区间。其基本思想和估计方法同上述"单样本中位数可信区间估计"所不同的是，在估计中位数可信区间前，需要将配对资料的差值 D_i 构成的随机变量取代单样本随机变量。因此，与单样本情形类似，估计配对资料的差值 D_i 的总体中位数 D_0 的主要方法也是 1936 年汤普森和 1937 年萨武尔提出的基于符号检验（sign

test）的方法和 1949 年图基提出的基于威尔科克森符号秩检验（Wilcoxon signed rank test）的方法。20 世纪 80 年代以来，随着非参数统计推断的研究进展，单样本中位数可信区间的估计方法也不断创新，出现了基于 Bootstrap 重抽样的中位数可信区间估计方法等。本条目只介绍常用的基于符号秩检验和基于威尔科克森符号秩检验的中位数可信区间估计方法，并以单样本中位数可信区间估计为例，说明中位数可信区间估计的基本原理和步骤。

基于符号秩检验的中位数可信区间估计　在非参数检验的符号检验中，样本中大于中位数的观察值记为正号，小于中位数的观察值记为负号，正号或负号出现的概率相等，均为 0.5。可信度 $[100(1-\alpha)]\%$ 的总体中位数 M_0 的可信区间与显著性水准为 α 的双侧检验假设（H_0：$M = M_0$ 和备择假设 H_1：$M \neq M_0$）存在如下对应关系：$[100(1-\alpha)]\%$ 的总体中位数 M_0 的可信区间包括了 H_0 成立条件下接受域（Acceptance region）内所有值。因此，未知总体中位数 M_0 的可信区间可以由符合检验的接受域得到。根据符合检验的基本原理，该接受域可以表示为：

$$k'_{\alpha/2} \leq K \leq k_{\alpha/2} - 1 \tag{1}$$

式中 K 是 $x_i - M$ 中正差值的个数；$i = 1, 2, \cdots, n$ 为样本含量；$k'_{\alpha/2}$ 和 $k_{\alpha/2}$ 取整数，有：

$$P(k'_{\alpha/2} \leq K \leq k_{\alpha/2} - 1) \geq 1 - \alpha \tag{2}$$

则未知总体中位数 M_0 的可信区间的下限 M_L 和上限 M_U 分别为顺序统计量（order statistics）秩次（rank）：X_L 和 X_U，其中，L 和 U

分别为满足下式的最小整数和最大整数：

$$\sum_{i=0}^{L-1} \binom{n}{i} (0.5)^n \leq \frac{\alpha}{2}$$

$$\sum_{i=U}^{n} \binom{n}{i} (0.5)^n \leq \frac{\alpha}{2} \tag{3}$$

式中按 $P = 0.5$ 和样本含量 n，可由附表"二项分布表"确定积累概率 $\leq \frac{\alpha}{2}$ 的 $L - 1$ 或 U。当样本含量 n 较大时，例如，$n > 20$ 时，可按正态近似法，确定 L 和 U，即：

$$L = k'_{\alpha/2} + 1 = 0.5 + 0.5n - 0.5\sqrt{n} \cdot z_{\alpha/2} \tag{4}$$

和

$$U = k_{\alpha/2} = 0.5 + 0.5n + 0.5\sqrt{n} \cdot z_{\alpha/2} \tag{5}$$

当总体呈对称分布时，可用 1949 年图基（Tukey）提出的基于威尔科克森符号秩检验的方法。检验步骤如下。

确定可信度　取一定的显著性水准 α（例如，$\alpha = 0.05$），所求中位数可信区间的可信度为 $100(1-\alpha)\%$，并规定其下限为 M_L 和上限为 M_U。

查附表"二项分布表"以确定 K' 值　根据式（3），按照 $P = 0.5$ 和样本含量 n，查表确定积累概率 $P(k \leq K'/n, 0.50) \leq \frac{\alpha}{2}$ 时相应的 K' 值，其中 K' 是在二项分布中当按 $P = 0.5$ 和样本含量 n 时，出现正号或负号的最大个数。

估计可信区间　根据符号检验的编秩规则（见符号检验）将样本观察值由小到大编秩，则总体中位数 M_0 的可信区间为：

$$M_L \sim M_U \tag{6}$$

式中下限 M_L 为秩次中第 $(K'+1)$ 位最小观察值，即从最小秩次开始向最大方向增加秩次所对应的相应样本观察值。上限 M_U 为秩次中第 $(K'+1)$ 位最大观察值，即从最大秩次开始向最小方向减少秩次所对应的相应样本观察值；M_U 也可以采用秩次中第 $n-K'$ 位最小观察值，即从最小秩次开始向最大方向增加秩次所对应的相应样本观察值。

正态近似法 根据式（4）和式（5）的结论，当样本含量 $n > 20$ 时，可按霍兰德（Hollander）和 1973 年乌尔夫（Wolfe）提出的正态近似法，确定 $(K'+1)$ 值，进而计算总体中位数 M_0 的可信区间：

$$(K'+1) \approx \left(\frac{n}{2}\right) - z_{\alpha/2} \cdot \sqrt{n}/2 \tag{7}$$

式中 $z_{\alpha/2}$ 显著性水准 α 所对应的双侧正态分位数。

实例 具体如下。

例 1 从某氟化物生产化工厂的作业工人中随机抽取 11 人，测得其尿氟含量（mmol/L）结果如表 1，试估计该厂氟作业工人尿氟含量 99% 的可信区间。

对表 1 中的尿氟数据采用 W 法进行正态性检验，发现其不服从正态分布（$W = 0.8380$，$P \le 0.03$），因不满足采用 t 分布法估计尿氟总体可信区间的条件，且样本含量小于 20，故采用上述基于符号检验的方法，估计总体中位数 99% 的可信区间。方法步骤如下。

步骤 1：取 $\alpha = 0.01$，估计总体中位数 99% 的可信区间。

步骤 2：确定 K' 值。将样本观察值由小到大编秩，见表第 2 行。根据 $n = 11$，$P = 0.5$，$\frac{\alpha}{2} =$

0.005 查附表"二项分布表"中的 y 值即为所需的 K' 值。本例，$K' = 1$ 时所对应的积累概率为 0.0059，$K' = 2$ 时所对应的积累概率为 0.0327。注意：查表时若出现 K' 值所对应的累积概率不等于 $\frac{\alpha}{2} = 0.005$ 时，可选择最接近于 $\frac{\alpha}{2} = 0.005$ 的累计概率所对应的 K' 值。本例，选择 $K' = 1$，则 $K' + 1 = 2$，且 $n - K' = 10$。

步骤 3：计算可信区间。根据表 1 中秩次，M_L 等于第 2 最小值（第 2 秩次对应的观察值）2.13，M_U 等于第 2 最大值（第 10 秩次对应的观察值）4.69 所对应的精确的可信度为：$100(1 - 0.0059 \times 2)\% = 98.82\%$。即该厂作业工人尿氟含量（mmol/L）98.82% 的可信区间为（2.13，4.69）。

例 2 经分子流行病学研究，30 名手足口病儿童的潜伏期（天）见表 2，据此，试估计手足口病潜伏期 95% 的可信区间。

潜伏期为偏态分布，且样本

含量 $n > 20$，可采用正态近似法估计潜伏期 95% 的可信区间。方法步骤如下：

取 $n = 30$，$\frac{\alpha}{2} = 0.025$，$z_{0.025} = 1.96$，则可信度为 95%，由式（7）得：

$$(K'+1) \approx \left(\frac{30}{2}\right) - z_{0.025} \cdot \sqrt{30}/2$$
$$= 9.6286$$

取整数 $K' + 1 = 9$。则 M_L 等于第 9 位最小值（第 9 秩次对应的观察值）5 天，M_U 等于第 9 位最大值（第 21 秩次对应的观察值）8 天。所以，手足口病潜伏期（天）95% 的可信区间为（5，7）。

基于威尔科克森符号秩和检验的中位数可信区间估计 本法适用于总体呈对称分布的情形，方法步骤如下。

确定可信度 取一定的显著性水准 α（例如，$\alpha = 0.05$），所求中位数可信区间的可信度为 $100(1 - \alpha)\%$ 并规定其下限为 M_L 和上限为 M_U。

计算 U_{ij} 矩阵 将 n 个差值由

表 1 从某氟化物生产化工厂的 11 名作业工人尿氟含量（mmol/L）及其秩次

尿氟	2.10	2.13	2.22	2.33	2.38	2.43	2.45	3.01	3.88	4.69	4.99
秩次	1	2	3	4	5	6	7	8	9	10	11

表 2 30 名手足口病儿童的潜伏期及其秩次

潜伏期（天）	秩次	潜伏期（天）	秩次	潜伏期（天）	秩次
3	2	6	12	8	21
3	2	6	12	8	21
3	2	6	12	8	21
4	5	7	16	9	24.5
4	5	7	16	9	24.5
4	5	7	16	10	26
5	8.5	7	16	11	27.5
5	8.5	7	16	11	27.5
5	8.5	8	21	12	29
5	8.5	8	21	13	30

小到大编秩，计算 U_{ij} 矩阵的元素，公式为：

$$U_{ij} = \frac{x_i + x_j}{2} \quad (8)$$

此式的意义是，样本中第 i 秩次差值 X_i 和第 j 秩次的差值 X_j 经两两相加后取平均值所组成的 $n \times n$ 阶矩阵。这些 U_{ij} 值以差值中位数为中心呈对称分布，U_{ij} 的个数 $= \frac{n(n+1)}{2} + n$。

查 "威尔科克森符号秩和检验概率表" 以确定值 K' 根据样本对子数 n，$P = \alpha/2$，查附表 "威尔科克森符号秩和检验概率表" 得到 T 值。注意：若表中的累计概率不正好等于 $\alpha/2$，则选择最接近 $\alpha/2$ 的累计概率所对应的 T 值。取 $K = T + 1$ 用于进一步计算差值中位数可信区间。

确定可信区间 总体中位数 $100(1-\alpha)\%$ 可信区间的下限 M_L 为 U_{ij} 中第 K 位 U_{ij} 的最小值，上限 M_U 为第 K 位 U_{ij} 的最大值。

正态近似法 当样本含量，$n > 30$ 时，超出了 "威尔科克森符号秩和检验概率表" 的范围，此时可用正态近似法确定 K 值，进而计算总体中位数 M_0 的可信区间为公式（9）。

$$K \approx \frac{n(n+1)}{4} + z_{\alpha/2} \cdot \sqrt{\frac{n(n+1)(2N+1)}{24}} \quad (9)$$

式中 $z_{\alpha/2}$ 为显著性水准 α 所对应的双侧正态分位数。值得注意的是，当样本含量很大时，U_{ij} 的个数将很大，例如，$n = 20$ 时，为 210 个；$n = 30$ 时，为 465 个；$n = 40$ 时，为 820 个。计算较为烦琐，此时应用基于符号检验的正态近似法见公式（7）更为方便。

实例 具体如下。

例3 仍以例1中11名某氟化物生产化工厂的作业工人的尿氟含量（mmol/L）为例（表1），采用基于威尔科克森符号秩和检验方法，估计该厂氟作业工人尿氟含量 99% 的可信区间。

取 $\alpha = 0.01$，估计总体中位数 99% 的可信区间。

按式（8）计算 U_{ij} 矩阵，见图。根据 $n = 11$，$P = \frac{\alpha}{2} = 0.005$，查 "威尔科克森符号秩和检验概率表" 得最接近 0.005 的累计概率为 0.0049，此时，$T = 5$，则 $K = T + 1 = 5 + 1 = 6$。

由于 U_{ij} 矩阵中元素的大小排列很有顺序和规律，容易数出可信区间的最小值和最大值的相应位数。即下限 M_L 为第 6 位 U_{ij} 的最小值 2.22，上限 U_{ij} 为第 6 位 U_{ij} 的最大值 3.88，精确可信度为为 $100(1 - 0.0049 \times 2)\% = 99.02\% = 99.02\%$ 的尿氟（mmol/L）中位数可信区间为（2.22, 3.88）。

（薛付忠）

gàilǜ mìdù de hégūjì
概率密度的核估计 （kernel probability density estimation）

概率密度估计（probability density estimation）有参数估计和非参数估计两种类型。前者是假定密度函数结构已知而只有其中某些参数未知，此时的密度估计就是传统的参数估计问题；后者是密度函数未知，仅从现有的样本出发估计出密度函数的表达式。在近代统计学的发展中，对总体概率密度的估计，最先出现的估计方法都是对样本所属总体的性质做了许多假设。因为总体是一些 "参数"，所以统称为参数方法。例如，在估计生物医学中的许多随机变量（如身高、体重等）时，通常假定其服从正态分布；又如，在时间序列分析中，假定序列服从均值为零、方差为一常数的正态分布。这种参数法因具备良好的解析性质、易于估计参数、模型直观、易于求解等特点而被广泛应用。但是，当实际资料不服从一些常用的概率分布（正态分布、韦布尔分布、指数分布、帕拉托分布等）时，研究者对其概率分布往往缺乏先验知识，参数估计方法往往会显得无从下手，难以通过主观假定获得拟合度优良的估计结果。新近发展的非参数概率密度估计方法，由于不需要概率分布的先验知识、对数据参数不需要进行一系列的假设、

图 U_{ij} 矩阵

U_{ij}	2.10	2.13	2.22	2.33	2.38	2.43	2.45	3.01	3.88	4.69	4.99
2.10	2.10										
2.13	2.12	2.13									
2.22	2.16	2.18	2.22								
2.33	2.22	2.23	2.28	2.33							
2.38	2.24	2.26	2.30	2.36	2.38						
2.43	2.27	2.28	2.33	2.38	2.41	2.43					
2.45	2.28	2.29	2.34	2.39	2.42	2.44	2.45				
3.01	2.56	2.57	2.62	2.67	2.70	2.72	2.73	3.01			
3.88	2.99	3.01	3.05	3.11	3.13	3.16	3.17	3.45	3.88		
4.69	3.40	3.41	3.46	3.51	3.54	3.56	3.57	3.85	4.29	4.69	
4.99	3.55	3.56	3.61	3.66	3.69	3.71	3.72	4.00	4.44	4.84	4.99

能拟合任何形式的概率分布等优点，较好地克服了参数估计法的不足，在生物医学领域得到越来越多的重视。

非参数概率密度估计（Nonparametric probability density estimation）。实质是在没有参数形式的密度函数表达式时，直接使用独立同分布的观察值，对总体的密度函数进行估计。常用的非参数概率密度估计方法有直方图法（Frequency histogram）、罗森布拉特（Rosenblatt）法（又称 Naïve density estimator）和核估计法（kernel density estimator）。直方图法是选择一个适当的正数 h，把随机变量 X 的全距分为长度为 h 的若干区间。任取这些区间之一，记为 I。对 $x \in I$，以 $\{I: I \leq i \leq n, x_{i \in I}\}/(n \cdot h)$ 作为 $f(x)$ 的估计。这个估计的图形是一个边长为 h 的梯形。若从每一个端点向底边做垂线以构成矩形，则得到一些由直立的矩形排在一起而构成的直方图。h 又称为窗宽，其大小对直方图的精度至关重要：h 太大，平均化的作用突出而湮没了密度的细节部分；h 太小，则随机性影响太大，从而产生不规则的图形（例如，直方图呈锯齿状）。此外，这种方法虽然对每一区间中心部分密度估计较准确，但对其边缘部分的密度估计较差。罗森布拉特法改进了直方图对每个区间边缘部分的密度估计较差的缺陷。它事先不确定分割区间，而让区间随着要估计的点 x 滑动，使 x 始终处于区间的中心位置，从而获得了较好的估计效果。理论上可以证明，从估计量与被估计量的数量级上看，该法优于直方图法。然而，罗森布拉特估计仍为一个阶梯函数，只是与直方图估计相比各阶梯长度不一定相

等而已，它仍是非连续曲线。此外，由罗森布拉特估计的定义可知，为估计概率密度在点 x 处的值 $f(x)$，对 x 在一定距离（$h/2$）内的样本所起的作用是一样的，而在此距离外则毫不起作用。直观上可以理解为，估计密度函数 $f(x)$，与 x 靠近的样本，所起的作用应该比远离的样本要大些。基于这种想法，帕曾（Parzen）于 1962 年提出了核估计方法。核估计方法较好地克服了直方图法和罗森布拉特法的不足，在相当广泛的适用范围内都可以得到很好的估计。此外，用核估计法得到的概率密度进一步估计 X 的数字特征（均数、方差等），也具备渐进无偏性等优良特征。为此，本条目重点介绍概率密度的核估计方法。

核估计可以较精确地反映总体分布情况（尤其是对于总体分布未知的资料）从而可获得比参数法更理想的效果，因此，它在生物医学研究中具有广泛的应用。目前，其应用领域涉及随机变量的核估计直方图绘制、估计众数、拟合累计分布曲线、估计百分位数、时间序列核估计等；对于双变量的情形，还可用于流行病学标点地图数据的核估计。此外，通过核估计误差的研究，有可能构造比现有非参数检验更加优良的非参数检验方法。

基本原理 核密度估计是一种比较成熟的利用样本估计密度函数的方法。其方法简单易行，适用于各种密度函数未知的情形。基本原理如下。

设 $X_1, X_2, \cdots, X_n$ 是从概率密度函数 $f(x)$ 未知的总体中随机抽取的独立同分布的样本，$K(u)$ 是定义在 $(-\infty, +\infty)$ 的任何子区间上定义的函数，$h_n > 0$ 为常数，则

$$f_n(x) = \frac{1}{nh_n} \sum_{i=1}^{n} K\left|\frac{x - X_i}{h_n}\right| \quad (1)$$

称为总体密度 $f(x)$ 的一个核估计。式中 $K(u)$ 为核函数；h_n 为窗宽；n 为样本含量。

核估计既与样本含量 n 有关，又与核函数 $K(u)$ 和窗宽 h_n 的选取有关。在给定样本的前提下，一个核估计的好坏，取决于核函数及窗宽的选取是否得当。由于核函数和窗宽的选择直接影响核估计的精度，自 1956 年罗森布拉特（Rosenblatt）提出非参数概率密度估计方法和 1962 年帕曾（Parzen）提出概率密度的核估计以来，有关核函数及窗宽的选取问题成为非参数统计研究的热点，通过研究，目前已基本形成了核函数及窗宽的选择原则和方法。此外，对核估计的性质和推广（如多维核估计等）应用也有了长足的进展。

核函数的选择原则和方法
显然，式（1）是一个加权平均式，而核函数 $K(u)$ 的现状和值域控制着用来估计 $f(x)$ 点 x 处的值时所用数据点的个数和利用程度。理论上，不一定要求核函数为密度函数，但从实用上要求核函数 $K(u)$ 为密度函数是合适的。因为待估计的总体密度函数 $f(x)$ 也是密度函数，所以估计量最好也是密度函数，这样可以保证总体密度估计值 $f_n(x)$ 为非负值。原则上可对核函数 $K(u)$ 施加一定的限制，以使估计量与待估计函数的偏差尽可能地小。例如要求核函数 $K(u)$ 具有对称性，其一阶矩为零，且具备有界性、连续性等。通常情况下，要求核函数 $K(u)$ 满足：① 关于原点对称。② $\int K(u) \mathrm{d}(u) = 1$。③ 偶函数，$\int u K(u) \mathrm{d}(u) = 0$，$\int u^2 K(u) \mathrm{d}(u) < \infty$。

基于这些要求，在优选核函数时，一般考虑从均方差（mean square error，MSE）、积分均方差（mean integrated square error，MISE）和渐近积分均方差（asymptotic mean integrated square error，AMISE）3个方面考虑。常用的核函数有高斯（Gaussian）核、Gauchyh核、Epanechnikov核、Biweight核、Triweight核、均匀核、幂函数核等。在渐近积分均方差最小的准则下，Epanechnikov核是最优的。

窗宽的选择原则和方法　理论上，应满足$\lim_{n \to \infty} h_n = 0$。$h_n$取的太小时，随机性的影响增大，而$f_n(x)$呈现出很不规则的形状，这可能会掩盖$f(x)$的重要特征。反之，$h_n$取的太大时，则$f_n(x)$将受到过度的平均化，使$f(x)$的细节性质不能显露出来。一般认为，窗宽的选择比核函数的选择更重要，试验发现在给定窗宽h_n的前提下，不同核函数对密度估计的精度影响很小。通常h_n随n增大而下降。这样，在有限样本的约束下，需要寻找合适的h，以期望达到稳定性与分辨率之间的合理折衷。目前，选择窗宽的方法主要有插入法、交错鉴定法、惩罚函数法等。其中，最为常用的是插入法，其基本思想是把未知函数的估计插入渐近公式里以选择最佳窗宽。插入法是1970年伍德洛夫（Woodroofe）首次引入核密度估计，西泽尔（Sheather）等在1991年对其做了进一步的改进，改进后的插入法不仅具备完备的理论性质，而且比交错鉴定法和惩罚函数法均具有好的实际效果。插入法又分为固定窗宽估计（FKE）法和变动窗宽估计（VKE）法两大类：①固定窗宽估计法。是目前常用的窗宽选择方法，大多数密度估计问题都是基

于此展开的，它是基于最小平方差的思想（LSCV），根据积分均方误差（AMISE）最小的准则，求出最优窗宽的。该法在用样本估计概率密度时，窗宽保持不变，因此在样本点集中的部分窗宽显得太大，使曲线过于光滑，而在样本较稀疏的部分窗宽又显得太小而导致曲线不够光滑。所以，固定窗宽法在处理有长尾和多峰的情形时，往往不够灵活，因而发展了变动窗宽估计法。②变动窗宽估计法。既然窗宽的取值与样本的稀疏程度有关，而固定窗宽又无法适应这些变化，所以希望窗宽能随数据稀疏程度的变化而变化，这就是变动窗宽法的基本思想。大量统计模拟研究证明变动窗宽法优于固定窗宽法，包括滑动窗宽估计（Slide Bandwidth Kernel Estimation，SBKE），自适应窗宽优选法和数字跟踪法等。

核估计的大样本性质及其应用　理论上，当样本含量n趋向于无穷大时：①核估计的期望趋向于总体密度函数，有$\lim_{n \to \infty} Ef_n(x) = f(x)$，即核估计具有渐近无偏性质。②核估计的误差趋向于零，有$\lim_{n \to \infty} E[f_n(x) - f(x)]^2 = 0$，即核估计具有均方相合性质。实际工作中，只要样本较大时（例如$n > 100$），可认为核估计近似渐近无偏性和均方相合性。据此，可以利用核估计密度函数估计均值、方差等数字特征。设$X_1, X_2, \cdots, X_n$是从概率密度函数$f(x)$未知的总体中随机抽取的独立同分布的样本，$K(u)$定义在$(-\infty, +\infty)$上任何子区间上定义的核函数，利用式（1）得到X的概率密度核估计$f_n(x)$后，可利用$f_n(x)$进一步估计X的均值、方差等数字特征。可以证明，当选择的核函数为Gaussian核时，若X有界，

下式$\hat{\mu}$，$\hat{\sigma}$分别是$E(X)$和$\mathrm{Var}(X)$和的渐近无偏估计。

$$\hat{\mu} = \hat{\mu}(X_1, X_1, \cdots, X_n)$$
$$= \int_R e^x f_n(x) \, dx \qquad (2)$$

$$\hat{\sigma} = \hat{\sigma}(X_1, X_1, \cdots, X_n)$$
$$= \int_R e^{2x} f_n(x) \, dx - \hat{\mu}^2 \qquad (3)$$

因此，可以利用式（2）（3）估计随机变量X的均值和方差。

多维核估计问题　式（1）定义的是一维核密度估计的情形。在生物医学研究中还经常遇到多维总体的情形。例如，疾病的流行病学标点地图数据是二维的，对其进行核估计就涉及二维核估计问题；疾病的时空分布是三维的，对其进行核估计则涉及三维核估计问题。本条目仅简要介绍二维核估计（bivariate kernel density estimation）。设$X = (X, Y)$是双变量X，Y在二维空间R^2上的取值，其联合密度函数为$f(x, y)$，$(x, y) \in R^2$，又设$X_i = (X_i, Y_i)$，$i = 1, 2, \cdots, n$是从联合分布$f(x, y)$中抽取的一个随机样本，则$f(x, y)$的核密度估计为：

$$\hat{f}(x, y) = \frac{1}{n} \sum_{i=1}^{n} \varphi_h(x - X_i, y - Y_i)$$
$$= \frac{1}{n h_X h_Y} \sum_{i=1}^{n} \varphi\left(\frac{x - X_i}{h_X}, \frac{y - Y_i}{h_Y}\right)$$
$$\qquad (4)$$

式中$(x, y) \in R^2$；$h_X > 0$，$h_Y > 0$分别为变量X和Y的窗宽；$\varphi_h(x, y)$是重新尺度化的正态密度（rescaled normal density）。

$$\varphi_h(x, y) = \frac{1}{h_X h_Y} \varphi\left(\frac{x}{h_X}, \frac{y}{h_Y}\right) \qquad (5)$$

式中$\varphi(x, y) = \frac{1}{2\pi} \exp\left(-\frac{x^2 + y^2}{2}\right)$为标准正态密度函数。

在 $f(x, y)$ 适当条件下，根据 $\hat{f}(x, y)$ 的渐近积分均方差（AMISE）最小准则，可以得到核估计式（4）的最佳窗宽选择为：

$$h_{\text{AMISE\_X}} = \left[\frac{\int\left(\frac{\partial^2 f}{\partial X^2}\right)^2}{4n\pi}\right]^{1/6} \left[\frac{\int\left(\frac{\partial^2 f}{\partial X^2}\right)^2}{\int\left(\frac{\partial^2 f}{\partial Y^2}\right)^2}\right]^{2/3}$$

$$(6)$$

$$h_{\text{AMISE\_Y}} = \left[\frac{\int\left(\frac{\partial^2 f}{\partial Y^2}\right)^2}{4n\pi}\right]^{1/6} \left[\frac{\int\left(\frac{\partial^2 f}{\partial Y^2}\right)^2}{\int\left(\frac{\partial^2 f}{\partial X^2}\right)^2}\right]^{2/3}$$

$$(7)$$

基本步骤 以一维情形（univariate kernel density estimation）为例，在明确了样本 $X_1, X_2, \cdots, X_n$ 是非正态分布的情形下，估计其核估计的基本步骤如下。

选择核函数 根据数据的实际情况，选择合适的核函数。当对总体的分布知之甚少并且对所研究的实际问题缺乏经验，则应选择适于任意分布的核函数：

$$K\left(\frac{x-X_i}{h}\right) = \begin{cases} 0.5 & x-h \leqslant X_i < x+h \\ 0 & \text{其他} \end{cases}$$

$$(8)$$

式（8）的含义是：窗口 $(x \pm h)$ 内 X_i 对应的核函数 $K = 0.5$，窗口外 X_i 对应的核函数 $K = 0$，该式适于任意分布。通常，x 的取值范围为 $[\min(X_i) - h, \max(X_i) + h]$，以使核函数 K 不全为零而有实际意义。

当对总体的分布有一定的先验认识时，则应根据经验和实际需要尽量选择相应的密度函数。常用的密度函数有：

高斯核：$K(u) = \dfrac{1}{\sqrt{2\pi}} e^{-\frac{u^2}{2}}$

Epanechnikov 核：

$$K(u) = \frac{3}{4}(1 - u^2)$$

Biweight 核：

$$K(u) = \frac{15}{16}(1 - u^2)^2$$

Triweight 核：

$$K(u) = \frac{35}{32}(1 - u^2)^3$$

均匀核：

$$K(u) = \begin{cases} 1/2, & |u| \leqslant 1 \\ 0, & |u| > 1 \end{cases}$$

幂函数核：

$$K(u) = \begin{cases} 3(1 - u), & |u| \leqslant 1 \\ 0, & |u| > 1 \end{cases}$$

选择窗宽 窗宽的选择是概率密度核估计的重要环节。实际工作中可通过如下几种途径确定窗宽。

经验法 根据直方图分组经验，取二分之一组距为窗口半径 $\dfrac{1}{2}h$。

Sheather-Jones plug-in（SJPI）方法 当核函数选择高斯核时，1996 年琼斯（Jones），马伦（Marron）和希茨尔（Sheather）提出了如下方法：

$$h = \left[\frac{R(\varphi)}{nR[\hat{f}\,''g(h)]\left(\int x^2\varphi(x)\mathrm{d}x\right)^2}\right]^{1/5}$$

$$(9)$$

式中 $R(\varphi) = \int \varphi^2(x)\mathrm{d}x$。

简单正态参照方法（simple normal reference，SNR）方法 当核函数选择高斯核时：

$$h = \hat{\sigma} \cdot [4/3n]^{1/5} \approx 1.06\hat{\sigma} \cdot n^{-1/5}$$

$$(10)$$

式中 $\hat{\sigma}$ 为为样本标准差；n 为样本含量。

基于四分位间距的简单正态参照方法（simple normal reference that uses the interquartile range，SNRQ） 当核函数选择高斯核时：

$$h = 1.06\hat{\sigma} \cdot n^{-1/5} \approx 0.78Q \cdot n^{-1/n}$$

$$(11)$$

式中 $\hat{\sigma}$ 为为样本标准差；Q 为四分位数间距；n 为样本含量。

Silverman's Rule of Thumb（SROT）方法 当核函数选择高斯核时，1986 年，西尔弗曼（Silverman）提出了如下窗宽选择公式：

$$h = 0.9\min(\hat{\sigma}, Q/1.34)n^{-1/5} \quad (12)$$

式中 $\hat{\sigma}$ 为样本标准差；Q 为四分位数间距；n 为样本含量。

过度光滑（oversmoothed，OS）方法 当核函数选择 Gaussian 核时：

$$h = 3\hat{\sigma}\left[1/70n\sqrt{\pi}\right]^{1/5} \quad (13)$$

交叉验证法 设定不同的初始窗宽，分别计算交错鉴定的 CV 值，即 $\sum_i^n [Y_i - Y_{i\neq1}(h)]^2$，取得使 CV 值达到最小的窗宽 h。

计算各窗宽 h 对应的核密度 在选定核函数和窗宽的前提下，可以计算得到各窗宽 h 对应的核密度。一般不必要手工计算，采用 SAS、R 等常用软件可以方便地获得计算结果。若采用 SAS 软件，则应选择 KDE 过程，该过程在选定核函数为 Gaussian 核的前提下，可以选择 5 种窗宽选择方法进行单变量核密度估计和双变量核密度估计。若采用 R 软件，则应选择 Density 程序包进行运算，该程序包提供了高斯核、Rectangular 核、Triangular 核、Epanechnikov 核、Biweight 核、Cosine 核、Optcosine 核等多种核函数选项和 4 种窗宽选择项，进行单变量核密度估计和双变量核密度估计，并可通过核密度估计均值、方差等数字特征。

输出核密度估计结果 通过 SAS、R 等软件，可以输出如下信息：① 变量的各窗宽值及其对应的核密度估计值。②单变量或双变量核密度估计的直方图。③双变量核密度估计的等值线图（contour plot of estimated density）。④单变量或双变量的各窗宽所对应的核密度估计的百分位数、中位数、众数、四分位数间距等常用分布信息。⑤利用核估计密度函数估计均值、方差等数字特征。

例1　某三甲医院健康体检中心检测 2010 年 286 名 30~45 岁男性的红细胞沉降率（mm/h），其直方图见图 1。试估计该市男性红细胞沉降率的概率密度。

本例，属一维概率密度估计问题。由图 1 可见，红细胞沉降率分布为偏态分布，因此，用核估计方法估计其概率密度。采用 SAS 软件中的 KED 过程，选取核函数为高斯核，窗宽计算方法为 SNRQ 方法（控制点数 401，范围-1~30，窗宽为 1），得到如下由核估计输出的结果。

由核估计得到的红细胞沉降率值众数为 2.022 5（mm/h），根据式（2）和式（3），由核估计得到的红细胞沉降率总体中位数和总体均数均为 14.5（mm/h）方差为 $81.48\left(\dfrac{mm}{h}\right)^2$。

红细胞沉降率值落在不同分数段的概率值见表 1。

30~45 岁男性红细胞沉降率（mm/h）核密度估计的直方图见图 2。

例2　某县 2006 年 337 例结核病监测病例的流行病学标点地图见图 3，其中 X 为地图的经向坐标（m），Y 为地图的纬向坐标（m），"。" 为（X, Y）处的结核病病例。试估计该县 2006 年结核病流行病学标点地图的核密度。

本例，属二维核估计问题，即估计经向坐标 X（m），纬向坐

标 Y（m）所对应的结核病病例的核密度。采用 SAS 软件中的 KED 过程，选取核函数为高斯核，窗宽计算方法为 Sheather-Jones plug-in（SJPI）方法（X, Y 的控制点数分别为 60, 60；范围分别为 3 670 ~ 44 246，2 570 ~ 63 648；窗宽分别为 1, 1），得到流行病学标点地图的核密度估计等值线图（图 4），该图显示了 2006 年该县结核病病例的空间聚集性特征。

（薛付忠）

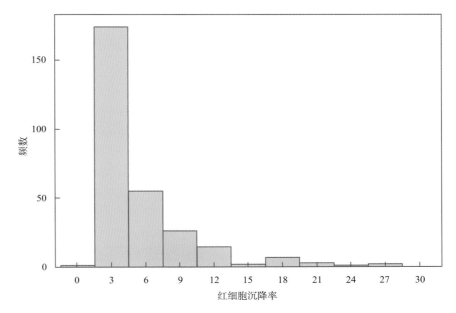

图 1　286 名 30~45 岁男性的红细胞沉降率（mm/h）分布

表 1　红细胞沉降率（mm/h）落在不同分数段的概率值

组段	<2.5	2.5~	5.0~	7.5~	10~	12.5~	15~	17.5~	20~	22.5~	25~	27.5~
红细胞沉降率值	0.401	0.304	0.097	0.059	0.073	0.013	0.013	0.013	0.010	0.003	0.003	0.003

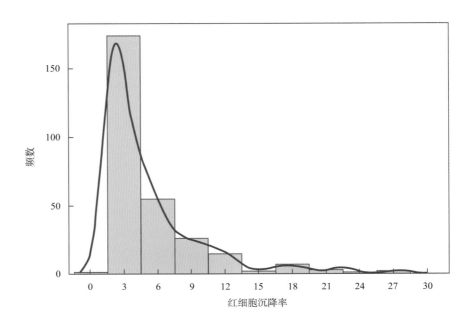

图 2　30~45 岁男性红细胞沉降率（mm/h）核密度估计的直方图

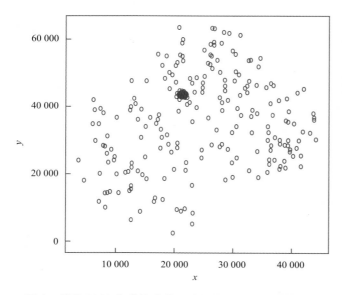

图3　某县 2006 年结核病监测病例的流行病学标点地图

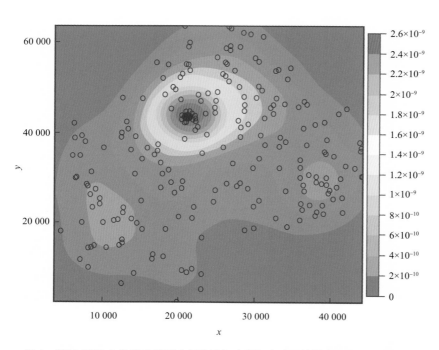

图4　某县 2006 年结核病监测病例的流行病学标点地图的核密度估计等值线图

fúhào jiǎnyàn

符号检验（sign tests）　根据数据之差的正负符号多少来进行假设检验的非参数方法。根据研究目的不同，符号检验主要用于：①配对计数资料两样本差异性的比较。②样本中位数与总体中位数的比较。符号检验与参数检验中的 t 检验相对应，当资料不满足参数检验条件时，可采用此法来检验两相关样本或样本与总体之间的差异显著性。

基本思想　对于配对计数资料，每对数据之差为正值用"+"表示，负值用"–"表示，如果两个总体分布位置相同，则正或负出现的次数应该相等。若不完全相等，至少不应相差过大，否则超过一定的临界值就认为两个样本所来自的两个总体差异有统计学意义，分布的位置不同。显然这种检验比较的是中位数而不是平均数。如果要判断一个样本是否来自某已知中位数的总体，即样本所在总体的中位数是否等于某一已知总体的中位数，则需要将各观察值大于、小于与等于已知总体中位数者分别记为"+""–"与"0"。值得注意的是，虽然符号检验方法简单，但是，由于利用的信息较少，所以效率较低，且样本的配对数少于 6 时，不能检验出差别，在 7～12 时也不敏感，配对数在 20 以上时符号检验才较为有用，包括配对计数资料的符号检验和样本中位数与总体中位数比较的符号检验两种情形。

配对计数资料的符号检验　对于配对计数资料，可按以下步骤进行检验：

建立检验假设，确定检验水准：

H_0：差值总体的中位数 $=0$；

H_1：差值总体的中位数 $\neq 0$。

此时进行双侧检验。若将 H_1 中的"$\neq$"改为"$<$"或"$>$"，则进行单侧检验。

计算差值并赋予符号：求两配对数据的差值 d，$d>0$ 者记为"+"，$d<0$ 者记为"–"，$d=0$ 记为"0"。统计"+""–""0"的个数，分别记为 n_+，n_-，n_0，令 $n = n_+ + n_-$。检验的统计量为 K，等于 n_+、n_- 中的较小者，即 $K = \min\{n_+, n_-\}$。

统计推断：由 n 值和 K 值查表3"符号检验用 K 临界值表"，

得到 P 值，按所选择的检验水准作出结论。

例1 某研究人员用中药舒心散治疗 14 例冠心病患者，分别于治疗前和治疗后 1 个月检测优球蛋白（ELT），结果见表 1，试比较治疗前后冠心病患者的 ELT 水平有无差别？

针对该实验结果，可以进行如下假设检验。

步骤 1：建立检验假设，确定检验水准。

H_0：治疗前后冠心病患者的 ELT 水平无差别；

H_1：治疗前后冠心病患者的 ELT 水平有差别。

$\alpha = 0.05$。

步骤 2：计算差值并赋予符号。治疗前后的差值及符号列于表 1 第 4 列和第 5 列，从而得 $n_+ = 4$、$n_- = 10$，$n = n_+ + n_- = 4 + 10 = 14$，$K = \min\{n_+, n_-\} = n_+ = 4$。

步骤 3：统计推断。当 $n = 14$，$K = 4$ 时，查表 3，得 $P > 0.05$，表明治疗前后冠心病患者的 ELT 水平无差别。

样本中位数与总体中位数比较的符号检验 对于样本中位数与总体中位数比较的符号检验，检验步骤如下。

建立检验假设，确定检验水准。

H_0：样本所在的总体中位数＝已知总体中位数；

H_1：样本所在的总体中位数≠已知总体中位数。

此时进行双侧检验，如果将备择假设 H_A 中的"≠"改为

表 1 21 例冠心病患者治疗前后 ELT 测定结果

病人编号	治疗前	治疗后 1 个月	差值	符号
1	190	187	3	+
2	175	220	-45	-
3	110	150	-40	-
4	140	160	-20	-
5	50	53	-3	-
6	75	125	-50	-
7	75	100	-25	-
8	70	67	3	+
9	235	225	10	+
10	120	140	-20	-
11	85	70	15	+
12	125	226	-101	-
13	60	87	-27	-
14	88	115	-27	-

"<" 或 ">"，则进行单侧检验。

计算差值、确定符号及其个数。将样本各观测值中大于已知总体中位数者记为 "+"，小于者记为 "-"，等于者记为 "0"。统计 "+" "-" "0" 的个数，分别记为 n_+、n_-、n_0，令 $n = n_+ + n_-$。假设检验的统计量 K 为 n_+、n_- 中的较小者，即 $K = \min\{n_+, n_-\}$。

统计推断。由 n 值和 K 值查表 3，得到 P 值，按所选择的检验水准作出结论。

例2 已知某地正常人群中尿铅的含量为 0.016mg/L，今在某铅作业工厂随机抽取 10 名铅作业工人，测得尿铅含量如表 2，问该厂铅作业工人尿铅含量是否高于一般水平？

步骤 1：建立检验假设，确定

检验水准。

H_0：该厂铅作业工人尿铅含量与一般人群无差别，即等于 0.016 mg/L；

H_1：该厂铅作业工人尿铅含量高于一般人群，即大于 0.016 mg/L。

$\alpha = 0.05$。

步骤 2：计算差值、确定符号及其个数。样本各观测值与总体平均数的差值及其符号列于表 2，并由此得 $n_+ = 8$，$n_- = 2$，$n = 8 + 2 = 10$，$K = \min\{n_+, n_-\} = n_- = 2$。

步骤 3：统计推断。由 $n = 10$，$K = 2$，查表 3，得 $P > 0.05$，不能否定 H_0，表明样本平均数与总体平均数差异不显著，可以认为该厂铅作业工人尿铅含量与一般人群无差别。

（薛付忠）

表 2 某铅作业工厂 10 名铅作业工人尿铅含量（mg/L）测定结果

编号	1	2	3	4	5	6	7	8	9	10
尿铅含量 X	0.009	0.028	0.030	0.015	0.018	0.035	0.042	0.182	0.450	0.283
$X - 0.016$	-0.007	0.012	0.014	-0.001	0.002	0.019	0.026	0.166	0.434	0.267
符号	-	+	+	-	+	+	+	+	+	+

表 3 符号检验用 K 界值表

n	P（1）0.10	0.05	0.025	0.01	0.005
	P（2）0.20	0.10	0.05	0.02	0.01
4	0				
5	0	0			
6	0	0	0		
7	1	0	0	0	
8	1	1	0	0	
9	2	1	1	0	0
10	2	1	1	0	0
11	2	2	1	1	0
12	3	2	2	1	1
13	3	3	2	1	1
14	4	3	2	2	1
15	4	3	3	2	2

pèiduì zīliào de wēi'ěrkēkèsēn fúhào zhì jiǎnyàn

配对资料的威尔科克森符号秩检验（signed-rank test for paired data）

适用于配对资料两组数据的差值严重偏离正态分布的情形对配对资料符号检验法的改进方法。又称配对资料的符号秩检验、威尔科克森符号秩检验（Wilcoxon signed-rank test），它不仅利用了观测值和原假设中心位置差值的正负，还利用了差值大小的信息，体现了秩的基本思想，所以其检验效能比配对资料的符号检验较高，该方法由威尔科克森（Wilcoxon）于 1945 年提出。

基本原理 如果两个总体分布的位置相同，这些配对数值之差应服从于以 0 为中心的对称分布，也就相当于把这些差按其绝对值大小编秩并标上原来差值的符号后，正秩和与负秩和在理论上应是相等的，即使有些差别，也只能是一些随机因素造成的差别，如果差别太大，就拒绝分布位置相同的假设。

基本步骤 包括以下几个方面。

步骤 1：建立检验假设，确定检验水准。

H_0：差值总体的中位数 = 0；

H_1：差值总体的中位数 ≠ 0。

步骤 2：求每对观察数据的差值。

步骤 3：求统计量 T。依差值的绝对值从小到大编秩，并标明原差值的正负号编秩时，遇到差值的绝对值相等的情形，则取其平均秩次，差值为 0 的，弃去不计。分别求正、负秩次之和，并以绝对值较小者为统计量 T 值，以正、负差值的总个数为 n。

步骤 4：确定 P 值，做出推断结论。以 n 和 T 查附表"配对资料的符号秩检验用 T 界值表"，得 P 值，按所取检验水准作出推断结论。

大样本正态近似法 如果 $n > 25$，可按下式作正态近似检验：

$$u = \frac{|T - n(n+1)/4| - 0.5}{\sqrt{n(n+1)(2n+1)/24}}$$

如果有相同秩次，应用校正公式：

$$u = \frac{|T - n(n+1)/4| - 0.5}{\sqrt{n(n+1)(2n+1)/24}}$$

式中 t_i 为第 i 个相同秩次的个数。上述正态近似法的基本原理是：在 H_0 成立的总体中抽样，则当观察例数比较多时，正、负秩和理论上应相等，即使有差别，也只能是某些随机因素造成的。因为 $T_+ + T_- = n(n+1)/2$，因此，若 H_0 为真，在大多数情况下，T_+ 和 T_- 都应该在 $(T_+ + T_-)/2 = n(n+1)/4$ 附近，并且从差值的随机样本中获得正、负秩和相差悬殊的可能性很小。在不知道 H_0 是否成立的条件下，如果样本的正秩和与负秩和差别太大，根据小概率事件在一次抽样中不可能发生的推断理论，有理由拒绝 H_0，接受 H_1，即认为两种处理效应不同或某种处理有作用；反之，不拒绝 H_0，不能认为两种处理效应不同或某种处理有作用。

实例 具体如下。

例 对 12 份血清分别用原方法和新方法测谷丙转氨酶，结果见表的（2）（3）栏。问两种方法结果有无差别？

检验方法和步骤如下。

步骤 1：建立检验假设，设定检验水准。

H_0：差值的总体中位数 $M_d = 0$；

H_1：差值的总体中位数 $M_d \neq 0$。

$\alpha = 0.05$。

步骤 2：求每对观察数据的差值，见表 1 中的（4）栏。

步骤 3：编秩次。剔除差值为 0 的数据（6 号），余下的 n 个差值按绝对值从小到大排秩次，并保持原差值的正负号，差值绝对值相等的（4 号和 5 号），取其平均秩次，见表 1 中的（5）（6）栏。

表 12 份血清用原方法和新方法测血清谷丙转氨酶（nmol·S⁻¹·L⁻¹）结果的比较

编号 (1)	原方法 (2)	新方法 (3)	差值 d (4)=(3)-(2)	按绝对值编秩 正秩（5）	按绝对值编秩 负秩（6）
1	60	80	20	8	
2	142	152	10	5	
3	195	243	48	11	
4	80	82	2	1.5	
5	242	240	−2		−1.5
6	220	220	0		
7	190	205	15	7	
8	25	38	13	6	
9	212	243	31	9	
10	38	44	6	4	
11	236	200	−36		−10
12	95	100	5	3	
合计				54.5	−11.5

概率值 $P_i = [1 + R_i/(N+1)]/2$，并根据 P_i 值的大小求出其对应的标准正态离差 u_P 值，即正态计分 A_i。以正态计分为基础，构建统计量。

$$T = \left(\sum_{i=1}^{n} A_i \right) / \sqrt{ \sum_{i=1}^{n} A_i^2 }$$

则在差值为零的零假设下，统计量 T 服从标准正态分布，故可按正态分布原理做出推断结论。

步骤 包括以下几步。

步骤1：建立检验假设，确定检验水准。

H_0：配对差值总体的中位数 = 0；

H_1：配对差值总体的中位数 ≠ 0。

步骤2：根据上式计算检验统计量 T，由统计量 T 值，按正态分布原理做出推断结论。

实例 具体如下。

例 某研究人员用中药舒心散治疗 14 例冠心病患者，分别于治疗前和治疗后 1 个月检测优球蛋白（ELT），结果见表，试比较

步骤4：分别求正、负秩次之和，并以绝对值较小者（11.5）为统计量 T 值，以正、负差值的总个数（11）为 n。

步骤5：统计推断及结论。根据 $n = 11$ 及 $T = 11.5$，查"配对资料的符号秩检验用 T 界值表"得 $0.05 < P < 0.1$，所以在 $\alpha = 0.05$ 水平上不拒绝 H_0，不能认为两种方法测谷丙转氨酶的结果有差别。

（薛付忠）

pèiduì shèjì zīliào de fàndéwǎ'ěrdēng zhèngtài jīfēn jiǎnyàn

配对设计资料的范德瓦尔登正态积分检验（van der Waerden normal scores test）

范德瓦尔登正态计分检验属精确非参数检验方法的范畴。精确非参数检验方法包括威尔科克森检验、中位数检验、范德瓦尔登检验和萨维奇检验等。此类方法主要适用于处理样本含量很小、有缺失值、呈偏态分布的数据，包括配对计数资料的精确非参数检验和完全随机设计资料的精确非参数检验。本条目仅介绍配对设计计数资料的范德瓦尔登正态计分检验，该方法由范·德·瓦尔登（van der Waerden）在 1952 年提出。

基本思想 将配对计数资料的每对数据求差值 D_i，并求出差值 D_i 的符号秩次 R_i，然后将秩次 R_i 转换为标准正态分布下的面积或

表 21 例冠心病患者治疗前后 ELT 测定结果

病人编号	治疗前	治疗后	差值 D_i	带符号的秩次 R_i	正态计分 A_i	A_i^2
1	190	187	3	2	0.167 9	0.028 2
2	175	220	−45	−12	−1.281 6	1.642 4
3	110	150	−40	−11	−1.110 8	1.233 8
4	140	160	−20	−6.5	−0.573 0	0.328 3
5	50	53	−3	−2	−0.167 9	0.028 2
6	75	125	−50	−13	−1.501 1	2.253 3
7	75	100	−25	−8	−0.727 9	0.529 9
8	70	67	3	2	0.167 9	0.028 2
9	235	225	10	4	0.340 7	0.116 1
10	120	140	−20	−6.5	−0.573 0	0.328 3
11	85	70	15	5	0.430 7	0.185 5
12	125	226	−101	−14	−1.833 9	3.363 2
13	60	87	−27	−9.5	−0.902 7	0.814 9
14	88	115	−27	−9.5	−0.902 7	0.841 9
合计					−8.467 3	11.695 2

治疗前后冠心病患者的 ELT 水平有无差别？

针对该实验结果，可以进行如下假设检验。

步骤 1：建立检验假设，确定检验水准。

H_0：治疗前后冠心病患者的 ELT 水平无差别；

H_1：治疗前后冠心病患者的 ELT 水平有差别。

$\alpha = 0.05$。

步骤 2：计算检验统计量。见表，计算每对数据之差 D_i，见表第（4）栏，并对 D_i 求其带符号的秩次 R_i，见表第（5）栏，然后将其转换为正态计分 A_i，见表第（6）栏。则由公式可得，统计量 $T = -2.4760$。

步骤 3：统计推断。由于 $|T| = 2.4760 > u_{0.05/2} = 1.96$，则 $P < 0.05$，故拒绝 H_0，接收 H_1，可认为，治疗前后冠心病患者的 ELT 水平有差别。

（薛付忠）

liǎngyàngběn bǐjiào de wēi'ěrkēkèsēn zhìhé jiǎnyàn

两样本比较的威尔科克森秩和检验 （Wilcoxon rank test for two independent samples）

适用于不满足 t 检验要求的两组计量资料，或两组等级资料比较的方法。又称两样本比较的秩和检验、威尔科克森秩和检验（Wilcoxon rank sum test）。统计模拟显示，若总体分布对称，小样本时 t 检验功效较高，大样本时两种方法功效相似；总体非对称分布时秩和检验的功效高于 t 检验。

基本思想 假设样本所代表的两个总体分布相同，即 H_0 为两个总体分布相同，可认为两样本是从同一总体中抽取的随机样本，将二者混合后由小到大编秩，两样本组的平均秩和 $\bar{R}_1$ 与 $\bar{R}_2$ 应大致

相等，若有细微差别，也可认为是随机抽样引起。换句话说，从相同总体中随机抽样，获得的平均秩和 $\bar{R}_1$ 与 $\bar{R}_2$ 相差很大的可能性非常小，根据数理统计推断原理，这样的小概率事件在一次抽样中不可能发生。实际应用时，在不知道两总体分布是否不同的条件下，如果按上述方法计算的两样本平均秩和 $\bar{R}_1$ 与 $\bar{R}_2$ 相差很大，就有理由认为 H_0 成立的可能性非常小，此时，按检验水准应拒绝 H_0，接受 H_1。

基本步骤 包括以下几个方面。

步骤 1：建立检验假设，确定检验水准。一般的，零假设 H_0 是两总体分布位置相同；备择假设 H_1 是两总体分布位置不同。α 通常取 0.05。

步骤 2：编秩。将两样本数据混合，按数值由小到大编秩，对于来自不同样本的相同观察值可取原秩次的平均秩次。

步骤 3：求秩和并确定检验统计量。以 n_1 和 n_2 分别代表两样本含量，将两样本秩次分别相加，求出其秩和 R_1 和 R_2，以较小样本含量组的秩和（假设 $n_1 < n_2$）作为检验统计量 T；若 $n_1 = n_2$，则可取任一组的秩和作为统计量 T。

步骤 4：确定 P 值并作出推断结论。以 n_1，$n_2 - n_1$ 及 T 值查附表"秩和检验用 T 界值表"得出 P 值，按所取检验水准作出推断结论。查表时，若统计量 T 在某一行的上、下界值范围内，其 P 值大于表中相应的概率；若 T 值在上、下界值范围外，其 P 值小于表中相应的概率；若 T 值恰好等于上、下界值，其 P 值等于表中相应的概率。

大样本正态近似法 当 n_1 或

$n_2 - n_1$ 超出秩和检验用 T 界值表范围时，可用式（1）计算 u 值，以正态近似法作出判断：

$$u = \frac{|T - n_1(N+1)/2| - 0.5}{\sqrt{n_1 n_2 (N+1)/12}} \quad (1)$$

式中 T 为检验统计量值，n_1、n_2 分别为两样本含量，$N = n_1 + n_2$，0.5 为连续性校正数。上式为无相同秩次时使用或作为相同秩次较少时的近似值。当两样本相同秩次较多（超过总样本数的 25%）时，应按下式进行校正，u 经校正后可略增大，P 值则相应减小。

$$u_c = u/\sqrt{c}$$
$$c = 1 - \sum (t_i^3 - t_i)/(N^3 - N)$$

式中 t_i 为第 i 个相同秩次的个数。

等级资料的两样本比较 对于单向有序的 $R \times 2$ 列联表资料，若 R 是等级资料，比较的目的是推断 2 处理组之间的等级是否不同（例如在临床试验中，欲比较不同治疗组的疗效等级是否有差异）时，不宜采用 χ^2 检验，通常应采用两独立样本的秩和检验方法。以例 2 为例说明其检验步骤。

实例 具体如下。

例 1 依降钙素具有抑制骨吸收，抑制破骨细胞活性和数量，减少骨钙释放的作用。某医生用其治疗绝经后妇女骨质疏松症，收集了 30 名绝经后骨质疏松症妇女，随机分为两组，一组 16 名服用依降钙素+乳酸钙，另一组 14 名只服乳酸钙，24 周后观察两组患者腰椎 L2-4 骨密度的改善率（%），结果见表 1，试分析依降钙素治疗绝经后妇女骨质疏松症是否有效。

检验方法和步骤如下。

步骤 1：建立检验假设，设定检验水准。

表1 两组骨密度改善率的比较

依降钙素+乳酸钙		乳酸钙	
骨密度改善率	秩次	骨密度改善率	秩次
-0.20	2	-0.83	1
0.21	3	0.26	4
1.86	12	0.47	5
1.97	13	1.07	6
2.31	14.5	1.08	7
2.80	18	1.18	8
3.29	20	1.26	9
3.30	21	1.69	10
3.47	23	1.75	11
3.60	24	2.31	14.5
4.30	25	2.65	16
4.39	26	2.78	17
5.31	27	3.22	19
5.86	28	3.34	22
6.06	29		
6.98	30		
$n = 16$	$R_1 = 315.5$	$n = 14$	$R_2 = 149.5$

H_0：两治疗组骨密度改善率的总体分布相同，$M_1 = M_2$；

H_1：两治疗组骨密度改善率的总体分布不同，$M_1 \neq M_2$。

$\alpha = 0.05$。

步骤2：混合编秩。依据两组数值由小到大编秩，结果见表1。

步骤3：求秩和并确定检验统计量 T。把两组秩次分别相加求出两组的秩和值，$R_1 = 315.5$，$R_2 = 149.5$。因乳酸钙组样本含量较小，故 $T = R_2 = 149.5$。

步骤4：统计推断及结论。以较小样本含量为 n_1，$n_1 = 14$，$n_2 - n_1 = 2$，查附表"秩和检验用 T 界值表（双侧）"，$T_{0.05}(14,2) = (170,264)$，$T_{0.01}(14,2) = (156,278)$，$T = 149.5$，在 $T_{0.01}(14,2)$ 界值外，故 $P < 0.01$，按 $\alpha = 0.05$ 水准拒绝 H_0，接受 H_1，可认为两治疗组骨密度改善率的总体分布不同，再根据临床实际可认为依降钙素+乳酸钙治疗绝经后妇女骨质疏松的效果比单纯用乳酸钙治疗的效果好。

例2 在一项随机双盲对照临床试验中，研究者欲比较吲哚美辛与吲哚美辛+皮质激素制剂（简称合剂）治疗肾小球肾病的疗效；将64例肾小球肾病患者随机分为两组，分别用吲哚美辛与合剂治疗，全程用药后病情分为完全缓解、基本缓解、部分缓解与无效四个等级，结果见表2，试比较两种药物治疗肾小球肾病的疗效有无不同？

步骤1：建立检验假设，确定检验水准。

H_0：两种药物疗效的总体分布相同；

H_1：两种药物疗效的总体分布不同。

$\alpha = 0.05$。

步骤2：编秩。本例为等级资料，在编秩时，先按组段计算各等级的合计人数，见表2第（4）栏，由此确定第（5）栏各组段秩次范围，然后计算出各组段的平均秩次，见第（6）栏，如疗效为"完全缓解"共21例，其秩次范围为 1-21，平均秩次为 $(1+21)/2 = 11$。余仿此。

步骤3：求秩和。以各组段的平均秩次分别与两组各等级例数相乘，再求和得到 T_1 与 T_2，见第

表2 两种疗效对肾小球肾病的疗效比较

疗效	患者数			秩次范围	平均秩次	秩和	
	吲哚美辛	合剂	合计			吲哚美辛	合剂
(1)	(2)	(3)	(4)	(5)	(6)	(7)=(2)×(6)	(8)=(3)×(6)
完全缓解	2	19	21	1~21	11	22	209
基本缓解	4	5	9	22~30	26	104	130
部分缓解	6	9	15	31~45	38	228	342
无 效	15	4	19	46~64	55	825	220
合 计	27	37	64			$T_1 = 1\,179$	$T_2 = 901$

（7）与（8）栏，$T_1 = 1179$，$T_2 = 901$。

计算统计量。本例，$n_1 = 27$ 超过了附表"秩和检验用 T 界值表"界值表范围，需用近似正态检验。每个等级的人数表示相同秩次的个数，即 t_j，此时，需计算 Z、c 值，见公式（2）（3）。

$$Z = \frac{|T - n_1(n_1 + n_2 + 1)/2| - 0.5}{\sqrt{n_1 n_2 (n_1 + n_2 + 1)/12}}$$
$$= \frac{|1179 - 27 \times (27 + 37 + 1)/2| - 0.5}{\sqrt{27 \times 37 \times (27 + 37 + 1)/12}}$$
$$= 4.092 \tag{2}$$

则

$$Z_c = \frac{Z}{\sqrt{c}} = \frac{4.092}{\sqrt{0.923}} = 4.259$$

步骤 4：确定 P 值，做出推断结论。$Z_c = 4.259$，查附表"标准正态分布曲线下的面积"，得 $P < 0.001$。按 $\alpha = 0.05$ 检验水准，拒绝 H_0，接受 H_1，可以认为两种药物对肾小球肾病患者的疗效分布不同。

（薛付忠）

kē'ěrmògēluòfū-sīmǐěrnuòfū liǎngyàngběn jiǎnyàn

柯尔莫哥洛夫－斯米尔诺夫两样本检验（Kolmogorov-Smirnov two-sample test）

用于两样本连续随机变量的分布拟合优度检验的方法。是 1933 年柯尔莫哥洛夫（Kolmogorov）提出的，其目的是推断两独立样本所分别代表的总体分布是否相同。

基本思想 假设分别来自两个独立总体的随机样本 x_1, x_2, $\cdots$, x_m 和 y_1, y_2, $\cdots$, y_n，其未知分布函数分别为 $F(x)$ 与 $G(x)$，定义检验统计量 $D_{m,n} = \max_x |F_m(x) - G_n(x)|$，其中 $F_m(x)$ 和 $G_n(x)$ 分别为基于样本的经验

$$c = 1 - \sum (t_j^3 - t_j)/(N^3 - N)$$
$$= 1 - \frac{(21^3 - 21) + (9^3 - 9) + (15^3 - 15) + (19^3 + 19)}{64^3 - 64}$$
$$= 0.923 \tag{3}$$

分布函数，由格利文科（Glivenko）定理可将其作为未知总体分布函数 $F(x)$ 与 $G(x)$ 的估计值，其中 $F_m(x) = \frac{1}{m}(x_1, x_2, \cdots, x_m$ 中小于 x 的个数），$G_n(x) = \frac{1}{n}(y_1, y_2, \cdots, y_n$ 中小于 x 的个数）$F_m(x)$ 与 $G_n(x)$ 之间的差异反映了 $F(x)$ 与 $G(x)$ 间的差异。在给定显著性检验水准 α 下，由附表"斯米尔诺夫检验的临界值表"查得 $D_{m,n,\alpha}$，当 $D_{m,n} > D_{m,n,\alpha}$，则 $P < \alpha$，拒绝 $F(x)$ 与 $G(x)$ 间无差异的假设，否则不拒绝假设。

基本步骤 具体如下。

步骤 1：建立假设，确定检验水准 α。

H_0：$F(x) = G(x)$；

H_1：$F(x) \neq G(x)$。

$\alpha = 0.05$。

步骤 2：计算检验统计量 $D_{m,n}$。

步骤 3：确定 P 值，并作出推断结论。当 $m = n$ 时，由"等样本容量 n 的两样本斯米尔诺夫检验统计量分位数表"查得 $D_{m,n,\alpha}$；当 $m \neq n$ 时，由附表"斯米尔诺夫检验的临界值表"查得 $D_{m,n,\alpha}$。若 $D_{m,n} > D_{m,n,\alpha}$，则拒绝 H_0，接受 H_1，否则不拒绝 H_0。

实例 具体如下。

例 某医院采用随机双盲对照实验，比较新疗法与传统疗法

对肾综合征出血热患者的降温效果。试验将病人随机分成两组，分别用新疗法与传统疗法治疗，以用药开始的体温降至正常值时所用的时间（小时）为疗效指标（每天固定时间测量体温四次），结果如表 1，试比较两种疗法的退热时间有无差别？

检验步骤如下：

步骤 1：建立假设，确定检验水准 α。

H_0：$F(x) = G(x)$；

H_1：$F(x) \neq G(x)$。

$\alpha = 0.05$。

步骤 2：计算检验统计量 $D_{m,n}$。

将数据 $x_1, x_2, \cdots, x_m$ 和 $y_1, y_2, \cdots, y_n$ 分别由小到大排序，计算 $|F_m(z_i) - G_n(z_i)|$ 见表 2。

表 2 $|F_m(z_i) - G_n(z_i)|$ 计算表

x_i	y_i	$|F_m(x) - G_n(x)|$
25		$\left|\frac{1}{10} - 0\right| = \frac{1}{10}$
30		$\left|\frac{2}{10} - 0\right| = \frac{2}{10}$
32		$\left|\frac{3}{10} - 0\right| = \frac{3}{10}$
35		$\left|\frac{4}{10} - 0\right| = \frac{4}{10}$
	36	$\left|\frac{4}{10} - \frac{1}{11}\right| = \frac{34}{110}$
37		$\left|\frac{5}{10} - \frac{1}{11}\right| = \frac{9}{22}$

表 1 两种疗法的退热时间（小时）

新疗法	25	30	32	35	37	39	39	42	46	48	
传统疗法	36	40	44	48	50	56	59	60	64	195	240

续 表

x_i	y_i	$|F_m(x) - G_n(x)|$
39		$\left|\dfrac{6}{10} - \dfrac{1}{11}\right| = \dfrac{28}{55}$
39		$\left|\dfrac{7}{10} - \dfrac{1}{11}\right| = \dfrac{67}{110}$
	40	$\left|\dfrac{7}{10} - \dfrac{2}{11}\right| = \dfrac{57}{110}$
	42	$\left|\dfrac{8}{10} - \dfrac{2}{11}\right| = \dfrac{34}{55}$
	44	$\left|\dfrac{8}{10} - \dfrac{3}{11}\right| = \dfrac{29}{55}$
	46	$\left|\dfrac{9}{10} - \dfrac{3}{11}\right| = \dfrac{69}{110}$
	48	$\left|1 - \dfrac{3}{11}\right| = \dfrac{8}{11}$
	48	$\left|1 - \dfrac{4}{11}\right| = \dfrac{7}{11}$
	50	$\left|1 - \dfrac{5}{11}\right| = \dfrac{6}{11}$
	56	$\left|1 - \dfrac{6}{11}\right| = \dfrac{5}{11}$
	59	$\left|1 - \dfrac{7}{11}\right| = \dfrac{4}{11}$
	60	$\left|1 - \dfrac{8}{11}\right| = \dfrac{3}{11}$
	64	$\left|1 - \dfrac{9}{11}\right| = \dfrac{2}{11}$
	195	$\left|1 - \dfrac{10}{11}\right| = \dfrac{1}{11}$
	240	$|1 - 1| = 0$

故 $D_{m,n} = \dfrac{69}{110}$。

步骤 3：由 $m = 10$，$n = 11$ 查附表"斯米尔诺夫检验的临界值表"得 $D_{10,11,0.20} = \dfrac{5}{11}$，$P < 0.20$，故拒绝 H_0 假设，尚不可认为新疗法与传统疗法无差别。

（薛付忠）

màn-huìtèní U jiǎnyàn

曼–惠特尼 U 检验（Mann-Whitney U test）

对于 t 检验的假定不成立或不能确定是否成立的情形，可采用曼–惠特尼 U 检验或威尔科克森秩检验来推断两个独立样本所来自的两个总体分布是否有差别。该方法是由霍夫曼（H. B. Mann）和惠特尼（D. R. Whitney）于 1947 年提出的。

基本思想 假定两总体分布没有差异，将两个样本混合后从小到大编秩，然后计算曼–惠特尼 U 检验统计量，通过查附表"曼–惠特尼检验统计量分位数表"得到 P 值，做出统计推断结论。

基本步骤 包括以下几步。

步骤 1：编秩。将两组数据混合，并按照大小顺序统一编秩，最小的秩为 1，其次为 2，依次类推，如果有相同样本值的情形，则取其平均秩次。

步骤 2：求秩和。分别求出两个样本的秩和 R_1，R_2。

步骤 3：计算曼–惠特尼 U 检验统计量。

$$U_1 = R_1 - \frac{n_1(n_1 + 1)}{2}$$
$$U_2 = R_2 - \frac{n_2(n_2 + 1)}{2} \quad (1)$$

式中 n_1 和 n_2 分别为两个样本的样本量。选择 U_1 和 U_2 中较小者作为 U 检验统计量：

$$U = \min\{U_1, U_2\} \quad (2)$$

步骤 4：统计推断。以 n_1、n_2 和 U 值查附表"曼–惠特尼检验统计量分位数表"得 P 值。查表时，若是双侧检验，则查 $U_{\alpha/2}$，且以下式求出 $U_{1-\alpha/2}$：

$$U_{1-\alpha/2} = n_1 n_2 - U_{\alpha/2} \quad (3)$$

若 U 在 $U_{\alpha/2} \sim U_{1-\alpha/2}$ 范围之内，则 $P > \alpha$；若在范围之外，则 $P < \alpha$；若恰等于上下界值，则 $P = \alpha$。

大样本正态近似法 若 n_1、n_2 较大，超出附表的范围，则以正态近似法作出结论，其 U 值如下：

$$u = \frac{\left|T - \dfrac{n_1 n_2}{2}\right| - 0.5}{\sqrt{\dfrac{n_1 n_2(n_1 + n_2 + 1)}{12}}} \quad (4)$$

实例 具体如下。

例 对肺癌病人和矽肺 0 期工人的 RD 值比较结果见表，问两组人群的 RD 值有无差别？

针对该实验结果，可以进行

表 肺癌病人和矽肺 0 期工人的 RD 值（cm）比较

肺癌患者		矽肺 0 期工人	
RD 值	秩	RD 值	秩
2.78	1	3.23	2.5
3.23	2.5	3.50	4
4.20	7	4.04	5
4.87	14	4.15	6
5.12	17	4.28	8
6.21	18	4.34	9
7.18	19	4.47	10
8.05	20	4.64	11
8.56	21	4.75	12
9.60	22	4.82	13
		4.95	15
		5.10	16
$n_1 = 10$	$R_1 = 141.5$	$n_2 = 12$	$R_2 = 111.5$

如下假设检验。

步骤1：建立检验假设，确定检验水准。

H_0：两组人群的 RD 值无差别；

H_1：两组人群的 RD 值有差别。

$\alpha = 0.05$。

步骤2：编秩。将全部观察值从小到大标出其秩次，相同数值取其平均秩次，见表第（2）、（4）栏。

步骤3：求秩和 R_1，R_2。$R_1 = 141.5$，$R_2 = 111.5$。

步骤4：计算曼-惠特尼 U 检验统计量。

$$U_1 = R_1 - \frac{n_1(n_1 + 1)}{2}$$
$$= 141.5 - \frac{10(10 + 1)}{2} = 86.5$$

$$U_2 = R_2 - \frac{n_2(n_2 + 1)}{2}$$
$$= 111.5 - \frac{12(12 + 1)}{2} = 33.5$$

所以 $U = \min\{U_1, U_2\} = 33.5$

步骤5：求 P 值，做出推断结论。查"曼-惠特尼检验统计量分位数表"当 $n_1 = 10$、$n_2 = 12$ 时，$U_{0.05/2} = 30$，$U_{1-0.05/2} = 10 \times 12 - 30 = 90$，$U$ 在 30 ~ 90 之内，所以 $P > 0.05$，不能拒绝零假设，认为两组人群的 RD 值没有差别。

（薛付忠）

bùlúnnà-méngcè'ěr jiǎnyàn

布伦纳-蒙策尔检验（Brunner-Munzel test）

一种基于秩变换的非参数检验方法。简称 BM 检验。由两位德国统计学家埃德加·布伦纳（Edgar Brunner）和乌尔里希·蒙策尔（Ullrich Munzel）于2000年提出，适用于两个独立组设计计量资料或等级资料的比较，对于两样本例数均超过10 的情形，即使两组数据呈偏态分布、方差不齐［该情况被称为广义 BF 问题（generalized Behrens-Fisher problem）］，也能保持较好的统计性能，具有广泛的适用性，因此近年来在生物医学领域受到重视。两独立组计量资料的比较，若数据服从正态分布且方差齐同时选用 t 检验，而如果数据服从正态分布但两组方差不齐时［该情况被称为贝伦斯-费希尔问题（Behrens-Fisher problem）］，宜选择韦尔希（Welch）校正 t 检验。但实际中经常遇到不满足参数检验条件、分布未知或难以判定的情形，此时常推荐使用非参数检验法。既往一般认为基于秩变换的两样本比较的威尔科克森秩和检验或曼-惠特尼 U 检验具有较好的适应性。然而，越来越多的研究认为，尽管他们对分布无特别要求，但对两组分布形状相同、样本含量相近和方差齐同的要求具有很强的依赖性，两组中较大样本的方差偏大时检验结果偏保守，而较小样本的方差偏大时检验结果偏激进，因此有学者认为该检验只适用于两组分布形状相同、方差齐同的情况。

基本原理 两个独立组资料进行 BM 检验的无效假设不是针对集中趋势指标，例如对均数或中位数进行比较的假设，而是对两组的分布是否相同进行的假设，H_0 可表达为 $F_1 = F_2$。在非参数检验的意义下，可用相对处理效应来建立 BM 检验的检验假设。相对处理效应是一概率指标，记为 $p(X < Y)$，表示在一组中观察到的结果值小于（或大于）在另一组中观察到的结果值的概率，$p = 0.5$ 意味着两种情况的机会均等，可作为 BM 检验的无效假设 H_0，其备择假设视情况确定为单侧或双侧，其检验统计量 W_{BF} 根据秩次而获得。

基本步骤 为了计算该非参数统计量，首先应确定秩次，令 R_{ij} 表示第 i 组第 j 个观察值在将两组样本合并编秩后所得到的秩次，令 $\bar{R}_1$ 和 $\bar{R}_2$ 分别代表第 1 组和第 2 组的平均秩次。$R_{ij}^{(i)}$ 表示第 i 组第 j 个观察值在相应 i 组内编秩所得到的秩次（$i = 1, 2$；$j = 1, 2, \cdots, n_i$），编秩时出现相同数值取平均秩次，则：

$$W_{BF} = \frac{1}{\sqrt{N}} \cdot \frac{\bar{R}_2 - \bar{R}_1}{\hat{\sigma}_N} \tag{1}$$

$$\hat{\sigma}_N^2 = N \sum_{i=1}^{2} \frac{\hat{\sigma}_i^2}{n_i} \tag{2}$$

$$\hat{\sigma}_i^2 = \frac{S_i^2}{(N - n_i)^2} \tag{3}$$

$$S_i^2 = \frac{1}{n_i - 1} \sum_{j=1}^{n_i} \left(R_{ij} - R_{ij}^{(i)} - \bar{R}_i + \frac{n_i + 1}{2} \right)^2 \tag{4}$$

式中 n_1 和 n_2 分别为两组的样本例数，$N = n_1 + n_2$。

W_{BF} 渐进服从标准正态分布，将算得的 W_{BF} 值与标准正态分布下的适当取值 u_α 进行比较并作出统计推断。

若样本含量较小，例如每组例数在 10~20 时，可采用校正自由度（df）后 t 分布的近似法求算假设检验的 P 值并进行统计推断。df 计算公式：

$$df = \frac{\left(\sum_{i=1}^{2} \frac{S_i^2}{N - n_i} \right)^2}{\sum_{i=1}^{2} \frac{\left[S_i^2 / (N - n_i) \right]^2}{n_i - 1}} \tag{5}$$

对于两组例数不到 10 的小样本，可采用基于 W_{BF} 统计量的置换检验方法，该方法系一种抽样模拟的方法还可根据相对处理效应的参数估计方法来进行统计推断。

首先据样本来估计相对处理效应值大小，采用的公式：

$$\hat{p} = \frac{1}{n_1}\left(\bar{R}_2 - \frac{n_2 + 1}{2}\right)$$

$$\text{或} \quad \hat{p} = \frac{1}{n_2}\left(\bar{R}_1 - \frac{n_1 + 1}{2}\right) \quad (6)$$

计算 p 值的 $(1-\alpha)\%$ 可信区间（双尾）的公式为：

$$\hat{p} \pm t_{\alpha/2(\mathrm{d}f)} \cdot \hat{\sigma}_N / \sqrt{N} \quad (7)$$

式中 $t_{\alpha/2(\mathrm{d}f)}$ 为自由度为 $\mathrm{d}f$ 时双尾 α 的 t 分布界值。若计算单侧可信区间，取单尾 t 界值，只需计算一侧的区间限值即可。根据可信区间是否包括 0.5 即可作出是否拒绝 $p = 0.5$ 的无效假设。若每组例数在 20 例以上时，$t_{\alpha/2(\mathrm{d}f)}$ 可用 $u_{\alpha/2}$ 替代。

实例 具体如下。

例 在一项肩顶端疼痛的治疗试验中，25 位女性病人接受腔镜手术后随机指定采用两种不同的治疗方法缓解疼痛，一组 14 例病人接受新型治疗，另一组 11 例病人采用常规治疗，用术后第 3 天的疼痛计分作为疗效指标，计分范围在 1 到 5 之间，数值越大表示疼痛越严重。试验结果见表 1。分析新型治疗与常规治疗缓解疼痛的效果有无不同。

这是一个两组数据呈偏态分布且方差不齐的例子，采用 BM 检验的方法及步骤如下。

步骤 1：检验假设。

$H_0: p = 0.5$；

$H_1: p \neq 0.5$。

$\alpha = 0.05$。

步骤 2：计算检验统计量 W_{BF}。列出表 2，求算各组不同观察值合并后对应的秩次 R_{ij} 和其相应组内的秩次 $R_{ij}^{(i)}$（$i = 1, 2; j = 1, 2, \cdots, n_i$），进而计算两组的平均秩次 $\bar{R}_1$ 和 $\bar{R}_2$。

由公式（4）计算：

$$S_1^2 = \frac{1}{14 - 1} \times 54.803\,6 = 4.215\,66$$

$$S_2^2 = \frac{1}{11 - 1} \times 129.227\,5 = 12.922\,75$$

代入公式（3）继而计算：

$$\hat{\sigma}_1^2 = \frac{4.215\,66}{(25 - 14)^2} = 0.034\,840$$

$$\hat{\sigma}_2^2 = \frac{12.922\,75}{(25 - 11)^2} = 0.065\,932$$

代入公式（2）得：

$$\hat{\sigma}_N^2 = 25 \times \left(\frac{0.034\,840}{14} + \frac{0.065\,932}{11}\right)$$

$$= 0.212\,06$$

代入公式（1）式获得：

$$W_{BF} = \frac{1}{\sqrt{N}} \cdot \frac{\bar{R}_2 - \bar{R}_1}{\hat{\sigma}_N}$$

$$= \frac{1}{\sqrt{25}} \cdot \frac{17.05 - 9.82}{\sqrt{0.212\,06}}$$

$$= 3.14$$

计算校正自由度：$\mathrm{d}f = 17.68$。

步骤 3：统计推断。按照双侧检验，在自由度为 17.68 的 t 分布下，t 值为 3.14 对应的双尾概率为 0.005 8，即 $P = 0.005\,8 < 0.01$，在 $\alpha = 0.05$ 水平上拒绝无效假设，认为新型治疗组的疼痛计分更低。

本例还可以根据相对处理效应的参数估计方法来进行统计推断。

采用公式（6）计算相对处理效应值大小：

表 1　术后第 3 天病人采用两种治疗的疼痛计分结果

分组	例数	疼痛计分
新型治疗	14	1 1 1 1 1 1 1 1 1 1 1 2 2 4
常规治疗	11	1 1 1 2 3 3 3 3 4 4 5

表 2　术后第 3 天病人采用两种治疗的疼痛计分 BM 检验有关计算

新型治疗组（$n_1 = 14$）			常规治疗组（$n_2 = 11$）		
X_1	R_{ij}	$R_{ij}^{(i)}$	X_2	R_{ij}	$R_{ij}^{(i)}$
1	7.5	6	1	7.5	2
1	7.5	6	1	7.5	2
1	7.5	6	1	7.5	2
1	7.5	6	2	16	4
1	7.5	6	3	19.5	6.5
1	7.5	6	3	19.5	6.5
1	7.5	6	3	19.5	6.5
1	7.5	6	3	19.5	6.5
1	7.5	6	4	23	9.5
1	7.5	6	4	23	9.5
1	7.5	6	5	25	11
2	16	12.5			
2	16	12.5			
4	23	14			
$\bar{R}_1 = 9.82$			$\bar{R}_2 = 17.05$		

$$\hat{p} = \frac{1}{14} \times \left(17.05 - \frac{11+1}{2}\right) = 0.789\ 3$$

用公式（7）计算 p 值的95%可信区间：

$$\hat{p} \pm t_{\alpha/2(df)} \cdot \hat{\sigma}_N / \sqrt{N}$$
$$= 0.789\ 3 \pm 2.103\ 7 \times \sqrt{0.212\ 06} / \sqrt{25}$$
$$= (0.595\ 5, 0.983\ 1)$$

该区间未包括0.5，可作出拒绝 $p = 0.5$ 的无效假设。

如果用单侧的推断，无论是进行假设检验还是可信区间估计，式中的 t 界值均按单尾取值。

BM检验的无效假设为 H_0：$p\ (X<Y) = 0.5$，和秩和检验的假设一样，都是对两组的分布是否相同来进行假设的，因此用集中趋势指标如均数或中位数来推断结论一般是不正确的。只在一些特定的条件如两组分布形状相同且方差齐同，无效假设 H_0：$p\ (X<Y) = 0.5$ 才可以转换为两组中位数相等的解释。在一般的情况下，用两组分布是否相同来推断结论，当结论认为两组分布不同时，通常使用平均秩次作为相对位置来推断结论。

模拟研究发现，BM检验在两组资料呈偏态分布（偏度相同）、方差不齐时表现出良好的统计性能，但如果两组资料偏度不同时也不能很好地控制Ⅰ类错误。因此，在采用基于秩转换的非参数检验方法时，也应该对应用条件进行检验。有关两独立组资料比较方法的选择问题，这里结合众多作者的模拟研究结果，提供一种选择策略，见表3。

（刘玉秀　陈林）

表3　两独立组定量资料比较方法选择策略

检验方法	适用条件
t 检验	正态分布，方差齐同
韦尔希校正 t 检验	正态分布，方差不齐
WMW 检验	偏态分布（偏度相同），方差齐同
BM 检验	偏态分布（偏度相同），方差不齐

huòlándé jíduān fǎnyìng jiǎnyàn

霍兰德极端反应检验（Hollander test for extreme reactions）

用于推断这种极端事件发生的检验方法，又称为不拘分布的极端反应检验（distribution-free test for extreme reactions）。该方法是由美国统计学家于1963年迈尔斯·霍兰德（Myles Hollander）提出的。在动物实验或临床试验中，有时试验组接收处理后出现的反应并不是倾向于单一方向，而是倾向于两个相反方向，这种试验效应称为极端反应。例如，用同一种药物干预一组病人时，有的病人可能获得很好的疗效，而有的病人则可能会产生很差的疗效。

基本原理　将一组样本作为控制样本，另一组样本作为实验样本，以控制样本作为对照，检验实验样本相对于控制样本是否出现了极端反应。如果实验样本没有出现极端反应，则认为两总体分布无显著差异，相反则认为存在显著差异。将实验组和控制组的数据混合并按升序排列（两种极端情况），进而找出控制组的最低秩和最高秩之间所包含的观测值个数，即跨度或截头跨度，如果跨度或截头跨度很小，则表明两组的数据无法充分混合，可以认为实验组存在极端反应，否则，则无极端反应。该方法的适用条件是：两个随机样本相互独立，总体分布连续。

基本步骤　具体步骤包括以下几步。

步骤1：建立假设，确定检验水准 α。

H_0：两样本来自两个相同总体；

H_1：一个总体的观察值在两个方向上产生极端反应。

步骤2：编排秩次。将两样本混合后并按升序排列，然后统一编排秩次，遇到相同秩时取平均秩次。

步骤3：计算极端反应检验统计量 G。

$$G = \sum_{i=1}^{n_1} (r_i - \bar{r})^2 \qquad (1)$$

式中 $\bar{r}$ 为对照组样本的平均秩次；r_i 为两对比组第 i 位次上的较大秩次；n_1 为对照组的样本含量。

步骤4：确定 P 值并作出推断结论。

根据 n_1 和两组的总样本量 N 和 α，查附表"霍兰德极端反应检验近似界值 C_α 表"，得界值 C_α 值。若 $G \leq C_\alpha$，则 $P \leq \alpha$，在 α 水平上拒绝 H_0，接受 H_1，认为实验组出现了两方向极端反应，否则，不拒绝 H_0 假设，认为试验组并未产生两方向极端反应。

实例　具体如下。

大样本正态近似法　当对照组样本含量 n_1 和两组的总样本量 N 超出了附表"霍兰德极端反应检验近似界值 C_α 表"的范围时，统计量 G 近似正态分布。因此，可用如下的 U 检验统计量做出推断结论：

$$U = \frac{|G - \mu_G|}{\sigma_G} \qquad (2)$$

式中 $\mu_C = \dfrac{(n_1-1)(N^2+N)}{12}$ 为 G 的总体均数；$\sigma_C = \sqrt{E(G^2)-\mu_C^2}$ 为 μ_C 的标准误，该式中 $E(G^2)=$ $\dfrac{(n_1-1)^2}{720}\left[-\dfrac{6}{n_1}(N^4+2N^3+N^2)+\dfrac{n_1+1}{n_1-1}(5N^4+6N^3-5N^2-6N)\right]$。求得统计量 U 后，查标准正态分布界值表确定 P 值。

例　在某项心理干预试验当中，研究人员将 20 名心理异常的大学四年级学生随机分为心理干预组和对照组，对于心理干预组实施某种心理干预，而对照组不施加任何干预措施。干预一个月后，用某种量表测量两组心理状况。根据医学心理学原理，研究人员考虑心理干预组当中可能会出现极端反应，即有些研究对象会得到心理状况改善，而有些研究对象则可能会出现心理状况恶化。表 1 是两组心理量表得分情况，试推断此种心理干预措施是否会引起极端反应。

检验方法及步骤如下：

步骤 1：建立检验假设，确定检验水准。

H_0：两个样本来自相同总体，即心理干预措施不会引起极端反应；

H_1：心理干预措施会引起极端反应。

$\alpha = 0.05$。

步骤 2：计算检验统计量 G 本例 $n_1=10$，$N=20$。将两样本混合编秩如表 2 中的第（2）（4）栏，按公式（1）求得检验统计量 $G=700.00$。

步骤 3：判断结果 根据 $n_1=10$，$N=20$ 和 $\alpha=0.05$，查附表"霍兰德极端反应检验近似界值 C_α 表"，得界值 $C_{0.05}=196.40$。由于 $G>C_{0.05}$，则 $P>0.05$，即

在 $\alpha=0.05$ 水平上不能拒绝 H_0，认为该心理干预措施未引起极端反应。

（薛付忠）

kèlǔsīkǎ'ěr-wòlìsī jiǎnyàn

克鲁斯卡尔-沃利斯检验

（Kruskall-Wallis test）　适用于数值变量和有序分类变量的组间比较，它相当于单因素方差分析的非参数方法。该方法是 1952 年由美国统计学家克鲁斯卡尔（Kruskal WH）和沃利斯（Wallis WA）提出的，该检验利用多个样本的秩次信息来推断各样本分别代表的总体的位置有无差别，要求各样本来自的总体分布除位置可能不同外，其他如分布形状等应保持相同。其检验假设 H_0 为各总体的分布相同，H_1 为各总体的分布位置不同或不全相同。该法也适用于两样本的比较，此时与曼-惠特尼 U 检验完全等价。

基本步骤　有以下几步。

步骤 1：假设。

H_0：各总体的分布相同；

H_1：各总体的分布位置不同或不全相同。规定 α 水平。

步骤 2：编秩。将各组的观察值 X_{ij} 混合从小到大编秩，记为 $R(X_{ij})$，表示第 i 组第 j 个观察值的秩次（$i=1,2,\cdots,k;j=1,2,\cdots,n_i$），相同观察值均取平均秩次。然后求出各组秩次之和 R_i，$R_i=\sum_{j=1}^{n_i}R(X_{ij})$，则各组的平均秩次为 $\bar{R}_i=R_i/n_i$。

步骤 3：求统计量 H 值。H 计算公式为如下。

$$H=\frac{12}{N(N+1)}\sum_{i=1}^{k}\frac{R_i^2}{n_i}-3(N+1) \tag{1}$$

式中 $N=\sum n_i$。当相同秩次较多时，尤其有序分类资料，H 值偏低，必须进行校正，计算公式为：

$$H_C=\frac{H}{C} \tag{2}$$

$$C=1-\frac{\sum_{r=1}^{g}(t_r^3-t_r)}{N^3-N} \tag{3}$$

表 1　心理干预组和对照组的得分情况

对照组	65	73	60	64	66	71	67	68	62	70
心理干预组	82	78	90	56	77	79	84	85	59	72

表 2　两样本秩次及统计量 G 的计算结果

对照组 (1)	秩次 (2)	心理干预组 (3)	秩次 (4)	r_i (5)	$(r_i-\bar{r})^2$ (6)
60	3	56	1	3	21.16
62	4	59	2	4	12.96
64	5	72	12	12	19.36
65	6	77	14	14	40.96
66	7	78	15	15	54.76
67	8	79	16	16	70.56
68	9	82	17	17	88.36
70	10	84	18	18	108.16
71	11	85	19	19	129.96
73	13	90	20	20	153.76
$\bar{r}=7.6$					700.00

式中 g 表示出现相同观察值的组数；t_r 为第 r 个具有相同观察值的个数。

步骤 4：确定 P 值和作出推断结论。求得 H 或 H_c 后，查附表"秩和检验用 H 界值表"可获得 P 值范围。当样本数及各组例数 n_i 超出附表时，H 或 H_c 的分布近似于自由度 $\nu = k - 1$ 的 χ^2 分布，可查附表"χ^2 分布界值表"获得 P 值，按所取检验水准作出推断结论。

实例 具体如下。

例 1 某人测量了绞死、淹死、损伤及对照组大鼠心血中总甲状腺激素 T_4 含量见表 1，问四组之间有无差别？

设 H_0 为各组大鼠心血中甲状腺激素 T_4 的含量的总体分布相同，H_1 为各组总体的分布位置不同或不全相同。规定 $\alpha = 0.05$。表 1 列举了各组观察值编秩的有关情况。有关量代入公式（1）计算检验统计量：$H = 7.88$。

按 $\nu = k - 1 = 4 - 1 = 3$，查附表"χ^2 分布界值表"，得 $\chi^2_{0.05(3)} = 7.81$，故 $P < 0.05$，按 $\alpha = 0.05$ 水平，拒绝 H_0，接受 H_1，可认为四组大鼠心血中甲状腺激素 T_4 的含量的差别有统计学意义。

对于有序分类变量，例如临床疗效分为控制、显效、好转和无效等情形，也可采用该检验进行组间比较。

例 2 某医院用复方石苇冲剂治疗老年慢性气管炎病人。不同病情的病人疗效如表 2 所示，问各组病人的疗效是否有差别。

对表 2 资料常有人用 $R \times C$ 表的 χ^2 检验，但 χ^2 检验结果只能说明各组间在疗效按等级的构成上有无不同，而不能说明哪一组疗效较好，哪一组疗效较差。由于本检验的相同数值取平均秩次，因此表 2 中同一疗效等级组中的个体都取相同的平均秩次。

为方便计算，列举计算用表，见表 3。

表 1　四组大鼠心血中甲状腺激素 T_4 的含量（μg/L）

对照组	秩次	淹死组	秩次	损伤组	秩次	绞死组	秩次
（1）	（2）	（3）	（4）	（5）	（6）	（7）	（8）
10.80	1	21.89	4	23.01	5.5	12.91	2
18.00	3	23.56	7	25.15	9	49.57	20
23.01	5.5	29.00	10	31.00	11	50.78	21
25.00	8	33.57	13	36.60	14	60.57	25
33.00	12	47.00	18	45.00	17	84.89	28
37.34	15	48.10	19	52.09	22	90.83	29
43.01	16	54.72	23	78.71	27	122.00	31
59.30	24	70.40	30	120.57	30	122.44	32
R_i	84.5		120		135.5		188
n_i	8		8		8		8
$\bar{R}_i$	10.562 5		15		16.937 5		23.5

表 2　石苇冲剂治疗慢性气管炎病型与疗效的关系

疗效	病型				合计
	1组 单纯性	2组 喘息性	3组 单纯性合并肺气肿	4组 喘息性合并肺气肿	
控制	65	77	42	94	278
显效	18	16	6	11	51
有效	30	36	23	47	136
无效	13	18	11	36	78
合计	126	147	82	188	543

表 3　有序分类变量资料 Kruskal-Wallis 检验计算表

疗效	组别				合计	秩次范围	平均秩次	各组秩和			
	1	2	3	4				1	2	3	4
控制	65	77	42	94	278	1~278	139.5	9 067.5	10 741.5	5 859.0	13 113.0
显效	18	16	6	11	51	279~329	304.0	5 472.0	4 864.0	1 824.0	3 344.0
有效	30	36	23	47	136	330~465	397.5	11 925.0	14 310.0	9 142.5	18 682.5
无效	13	18	11	36	78	466~543	504.5	6 558.5	9 081.0	5 549.5	18 162.0
合计	126	147	82	188	543	—	—	33 023.0	38 996.5	22 375.0	53 301.5

表 3 中疗效为"控制"的 278 例病人皆看作观察值相同，其平均秩次为 $(278+1)/2 = 139.5$，类似得出"显效"的平均秩次为 $(329+279)/2 = 304$，依次求出各疗效等级的平均秩次。最右边各组的秩和由各组该疗效等级的频数乘以该疗效等级的平均秩次求出，如第一组疗效为"控制"的秩和为 $65 \times 139.5 = 9\ 067.5$，类似求得各疗效等级的秩和。最后求出各组的秩和，如第一组为 $9\ 067.5 + 5\ 472.0 + 11\ 925.0 + 6\ 558.5 = 33\ 023.0$。有了这些数据即可代入公式（1）求检验统计量：$H = 1.788\ 256$。

按公式（3）得校正数 $C = 0.846\ 3$，再按公式（2）得 $H_C = 2.113\ 0$。

按 $\nu = k - 1 = 4 - 1 = 3$，查附表 "χ^2 分布界值表"，得 $\chi^2_{0.05(3)} = 7.81$，故 $P > 0.05$，按 $\alpha = 0.05$ 水平，不拒绝 H_0，尚不能认为四种不同类型老年慢性支气管炎病人的疗效不同。

同方差分析一样，Kruskal-Wallis 检验只能总的判断各组是否来自同一分布总体。在检验得出处理组间差别有统计意义的前提下，还可用下述方法对各组两两间差别有无统计意义进行检验，称为两两比较或多重比较。

美国统计学家康诺弗（Conover WJ）提出一种两两比较

的 t 检验法，因此又称康诺弗检验（Conover test），其统计量 t 计算公式为公式（4）。

$$t = \frac{|\bar{R}_A - \bar{R}_B|}{\sqrt{\dfrac{N(N+1)(N-1-H_C)C}{12(N-k)}\left(\dfrac{1}{n_A} + \dfrac{1}{n_B}\right)}} \tag{4}$$

式中 $\bar{R}_A$、$\bar{R}_B$ 分别为两两对比组中，任意两个对比组 A、B 的平均秩次；n_A、n_B 为其相应两组的例数。求得该统计量后，按自由度 $\nu = N - k$，查附表 "t 界值表" 获得检验界值 $t_{\alpha(\nu)}$，以判断两两组之间的差别有无统计学意义。

对此类数据的两两比较还可采用邓恩检验（Dunn test），其检验用统计量 λ 的计算公式为：

$$\lambda = \frac{|\bar{R}_A - \bar{R}_B|}{\sqrt{\dfrac{N(N+1)C}{12}\left(\dfrac{1}{n_A} + \dfrac{1}{n_B}\right)}} \tag{5}$$

统计量 λ 服从标准正态分布，按 α^* 进行两两组间多重比较的统计推断。α^* 为双侧检验水准 α 的校正值，计算公式为 α 除以比较的次数，即：

$$\alpha^* = \frac{2\alpha}{k(k-1)} \tag{6}$$

进行统计推断时，可以求算出 λ 对应的双侧尾部概率（例如 $\lambda = 1.96$，$P = 0.05$），经与 α^* 比较获得结论，也可以先获得 α^* 对

应的双尾标准正态分布界值（例如 $\alpha^* = 0.05$，界值 $u_{0.05} = 1.96$），将 λ 与之比较获得结论。

例 3　例 1 资料各组的平均秩次分别为 10.562 5、15、16.937 5 和 23.5，试进一步做两两组间的比较。

根据已经计算出的各量，代入公式（4）~公式（6），计算两两比较的有关统计量。表 1 中只有 1 处出现相同观察值，相同值个数为 2，经计算 $C = 0.999\ 817$，$H_C = 7.882\ 837$（该结果为统计软件计算）。检验水准 $\alpha = 0.05$，自由度 $\nu = 28$，查附表 "t 界值表" 得 $t_{0.05(28)} = 2.048$。校正的 α 水平 $\alpha^* = 0.05/6 = 0.008\ 333$，其双尾的正态分布界值 $u_{0.008333} = 2.638\ 3$。为便于观察，有关计算结果列入表 4。可见，Conover 检验和 Dunn 检验的结果一致（相对而言，后者更保守），除第 1 组（对照组）与第 4 组（绞死组）大鼠心血中总甲状腺激素 T_4 含量之间的差别有统计学意义之外，其他组两两之间的差别均无统计学意义。

（刘玉秀　成　琪）

fàndéwǎ'ěrdēng jiǎnyàn

范德瓦尔登检验（van der Waerden test）

一种适用于完全随机设计资料组间比较的检验方法。又称范德瓦尔登正态计分检验。该方法是由荷兰数学家范德瓦尔登（van der Waerden）在 20

表 4　各组平均秩次间的两两相互比较

对比组 A 与 B	$\lvert \overline{R}_A - \overline{R}_B \rvert$	康诺弗检验		邓恩检验	
		t	P	λ	P^*
1 : 2	4.437 5	1.041 3	>0.05	0.946 2	>0.05
1 : 3	6.375 0	1.496 0	>0.05	1.359 3	>0.05
1 : 4	12.937 5	3.035 9	<0.05	2.758 5	<0.05
2 : 3	1.937 5	0.454 7	>0.05	0.413 1	>0.05
2 : 4	8.500 0	1.994 6	>0.05	1.812 4	>0.05
3 : 4	6.562 5	1.540 0	>0.05	1.399 3	>0.05

注：＊ 为保持和康诺弗（Conover）检验所获 P 值的结果一致，此处仍与原检验水准进行比较

世纪 50 年代初提出，比较的观测值结果可以是计量资料或等级资料。应用条件要求样本为随机独立样本。

基本思想　不再以观察值的秩次作为计算基础，而是将秩次转换为百分比值 P，然后根据 P 值求出其所对应的标准正态离差 u_P 值，此时的 u_P 值称为正态计分。以正态计分作为计算基础，求出检验统计量 T_1，并根据一定自由度下的卡方值作出判断。检验假设 H_0 为 k 个比较组的总体分布相同，H_1 为至少一个总体的观察值与至少其他一个总体的观察值不同。检验所涉及的有关统计量计算公式如下。

$$P_{ij} = \frac{R(X_{ij})}{N+1} \quad (1)$$

式中 $R(X_{ij})$ 为第 i 组（$i = 1, 2, \cdots, k$）第 j 个观察值（$j = 1, 2, \cdots, n_i$）的秩次，N 为所有样本的观察值总数（$n_1 + n_2 + \cdots + n_k$），P 为由秩次转换的百分比值，作为正态分布下的面积或概率值，为查表方便，应将 P 值保留三位小数。

$$A_{ij} = \Phi^{-1}(P_{ij}) = u_P \quad (2)$$

式中 A_{ij} 为正态计分值，它对应于面积为 P_{ij} 时的标准正态离差值。

$$\overline{A}_i = \frac{1}{n_i} \sum_{j=1}^{n_i} A_{ij} \quad (3)$$

式中 $\overline{A}_i$ 为各样本的平均正态计分。

$$S^2 = \frac{1}{N-1} \sum A_{ij}^2 \quad (4)$$

式中 S^2 为所有正态计分值的方差。注意，在各样本没有出现相同数据时，正态计分的总均数等于零；在出现相同数据时，总均数基本上等于零，因此可将总均数忽略，即 $\sum (A_{ij} - 0)^2$ 变成为 $\sum A_{ij}^2$。

$$T_1 = \frac{1}{S^2} \sum_{i=1}^{k} n_i \overline{A}_i^2 \quad (5)$$

统计量 T_1 服从自由度为（$k-1$）的 χ^2 分布，可查附表"χ^2 分布界值表"得 α 水平对应的 χ^2 界值。如果计算的 T_1 超过 χ^2 界值，则拒绝 H_0，接受 H_1。

实例　具体如下。

例　用 4 种饲料喂养随机分组的 4 组大白鼠，每种饲料只喂养其中的一组，测量大白鼠某血液指标，数据如表 1 所示。问 4 种饲料对该血液指标有无影响？

总体分布的比较　检验方法及步骤如下。

步骤 1：检验假设。

H_0：4 种饲料对该血液指标的作用相同；

H_1：至少有一种饲料引起的该血液指标值与至少另一种不同。

$\alpha = 0.05$。

步骤 2：计算检验统计量 T_1 值。计算过程由表 2 所示，将 4 组观察值分别由小到大排列并统一编排秩次，将秩次转换为正态计分 A_{ij}，并计算 A_{ij}^2。

使用公式（1）（2），可将表 2 中的秩次转换为正态计分值 A_{ij}。

例如，秩次为 11 时，$P = 11/（34+1）= 0.314 3$，根据 $P = 0.314 3$，查附表"标准正态分布曲线下的面积"表，得 $A_{ij} = \Phi^{-1}(0.3143) = u_{0.3143} = -0.4845$。

余类推。表中最后一行为各组 A_{ij} 和 A_{ij}^2 的合计值。根据表 2 数据，计算下列指标。

$$\overline{A}_1 = \frac{\sum A_1}{n_1} = \frac{3.2242}{9} = 0.358 2，类似可求得，\overline{A}_2 = -0.170 3，\overline{A}_3 = 1.123 4，\overline{A}_4 = -1.172 3。$$

算得 S^2 后，再计算 T_1，得：

$S^2 = 0.844 7$

$T_1 = 25.184 4$

步骤 3：判断。根据自由度 $\nu = k - 1 = 4 - 1 = 3$，$\alpha = 0.05$，查附表"χ^2 分布界值表"，得界值为 $\chi^2_{0.05(3)} = 7.81$。计算的 $T_1 = 25.184 4 >$

表 1　4 种饲料喂养大白鼠的某血液指标测量数据

A 组	83	91	94	89	96	91	92	90	89	
B 组	91	90	81	83	84	83	88	91	89	84
C 组	101	100	91	93	96	95	94			
D 组	78	82	81	77	79	81	80	81		

表2 有关指标及数据的计算

	A				B				C				D		
观察值	秩次	A_{ij}	A_{ij}^2	观察值	秩次	A_{ij}	A_{ij}^2	观察值	秩次	A_{ij}	A_{ij}^2	观察值	秩次	A_{ij}	A_{ij}^2
83	11	−0.484 5	0.234 7	81	6.5	−0.892 7	0.796 9	91	23	0.404 3	0.163 5	77	1	−1.895 7	3.593 7
89	17	−0.035 1	0.001 2	83	11	−0.484 5	0.234 7	93	27	0.742 1	0.550 7	78	2	−1.580 5	2.498 0
89	17	−0.035 1	0.001 2	83	11	−0.484 5	0.234 7	94	28.5	0.892 7	0.796 9	79	3	−1.365 8	1.895 4
90	19.5	0.143 4	0.020 6	84	13.5	−0.289 8	0.084 0	95	30	1.066 9	1.138 3	80	4	−1.205 0	1.453 2
91	23	0.404 3	0.163 5	84	13.5	−0.289 8	0.084 04	96	31.5	1.281 6	1.642 5	81	6.5	−0.892 7	0.796 9
91	23	0.404 3	0.163 5	88	15	−0.178 9	0.032 0	100	33	1.580 5	2.498 0	81	6.5	−0.892 7	0.796 9
92	26	0.652 6	0.425 9	89	17	−0.035 1	0.001 2	101	34	1.895 7	3.593 7	81	6.5	−0.892 7	0.796 9
94	28.5	0.892 7	0.796 9	90	19.5	0.143 4	0.020 6					82	9	−0.652 6	0.425 9
96	31.5	1.281 6	1.642 4	91	23	0.404 3	0.163 5								
				91	23	0.404 3	0.163 5								
合计		3.224 2	3.449 3			−1.703 0	1.815 1			7.863 8	10.383 6			−9.378 2	12.226 9

7.81，则 $P < 0.05$。在 $\alpha = 0.05$ 的水平上，拒绝 H_0，接受 H_1，可以认为至少一种饲料对某血液指标的影响与另一种饲料不同。

总体分布的两两比较 如果前述检验结果拒绝 H_0 时，还想进一步了解各组间比较的情形，则需要进行总体分布的两两比较。检验假设：H_0 为比较的两个总体分布相同，H_1 是比较的两个总体分布不相同。如果下列不等式成立，则拒绝 H_0，接受 H_1，得出相应结论。计算公式为公式（6）：

$$|\bar{A}_i - \bar{A}_j| > t_{\alpha(\nu)}\sqrt{\frac{S^2(N-1-T_1)}{N-k}\left(\frac{1}{n_i} + \frac{1}{n_j}\right)} \tag{6}$$

检验方法及步骤如下。

步骤1：根据自由度 $\nu = N - k = 34 - 4 = 30$，$\alpha = 0.05$，查附表 "$t$ 界值表" 得 $t_{0.05(30)} = 2.042$。

步骤2：计算。

$$t_{\alpha(\nu)}\sqrt{\frac{S^2(N-1-T_1)}{N-k}}$$

$$= 2.042 \times \sqrt{\frac{0.844\ 7 \times (34 - 1 - 25.184\ 4)}{34 - 4}}$$

$$= 0.957\ 9。$$

列表3计算有关指标及数据。

表3中A组与B组的差值的绝对值为：$|\bar{A}_A - \bar{A}_B| = 0.528\ 5$。

A组与B组的判断界值为 0.440 1。

其余类推。

步骤3：判断。表3中的概率 P 值均小于0.05，故在 $\alpha = 0.05$ 水平上，拒绝 H_0，接受 H_1。可认为各总体分布之间均不相同，即4种饲料对大白鼠的该血液指标均有不同影响。

对于表1数据也可考虑采用单因素方差分析或克鲁斯卡尔-沃利斯（Kruskal-Wallis）检验，表4列举了相关的描述性统计量计算结果。

本资料多组均数间经单因素方差分析得 $F = 30.711$，$P < 0.01$，进一步进行两两组间均数比较，采用施图登特-纽曼-考尔斯（Student-Newman-Keuls）法，可获得任两组间均数比较在 $\alpha =$

表3 各组两两比较的计算结果

两组比较	$\|\bar{A}_i - \bar{A}_j\|$	$0.9579 \times \sqrt{\left(\frac{1}{n_i} + \frac{1}{n_j}\right)}$	P 值
A 与 B	0.528 5	0.440 1	<0.05
A 与 C	0.765 2	0.482 8	<0.05
A 与 D	1.530 5	0.465 5	<0.05
B 与 C	1.293 7	0.472 1	<0.05
B 与 D	1.002 0	0.454 4	<0.05
C 与 D	2.295 7	0.495 8	<0.05

表4 4种饲料喂养大白鼠的某血液指标测量结果比较

组别	例数	均数	标准差	平均秩次	最小值	最大值
A 组	9	90.56	3.64	21.83	83	96
B 组	10	86.40	3.78	15.30	81	91
C 组	7	95.71	3.64	29.57	91	101
D 组	8	79.88	1.73	4.81	77	82

0.05 水平上均具有统计学意义的结论。本资料经克鲁斯卡尔-沃利斯检验结果，$H = 25.629$，$P < 0.01$，推断各组的分布不同，读者可进一步考虑对两两组间比较。

（刘玉秀　刘丽霞）

sīmǐěrnuòfū jiǎnyàn

斯米尔诺夫检验 （Smirnov's test）

完全随机平衡设计的资料具有各组例数相同的特点，是完全随机设计资料的一种特殊情况。当研究的结果为定量资料，且满足正态分布、方差齐同条件时，可采用参数检验中的单因素方差分析进行组间比较，若不能满足方差分析条件时，一般考虑用克鲁斯卡尔-沃利斯（Kruskal-Wallis）检验和正态计分检验等非参数检验方法。这些方法对各组的例数是否相同没有特别要求，具有广泛的适用性。但是，后两种检验方法只对不同总体的均数和中位数的差异敏感，对其他差异尤其是方差的差异不敏感，而实际工作中遇到的资料不但均数可能有差异，而且也可能还伴有方差的差异和其他差异，此时应用斯米尔诺夫检验处理资料效能更高。此种检验方法的主要限制是只能处理各组例数相等的情形。这里介绍三种用于完全随机平衡设计资料多组间比较的斯米尔诺夫检验方法，即三组间比较的伯恩鲍姆-哈尔（Birnbaum-Hall）检验、单侧以及双侧多组比较的斯米尔诺夫检验。

三组间比较的伯恩鲍姆-哈尔检验　又称为三个独立样本的斯米尔诺夫（Smirnov）检验。应用条件要求三组为相互独立的随机样本，且样本含量 n 相等，可以是计量资料或等级资料。令三个样本的经验分布函数为 $S_1(x)$、$S_2(x)$、$S_3(x)$，未知分布函数为 $F_1(x)$、$F_2(x)$ 和 $F_3(x)$。检验假设 H_0 为三个分布函数相同，H_1 为至少两个分布函数彼此不同。检验统计量为 $S_i(x)$ 和 $S_j(x)$ 之间的最大垂直距离，用 T_1 表示，公式为：

$$T_1 = \max_{i,j,i \neq j} \max_x |S_i(x) - S_j(x)| \tag{1}$$

判断原则：根据 n、α、$p = 1 - \alpha$，查附表"伯恩鲍姆-哈尔（Birnbaum-Hall）检验统计量分位数表"，得界值 W_p。当 $n > 40$ 时，需将 n 代入表中给出的公式计算得出界值 W_p，如果统计量 T_1 大于 W_p，则在 α 水平上拒绝 H_0，接受 H_1。

例1　将 36 名志愿者随机分为三组，检验三种不同减重计划的效果。减少的体重数据如表 1 所示。试问三种减重计划的减重效果是否不同？

表1　三组人群体重减轻的数据

A组	B组	C组
2	3	3
4	4	5
4	4	7
5	5	11
6	5	20
6	6	24
8	7	25
12	9	25
17	15	28
21	17	29
25	19	32
26	19	36

检验方法及步骤如下。

步骤1：检验假设。

H_0：三种减重计划的减重效果相同；

H_1：至少两种减重计划的减重效果不同。

$\alpha = 0.05$。

步骤2：计算检验统计量 T_1。这里的计算是采用针对本例数据特定情况下的简化算法进行的，不是普适方法，对具体的样本数据，应根据公式（1）原理来求出 T_1。具体为：①整理数据，将各组数据分别由小到大排列（表 1 已整理好），选出每个组的最大值，再由三个最大值中选出一个最小值，即 B 组的 19。②由 A 组和 C 组中分别求出 ≥19 的数据个数。A 组 ≥19 的有 21、25、26，共 3 个，C 组 ≥19 的有 20、24、25、25、28、29、32、36，共 8 个。③将每组样本含量 n 作为一个距离单位，每组中的一个数据占 $1/n$ 个距离单位。则：A 组与 B 组的最大垂直距离 =（A 组 ≥19 的数据个数）$/n = 3/12$，C 组与 B 组的最大垂直距离 =（C 组 ≥19 的数据个数）$/n = 8/12$。

步骤3：统计推断。根据 $n = 12$，$\alpha = 0.05$，$p = 1 - \alpha = 0.95$，查附表"伯恩鲍姆-哈尔（Birnbaum-Hall）检验统计量分位数表"，得界值 $W_{0.95} = 7/12$。本例计算的 $T_1 = 8/12 > W_{0.95} = 7/12$，则 $P < 0.05$，在 $\alpha = 0.05$ 水平上拒绝 H_0，接受 H_1，可认为至少两个分布函数不相同。结论：三种减重计划至少有两个减重计划的减重效果彼此不同。

单侧 k 个样本斯米尔诺夫（Smirnov）检验　该检验的应用条件与三个样本斯米尔诺夫检验基本相同，只是由三个样本换成 k 个样本，各组样本含量均为 n。令样本的经验分布函数为 $S_1(x)$、$S_2(x)$、…、$S_k(x)$，且相应的未知的总体分布函数为 $F_1(x)$、$F_2(x)$、…、$F_k(x)$。单侧检验假设 H_0：$F_1(x) = F_2(x) = \cdots = F_k(x)$，即所有样本来自相同总体；$H_1$：$F_i(x) > F_j(x)$，意义为分布函数依次减小，而分布中的观察值却倾向于依次增大，H_1 表示出这种单侧检验具有指定的方向性。这里，检验统计量用 T_2，定义为 $S_i(x)$ 大于或等于 $S_{i+1}(x)$ 的最大垂直距离。计算公式为公式（2）。

$$T_2 = \max_i \max_x |S_i(x) - S_{i+1}(x)|,$$
$$i = 1, 2, \cdots, k-1 \qquad (2)$$

首先计算样本 1 和 2 的最大垂直距离，然后是样本 2 和 3 的，余类推，直到样本 $k-1$ 和 k，T_2 则为这些值的最大值。判断原则：根据 n、k、$p = 1-\alpha$，查附表"单侧 k 个样本斯米尔诺夫（Smirnov）统计量分位数表"，所得数值再除以 n，即得界值 W_p。当 $n > 50$ 时，需将 n 代入表中给出的公式计算得出界值 W_p，如果计算的 T_2 大于 W_p，则在 α 水平上拒绝 H_0，接受 H_1。

例 2 随着年龄增大到 40 岁以上，眼睛的聚焦能力减弱。调查 40 岁以下的 4 个年龄组的四组人群，测量用右眼观察印刷符仍能清晰时的最近距离，数据已由小到大排列如表 2 所示。据此资料能否认为，随年龄增大，观察印刷符仍能清晰的最近距离也增大？

表 2 聚焦距离测量数据

15 岁~	20 岁~	25 岁~	30 岁~
(1)	(2)	(3)	(4)
4.6	4.7	5.6	6.0
4.9	5.0	5.9	6.8
5.0	5.1	6.6	8.1
5.7	5.8	6.7	8.4
6.3	6.4	5.6	8.6
6.8	6.6	7.4	8.9
7.4	7.1	8.3	9.8
7.9	8.3	9.6	11.5

检验方法及步骤如下：

步骤 1：检验假设。

$H_0: F_1(x) = F_2(x) = F_3(x) =$ $F_4(x)$，所有样本来自相同总体，即聚焦能力随年龄增加而不改变；

$H_1: F_i(x) > F_j(x)$，聚焦能力随年龄增加而减弱，即观察印刷符的清晰距离随年龄而增大。

$\alpha = 0.05$。

步骤 2：计算检验统计量 T_2。列表 3 计算各相邻样本之间的最大差值。①以 n 作为一个距离单位，样本中每个数据的距离为 $1/n$，累计距离 =（数据的位次）$/n$，如第 5 个数据为 $5/n$。②表中分数值的计算。样本 $S_i(x)$ 中每个数据的分数值从 $1/n$ 累计到 n/n 顺序递增。如第一个数据为 $1/8$，第八个数据为 $8/8$。样本 1 中第一个数据 4.6 小于样本 2 中所有数据（表 2），记为 0 值，则表 3 中的第（1）栏第一行为 $(1/8) - 0 = 1/8$。样本 1 中的第三个数据 5.0 大于或等于样本 2 中的二个数据 4.7 和 5.0 则记为 $2/8$，第（1）栏第三行为 $(3/8) - (2/8)$。样本 1 中最后一个数 7.9 大于样本 2 中的前 7 个数据，记为 $7/8$，则第（1）栏第八行记为 $(8/8) - (7/8) = 1/8$。其他各栏的分数计算均以此类推。

找出表 3 中的最大差值，在最后一栏，为 $4/8$，则检验统计量 $T_2 = 4/8$。

步骤 3：统计推断。根据 $n = 8$，$\alpha = 0.05$，$p = 1-\alpha = 0.95$，$k = 4$，查附表"单侧 k 个样本斯米尔诺夫（Smirnov）统计量分位数表"，得 $W_{0.95} = 5/n = 5/8$。本例计算的 $T_2 = 4/8$ 小于 $W_{0.95} = 5/8$，则 $P > 0.05$。在 $\alpha = 0.05$ 水平上，不能拒绝 H_0，还不能认为 4 个样本来自不同总体。结论：在 40 岁以前，人们眼睛的聚焦能力还不能说随年龄增长而减弱。

双侧 k 个样本斯米尔诺夫检验 该检验的应用条件与前述检验相同，只是检验假设时单侧改为双侧。$H_0: F_1(x) = F_2(x) = \cdots = F_k(x)$，所有样本来自相同总体；$H_1: F_i(x) \neq F_j(x)$，总体分布不全相同。检验统计量用 T_3，定义为 $S^{(1)}(x)$ 大于 $S^{(k)}(x)$ 的最大垂直距离，公式为：

$$T_3 = \max_{i,j,i \neq j} \max_x |S_i(x) - S_j(x)| \qquad (3)$$

判断原则：根据 n、k、$p = 1-\alpha$，查附表"双侧 k 个样本斯米尔诺夫（Smirnov）统计量分位数表"，得到的数据再除以 n 即为分位数的界值。如果样本 $n > 50$ 时，需将 n 代入表中给出的公式计算得出界值 W_p，如果计算的 T_3 大于 W_p，则在 α 水平上拒绝 H_0，接受 H_1。

例 3 用 5 种饲料喂养 5 组小白鼠，然后检验小白鼠肝内铁含

表 3 相邻样本之间的最大差值的计算

编号	$S_1(x) - S_2(x)$	$S_2(x) - S_3(x)$	$S_3(x) - S_4(x)$
1	(1/8) −0 = 1/8	(1/8) −0 = 1/8	(1/8) −0 = 1/8
2	(2/8) − (1/8) = 1/8	(2/8) −0 = 2/8	(2/8) −0 = 2/8
3	(3/8) − (2/8) = 1/8	(3/8) −0 = 3/8	(3/8) −0 = 3/8
4	(4/8) − (3/8) = 1/8	(4/8) − (1/8) = 3/8	(4/8) − (1/8) = 3/8
5	(5/8) − (4/8) = 1/8	(5/8) − (2/8) = 3/8	(5/8) − (2/8) = 3/8
6	(6/8) − (5/8) = 1/8	(6/8) − (3/8) = 3/8	(6/8) − (3/8) = 3/8
7	(7/8) − (6/8) = 1/8	(7/8) − (3/8) = 4/8	(7/8) − (3/8) = 4/8
8	(8/8) − (7/8) = 1/8	(8/8) − (7/8) = 1/8	(8/8) − (6/8) = 2/8

量。数据如表4所示。试问：5组小白鼠肝内铁含量是否相同？检验方法及步骤如下。

步骤1：检验假设。

H_0：5组小白鼠肝内铁含量相同；

H_1：5组小白鼠肝内铁含量不全相同。

$\alpha = 0.05$。

步骤2：计算检验统计量 T_3。①由表5求出各组最大值 Z_i：A组 $Z_1 = 2.63$，B组 $Z_2 = 6.96$，C组 $Z_3 = 10.33$，D组 $Z_4 = 2.08$，E组 $Z_5 = 5.21$。②再由 Z_i 中选出最小值和最大值，则有 $Z_4 = 2.08$，$Z_3 = 10.33$。比较的两组为 Z_3 和 Z_4 代表的C组和D组。③将C组和D组数据由小到大排列并列表5计算统计量 T_3 值。

表5中分数的计算与表3中的分数计算完全相同。例如，D组的第1到9个数据均小于C组数据，故得分均为0，由累计距离直接减去0得到结果。D组最后一个数为2.08，大于C组的第一个数2.07，故得分为1/10，则由 $(10/10) - (1/10) = 9/10$。表5中最大垂直距离为9/10，则 $T_3 = 9/10$。

步骤3：统计推断。根据 $n = 10$，$\alpha = 0.05$，$p = 1 - \alpha = 0.95$，$k = 5$，查附表"双侧 k 个样本斯米尔诺夫（Smirnov）统计量分位数表"，得 $W_{0.95} = 6/n = 6/10$。本例计算的 $T_3 = 9/10$，大于 $W_{0.95} = 6/10$，则 $P < 0.05$。在 $\alpha = 0.05$ 水平上拒绝 H_0，接受 H_1，可以认为各总体不全相等。

（刘玉秀　刘丽霞）

zhōngwèishù jiǎnyàn

中位数检验 （median test）

检验两个或多个独立样本中位数是否存在差异的非参数检验方法。为检验 k 组独立样本指定指标的中位数是否相同，首先需要将 k 组独立样本混合在一起，求出全部样本在指定指标的公共中位数，然后分别计算每组样本指定指标大于或小于等于公共中位数个体的数量。如果 k 组样本的中位数没有显著差异，则每组样本大于或小于等于公共中位数的观察值的数量应该基本相同，否则每组样本大于或小于等于公共中位数的观察值的数量将存在较大差异。

基本步骤　包括以下几步。

建立假设和设定显著性水平

H_0：各总体中位数相同；

H_1：各总体中位数不同。

确定显著水平 α。

构造统计量　根据中位数检验的基本思想，将各组样本频数构成一个 $2 \times k$ 列联表，使第 i 列的两个元素分别为第 i 个样本中大于或小于等于中位数的频数，然后采用 χ^2 检验来处理这个列联表，卡方统计量按下述公式计算：

$$\chi^2 = \sum_{i=1}^{2} \sum_{j=1}^{k} \frac{\left(n_{ij} - \frac{n_{i\cdot}\, n_{\cdot j}}{n} \right)^2}{\frac{n_{i\cdot}\, n_{\cdot j}}{n}}$$

$$(1)$$

自由度 $\gamma = (2-1) \times (k-1)$，即为 $k - 1$。

确定 P 值和作出统计决策

根据计算出的 χ^2 值和自由度，查附表"χ^2 分布界值表"，可以得到 P 值。若 $P < \alpha$，拒绝零假

表4　五种饲料喂养小白鼠后肝内铁含量

编号	A	B	C	D	E
1	2.23	5.59	4.50	1.35	1.40
2	1.14	0.96	3.92	1.06	1.51
3	2.63	6.96	10.33	0.74	2.49
4	1.00	1.23	8.23	0.96	1.74
5	1.35	1.61	2.07	1.16	1.59
6	2.01	2.94	4.90	2.08	1.36
7	1.64	1.96	6.84	0.69	3.00
8	1.13	3.68	6.42	0.68	4.81
9	1.01	1.54	3.72	0.84	5.21
10	1.70	2.59	6.00	1.34	5.12

表5　检验统计量 T_3 的计算

编号	D组	C组	$S^{(1)}(x) - S^{(k)}(x)$
1	0.69	2.07	$(1/10) - 0 = 1/10$
2	0.68	3.72	$(2/10) - 0 = 2/10$
3	0.74	3.92	$(3/10) - 0 = 3/10$
4	0.84	4.50	$(4/10) - 0 = 4/10$
5	0.96	4.90	$(5/10) - 0 = 5/10$
6	1.06	6.00	$(6/10) - 0 = 6/10$
7	1.16	6.42	$(7/10) - 0 = 7/10$
8	1.34	6.84	$(8/10) - 0 = 8/10$
9	1.35	8.23	$(9/10) - 0 = 9/10$
10	2.08	10.33	$(10/10) - (1/10) = 9/10$

设，接受备择假设，即各总体中位数不同，否则接受零假设，认为各总体中位数相同。

实例 具体如下。

两样本比较 两样本中位数检验的步骤如下：①将两样本观察值混合由小到大排列。②求出混合数据中的中位数 M，分别数出各样本中大于 M 及小于等于 M 的观察值的个数，见表1。③若两样本含量够大，符合四格表 x^2 检验条件时，可用四格表 x^2 检验，否则，用四格表的确切概率法。做四格表 x^2 检验可采用 x^2 检验的一般公式，即公式（1），也可以等价的采用四格表 x^2 检验的专用公式，即：

$$\chi^2 = \frac{n(ad - bc)^2}{(a+b)(c+d)(a+c)(b+d)} \quad (2)$$

表1 中位数检验四格表

	甲	乙	合计
$>M$	a	b	$a+b$
$\leq M$	c	d	$c+d$
合计	$a+c$	$b+d$	$a+b+c+d$

例1 某年某厂20名未接触汞作业者和40名接触汞作业工人发汞含量，问接触与未接触汞作业工人的发汞含量是否相同？

步骤1：假设检验。

H_0：两组发汞含量的总体中位数相同；

H_1：两组发汞含量的总体中位数不同。

$\alpha = 0.05$。

步骤2：求 M。$n = 20 + 40 = 60$，中位数是秩次为第30与31两变量的平均，即 $M = \frac{2.23 + 2.5}{2} = 2.365$，分别数出未接触组与接触组大于 M 的个数，见表3。

表2 两组工人的发汞含量（PPM）

未接触组				接触组	
含量	秩次	含量	秩次	含量	秩次
0.75	2	0.62	1	2.88	37
1.06	5	0.88	3	3.00	38
1.13	6	1.00	4	3.13	39
1.13	7	1.13	8	3.13	40
1.25	13	1.13	9	3.25	43
1.25	14	1.25	10	3.38	44
1.25	15	1.25	11	3.50	45
1.31	16	1.25	12	3.75	47
1.38	17	1.50	19	4.32	49
1.38	18	1.63	20	4.38	50
1.75	22	1.68	21	4.38	51
2.18	28	1.86	23	4.50	52
2.19	29	2.00	24	4.62	53
2.23	30	2.00	25	4.63	54
2.50	31	2.13	26	8.50	55
2.56	34	2.13	27	8.88	56
3.13	41	2.50	32	10.25	57
3.18	42	2.56	33	11.50	58
3.63	46	2.75	35	12.50	59
4.00	48	2.75	36	31.50	60

表3 中位数检验四格表

	未接触组	接触组	合计
>2.365	6	24	30
≤ 2.365	14	16	30
合计	20	40	60

$$\chi^2 = \frac{(6 \times 16 - 14 \times 24)^2 \times 60}{30 \times 30 \times 20 \times 40} = 4.8 ,$$
$$\gamma = 1$$

步骤3：查附表"x^2 分布界值表"，$P < 0.05$，按 $a = 0.05$ 水准拒绝 H_0，接受 H_1，认为2组工人发汞含量的总体中位数不同，接触组高于未接触组。

多个样本比较 多个样本中位数检验的步骤如下：①将各样本观察值混合后由小到大排列。②求出混合数据的中位数 M。③分别列出各组中大于 M 及不大于 M 的观察值的个数，列成行×列表。④用公式（1）计算 x^2 值，自由度 $\gamma = k - 1$，也可采用等价的公式（3）计算。

$$\chi^2 = n\left[\sum_{i=1}^{2} \sum_{j=1}^{k} \frac{n_{ij}^2}{n_{i.} \, n_{.j}} - 1 \right] \quad (3)$$

式中 n_{ij} 为各实际频数；$n_{i.}$ 及 $n_{.j}$ 分别为 n_{ij} 所在行与列的合计数；n 为总例数。

例2 某人测量了绞死、淹死、损伤及对照组大鼠心血中总甲状腺素 T_4 含量（表4）。问四组对应的总体中位数有无差别？

步骤1：假设检验。

H_0：4组对应的四个总体分布相同；

H_1：4组对应的四个总体中位数不等或不全相等。

$\alpha = 0.05$。

步骤2：求 M。将4组数据进行统一排序、编秩（表4）。4组共有32例，中位数为秩次为16和17变量的平均值，即：

$$M = \frac{1}{2} \times [43.01+45] = 44.005$$

将4组中大于 M 及不大于 M 的变量值个数列成表5。

将表4数据代入式（3）得：

$$\chi^2 = 8.9984, \ \gamma = 3$$

步骤3：查附表" χ^2 分布界值表"得 $P<0.05$，按 $\alpha = 0.05$ 水准拒绝 H_0，接受 H_1，故可以认为4组对应的总体中位数不全相等。

（徐天和　张中文）

fúlǐdémàn jiǎnyàn

弗里德曼检验（ Friedman test） 对于随机区组设计（又称配伍组设计）多个处理组或处理前后不同时间的定量实验结果，如不能满足两因素方差分析的正态性、方差齐性等条件的要求时，用基于秩变换的非参数统计来推断各处理组间的差别的方法。检验假设 H_0 为各处理组的总体分布相同，备择假设 H_1 为各处理组的总体分布位置不同或不全相同，必要时还可进一步作各组间的两两比较。

记区组数为 b，处理组数为 k。将每个区组内的观察值 X_{ij} 按由小到大排序得秩次 $R(X_{ij})$，遇有相同数据取平均秩次，然后求出各组秩次之和 R_j，$R_j = \sum\limits_{i=1}^{b} R(X_{ij})$。各组的平均秩和用下式计算：

$$\overline{R} = \frac{\sum\limits_{j=1}^{k} R_j}{b} = \frac{1}{2}b(k+1) \quad (1)$$

计算检验统计量 M 值公式为：

$$M = \sum\limits_{j=1}^{k} (R_j - \overline{R})^2 \quad (2)$$

可根据区组数 b 及处理组数 k，查附表" M 界值表"，获得 $\alpha = 0.05$ 水平下的界值 $M_{0.05}$，若 $M > M_{0.05}$，则 $P<0.05$，按 $\alpha = 0.05$ 水平拒绝 H_0，接受 H_1，可认为不同处理组间差别有统计学意义。

如果区组数 b 及处理组数 k 超过了" M 界值表"的范围，可考虑采用 χ^2 分布近似法，统计量 χ_R^2 的计算公式为

$$\chi_R^2 = \frac{12M}{bk(k+1)} \quad (3)$$

或

$$\chi_R^2 = \frac{12}{bk(k+1)} \sum\limits_{j=1}^{k} R_j^2 - 3b(k+1) \quad (4)$$

该量服从自由度为 $\nu = k - 1$ 的 χ^2 分布，可查附表" χ^2 分布界值表"进行统计推断，如果 $\chi_R^2 > \chi_{\alpha(\nu)}^2$，则 $P<\alpha$，按 α 水平拒绝 H_0，接受 H_1，可认为不同处理组间差别有统计学意义。当区组内有相同的数值时，该结果需要校正为 $C \cdot \chi_R^2$，校正数 C 按下式计算

$$C = \frac{bk(k^2-1)}{bk(k^2-1) - \sum(t_j^3 - t_j)} \quad (5)$$

式中 t_j 为第 j 个具有相同数值的个数，显然，$C \geqslant 1$。

例1 某检验站为研究长江某段水中的生化需氧量（ mg/L），同时在6个采样点和4个时间进行采样测定，结果见表1。问不同月份间水中生化需氧量有无差别？

检验方法及步骤如下。

步骤1：假设检验。

H_0：4个月份生化需氧量的总体分布相同。

H_1：4个月份生化需氧量的总体分布不同或不全相同。

$\alpha = 0.05$。

步骤2：编秩。每一区组（同一采样点）数据由小到大编秩（表1），遇有相同数据时取平均秩次，如第2行有2个0.30，均取平均秩次1.5。

步骤3：求检验统计量 M。①分别求4个处理组（月份）的

表4　四组大鼠心血中甲状腺激素 T_4 的含量（μg/L）

对照组	秩次	淹死组	秩次	损伤组	秩次	绞死组	秩次
10.80	1	21.89	4	23.01	5.5	12.91	2
18.00	3	23.56	7	25.15	9	49.57	20
23.01	5.5	29.00	10	31.00	11	50.78	21
25.00	8	33.57	13	36.60	14	60.57	25
33.00	12	47.00	18	45.00	17	84.89	28
37.34	15	48.10	19	52.09	22	90.83	29
43.01	16	54.72	23	78.71	27	122.00	31
59.30	24	70.40	30	120.57	30	122.44	32

表5　四组中位数比较列联表

	对照组	淹死组	损伤组	绞死组	合计
>44.005	1	4	4	7	16
≤44.005	7	4	4	1	16
合计	8	8	8	8	32

表1　长江某段不同采样点在不同月份的生化需氧量（mg/L）检测结果

采样点	一月		二月		七月		八月	
	测定值	秩次	测定值	秩次	测定值	秩次	测定值	秩次
1	1.39	4	0.76	3	0.40	2	0.35	1
2	1.34	4	0.83	3	0.30	1.5	0.30	1.5
3	1.84	4	0.77	3	0.36	1	0.50	2
4	1.16	4	0.31	2	0.70	3	0.10	1
5	1.72	4	0.85	3	0.16	1	0.80	2
6	1.65	4	1.60	3	0.60	1	1.55	2
月秩和（R_j）	24		17		9.5		9.5	

秩和 R_j，将各月份秩次相加即得。见表1的下部，本例分别为24、17、9.5、9.5。②求各组平均秩和 $\overline{R}$。根据公式（1），本例 $\overline{R}$ =（24+17+9.5+9.5）/4 = 15，或者 $\overline{R}$ = 0.5×6×（4+1）= 15。③计算 M 统计量。按公式（2）得：M = 145.5

步骤4：确定 P 值和作出推断结论。根据区组数6及处理组数4，查附表"M 界值表"，得界值 $M_{0.05}$ = 76，现 M = 145.5 > $M_{0.05}$，则 $P<0.05$，按 α = 0.05 水平拒绝 H_0，接受 H_1，故可认为 4 个月份的生化需氧量的差别有统计学意义。

当两因素多个样本比较的秩和检验认为各总体分布不同时，可进一步作两两比较或多重比较，其检验假设 H_0 为两两比较中的两个对比组的总体分布相同，H_1 为两个对比组的总体分布不同。为方便对比，按各组的秩和由大到小排序，并重新编上组次，检验统计量 q 计算公式为：

$$q = \frac{R_A - R_B}{S_{R_A - R_B}} \quad (6)$$

$$S_{R_A - R_B} = \sqrt{\frac{bk(k+1)}{12}} \quad (7)$$

式中 $R_A - R_B$ 为两对比组的秩和之差，$S_{R_A - R_B}$ 为差值的标准误。根据两对比组范围内包括的组数 a，按自由度 $\nu = \infty$，查附表"q 界值表"获得 α = 0.05 水平下对应的界值 $q_{0.05}$，如果 $q > q_{0.05}$，则 $P<0.05$，可拒绝 H_0，认为两对比组间的差别有统计学意义。

例2　对例1资料中不同月份间生化需氧量的比较，经秩和检验表明其总体分布差别有统计学意义，试进行两两月份之间的比较。

步骤1：假设。

H_0：任两月份的生化需氧量的总体分布相同。

H_1：任两月份的总体分布不同或不全相同。

α = 0.05。

步骤2：计算检验统计量 q。将各月份的秩和按大小排列，并重新编上组次。

组次	1	2	3	4
R_i	24	17	9.5	9.5
月份	一	二	七	八

按顺序列出两两对比组及各对比组范围内包括的组数 a，如表2第（1）、（3）栏，求出各两两比较组的秩和之差 $R_A - R_B$，见第（2）栏。按公式（7）求两组秩和之差的标准误：

$$S_{R_A - R_B} = \sqrt{\frac{6 \times 4 \times (4+1)}{12}} = 3.16$$

按公式（6）计算 q 值，见表2第（4）栏。

步骤3：确定 P 值和作出推断结论。根据 $\nu = \infty$，和各比较组范围内包含的组数 a，查附表"q 界值表"，分别获得 0.05 和 0.01 概率水平下对应的界值 $q_{0.05}$ 和 $q_{0.01}$，见表2第（5）栏、第（6）栏，进而得出各比较组的 P

表2　月份间生化需氧量两两比较

比较组 A 与 B	两秩和之差 $R_A - R_B$	组数 a	$q = \frac{(2)}{3.16}$	$q_{0.05}$	$q_{0.01}$	P
(1)	(2)	(3)	(4)	(5)	(6)	(7)
1 与 4	14.5	4	4.59	3.63	4.40	<0.01
1 与 3	14.7	3	4.59	3.31	4.12	<0.01
1 与 2	7.0	2	2.22	2.77	3.67	>0.05
2 与 4	7.5	3	2.37	3.31	4.12	>0.05
2 与 3	7.5	2	2.37	2.77	3.67	>0.05
3 与 4	0.0	2	0	2.77	3.67	>0.05

值，见第（7）栏。按 $\alpha = 0.05$ 水平，可认为一月份与七、八月份间生化需氧量的差别有统计学意义，其余月份间差别无统计学意义。

（刘玉秀 成 琪）

kuídé jiǎnyàn

奎德检验（Quade test） 用于处理随机区组设计的计量资料的方法。应用条件要求各区组之间的数据相互独立，也就是说一个区组产生的数据结果不影响另一区组数据的结果。该检验是由美国统计学家奎德（Quade）在 1972 年提出的，数据由 b 个区组、k 个处理组构成，其形式如表 1 所示。

表 1 随机区组设计的数据形式

区组	处理组			
	1	2	...	k
1	X_{11}	X_{12}	...	X_{1k}
2	X_{21}	X_{22}	...	X_{2k}
3	X_{31}	X_{32}	...	X_{3k}
...	...	...	...	...
b	X_{b1}	X_{b2}	...	X_{bk}

奎德检验的无效假设 H_0 为各处理组的效果相同，备择假设 H_1 为至少一个处理组和至少另一个处理组的效果不同。其检验统计量为 T_1，计算公式为：

$$T_1 = \frac{(b-1)B_1}{A_1 - B_1} \tag{1}$$

式中各有关量的计算公式如下：

$$A_1 = \sum_{i=1}^{b}\sum_{j=1}^{k} S_{ij}^2 \tag{2}$$

$$B_1 = \frac{1}{b}\sum_{j=1}^{k} S_j^2 \tag{3}$$

$$S_{ij} = Q_i\left[R(X_{ij}) - \frac{k+1}{2}\right] \tag{4}$$

$$S_j = \sum_{i=1}^{b} S_{ij} \tag{5}$$

$$i = 1,2,\cdots,b; j = 1,2,\cdots,k$$

式中 Q_i 是各区组极差值由小到大排列的秩次，区组极差值指区组内最大值与最小值的差值；$R(X_{ij})$ 是区组内各观察值由小到大排列的秩次，$\frac{k+1}{2}$ 是区组内的平均秩次；S_{ij} 是区组内各观察值秩次与平均秩次的差值，再与该区组极差值的秩次之乘积，反映了各区组内每个观察值的相对大小；S_j 为各处理组 S_{ij} 的合计值；A_1 为各 S_{ij} 的平方总和；B_1 为各处理组 S_j 的平方和除以区组数 b。

随着区组数 b 的增大，检验统计量 T_1 渐进服从 F 分布。统计推断时若 b 不是太少，则可根据自由度 $\nu_1 = k - 1$ 和 $\nu_2 = (b-1)(k-1)$，按照 α 检验水平查附表"F 界值表"得 F 界值，如果计算的 T_1 值大于 F 界值，则在 α 水平上拒绝 H_0，接受 H_1，可以认为各处理组的效应不全相同。

如果上述的检验拒绝 H_0，接受 H_1 时，还可进行各组之间的两两比较。如果满足下列不等式，则认为所比较的两个处理组效应之间差异在 α 水平上具有统计学意义。

$$|S_i - S_j| > t_{\alpha(\nu)}\sqrt{\frac{2b(A_1 - B_1)}{(b-1)(k-1)}} \tag{6}$$

式中 $t_{\alpha(\nu)}$ 可根据自由度 $\nu = (b-1)(k-1)$ 查附表"t 界值表"得到。

例 调查某城市的七所医院一年内 12 个月的婴儿出生数。将 12 个月分春夏秋冬四个季节，出生资料如表 2 所示。问四季的出生率是否相同？

检验方法及步骤如下：

表 2 某城市各医院四季婴儿出生资料

医院	出生数			
	春	夏	秋	冬
1	112	94	77	92
2	11	10	12	19
3	109	92	81	98
4	26	19	18	19
5	22	23	24	21
6	71	51	62	58
7	49	44	41	42

步骤 1：检验假设。

H_0：各季节出生率相同；

H_1：各季节出生率不全相同。

$\alpha = 0.05$。

步骤 2：计算检验统计量 T_1。本例 $b = 7$，$k = 4$。列出表 3，按每一区组内的观察值由小到大编排秩次并写在括号内。求各区组内极差并为极差由小到大编排秩次。遇到相同的数据时，求出相应的平均秩次。

根据表 3 的数据列出表 4，计算 S_{ij} 及相应的各指标。

表 4 中数据的计算，是根据表 3 中的区组内秩次代入公式计算而得，例如医院 1 春季的 S_{ij} 值计算，$S_{ij} = Q_i[R(X_{ij}) - 2.5] = 7 \times (4 - 2.5) = 10.5$。余类推。表 4 中的 S_{ij} 值是通过区组内秩次与其平均秩次之差计算而得，故有一定的规律性。处理组数为偶数时，S_{ij} 可成对出现，绝对值相等，正负号相反，处理组数为奇数时，除出现绝对值相等，符号相反的成对数据外，还会出现零值。据此规律，可检查计算是否有误。

根据表 4 数据，计算下列各指标得：$A_1 = 688.875$，$B_1 = 292.625$，$T_1 = 4.43$。

步骤 3：判断。根据自由度 $\nu_1 = k - 1 = 4 - 1 = 3$、$\nu_2 = (b-1)(k-1) = (7-1)(4-1) = 18$，$\alpha = 0.05$，查附表"F 界值表"。

表3　按区组内观察值编排秩次

| 医院（区组） | 出生数（处理组） | | | | 极差秩次 | |
	春	夏	秋	冬	区组极差	Q_i
1	112（4）	94（3）	77（1）	92（2）	35	7
2	11（3）	10（2）	12（4）	9（1）	3	1.5
3	109（4）	92（2）	81（1）	98（3）	28	6
4	26（4）	19（2.5）	18（1）	19（2.5）	8	3.5
5	22（2）	23（3）	24（4）	21（1）	3	1.5
6	71（4）	51（1）	62（3）	58（2）	20	5
7	49（4）	44（3）	41（1）	42（2）	8	3.5

表4　S_{ij} 及有关数据的计算

| 医院（区组） | 极差秩次 Q_i | $S_{ij} = Q_i [R(X_{ij}) - 2.5]$ | | | | $\sum S_{ij}^2$ |
		春	夏	秋	冬	
1	7	10.5	3.5	−10.5	−3.5	245
2	1.5	0.75	−0.75	2.25	−2.25	11.25
3	6	9	−3	−9	3	180
4	3.5	5.25	0	−5.25	0	55.125
5	1.5	−0.75	0.75	2.25	−2.25	11.25
6	5	7.5	−7.5	2.5	−2.5	125
7	3.5	1.75	5.25	−5.25	−1.75	61.25
合计		$S_j = 37.5$	−5.25	−23	−9.25	688.875

表5　两两比较有关数据的计算

比较的两组	$|S_i - S_j|$	P 值
春与夏	42.75	<0.05
春与秋	60.50	<0.01
春与冬	46.75	<0.05
夏与秋	17.75	>0.05
夏与冬	4.00	>0.05
秋与冬	13.75	>0.05

（刘玉秀　刘丽霞）

得 F 界值为 3.16，本例 $T_1 =$ 4.43>3.16，则 $P<0.05$。在 $\alpha = 0.05$ 的水平上拒绝 H_0，接受 H_1，可认为春夏秋冬四季出生数不全相同。

为进一步了解春夏秋冬四季中不同季节间的差别情况，可进行各季节之间的两两比较，按公式（6）进行计算并作出判断。

检验方法及步骤如下。

步骤1：检验假设。

H_0：比较的两季节出生率相同；

H_1：比较的两季节的出生率不同。

步骤2：计算界值。按照自由度 $\nu = (b-1)(k-1) = (7-1)(4-1) = 18$，查附表"$t$ 界值表"得界值 $t_{0.05(18)} = 2.101$，$t_{0.01(18)} = 2.878$，计算出公式（6）右侧的结果分别为 36.88 和 50.53，作为

α 分别为 0.05 和 0.01 对应的判断界值。

步骤3：判断。列表5计算公式（6）左侧的结果，代表各组两两之间的差别情况，以 36.88 和 50.53 作为判断界值。如果两组之差 $|S_i - S_j|$ 大于界值 36.88，则 $P < 0.05$；如果 $|S_i - S_j|$ 大于 50.53，则 $P<0.01$，据此可进行两季节之间出生率差异的统计推断。

表5数据显示，春季与夏季、秋季、冬季出生率的差异均有统计学意义，而其他各季之间的出生率差异无统计学意义。

débīn jiǎnyàn

德宾检验（Durbin test）

在实验设计时，由于种种条件的限制，构建一个完全的区组设计有时不太可能或不太实际，此时可考虑应用不完全区组设计。平衡不完全配伍组设计是其中常用的一种，该设计的特点是，每种处理出现或重复相同的次数，每一区组含有相同数量的观察对象。对于平衡不完全区组设计的数据，1951年英国统计学家德宾（Durbin）提出了这种分析的方法，其应用条件是各区组相互独立。

基本步骤 德宾检验的检验假设 H_0 为各处理组效应相同，H_1 为至少一个处理组效应和另一个处理组的效应不同。先将每个区组内的观察值 X_{ij} 按由小到大排序得秩次 $R(X_{ij})$，然后求出各组秩次之和 R_j：

$$R_j = \sum_{i=1}^{b} R(X_{ij}) \qquad (1)$$

检验统计量 T 的计算公式为公式（2）或公式（3）。

式中 t 为处理组总数；b 为区组总

$$T = \frac{12(t-1)}{rt(k-1)(k+1)} \sum_{j=1}^{t} \left[R_j - \frac{r(k+1)}{2} \right]^2 \qquad (2)$$

$$T = \frac{12(t-1)}{rt(k-1)(k+1)} \sum_{j=1}^{t} R_j^2 - \frac{3r(t-1)(k+1)}{k-1} \qquad (3)$$

数；r 为每种处理出现或重复次数；k 为每区组中观测值个数。

检验统计量 T 近似服从 χ^2 分布，进行统计推断时，可根据自由度 $\nu = t-1$ 和检验水平 α，查附表"χ^2 分布界值表"求出界值。如果计算的检验统计量 T 值大于 χ^2 界值，则 $P<\alpha$，在 α 水平上拒绝 H_0，接受 H_1。

实例 具体如下。

例1　科学家研究7种化学毒物对蚜虫的杀灭作用。由于实验只能一天检验三种物质，他们使用了平衡不完全区组设计，这需7天才能完成试验，化学物质对蚜虫的毒性作用结果见表1。据此资料能否得出7种化学物质的毒性作用不同的结论。

检验方法及步骤如下：

步骤1：检验假设。

H_0：各种化学物质的毒性作用相同；

H_1：至少一种化学物质与另一种化学物质的毒性作用不同。

$\alpha = 0.05$。

步骤2：计算检验统计量 T。将表1数据分别在每个区组内由小到大编排秩次，遇相同数据时取平均秩次，求出相应的 R_j 和 R_j^2。

本例 $t=7$，$b=7$，$r=3$，$k=3$。将有关数据代入公式（3）得：$T=7.71$。

步骤3：判断。根据自由度 $\nu = t-1 = 7-1 = 6$，$\alpha = 0.05$，查附表"χ^2 分布界值表"得界值为 $\chi^2_{0.05(6)} = 12.59$。本例计算的检验统计量 $T = 7.71$，小于相应的卡方界值，则 $P>0.05$。在 $\alpha = 0.05$ 水平上不拒绝 H_0。结论为尚不能认为7种化学物质对蚜虫的杀灭作用有差别。

如果 H_0 被拒绝时，说明各处理组的效应不全相同，当需要进一步了解各组间的具体差别时，

需要进行各处理组之间的两两比较。若两处理组之差满足下列不等式，则可在 α 水平下拒绝无效假设，认为比较的两处理组的效应不相同。计算公式如公式（4）。

$$|R_i - R_j| > t_{\alpha(\nu)} \sqrt{\frac{r(k+1)(k-1)[bk(t-1)-tT]}{6(t-1)(bk-t-b+1)}} \quad (4)$$

根据自由度 $\nu = bk - t - b + 1$ 及 α 水平，查附表"t 界值表"可获求得相应的界值 $t_{\alpha(\nu)}$。

应用德宾检验时，应注意每种处理出现或重复次数 r 和各区组中的观察值个数 k 不能太小，否则，T 近似 χ^2 分布的效果不好，检验结果比较粗略。

（刘玉秀　成琪）

科克伦检验（Cochran test）

在应用随机区组设计类型进行研究时，观察对象对处理的反应只有两种结局，即"是"与"否"，"成功"与"失败"等，可用科克伦检验来分析各处理组的效应是否相同。该检验由英国统计学家科克伦（Cochran）在1950年提出。随机区组设计，亦称完全随机区组设计，是医学研究领域常用的研究设计类型之一。

基本思想 在随机区组设计中，独立地 c 种处理方法分别处理 r 个区组，并将实验结果根据"成功"与"失败"分别记为"1"和"0"，然后将结果放入如下的一张 $r \times c$ 列联表中（如

表1　七种化学物质对蚜虫的毒性作用结果（平衡不完全区组设计）

天数	化学毒物（处理组）						
（区组）	A	B	C	D	E	F	G
1	0.465	0.343		0.396			
2	0.602		0.873		0.634		
3			0.875	0.302			0.330
4	0.423					0.987	0.426
5		0.652	1.142			0.989	
6		0.536			0.409		0.309
7					0.609	0.417	0.931

表2　在区组内由小到大编排秩次并求算 R_j 和 R_j^2

天数	化学毒物（处理组）						
（区组）	A	B	C	D	E	F	G
1	3	1		2			
2	1		3		2		
3			3	1			2
4	1					3	2
5		1	3			2	
6		3			2		1
7					2	1	3
R_j	5	5	9	5	5	8	5
R_j^2	25	25	81	25	25	64	25	$\sum R_j^2 = 270$

表 1）：

表中行代表区组，列代表处理方式；X_{ij} 的值为 0 或 1；R_i，$i = 1, 2, \cdots, r$ 为行总和；C_j，$j = 1, 2, \cdots, c$ 为列总和；N 为表中 1 的总数。

假设各处理组效果相同，则可构建如下的统计量：

$$Q = \frac{c(c-1)\sum\limits_{j=1}^{c} C_j^2 - (c-1)N^2}{cN - \sum\limits_{i=1}^{r} R_i^2}$$

$$(1)$$

如果各区组的选择是随机的，则随着区组个数 r 的增加，检验统计量 Q 值越来越接近 χ^2 分布。根据自由度 $= c - 1$ 及 α，查附表"χ^2 分布界值表"得 χ^2 界值。如果计算的 Q 值大于卡方界值，则在 α 水平上拒绝 H_0，接受 H_1，可认为各处理组效应不全相等。该检验的适用条件是：①r 个区组是从所有区组组成的总体中随机选取的。②区组个数 r 值不能太小。③处理的结果可以按照某种方式对每个区组内的所有处理进行两种区分，所以结果可记为"0"或"1"。

基本步骤 包括以下几步。

建立检验假设，确定检验水准 H_0：所有的处理效果相同；H_1：处理之间效果有差异。检验水准一般均设为 0.05。

计算检验统计量 Q 值 在大样本下，由于公式（1）计算得到的统计量 Q 值服从 χ^2 分布，因此可按 χ^2 分布原理做出推断结论。

确定 P 值，做出推断结论 根据自由度及检验水准，查附表"χ^2 分布界值表"，得 P 值，做出推断结论。

实例 具体如下。

例 采用随机区组设计将中医虚热症大白鼠按性别、年龄、品系、遗传背景、饲养条件、营养等因素配成 15 个区组，每组 4 只，分别给予 a，b，c，d 四种药物进行干预，干预结果有效记为"1"，无效记为"0"，见表 2。试推断四种药物的干预效果是否相同。

表 2 四种药物对中医虚热症大白鼠的干预结果

区组	药物				总和
	a	b	c	d	
1	1	0	1	1	3
2	1	1	0	0	2
3	0	1	1	0	2
4	0	1	0	0	1
5	1	0	0	1	2
6	0	0	1	1	2
7	1	0	1	0	2
8	0	0	0	1	1
9	1	0	0	0	1
10	0	1	1	1	3
11	1	1	1	1	4

续 表

区组	药物				总和
	a	b	c	d	
12	0	1	0	0	1
13	0	0	1	1	2
14	1	0	1	1	3
15	0	1	0	0	1
总和	7	7	8	7	29

检验方法和步骤如下。

步骤 1：建立检验假设，设定检验水准。

H_0：四种药物的干预效果相同；

H_1：四种药物的干预效果不全相同。

$\alpha = 0.05$。

步骤 2：计算检验统计量 Q。由表 1，得到有关指标及数据如下：

$c = 4$，$r = 15$，$N = 19$

$\sum C_j^2 = 7^2 + 7^2 + 8^2 + 7^2$
$= 211$

$\sum R_j^2 = 3^2 + 2^2 + 2^2 + 1^2 + 2^2$
$\quad + 2^2 + 2^2 + 1^2 + 3^2 + 4^2$
$\quad + 1^2 + 2^2 + 3^2 + 1^2$
$= 75$

$$Q = \frac{c(c-1)\sum\limits_{j=1}^{c} C_j^2 - (c-1)N^2}{cN - \sum\limits_{i=1}^{r} R_i^2}$$

$$= \frac{4(4-1)211 - (4-1)19^2}{4 \times 19 - 75}$$

$$= 1\,449$$

步骤 3：统计推断及结论。根据自由度 $= c - 1 = 3$ 及 $\alpha = 0.05$，查附表"χ^2 分布界值表"得 $\chi^2(0.05, 3) = 7.81$。本例计算的 Q 值为 1 449，大于 χ^2 界值，则 $P < 0.05$，所以在 $\alpha = 0.05$ 水平上拒绝 H_0，认为四种药物对中医虚热症大白鼠的干预效果不相同。

（薛付忠）

表 1 随机区组设计用 c 种处理方法对 r 个区组处理结果的 $r \times c$ 列联表

区组	处理				合计
	1	2	$\cdots$	c	
1	X_{11}	X_{12}	$\cdots$	X_{1c}	R_1
2	X_{21}	X_{22}	$\cdots$	X_{2c}	R_2
$\cdots$					
r	X_{r1}	X_{r2}	$\cdots$	X_{rc}	R_r
合计	C_1	C_2	$\cdots$	C_c	N

相等数据秩检验（rank test with ties）

在非参数统计的秩和检验或与秩有关的一些统计检验中，经常会出现相等数据，特别是在处理等级资料（有序分类数据）的时候，各分类组内部都是相同数据，数据相同排列的秩次就相同，在做检验时，对这些相同秩次如不加以校正，则势必影响计算结果的准确性。

相等数据秩次检验统计量需要校正的原因 在计算秩次的方差时，在含量为 n 的样本中，出现 k 个具有相同秩次的群，此 k 个群中含有相同秩次的数据个数分别为 t_1，t_2，$\cdots$，t_k，则此含量为 n 个数据的样本，其相应秩次应为：

$$1,2,\cdots,x_1,x_1+\frac{t_1+1}{2},\cdots,$$

$$x_1+\frac{t_1+1}{2},x_1+t_1+1,\cdots,x_2,$$

$$x_2+\frac{t_2+1}{2},\cdots,x_2+\frac{t_2+1}{2},x_2+$$

$$t_2+1,\cdots,x_3,\cdots,x_k+\frac{t_k+1}{2},\cdots,$$

$$x_k+\frac{t_k+1}{2},x_m+t_m+1,\cdots,x_n$$

因 $\sum_{i=1}^{k}\left[\sum_{j=1}^{t_i}(x_i+j)^2-t_i\left(x_i+\frac{t_i+1}{2}\right)^2\right]=\sum_{i=1}^{k}\frac{t_i^3-t_i}{12}$

故该数据相比没有相同秩次数据的平方和减少了 $\sum_{i=1}^{k}\frac{t_i^3-t_i}{12}$，因此要得到合理的统计结论，需在计算时将它减去。

配对资料秩和检验的校正 符号秩和检验用于配对设计资料两样本的比较，计算公式如下：

$$Z=\frac{|T-n(n+1)/4|-0.5}{\sqrt{n(n+1)(2n+1)/24}} \quad (1)$$

在零假设成立的条件下，因随着 n 的增大，T 逐渐逼近于均数为 $n(n+1)/4$，标准差为 $n(n+1)(2n+1)/24$ 的正态分布，故可按正态分布进行 u 检验并做出结论。

当出现相同秩次较多时（如超过 25%），可采用下面的校正公式：

$$Z_c=\frac{|T-n(n+1)/4|-0.5}{\sqrt{\frac{n(n+1)(2n+1)}{24}-\frac{\sum(t_j^3-t_j)}{48}}} \quad (2)$$

式中 t_j 为相同秩次的个数。显然，校正以后 Z 值增大，从而更易得到否定零假设的结论。

成组设计两样本比较秩和检验的校正 两组资料样本量分别为 n_1 和 n_2，且 $n=n_1+n_2$。当它们较大时，由随机变量和的数字特征的性质与计算以及中心极限定理可知，在零假设成立的条件下，T 接近均数为 $n_1(1+n)/2$，方差为 $n_1n_2(1+n)/12$ 的正态分布，故在假设检验时采用下面的统计量 Z：

$$Z=\frac{|T_1-n_1(n+1)/2|-0.5}{\sqrt{n_1n_2(1+n)/12}} \quad (3)$$

当出现相同秩次较多时（如超过 25%），可采用下面的校正公式，见公式（4）：

$$Z_c=\frac{|T_1-n_1(n+1)/2|-0.5}{\sqrt{\frac{n_1n_2}{12n(n-1)}\left[n^3-n-\sum(t_j^3-t_j)\right]}} \quad (4)$$

式中 t_j 为相同秩次的个数，若将没有相同秩次数据的单个数据也看作一个单独的秩次群，校正公式还可以改写成：

$$Z_2=\frac{|T_1-n_1(n+1)/2|-0.5}{\sqrt{\frac{n_1n_2}{12n(n+1)}\left(n^3-\sum t_j^3\right)}} \quad (5)$$

当相同秩次不是特别多时，采用公式（3）更方便，否则采用公式（4）计算更简单。

实例 具体如下。

例1 比较婴儿一般肝炎与重症肝炎患者血清总胆红素（mg%）有无差别？数据见表1。

表1 两组肝炎婴儿的血清总胆红素比较

总胆红素（mg%）	人数		合计
	一般组	重症组	
<1	4		4
1~	11	2	11
5~	15	10	17
10~		1	10
15~		4	1
20~		2	4
25~			2
合计	30	19	49
秩和	480	745	

注：胆红素：1mg% = 17.1μmol/L

本例用威尔科克森（Wilcoxon）秩和检验，用校正公式（4）得：

$$Z=5.71$$

故 $P<0.01$，拒绝零假设接受备择假设，婴儿一般肝炎与重症肝炎患者血清总胆红质的含量有差别。

克鲁斯卡尔-沃利斯（Kruskal-Wallis）检验的校正 克鲁斯卡尔-沃利斯检验是利用多个样本的秩和来推断各样本分别代表的总体的位置有无差别，它相当于单因素方差分析的非参数方法。

克鲁斯卡尔-沃利斯检验的统计量为：

$$H = \frac{12}{n(n+1)} \sum \frac{R_i^2}{n_i} - 3(n+1)$$
(6)

当相同秩次较多时，尤其是处理有序分类资料的时候，需用校正公式，见公式（7）。

$$H_c = \frac{\frac{12}{n(n+1)} \sum \frac{R_i^2}{n_i} - 3(n+1)}{1 - \frac{\sum (t_j^3 - t_j)}{n^3 - n}}$$
(7)

求得 H 值或者 H_c 值以后，查附表"H 界值表"（多组秩和）就可以得到 P 值，进而给出统计结论。

例2 5 种病人阴道涂片按巴氏细胞学分级的检查结果见表2，问 5 种病人的细胞分级有无程度上差别？

代入公式（7），得 $H_c = 195.50$。此时，H_c 近似与自由度为样

本组数减 1 的 χ^2 分布，可通过查附表"χ^2 分布界值表"得到 P 值。显然自由度 $\gamma = 5 - 1 = 4$，通过查 χ^2 分布界值知，$P<0.01$。故 5 种病人的细胞分级有程度上的差别。

完全类似的其他与秩有关的检验问题也应在相同秩过多时采取校正的策略，而校正的方法要通过严格的概率推理得到。

弗里德曼（Friedman）秩和检验的校正 弗里德曼秩和检验适用于随机区组设计资料的秩和检验。

统计量 M 值：

$$M = \sum (R_j - \bar{R})^2$$
(8)

式中 R_j 表示第 j 个处理组的秩和，$\bar{R} = \sum R_j / k$。

方法 1：查表法（当 $b \leq 15$，$k \leq 15$ 时）。查附表"M 界值表"。

方法 2：χ^2 分布近似法。当处理数 k 或区组数 b 较大时，可以采用近似 χ^2 分布法。

$$\chi_r^2 = \frac{12}{bk(k+1)} \sum_{j=1}^{k} R_j^2 - 3b(k+1)$$
(9)

服从自由度为 $k-1$ 的卡方分布。其中，b 表示区组数，k 表示处理组数。

当相同秩次较多时，需要用以下公式校正：

$$\chi_c^2 = \frac{\chi^2}{c}, \quad c = 1 - \frac{1}{bk(k^2-1)} \sum (t_j^2 - t_j)$$
(10)

式中，t_j 为第 j 次相持相同秩次的个数。

例3 欲用学生的综合评分来评价四种教学方式的不同，按照年龄、性别、年级、社会经济地位、学习动机相同和智力水平、

表2 5 种病人阴道涂片的细胞学分级比较

巴氏分级	慢性炎症伴有化生	轻度不典型增生	重度不典型增生	原位癌	浸润癌	合计
I	21	19	0	0	0	40
II	4	4	41	3	0	52
III	0	0	6	11	31	48
IV	0	2	3	15	42	62
V	0	0	0	21	77	98
合计	25	25	50	50	150	300
R_i（秩和）	696.5	998.5	3 940	9 335	30 180	
Cpd_j	6 132	5 228	7 170	-3 620	-15 210	

表3 不同区组 4 种教学方式对学生学习综合评分比较

区组编号	教学方式 A		教学方式 B		教学方式 C		教学方式 D	
	综合评分	秩	综合评分	秩	综合评分	秩	综合评分	秩
1	8.4	1	9.6	2	9.8	3	11.7	4
2	11.6	1	12.7	4	11.8	2	12.0	3
3	9.4	2	9.1	1	10.4	4	9.8	3
4	9.8	2	8.7	1	9.9	3	12.0	4
5	8.3	2	8.0	1	8.6	3.5	8.6	3.5
6	8.6	1	9.8	3	9.6	2	10.6	4
7	8.9	1	9.0	2	10.6	3	11.4	4
8	8.3	2	8.2	1	8.5	3	10.8	4
R_j		12		15		23.5		29.5

学习情况相近作为配伍条件，将 4 名学生分为一组，共 8 组，每区组的 4 名学生随机分到四种不同的教学实验组，经过相同的一段时间后，测得学习成绩的综合评分，试比较四种教学方式对学生学习成绩的综合评分影响有无不同？

计算统计量：$b = 8$，$k = 4$，$R_1 = 12$，$R_2 = 15$，$R_3 = 23.5$，$R_4 = 29.5$，代入公式（9），得：$\chi_r^2 = 14.36$。

以 $\nu = 4 - 1 = 3$ 查附表"χ^2 分布界值表"，$\chi_{0.01,3}^2 = 11.34$，$P < 0.01$，按 $\alpha = 0.05$ 检验水准，拒绝 H_0。

下面进行相等数据校正。本例相持数据只有 1 次，包含相同数据个数为 2 个，所以 $t_1 = 2$。

$$c = 1 - \frac{1}{bk(k^2 - 1)} \sum (t_j^2 - t_j)$$
$$= 1 - \frac{1}{8 \times 4(4^2 - 1)}(2^3 - 2)$$
$$= 0.9875$$

$$\chi_c^2 = \frac{\chi^2}{c} = \frac{14.36}{0.9875} = 14.54，$$

$0.001 < P < 0.01$，按照 $\alpha = 0.05$ 检验水准，拒绝 H_0。

（徐天和　孙红卫）

ānsàlǐ-bùlādélì biànyìdù jiǎnyàn

安萨里－布拉德利变异度检验

（Ansari-Bradley dispersion test）

检验两样本和多样本离散程度的一种非参数统计方法。该方法是由安萨里（Ansari）和布拉德利（Bradley）在 1960 年提出。该方法要求各样本为相互独立的随机样本，来自非正态连续分布总体，且总体中位数相等。

基本思想　将两样本数据统一排序后，按照观察值的极端情况赋以秩次（最小值和最大值均为 1），以样本较小组的秩和为检验统计量 T，T 值偏小或偏大到超出界值范围，则两总体的变异度不等。

基本步骤　包括以下几步。

建立检验假设，确定检验水准　双侧 H_0：$\sigma_1^2 = \sigma_2^2$，即两总体变异度相等；H_1：$\sigma_1^2 \neq \sigma_2^2$，即两总体变异度不等。单侧 H_0：$\sigma_1^2 = \sigma_2^2$；H_1：$\sigma_1^2 > \sigma_2^2$。单侧 H_0：$\sigma_1^2 = \sigma_2^2$；H_1：$\sigma_1^2 < \sigma_2^2$。检验水准一般均设为 0.05。

编秩　令 n_1 为 X 样本含量，n_2 为 Y 样本含量，且 $n_1 \leq n_2$，将两样本合并由小到大统一排序。每个最小值和最大值均分别排秩次为 1，第二个最小值和最大值均分别排秩次为 2，依此类推。

计算检验统计量　求出 X 样本观察值的检验统计量 $T = \sum R_i$，式中 R_i 为第 i 位 X 样本观察值的秩次。

做出推断结论　根据 n_1，n_2，α，$\alpha/2$，$1 - \alpha/2$，查附表"安萨里－布拉德利（Ansari-Bradley）W 统计量概率表"，得到 T 的上下临界值。判断原则：计算的 T 值，如果落入表中的上下界值范围内，则 $P > \alpha$，不拒绝 H_0；若计算的 T 值落入表中的上下界值范围外，则 $P < \alpha$，拒绝 H_0，接受 H_1。此时，当 T 小于下临界值时，则 $\sigma_1^2 > \sigma_2^2$；当 T 大于上临界值时，则 $\sigma_1^2 < \sigma_2^2$。

大样本近似法　当样本含量 $n_1 > 10$ 或 $n_2 > 10$ 时，则超出附表"安萨里－布拉德利（Ansari-Bradley）W 统计量概率表"的范围，可先求出 T 值再按下列公式计算 u 值。

如果 $n_1 + n_2$ 为偶数，则为公式（1）。

如果 $n_1 + n_2$ 为奇数，则为公式（2）。

由上式计算的 u 值按标准正态分布的适当取值如双侧 $u_{0.05} = 1.96$ 或 $u_{0.01} = 2.58$ 作出判断。

注意：小样本中遇相同数据时，应先求相应的平均秩次再计算 T 值。大样本遇有相同数据时，要对公式（1）和公式（2）进行修正如下：

用公式（3）取代公式（1）中的分母。

用公式（4）取代公式（2）中的分母。

公式（3）和公式（4）中，g 是有相同数据的组的个数；t_j 是第 j 个具有相同数据组的样本含量；r_j 是第 j 个具有相同数据的组中的测量值的平均秩次。

实例　具体如下。

例　测得铅作业与非铅作业工人的血铅值（μmol/L），如表 1 所示，问两组工人血铅值的变异

$$u = \frac{T - [n_1(n_1 + n_2 + 2)/4]}{\sqrt{n_1 n_2(n_1 + n_2 + 2)(n_1 + n_2 - 2)/[48(n_1 + n_2 - 1)]}} \tag{1}$$

$$u = \frac{T - [n_1(n_1 + n_2 + 1)^2/4(n_1 + n_2)]}{\sqrt{n_1 n_2(n_1 + n_2 + 1)[3 + (n_1 + n_2)^2/48(n_1 + n_2)^2]}} \tag{2}$$

$$\frac{n_1 n_2 [16 \sum_{j=1}^{g} t_j r_j^2 - (n_1 + n_2)(n_1 + n_2 + 2)^2]}{16(n_1 + n_2)(n_1 + n_2 - 1)} \tag{3}$$

$$\frac{n_1 n_2 [16(n_1 + n_2) \sum_{j=1}^{g} t_j r_j^2 - (n_1 + n_2 + 1)^4]}{16(n_1 + n_2)^2(n_1 + n_2 - 1)} \tag{4}$$

度有无差别。

步骤 1：建立检验假设和确定检验水准。

$H_0: \sigma_1^2 = \sigma_2^2$，即两组工人血铅值总体变异度相等；

$H_1: \sigma_1^2 \neq \sigma_2^2$，即两组工人血铅值总体变异度不等。

$\alpha = 0.05$。

步骤 2：计算检验统计量 两组数据统一由小到大排序并重新排秩见表 2。

根据表 2 排秩次结果，求 X 样本的检验统计量：$T = \sum R_i = 4 + 6 + 5 + 2 + 1 = 18$。

步骤 3：判断结果。根据 $n_1 = 5$，$n_2 = 6$，$\alpha/2 = 0.025$，$1 - \alpha/2 = 0.975$，查附表"安萨里-布拉德利 W 统计量概率表"。由于表中并无精确 $\alpha/2$ 和 $1 - \alpha/2$ 的概率值，可选择最接近的概率值。本例的上界值为：当 $n_1 = 5$，$n_2 = 6$，$\alpha/2 = 0.025$，查表知，最接近 $\alpha/2 = 0.025$ 的概率值为 0.0303，与此概率相对应的左栏的上界值 X 为 22。本例的下界值为：当 $n_1 = 5$，$n_2 = 6$，$1 - \alpha/2 = 0.975$ 时，查表知，最接近 $1 - \alpha/2 = 0.975$ 的概率值为 0.9610，与此概率相对应的左栏的下界值 X 为 12。本例的检验统计量 $T = 18$，落入 12~22，故在 $\alpha = 0.05$ 水平上不拒绝 H_0，还不能认为两组工人血铅值总体变异度不等。

（薛付忠）

mùdé biànyìdù jiǎnyàn

穆德变异度检验 （Mood dispersion test） 以某样本组各中心化观测值的秩次与全部观测平均秩次的离均差平方和作为检验统计量，可用来推断总体变异度是否相同。1954 年穆德（Mood）提出。当对两个独立的随机样本进行变异度检验时，将各观测值中心化以后，混合排序并编秩，

不考虑相同观测值时，秩次范围为 $1 \sim N$ 之间的整数，平均秩次为 $(N+1)/2$，第 i 个观测与平均秩次的离均差 $R_i - (N+1)/2$ 可以反映该观测的离散程度，但方向有正有负。

基本思想 设两个独立的随机样本的观测值分别为 $X_i(i = 1, 2, 3, \cdots, n_1)$ 和 $Y_j(j = 1, 2, 3, \cdots, n_2)$，用各观测值分别减去各自样本的均数/中位数得到中心化观测值 X'_i（$X'_i = X_i - M_X$）和 Y'_j（$Y'_j = Y_j - M_Y$），对 X'_i 和 Y'_j 统一由小到大排序并编秩（$R_k = 1, 2, 3, \cdots, N$），平均秩次为 $(N+1)/2$，第 k 个观测与平均秩次的离均差平方 $\left(R_k - \dfrac{N+1}{2}\right)^2$ 可以反映该观测相对于平均秩次的离散程度。若"H_0：两总体变异度相等"成立，则 X'_i 和 Y'_j 在中心位置两端的分布应是随机的，从而第一个样本 n_1 个观测值之秩次的离均差平方和（M_1）的期望和方差分别为公式（1）（2）。

$$E(M_1) = \frac{n_1}{N} \sum_{k=1}^{N} \left(R_k - \frac{N+1}{2}\right)^2$$

$$= \frac{n_1(N^2 - 1)}{12} \quad (1)$$

若由现有样本计算得到的 M_1 特别小或特别大（超出按照检验水准 α 给定的界值范围），则拒绝 H_0，认为两总体变异度不同；否则不拒绝 H_0。

基本步骤 包括以下几步。

对样本中的观测值分别进行中心化 即用观测值分别减去各自样本的中位数/均数，得到 X'_i 和 Y'_j，即 $X'_i = X_i - M_X$，$Y'_j = Y_j - M_Y$。

编秩 将 X'_i 和 Y'_j 统一由小到大排序并编秩，秩次 $R_k = 1, 2, 3, \cdots, N$，（$N = n_1 + n_2$），若遇相同观测值取平均秩次。

求统计量 求第一个样本各中心化观测值秩次的离均差平方和，即检验统计量 M_1：

$$M_1 = \sum_{k=1}^{N} \left(R_k - \frac{N+1}{2}\right)^2 Z_i \quad (3)$$

式中 Z_i 为指示变量，若第 i 个观测属于第一个样本，则 $Z_i = 1$；若第 i 个观测属于第二个样本，则 $Z_i = 0$。以 M_1 作为检验统计量，按正态近似法计算 u 值：

表 1 两组工人的血铅值 （µmol/L）

铅作业（X）	0.32	0.47	0.57	2.21	0.64	
非铅作业（Y）	0.26	0.24	0.59	0.37	0.58	0.21

表 2 两组数据合并排序并编排秩次

测量值	0.21	0.24	0.26	0.32	0.37	0.47	0.57	0.58	0.59	0.64	2.21
秩次	1	2	3	4	5	6	5	4	3	2	1
组别	Y	Y	Y	X	Y	X	X	Y	Y	X	X

$$\mathrm{Var}(K_1) = \frac{n_1 n_2}{N(N-1)} \left\{ N \sum_{k=1}^{N} \left(R_k - \frac{N+1}{2}\right)^4 - \left[\sum_{k=1}^{N} \left(R_k - \frac{N+1}{2}\right)^2\right]^2 \right\}$$

$$= \frac{n_1 n_2 (N+1)(N^2 - 4)}{180} \quad (2)$$

$$u = \frac{M_1 - E(M_1)}{\sqrt{\text{Var}(M_1)}} = \frac{M_1 - \dfrac{n_1(N^2-1)}{12}}{\sqrt{\dfrac{n_1 n_2 (N+1)(N^2-4)}{180}}}$$

$$\tag{4}$$

确定 P 值，做出推断结论　根据 u 值，按照标准正态分布的分布规律确定 P 值，然后做出推断结论。

实例　具体如下。

例1　某研究者分别从两种不同职业人群中抽取了 17 名和 26 名研究对象，测量其血铅浓度（μg/dL），结果如下。试比较两组人群血铅的变异度有无差别。

职业 1（X）　　0.26　1.37　5.68
　　　　　　　　2.19　1.43　2.19
　　　　　　　　1.21　1.01　5.55
　　　　　　　　1.81　4.87　1.45
　　　　　　　　1.43　2.61　1.15
　　　　　　　　3.93　1.55

职业 2（Y）　　1.87　15.20　2.92
　　　　　　　　0.78　3.68　1.27
　　　　　　　　1.48　0.52　1.71
　　　　　　　　4.61　1.89　0.34
　　　　　　　　1.07　0.51　0.48
　　　　　　　　2.32　1.25　0.71
　　　　　　　　0.50　1.32　1.68
　　　　　　　　1.72　1.43　0.90
　　　　　　　　1.99

本例分析步骤如下：

步骤1：建立假设和确定检验水准。

H_0：两总体变异度相同；

H_1：两总体变异度不同。

$\alpha = 0.05$。

步骤2：分别计算两组的样本中位数 $M_X = 1.55$（μg/dl），$M_Y = 1.375$（μg/dl）。

求各观测值与相应样本均数的差值，得：

$$X' = X - \overline{X}$$

　　−1.29　−0.18　4.13

　　0.64　−0.12　0.64
　　−0.34　−0.54　4.00
　　0.26　3.32　−0.10
　　−0.12　1.06　−0.40
　　2.38　0.00

$$Y' = Y - \overline{Y}$$

　　0.495　13.825　1.545
　　−0.595　2.305　−0.105
　　0.105　−0.855　0.335
　　3.235　0.515　−1.035
　　−0.305　−0.865　−0.895
　　0.945　−0.125　−0.665
　　−0.875　−0.055　−0.485
　　0.305　0.345　0.055
　　−0.475　0.615

步骤3：将 X' 和 Y' 中所有观测值由小到大排序并编秩（R_k），见表1中第（1）（2）列。

步骤4：计算各秩次的离均差（表中第 4 列）及离均差的平方 $\left(R_k - \dfrac{N+1}{2}\right)^2$，表1中第5、6列。

步骤5：求第1组秩次的离均差平方和。$M_1 = 2624$。

步骤6：根据公式（1）计算 u 值。

$$u = \frac{M_1 - \dfrac{n_1(N^2-1)}{12}}{\sqrt{\dfrac{n_1 n_2 (N+1)(N^2-4)}{180}}}$$

$$= \frac{2664 - 17 \times (43^2 - 1)/12}{\sqrt{17 \times 26 \times (43+1) \times (43^2 - 4)/180}}$$

$$= 0.0135$$

步骤7：确定 P 值，做出推断结论。因 $|u| < 1.96$，因此 $P > 0.05$，按 $\alpha = 0.05$ 的检验水准，不拒绝 H_0，即尚不能认为两个总体的变异度不同。

（薛付忠）

móxī biànyìdù jiǎnyàn

摩西变异度检验（Moses dispersion test）　两样本方差齐性检验的一种非参数统计方法。该

方法 1963 年由摩西（Moses）提出，可用于各种非正态连续分布计量资料的变异度检验。该检验方法最主要的优点是不要求两总体中位数相等，这就使得该检验的应用条件没有严格限制，在实际工作中有更广泛的应用。

基本思想　将需比较的两样本分别随机地分为含量相等的数个子样本，计算每个子样本中观察值的离均差平方和，然后对两样本的全部子样本的离均差平方和由小到大统一排秩次，以任一样本的子样本的离均差平方和的秩次之和减去从 1 至其子样本个数对应的自然数间所有自然数之和，二者的差值为样本检验统计量，该差值过大或过小，则越有理由认为两总体变异度不同。

基本步骤　具体步骤包括以下几步。

建立检验假设，确定检验水准　双侧 H_0：$\sigma_1^2 = \sigma_2^2$，即两总体变异度相等；H_1：$\sigma_1^2 \neq \sigma_2^2$，即两总体变异度不等。单侧 H_0：$\sigma_1^2 = \sigma_2^2$，H_1：$\sigma_1^2 > \sigma_2^2$。单侧 H_0：$\sigma_1^2 = \sigma_2^2$，H_1：$\sigma_1^2 < \sigma_2^2$。检验水准一般均设为 0.05。

计算检验统计量　① 设 X 与 Y 分别为拟比较的两组样本，采用随机分组方法，将 X 分割为样本含量为 K 的 m_1 个子样本，将 Y 分割为含量为 K 的 m_2 个子样本，舍弃分割后的剩余观察值。注意，K 要尽可能大些，但不能大于 10。② 计算各子样本的离均差平方和 $\sum(X-\overline{X})^2$ 和 $\sum(Y-\overline{Y})^2$。令 X 样本中 m_1 个子样本的离均差平方和为 $C_1, C_2, \cdots, C_{m_1}$，$Y$ 样本中 m_2 个子样本的离均差平方和为 $D_1, D_2, \cdots, D_{m_2}$。③ 采取由小到大编秩的方法排列所有子样本的离均差平方和，进而求出 X 样本中

表　两种职业人群血铅的总体变异度比较的穆德检验计算表

X' 或 Y'	秩次，R_k	组别	$R_k - \dfrac{N+1}{2}$	$\left(R_k - \dfrac{N+1}{2}\right)^2$	
				第一组	第二组
（1）	（2）	（3）	（4）	（5）	（6）
−1.29	1	1	−21	441	
−1.035	2	2	−20		400
−0.895	3	2	−19		361
−0.875	4	2	−18		324
−0.865	5	2	−17		289
−0.855	6	2	−16		256
−0.665	7	2	−15		225
−0.595	8	2	−14		196
−0.54	9	1	−13	169	
−0.485	10	2	−12		144
−0.475	11	2	−11		121
−0.40	12	1	−10	100	
−0.34	13	1	−9	81	
−0.305	14	2	−8		64
−0.18	15	1	−7	49	
−0.125	16	2	−6		36
−0.12	17.5	1	−4.5	20.25	
−0.12	17.5	1	−4.5	20.25	
−0.105	19	2	−3		9
−0.10	20	1	−2	4	
−0.055	21	2	−1		1
0.00	22	1	0	0	
0.055	23	2	1		1
0.105	24	2	2		4
0.26	25	1	3	9	
0.305	26	2	4		16
0.335	27	2	5		25
0.345	28	2	6		36
0.495	29	2	7		49
0.515	30	2	8		64
0.615	31	2	9		81
0.64	32.5	1	10.5	110.25	
0.64	32.5	1	10.5	110.25	
0.945	34	2	12		144
1.06	35	1	13	169	
1.545	36	2	14		196
2.305	37	2	15		225
2.38	38	1	16	256	
3.235	39	2	17		289
3.32	40	1	18	324	
4.00	41	1	19	361	
4.13	42	1	20	400	
13.825	43	2	21		441
合计				$M_1 = 2\,624$	$M_2 = 3\,997$

m_1 个子样本离均差平方和的秩和 S，以下式计算检验统计量 T：

$$T = S - m_1(m_1 + 2)/2 \qquad (1)$$

推断结论　根据 m_1，m_2（相当于所查表中 n_1 和 n_2）和 α，查附表"曼－惠特尼（Mann-Whitney）检验统计量分位数表"得到界值 $W_{\alpha/2}$，并以下式计算出 $W_{1-\alpha/2}$：

$$W_{1-\alpha/2} = m_1 m_2 - W_{\alpha/2} \qquad (2)$$

或

$$W_{1-\alpha} = m_1 m_2 - W_{\alpha} \qquad (3)$$

双侧检验时，如果计算的 T 值小于 $W_{\alpha/2}$ 或大于 $W_{1-\alpha/2}$，则拒绝 H_0：$\sigma_1^2 = \sigma_2^2$，接受 H_1：$\sigma_1^2 \neq \sigma_2^2$。单侧检验时，如果计算的 T 值小于 W_{α}，则拒绝 H_0：$\sigma_1^2 = \sigma_2^2$，接受 H_1：$\sigma_1^2 < \sigma_2^2$；如果计算的 T 大于 $W_{1-\alpha}$，则拒绝 H_0：$\sigma_1^2 = \sigma_2^2$，接受 H_1：$\sigma_1^2 > \sigma_2^2$。

大样本正态近似法　当 m_1 和 m_2（相当于表中的 n_1 和 n_2）大于 20 时，超出附表"曼－惠特尼（Mann-Whitney）检验统计量分位数表"的范围，可用下面的正态近似法检验：

$$u = \frac{T - \dfrac{m_1 m_2}{2}}{\sqrt{m_1 m_2 (m_1 + m_2 + 1)/12}} \qquad (4)$$

根据 u 值，查标准正态分布表确定 P 值，做出统计推断。遇到相同数据时，应用公式（5）对公式（4）的分母进行校正。

$$\sqrt{\frac{m_1 m_2 (m_1 + m_2 + 1)}{12} - \frac{m_1 m_2 \left(\sum t_i^3 - \sum t_i\right)}{12(m_1 + m_2)(m_1 + m_2 - 1)}} \qquad (5)$$

式中 t_i 为第 i 个相同秩次的个数。

实例　具体如下。

例　某医院采用随机双盲对照试验，比较新疗法与传统疗法对肾综合征出血热患者的降温效果。试验将 40 例病人随机分为两组，分别用新疗法和传统疗法治疗，以用药开始的体温降至正常值时所用的时间（小时）为疗效指标，结果见表 1，试比较两种疗法的退热时间数据的变异度有无差别？

检验步骤如下。

步骤 1：建立检验假设和确定检验水准。

H_0：$\sigma_1^2 = \sigma_2^2$，即两总体变异度相等；

H_1：$\sigma_1^2 \neq \sigma_2^2$，即两总体变异度不等。

$\alpha = 0.05$。

步骤 2：计算检验统计量。令每个子样本的含量 $K = 4$，将 X 样本的 20 个测量值随机分为 $m_1 = 5$ 个子样本，Y 样本的 20 个测量值随机分为 $m_2 = 5$ 个子样本。求各子样本的离均差平方和，结果如表 2 和表 3 所示。

表 2 中第一个子样本的离均差平方和的计算为公式（6）。

$$\sum (X - \bar{X})^2$$
$$= \sum X^2 - \frac{(\sum X)^2}{n}$$
$$= (42^2 + 39^2 + 45^2 + 33^2) - \frac{(42 + 39 + 45 + 33)^2}{4}$$
$$= 78.75 \tag{6}$$

其他各子样本的计算依此类推。然后，将 10 个子样本的离均差平方和由小到大排列并排秩次，遇有相同数据时求其平均秩次。结果如表 4 所示。

根据表 4 的数据求检验统计量 T 值。

$$T = S - m_1(m_1 + 1)/2$$
$$= 15 - 5(5 + 1)/2$$
$$= 0 \tag{7}$$

步骤 3：判断结果。根据 m_1 和 m_2（相当于表中的 n_1 和 n_2），

$\alpha = 0.05$，查附表"曼－惠特尼（Mann-Whitney）检验统计量分位数表"，得 $W_{\alpha/2} = 3$，再由公式（2）可求出 $W_{1-\alpha} = m_1 m_2 - W_\alpha = 5 \times 5 - 3 = 22$。本例计算的 $T = 0$，T 值未落入界值 3~22 范围内，则 $P < 0.05$，在 $\alpha = 0.05$ 水平上，拒绝 H_0：$\sigma_1^2 = \sigma_2^2$，接受 H_1：$\sigma_1^2 \neq \sigma_2^2$，两种疗法退热时间数据的变异度不同。

（薛付忠）

xīgé'ěr-tújī biànyìdù jiǎnyàn
西格尔-图基变异度检验
（Siegel-Tukey dispersion test）

是西格尔（Siegel）和图基（Tukey）在 1960 年提出的一种非参数统计方法，要求所检验样本为相互独立的随机样本，总体分布连续且对称。该方法既可用于小样本资料，也可用于大样本资料，且计算比较简单。如果比较的两总体的位置参数相等时，该

表 1 两种疗法的退热时间（小时）

新疗法	25	30	32	35	37	39	39	42	46	48
X	26	31	33	36	38	38	37	41	45	47
传统疗法	36	40	44	48	50	56	59	60	64	195
Y	240	43	46	49	52	57	61	62	65	200

表 2 X 样本的各子样本离均差平方和

子样本	观察值				$\sum (X - \bar{X})^2$
1	42	39	45	33	78.75
2	37	41	31	25	147.00
3	35	32	46	30	152.75
4	37	36	26	39	101.00
5	38	38	48	47	90.75

表 3 Y 样本的各子样本离均差平方和

子样本	观察值				$\sum (X - \bar{Y})^2$
1	60	56	65	46	194.75
2	50	62	43	36	368.75
3	48	44	64	40	332.00
4	61	49	240	59	25 382.75
5	57	52	195	200	20 474.00

表 4 离均差平方和及相应秩次

X 的 $\sum (X - \bar{X})^2$	秩次	Y 的 $\sum (Y - \bar{Y})^2$	秩次
78.75	1	194.75	6
90.75	2	332	7
101	3	368.75	8
147	4	20 474	9
152.75	5	25 382.75	10
合计	$S = 15$		

检验对变异度的差异更加敏感，检验效果更好。

基本思想 将两样本的全部观察值由小到大统一排序后，再按照极端值进行交替排序（最小为1，最大为2，次大为3，次小为4，第三小为5，依此类推），如极端值越多，该组变异度越大，其观察值的秩次越小，则该组的秩和越小。而同时另一组的秩和越大，变异度越小，则两组的变异度有差别，反之亦然。应用该检验方法判断结果应注意：当两组变异度差别有统计学意义时，样本的秩和越小，则该样本的变异度越大，样本的秩和越大，则该样本的变异度越小。

基本步骤 包括以下几步。

建立检验假设，确定检验水准 双侧 H_0: $\sigma_1^2 = \sigma_2^2$，即两总体变异度相等；H_1: $\sigma_1^2 \neq \sigma_2^2$，即两总体变异度不等。单侧 H_0: $\sigma_1^2 = \sigma_2^2$，H_1: $\sigma_1^2 > \sigma_2^2$。单侧 H_0: $\sigma_1^2 = \sigma_2^2$，H_1: $\sigma_1^2 < \sigma_2^2$。检验水准一般均设为0.05。

编秩 令 X 和 Y 样本的样本含量分别为 n_1 和 n_2，且 $n_1 \leq n_2$，将两个样本混合后，统一由小到大排列后，按照极端值交替排序，最小值秩次为1，最大值为2，次大值为3，次小值为4，第三小值为5，第三大和第四大值分别为6和7，依此类推。如果 $n = n_1 + n_2$ 为奇数，则中间的观察值不排秩次。

计算检验统计量 令 X 和 Y 样本的秩和分别为 I_1 和 I_2，则可以 I_1 作为检验统计量。

统计推断 根据 n_1，n_2 和 α，查表3"西格尔－图基（Siegel-Tukey）变异度检验统计量表"，做出统计推断。双侧检验时，如果 I_1 值等于或超出表中界值范围，则拒绝 H_0: $\sigma_1^2 = \sigma_2^2$，接受 H_1:

$\sigma_1^2 \neq \sigma_2^2$。单侧检验时，当 I_1 值小于或等于表中界值的下限时，则拒绝 H_0: $\sigma_1^2 = \sigma_2^2$，接受 H_1: $\sigma_1^2 > \sigma_2^2$。当 I_1 值大于或等于表中界值的上限时，则拒绝 H_0: $\sigma_1^2 = \sigma_2^2$，接受 H_1: $\sigma_1^2 < \sigma_2^2$。表中给出的检验水平为：双侧检验 $\alpha = 0.05$，单侧检验 $\alpha = 0.025$。

大样本正态近似法 当 n_1 和 n_2 均大于9时，也可按公式计算 u 值，且分为下列几种情况计算 u 值。

当 $2I_1 \leq n_1(n_1 + n_2 + 1)$ 时，应用下式：

$$u = \frac{2I_1 - n_1(n_1 + n_2 + 1) + 1}{\sqrt{n_1(n_1 + n_2 + 1)(n_2/3)}}$$
(1)

当 $2I_1 > n_1(n_1 + n_2 + 1)$ 时，即应用下式：

$$u = \frac{2I_1 - n_1(n_1 + n_2 + 1) - 1}{\sqrt{n_1(n_1 + n_2 + 1)(n_2/3)}}$$
(2)

如果两样本含量 n_1 和 n_2 差异很大时，用下式对计算的 u 值进行校正，求校正的 u 值，即 u_c。

$$u_c = u + \left(\frac{1}{10n_1} - \frac{1}{10n_2}\right)(u^3 - 3u)$$
(3)

根据上式计算的 u 值或 u_c 值，按照标准正态分布做出统计推断。

如果一个样本中有1/5以上数据与另一样本中数据相等，结果会受到影响。则公式（1）和公式（2）中的分母应由公式（4）取代。式中 s_1 为相同数据的秩平方和；s_2 是相同数据的平均秩次的平方和。

实例 具体如下。

例 研究某心理疾病患者与健康人的某心理量表的测量分数，测量数据见表1，请检验两人群该测量分数的变异度有无差异？

表1 患者和健康人某心理量表测量分数

序号	1	2	3	4	5	6
患者	4	16	48	51	66	98
健康人	33	62	84	85	88	93

步骤1：建立检验假设和确定检验水准。

H_0: $\sigma_1^2 = \sigma_2^2$，即两总体变异度相等；

H_1: $\sigma_1^2 \neq \sigma_2^2$，即两总体变异度不等。

$\alpha = 0.05$。

步骤2：计算检验统计量 I_1 和 I_2。两样本混合排序结果见表2。

根据表2计算：

$I_1 = 1 + 4 + 8 + 9 + 11 + 2 = 35$

$I_2 = 5 + 12 + 10 + 7 + 6 + 3 = 43$

步骤3：判断结果。根据 $n_1 = 6$，$n_2 = 6$ 和双侧 $\alpha = 0.05$，查表3"西格尔－图基（Siegel-Tukey）变异度检验统计量表"得界值范围为 $26 \sim 52$。本例计算的检验统计量 $I_1 = 35$，在界值范围内，故在 $\alpha = 0.05$ 水平上不拒绝 H_0，即不能认为患者和健康人测量分数的变异度不等。

（薛付忠）

liǎngyàngběn fāngchā de píngfāngzhì jiǎnyàn

两样本方差的平方秩检验

（two-sample squared ranks test for variances） 在非正态分布的

$$\sqrt{n_1(n_1 + n_2 + 1)(n_2/3) - 4[n_1n_2/(n_1 + n_2)(n_1 + n_2 - 1)](s_1 - s_2)}$$
(4)

表2 两样本混合排序结果

观察值	4	16	33	48	51	62	66	84	85	88	93	98
所属样本	X	X	Y	X	X	Y	X	Y	Y	Y	Y	X
秩次	1	4	5	8	9	12	11	10	7	6	3	2

表3 西格尔-图基（Siegel-Tukey）变异度检验统计量表

n_1	4	5	6	7	8	9	10
$n_2 = n_1$	10~26	17~38	26~52	36~69	49~87	62~109	78~132
$n_2 = n_1 + 1$	11~29	18~42	27~57	38~74	51~93	65~115	81~139
$n_2 = n_1 + 2$	12~32	20~45	29~61	40~79	53~99	68~121	84~146
$n_2 = n_1 + 3$	13~35	21~49	31~65	42~84	55~105	71~127	88~152
$n_2 = n_1 + 4$	14~38	22~53	32~70	44~89	58~110	73~134	91~159
$n_2 = n_1 + 5$	14~42	23~57	34~74	46~94	60~116	76~140	94~166

资料或尚不能确定其分布类型的情况下，用于判断两样本所代表的总体方差是否有差异的一种非参数检验方法。

基本思想 记 X_1，X_2，…，X_n 为来自总体 A 的随机样本，其样本含量为 n，Y_1，Y_2，…，Y_n 为来自总体 B 的随机样本，其样本含量为 m，将每个 X_i 和 Y_i 转换为它到均值的绝对均差

$$U_i = |X_i - \mu_1|, i = 1, \cdots, n$$

和

$$V_j = |Y_j - \mu_2|, j = 1, \cdots, m$$

式中 μ_1 和 μ_2 分别是两样本的总体均数，如果 μ_1 和 μ_2 未知，可用样本均数 $\overline{X}$ 和 $\overline{Y}$ 代替。以通常方式将秩1到 $n + m$ 赋给 U 或 V 的合并样本。如果 U 和 V 的几个秩相等，则给它们的每个值都赋以其平均秩次，记 $R(U_i)$ 和 $R(V_j)$ 为相应的秩或平均秩。注意，对 U_i 和 V_i 的排序结果与对 $|X_i - \mu_1|^2$ 和 $|Y_i - \mu_2|^2$ 的排序结果相同，但比它更容易。该检验的适用条件为：①两个样本都是来自各自总体的随机样本。②除了每个样本内的观测相互独立外，两个样本之间也相互独立。③度量尺度至少是区间的。

基本步骤 包括以下几步。

建立检验假设，确定检验水准 双侧 $H_0: \sigma_1^2 = \sigma_2^2$，即两总体变异度相等；$H_1: \sigma_1^2 \neq \sigma_2^2$，即两总体变异度不等。单侧 $H_0: \sigma_1^2 = \sigma_2^2$，$H_1: \sigma_1^2 > \sigma_2^2$。单侧 $H_0: \sigma_1^2 = \sigma_2^2$，$H_1: \sigma_1^2 < \sigma_2^2$。检验水准一般均设为 0.05。

计算检验统计量 如果两样本之间没有相同数据，则可以构建如下的统计量

$$T = \sum_{i=1}^{n} [R(U_i)]^2 \qquad (1)$$

如果两样本之间存在相同数据，则应求出其平均秩次，并按式（2）计算检验统计量 T_1。

$$T_1 = \frac{T - n\overline{R}^2}{\sqrt{\frac{nm}{N(N-1)}\sum_{i=1}^{N} R_i^4 - \frac{nm}{N-1}(\overline{R}^2)^2}} \qquad (2)$$

式中 $N = n + m$；$\overline{R}^2$ 为两个联合样本平方秩的平均值 $\overline{R}^2 = \frac{1}{N}\{\sum_i [R(U_i)]^2 + \sum_j [R(V_j)]^2\}$；

$\sum_{i=1}^{N} R_i^4$ 表示秩的四次方之和 $\sum_{i=1}^{N} R_i^4 = \sum_{i=1}^{n} [R(U_i)]^4 + \sum_{j=1}^{m} [R(V_j)]^4$。

确定 P 值，做出推断结论 根据 n，m，α 查附表"平方秩检验统计量分位数表"得到界值 W。如果计算的 T 值小于 $\alpha/2$ 分位数或大于 $1 - \alpha/2$ 分位数，则在 α 水平上拒绝 H_0，接受 H_1。由公式（2）计算得到的 T_1 值服从标准正态分布，因此可按正态分布原理做出推断结论。当 n 或 m 大于10时，平方秩检验统计量分位数的界值 W_p 由式（3）计算。

$$W_p = \frac{n(N+1)(2N+1)}{6} + u_p\sqrt{\frac{mn(N+1)(2N+1)(8N+1)}{180}}$$

$$(3)$$

式中 u_p 为标准正态离差。

实例 具体如下。

例 测得 8 名风湿病患者的红细胞沉降率值（mm/h）为：28，29，30，50，70，80，35，45；7 名正常人的红细胞沉降率值为：2，8，16，27，19，9，6。试推断风湿病患者与正常人的红细胞沉降率变异度是否相同。

检验方法与步骤如下。

步骤1：建立检验假设，确定检验水准。

$H_0: \sigma_1^2 = \sigma_2^2$，即风湿病患者与正常人的红细胞沉降率变异度相等；

$H_1: \sigma_1^2 \neq \sigma_2^2$，即风湿病患者与正常人的红细胞沉降率变异度不等。

$\alpha = 0.05$。

步骤2：计算检验统计量 T。例中 $n = 8$，$m = 7$，$N = n + m = 15$。将两样本分别由小到大排列，根据式（1）计算统计量 T 值，计算过程见表1。

表 统计量 T 值的计算

原始数据		绝对差		秩次		平方秩	
风湿病患者 (X)	正常人 (Y)	风湿病患者 (X)	正常人 (Y)	$R(U)$	$R(V)$	$[R(U)]^2$	$[R(V)]^2$
28	2	17.88	10.43	13	8	169	64
29	8	16.88	4.43	12	5	144	25
30	16	15.88	3.57	11	3	121	9
50	27	4.12	14.57	4	10	16	100
70	19	24.12	6.57	14	7	196	49
80	9	34.12	3.43	15	2	225	4
35	6	10.88	6.43	9	6	81	36
45		0.88		1		1	
$\overline{X}=45.88$	$\overline{Y}=12.43$					953	287

由表计算结果可得检验统计量的值为 $T=\sum_{i=1}^{n}[R(U_i)]^2=953$。

步骤 3：判断结果。根据 $n=8$，$m=7$，$\alpha=0.05$，查附表"平方秩检验统计量分位数表"得界值 $W_{0.05/2}=384$，$W_{1-0.05/2}=935$。本例计算的 $T=953>935$，则 $P<0.05$。故在 $\alpha=0.05$ 水平上拒绝 H_0，接收 H_1，认为风湿病患者与正常人的红细胞沉降率变异度不等。

(薛付忠)

liǎngzǔ biànyìdù bǐjiào de kèluòcí zhèngtài jǐfēn jiǎnyàn

两组变异度比较的克洛茨正态计分检验（Klotz test for heterogeneity of variance）

用于比较相互独立的两个随机样本所代表的总体变异度是否相同的方法。是杰尔姆·克洛茨（Jerome Klotz）于 1962 年提出的一种方法，变异度检验的目的是比较各样本所对应总体的变异程度是否相同，应用条件是所研究变量为连续的随机变量，各样本为相互独立的随机样本。两样本变异度比较的前提假设是：两个总体的位置参数（中位数或均数）相等（但数值可以未知），或两样本中

的观测值可以调整为使其位置参数相等（如用各组中每个观测值减去其本身的位置参数，变换后两组的位置参数均为 0）。

变异度检验的基本思想是首先将各组观测值统一编秩得到秩次 (R_i)，然后用 R_i 构造一个权重函数（线性秩次统计量），函数值的大小反映观测值与两组共同的位置参数（如中位数或均数）的距离。例如，越靠近中心的观测值权重越小，越靠近极端值的观测值权重越大或相反。最后求某一组样本中各观测值的权重之和，并以此作为检验统计量。权重函数的定义不同，产生了不同的变异度检验方法。

基本思想 设两个独立的随机样本的观测值分别为 $X_i(i=1,2,3,\cdots,n_1)$ 和 $Y_j(j=1,2,3,\cdots,n_2)$，用各观测值分别减去各自样本的均数/中位数得到中心化观测值 X'_i（$X'_i=X_i-M_X$）和 Y'_j（$Y'_j=Y_j-M_Y$），对 X'_i 和 Y'_j 统一由小到大排序并编秩（$R_k=1,2,3,\cdots,N$），以 $\frac{R_k}{N+1}$ 对应的标准正态分位数的平方 $\left[\Phi^{-1}\left(\frac{R_k}{N+1}\right)\right]^2$ 为权重，则排序后越靠近两端的观

测值所得到的权重越大，越靠近中间权重越小。若"H_0：两总体变异度相等"成立，则 X'_i 和 Y'_j 在两端的分布应是随机的，从而第一个样本 n_1 个观测值之权重和 (K_1) 的期望和方差分别为：

$$E(K_1)=\frac{n_1}{N}\sum_{k=1}^{N}\left[\Phi^{-1}\left(\frac{R_k}{N+1}\right)\right]^2 \tag{1}$$

$$\mathrm{Var}(K_1)=\frac{n_1 n_2}{N(N-1)}\sum_{k=1}^{N}\left[\Phi^{-1}\left(\frac{R_k}{N+1}\right)\right]^4-\frac{n_2}{n_1(N-1)}\left[E(K_1)\right]^2 \tag{2}$$

若由现有样本计算得到的 K_1 特别小或特别大（超出按照检验水准 α 给定的界值范围），则拒绝 H_0，认为两总体变异度不同；否则不拒绝 H_0。

基本步骤 包括以下几步。

对样本中的观测值分别进行中心化 即用观测值分别减去各自样本的中位数/均数，得到 X'_i 和 Y'_j，即 $X'_i=X_i-M_X$，$Y'_j=Y_j-M_Y$。

编秩 将 X'_i 和 Y'_j 统一由小到大排序并编秩，秩次 $R_k=1,2,3,\cdots,N$，$(N=n_1+n_2)$，若遇相同观测值取平均秩次。

计算统计量 计算 $\frac{R_k}{N+1}$ 对应的标准正态分位数的平方 $\left[\Phi^{-1}\left(\frac{R_k}{N+1}\right)\right]^2$，并以此作为相应观测值的权重。计算第一个样本中所有观测值权重之和 K_1：

$$K_1=\sum_{k=1}^{N}\left[\Phi^{-1}\left(\frac{R_k}{N+1}\right)\right]^2 Z_i \tag{3}$$

式中 Z_i 为指示变量，若第 i 个观测属于第一个样本，则 $Z_i=1$；若第 i 个观测属于第二个样本，则 $Z_i=0$。以 K_1 作为检验统计量，按

公式（4）计算 u 值。

确定 P 值，做出推断结论

根据 u 值，按照标准正态分布的分布规律确定 P 值，然后做出推断结论。

实例 具体如下。

例 某研究者随机抽取 18 名男性和 20 名女性成年人，分别测各自的肱三头肌皮褶厚度（mm），试推断男性与女性肱三头肌皮褶厚度的总体变异度是否相同？

男性（X）	4.0	7.2	22.0
	23.0	11.2	9.0
	21.0	4.5	10.1
	15.2	35.0	28.2
	12.2	8.6	11.9
	10.6	12.1	8.4
女性（Y）	11.2	24.7	9.3
	17.0	21.8	30.0
	29.4	24.0	8.0
	34.0	39.8	27.4
	16.8	27.5	30.2
	23.0	15.2	29.2
	29.8	34.4	

本例分析步骤如下：

步骤 1：建立假设，确定检验水准。

H_0：两总体变异度相同；

H_1：两总体变异度不同。

$\alpha = 0.05$。

步骤 2：分别计算男性与女性肱三头肌皮褶厚度的样本中位数。

$M_X = 11.55$（mm），$M_Y = 26.05$（mm）。

步骤 3：求各观测值与相应样本均数的差值，得：

$$X' = X - \bar{X} =$$

−7.55	−4.35	10.45
11.45	−0.35	−2.55
9.45	−7.05	−1.45
3.65	23.45	16.65
0.65	−2.95	0.35
−0.95	0.55	−3.15

$$Y' = Y - \bar{Y} =$$

−14.85	−1.35	−16.75
−9.05	−4.25	3.95
3.35	−2.05	−18.05
7.95	13.75	1.35
−9.25	1.45	4.15
−3.05	−10.85	3.15
3.75	8.35	

步骤 4：将 X' 和 Y' 中所有观测值由小到大排序并编秩（R_k）。见表中第（1）（2）列。

计算各观测的 $\dfrac{R_k}{N+1}$ 及对应的标准正态分位数 $\Phi^{-1}\left(\dfrac{R_k}{N+1}\right)$，求该标准正态分位数的平方 $\left[\Phi^{-1}\left(\dfrac{R_k}{N+1}\right)\right]^2$，见表中第（4）（5）（6）列。

计算 X 样本中所有观测值权之和 K_1，见表第（7）栏（$K_1 = 13.4593$）。按式（1）（2）（3）计算 $E(K_1) = 15.1550$，$\mathrm{Var}(K_1) = 9.9370$，$u = 0.5380$。

步骤 5：做出推断结论。因 $|u| < 1.96$，因此 $P > 0.05$，按 $\alpha = 0.05$ 的检验水准，不拒绝 H_0，即尚不能认为两个总体的变异度不同。

（薛付忠）

dūoyàngběn fāngchā de píngfāngzhì jiǎnyàn

多样本方差的平方秩检验

（squared ranks test for variances of multiple samples） 总体比较通常是基于均值或总体其他位置的度量。然而在某些实际问题中，总体方差的比较同样具有重要意义。对于服从正态分布的资料，可以采用巴特利特（Bartlett）球形检验来比较。对于非正态分布的资料或尚不能确定其分布类型的资料，可以使用本方法来判断多总体方差是否有差异。该检验是两样本方差的平方秩检验的扩展。应用条件除增加了比较的样本个数以外，其余皆与两样本方差的平方秩检验类似。

基本步骤 包括以下几步。

建立假设与确定显著性水平

H_0：所有 k 个总体变异度相同；

H_1：至少两个总体变异度不相同。显著性水平为 α。

计算检验统计量 设 X_{ji}（$i = 1, 2, \cdots, n_j$）分别为取自 X_j（$j = 1, 2, \cdots, k$）的 k 组独立样本，μ_j 为 X_j（$j = 1, 2, \cdots, k$）的总体均值。X_{ji} 的离均差的绝对值为：

$$U_{ji} = |X_{ji} - \mu_j|$$

在 μ_j 未知的情况下，μ_j 可以用 X_j 的算术均数 $\bar{X}_j$ 代替。对合并的绝对离差从小到大排序，并依次给出秩次，若有几个数值相等，则给它们的每个值赋以没有结时要赋给它们的平均值，用 $R(X_{ji})$ 表示 X_{ji} 离均差的绝对值所编排的秩次，n_j 为取自 X_j 的样本的含量。

令 $S_j = \sum\limits_{i=1}^{n_j}\left[R(X_{ji})\right]^2$，检验统计量为 T_2，公式如下。

$$T_2 = \frac{1}{D^2}\left[\sum_{j=1}^{k}\frac{S_j^2}{n_j} - N\bar{S}^2\right] \tag{1}$$

式中 $N = n_1 + n_2 + \cdots + n_k$；$\bar{S} =$ 为所有平方秩的平均数，公式为：

$$u = \frac{K_1 - E(K_1)}{\sqrt{\mathrm{Var}(K_1)}} = \frac{K_1 - \dfrac{n_1}{N}\sum\limits_{k=1}^{N}\left[\Phi^{-1}\left(\dfrac{R_k}{N+1}\right)\right]^2}{\sqrt{\dfrac{n_1 n_2}{N(N-1)}\sum\limits_{k=1}^{N}\left[\Phi^{-1}\left(\dfrac{R_k}{N+1}\right)\right]^4 - \dfrac{n_2}{n_1(N-1)}\left[E(K_1)\right]^2}} \tag{4}$$

表 男性与女性肱三头肌皮褶厚度的总体变异度比较的克洛茨正态计分检验计算表

X' 或 Y'	秩次，R_k	组别	$\dfrac{R_k}{N+1}$	$\varPhi^{-1}\left(\dfrac{R_k}{N+1}\right)$	$\left[\varPhi^{-1}\left(\dfrac{R_k}{N+1}\right)\right]^2$	M（男性）组 $\left[\varPhi^{-1}\left(\dfrac{R_k}{N+1}\right)\right]^2$
−18.05	1	F	0.025 64	−1.949 11	3.799 04	
−16.75	2	F	0.051 28	−1.632 55	2.665 21	
−14.85	3	F	0.076 92	−1.426 08	2.033 70	
−10.85	4	F	0.102 56	−1.267 08	1.605 48	
−9.25	5	F	0.128 21	−1.134 92	1.288 04	
−9.05	6	F	0.153 85	−1.020 08	1.040 56	
−7.55	7	M	0.179 49	−0.917 32	0.841 48	0.841 48
−7.05	8	M	0.205 13	−0.823 44	0.678 06	0.678 06
−4.35	9	M	0.230 77	−0.736 32	0.542 16	0.542 16
−4.25	10	F	0.256 41	−0.654 45	0.428 31	
−3.15	11	M	0.282 05	−0.576 76	0.332 65	0.332 65
−3.05	12	F	0.307 69	−0.502 40	0.252 41	
−2.95	13	M	0.333 33	−0.430 73	0.185 53	0.185 53
−2.55	14	M	0.358 97	−0.361 20	0.130 47	0.130 47
−2.05	15	F	0.384 62	−0.293 38	0.086 07	
−1.45	16	M	0.410 26	−0.226 89	0.051 48	0.051 48
−1.35	17	F	0.435 90	−0.161 38	0.026 04	
−0.95	18	M	0.461 54	−0.096 56	0.009 32	0.009 32
−0.35	19	M	0.487 18	−0.032 14	0.001 03	0.001 03
0.35	20	M	0.512 82	0.032 14	0.001 03	0.001 03
0.55	21	M	0.538 46	0.096 56	0.009 32	0.009 32
0.65	22	M	0.564 10	0.161 38	0.026 04	0.026 04
1.35	23	F	0.589 74	0.226 89	0.051 48	
1.45	24	F	0.615 38	0.293 38	0.086 07	
3.15	25	F	0.641 03	0.361 20	0.130 47	
3.35	26	F	0.666 67	0.430 73	0.185 53	
3.65	27	M	0.692 31	0.502 40	0.252 41	0.252 41
3.75	28	F	0.717 95	0.576 76	0.332 65	
3.95	29	F	0.743 59	0.654 45	0.428 31	
4.15	30	F	0.769 23	0.736 32	0.542 16	
7.95	31	F	0.794 87	0.823 44	0.678 06	
8.35	32	F	0.820 51	0.917 32	0.841 48	
9.45	33	M	0.846 15	1.020 08	1.040 56	1.040 56
10.45	34	M	0.871 79	1.134 92	1.288 04	1.288 04
11.45	35	M	0.897 44	1.267 08	1.605 48	1.605 48
13.75	36	F	0.923 08	1.426 08	2.033 70	
16.65	37	M	0.948 72	1.632 55	2.665 21	2.665 21
23.45	38	M	0.974 36	1.949 11	3.799 04	3.799 04
合 计					31.994 0	13.459 3

$$\bar{S} = \frac{1}{N} \sum_{j=1}^{k} S_j \qquad (2)$$

$$D^2 = \frac{1}{N-1} \left[\sum_{i=1}^{N} R_i^4 - N\bar{S}^2 \right] \qquad (3)$$

式中 $\sum_{i=1}^{N} R_i^4$ 表示每个秩次的 4 次方之和。如果两个或几个样本之间出现相同数据时，应求出相应的平均秩次。如无相同数据时，D^2 和 $\bar{S}$ 可简化为公式（4）（5）。

$$D^2 = N(N+1)(2N+1)(8N+11)/180 \qquad (4)$$

$$\bar{S} = (N+1)(2N+1)/6 \qquad (5)$$

确定 P 值与给出结论　根据 α 及自由度为 $k-1$，查附表"χ^2 分布界值表"，得到 χ^2 界值。如果计算的 T_2 大于界值，则 $p < \alpha$，并在 α 水平上拒绝 H_0，接受 H_1，即至少有两个总体方差不相等。在拒绝 H_0 的情形下，可以进行各个总体方差的两两比较，以确定哪两个总体方差有差异。进行两两比较时，应满足下列不等式，见式（6）。

$$\left| \frac{S_i}{n_i} - \frac{S_j}{n_j} \right| > t_a \left(D^2 \frac{N-1-T_2}{N-k} \right)^{\frac{1}{2}} \left(\frac{1}{n_i} + \frac{1}{n_j} \right)^{\frac{1}{2}} \qquad (6)$$

式中 t_a 值可通过查附表"t 界值表"确定，其中自由度为 $N-k$。

实例　具体如下。

例　测定不同的 3 组儿童某血液指标，数据见表1。据此资料能否认为 3 组儿童该血液指标的变异度不同。

检验方法及步骤如下。

步骤 1：建立假设。

H_0：所有 k 个总体变异度相同；

H_1：至少两个总体变异度不相同。

显著性水平为 $\alpha = 0.05$。

步骤 2：计算检验统计量 T_2 值。本例 $n_1 = 10$，$n_2 = 6$，$n_3 = 6$，$N = n_1 + n_2 + n_3 = 22$。将 3 组数据分别由小到大排列，有关指标及数据的计算见表2。不同样本之间出现相同数据时，应求出相应的平均秩次。

由表 2 的 3 组原始数据分别计算出三个均数，即 A 组为 17.6，B 组为 27，C 组为 31.67。绝对差是用每组的原始数据减去该组的均数后取绝对值所得。对 3 组的绝对差按由小到大统一编排秩次，得到绝对差的秩次，对每个秩次平方后得到平方秩。3 个组的平方秩合计后，即得到 S_j，也就是 $S_1 = 1\,161$，$S_2 = 571$，$S_3 = 2\,063$。

根据表 2 数据计算下列指标。由于各样本之间没有出现相同数据，故用简化公式（4）和式（5）计算 D^2 和 $\bar{S}$ 得：$D^2 = 23655.5$，$\bar{S} = 172.5$。代入原数据再得到最终结果，$T_2 = 10.31$。

步骤 3：确定 P 值给出结论。根据自由度 $k-1 = 3-1 = 2$，查附表"χ^2 分布界值表"，得 $\chi^2_{0.05} = 5.991$，则 $T_2 > \chi^2_{0.05} = 5.991$，$P < 0.05$，在 $\alpha = 0.05$ 水平上拒绝 H_0，接受 H_1，可以认为至少两个总体方差不相同，并且可以进一步作各总体方差的两两比较。

在实际处理资料时，经常会遇到不同样本之间出现相同数据的情形。此时，除了在编排秩次时求出平均秩次外，还应使用公式（2）（3）计算 $\bar{S}$ 和 D^2。现以表 2 资料作为计算实例，来说明公式（2）（3）的应用。

由表 2 数据，代入公式（2）（3），计算如下。

$$\bar{S} = \frac{1}{N} \sum_{j=1}^{k} S_j = 172.5$$

$$\sum_{i}^{N} R_i^4 = 1\,149\,051$$

$$D^2 = \frac{1}{N-1} \left[\sum_{i=1}^{N} R_i^4 - N\bar{S}^2 \right]$$
$$= 23\,543.5$$

$$T_2 = \frac{1}{D^2} \left[\sum_{j=1}^{k} \frac{S_j^2}{n_j} - N\bar{S}^2 \right]$$
$$= 10.36$$

步骤 4：各总体方差的两两比

表 1　三组儿童某血液指标数据

A 组	15	18	13	19	25	20	17	10	16	23
B 组	28	32	26	22	30	24				
C 组	21	40	12	42	39	36				

表 2　有关指标及数据的计算

原始数据			绝对差			绝对差的秩次			平方秩		
A	B	C	A	B	C	A	B	C	A	B	C
10	22	12	7.6	5	19.67	18	13	22	324	169	484
13	24	21	4.6	3	10.67	12	9	21	144	81	441
15	26	36	2.6	1	4.33	8	4	11	64	16	121
16	28	39	1.6	1	7.33	6	3	16	36	9	256
17	30	40	0.7	3	8.33	2	10	19	4	100	361
18	32	42	0.4	5	10.33	1	14	20	1	196	400
19			1.4			5			25		
20			2.4			7			49		
23			5.4			15			225		
25			7.4			17			289		

较。当前述检验拒绝 H_0，接受 H_1，可进行总体方差的两两比较。比较时如果满足公式（6），则 $p < \alpha$，可以认为比较的两总体方差有差异。具体检验方法及步骤如下。

计算下列各指标：

$$S_1/n_1 = 1\,161/10 = 116.1$$
$$S_2/n_2 = 571/6 = 95.174$$
$$S_3/n_3 = 2\,063/6 = 343.83$$

根据自由度 $N-k = 22-3 = 19$，$\alpha = 0.05$，查附表"t 界值表"得 $t_{0.05} = 2.093$。

$$t_{0.05}\left(D^2\,\frac{N-1-T_2}{N-k}\right)^{\frac{1}{2}} = 240.32$$

计算有关指标及数据见表3。

由表3知，A 与 C，B 与 C 的比较，$P<0.05$。故在 $\alpha = 0.05$ 水平上，可认为 A 组与 C 组，B 组与 C 组的总体方差有差异。

（徐天和　张中文）

nǐhé yōudù jiǎnyàn

拟合优度检验（goodness of fit test）

观测值的分布与先验的或拟合观测值的理论分布之间符合程度的度量。拟合优度检验在医学统计学中有其特殊地位，不仅是医学统计理论基础的组成部分，而且和实际应用有密切关系。1900 年卡尔·皮尔逊（Karl Pearson）发表的关于拟合优度 χ^2 检验的论文，被学者们认为是近代数理统计学的发端。这篇论文对统计学应用中一个常见的重要问题，即一组随机观测数据可否合理地看成是来自一个其分布完全已知的总体，提出了一个判断准则。设随机变量 X 的分布函数为 $F(x)$ 拟合优度检验讨论的问题是如何对 $F(x)$ 作假设检验，其检验假设 H_0：$F(x) = F_0(x)$，其中，$F_0(x)$ 为特定分布（如正态分布、指数分布、韦布尔分布、均匀分布等）。如为进行参数估计和假设检验，总是假定总体服从某一理论分布（如正态分布、二项分布等）或选定一个统计模型，然后按总体或模型的理论估计参数和构造检验统计量。那么，实际数据是否满足该总体或模型的要求？换言之，是否可用已知分布或模型拟合实际数据？拟合好坏的标准是什么？这就是拟合优度检验问题。拟合优度检验的方法很多，有的适用于多种甚至于各种分布，有的则仅适用于某种特定的分布。其统计量大体上可分为 χ^2 型、经验分布函数（empirical distribution function，EDF）型、积分变换型和拟合常用特定分布（正态分布、指数分布、韦布尔分布、均匀分布等）检验统计量。1900 年卡尔·皮尔逊（Karl Pearson）基于实际频率与理论频率之差构造的 χ^2 统计量是最早用于拟合优度检验的统计量，对于大样本情形，χ^2 拟合优度检验统计量具有很好的渐近 χ^2 分布性质，对概率分布函数的形式没有严格限制，特别适用于离散分布资料的拟合优度检验。但是，在样本含量不够大时（$n < 50$），χ^2 统计量不具备分布独立性，且与具体的概率分布函数以及分布函数中参数的取值有关，因此，对于小样本的情形，χ^2 拟合优度检验效果不佳。1933 年柯尔莫哥洛夫（Kolmogorov）提出的柯尔莫哥洛夫－斯米尔诺夫（Kolmogorov-Smilnov）检验统计量（简称 K-S 检验）在一定程度上克服了 χ^2 检验的不足。本条目主要介绍常用的 χ^2 拟合优度检验和 K-S 检验两种拟合优度检验方法。

χ^2 拟合优度检验　对单个样本作检验的推断方法，用于推断目前掌握的样本是否来自某特定分布总体。

基本原理　设有一组随机样本 $(x_1, x_2, \cdots, x_n)$，其总体为 X，χ^2 拟合优度检验的检验假设为 H_0：$(x_1, x_2, \cdots, x_n)$ 来自已知分布 $F_0(X, \theta)$，其中 $\theta = (\theta_1, \theta_2, \cdots, \theta_k)$ 为未知参数。将作为总体的随机变量 X 的值域划分为互不相交的 r 个区间：$A_1 = (a_0, a_1]$，$A_2 = (a_1, a_2]$，$\cdots$，$A_r = (a_{r-1}, a_r]$；记 n_i 为样本 $(x_1, x_2, \cdots, x_n)$ 的样本值出现在 A_i 中的频数，E_i 为 H_0 为真时样本值落入 A_i 的理论期望频数，即 $E_i = np_i$，$p_i = p_i(\theta) = p\{x \in A_i \mid H_0\}$，构建检验统计量 $\sum_{i=1}^{r} (n_i - E_i)^2/E_i$，若 H_0 为真，E_i 中的未知参数 θ 用其最大似然估计值代换，则上述检验统计量的极限分布服从自由度为 $r - k - 1$ 的 χ^2 分布。注意 χ^2 检验统计量是在样本含量 n 无限大时推导出来的，所以在使用时必须注意 n 要足够大，以及 np_i 不能太小这两个条件。统计模拟表明，卡方拟合优度检验的适用条件为样本含量 $n \geq 50$，每一个 np_i 均不小于 5。若不符合上述条件，

表3　有关指标及数据的计算

两组比较	$\left\lvert\dfrac{S_i}{n_i} - \dfrac{S_j}{n_j}\right\rvert$	$240.32\left(\dfrac{1}{n_i} + \dfrac{1}{n_j}\right)^{\frac{1}{2}}$	P 值
A 与 B	20.93	124.10	>0.05
A 与 C	227.73	124.10	<0.05
B 与 C	248.66	138.75	<0.05

则通常通过适当合并区间，使 np_i 满足这个条件。χ^2 拟合优度检验应用广泛，既适合于连续性资料，又适合于离散型资料。

基本步骤 具体如下。

建立检验假设，确定检验水准 α。

H_0：样本来自分布总体 $F(X)$；

H_1：样本不是来自分布总体 $F(X)$。

$\alpha = 0.05$。

将样本分为 r 个区间，并计算每个区间中样本值的频数 n_i，根据 r 个区间，计算总体分布为 $F(X)$ 时，X 取值于这些区间的概率 $(P_1, P_2, \cdots, P_r)$，将这些概率值乘以 n，得到 r 个期望频数 $(E_1, E_2, \cdots, E_r)$，其中，$E_i = np_i$，$i = 1, 2, \cdots, r$。

计算检验统计量为：

$$\chi^2 = \sum_{i=1}^{r} (n_i - E_i)^2 / E_i, \ \nu = r - k - 1 \tag{1}$$

查附表"χ^2 分布界值表"，确定 P 值，按所取检验水准做出推断结论。

例1 某市 1999 年底总人口 421 258 人，分为 95 个居委，各居委地理面积的大小相似。1999 年以前没有登革热病例报告，2000 年报告登革热病例 84 例，发病率为 2/万。病例分布于 29 个居委，占居委总数的 30.5%。试推断该市 2000 年登革热病例的地区分布是否服从泊松分布？

检验步骤如下。

建立检验假设，确定检验水准 α：

H_0：该市 2000 年登革热病例的地区分布服从泊松分布；

H_1：该市 2000 年登革热病例的地区分布不服从泊松分布。

$\alpha = 0.05$。

将样本分为 4 个区间（其中，病例数超过 2 的样本合并为 1 个区间），并计算每个区间中样本值的频数 n_i，见表 1 第（2）栏，根据泊松分布，计算 X 取值于这 4 个区间的概率 $(P_1, P_2, \cdots, P_r)$，见表 1 第（3）栏，将这些概率值乘以 $n = 84$，得到 r 个期望频数 $(E_1, E_2, \cdots, E_r)$，见表 1 第（4）栏。

根据式（1）计算检验统计量

$$\chi^2 = \sum_{i=1}^{r} (n_i - E_i)^2 / E_i = 36.0314,$$

见表 1 第（5）栏。

计算 χ^2 值时，共分了 4 组，计算概率时估计了一个参数，故根据自由度 $\nu = r - k - 1 = 4 - 1 - 1 = 2$，查附表"$\chi^2$ 分布界值表"得，自由度为 2 的 χ^2 变量其 0.95 位点为 5.99，本例 $\chi^2 = 36.0314 > 5.99$，故 $P < 0.05$，拒绝零假设，认为该市 2000 年登革热病例的地区分布不服从泊松分布。

K-S 拟合优度检验 K-S 检验分为单样本检验和双样本检验两种。其中，用于拟合优度检验的 K-S 检验为单样本检验。

基本原理 设有一组随机样本 $(x_1, x_2, \cdots, x_n)$，其总体为 X，K-S 拟合优度检验的检验假设为 H_0：$(x_1, x_2, \cdots, x_n)$ 来自已知分布 $F(X)$，可构建如下的统计量：

$$D_n = \sup |S(X) - F_0(X)| \tag{2}$$

式中 $(x_1, x_2, \cdots, x_n)$ 是排序后的样本数据值，n 是样本的大小，$S(X)$ 为对应的样本经验分布函数：

$$S(X) = \begin{cases} 0, x < x_1 \\ k/n, x_k \le x < x_{k+1} \\ 1, x \ge x_k \end{cases}$$

在 K-S 检验中，$S(X)$ 和 $F(X)$ 在整个测试范围内的最大差值 D_n 就是理论模型和观测数据之间差值的量度。在具体计算时，可用如下的等价公式（3）来代替：

$$D_n = \max\{ |S(X) - F_0(X)|, \\ |S(X - \varepsilon) - F_0(X)| \} \tag{3}$$

式中 ε 为一个很小的正数。

K-S 拟合优度检验的基本步骤

建立检验假设，确定检验水准 α

H_0：样本来自分布总体 $F(X)$；

表 1 某市 2000 年按居委分组的登革热病例的实际分布

病例数	实际频数	泊松分布		
(x)	(A)	P_x	理论频数 (T)	$(A - T)^2 / T$
0	66	0.413 040 1	39.238 8	18.251 4
1	14	0.365 214 4	34.695 3	12.344 5
2	7	0.161 463 2	15.339 0	4.533 5
3	3	0.047 589 2	4.521 0	
4	1 ⎫	0.010 519 7	0.999 4 ⎫	
5	2 ⎬ 8	0.001 860 3	0.176 7 ⎬ 5.726 9	
6+	2 ⎭	0.000 313 0	0.029 8 ⎭	0.902 2
χ^2 值				36.031 6
自由度（df）				4-1-1=2

H_1：样本不是来自分布总体 $F(X)$。

$\alpha = 0.05$。

根据（3）式计算检验统计量 D_n。

根据 n、D_n 查附表"斯米尔诺夫（Smilnov）检验的临界值表"，确定 P 值，按所取检验水准做出推断结论。

例2 随机抽取某市 20 岁健康男性 29 名，测得血液红细胞含量如下（T/L）：

5.86，4.29，3.96，4.66，4.58，5.04，4.28，5.16，4.78，5.5，4.67，4.67，4.13，5.63，4.12，5.37，4.68，5.17，4.95，4.88，5.49，4.42，5.03，4.06，4.15，4.95，4.21，4.48，3.79。

试采用 K-S 检验推断该样本是否来自正态分布总体。

建立检验假设，确定检验水准 α。

H_0：该市 20 岁健康男性的血液红细胞含量来自正态分布总体；

H_1：该市 20 岁健康男性的血液红细胞含量不是来自正态分布总体。

$\alpha = 0.05$。

根据（3）式计算检验统计量 D_n，计算过程见表 2。则由公式（2）得 $D_n = 0.098$。

根据 $n = 29$、双侧 $\alpha = 0.05$，查附表"斯米尔诺夫（Smilnov）检验的临界值表"，得 $D_{29,0.05} = 0.246 > D_n$，得 $P > 0.05$，按 $\alpha = 0.05$ 检验水准不能拒绝 H_0，故可认为该市 20 岁健康男性的血液红细胞含量来自正态分布总体。

（薛付忠）

xiàpíluó-wēi'ěrkè zhèngtàixìng jiǎnyàn

夏皮罗-威尔克正态性检验

（Shapiro-Wilk normality test）用顺序统计量 W 来检验数据分布的正态性，适于小样本（$8 \leqslant n \leqslant 50$）

表2 检验统计量 D_n 的计算过程

X_i	$S(X)$	$F_0(X)$	$\|S(X)-F_0(X)\|$	$\|S(X-\varepsilon)-F_0(X)\|$
3.79	0.034	0.042	0.008	0.042
3.96	0.069	0.079	0.010	0.045
4.06	0.103	0.110	0.007	0.041
4.12	0.138	0.133	0.005	0.030
4.13	0.172	0.137	0.035	0.001
4.15	0.207	0.145	0.062	0.027
4.21	0.241	0.172	0.069	0.035
4.28	0.276	0.207	0.069	0.034
4.29	0.310	0.212	0.098	0.064
4.42	0.345	0.288	0.057	0.022
4.48	0.379	0.327	0.052	0.018
4.58	0.414	0.396	0.018	0.017
4.66	0.448	0.454	0.006	0.040
4.67	0.483	0.461	0.022	0.013
4.67	0.517	0.461	0.056	0.022
4.68	0.552	0.469	0.083	0.048
4.78	0.586	0.542	0.044	0.010
4.88	0.621	0.614	0.007	0.028
4.95	0.655	0.663	0.007	0.042
4.95	0.690	0.663	0.027	0.008
5.03	0.724	0.715	0.009	0.025
5.04	0.759	0.721	0.038	0.003
5.16	0.793	0.790	0.003	0.031
5.17	0.828	0.796	0.032	0.003
5.37	0.862	0.884	0.022	0.056
5.49	0.897	0.922	0.025	0.060
5.5	0.931	0.924	0.007	0.027
5.63	0.966	0.953	0.012	0.022
5.86	1	0.982	0.018	0.016

的连续性变量资料的一种检验方法。该法是由夏皮罗（S.S. Shapiro）与威尔克（M.B. Wilk）于 1965 年提出。在正态性检验中，当不明确真实分布与正态分布偏离形式的先验信息时，通常需使用无方向检验方法。常用的无方向检验方法有夏皮罗-威尔克检验和埃普斯-普利（Epps-Pulley）检验两种方法。当根据以往的资料建议备则假设为一个近似对称的低峰分布（如 $|\sqrt{\beta_1}| < 1/2$ 和 $\beta_2 < 3$）或非对称分布

（如 $|\sqrt{\beta_1}| > 1/2$）时应选用夏皮罗-威尔克检验，否则应选用埃普斯-普利（Epps-Pulley）检验。本条目仅介绍夏皮罗-威尔克检验。

基本思想 假设随机样本 x_1，$x_2,\cdots,x_n$ 所在的总体服从正态分布，首先将样本观测值按由小到大顺序排列编秩，即 $x_{(1)} \leqslant x_{(2)} \leqslant \cdots \leqslant x_{(n)}$，$x_{(i)}$ 为第 i 个次序统计量；然后根据显著性检验水准 α 和样本含量 n，计算检验统计量 W，查夏皮罗-威尔克检验系数表确定 n 个样本观测值的系数 $a_1, a_2, \cdots,$

a_k，k 约为 $n/2$；若 W 小于附表"夏皮罗－威尔克（Shapiro-Wilk）检验统计量分位数表"给出的 α 分位数 $W_{(n,\,\alpha)}$，则在 α 水平上拒绝正态分布假设，否则不拒绝假设，即认为总体服从正态分布。

基本步骤 有以下几步。

建立假设，确定检验水准 α

H_0：样本资料服从正态分布；

H_1：样本资料不服从正态分布。

$\alpha = 0.05$。

计算检验统计量 W

$$W = \frac{\left[\sum_{i=1}^{k} a_i (x_{(n-i+1)} - x_{(i)})\right]^2}{\sum_{i=1}^{n} (x_{(i)} - \bar{x})^2}$$

(1)

$$\sum_{i=1}^{n} (x_i - \bar{x})^2 = \sum x^2 - \frac{\left(\sum x\right)^2}{n}$$

(2)

式中 n 为样本含量；k 为 $n/2$ 取整；x_i 为变量值；$\bar{x}$ 为样本均数；α 为检验水准；a_i 为计算 W 所需的系数，由附表"夏皮罗－威尔克（Shapiro-Wilk）检验系数表"查得。

确定 P 值并作出推断结论

计算出统计量 W 后，查附表"夏皮罗－威尔克（Shapiro-Wilk）检验统计量分位数表"，若 $W \leqslant W_{(n,\,\alpha)}$，则 $P \leqslant \alpha$，拒绝 H_0，接受 H_1；否则，不拒绝 H_0 假设，认为资料服从正态分布。

实例 具体如下。

例 研究某饲料对大白鼠肝脏维生素 A 含量（IU/g）的影响，测定喂养 10 天后大白鼠肝脏的维生素 A 含量如表 1，请推断大白鼠肝脏维生素 A 含量是否服从正态分布？

检验步骤如下：

步骤 1：建立检验假设，确定建议水准。

H_0：该资料服从正态分布；

H_1：该资料不服从正态分布。

$\alpha = 0.05$。

步骤 2：根据式（1）（2）计算检验统计量 $W = 0.6255$。

由 $n = 10$ 查附表"夏皮罗－威尔克（Shapiro-Wilk）检验系数表"确定 a_i 值，并计算 $x_{(n-i+1)} - x_{(i)}$ 等有关指标列入表 2。

步骤 3：以 $n = 10$，查附表"夏皮罗－威尔克（Shapiro-Wilk）检验统计量分位数表"，得 $W_{(10,\,0.05)} = 0.842$，$W = 0.6255 < W_{(10,\,0.05)}$，故 $P < 0.05$，按 $\alpha = 0.05$ 检验水准，拒绝 H_0，接受 H_1，认为该资料不服从正态分布。

(薛付忠)

zhǐshù fēnbù de lìyēfúshí jiǎnyàn

指数分布的利耶福什检验

（Lilliefors test for normality）用来检验序列的随机性的检验方法。1969 年由利耶福什提出的，将柯尔莫哥洛夫检验改进后用于检验分布函数是否服从指数分布；其主要描述一系列随机事件随时间发生时，中间间隔的时间长度。

基本思想 假设随机样本 x_1，$x_2, \cdots, x_n$ 来自于指数分布的总体，其分布函数记为 $F(x)$。计算样本均值 $\bar{x}$ 作为未知参数的估计值，则对于每个 x_i 有 $Z_i = x_i / \bar{x}$。定义检验统计量 $D_n = \max_x |S_n(x) - \hat{F}_0(x)|$，此处 $\hat{F}_0(x) = 1 - e^{-x/\bar{x}} = \hat{F}_0(Z) = 1 - e^{-Z}$，$S_n(x)$ 是基于标准化的随机样本的经验分布函数。若 D_n 超过由附表"利耶福什指数分布检验统计量的分位数表"查得的 $1-\alpha$ 分位数，则拒绝指数分布的零假设，否则不拒绝零假设。当 $n > 100$ 时，$1-\alpha$ 分位数的近似值由 $n = 100$ 时的分位数精确值乘以 10 再除以 $\sqrt{n}$ 估计。

基本步骤 包括以下几步。

建立假设，确定检验水准 α

H_0：样本资料服从指数分布。

H_1：样本资料不服从指数分布。

$\alpha = 0.05$。

计算检验统计量

$$D_n = \max_x |S_n(x) - \hat{F}_0(x)|$$

确定 P 值并作出推断结论

若 D_n 超过由附表"利耶福什指数分布检验统计量的分位数表"查得的 $1-\alpha$ 分位数，则拒绝指数分布的零假设 H_0，否则不拒绝 H_0。

实例 具体如下。

例 某仪器设备公司对一台

表 1 大白鼠肝脏维生素 A 含量（IU/g）

Obs	1	2	3	4	5	6	7	8	9	10
X	3 950	3 800	3 450	3 350	3 700	3 900	3 800	3 050	3 650	2 000

表 2 夏皮罗－威尔克法拟合优度检验计算表

i (1)	a_i (2)	$x_{(n-i+1)}$ (3)	$x_{(i)}$ (4)	$x_{(n-i+1)} - x_{(i)}$ (5)	$a_i(x_{(n-i+1)} - x_{(i)})$ (6)
1	0.573 9	3 700	2 000	1 700	975.63
2	0.329 1	3 800	3 050	750	246.825
3	0.214 1	3 800	3 350	450	96.345
4	0.122 4	3 900	3 450	450	55.08
5	0.039 9	3 950	3 650	300	11.97
合计					1 385.85

设备进行寿命试验，记录了 10 次无故障工作时间，从小到大分别为 420，500，920，1 380，1 510，1 650，1 760，2 100，2 300，2 350。问此设备的无故障工作时间是否服从指数分布？

步骤 1：建立假设，确定检验水准 α。

H_0：该资料服从指数分布；

H_1：该资料不服从指数分布。

$\alpha = 0.05$。

步骤 2：根据公式计算检验统计量 D_n。

样本均值 $\bar{x} = 1\,489$，进而计算 Z_i、$S_n(x)$、$\hat{F}_0(x)$ 和 $|S_n(x) - \hat{F}_0(x)|$，见表，可见 $D_n = \max\limits_x |S_n(x) - \hat{F}_0(x)| = 0.206\,3$。

步骤 3：以 $n = 10$ 查附表"利耶福什指数分布检验统计量的分位数表"，$1 - \alpha = 0.95$ 分位数为 0.324 4，本例检验统计量 0.206 3 < 0.324 4，故 $P > 0.05$，不拒绝 H_0，故可认为该设备的无故障工作时间服从指数分布。

（薛付忠）

kēkèlún-ā'mǐdìqí qūshì jiǎnyàn

科克伦-阿米蒂奇趋势检验

（Cochran-Armitage trend test）

医学研究中，常需要关注药物剂量和疗效之间的关系。一般来说，剂量水平可以按等级设定，当疗效反应呈现为两分类的结果时，如果考察该种疗效反应随剂量有无趋势变化，通常选用科克伦-阿米蒂奇趋势检验。

假定剂量水平记为 1，2，$\cdots$，I，分别对应于各剂量组，疗效反应记为 1 或 0，分别代表成功/失败、有效/无效等。结果可以 $2 \times I$ 表形式表示，2 个行表示两种疗效结果，I 个列代表不同的剂量水平，见表 1。

对于该类数据的趋势检验，令 π_{1i} 表示第 i 剂量结果为 1 的总体率（$i = 1, 2, \cdots, I$），p_{1i} 表示相应的样本率。其无效假设 H_0 为 $\pi_{11} = \pi_{12} = \cdots = \pi_{1I}$，即各剂量水平的疗效相同，备择假设 H_1 为 $\pi_{11} \leqslant \pi_{12} \leqslant \cdots \leqslant \pi_{1I}$ 疗效随剂量呈现线性变化趋势。

美国统计学家阿格雷斯蒂（Agresti）于 1990 年给出一个渐进科克伦-阿米蒂奇趋势检验的统计量。若指定 s_i 代表第 i 剂量水平的记分，则基于下式的线性概率模型。

$$\pi_{1i} = \alpha + \beta s_i \tag{1}$$

可以导出科克伦-阿米蒂奇趋势检验的统计量：

$$u = \frac{\sum n_i (p_{1i} - p_1)(s_i - \bar{s})}{\sqrt{p_1(1 - p_1) \sum n_i (s_i - \bar{s})^2}} \tag{2}$$

式中 $p_{1i} = \dfrac{n_{1i}}{n_i}$；$p_1 = \dfrac{N_1}{N}$；$\bar{s} = \dfrac{\sum n_i s_i}{N}$。统计量 u 渐进服从标准正态分布，可根据此规律获得概率 P 值，并进行统计推断。

实例 具体如下。

例 某研究选择 40 例病人，随机均衡地分配到 4 个治疗组，分别接受 0mg、1mg、2mg、3mg 的药物治疗，各剂量的疗效结果见表 2。试分析该研究结果是否有剂量效应关系。

由表 2 数据得 $p_1 = 4/40 = 0.1$，$\bar{s} = 60/40 = 1.5$，将有关量代入公式（2），得 $u = 1.885\,6$。

按标准正态分布获得检验 P 值，在检验水平 $\alpha = 0.05$ 的前提下，若采用单侧检验，$P = 0.029\,7 < 0.05$，拒绝 H_0，可以认为该研究的疗效随剂量的增加呈现出增大的趋势。当然，如果本例采用双侧检验，则 $P = 0.059\,3 > 0.05$，不拒绝 H_0，尚不能认为该研究有剂量效应关系。

对于本检验而言，设定各剂量水平的记分非常关键，理论上，如果记分间距相同，则不影响检验结果，但如果记分间距不等，则会影响检验的结果。因此，在实际中设定记分时，最好使记分表达实际意义并能反映出各等级水平间的差别程度，必要时可取不同的记分间距。本例各剂量选择的相应记分分别为 0、1、2、3，为等距离，反映的是给药剂量的大小。

对此类数据的分析，也可采

表 检验统计量 D_n 的计算

X	Z_i	$S_n(x)$	$\hat{F}_0(x)$	$\|S_n(x) - \hat{F}_0(x)\|$
420	0.282 1	0.100 0	0.245 8	0.145 8
500	0.335 8	0.200 0	0.285 2	0.085 2
920	0.617 9	0.300 0	0.460 9	0.160 9
1 380	0.926 8	0.400 0	0.604 2	0.204 2
1 510	1.014 1	0.500 0	0.637 3	0.137 3
1 650	1.108 1	0.600 0	0.669 8	0.069 8
1 760	1.182 0	0.700 0	0.693 3	0.006 7
2 100	1.410 3	0.800 0	0.755 9	0.044 1
2 300	1.544 7	0.900 0	0.786 6	0.113 4
2 350	1.578 2	1.000 0	0.793 7	0.206 3

表 1　不同剂量水平疗效结果

疗效	剂量				合计
	1	2	i	I	
1	n_{11}	n_{12}	n_{1i}	n_{1I}	N_1
0	n_{01}	n_{02}	n_{0i}	n_{0I}	N_0
合计	n_1	n_2	n_i	n_I	N

表 2　某研究不同药物剂量疗效结果

疗效	剂量				合计
	0mg	1mg	2mg	3mg	
1	0	1	0	3	4
0	10	9	10	7	36
合计（n_i）	10	10	10	10	40
p_{1i}	0	0.1	0	0.3	
s_i	0	1	2	3	
$n_i s_i$	0	10	20	30	60
$p_{1i} - p_1$	-0.1	0	-0.1	0.2	
$s_i - \bar{s}$	-1.5	-0.5	0.5	1.5	

用其他的分析方法。

假如固定表 1 所示的行合计，列举出所有满足此条件的表格，并由此获得精确概率 P 值。2002 年由科克伦（Cochran）和梅塔（Mehta）提出，又称为精确 Permutation P 值。令 $t_1, t_2, \cdots, t_m, \cdots, t_M$ 分别代表行合计固定下 M 种可能的表格，各表的趋势记分可由下式算出：

$$T(t_m \mid N_1) = \sum n_{1i}^{(m)} s_i \quad (3)$$

则精确概率 P 值可通过下式计算：

$$\sum p(t_m \mid N_1) I\{T(t_m \mid N_1) \geq T_{\text{observed}}\} \quad (4)$$

式中 $I\{\cdot\}$ 根据括号中的条件取值，若条件成立取 1，否则取 0；T_{observed} 为当前表格的趋势记分，$p(t_m \mid N_1)$ 系根据表格 t_m 计算的条件概率，可由下式计算：

$$p(t_m \mid N_1) = \frac{\prod\limits_{i=1}^{I} \binom{n_i}{n_{1i}}}{\binom{N}{N_1}} \quad (5)$$

其实，精确概率 P 值也是在所有可能的表格中计算出的趋势记分大于等于当前观察到的表格的比例。当样本较大时，由于精确概率计算量太大而限制了这一方法，此时可以借助于有放回的随机重抽样方法近似获得精确概率 P 值。令 R 代表重抽样次数，应足够大，则重抽样获得的概率 P 值为：

$$\frac{\sum\limits_{m=1}^{R} I\{T(t_m \mid N_1) \geq T_{\text{observed}}\}}{R} \quad (6)$$

另有一种重抽样的方法被称为 Bootstrap 方法，通过固定列合计产生有放回的随机重抽样的表格，重抽样次数应足够大，Boot-strap 概率 P 值就是重抽样的所有表格中趋势记分大于等于当前表格的比例。

以上所介绍的方法，均可在 SAS 软件中直接通过过程语句实现。例如，上例数据通过 PROC FREQ 过程，在 TABLES 语句后的选项中加上 TREND 即可，输出 Cochran-Armitage Trend Test 的结果为：单侧 $P = 0.029\,7$、双侧 $P = 0.059\,3$；如果在 PROC FREQ 过程中另外再加上 EXACT TREND 语句即可实现趋势检验的精确概率计算，输出的 Exact Test 结果为单侧 $P = 0.050\,7$、双侧 $P = 0.101\,4$，按 $\alpha = 0.05$ 水平，均不拒绝 H_0，还不能认为该研究有剂量效应关系。

（刘玉秀　陈　林）

qiáokǎqì'ěr-tèbōsītèlā jiǎnyàn

乔卡契尔-特波斯特拉检验

（Jonckheere-Terpstra test）适用于处理多个独立组设计资料各处理组间是否有顺序效应的问题的检验方法。该方法又称为乔卡契尔趋势检验（Jonckheere test for trend），是 1954 年英国统计学家乔卡契尔（Jonckheere）在 1952 年特波斯特拉（Terpstra）工作基础上的进一步拓展和完善。例如，对动物实验进行药理作用研究，随药物剂量的增加，动物出现的反应强度也增加，这种实验动物出现的由弱到强的反应称为顺序效应。在 HIV 感染治疗研究中，治疗反应与抵抗基因突变数间存在的趋势效应也可以看成是顺序效应。

该检验的应用条件是，资料由 k 个随机独立样本构成，样本内及样本之间的观察值相互独立，即一个观察值的出现并不影响另一个观察值的出现。各独立样本的样本含量分别为 $n_1, n_2, \cdots,$

n_k，变量是连续的，也可以是离散性或等级性的资料。以中位数作为检验的位置参数，分别用 M_1，M_2，$\cdots$，M_k 表示，则检验假设 $H_0: M_1 = M_2 = \cdots = M_k$，即各总体的中位数相等；$H_1: M_1 \leqslant M_2 \leqslant \cdots \leqslant M_k$，即各总体的中位数依次增大。检验统计量为 J，计算公式为：

$$J = \sum_{i<j} U_{ij} \qquad (1)$$

式中 U_{ij} 是相比较的 i，j 两组样本中，i 样本的观察值小于 j 样本观察值的次数。如果第一个样本的某个观察值与第二个样本的某个观察值相比，为小时记为 1，为大时记为 0，相等时记为 0.5。判断原则：当各组样本含量不等时，根据 α，处理组数 k，各处理组的样本含量 n_1，n_2，$\cdots$，n_k，查附表"乔卡契尔-特波斯特拉（Jonckheere-Terpstra）检验统计量 J 界值表（a）"得到 J 的界值。当样本含量相等时即 $n_1 = n_2 = \cdots = n_k$ 时，查此表（b）部分，得到 J 的界值。如果计算的 J 值大于表中 J 界值，则 $P < \alpha$，拒绝 H_0，接受 H_1，可认为处理组的作用存在顺序效应。如果资料中样本含量 n 和处理组数 k 超出了 J 界值表的范围，可应用大样本近似法。大样本情况下，J 近似服从正态分布，其均数为：

$$\mu_J = (N^2 - \sum_{i=1}^{k} n_i^2)/4 \qquad (2)$$

方差计算公式：

$$\sigma_J^2 = \left[N^2(2N+3) - \sum_{i=1}^{k} n_i^2(2n_i+3)\right]/72 \qquad (3)$$

上述方差计算公式仅适合于变量值互不相同即没有重复的情形，如果变量值出现重复时，则需要进行校正。以 a_j 表示发生重复的数值点，共有 l 个数值点（j = 1，2，$\cdots$，$l \leqslant N$），各点分别发生 t_j 次重复，则校正的方差计算公式为：

$$\sigma_J^2 = A/72 + B/[36N(N-1)(N-2)] + C/[8N(N-1)] \qquad (4)$$

由公式（5）（6）（7）计算检验统计量：

$$A = N(N-1)(2N+5) - \sum_{i=1}^{k} n_i(n_i-1)(2n_i+5) - \sum_{j=1}^{l} t_j(t_j-1)(2t_j+5) \qquad (5)$$

$$B = \left[\sum_{i=1}^{k} n_i(n_i-1)(n_i-2)\right]\left[\sum_{j=1}^{l} t_j(t_j-1)(t_j-2)\right] \qquad (6)$$

$$C = \left[\sum_{i=1}^{k} n_i(n_i-1)\right]\left[\sum_{j=1}^{l} t_j(t_j-1)\right] \qquad (7)$$

$$u = \frac{J - \mu_J}{\sigma_J} \qquad (8)$$

该统计量近似服从标准正态分布，将算得的 u 值与标准正态分布下的适当界值 u_α 进行比较并作出统计推断。

实例 具体如下。

例1 研究人员研究寄生虫感染某宿主后 72 小时，不同反应的宿主出现的浆细胞比例的状况。宿主对寄生虫感染出现三种反应即成功的反应、未成功的反应和没有可见反应。测量数据如表 1 所示。研究人员想要知道，不同反应的宿主其浆细胞的比例是否为顺序增加？

检验方法及步骤如下。

步骤 1：检验假设。

$H_0: M_1 = M_2 = \cdots = M_k$，即各总体的中位数相等；

$H_1: M_1 \leqslant M_2 \leqslant \cdots \leqslant M_k$，即各总体的中位数依次增加，各处理组存在顺序效应。

$\alpha = 0.05$。

步骤 2：计算检验统计量 J。列出表 2，将各组数据由小到大排列，并求出 U_{ij} 值。表 2 中 U_{AB} 表示 A 样本和 B 样本的观察值进行比较，余类推。

表 2 中 U_{ij} 的计算：A 组的第一个数据 44.8 小于 B 组的所有 7 个数据，每小于一次计分为 1，共小于 7 次计分为 7，写在 U_{AB} 栏的第一行上。A 组的最后一个数据为 80.2，大于 B 组的前两个数据记为 0，小于 B 组的后 5 个数据，共小于 5 次，计分为 5，记在 U_{AB} 栏的最后一行上，余类推。

将表 2 中数据代入公式（1），计算检验统计量 J 值。

$$J = \sum_{i<j} U_{ij} = 54+56+49 = 159$$

步骤 3：判断。根据 $\alpha = 0.05$，$k = 3$，$n_1 = 7$，$n_2 = 7$，$n_3 = 8$，查附

表 1 寄生虫感染宿主后的浆细胞比例

成功反应的宿主 A	未成功反应的宿主 B	没有可见反应的宿主 C
54.0	79.8	98.6
67.0	82.0	99.6
47.2	88.0	95.8
71.1	79.6	93.3
62.7	85.7	98.9
44.8	81.7	91.1
67.4	88.5	94.5
80.2	—	—

表"乔卡契尔-特波斯特拉（Jonckheere-Terpstra）检验统计量 J 界值表（a）"得到 J 的界值为 109。本例计算的 J 值为 159，大于表中的 J 值 109，则 $P<0.05$，在 $\alpha=0.05$ 水平上拒绝 H_0，接受 H_1，可以认为寄生虫感染宿主后，不同反应的宿主出现的浆细胞比例顺序增加。注意，在查表时 n_1、n_2、n_3 的样本含量应由小到大排列，即 $n_1 \leq n_2 \leq n_3$。

如果资料中样本含量 n 或组数 k 超出 J 界值表范围时，则可应用大样本近似法进行检验。

例 2 科学家研究不同年龄组的听力损伤儿童的学习成绩状况，学习成绩的评分如表 3 所示。据此资料，能否认为随年龄的增加，听力损伤儿童的学习成绩也增加。

检验方法和步骤如下。

步骤 1：检验假设。

H_0：$M_1=M_2=\cdots=M_k$，即各年龄组的学习成绩相同；

H_1：$M_1 \leq M_2 \leq \cdots \leq M_k$，即各年龄组学习成绩随年龄增大而增加。

$\alpha=0.05$。

步骤 2：计算检验统计量 J。本例 $n_1=6$，$n_2=6$，$n_3=12$，$N=n_1+n_2+n_3=24$。$n_3=12$ 已超出 J 界值表的范围，故应用大样本近似法进行检验。列表 4，计算 U_{ij} 值，注意，比较的两组数据相同时，每次计分为 0.5。例如 A 组和 B 组比较时，A 组最后一个数 38 小于 B 组的 47，得 1 分，A 组的 38 与 B 组的 38 相等得 0.5 分，记入 U_{AB} 栏的最下一行为 1.5。

根据表 4 数据计算下列指标：

$$J=23.5+52+42.5=118$$

$$\sum_{i=1}^{k} n_i^2=6^2+6^2+12^2=216$$

$$\sum_{i=1}^{k} n_i^2(2n_i+3)=6^2\times(2\times6+3)+6^2\times(2\times6+3)$$
$$+12^2\times(2\times12+3)$$
$$=4\,968$$

$$N^2(2N+3)=29\,376$$

将上述有关结果代入公式，计算 u 值：

$$u=\frac{118-(24^2-216)/4}{\sqrt{(29\,376-4\,968)/72}}$$
$$=\frac{118-90}{\sqrt{339}}$$
$$=\frac{28}{18.411\,95}$$
$$=1.521$$

步骤 3：判断。按照标准正态分布取单侧界值 $u_\alpha=u_{0.05}=1.645$。本例计算的 $u=1.521<u_{0.05}=1.645$，则 $P>0.05$。故在 $\alpha=0.05$ 水平上不能拒绝 H_0，即就目前而言尚不能认为存在顺序效应。换言之，也就是不同年龄听力损伤的儿童的学习成绩尚不能得出随年龄增加而增加的结论。

由于例 2 数据存在数值重复，因此需要对方差进行校正。结果可见，数值为 23 的有 2 例、34 的 5 例、38 的 4 例，代入公式，求

表 2 U_{ij} 值的计算

A	B	C	U_{AB}	U_{AC}	U_{BC}
44.8	79.6	91.1	7	7	7
47.2	79.8	93.3	7	7	7
54.0	81.7	94.5	7	7	7
62.7	82.0	95.8	7	7	7
67.0	85.7	98.6	7	7	7
67.4	88.5	98.9	7	7	7
71.1	88.8	99.6	7	7	7
80.2	—	—	5	7	
合计			54	56	49

表 3 不同年龄听力损伤儿童的学习成绩

6 岁组（A）	7 岁组（B）	8 岁组（C）	
17	23	22	36
20	25	23	38
24	27	26	38
34	34	32	42
34	38	34	48
38	47	34	50

表 4 U_{ij} 值的计算

A 组	B 组	C 组		U_{AB}	U_{AC}	U_{BC}
17	23	22	36	6	12	10.5
20	25	23	38	6	12	10
24	27	26	38	5	10	9
34	34	32	42	2.5	7	7
34	38	34	48	2.5	7	4
38	47	34	50	1.5	4	2
合计				23.5	52	42.5

算得：$A = 23\,934$，$B = 131\,040$，$C = 6\,528$，进而得出 $\sigma_J^2 = 334.222\,1$。此时检验统计量 $u = 1.532$，比未校正前略有增大，但仍小于 $u_{0.05}$，$P > 0.05$，结论同前。

关于乔卡契尔-特波斯特拉检验，SPSS 软件在非参数检验多个独立组样本的检验中提供了本方法的选项。

当通过假设检验获得具有顺序效应的统计结论后，只是回答了有无顺序效应的问题，如果希望对顺序效应的程度大小进行度量，将是另外一个问题。2007 年法国统计学者弗兰德（Flandre）和奎格利（O'Quigley）在乔卡契尔-特波斯特拉检验的基础上设计了一种顺序效应大小的度量。计算公式为：

$$S_1 = \frac{J - \mu_J}{\mu_J} \qquad (9)$$

当各组数据完全分开，即 i 组的最大数值小于 $i+1$ 组的最小数值（$i = 1$ 到 $k-1$）时，该统计量值为 1，反之，如果 i 组的最小数值大于 $i+1$ 组的最大数值，该统计量值则为 -1。

S_1 服从正态分布，其均数为 0，方差为：

$$\sigma^2(S_1) = \sigma_J^2 \mu_J^{-2} \qquad (10)$$

对该统计量的检验用 $u = S_1/\sigma(S_1)$，其结果和乔卡契尔-特波斯特拉检验完全相同。例 2 经计算得 $S_1 = 0.311\,1$（但没有统计学意义）。有趣的是，S_1 和反映两个变量顺序关联性的伽马（Gamma）统计量的大小不谋而合（SPSS 软件、SAS 软件均可直接计算），只是伽马统计量方差的计算与本文不同。经过模拟研究显示，基于乔卡契尔趋势检验获得的 S_1 的统计推断准确性更好。

（刘玉秀 刘丽霞）

kǎokèsī-sītú'ěrtè qūshì jiǎnyàn

考克斯-斯图尔特趋势检验

（Cox-Stuart test for trend） 一种不依赖于趋势结构的快速判断趋势是否存在的方法。该法是 1955 年英国统计学考克斯（Cox）和斯图尔特（Stuart）在研究数列趋势问题的时候提出的。在处理随时间变动的数据序列时，人们通常关心这些数据随时间变化的规律。其中，升降趋势分析是几乎都会分析的内容，而回归分析是最常用的趋势分析工具。在回归分析中，若经过检验，线性假设是合理的，升降趋势当然就是存在的了，然而，问题是如果线性模型不成立，却只能否定线性趋势的存在，而不能否认升降趋势的存在。

基本思想 要检验一个时间序列 $X_1, \cdots, X_m$ 是否存在上升或下降趋势时，放弃结构方法而直接考虑数据的趋势。若存在上升趋势，则序列中后面的数值倾向于大于前面的数值，反之亦然。因此，在序列中取出一些数据对 (x_1, x_{1+c})，(x_2, x_{2+c})，$\cdots$，(x_{m-c}, x_m)，观察这些数据对中前后两个数据大小，若大多数数据对后面的数据大于前面的，就倾向于认为序列存在上升趋势，反之，则倾向于认为序列存在下降趋势。

为保证数对同分布，前后两个数的间隔应固定为某正整数 c。c 不能太小，否则易受序列随机波动影响，同时又不能太大，否则易导致数据对的数目太小。在这些限制之下，考克斯和斯图尔特提出最优的拆分点是数列中位于中间位置的数。因此，当 m 为偶数时，取 $c = \frac{m}{2}$，此时可配成 c 对数据；当 m 为奇数时，取 $c = \frac{m+1}{2}$，中间一个数据（第 c 个数据）无法配对，故此时可配成 $c - 1$ 对数据。

基本步骤 包括以下几步。

假设的建立 针对不同的问题，应给出不同的假设。如果只想检验数据序列是否有趋势，应采用双侧检验。如要检验序列有上升趋势或者序列有下降趋势，应采用单侧检验。三种不同的假设见表 1。检验水平为 α。

计算统计量 在所有的数据对 (x_i, x_{i+c}) 中，若 $x_i > x_{i+c}$，则将此数据对换记为一个加号；若 $x_i < x_{i+c}$，则将此数据对换记为一个减号，弃去 $x_i = x_{i+c}$ 的数据对，然后统计加号的总个数，记为 S^+；统计减号的总个数，记为 S^-，令 $n = S^+ + S^-$。若序列不存在趋势，则显然 $S^+ \sim B(n, 0.5)$，$S^- \sim B(n, 0.5)$。通过查附表 $P = 0.5$ 的"二项分布表"就可确定检验的拒绝域。对应于不同的假设，选用的统计量也不同，见表 1。

依 P 值和 α 值作结论 根据二项分布的性质，当统计量太小是拒绝零假设。需要说明的是，当使用统计量 $\min(S^+, S^-)$ 时，应根据水准 $\alpha/2$ 来计算拒绝域。

实例 具体如下。

表 1 三种不同的假设及应选用的统计量

零假设：H_0	备择假设：H_1	统计量
序列无上升趋势	序列有上升趋势	S^+
序列无下降趋势	序列有下降趋势	S^-
序列无趋势	序列有上升或下降趋势	$\min(S^+, S^-)$

例1 下面是某医院1月份门诊量随年度变化数据。试回答该医院1月门诊量是否有上升趋势?

表2 某医院2002—2011年1月门诊量

年份	1月份门诊量
2002	32 394
2003	44 933
2004	32 615
2005	41 440
2006	32 737
2007	39 660
2008	41 281
2009	44 530
2010	42 390
2011	43 559

运用考克斯-斯图尔特趋势检验对此上升趋势进行检验。

步骤1:建立假设。

H_0:序列无上升趋势;

H_1:序列有上升趋势。

$\alpha = 0.05$。

步骤2:确定统计量。5个数据对分别为:(32 394,39 660)、(44 933,41 281)、(32 615,44 530)、(41 440,42 390)、(32 737,43 559),有四个加号,所以$S^+ = 4$。

步骤3:依$n = 5$,$P = 0.5$,查表4 $P = 0.5$的"二项分布表"。而$S^+ = 4$,$P = 0.968\,8$,$1 - P = 0.031\,2 < 0.05$,故拒绝H_0,认为序列有上升趋势。

若回答门诊量的变化是否有趋势,则用双侧检验。

步骤1:建立假设。

H_0:序列无趋势;

H_1:序列有趋势。

$\alpha = 0.05$。

步骤2:确定统计量。5个数据对分别为:(32 394,39 660)、(44 933,41 281)、(32 615,44 530)、(41 440,42 390)、(32 737,43 559),有四个加号和一个减号,所以$S^+ = 4$,$S^- = 1$,$\min(S^+, S^-) = 1$。

步骤3:依$n = 5$,$P = 0.5$,查表4 $P = 0.5$的"二项分布表",而$\min(S^+, S^-) = 1$,$P = 0.1875$,> 0.025,故不拒绝H_0,尚不能认为序列有上升趋势。

(徐天和 孙红卫)

yóuchéng jiǎnyàn

游程检验(Runs test) 是检验样本独立性的一种方法。又称连贯检验或串检验,应用范围很广。对游程的研究,可以追溯到概率论发展的早期。德穆瓦夫尔(De Moivre)在发表于1718年的书中曾计算过扔n次钱币时连续出现r次正面向上的概率。此后惠特沃思(Whitworth WA)在1867年,皮尔逊(Pearson K)在1987年都曾研究过游程检验。沃尔德(Wald)和沃尔福威茨(Wolfowitz)被认为是游程检验早期统计应用的代表。

在一个由两种或两种以上的符号形成的序列中,处在连接位置上的一段相同符号称为游程。例如:某天到某医院就医的患者第一个为男性,第二为女性,再往后是三个男性,接下去是一个女性,一个男性,一个女性。他们构成的性别序列为男,女,男,男,男,女,男,女。其中由"男"构成了三个游程,其长度分别为1,3,1;由"女"构成三个游程,长度都是1。

序列不随机有两种可能形式:

若相同符号倾向于聚集,则由他们形成的游程个数就少,游程长度就长;反之,若不同符号倾向于交替出现,则游程个数必大,游程长度短。因此,若序列随机,则游程个数既不应太多也不应太少,游程长度也不应太长或太短。相应地,游程检验可有游程个数检验和游程长度检验。另外,对由数值构成的序列,还可有趋势游程检验。

游程个数检验 包括以下几个方面。

基本思想 在一个随机抽样中,游程的数量既不可能太多,也不可能太少。

基本步骤 包括以下几步。

建立假设和设定显著性水平 H_0:n个符号组成的序列随机;H_1:n个符号组成的序列不随机。显著水平设定为α。

构造统计量和确定P值 容量为n的随机样本观察值为x_1,x_2,…,x_n,将样本观察值分为两类,一类数量为n_1,另一类数量为n_2,显然$n_1 + n_2 = n$。由序列中数据交替的次数很容易可以得出游程的个数,其中记第一种符号构成的游程个数为r_1,第二种符号构成的游程个数为r_2,总游程个数为r,即$r_1 + r_2 = r$。显然r_1和r_2之间最多差1。r可看作随机变量R的观察值。假设序列随机,则R的概率函数为公式(1)。

$$P(R = 2k) = \frac{2\binom{n_1 - 1}{k - 1}\binom{n_2 - 1}{k - 1}}{\binom{n}{n_1}} \quad k \in Z, 1 \leq k \leq \min(n_1, n_2)$$

$$P(R = 2k + 1) = \frac{\binom{n_1 - 1}{k - 1}\binom{n_2 - 1}{k} + \binom{n_1 - 1}{k}\binom{n_2 - 1}{k - 1}}{\binom{n}{n_1}}$$

$$k \in Z, 1 \leq k \leq \min(n_1, n_2) \tag{1}$$

当数据序列的量很大时，即 $n \to \infty$ 时，零假设下，根据精确分布的性质可以得到：

$$E(R) = \frac{2n_1 n_2}{n_1 + n_2} + 1$$

$$\mathrm{Var}(R) = \frac{2n_1 n_2(2n_1 n_2 - n_1 - n_2)}{(n_1 + n_2)^2(n_1 + n_2 - 1)} \quad (2)$$

当 n_1 和 n_2 都 ≤ 20 时，查表 1 确定 P 值，R 的界值见表 1。

当 n_1 和 n_2 都较大时，构造如下统计量，即：

$$Z = \frac{R - E(R)}{\sqrt{\mathrm{Var}(R)}}$$

$$= \frac{R - \left(\dfrac{2n_1 n_2}{n_1 + n_2} + 1\right)}{\sqrt{\dfrac{2n_1 n_2(2n_1 n_2 - n_1 - n_2)}{(n_1 + n_2)^2(n_1 + n_2 - 1)}}} \quad (3)$$

该统计量在零假设条件下，即随机抽样情况下近似服从标准正态分布，$Z \sim N(0,1)$。此时，就可以根据计算的 Z 值来确定 P 值。

依 P 值及 α 作结论 当 $P > \alpha$ 时不拒绝 H_0，认为样本为随机抽取，否则拒绝 H_0。认为样本不是随机抽取的。当然，也可以直接求拒绝域，然后通过计算统计量是否落在拒绝域来做出统计决策。

实例 具体如下。

表 1 游程个数 R 界值表

n_1	5	6	7	8	9	10	11	12	13	14	15	16	17	18	19	20
5	3~9	3~10	3~10	3~11	4~11	4~11	4	4'	4	5	5	5	5	5	5	5
	2~10	3~10	3~11	3~11	3	3	4	4	4	4	4	4	4	5	5	5
6		3~11	4~11	4~12	4~12	5~12	5~13	5~13	5~13	5~13	6	6	6	6	6	6
		3~11	3~12	3~12	4~13	4~13	4~13	4'	5	5	5	5	5	6	6	6
7			4~12	4~13	5~13	5~13	5~14	6~14	6~14	6~14	6~15	6~15	7~15	7~15	7~15	7
			3~13	4~13	4~14	5~14	5~14	5~14	5~15	5~15	6~15	6	6	6	6	6
8				5~13	5~14	6~14	6~15	6~15	6~15	7~16	7~16	7~16	7~16	8~16	8~16	8~17
				4~14	5~14	5~15	5~15	6~16	6~16	6~16	6~16	6~17	7~17	7~17	7~17	7~17
9					6~14	6~15	6~15	7~16	7~16	7~17	8~17	8~17	8~18	8~18	8~18	9~18
					5~15	5~16	6~16	6~16	6~17	7~17	7~18	7~18	7~18	8~18	8~18	8~18
10						6~16	7~16	7~17	8~17	8~17	8~18	9~18	9~19	9~19	9~19	9~19
						6~16	6~17	7~17	7~18	7~18	7~18	8~19	8~19	8~20	9~20	9~20
11							7~17	8~17	8~18	8~18	9~19	9~19	9~19	10~20	10~20	10~20
							7~17	7~18	7~18	8~19	8~19	8~20	9~20	9~20	9~21	9~21
12								8~18	9~18	9~19	9~19	10~20	10~21	10~21	11~21	11~21
								7~19	8~19	8~20	8~20	9~21	9~21	9~21	10~22	10~22
13									9~19	9~20	10~20	10~21	10~21	11~21	11~22	11~22
									8~20	9~20	9~21	9~21	10~22	10~22	10~23	10~23
14										10~20	10~21	11~21	11~22	11~22	12~23	12~23
										9~21	9~22	10~22	10~23	10~23	11~23	11~24
15											11~21	11~22	11~22	12~23	12~23	12~24
											10~22	10~23	11~23	11~24	11~24	12~25
16												11~23	12~23	12~24	13~24	13~25
												11~23	11~24	11~25	12~25	12~25
17													12~24	13~24	13~25	13~25
													11~25	12~25	12~26	13~26
18														13~25	14~25	13~26
														12~26	13~26	13~27
19															14~26	14~27
															13~27	13~27
20																15~27
																14~28

注：单元格内第一行为单侧 $\alpha = 0.05$，第二行为双侧 $\alpha = 0.05$，$n_1 \leq n_2$

例1 在某医院挂号窗口观察办理挂号人员的性别，结果如下：

F M M M M F M M M
F M M M M F M F
M M M F

假设检验。

H_0：男女出现顺序随机；

H_1：男女出现顺序不随机。

双侧 $\alpha = 0.05$。

序列中有6个F游程，5个M游程，故 $r = 11$。因 $n_1 = 6$，$n_2 = 15$，$n = 21$，查表1，双侧检验接受域为 5～，故 $P > 0.05$。因 $P > 0.05$，故不拒绝 H_0，尚无证据显示存在聚集性。

游程长度检验 游程长度检验的零假设同游程个数检验，在零假设下，当 n 固定时所有游程中最长游程的长度 l 的单侧界值见表2，即游程长度 l 界值表。当 l 超过界值时在相应水平上拒绝 H_0。

表2 游程长度 l 界值表（单侧）

N	P	
	0.05	0.01
5	4	
6~7	4	5
8~9	5	5
10~26	5	6
27~34	6	6
35~100	6	7

基本步骤 具体如下。

建立假设和设定显著性水平 H_0：n 个符号组成的序列随机；H_1：n 个符号组成的序列不随机。确定显著水平 α。

计算序列中最长游程的长度 l 计算出每个游程的长度，然后得到最长游程的长度。

查表确定 P 值及做结论 当 P 值大于 α 时不拒绝 H_0，认为 n 个符号组成的序列随机，否则拒绝 H_0，认为 n 个符号组成的序列不随机。

实例 具体如下。

例2 在例1中，$n = 21$，$l = 4$，查表2，$P > 0.05$，结论同例1，尚看不出有聚集性。

不过，需要注意的是游程长度检验与游程个数检验分别利用了样本序列中不同方面的信息，它们的结论可以一致也可以不一致。

数值序列也可转换为二值序列，例如凡大于中位数 M 者取值记为+，小于 M 者记为-，等于 M 者弃去不用，从而得到一个二值序列，这样就可以采用游程检验来处理这个序列了。

例3 某病病死率逐年变化情况见表（4）。易得这20个数的中位数为 23.7。令凡大于 23.7 者为+，小于 23.7 者为-，就可以得到一个由+号和-号构成的二值序列。对此序列作游程个数检验：$n_1 = 10$，$n_2 = 10$，$R = 4$，查游程个数 R 界值表，得接受域为 6～16，故 $P < 0.05$，认为病死率变化不随机。游程长度检验：$n = 20$，$l = 8$，查表2，l 值超过界值6，故 $P < 0.01$，结论同游程个数检验。

趋势游程检验 设有一个由 n 个数字 X_1，…，X_n 构成的序列，可以采用游程检验来判断该序列是否存在某种趋势。

基本步骤 包括以下几步。

表3 趋势游程检验游程个数 R 界值表

n	下界 R	上界 R	n	下界 R	上界 R
5	1		15	6	13
				5	14
6	1		16	7	14
				6	15
7	2		17	7	15
	1			6	16
8	2		18	8	15
	1			7	16
9	3	8	19	8	16
	2			7	17
10	3	9	20	9	17
	3			8	18
11	4	10	21	10	18
	3			8	19
12	4	11	22	10	18
	4			9	20
13	5	12	23	11	19
	4	12		10	20
14	6	12			
	5	13			

注：单元格内第一行为 $P \leq 0.05$，第二行为 $P \leq 0.01$

表4 某病病死率逐年变化值

40.9	45.1	23.6	22.6	46.5	31.5	25.4	39.4	30.5	24.5
(+)	(+)	(-)	(-)	(+)	(+)	(+)	(+)	(+)	(+)
35.9	23.8	16.0	17.5	17.2	16.2	13.2	12.5	11.8	12.61
(+)	(+)	(-)	(-)	(-)	(-)	(-)	(-)	(-)	(-)

建立假设和设定显著性水平

H_0：n 个数字组成的序列不存在某种趋势；H_1：n 个数字组成的序列存在某种趋势。显著性水平为 α。

构造统计量和确定 P 值 按顺序依次求相邻二个数字的差值，得到一个容量为 $n-1$ 的数值序列如下：

$$X_1 - X_2, X_2 - X_3, \cdots, X_{n-1} - X_n$$

对于上面的序列，当差值为正时得到一个"+"号，为负时得到一个"-"号，由此得到一个含 $n-1$ 个符号的二值序列。根据此二值序列得出游程个数 R，R 太大或太小时，该序列都缺乏随机性，从而可以认为 n 个数字组成的序列存在某种趋势。趋势游程检验游程个数 R 界值见表 3。

当 $n > 25$ 时，通过下面的统计量来检验。

$$Z_1 = \frac{R + 0.5 - \frac{(2n-1)}{3}}{\sqrt{(16n - 29)/90}}$$

$$Z_2 = \frac{R - 0.5 - \frac{(2n-1)}{3}}{\sqrt{(16n - 29)/90}} \quad (4)$$

Z_1、Z_2 均近似服从标准正态分布。需要说明的是，在表 3 中取上界还是取下界，以及 $n > 25$ 时计算 Z_1 还是 Z_2，取决于备择假设。若目的是检验是否存在某种升（降）趋势，则当 R 小时拒绝 H_0，在界值表中取下界；对应的当 $n > 25$ 时，计算 Z_1，看它是否小于相应界值。若备择假设是存在某种短周期波动，则在表中取

上界，n 大时计算 Z_2，当 Z_2 大于上界时拒绝 H_0。

实例 具体如下。

例 4 1970~1982 年到某国旅游的人数见表 5。

欲检验旅游人数有无上升趋势。

此例 $n = 13$，12 个 +－ 号的序列为：++++++++++-，故 $R = 2$，查表 3 $P \leq 0.01$ 时 R 下界 $= 4$，此处 $R = 2 < 4$，故拒绝 H_0，认为存在上升趋势。

（徐天和 张中文）

Pèiqí jiǎnyàn

佩奇检验（Page test） 一种用来检验该类资料是否具有顺序效应的方法。对于随机区组设计资料或处理前后不同时间的资料，通常采用弗里德曼检验，推断各处理组的效应是否不同。当需要关注随不同处理（包括时间、地点或其他因素）的效应是否顺序增大或减小，即是否有顺序效应时，该方法则难以胜任。美国统计学者佩奇（Page）在 1963 年提出。假定该类资料以行为区组，列为处理组，观测值为连续性变量。

应用条件是区组的样本相互独立，区组与处理组之间无交互作用。分别按照每一区组内的观测值由小到大编排秩次，遇相同数值时取平均秩次。检验假设 H_0：$\tau_1 = \tau_2 = \cdots = \tau_k$，即各处理组效应相同；$H_1$：$\tau_1 \leq \tau_2 \leq \cdots \leq \tau_k$，各处理组效应为顺序效应，即依次增大。检验统计量 L 的计算公式如下：

$$L = \sum_{j=1}^{k} jR_j = R_1 + 2R_2 + \cdots + kR_k \quad (1)$$

式中 R_j 为各组的秩和。进行统计推断时，根据处理组数 k，区组数 b 和检验水平 α，查附表"佩奇（Page）顺序效应检验 L 界值表"的界值 L_α。如果 $L \geq L_\alpha$，则在 α 水平上拒绝 H_0，接受 H_1，可以认为各处理组的效应为顺序效应。

例 研究人员用 5 只狗进行实验诱导的肺动脉栓塞。在栓塞前后的不同时间，测量狗的血清肌酸磷酸激酶（CPK）的活性。栓塞前的时间为对照期，栓塞后的不同时间为实验期。CPK 活性的数据由表 1 所示。据此资料，能否认为栓塞后随时间延长对 CPK 活性的影响是顺序效应？

表 1　肺动脉栓塞前后的 CPK 活性数据

狗（区组）	栓塞前	栓塞后时间（分）		
		15	60	120
A	28	97	126	158
B	23	45	48	48
C	26	22	87	97
D	24	32	33	52
E	25	68	60	80

检验方法及步骤如下。

步骤 1：检验假设。

H_0：$\tau_1 = \tau_2 = \tau_3 = \tau_4$，即栓塞前后不同时间的 CPK 活性相同；

H_1：$\tau_1 \leq \tau_2 \leq \tau_3 \leq \tau_4$，不同时间的处理效应是顺序效应。

$\alpha = 0.05$。

步骤 2：计算检验统计量 L。见表 2，对每一区组内数据由小到大编排秩次并求出 R_j，遇相同数值

表 5　1970~1982 年某国旅游人数

年度	1970	1971	1972	1973	1974	1975	1976	1977	1978	1979	1980	1981	1982
人数	12 362	120 739	130 57	13 955	14 123	15 698	17 523	18 610	19 842	20 310	22 500	23 080	21 916

时取平均秩次。本例 $k=4$，$b=5$。

由表 2 数据，计算检验统计量 L 值。

$$L = \sum_{j=1}^{4} jR_j = R_1 + 2R_2 + 3R_3 + 4R_4$$
$$= 6 + 2 \times 10 + 3 \times 14.5 + 4 \times 19.5$$
$$= 147.5$$

步骤 3：判断。根据 $k=4$，$b=5$，$\alpha = 0.05$，查附表"佩奇（Page）顺序效应检验 L 界值表"得界值 $L_{0.05} = 137$。本例 $L = 147.5 > L_{0.05} = 137$，则 $P < 0.05$。在 $\alpha = 0.05$ 水平上拒绝 H_0，接受 H_1。结论：可以认为栓塞后的不同时间对 CPK 活性的影响为顺序效应，也就是说，随栓塞后时间的延长，CPK 的活性顺序增强。

对于 k 和 b，如果超出附表"佩奇（Page）顺序效应检验 L 界值表"的范围，则可用大样本正态近似法，检验统计量 u 计算公式为：

$$u = \frac{L - [bk(k+1)^2/4]}{\sqrt{b(k^3-k)^2/144(k-1)}}$$
（2）

该量近似服从标准正态分布，取适当界值 u_α，若 $u \geq u_\alpha$，则可得出在 α 水平上其顺序效应有统计学意义的结论。

（刘玉秀 成 琪）

sīpí'ěrmàn zhìxiāngguān

斯皮尔曼秩相关（Spearman rank correlation）

当两个变量不满足正态性或某个变量为等级变量时采用的一种最常用的非参数方法，记作 r_s。该方法由英国心理学家斯皮尔曼（Spearman）在 1904 年提出。如果两个变量满足正态性，可以采用皮尔逊（Pearson）积差相关来表示变量之间的相关程度。

计算方法 将 n 个 X 观察值由小到大排序，并且编排秩次 R_i。

R_i 表示 $X_i (i = 1, 2, \cdots, n)$ 的秩次。同样，对 n 个 Y 观察值排序并编排秩次 S_i。S_i 表示 Y_i 的秩次。斯皮尔曼秩相关系数的计算公式为：

$$r_s = \frac{12\sum_{i=1}^{n}\left(R_i - \frac{n+1}{2}\right)\left(S_i - \frac{n+1}{2}\right)}{n(n^2-1)}$$
（1）

此计算公式等价于将秩次代替原始数据的皮尔逊相关系数。

经简化为：

$$r_s = 1 - \frac{6\sum_{i=1}^{n}D_i^2}{n(n^2-1)}$$
（2）

式中 $D_i = S_i - R_i$；$i = 1, \cdots, n$。

r_s 的变化范围在 -1 到 $+1$ 间。r_s 为正时，表示正相关，r_s 为负时，表示负相关，r_s 为 0 时，表示无关。

出现相同数据 如果 X 或 Y 观察值出现相同数据较多时，则计算平均秩次，应用校正公式计算 r_{sc}。校正计算公式为公式（3）。式中 t_i 为 X 观察值中相同数据的个数；t_j 为 Y 观察值中相同数据

的个数。

假设检验 检验总体秩相关系数 $\boldsymbol{\rho}_s$ 是否为 0，当 $n < 50$ 时，可查附表"r_s 界值表"；$n > 50$ 时，可以利用 r_s 的近似正态性：

$$r_s^* = \frac{r_s - E_0(r_s)}{\sqrt{\mathrm{Var}_0(r_s)}}$$
$$= \sqrt{n-1}(r_s) \sim N(0,1) \quad (4)$$

式中 $E_0(r_s) = 0$；$\mathrm{Var}_0(r_s) = \dfrac{1}{n-1}$。

实例 具体如下。

例 研究人员调查肝硬化病人肝中的胶原含量（X）（mg/g 肝重）与脯氨酸含量（Y）（μmole/g 肝重）之间的相关性。数据见表 1。试进行相关分析。

由于数据不满足正态性，采用斯皮尔曼秩相关。

$$r_s = 1 - \frac{6\sum_{i=1}^{n}D_i^2}{n(n^2-1)}$$
$$= 1 - \frac{6(16.5)}{7(7^2-1)}$$
$$= 0.705$$

由于 X 和 Y 中都含有相同秩

表 2 对表 1 中原始数据编排秩次

狗（区组）	栓塞前	栓塞后时间（分）		
		15	60	120
A	1	2	3	4
B	1	2	3.5	3.5
C	2	1	3	4
D	1	2	3	4
E	1	3	2	4
	$R_1 = 6$	$R_2 = 10$	$R_3 = 14.5$	$R_4 = 19.5$

$$r_{sc} = \frac{(n^3-n)/6 - \sum D_i^2 - \sum t_X - \sum t_Y}{\sqrt{\left[(n^3-n)/6 - 2\sum t_X\right]\left[(n^3-n)/6 - 2\sum t_Y\right]}}$$

$$\sum t_X = \frac{\sum(t_i^3 - t_i)}{12} \qquad \sum t_Y = \frac{\sum(t_j^3 - t_j)}{12}$$
（3）

表 1 调查数据及计算过程

编号	胶原含量 (X)	X 秩次 R_i	脯氨酸含量 (Y)	Y 秩次 S_i	D_i	D_i^2
1	7.1	1.5	2.8	2.5	1	1
2	7.1	1.5	2.9	4	2.5	6.25
3	7.2	3	2.8	2.5	-0.5	0.25
4	8.3	4	2.6	1	-3	9
5	9.4	5	3.5	5	0	0
6	10.5	6	4.6	6	0	0
7	11.4	7	5	7	0	0
合计						$\sum D_i^2 = 16.5$

次，采用校正的斯皮尔曼秩相关。X 数据中相同秩次有 2 个，则 $t_i = 2$。Y 数据中相同秩次有 2 个，则 $t_j = 2$。此时，需要计算校正 r_{sc} 值。将数据代入校正公式有：

$$\sum t_X = 0.5$$

$$\sum t_Y = 0.5$$

$$r_{sc} = 0.700$$

根据 $n = 7$，样本量较小，可查附表"r_s 界值表"，得界值 $r_{s\,0.05,\,7} = 0.786$。本例 $r_s = 0.705$，小于界值 $r_{s\,0.05,\,7} = 0.786$，则 $P > 0.05$。在 $\alpha = 0.05$ 水准上，不拒绝 H_0，尚不能认为二者有相关关系。

（徐天和　孙红卫）

pí'ěrxùn lièlián xìshù

皮尔逊列联系数（Pearson contingency coefficient）

如果变量是分类变量，往往用交叉分类计数所得的列联表来描述，其中行和列分别表示两个分类变量，通常用卡方检验来回答两个分类变量是否独立，用皮尔逊列联系数表示两个变量之间的关联性大小。如果变量是定量资料或等级资料，可采用皮尔逊积差相关或斯皮尔曼（Spearman）秩相关来描述两个变量之间的线性相关程度。

2×2 列联表

一份随机样本按照两种属性分类，组成 2×2 列联表，如表 1 所示。

表 1　2×2 列联表模式

属性 X	属性 Y		合计
	1	2	
1	a	b	$a+b$
2	c	d	$c+d$
合计	$a+c$	$b+d$	n

基本步骤　包括以下几步。

检验假设　H_0：两个属性间独立；H_1：两个属性间互相关联。检验统计量为 χ^2 值，计算公式如下：

$$\chi^2 = \frac{n(ad - bc)^2}{(a+c)(b+d)(c+d)(a+b)} \tag{1}$$

如果 $n < 40$，或理论频数：$1 < T < 5$ 时，应使用耶茨（Yates）连续性校正公式，即：

$$\chi^2 = \frac{n(|ab - bc| - 0.5n)^2}{(a+c)(b+d)(c+d)(a+b)} \tag{2}$$

其中理论频数 T 的计算：

$$某格子的\ T = \frac{相应行的合计 \times 相应列的合计}{n}$$

根据自由度为 1，查附表"χ^2 分布界值表"，得界值 $\chi^2_{(\alpha,\,1)}$。

如果计算的卡方值大于卡方界值，则在 α 水平上拒绝 H_0，接受 H_1，可认为两变量有相关性。

皮尔逊列联系数是衡量两个变量关联程度强弱的方法，它的公式是：

$$r = \sqrt{\frac{\chi^2}{\chi^2 + n}} \tag{3}$$

列联系数介于 0 与 1 之间。

实例　具体如下。

例 1　调查 56 人夜间吸烟与患肺癌之间是否有相关性。数据如表 2 所示。据此资料，能否认为夜间吸烟与患肺癌之间具有相关性？

表 2　夜间吸烟与患肺癌的状况

患肺癌	夜间吸烟		合计
	是	否	
是	20	16	36
否	6	14	20
合计	26	30	56

检验方法及步骤如下。

步骤 1：检验假设。

H_0：夜间吸烟与肺癌是独立的（无相关性）；

H_1：两变量之间有相关性（非独立的）。

$\alpha = 0.05$。

步骤 2：计算检验统计量。

$$\chi^2 = 3.376$$

步骤 3：判断。$\alpha = 0.05$，自由度为 1 时，查附表"χ^2 分布界值表"，得 χ^2 值为 3.84。本例计算的 χ^2 值为 3.376，小于界值 3.84，则 $P > 0.05$。在 $\alpha = 0.05$ 水平上，不能拒绝 H_0，可认为两变量间是独立的。结论：据此资料尚不能认为夜间吸烟与患肺癌之间存在相关性。

计算列联系数：

$r = 0.239$

即夜间吸烟与肺癌的关联程度为 0.239。

r×c 列联表 当资料的分类标准不是按照两分类而是按照两分类以上分组时，则 2×2 列联表无法满足处理资料的需要，需用 r×c 列联表。表 3 为 r×c 列联表的模式。应用条件要求，数据由抽自某个总体的含量为 n 的简单随机样本构成，资料为分类资料，或可以分为不同类别的计量资料。

基本步骤 包括以下几步。

检验假设 H_0：两种属性之间互相独立；H_1：两种属性之间互相关联。检验统计量为 χ^2 值，计算公式为：

$$\chi^2 = n\left(\sum_{i=1}^{r}\sum_{j=1}^{c}\frac{a_{ij}^2}{a_{i.}\cdot a_{.j}} - 1\right) \quad (4)$$

判断原则根据所取 α，自由度 $\nu=(r-1)(c-1)$，查附表"χ^2 分布界值表"，得界值 $\chi^2_{(\alpha,\nu)}$。如果计算的 χ^2 值大于界值，则在 α 水平上拒绝 H_0，接受 H_1，可认为两个属性是相关的。

实例 具体如下。

例 2 在一项低血糖与胰岛素平均每日剂量（MDD：单位/kg 体重）的相关性研究中，医学研究人员得到的数据如表 4 所示。据此资料，能否认为胰岛素的平

均每日剂量与低血糖有关？

表 4 胰岛素的 MDD 与低血糖状况

MDD	低血糖		合计
	存在	不存在	
<0.25	4	40	44
0.25~0.49	21	74	95
0.50~0.74	28	59	87
0.75~0.99	15	26	41
≥1.0	12	46	58
合计	80	245	325

检验方法及步骤如下。

步骤 1：检验假设。

H_0：病人的低血糖与胰岛素平均每日剂量独立的；

H_1：两者有相关性。

$\alpha = 0.05$。

步骤 2：计算检验统计量 χ^2 值：$\chi^2 = 12.37$。

步骤 3：判断根据 $\alpha = 0.05$，自由度为 $(r-1)(c-1)=(5-1)(2-1)=4$，查附表"χ^2 分布界值表"，得界值为 9.488。本例计算的 χ^2 值为 12.37，大于界值 9.488，则 $P<0.05$。在 $\alpha=0.05$ 水平上拒绝 H_0，接受 H_1，可以认为两变量之间有相关性。结论：认为胰岛素平均每日剂量与患者存在低血糖有相关性。

胰岛素平均每日剂量与患者是否存在低血糖的关联程度为：

$r = 0.191$

注意 χ^2 检验的应用条件：当不超过 1/5 的格子的理论数小于 5 时，可允许有一个格子的最小理论数小到 1。当自由度小于 30 时，允许最小的一个理论数可以是 2 或 2 以上。为了满足对最小理论数的要求，可以将列联表中相邻的行或相邻的列进行合并。

（徐天和 孙红卫）

fēicānshù huíguī

非参数回归（nonparametric regression） 为了描述一个解释变量 X 和一个反应变量 Y 的关系，同时对这种关系的函数形式只做出最一般形式的假设（如二阶连续可微）。当两变量散点图无法表明 Y 依赖于 X 的任何简单形式时，允许数据自己决定哪种函数最适合它们。面对这种数据时，非参数回归为探索性分析提供了一种有用的工具。由此产生的拟合曲线也许会提示一种简单的参数模型，而且当无法给出简单参数模型时仍可以提供一种预测方法。

非参数回归的优点有：①回归函数形式自由，受约束少，适应能力强，对数据的分布可以不做指定，回归模型完全由数据驱动。②模型的精度高。③对于非线性、非齐次问题，有非常好的效果。缺点是：①不能进行外推运算。②估计的收敛速度慢。③一般只有在大样本的情况下才能得到很好的效果，而小样本的效果较差。④某些方法在高维情况下计算困难，光滑参数的选取一般较复杂。

如果观察到有 n 对数据 (x_1, Y_1)，…，(x_n, Y_n)，那么它们的关系就可以用模型表示为：

$$Y_i = m(x_i) + \varepsilon_i, \quad i=1,\cdots,n \quad (1)$$

式中 ε_i 是均数为 0 的误差项；函

表 3 r×c 列联表模式

属性 X	属性 Y						合计
	1	2	…	j	…	c	
1	a_{11}	a_{12}	…	a_{1j}	…	a_{1c}	$a_{1.}$
2	a_{21}	a_{22}	…	a_{2j}	…	a_{2c}	$a_{2.}$
…							
i	a_{i1}	a_{i2}	…	a_{ij}	…	a_{ic}	$a_{i.}$
…							
r	a_{r1}	a_{r2}	…	a_{rj}	…	a_{rc}	$a_{r.}$
合计	$a_{.1}$	$a_{.2}$	…	$a_{.j}$	…	$a_{.c}$	n

数 $m(x)$ 是条件期望 $E(Y|x)$。例如，在参数回归中，函数可定义为 $m(x)=\alpha+\beta x$，在这里，α 和 β 都是未知参数。而非参数回归法只假设 $m(x)$ 为形式未知的平滑函数（smooth function）。非参数回归的目的就是找到一种自动的方法从数据中构造一个 $m(x)$ 的估计值。有许多技术可以实现这种平滑修匀，其中最普遍的方法是核回归（kernel regression）和样条平滑（spline smoothing）。

核回归中最简单的方法来源于纳达拉亚（Nadaraya）和沃森（Watson）两位学者。他们通过对应变量值的加权平均来估计 $E(Y|x)$，也就是 $m(x)$。如果 x_i 接近 x，则令相应 Y_i 取得对平均值起较大作用的权重，反之，则选取使 Y_i 对平均值起较小作用的权重。具体地讲，纳达拉亚-沃森（Nadaraya-Watson）估计值可定义为：

$$\hat{m}(x) = \frac{\sum_{i=1}^n K(x-x_i)Y_i}{\sum_{i=1}^n K(x-x_i)} \qquad (2)$$

式中 K 即核函数，它通常是正的，关于 0 对称且合计为 1。通常选择抛物线形式的核，函数为：

$$K(u) = \begin{cases} \frac{3}{4}h^{-1}\left[1-\left(\frac{u}{h}\right)^2\right], & -h<u<h, \\ 0, & \text{其他,} \end{cases} \qquad (3)$$

这个核根据被称为带宽的测度参数 h（又称为窗宽）来定义。应用中，应选取 h 值以使核函数的范围适合数据的规模。这一点有点类似于频率密度直方图中对组距的选取。例如使用上述的核函数，随着相对距离 $|x-x_i|/h$ 的增加，权重 $K(x-x_i)$ 将取到更小的值。

核估计属于局部多项式回归（local polynomial regression）这类模型。这种方法通过拟合一个自由度假设为 r 的加权多项式回归来估计在 x_i 局部的 $E(Y|x)$，权重即由核函数来定义，如纳达拉亚-沃森（Nadaraya-Watson）估计对应的 $r=0$。

样条平滑是非参数回归中常用的另一类方法。其基本思想如下：在根据散点图拟合一条曲线时，有两个相互矛盾的关注点：首先，回归函数应该尽可能接近数据点。因此，如果 $\tilde{m}(x)$ 是 $m(x)$ 的一个函数估计值，那么希望残差平方和 $\sum_{i=1}^n [Y_i - \tilde{m}(x)]^2$ 很小。然而，还有一些充分的理由应该使函数 $m(x)$ 是相对平滑的（例如为了减少模型中的自由度得到更节俭的模型和更好地预测），所以估计值 $\tilde{m}(x)$ 也应该反映这一点。$\tilde{m}(x)$ 的平滑性（如二阶连续可微）可以由 $\int \tilde{m}''(x)^2 dx$ 来衡量，其值越大表示越粗糙。因此，可用以下表达式来作为一个惩罚准则：

$$\sum_{i=1}^n [Y_i - \tilde{m}(x_i)]^2 + \lambda \int \tilde{m}''(x)^2 dx \qquad (4)$$

如果 $\tilde{m}(x)$ 拟合数据很差或者粗糙到不可接受的程度，那么其取值就会很大。例如，最小化这个标准的特定估计值 $\tilde{m}(x)$，可以是一个三次样条（cubic spline）函数——也就是一个分段三次多项式。数据的拟合优度和函数的平滑性之间的平衡可以用光滑参数 λ 来控制，λ 值越大，$\tilde{m}(x)$ 越平滑。λ 的最优选择会得到一个可揭示数据中的真正趋势同时又忽略了数据中随机变异的估计值 $\tilde{m}(x)$，因此选择一个合适的 λ 在样条平滑的实际应用中是非常重要的。

非参数回归方法可以推广到处理多个解释变量，尽管由此产生的方法往往使计算变得复杂。如果有 P 个解释变量，x_{ij} 定义为第 i 个个体的第 j 个变量观察值，那么式（1）的一个自然扩展就是：

$$Y_i = \sum_{i=1}^n m_j(x_{ij}) + \varepsilon_i, \quad i = 1,\cdots,n \qquad (5)$$

这种模型被称为广义加法模型。

（王 彤）

duōchóng xiànxìng xiāngguān xìshù

多重线性相关系数（multiple linear correlation coefficient）

多重线性回归中描述多个自变量 $X_1, \cdots, X_p$ 与 Y 之间的线性关联程度，为复决定系数的正平方根，其取值在 0 到 1 之间，是总体多重相关系数的估计。当 $p=1$ 时，多重相关系数是皮尔逊积差相关系数的绝对值。

双变量的皮尔逊（Pearson）积差相关系数 多重线性模型下相关的基础，也是更复杂模型的一般情形。设 $(X_1, X_2)'$ 为双变量随机向量，其双变量累计分布函数为 $F(x,y)$，$(x,y) \in R^2$，满足有 F 一阶和二阶的有限距，那么皮尔逊（Pearson）相关系数 ρ 记为：

$$\rho = \frac{\text{cov}(X_1,X_2)}{\sqrt{\text{Var}(X_1)\text{Var}(X_2)}} \qquad (1)$$

这个定义不要求累计分布函数 F 具有任何特定的形式，在这个定义中，当 $\rho=0$ 时，X_1 和 X_2 不相关，当 ρ 为正数或负数时，X_1 和 X_2 分别正相关或负相关。注意在一般情况下，不相关并不表示独立，尽管反之总是成立的，而在正态分布下不相关与独立是等价

的。进一步，根据经典的 Cauchy-Schwartz 不等式有：$-1 \leq \rho \leq 1$，仅当 X_1 和 X_2 严格线性相关且斜率为正数时取到上限，同样仅当 X_1 和 X_2 严格线性相关且斜率为负数时取到下限。X_2 对 X_1 的回归函数为 $m_2(x) = E[X_2 | X_1 = x]$，$x \in R$，如果对所有 x，$m_2(x)$ 是 x 的线性函数，那么说 X_2 在 X_1 上有一个线性回归。对 $m_1(x) = E[X_1 | X_2 = x]$，$x \in R$ 有同样的记号和定义。如果两个回归函数都是线性的，且斜率分别为 β_{12} 和 β_{21}，存在：

$$\rho^2 = \beta_{12} \times \beta_{21} \qquad (2)$$

同样有：$E(X_2 - EX_2)^2 = E[X_2 - m_2(X_1)]^2 + E[m_2(X_1) - EX_2]^2$，因此，对于线性回归情形下，存在有：

$$\rho^2 = \frac{E[m_2(X_1) - EX_2]^2}{E(X_2 - EX_2)^2} \qquad (3)$$

这样，ρ^2 可以解释为 X_2 的变异中归因于对 X_1 的回归部分的比例。仅当 $\rho = 0$ 时，归因于对 X_1 的回归部分为 0。如果理论分布是双正态分布，那么 X_1 给定时 X_2 的条件分布也是正态分布，其均值线性依赖于 X_1，（条件）方差等于 $\text{Var}(X_2)(1 - \rho^2)$ 且对 X_1 线性独立。给定 X_2 时 X_1 的条件分布具有相同的性质。这些称为回归的线性和双变量分布的方差齐性，一般的多元正态情形也有类似的特点。方差齐时有：

$$1 - \rho^2 = \frac{E[X_2 - m_2(X_1)]^2}{E(X_2 - EX_2)^2} \qquad (4)$$

只是，这个条件方差的解释在方差不齐时可能不成立。

两个变量子集的情形，一个子集包含单个 X_1，另一个子集包含 $p(p \geq 1)$ 个元素 $X_2 = $（$X_{21}, \cdots, X_{2p}$）'。假设 $X' = (X_1, X'_2)$ 服从多元正态分布。这样，给定 X_2 时，X_1 的条件分布也是一个单变量正态分布，均值为 X_2 的线性函数，（条件）方差为常数 γ^2（与 X_2 独立）。若记 X_1 的边际分布的方差为 σ_{11}，那么有：

$$\gamma^2 = \sigma_{11}(1 - R^2) \qquad (5)$$

式中 R^2 非负且上界为 1。当 X_1 与 X_2 独立时 $R^2 = 0$，而当 $\gamma^2 = 0$ 时 $R^2 = 1$，即 X_1 完全线性依赖于 X_2。σ_{11} 可以分解为两个正交部分 $R^2\sigma_{11}$ 和 γ^2，分别表示 X_1 对 X_2 回归部分的方差以及这个回归不能解释的残差。R^2 是多变量情形下 ρ^2 的一种自然扩展，也被称为 X_1 对 X_2 的平方的多重线性相关系数。

多重线性相关系数还有另外一种解释。考虑第二个集合的一个任意线性组合，即 $a'X_2$，$a \in R^p$，令 σ_1 表示 X_1 与 X_2 之间的协方差，$\sum_{22}$ 为 X_2 的方差矩阵，那么，X_1 与 $a'X_2$ 的皮尔逊（Pearson）相关系数为：

$$\rho(a) = \frac{a'\sigma_1}{\sqrt{\sigma_{11}(a'\sum_{22}a)}} \qquad (6)$$

考虑寻找 a 使得 $\rho(a)$ 最大的问题。这里可以标准化 a 使得 $a'\sum_{22}a = 1$，这就需要在 $a'\sum_{22}a = 1$ 的约束下对 a 最大化 $a'\sigma_1$。得到满足要求的解为：

$$a_0 \propto \sum_{22}^{-1}\sigma_1$$

因此，有：

$$\rho^2(a) = \frac{\sigma'_1 \sum_{22}^{-1}\sigma_1}{\sigma_{11}}$$

与前面介绍的 R^2 相等。这里，a'_0X_2 是 X_1 的最佳拟合，这种意义下，这个拟合的残差平方和是 X_2 的所有线性组合中最小的一个。尽管上面讨论中主要基于多元正态分布的回归线性和方差齐性特点，但是，后面多重相关的解释并不一定依赖于多元正态假定。

多重线性相关系数的假设检验 若零假设为多重线性相关系数为零，则 X_1 与 X_2 独立，因此零假设等价于 X_1 对 X_2 的线性回归中所有的回归系数均为 0，因此，可以构造 F 统计量：

$$F = \frac{R^2/p}{(1 - R^2)/(n - p - 1)} \qquad (7)$$

服从自由度为 p 和 $n - p - 1$ 的 F 分布。在给定的检验水准 α 时，若：

$$F(p, n - p - 1) < F_\alpha, P > \alpha,$$

则不拒绝零假设。

$$F(p, n - p - 1) \geq F_\alpha, P \leq \alpha,$$

则拒绝零假设。

（王 彤）

duōxùliè xiāngguān xìshù

多序列相关系数（polyserial correlation coefficient） 在对连续变量进行相关分析的某些情况下，用一个量化尺度精确地测量一个变量（即连续潜变量）的值是相当困难的，但是却很容易对这些观测值按序分类，于是皮尔逊（Pearson）提出用多序列相关系数来描述这种双变量之间的相关性，其中一个观测到的变量 X 为服从正态分布的连续变量，另一个可观测变量 D 为有序的分类变量，且该分类变量是由潜在的连续变量 Y 进行多分类划分得到的。

多序列相关是双序列相关的推广，用于分析其中一个正态变量被转化为 r 个有序分类，而另一个正态变量仍为连续型的数据。

皮尔逊提出有限制条件下的一个估计方法，考克斯（Cox）和奥尔森（Olsson）给出了更一般的估计方法。

假定 X 为连续变量，分类变量 D 与潜在的连续变量 Y 的关系如下：

$$D = d_i,如果 \tau_{j-1} \leqslant Y < \tau_j,$$
$$j = 1,2,\cdots,s$$

式中 τ_i 被称为界值。为方便起见，定义 $\tau_0 = -\infty$，$\tau_s = +\infty$。分类变量的值和界值均严格递增，因此，$\tau_1 < \tau_2 < \cdots < \tau_{s-1}$ 且 $d_1 < d_2 < \cdots < d_s$。

在多序列相关中，假定 X 和 Y 的联合分布为双变量正态分布。分布的参数记为 $E[X] = \mu$，$\mathrm{Var}(X) = \sigma^2$，$E[Y] = 0$，$\mathrm{Var}(Y) = 1$，$\mathrm{Cov}(X,Y)/\sigma = \rho$，其中 ρ 是 X 和 Y 之间的积差相关系数。

假定 D 和 X 被观测到，那么分类变量 D 和正态变量 X 之间的多序列相关系数 ρ_{ps} 定义为 X 和 Y 的积差相关系数，Y 为生成 D 的潜在正态分布变量。D 和 X 之间的积差相关系数 ρ_{pp} 称为点多序列相关系数，是点双序列相关的推广。

$$\rho_{pp} = \frac{\rho_{ps}}{\sigma_d} \sum_{j=1}^{s-1} \phi(\tau_j)(d_{j+1} - d_j) \quad (1)$$

式中 σ_d 是 D 的标准差；$\phi(\tau_j) = (2\pi)^{-1/2}\exp(-\tau^2/2)$ 为标准正态分布概率密度。点双序列相关和双序列相关是式（1）的特例。

多序列相关的估计 包括以下几种。

n 个观测 (x_i, d_i) 的一个样本的似然函数 公式为：

$$L = \prod_{k=1}^{n} f(x_k, d_k)$$
$$= \prod_{k=1}^{n} f(x_k)\mathrm{Pr}(D = d_k|x_k)$$

$$f(x_k) = \frac{1}{\sqrt{2\pi}\sigma}\exp\left[-\frac{1}{2}\left(\frac{x_k - \mu}{\sigma}\right)^2\right]$$
$$(2)$$

式中 d_k 只表示可观测变量 D 的第 k 个观测。给定 $X = x_k$ 时 Y 的条件分布为正态分布，均值为 ρz_k，方差 $(1 - \rho^2)$，其中 $z_k = (x_k - \mu)/\sigma$。因此，

$$\mathrm{Pr}(D = d_k|x_k) = \Phi(\tau_j^*) - \Phi(\tau_{j-1}^*),$$
$$j = 1,2,\cdots,s$$

$$\tau_j^* = \frac{\tau_j - \rho z_k}{\sqrt{1 - \rho^2}}, \Phi(\tau) = \int_{-\infty}^{\tau}\phi(t)\mathrm{d}t \quad (3)$$

对 μ，σ^2，ρ 最大化 $l = \lg L$ 可求得多序列相关的最大似然估计：l 对每个参数求偏导并令之为 0，然后解方程组，见公式（4）。式中 τ_{j-1}^* 和 τ_j^* 为 d_k 的上下界值。μ 和 σ^2 的最大似然估计与来自正态总体的样本的表达式一样；其他参数估计必须通过迭代方法得到。参数估计值也能够通过最大化 l 的二阶导数期望来得到。它们最容易由 Gauss-Hermite 积分估计。这两种计算最大似然估计的方法都能用于得到大样本参数估计值的方差–协方差矩阵的估计，ρ_{ps} 和 τ_j 的最大似然估计值是一致、渐近有效估计且渐近多元正态分布。

两步估计 另一种多序相关的估计量比上述最大似然估计的计算量更小。首先与最大似然估计一样估计 μ 和 σ^2，然后，界值 τ_j 的估计取为标准正态分布函数的逆在 D 的累积边缘百分比处的取值，即 $\hat{\tau}_j = \Phi^{-1}(P_j)$。例如，如果 d_1 在一个 100 个观测的样本中被观测了

20 次，则 $\hat{\tau}_1 = \Phi^{-1}(0.2) = -0.8416$。之后将 l 对 ρ_{ps} 求导后并令之为 0，求解得到 ρ_{ps} 的两步估计，这时仅一个参数未知故只需要解一个方程。

界值 τ_j 的估计 这种方法计算量更小，计算 D 和 X 的样本点多序列相关系数 ρ_{pp} 以及分类变量的样本方差 σ_d，将这些统计量代入式（1）后得到 ρ_{ps} 估计的准确表达式。有模拟研究表明后两种方法得到的系数几乎无偏而方差仅比最大似然法稍大一点。

（王 彤）

duōxiàng xiāngguān xìshù

多项相关系数（polychoric correlation coefficient） 用于描述双变量之间的相关性，其中两个可观测变量均为有序的分类变量，且该分类变量是由潜在的连续变量进行多分类划分得到的。它是 2×2 表中四分相关系数向 $r \times s$ 表的推广。

假定分类变量 C 和 D，它们与潜在的连续变量 X 和 Y 的关系如下：

$$C = c_i,如果 \gamma_{i-1} \leqslant X < \gamma_i,$$
$$i = 1,2,\cdots,r$$

$$D = d_j,如果 \tau_{j-1} \leqslant Y < \tau_j,$$
$$j = 1,2,\cdots,s$$

式中 γ_{i-1} 和 τ_{j-1} 被称为界值。为方便起见，定义 $\gamma_0 = \tau_0 = -\infty$ 和 $\gamma_r = \tau_s = +\infty$。分类变量的值和界值均严格递增，因此，$\gamma_1 < \gamma_2 < \cdots < \gamma_{r-1}$ 且 $c_1 < c_2 < \cdots < c_r$，同样，$\tau_1 < \tau_2 < \cdots < \tau_{s-1}$ 且 $d_1 < d_2 < \cdots < d_s$。

$$\frac{\partial l}{\partial \rho} = \sum_{k=1}^{n}\left\{\frac{1}{\mathrm{Pr}(d_k|x_k)}\frac{1}{(1 - \rho^2)^{3/2}} \times [\phi(\tau_j^*)(\tau_j\rho - z_k) - \phi(\tau_{j-1}^*)(\tau_{j-1}\rho - z_k)]\right\}$$
$$(4)$$

假定可观测到 C 和 D，C 和 D 之间的多项相关系数 ρ_{pc} 定义为潜在正态变量 X 和 Y 之间的积差相关系数，C 与 D 的积差相关系数与 ρ_{pc} 之间没有解析表达式。

多项相关的估计 假定 X 和 Y 的联合分布为双变量正态分布，令 $\phi(x,y;\rho)$ 表示相关系数为 ρ 的标准双正态分布的概率密度为式（1）。式中，不失一般性，X 和 Y 的均值和方差均为 $\mu = 0$，$\sigma^2 = 1$，ρ 是 X 和 Y 之间的积差相关系数。那么一个观测 $C = c_i$，$D = d_j$ 的概率为

$$P_{ij} = \int_{\gamma_{i-1}}^{\gamma_i} \int_{\tau_{j-1}}^{\tau_j} \phi(x,y;\rho)\mathrm{d}y\mathrm{d}x \qquad (2)$$

令 n_{ij} 表示样本量为 $\sum_{i=1}^{r}\sum_{j=1}^{s} n_{ij}$ 的样本中观测 $C = c_i$，$D = d_j$ 的个数，那么样本的似然函数为：

$$L = K \prod_{i=1}^{r} \prod_{j=1}^{s} P_{ij}^{n_{ij}} \qquad (3)$$

式中 K 为常数项。

L 的对数似然函数 l 对所有的模型参数 $(\rho, \gamma_1, \cdots, \gamma_r, \tau_1, \cdots, \tau_s)$ 求一阶偏导并令之为 0，然后求解方程组得到 ρ_{pc} 的最大似然估计。例如，l 对 ρ 的偏导数为式（4）。

为了减少计算量，马丁森（Martinson）和哈姆丹（Hamdan）建议对 C 和 D 的边缘分布拟合单变量标准正态分布，然后 l 只对 ρ 最大化。例如，如果在一个 100 个观测的样本中，c_1 被观察到了 20 次，d_1 被观察到了 30 次，那么 $\hat{\gamma}_1 = \Phi^{-1}(0.20) = -0.842$，$\hat{\tau}_1 = $ $\Phi^{-1}(0.30) = -0.524$。

在这些界值固定的条件下，l 对 ρ 最大化得到的 ρ 值作为 ρ_{pc} 的估计值。这个估计就被称为两步估计，其中只需要求解含一个未知参数的方程。马丁森和哈姆丹给出两步估计值的渐近方差的一个表达式。注意，在这个导数方程中，界值被视作已知，而不是样本的一个估计。奥尔森（Olsson）在假设界值是样本估计量的基础上给出了两步估计值方差的一个更复杂表达式。

ρ_{pc} 的第三种估计称为多分类级数估计，由兰开斯特（Lancaster）和哈姆丹提出。他们运用正交函数的理论把皮尔逊的四分级数推广到了多分类级数，但是没有得到这个估计的渐近方差。哈姆丹证明了 $r = s = 2$ 时 ρ_{pc} 的多分类级数估计等于最大似然估计，但 $r \neq 2$ 或 $s \neq 2$ 时两个估计不同。

（王 彤）

zhíxiàn huíguī

直线回归 （simple linear regression）

指对于只有一个自变量的线性回归。又称为简单线性回归。线性回归是研究因变量 Y 的总体均数与自变量之间的线性关系。

方程 在直线回归中，表述因变量 Y 总体均数与自变量 x 之间线性关系的直线方程，如式（1）所示：

$$\mu_{Y|x} = \alpha + \beta x \qquad (1)$$

式中 $\mu_{Y|x}$ 是给定自变量 x 取值情况下的 Y 的总体均数（亦称 Y 的条件期望值或条件总体均数），称 Y 为因变量；x 为自变量，称截距项 α 为总体常数项；β 为总体回归系数，回归系数 β 的意义是自变量 x 变化一个单位，Y 的总体均数变化 β 个单位。

模型 在线性回归中，假定对于给定 x 取值，Y 服从正态分布，并且 Y 的方差与 x 无关，即：$Y \sim N(\mu_{Y|x}, \sigma^2)$，记 $\varepsilon = Y - \mu_{Y|x}$，由于服从正态分布的变量 Y 减去其总体均数 $\mu_{Y|x}$ 后的变量 ε 仍服从正态分布，并且总体均数为 0，方差仍为 σ^2，由 $\mu_{Y|x} = \alpha + \beta x$，得到描述 Y 与 x 关系的公式（2）称为直线回归模型：

$$Y = \alpha + \beta x + \varepsilon，\varepsilon \sim N(0, \sigma^2) \qquad (2)$$

如果 $\beta \neq 0$，则称 Y 和 x 呈直线回归关系，亦称 Y 和 x 呈依存关系。由于 α 和 β 是未知的，需要根据样本数据通过最小二乘法进行模型拟合获得相应的参数估计值。以下将介绍直线回归模型中的参数估计和统计检验方法。

参数估计方法 设样本共有 n 个相互独立的观察点 (x_1, y_1)，(x_2, y_2)，$\cdots$，(x_n, y_n)，其中自变量值为 x_i，因变量观察值为 y_i，$i = 1, 2, \cdots, n$。如果自变量 x 是连续型变量取值，则由式（1）可知 $\mu_{Y|x}$ 与 x 构成一条直线，由 $Y = \mu_{Y|x} + \varepsilon$ 和 ε 服从均数为 0 的正态分布可知，样本中 n 个相互独立的观察点 (x_i, y_i)，$i = 1, 2, \cdots, n$ 的散点图应呈带状直线。根据最小二乘法原理，需要求解满足下列公式（3）的残差平方和达到最小值的 $\hat{\alpha}$ 和 $\hat{\beta}$。

$$\phi(x,y;\rho) = \frac{1}{2\pi(1-\rho^2)^{1/2}} \exp\left\{\frac{-1}{2(1-\rho^2)}(x^2 - 2\rho xy + y^2)\right\} \qquad (1)$$

$$\frac{\partial l}{\partial \rho} = \sum_{i=1}^{r}\sum_{j=1}^{s} \frac{n_{ij}}{P_{ij}}[\phi(\gamma_i, \tau_j; \rho) - \phi(\gamma_{i-1}, \tau_j; \rho) - \phi(\gamma_i, \tau_{j-1}; \rho) + \phi(\gamma_{i-1}, \tau_{j-1}; \rho)] \qquad (4)$$

$$SS(\alpha, \beta) = \sum_{i=1}^{n} (y_i - \alpha - \beta x_i)^2$$

（3）

根据高等数学中的极值求解方法，通过对式（3）求 α 和 β 的偏导数，解出偏导数表达式为 0 的根 a 和 b，即式（3）的最小值解 $SS(a,b) = \min_{\alpha,\beta} SS(\alpha,\beta)$，由此得到回归系数 β 和常数项参数 α 的估计公式分别为式（4）和式（5），用 a 和 b 取代式（1）中的 α 和 β，得到式（6）估计回归方程，称 $\hat{Y}$ 为预测值，$\hat{Y}$ 是总体均数 $\mu_{Y|x}$ 的估计值。

$$b = \frac{\sum_{i=1}^{n}(x_i - \bar{x})(y_i - \bar{y})}{\sum(x_i - \bar{x})^2}$$

$$= \frac{\sum x_i y_i - \frac{1}{n}\sum x_i \sum y_i}{\sum x_i^2 - (\sum x_i)^2/n} \quad (4)$$

$$a = \bar{y} - b\bar{x} \quad (5)$$

$$\hat{Y} = a + bx \quad (6)$$

式中 $\bar{x} = \sum x_i/n$，$\bar{y} = \sum y_i/n$。

回归系数的假设检验 在直线回归中，如果总体回归系数 $\beta = 0$，则因变量 Y 与自变量 x 无任何关联性，也将失去建立回归模型的意义。由于抽样误差的原因，即使 $\beta = 0$，回归系数估计 b 也一般不为 0，因此一般需要进行回归系数 β 是否等于 0 的假设检验，其统计检验步骤和方法如下：①建立检验假设：无效假设 H_0：$\beta = 0$，备择假设 H_1：$\beta \neq 0$。②设置检验水平 $\alpha = 0.05$。③计算估计回归系数 b 的标准误 $se(b)$ 和检验统计量 t_b，其中 $se(b)$ 是残差的标准差，其计算方法如公式（7）～公式（10）所示。

$$t_b = \frac{b}{se(b)} \quad (7)$$

$$se(b) = s/\sqrt{\sum(x_i - \bar{x})^2} \quad (8)$$

$$s = \sqrt{\frac{\sum(y_i - a - bx_i)^2}{n-2}} \quad (9)$$

$$\hat{\varepsilon}_i = y_i - a - bx_i \ (i = 1,2,\cdots,n) \quad (10)$$

对于 H_0：$\beta = 0$ 成立的情况下，检验统计量 t_b 服从自由度为 $n-2$ 的 t 分布。当 $|t_b| > t_{\alpha/2,n-2}$，可以拒绝 H_0 并且推断 $\beta \neq 0$。

区间估计 包括以下几个方面。

回归系数的 95% 可信区间 在直线回归中，公式（4）仅是回归系数 β 的点估计，没有包含任何抽样误差的信息，一般通过要给出 β 的 95% 可信区间了解总体回归系数 β 的区间范围，因此需要给出 β 的 95% 可信区间。直线回归的回归系数 β 的 95% 可信区间估计方法如公式（7）所示。

$$b \pm t_{0.05/2,n-2} se(b) \quad (11)$$

条件总体均数 $\mu_{Y|x}$ 的 95% 可信区间 由于 $\hat{Y}$ 是 $\mu_{Y|x}$ 的点估计，同样不能表述估计 $\mu_{Y|x}$ 中的抽样误差，经常需要用 $\mu_{Y|x}$ 的 95% 可信区间表述 $\mu_{Y|x}$ 估计和抽样误差情况。$\mu_{Y|x}$ 的 95% 可信区间估计方法如公式（12）：

$$\hat{Y} \pm t_{0.05/2,n-2} se(\hat{Y}) \quad (12)$$

$$se(\hat{Y}) = s\sqrt{\frac{1}{n} + \frac{(x - \bar{x})^2}{\sum(x_i - \bar{x})^2}} \quad (13)$$

式中 $se(\hat{Y})$ 是预测值 $\hat{Y} = a + bx$ 的标准误；s 是残差的标准差，其计算方法如公式（9）所示。公式（12）仅适用于自变量 x 在建立样本自变量 $x_i (i = 1,2,\cdots,n)$ 取值范围内：$\min_{1\leq i\leq n}(x_i) \leq x \leq \max_{1\leq i\leq n}(x_i)$。

新观察值 Y^* 的预测区间 根据直线回归分析的结果和给定的 x 值，如果在同一总体中随机抽取一个观察值 Y^*，则预测 Y^* 所在的 95% 范围如公式（14）所示。

$$\hat{Y}_x \pm t_{0.05/2,n-2} s \sqrt{1 + \frac{1}{n} + \frac{(x - \bar{x})^2}{\sum(x_i - \bar{x})^2}} \quad (14)$$

两个直线回归系数的统计检验 对于相同的研究问题的两个独立研究中，分别得到两个直线回归的结果 $b_1 \pm se(b_1)$ 和 $b_2 \pm se(b_2)$，样本量分别为 n_1 和 n_2。两个研究可能是人群不同也可能是某个相关因素不同，因此需要比较两个直线回归的总体回归系数 β_1 和 β_2 是否相同。其统计检验步骤和方法如下：①建立检验假设：无效假设 H_0：$\beta_1 = \beta_2$；备择假设 H_1：$\beta_1 \neq \beta_2$。②设置检验水平 $\alpha = 0.05$。③计算检验统计量 t_d。

$$t_d = \frac{b_1 - b_2}{\sqrt{[se(b_1)]^2 + [se(b_2)]^2}} \quad (15)$$

对于 H_0：$\beta_1 = \beta_2$ 的情况下，检验统计量 t_d 服从自由度为 $n_1 + n_2 - 4$ 的 t 分布。当 $|t_d| > t_{\alpha/2,n_1+n_2-4}$，可以拒绝 H_0 并且推断 $\beta_1 \neq \beta_2$。两个总体回归系数之差 $\beta_1 - \beta_2$ 的 95% 可信区间为 $b_1 - b_2 \pm t_{0.05/2,n_1+n_2-4} \sqrt{[se(b_1)]^2 + [se(b_2)]^2}$。

实例 具体如下。

例 1 分析 3 岁至 8 岁的男性儿童平均身高与年龄之间是否呈直线关系（数据见表）。

用例 1 的资料作散点图如图 1 所示。图显示散点图呈带状直线，显示比较符合直线回归的样本特征，用公式（4）（5）进行计算，得到下列直线回归参数估计和估计的回归方程。

回归系数：

$$b = \frac{\sum x_i y_i - \frac{1}{n}\sum x_i \sum y_i}{\sum x_i^2 - (\sum x_i)^2/n} = 6.52$$

常数项 $a = \bar{y} - b\bar{x} = 109.42 -$

表　18 名男性儿童年龄（x，岁）与身高（y，cm）的资料数据

观察号	1	2	3	4	5	6	7	8	9	10	11	12	13	14	15	16	17	18
年龄 x	3	3	3	4	4	4	5	5	5	6	6	6	7	7	7	8	8	8
身高 y	91	94.5	95	97	101	102	103	107	106	108	111	116	119	120	122	123	126	128

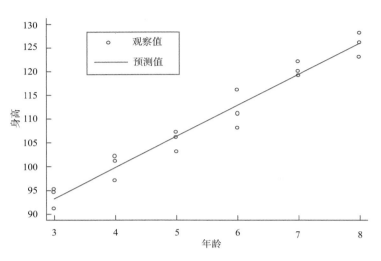

图　例 1 的散点图及其预测直线

$6.52 \times 5.5 = 73.56$

估计的回归方程：

$$\hat{Y} = 73.56 + 6.52x$$

在例 1 中，残差的标准差：

$$s = \sqrt{\frac{\sum (y_i - a - bx_i)^2}{n - 2}} = 2.39$$

回归系数的标准误：

$$se(b) = \frac{s}{\sqrt{\sum (x_i - \bar{x})^2}} = 0.33$$

回归系数的检验统计量：

$$t_b = \frac{b}{se(b)} = 19.76$$

自由度为 16 的 t 分布界值 $t_{0.05/2, 16} = 2.120$，$|t_b| > t_{0.05/2, 16}$，故可以拒绝 H_0，推断总体回归系数 $\beta \neq 0$。

直线回归系数 β 的 95% 可信区间为 $b \pm t_{0.05/2, n-2} se(b)$，在例 1 中，$n = 18$，$t_{0.05/2, 18-2} = 2.120$，$b = 6.52$，$se(b) = 0.33$，所以直线回归系数 β 的 95% 可信区间为 $6.52 \pm 2.120 \times 0.33 = (5.82, 7.22)$。

在例 1 中，求 $x = 5$ 时，$\mu_{Y|x=5}$ 的 95% 可信区间。$\hat{Y} = 73.56 + 6.52 \times 5 = 106.16$，$s = 2.39$，$\sum (x_i - \bar{x})^2 = 52.5$，$\bar{x} = 5.5$，$se(\hat{Y}_{x=5}) = s\sqrt{\frac{1}{18} + \frac{(5 - \bar{x})^2}{\sum (x_i - \bar{x})^2}} = 0.587$，$t_{0.05/2, 16} = 2.120$，95% 可信区间为 $106.16 \pm 2.120 \times 0.587 = (104.92, 107.40)$。即：可以认为 $x = 5$ 时，Y 的总体均数 $\mu_{Y|x=5}$ 在 (104.92, 107.40) 范围内。

在例 1 中，$s = 2.39$，$n = 18$，$x = 5$，$\hat{Y}_{x=5} = 106.16$，$\bar{x} = 5.5$，$\sum (x_i - \bar{x})^2 = 52.5$，$t_{0.05/2, 16} = 2.120$，95% 预测区间为 $106.16 \pm 2.12 \times 2.39 \sqrt{1 + \frac{1}{18} + \frac{(5 - 5.5)^2}{52.5}} = (100.94, 111.38)$。

直线回归模型对样本资料的要求　直线回归分析中的参数估计方法对样本资料几乎没有要求，但回归系数的统计检验和其他统计推断对样本资料的要求是各个观察点 (x_i, y_i) 之间是相互独立的，残差近似服从正态分布，残差的变异程度与自变量 x 取值无关。有关样本资料是否符合直线回归模型的评价称为线性回归模型的诊断，由于直线回归只是多因素线性回归的特殊情况，回归模型检验方法、线性回归中的方差分析、决定系数和线性回归模型诊断评价等有关方法可以参见多因素线性回归模型的相关条目。

（赵耐青）

dūoyīnsù xiànxìng huíguī

多因素线性回归 （multiple linear regression）　设有 p 个自变量（又称协变量）分别为 x_1，x_2，…，x_p，记 $X = (x_1, x_2, …, x_p)$，应变量为 Y，则对于任意给定自变量 x_1，x_2，…，x_p 可能取值的情况下，Y 的总体均数与 p 个自变量 x_1，x_2，…，x_p 之间线性回归关系的多因素线性回归方程为：

$$\mu_{Y|X} = \beta_0 + \beta_1 x_1 + x_2 + \cdots + \beta_p x_p$$

$$(1)$$

式中 β_0 为常数项，又称截距，称 β_1，β_2，…，β_p 为偏回归系数。β_i 的意义是除 x_i 以外的其他自变量固定的情况下，x_i 变化一个单位，Y 的总体均数变化 β_i 个单位。

在多因素线性回归中，假定给定自变量 x_1，x_2，…，x_p 值，因变量 Y 服从总体均数为 $\mu_{Y|X}$

方差为 σ^2 的正态分布 $N(\mu_{Y|X}, \sigma^2)$，并且方差 σ^2 与任何一个自变量 x_i 取值无关。记 $\varepsilon = Y - \mu_{Y|X}$，由于服从正态分布的变量 Y 减去其总体均数 $\mu_{Y|X}$ 后的变量 ε 仍服从正态分布，并且总体均数为 0，方差仍为 σ^2，由 $\mu_{Y|X} = \beta_0 + \beta_1 x_1 + x_2 + \cdots + \beta_p x_p$，得到下列 Y 与 X 的多因素线性回归模型：

$$Y = \beta_0 + \beta_1 x_1 + x_2 + \cdots + \beta_p x_p + \varepsilon, \varepsilon \sim N(0, \sigma^2) \tag{2}$$

由于 $\mu_{Y|X}$ 是固定自变量 X 情况下的 Y 总体均数以及因变量个体观察值 $Y = \mu_{Y|X} + \varepsilon$，因此 ε 是个体观察值偏离总体均数 $\mu_{Y|X}$ 的差异，因此可以把 ε 理解为个体变异。

如果 $\beta_1 = \beta_2 = \cdots = \beta_p = 0$，则称式（2）的多因素线性回归模型是没有意义的，反之可以认为该线性回归模型是有意义的。由于 β_0，β_1，β_2，$\cdots$，β_p 一般是未知的，但可根据样本资料通过最小二乘法拟合回归方程得到其估计值，并可写出相应的样本回归方程：

$$\hat{Y} = \hat{\beta}_0 + \hat{\beta}_1 x_1 + \cdots + \hat{\beta}_p x_p \tag{3}$$

式中 $\hat{\beta}_0$，$\hat{\beta}_1$，$\hat{\beta}_2$，$\cdots$，$\hat{\beta}_p$ 是 β_0，β_1，β_2，$\cdots$，β_p 的估计值，亦称样本偏回归系数，简称偏回归系数。一般采用最小二乘法拟合多因素线性回归模型获得回归系数 β_0，β_1，β_2，$\cdots$，β_p 的估计。

参数估计　设样本共有 n 个相互独立的观察点 (X_1, y_1)，(X_2, y_2)，$\cdots$，(X_n, y_n)，其中自变量值为 $X_i = (x_{i1}, x_{i2}, \cdots, x_{ip})$，参数向量 $\beta = (\beta_0, \beta_1, \cdots, \beta_p)^\tau$；因变量观察值为 $y_i, i = 1, 2, \cdots, n$。根据最小二乘法（Least square estimation）原理，需要求解满足下列式（3）的残差平方和达到最小值

的 $\hat{\beta} = (\hat{\beta}_0, \hat{\beta}_1, \cdots, \hat{\beta}_p)^\tau$。

$$SS(\beta) = \sum_{i=1}^{n} (y_i - \beta_0 - \beta_1 x_{i1} - \beta_2 x_{i2} - \cdots - \beta_p x_{ip})^2 \tag{4}$$

式中 $SS(\beta)$ 在最小二乘方法中称为目标函数，最小二乘法就是求解 β 使目标函数 $SS(\beta)$ 达到最小值。对于更一般的情况下，目标函数为

$$SS(\beta) = \sum_{i=1}^{n} \left[y_i - f(X_i, \beta) \right]^2,$$

$f(X, \beta)$ 是一个已知函数形式，可以是初等函数也可以是非初等函数。在最小二乘法中，一般采用最优化方法求解 β 使目标函数 $SS(\beta)$ 达到最小值。当 $f(X, \beta)$ 是 β 的非线性函数时，一般需要通过牛顿迭代等非线性最优化方法得到最优解 $\hat{\beta}$；如果 $f(X, \beta)$ 是 β 的线性函数时，通过求导数直接获得最优解 $\hat{\beta}$。在多因素线性回归中 $f(X_i, \beta) = \beta_0 + \beta_1 x_{i1} + \cdots + \beta_p x_{ip}$ 是 β 的线性函数，故通过对式（3）求 β_i 的偏导数 $\dfrac{\partial SS}{\partial \beta_i}$ 且解出 $\dfrac{\partial SS}{\partial \beta_i} = 0$（$i = 0, 1, 2, \cdots, p$）的根 $\hat{\beta}$ 是公式（3）的最小值解，即 $SS(\hat{\beta}) = \min_\beta SS(\beta)$，数学上不难证明公式（3）的最小二乘法估计 $\hat{\beta}$，方差 σ^2 估计，$\hat{\beta}$ 的协方差 $\mathrm{Var}(\hat{\beta})$ 估计和预测值 $\hat{y}$ 分别为公式（4），公式（5）（6）（7）所示：

$$\hat{\beta} = (X^\tau X)^{-1} X^\tau Y \tag{5}$$

其中 n 个观察点的自变量观察值矩阵为：

$$X = \begin{pmatrix} 1 & x_{11} & \cdots & x_{1p} \\ 1 & x_{21} & \cdots & x_{2p} \\ \cdots & \cdots & \cdots & \cdots \\ 1 & x_{n1} & \cdots & x_{np} \end{pmatrix}$$

对应 n 个观察点的样本量观察值向量为：

$$Y = (y_1, y_2, \cdots, y_n)^\tau$$

方差估计 $\hat{\sigma}^2 = \dfrac{(Y - X\hat{\beta})^\tau (Y - X\hat{\beta})}{n - p}$

$$= \dfrac{Y^\tau Y - Y^\tau X\hat{\beta}}{n - p} \tag{6}$$

回归系数估计 $\hat{\beta}$ 的协方差估计矩阵为：

$$\hat{\mathrm{Var}}(\hat{\beta}) = \hat{\sigma}^2 (X^\tau X)^{-1} \tag{7}$$

第 i 个个体的预测值：

$$\hat{y}_i = \hat{\beta}_0 + \hat{\beta}_1 x_{i1} + \cdots + \hat{\beta}_p x_{ip} \tag{8}$$

多因素线性回归模型中的参数检验　在多因素线性回归分析中，一般需要进行参数检验，参数检验可以分为所有自变量的回归系数是否为 0 的检验（又称为模型检验），单个回归系数的检验和 k 个回归系数的检验。

回归模型的假设检验　由公式（1）可知，如果自变量的回归系数 $\beta_1 = \beta_2 = \cdots = \beta_p = 0$，则 $\mu_{Y|X} = \beta_0$，且 $\mu_{Y|X}$ 与自变量 X 无任何关联性，因此这种情况下，回归模型是没有意义的，因此称全部自变量回归系数为 0 的统计检验是回归模型检验。模型假设检验如下：

$H_0: \beta_1 = \beta_2 = \cdots = \beta_p = 0$；

$H_1: \beta_1, \beta_2, \cdots, \beta_p$ 不全为 0。

$\alpha = 0.05$。

根据回归模型的变异分解原理可以得到公式（8）的变异分解关系：

总变异 $SS_\text{总}$

$= $ 回归平方和 $SS_\text{回归}$ + 残差平方和 $SS_\text{残差}$ （9）

式中 $SS_\text{总} = \sum_{i=1}^{n} (y_i - \bar{y})^2$；$\bar{y} = \dfrac{1}{n} \sum_{i=1}^{n} y_i$，残差平方和和回归平方和分别如公式（9）（10）所示：

$$SS_{残差} = \sum_{i=1}^{n}(y_i - \hat{y}_i)^2 = Y^{\tau}Y - Y^{\tau}X\hat{\beta},$$
$$自由度为 \nu = n - p - 1 \quad (10)$$

回归平方和：

$$SS_{回归} = SS_{总} - SS_{残差} = Y^{\tau}X\hat{\beta} - n\overline{y}^2,$$
$$自由度 \nu = p \quad (11)$$

模型检验统计量：

$$MS_{回归} = SS_{回归}/p,$$
$$MS_{残差} = SS_{残差}/(n-p-1),$$
$$F_{检验} = \frac{MS_{回归}}{MS_{残差}} \quad (12)$$

当 H_0 为真时，模型检验统计量 $F_{检验}$ 服从自由度为 p 和 $n-p-1$ 的 F 分布。当模型检验统计量 $F_{检验} > F_{0.05, p, n-p-1}$，则可以拒绝 H_0，推断该模型的回归系数不全为 0 或称该模型是具有回归意义的。

在多因素回归分析中，一般把上述变异分解和统计检验整理为表 1 形式，并称表为回归分析中的方差分析表。

当 H_0 为真时，式中 $F \sim F(p, n-p-1)$，P 值是 $F > F_{检验}$ 的概率。

单个回归系数为 0 的假设检验　假定模型中除 x_i 以外，其他 $p-1$ 个自变量均在模型中，则回归系数 $\beta_i = 0$ 的假设检验如下。

$$H_0: \beta_i = 0;$$
$$H_1: \beta_i \neq 0.$$
$$\alpha = 0.05.$$

检验统计量 $t_{b_i} = \dfrac{\hat{\beta}_i}{\sqrt{\hat{Var}(\hat{\beta}_i)}}$ (13)

式中 $\hat{Var}(\hat{\beta}_i)$ 是 $(X^{\tau}X)^{-1}$ 中的第 i 行第 i 列的主对角线元素 c_{ii} 与残差的方差 $\hat{\sigma}^2$ 的乘积 $\hat{\sigma}^2 c_{ii}$，残差的方差估计 $\hat{\sigma}^2$ 如公式（5）所示。记 $\hat{\beta}_i$ 的标准误 $se(\hat{\beta}_i) = \sqrt{\hat{Var}(\hat{\beta}_i)} = \hat{\sigma}\sqrt{c_{ii}}$，当 H_0 为真时，检验统计量 t_{b_i} 服从自由度为 $n-p-1$ 的 t 分布。当 $|t_{b_i}| > t_{0.05/2, n-p-1}$，则可以拒绝 H_0，推断 $\beta_i \neq 0$。回归系数 β_i 的 95% 可信区间为 $\hat{\beta}_i \pm t_{0.05/2, n-p-1} se(\hat{\beta}_i) = \hat{\beta}_i \pm t_{0.05/2, n-p-1}\hat{\sigma}\sqrt{c_{ii}}$。

k 个回归系数为 0 的假设检验（$k < p$）　假定多因素线性回归中有 p 个自变量，检验其中 k 个回归系数为 0，为了叙述方便，不失一般情况，不妨以检验回归系数 β_1，β_2，…，β_k 是否全部为 0 为例，并且假定其他 $p-k$ 个自变量均在该模型中。

$$H_0: \beta_1 = \beta_2 = \cdots = \beta_k = 0;$$
$$H_1: \beta_1, \beta_2, \cdots, \beta_k \text{ 不全为 } 0.$$
$$\alpha = 0.05.$$

见公式（14）。

当 $H_0: \beta_1 = \beta_2 = \cdots = \beta_k = 0$ 为真时，检验统计量 F 服从自由度为 k，$n-p-1$ 的 F 分布。当检验统计量 $F > F_{0.05, k, n-p-1}$ 时，可以拒绝 H_0，推断 β_1，β_2，…，β_k 不全为 0。

决定系数（coefficient of determination）　具体如下。

$$R^2 = 1 - \frac{SS_{残差}}{SS_{总}} = \frac{SS_{回归}}{SS_{总}} \quad (15)$$

决定系数 R^2 描述了因自变量变化而使因变量伴随变化的变异占因变量的总变异 $SS_{总}$ 的比例，又称自变量所能解释的变异占总变异的比例。R^2 的范围为 $0 < R^2 \leq 1$，在同样的样本量情况下，R^2 越接近 1，样本线性回归模型预测值 $\hat{y}$ 与样本观察值的差异就越小，即：样本内部预测效果就越好，但 R^2 与样本量大小有关，特别样本量 $n = p + 1$ 并且自变量值都不相同时，$R^2 = 1$，因此样本量很小的情况下，评价 R^2 的大小往往没有意义的。

校正决定系数（adjusted coefficient of determination）　具体如下。

$$R^2_{Adj} = 1 - \frac{MS_{残差}}{MS_{总}}$$
$$= 1 - (1-R^2)\frac{(n-1)}{(n-p-1)} \quad (16)$$

由于模型中的自变量个数（p）越多，残差平方和 $SS_{残差}$ 就越小，R^2 就越接近 1，如果模型中的某些自变量与因变量无任何关联，则这些自变量在模型中错误地解释了因变量的个体变异，导致 R^2 虚高，R^2_{Adj} 可以校正虚高描述的现象。

复相关系数（multiple correlation coefficient）　具体如下。

表 1　方差分析表

SS	df	MS	$F_{检验}$	P
$SS_{回归}$	p	$MS_{回归} = \dfrac{SS_{回归}}{p}$	$\dfrac{MS_{回归}}{MS_{残差}}$	$P(F > F_{检验} \mid H_0)$
$SS_{残差}$	$n - p - 1$	$MS_{残差} = \dfrac{SS_{残差}}{n-p-1}$		
$SS_{总}$	$n - 1$			

$$检验统计量\, F = \frac{(SS_{残差(x_1, x_2, \cdots, x_p)} - SS_{残差(x_{k+1}, x_{k+2}, \cdots, x_p)})/k}{MS_{残差(x_1, x_2, \cdots, x_p)}} \quad (14)$$

$$R = \sqrt{R^2} = \sqrt{\frac{SS_{回归}}{SS_{总}}} \quad (17)$$

复相关系数 R 的意义与决定系数 R^2 的意义相似。在简单线性回归模型中，如果自变量 x 是一个随机变量取值，则因变量与自变量的线性相关系数的绝对值 $|r| = R$。

设复相关系数 R 的总体复相关系数为 ρ，则 $\rho = 0$ 的假设检验就是多因素线性回归的模型检验。即：如果模型检验的统计量 $F > F_{0.05, p, n-p-1}$，则可以拒绝 $H_0: \rho = 0$，推断总体的复相关系数 $\rho > 0$。

偏相关系数（parital correlation coefficients） 设自变量为 $x_1, x_2, \cdots, x_p$，因变量为 Y，则偏相关系数定义为给定其他 $p-1$ 个自变量 $\tilde{X}_i = (x_1, \cdots, x_{i-1}, x_{i+1}, \cdots, x_p)$ 条件下，x_i 与 Y 的线性相关系数称为 Y 与 x_i 的偏相关系数 $\rho_{Y, x_i | \tilde{X}_i}$，偏相关系数描述了校正了其他 $p-1$ 个自变量 $\tilde{X}_i$ 影响的情况下，自变量 x_i 与 Y 的相关程度。$\rho_{Y, x_i | \tilde{X}_i}$ 的估计统计量称为 x_i 与 Y 的样本偏相关系数，记为 $r_{Y, x_i | \tilde{X}_i}$。设 $\hat{\varepsilon}_{Y | \hat{X}_i}$ 是 Y 与 $\tilde{X}_i$ 线性回归所得到的残差，$\hat{\varepsilon}_{x_i | \hat{X}_i}$ 是 x_i 与 $\tilde{X}_i$ 线性回归所得到的残差，则 x_i 与 Y 的样本偏相关系数 $r_{Y, x_i | \tilde{X}_i}$ 正好是残差 $\hat{\varepsilon}_{Y | \hat{X}_i}$ 与 $\hat{\varepsilon}_{x_i | \hat{X}_i}$ 的 Pearson 相

关系数，并且可以证明：x_i 与 Y 的样本偏相关系数 $r_{Y, x_i | \tilde{X}_i}$ 表达式可以简化为公式（18）表示。

$$r_{x_i | \tilde{x}_i} = \frac{t_{b_i}}{\sqrt{n - p - 1 + t_{b_i}^2}}$$
$$i = 1, 2, \cdots, p \quad (18)$$

式中 t_{b_i} 是 p 个自变量的多因素回归方程中，x_i 的回归系数 $\beta_i = 0$ 的假设检验统计量 t_{b_i}，并且总体偏相关系数为 $\rho_{x_i | \tilde{x}_i} = 0$ 的假设检验的统计量与该回归模型中的 x_i 回归系数 $\beta_i = 0$ 假设检验的统计量相同，对应的 P 值相同。

实例 具体如下。

例1 为了探索性研究影响糖尿病患者糖化血红蛋白（HbA1c）与年龄，体重指数，总胆固醇，收缩压和舒张压之间的回归关系，某研究者调查收集了某医院内分泌门诊的 20 名糖尿病患者的糖化血红蛋白（Y，%），年龄（X_1，岁），体重指数（X_2，kg/m^2），总胆固醇（X_3，mmol/L），收缩压（X_4，mmHg）和舒张压（X_5，mmHg）的观察测量值（表2），试建立糖化血红蛋白与这些自变量之间的多因素线性回归方程。

用最小二乘法拟合模型：
$Y = \beta_0 + \beta_1 x_1 + \beta_2 x_2 + \beta_3 x_3 + \beta_4 x_4 + \beta_5 x_5 + \varepsilon$，得到下列回归模型拟合的方差分析结果（表3）和回归系数估计（表4）。

对于上述模型检验 $H_0: \beta_1 = \beta_2 = \beta_3 = \beta_4 = \beta_5 = 0$，$H_1$：回归系数不全为 0。

$\alpha = 0.05$

$$F = \frac{MS_{回归}}{MS_{残差}} = \frac{0.216}{0.03} = 7.20$$

$P = 0.001\ 5 < 0.05$，因此拒绝 H_0，推断回归系数不全为 0。

根据表4，可以写出下列回归方程：

$$\hat{Y} = 3.876 - 0.002x_1 + 0.032x_2 + 0.108x_3 + 0.008x_4 + 0.011x_5$$

基于上述回归分析结果，可以推断：体重指数上升一个单位，糖化血红蛋白平均上升 0.032%，总胆固醇上升 1mmol/L，糖化血红蛋白平均上升 0.1%，收缩压上升 5mmHg，糖化血红蛋白平均上升 $0.008\% \times 5 = 0.04\%$，这些差异均有统计学意义，但上述分析结果尚不能推断糖化血红蛋白与年龄和舒张压的相关性。

由公式（2）可知多因素线性回归要求固定自变量情况下，因变量 Y 服从正态分布，并且 Y 的总体方差与任何一个自变量均无关联，因此需要考察样本资料是否符合多因素线性模型的要求。在多因素线性回归中，如果自变量之间存在高度相关，导致矩阵 $X'X$ 病态，存在某个特征值非常

表2 多因素线性回归举例资料

NO	x_1	x_2	x_3	x_4	x_5	y	NO	x_1	x_2	x_3	x_4	x_5	y	NO	x_1	x_2	x_3	x_4	x_5	y
1	49	32.19	6	148	86	7.6	8	47	32.07	5.7	157	89	7.7	15	53	23.43	7.1	161	86	7.5
2	67	24.77	2.7	151	98	7.4	9	64	28.44	6.1	154	82	7.3	16	46	30.56	2.9	146	79	7.3
3	64	25.24	7	151	80	7.4	10	75	30.65	6.9	137	86	7.7	17	59	25.19	6	158	80	7.3
4	66	24.26	4.8	157	87	7.2	11	64	24.34	2.5	126	93	6.9	18	76	27.26	5.4	124	85	6.9
5	68	30.28	3.5	136	83	7.3	12	54	25.44	2.6	151	83	6.9	19	63	23.93	6.7	133	89	7.5
6	48	26.18	7.6	137	84	7.6	13	78	28.98	7.2	147	74	7.5	20	74	24.94	7.9	166	82	7.9
7	66	26.36	5.9	157	91	7.5	14	52	22.82	5.3	149	71	7.3							

表3　多因素回归举例的模型拟合的方差分析

变异来源	SS	df	MS	F	P
回归	1.079	5	0.216	7.30	0.001 5
残差	0.413	14	0.030		
合计	1.492	19	0.079		

表4　回归系数统计推断

变量	回归系数 $\hat{\beta}_i$	$se(\hat{\beta}_i)$	t	P
x_1	−0.002	0.004	−0.37	0.715
x_2	0.032	0.013	2.37	0.033
x_3	0.108	0.025	4.42	0.001
x_4	0.008	0.004	2.31	0.037
x_5	0.011	0.007	1.6	0.133
常数项	3.876	1.011	3.83	0.002

小，导致回归系数估计的标准误非常大，参数估计存在着较大偏倚。

（赵耐青）

huíguī zhěnduàn

回归诊断（regression diagnosis）　根据拟合好的模型检查该模型是否符合线性回归模型对资料的要求以及异常点分析。回归诊断一般通过分析残差对模型进行诊断分析，异常点分析分为异常点判定和影响点检验。

残差分析（residual analysis）　令 y 为反应变量，拟合线性回归模型得到反应变量的预测值 $\hat{y} = X\hat{\beta}$，残差定义为差值向量 $y - \hat{y}$。残差的一个重要作用是被用来检验拟合的模型与所得数据的符合程度。下面介绍一些常见的残差类型。

最小二乘残差（least-square esiduals）　在多重回归模型 $y = X\beta + \varepsilon$ 中，y 是 $n \times 1$ 维响应向量，β 是 $p \times 1$ 维参数向量，且假定残差 ε 满足独立同分布 $N(0, \sigma^2)$。且 X 是 $n \times p$ 的自变量或其函数的

矩阵，如二次或者交互作用矩阵。观察值 y_i 与 X 的第 i 行 x_i^T 来自第 i 个对象。β 的最小二乘估计为：

$$\hat{\beta} = (X^TX)^{-1}X^Ty \qquad (1)$$

最小二乘残差定义为：

$$e = y - \hat{y} = y - X\hat{\beta} = y - X(X^TX)^{-1}X^Ty$$
$$= (I - H)y \qquad (2)$$

式中 I 是 $n \times n$ 的单位阵，$H = X(X^TX)^{-1}X^T$。

学生化残差（studentized residuals）　最小二乘残差 e 相互并不独立，且从它们的协方差矩阵 $(I - H)\sigma^2$ 可以知道，它们的方差 $\mathrm{Var}(e_i) = \sigma^2(1 - h_i)$ 并不相同，其中 h_i 是 H 的第 i 个对角元素。因此，定义学生化残差 r_i 为最小二乘残差除以它们的标准误：

$$r_i = \frac{e_i}{s\sqrt{1 - h_i}} \qquad (3)$$

式中 $s^2 = \sum e_i^2/(n - p)$ 是 σ^2 的估计值。

虽然学生化残差仍然相互不独立，但是所有 r_i，$i = 1, \cdots, n$

的方差都为1。因此，r_i 在某些文献中也被称为标准化残差。由于回归模型必须满足线性性、固定 x 方差齐性、正态性以及随机性，通过残差分析来判断这些条件是否满足。

首先，线性和方差齐性可以通过最小二乘残差 e_i 或学生化残差 r_i 对自变量 x 或估计值 $\hat{y}$ 的散点图来判断。

如果残差图呈水平直线，则表明拟合很好，以自变量 x 为横坐标，学生化残差为纵坐标的残差图应呈现以 0 为中心，学生化残差 r_i 在 ±2 的水平条带中随机分布（图1）。反之，如果残差图不呈水平直线，则暗示可能数据存在非线性特征。

如果方差不齐，则残差在各个自变量 x 的取值下的分散程度不同（图2）。

正态性假设可以通过最小二乘残差 e_i 或学生化残差 r_i 的正态概率图或 Q-Q 图来检验。当残差正态性满足时，残差的正态概率图（图3）或 Q-Q 图（图4）都应呈直线。需要注意的是当样本量很大时，根据大数定律，正态性检验可以不进行。

独立性可以通过最小二乘残差 e_i 或学生化残差 r_i 与时间或者邻近的地点的散点图来判断。当散点图存在一定模式时，如在 0 附近上下波动频率高时，认为相邻时间或者地点的观测值存在负相关（图5）。

异常点判断（outlier diagnosis）　异常点是指样本中的个别值，其数值明显偏离其所属样本的其余观测值，以至于怀疑其是否与其余数据来自同一个样本。如何识别异常值分两个步骤，找到与大多数值偏离最远的值，这仅可能发生在数据的最大值和

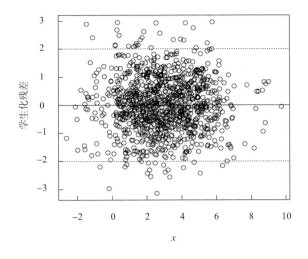

图1 满足线性性的学生化残差与自变量的散点图

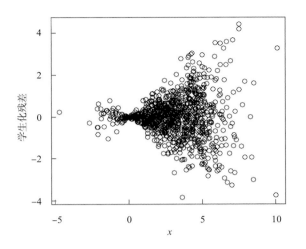

图2 不满足方差齐性的学生化残差与自变量的散点图

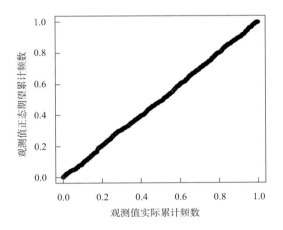

图3 满足正态性的学生化残差的 P-P 图

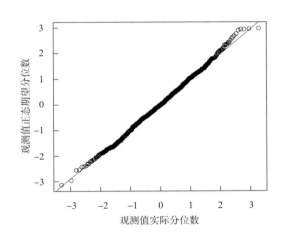

图4 满足正态性的学生化残差的 Q-Q 图

最小值处，接下来测量这个偏离的值。

剔除残差为：

$$d_i = Y_i - \hat{Y}_{i(i)} \qquad (4)$$

式中 $\hat{Y}_{i(i)}$ 为在所有数据中剔除第 i 个对象的数据后得到的第 i 个对象的预测值。由于 $\hat{Y}_{i(i)}$ 比 $\hat{Y}$ 受 Y_i 的影响小，因此剔除残差更可能比普通的最小二乘残差大。剔除残差与普通的最小二乘残差的关系为：

$$d_i = \frac{e_i}{1 - h_i} \qquad (5)$$

h_i 越大，相对于 e_i，d_i 就越大。d_i 的方差 $\mathrm{Var}(d_i) = \sigma^2 / (1 - h_i)$，其估计值为：

$$
\begin{aligned}
s^2(d_i) &= \frac{MSE_{(i)}}{1 - h_i} \\
&= MSE_{(i)} \left[1 + X'_i (X'_{(i)} X_{(i)})^{-1} X_i \right]
\end{aligned}
\qquad (6)
$$

式中 $MSE_{(i)}$ 是剔除第 i 个对象时回归的残差均方误差，X_i 是 X 中第 i 个对象的观测值，$X_{(i)}$ 是 X 中剔除第 i 个对象的观测值，且

$$X'_i (X'_{(i)} X_{(i)})^{-1} X_i = \frac{h_i}{1 - h_i} \, \circ$$

学生化剔除残差定义为：

$$t_i = \frac{d_i}{s(d_i)} = \frac{e_i}{\sqrt{MSE_{(i)}(1 - h_i)}} \qquad (7)$$

式中 t_i 服从自由度为 $n - p - 1$ 的 t 分布，n 为样本量，p 为参数个数。需要注意的是各个 t_i 之间不独立。利用 $(n - p)MSE = (n - p - 1)MSE_{(i)} + \dfrac{e_i^2}{1 - h_i}$，不难得到：

$$t_i = e_i \left[\frac{n - p - 1}{SSE(1 - h_i) - e_i^2} \right]^{1/2} \qquad (8)$$

因此，可以通过看 $|t_i|$ 是否大于 $t_{1-\alpha/2n,\ (n-p-1)}$ 来判断第 i 个对象的观测值是否是异常值，若 $|t_i| > t_{1-\alpha/2n,\ (n-p-1)}$，则可以认为第 i 个对象的观测值是异常值。

影响点检验（influential cases detection） 影响点是对拟合直线的回归系数有重要影响的观测点。影响点一般都是异常值但是异常值不一定是影响点，影响点是那些一旦剔除了会对拟合的模型产生很大改变的观测点。

$DFFITS_i$ 判别影响点 $DFFITS_i$ 测量了第 i 个对象对拟合值 $\hat{Y}_i$ 的影响：

$$DFFITS_i = \frac{\hat{Y}_i - \hat{Y}_{i(i)}}{\sqrt{MSE_{(i)}h_i}} \qquad (9)$$

对于小样本数据，如果 $|DFFITS_i| > 1$ 则第 i 个对象是影响点；对于大样本数据，如果 $|DFFITS_i| > 2\sqrt{\dfrac{p}{n}}$ 则第 i 个对象是影响点。

Cook's D 判别影响点 Cook's D 测量了第 i 个对象对 n 个拟合值得影响，或等价地，第 i 个对象对所有参数的影响。

$$
\begin{aligned}
D_i &= \frac{1}{pMSE} \sum_{j=1}^{n} (\hat{Y}_j - \hat{Y}_{j(i)})^2 \\
&= \frac{(b - b_{(i)})'X'X(b - b_{(i)})}{pMSE} \qquad (10)
\end{aligned}
$$

对检验 $H_0: \beta = \beta_0$，检验统计量为 $\dfrac{(b - \beta_0)'X'X(b - \beta_0)}{pMSE}$，在 H_0 成立时服从 $F(p, n - p)$，如果 $D_i > F_{0.5}(p, n - p)$，则认为第 i 个观测值是影响点。

$DFBETAS_{k(i)}$ 判别影响点 $DFBETAS_{k(i)}$ 测量了第 i 个观测值对偏回归系数 $b_k(k = 0, 1, \cdots, p - 1)$ 的影响。

$$DFBETAS_{k(i)} = \frac{b_k - b_{k(i)}}{\sqrt{c_k MSE_{(i)}}} \qquad (11)$$

式中 c_k 是 $(X'X)^{-1}$ 的第 k 个对角元素。对于小样本数据，如果 $|DFBETAS_{k(i)}| > 1$，则认为第 i 个对象对 b_k 是影响点；对于大样本数据，如果 $|DFBETAS_{k(i)}| > 2\sqrt{\dfrac{1}{n}}$，则认为第 i 个对象对 b_k 是影响点。

$COVRATIO_i$ 判别影响点 $COVRATIO_i$ 测量了第 i 个观测值对参数估计的方差的影响。

$$COVRATIO_i = \frac{|MSE_{(i)}(X'_{(i)}X_{(i)})^{-1}|}{|MSE(X'X)^{-1}|} \qquad (12)$$

如果 $|COVRATIO_i - 1| \geqslant \dfrac{3p}{n}$，则认为第 i 个对象是影响点。

实例 具体如下。

例1 测得 30 个 7 岁男孩身高（x）与体重（y）的情况，拟合简单回归方程为：$Y = -58.5 + 0.70X$。对该回归模型进行回归诊断。首先计算学生化残差，并画学生化残差与自变量身高（x）的散点图（图 6）。

大部分学生化残差在 ± 2 的水平条带中随机分布，说明数据满足线性性；残差在自变量 x 的取值下的分散程度相同，因此满足方差齐性。

从学生化残差的 P-P 图（图 7）和 Q-Q 图（图 8）学生化残差呈直线分布，说明满足残差正态性。

从学生化残差与体重（x）的散点图（图 6）与学生化残差的 Q-Q 图（图 8）中可以初步看出存在一个点的残差特别大。

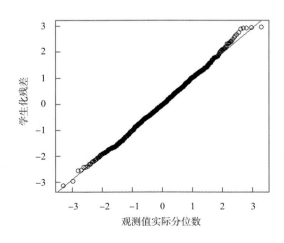

图 5 相邻时间的观测值负相关时学生化残差与时间的散点图

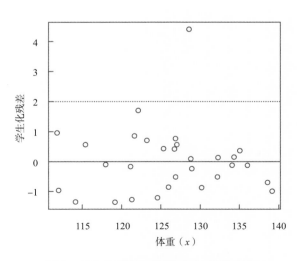

图 6 学生化残差与体重（x）的散点图

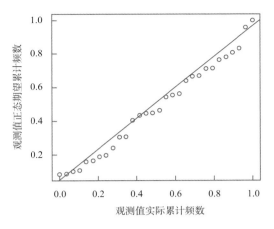

图7 学生化残差的P-P图

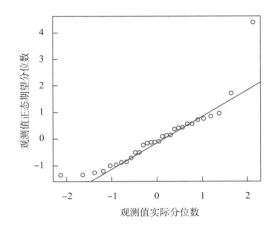

图8 学生化残差的Q-Q图

接下来考虑这个点是否是异常点和影响点。

由于有 $n = 30$，$p = 2$，$h_i = 0.04$，$e_i = 4.16$，$SSE = 42.85$，则可以计算：

$$t_i = e_i \left[\frac{n - p - 1}{SSE(1 - h_i) - e_i^2} \right]^{1/2} = 4.43$$

又因为取 $\alpha = 0.05$ 时，有 $t_{1-\alpha/2n, (n-p-1)} = t_{0.999, 27} = 3.42$，则 $|t_i| = 4.43 > 3.42 = t_{1-\alpha/2n, (n-p-1)}$，可以认为该观测值是异常点。

但异常点并不一定是影响点，该观测值是否为影响点。由于 $n = 30$，$p = 2$，$\hat{Y}_i = 31.41$，$\hat{Y}_{i(i)} = 31.25$，$MSE_{(i)} = 0.92$，$h_i = 0.04$，计算：

$$DFFITS_i = \frac{\hat{Y}_i - \hat{Y}_{i(i)}}{\sqrt{MSE_{(i)} h_i}} = 0.83$$

由于样本量较且有 $|DFFITS_i| = 0.83 < 1$，因此认为该异常点对估计值 $\hat{Y}_i$ 的影响不大。计算 Cook's D 中：

$$D_i = \frac{1}{pMSE} \sum_{j=1} (\hat{Y}_j - \hat{Y}_{j(i)})^2 = 0.23$$

$D_i < 0.71 = F_{0.5}(p, n - p)$ 因此认为该异常点对所有参数估计的影响不大。计算：

$$COVRATIO_i = \frac{|MSE_{(i)}(X'_{(i)}X_{(i)})^{-1}|}{|MSE(X'X)^{-1}|}$$
$$= 0.38$$

$$|COVRATIO_i - 1| = 0.62 \geqslant 0.2 = \frac{3p}{n}$$

因此认为该异常点对参数估计的方差有影响。

（赵耐青 金欢）

zìbiànliàng xuǎnzé

自变量选择 （variable selection）

在实际问题中可以提出许多可能对反应变量 y 有影响的自变量，然而如果回归方程中包含的自变量过多，不仅使用不便，还可能削弱估计和预测的精度，而变量过少或选择不恰当又会使所建立的模型与实际有较大的偏离，会使估计与预测失去无偏性。因此，如何从许多自变量中选择确实对反应变量 y 有影响的变量来建立回归方程是一个十分重要的问题。自变量选择方法可以分为三类方法：通过模型评价选择自变量方法，通过回归系数是否为0的假设检验选择自变量方法和通过预测效果评价选择自变量方法。

通过评价模型选择自变量方法 通过评价模型选择自变量通常有决定系数 R_p^2，调整的决定系数 $R_{a, p}^2$，C_p 统计量方法，AIC 准则，SBC 准则。

决定系数 R_p^2 定义如下：

$$R_p^2 = 1 - \frac{SSE_p}{SST} \qquad (1)$$

式中 SSE_p 为有 p 个自变量时的残差平方和，SST 为总的平方和。从决定系数的定义不难知道，它反映的是自变量解释变异的能力，不难想象自变量个数越多解释变异的能力就越大，所以只有在同样的自变量个数情况下，可以选择自变量使 R_p^2 达到最大，不能用 R_p^2 确定模型中的自变量个数。

调整的决定系数 $R_{a, p}^2$ 校正的决定系数：

$$R_{Adj, p}^2 = 1 - (1 - R_p^2) \frac{n - 1}{n - p - 1} = 1 - \frac{MSE_P}{MST} \qquad (2)$$

式中 $MSE_p = \frac{SSE_p}{n - p - 1}$ 为有 p 个自变量时的均方误差，$MST = \frac{SST}{n - 1}$。R_p^2 与 $R_{a, p}^2$ 都是越大模型拟合越好，但如果增加自变量而残差平方和 SSE_p 减少很小或几乎不减少，则 $R_{a, p}^2$ 不仅不会减小而且会上升，因此 $R_{a, p}^2$ 达到最大的目标可以作为自变量选择的一种准则。

C_p 统计量 定义如下：

$$C_p = \frac{SSE_p}{MSE(x_1, \cdots, x_{p-1})} - (n - 2p) \qquad (3)$$

式中 $MSE(x_1,\cdots,x_{p-1})$ 是纳入 $p-1$ 个自变量的残差均方误差。如果真实模型中的自变量为 x_1，…，x_{p-1}（亦称模型无偏），则 $MSE(x_1,\cdots,x_{p-1})$ 是 σ^2 的无偏估计，SSE_p 是模型中引入 p 个自变量情况下的残差平方和。当模型无偏时，有 $E(C_p)=p$，p 为模型中参数个数。$|C_p-p|$ 越小可以认为当前模型越接近真实模型，这可以借助画 C_p 与 p 的散点图来得到。

AIC 准则 AIC 全称为 Akaike's information criterion。定义：

$$AIC_p = -2\ln L_{MLE} + 2p \qquad (4)$$

式中 $\ln L_{MLE}$ 是模型的对数似然函数的极大值，p 为回归模型中参数的个数。在利用极大似然估计进行参数估计时，增加参数个数可能增加似然的值，但这会造成过度拟合。为了避免过度拟合，AIC 准则加入了一项与参数个数有关的惩罚因子。对于线性回归而言：

$$AIC_p = n\ln SSE_p - n\ln(n) + 2p \qquad (5)$$

AIC_p 的值越小，模型拟合评价越好。

SBC 准则 SBC 全称为 Schwarz' Bayesian information criterion。定义：

$$SBC_p = -2\ln L_{MLE} + p\ln(n) \qquad (6)$$

式中 $\ln L_{MLE}$ 是模型的对数似然函数的极大值，p 为回归模型中参数的个数。对于线性回归而言：

$$SBC_p = n\ln SSE_p - n\ln(n) + p\ln(n)。$$

与 AIC_p 准则的想法相同，SBC 准则也加入了参数个数的函数作为惩罚因子，且同样地，SBC_p 值越小，模型拟合得越好。当 $n \geq 8$ 时，SBC_p 的惩罚因子比 AIC_p 的更大，使得 SBC_p 准则更可能得到较简单的模型。

通过回归系数是否为 0 的假设检验选择自变量方法 对回归系数是否为 0 的检验选择自变量通常有最优子集法、前进法、后退法、前进逐步回归法和后退逐步回归法。

最优子集法 最优子集是把现有的自变量进入和不进入模型的每一种可能的组合称为一个子集，要求在模型中的自变量回归系数的假设检验 P 值 $<\alpha$ 前提下，模型中引入自变量个数达到最多。最优子集法对于回归系数检验选择自变量方法中属于最佳方法，但计算工作量很大，在自变量很多情况下，几乎不可实现，所以大多数情况下一般不采用最优子集法选择自变量。

向前法 用所有待选自变量逐一与反应变量拟合简单线性回归模型，选择一个使得参数检验的 p 值最小且小于预设的纳入水平 α_{enter} 的自变量纳入回归模型。接下来，在这个回归模型的基础上增加一个自变量，于是在剩余的自变量中选择使得参数检验的 p 值最小且小于预设的纳入水平 α_{enter} 的自变量纳入回归模型。重复这个过程，直到无法再加入自变量（再纳入剩余自变量中的任何一个，其参数检验的 p 值都大于等于预设的纳入水平 α_{enter}）为止。向前法不能保证最后所得的回归方程中的所有系数都显著。

向后法 从全模型（纳入所有自变量的模型）开始，选择一个使得参数检验的 p 值最大且大于预设的剔除水平 α_{remove} 的自变量剔除回归模型。接下来，再拟合一次没有这个自变量的回归模型，找出在剩余的自变量中使得参数检验的 p 值最大且大于预设的剔除水平 α_{remove} 的自变量剔除回归模型。重复这个过程，直到无法再剔除自变量（模型中所有自变量的参数检验的 p 值都小于预设的剔除水平 α_{remove}）为止。不难看出，当需要删去的变量较多时向后法效率较低。

向前逐步回归法 在向前法的基础上，一旦纳入一个新的自变量，都要考察之前纳入的那些自变量的 p 值是否大于等于预设的剔除水平 α_{remove}，如果 $p \geq \alpha_{remove}$，则剔除该自变量，一次只能剔除一个自变量，直到没有自变量可剔除也没有自变量可纳入时为止。最后，对所选上的模型建立回归方程。这种方法虽然不能从理论上证明所建立的方程在什么意义下是"最优"的，但它能保证最后所得的方程中每一个系数均是显著的。

向后逐步回归法 在向后法的基础上，一旦剔除了一个新的自变量，都要考察是否之前剔除的那些自变量中是否有 p 值小于预设的剔除水平 α_{enter}，如果有，则重新纳入该自变量，直到没有自变量可剔除也没有自变量可纳入时为止。最后，对所选上的模型建立回归方程。这种方法也能保证最后所得的方程中每一个系数均是显著的，但当需要删去的变量较多时效率较低。

通过预测效果评价选择自变量 通过预测效果评价选择自变量通常有 $PRESS$ 方法和 Bootstrap 方法。

$PRESS$ 方法 $PRESS$ 全称为 Prediction sum of squares。

$$PRESS_p = \sum_{i=1}^{n}(Y_i - \hat{Y}_{i(i)})^2 \qquad (7)$$

式中 $\hat{Y}_{i(i)}$ 是剔除第 i 个对象的观测值后第 i 个对象的预测值，故

PRESS 又称为 leave one out。 $PRESS_p$ 越小，模型拟合得越好。当待选的自变量个数很多时，利用所有子集模型选择准则计算量太大，费时费力，效率不高。

交叉验证：选择一个模型选择方法，将数据随机平均地分为 K 份，从数据中依次删去 K 份中的一份并将该模型选择的方法应用于剩余的 $K-1$ 份组成的子数据集中，每次得到一组选到的自变量组合，共得到 K 个自变量的组合。选择在 K 个自变量组合中出现频率最高的那些自变量。在实际应用中，交叉验证往往与逐步回归结合使用进行变量选择的。

Bootstrap 预测法 选择一个模型选择方法，利用数据产生 J 个 bootstrap 样本，对每个 bootstrap 样本应用该模型选择的方法，每次得到一组选到的自变量组合，共得到 J 个自变量的组合。选择在 K 个自变量组合中出现频率最高的那些自变量。

实例 具体如下：

例 为了研究影响肥胖者瘦素的主要危险因素，某研究者调查了某医院肥胖门诊的 500 名肥胖就诊者的瘦素，年龄，体重指数，总胆固醇，甘油三酯，是否患糖尿病，是否患高血压，饮食，运动，服药情况等，并用逐步线性回归分析影响瘦素的主要影响因素。为了简化问题，仅取自变量为年龄（X_1，岁），体重指数（X_2，kg/m^2），总胆固醇（X_3，mmol/L），是否患糖尿病（X_4，患糖尿病为 1，不患糖尿病为 0）和是否患高血压（X_5，患高血压为 1，不患高血压为 0），应变量为瘦素（Y，ng/ml），随机取了 30 例。具体资料见表 1，试用逐步线性回归分析寻找主要的影响因素。

计算各子集的决定系数 R_p^2、校正决定系数 $R_{Adj,p}^2$、C_p 统计量、AIC_p、SBC_p 和 $PRESS_p$（表 2）。

从 R_p^2 和 $R_{Adj,p}^2$ 的角度来看，第 5 个模型，即仅纳入 X_5 时，R_p^2 和 $R_{Adj,p}^2$ 最小，即从 R_p^2 和 $R_{Adj,p}^2$ 的角度看模型最优；从 C_p 的角度来看，也是第 5 个模型，即仅纳入 X_5 时，C_p 最大，即从 C_p 的角度看模型最优；从 AIC_p、SBC_p、$PRESS_p$ 的角度来看，第 15 个模型，即纳入 X_4 和 X_5 时，AIC_p、SBC_p、$PRESS_p$ 最大，即从 AIC_p、SBC_p、$PRESS_p$ 的角度看模型最优。

采用后退逐步回归法，先把所有自变量引入回归模型，然后把无统计学意义的自变量逐次剔除模型，具体情况见表 3。

$$\mu_Y = \beta_0 + \beta_1 X_1 + \beta_2 X_2 + \beta_3 X_3 + \beta_4 X_4 + \beta_5 X_5$$

最后的回归方程为：

$$\hat{Y} = -14.679 + 0.135X_1 + 0.545X_2 + 1.045X_4$$

根据上述结果，可以认为年龄 X_1、体重指数 X_2 和患糖尿病 X_4 是影响瘦素的主要因素，年龄 X_1 增大 1 岁，估计瘦素平均升高 0.135 ng/ml；体重指数增大 1 个单位，估计瘦素平均升高 0.545 ng/ml；患糖尿病患者的瘦素比非糖尿病患者平均升高 1.045 ng/ml，这些自变量均有统计学意义。

在回归分析中，不同的自变量选择准则进行统计分析所得到的结果往往是不同的。R_p^2 和 $R_{adj,p}^2$ 主要是评价模型拟合程度的指标，向前法，向后法，向前逐步回归和向后逐步回归主要都是基于模型中的自变量的回归系数必需有统计学意义的前提下筛选与反应变量相关最大或相关相对最大的自变量，AIC 和 SBC 主要是惩罚策略下避免过度拟合情况下求残差平方和达到相对较小或很小，C_p 主要是假定资料确实符合模型前提下，选择变量个数最接近真实

表 1 肥胖者瘦素及其可能的危险因素

X_1	X_2	X_3	X_4	X_5	Y	X_1	X_2	X_3	X_4	X_5	Y	X_1	X_2	X_3	X_4	X_5	Y
63	31.0	14.1	0	0	10.4	39	29.0	6.8	0	1	8.5	60	29.5	13.0	0	1	9.1
43	27.7	8.5	1	0	6.5	66	31.1	15.3	0	0	10.4	58	28.8	14.2	1	0	9.4
51	27.6	11.8	1	1	9.3	43	29.5	7.3	0	0	8.2	34	28.1	5.5	0	1	5.3
57	30.7	12.9	0	1	11.1	63	29.7	15.5	0	0	8.4	32	28.9	4.5	0	0	5.1
49	27.9	8.8	0	0	7.1	49	28.9	10.1	0	0	6.5	60	27.9	12.4	0	1	9.7
38	29.5	6.2	0	1	6.7	44	28.7	8.6	0	1	8.9	55	30.7	12.8	0	1	10.3
57	28.5	11.6	0	1	8.6	39	28.3	6.8	0	0	5.6	52	30.7	9.9	1	1	10.3
34	26.8	5.3	0	0	3.0	54	30.5	11.3	0	1	9.4	51	26.9	10.9	0	1	9.1
44	29.3	9.0	0	0	6.9	53	29.1	11.2	0	0	7.1	30	25.8	4.9	0	1	3.8
62	29.5	14.7	1	0	11.4	54	28.3	12.8	0	0	8.1	60	30.3	12.9	0	1	11.8

表 2　各子集下 R_p^2、$R_{Adj,p}^2$、C_p、AIC_p、SBC_p 和 $PRESS_p$ 的值

序号	X_1	X_2	X_3	X_4	X_5	R_p^2	$R_{Adj,\,p}^2$	C_p	AIC_p	SBC_p	$PRESS_p$
1	√					0.695	0.684	12.813	15.058	17.860	49.896
2		√				0.449	0.430	44.085	32.786	35.589	90.288
3			√			0.644	0.631	19.343	19.723	22.525	59.027
4				√		0.076	0.043	91.516	48.292	51.095	152.932
5					√	0.019	-0.016	98.832	50.104	52.907	160.257
6	√		√			0.751	0.733	7.676	10.961	15.165	43.387
7	√		√			0.698	0.676	14.419	16.751	20.955	52.524
8	√			√		0.734	0.714	9.908	13.004	17.208	47.120
9	√				√	0.728	0.707	10.672	13.673	17.877	48.092
10		√	√			0.731	0.711	10.183	13.247	17.450	47.545
11		√		√		0.545	0.511	33.917	29.065	33.269	82.712
12		√			√	0.464	0.425	44.167	33.954	38.158	94.807
13			√	√		0.669	0.644	18.130	19.518	23.722	59.640
14			√		√	0.691	0.668	15.280	17.417	21.620	55.055
15				√	√	0.078	0.010	93.325	50.243	54.447	162.131
16	√	√	√			0.751	0.722	9.671	12.957	18.562	45.740
17	√	√		√		0.803	0.781	3.044	5.914	11.518	37.327
18	√	√			√	0.779	0.753	6.172	5.914	11.518	37.327
19	√		√	√		0.745	0.716	10.407	13.646	19.251	47.615
20	√		√		√	0.728	0.696	12.645	15.650	21.255	51.056
21	√			√	√	0.747	0.718	10.217	13.469	19.074	48.551
22		√	√	√		0.774	0.747	6.821	10.128	15.733	43.826
23		√	√		√	0.769	0.742	7.427	10.753	16.357	43.797
24		√		√	√	0.545	0.492	35.906	31.059	36.664	87.575
25			√	√	√	0.698	0.663	16.456	18.780	24.385	58.179
26	√	√	√	√		0.807	0.776	4.580	7.353	14.359	37.876
27	√	√	√		√	0.780	0.744	8.042	11.306	18.312	43.056
28	√	√		√	√	0.810	0.780	4.139	6.810	13.816	38.284
29	√		√	√	√	0.752	0.712	11.561	14.853	21.859	50.761
30		√	√	√	√	0.788	0.754	6.983	10.151	17.157	43.341
31	√	√	√	√	√	0.811	0.772	6.000	8.637	17.044	39.758

注：√表示该变量引入模型中

表 3　逐步回归计算用表

步骤	变量名	常数	X_1	X_2	X_3	X_4	X_5	说明
1	回归系数	-14.658	0.175	0.513	-0.116	0.945	0.348	全部变量进入模型，X_3 的 p 值最大，无统计学
	p 值		0.097	0.011	0.712	0.056	0.454	意义，故剔除
2	回归系数	-14.339	0.138	0.524		0.883	0.407	X_5 的 p 值最大，并且无统计学意义的，故剔除
	p 值		<0.001	0.008		0.052	0.342	
3	回归系数	-14.679	0.135	0.545		1.045		所有自变量均有统计学意义的，再尝试 X_3 能
	p 值		<0.001	0.005		0.014		否进入模型
4	回归系数	-15.140	0.199	0.521	-0.198	1.111		$X_3 > 0.05$，故可以认为步骤 3 的模型是最好
	p 值		0.048	0.009	0.499	0.013		的模型

模型，预测平方和，交叉验证和 bootstrap 预测法主要是外部预测误差最小的目标。对于干预性评价的研究，上述自变量选择方法都是不适用的，所以在实际应用中要根据自己的研究目的，选择合适的自变量选择方法进行统计分析。

（赵耐青 金 欢）

duōyuán gòngxiàn

多元共线 （multiple collinearity）

如果模型中的自变量高度相关，其中一部分或全部自变量的偏回归系数估计的标准误 $se(\hat{\beta}_i)$ 较大或很大，并且随着新的自变量加入回归模型或某个变量从回归模型中剔除，其他自变量的偏回归系数估计值变化很大。又称多重共线。从统计推断的角度上考虑，当模型中的多个自变量发生多元共线时，某些自变量与反应变量呈回归关系的（总体偏回归系数不为 0），但在线性回归分析中校正了其他自变量后，以致偏回归系数的假设检验结果就不再具有显著意义了（$P > \alpha$）；或也会出现相反的现象，某些自变量与反应变量无任何关联性，在校正其他自变量后，这些自变量的回归系数假设检验结果为 $P < \alpha$，可以推断偏回归系数不为 0。综上所述，多元共线导致偏回归系数的估计误差增大和偏回归系数的假设检验结果不可靠。当自变量互不相关时，自变量的偏回归系数与反应变量 Y 与各自变量分别的简单线性回归的回归系数非常接近。

在估计偏回归系数时，要求设计矩阵的列相互线性无关。一个极端情况是，如果两个自变量完全线性相关，也就是它们的相关系数为 1，在估计两个自变量的回归系数时，无法从设计矩阵中得到分别估计两个系数时所需要的信息。由于共线性的存在，这两个分别的效应无法分离。然而，现实中，共线性不仅仅包括自变量的完全相关，只需高度相关就会导致系数估计的困难。

一个简单的识别多重共线性的方法是计算方差膨胀因子（VIF）。如果有 p 个自变量，每个自变量作为其他 $p-1$ 个自变量的回归方程的反应变量，可以得到 $p-1$ 个自变量的回归方程。R_j^2 代表用第 j 个变量，$j = 1, \cdots, p$ 作为反应变量的自变量回归方程的决定系数。每个自变量回归方程的方差膨胀因子定义为 $VIF_j = \dfrac{1}{1 - R_j^2}$。如果自变量 j 和其他 $p-1$ 个自变量之间存在很强的关联，则 R_j^2 将很接近 1，使得 VIF_j 很大。一般认为，如果最大的 $VIF > 10$ 或 VIF 的平均值 $\gg 1$ 则代表存在严重的共线性，将会影响系数及其精度的估计。另外，如果反应变量与各个自变量拟合的简单线性回归的系数与多重线性回归的系数之间差异均很大，则也可以认为存在多重共线性。

当共线性是由于在回归模型中加入了自变量的多项式项造成的时，如 X 和 X^2 同时被放入模型中，通常可以通过中心化原始的自变量来解决共线性的问题。此时，产生一个新的自变量为原始的自变量减去其均值，假定有 n 个对象 p 个自变量，观测到的自变量为 X_{ji}，$i = 1, \cdots, n$，$j = 1, \cdots, p$，则新的自变量 $Z_{ji} = X_{ji} - \bar{X}_j$。如果要在回归模型中放入二次形式，则放入新产生的 Z_{ji} 和 Z_{ji}^2。

多元共线的诊断有许多方法。例如：条件指数（condition number）。设自变量数据的矩阵为 X，则 $X'X$ 的最大特征值和最小特征值之比称为条件指数，通常条件指数 > 10，可以认为存在多元共线，条件指数 > 30，可以认为存在严重的多元共线。由于条件指数是基于线性代数中的病态矩阵概念演绎而来的。在实际应用中存在不少的争议，事实上，当最小特征值比较大时，即使条件指数 > 30，回归系数的估计 $\hat{\beta}$ 的标准误 $\widehat{se(\hat{\beta})}$ 往往并不是很大，故许多著名统计学软件中都不提供条件指数作为多元共线诊断指标。

（赵耐青 金 欢）

línghuíguī fēnxī

岭回归分析 （ridge regression）

一种针对多重共线性数据的回归分析方法。当自变量之间存在多元共线性时，采用经典最小二乘法得到的参数估计的方差较大或很大，通过在正规方程中引入阻尼系数减小参数估计方差，同时尽量控制参数估计的偏倚因此岭回归分析的参数估计被称为是阻尼的最小二乘估计法，它依然是最小二乘法，但是放弃了经典最小二乘法的无偏性，却使得到的回归方程更可靠、更接近实际。

假设要建立 p 个自变量 X_1，X_2，$\cdots$，X_p 和因变量 Y 之间的线性回归方程，样本资料为 X_{i1}，X_{i2}，$\cdots$，X_{ip}，Y_i，$i = 1, 2, \cdots, n$，回归方程为：

$$Y_i = \beta_0 + \beta_1 X_{i1} + \beta_2 X_{i2} + \cdots + \beta_p X_{ip} + \varepsilon_i$$

$$(1)$$

式中 β_0 为截距项；β_j 为偏回归系数，$j = 1, 2, \cdots, p$；ε_i 为误差项，$\varepsilon_i \sim N(0, \sigma^2)$；$i = 1, 2, \cdots, n$。将公式（1）的方程写成矩阵形式为：

$$Y = X\beta + \varepsilon$$

式中

$$Y = \begin{pmatrix} Y_1 \\ Y_2 \\ \vdots \\ Y_n \end{pmatrix} \quad X = \begin{pmatrix} 1 & X_{11} & \cdots & X_{1p} \\ 1 & X_{21} & \cdots & X_{2p} \\ \vdots & \vdots & & \vdots \\ 1 & X_{n1} & \cdots & X_{np} \end{pmatrix}$$

$$\boldsymbol{\beta} = \begin{pmatrix} \beta_0 \\ \beta_1 \\ \vdots \\ \beta_p \end{pmatrix} \quad \boldsymbol{\varepsilon} = \begin{pmatrix} \varepsilon_1 \\ \varepsilon_2 \\ \vdots \\ \varepsilon_n \end{pmatrix}$$

公式（2）为正规方程：

$$X^T Y = (X^T X)\beta \qquad (2)$$

如果自变量之间不存在多重共线性，那么利用最小二乘法可以得到未知参数 β 的估计值为：

$$\hat{\beta} = (X^T X)^{-1} X^T Y \qquad (3)$$

如果自变量之间存在多重共线性，那么回归系数估计的方差 $\mathrm{Var}(\hat{\beta})$ 增大。用公式（3）作为回归系数 β 的估计值不稳定，因此首先需要检验是否存在多重共线性。

共线性诊断　在线性回归中，共线性诊断的主要指标有方差膨胀因子和条件指数。

方差膨胀因子　方差膨胀因子定义为：

$$VIF_j = \frac{1}{1 - R_j^2} \qquad (4)$$

代表用第 j 个自变量作为响应变量的回归方程的决定系数，式中 R_j^2，$j = 1, 2, \cdots, p$。如果 $\max\{VIF_j\} > 10$ 或 VIF 的平均值 $\gg 1$，则代表存在严重的共线性。

条件指数　设自变量矩阵为 X，矩阵 $X^T X$ 的特征值分别为 λ_1，$\lambda_2, \cdots, \lambda_{p+1}$，定义条件指数为：

$$CI = \sqrt{\frac{\max\{\lambda_i\}}{\min\{\lambda_i\}}} \qquad (5)$$

如果 $CI \geq 10$，则认为此模型中存在较强的多重共线性。

岭回归　为了消除多重共线性对模型的影响，可以采用岭回归分析的方法。岭回归通过在公式（2）中加入一个常数 $c \geq 0$，得到下面的方程：

$$X^T Y = (X^T X + cI)\beta \qquad (6)$$

式中 I 是单位矩阵。从而未知参数的估计值为：

$$\hat{\beta}(c) = (X^T X + cI)^{-1} X^T Y \qquad (7)$$

当 $c = 0$ 时，$\hat{\beta}(0)$ 就是 β 的最小二乘估计。c 值的确定是岭回归分析中的关键，通常选择 c 值可以通过岭迹图法，即对每个自变量 X_i，绘制随 c 值的变化岭回归估计值 $\hat{\beta}_i(c)$ 的变化曲线图，一般选择尽量小的 c 值，使得各个自变量的岭迹趋于稳定。

实例　具体如下：

有人抽样调查了 20 例 $25 \sim 34$ 岁女性的三头肌皮褶厚度 X_1、大腿围 X_2、中臂围 X_3 和脂肪含量 Y，数据如表 1，试建立脂肪含量对三头肌皮褶厚度等的回归方程。

首先计算得到各个决定系数如下：

$$R_1^2 = 0.9972, R_2^2 = 0.9964,$$
$$R_3^2 = 0.9809$$

方差膨胀因子的最大值为 $\max\{VIF_j\} = 357 \gg 10$，说明这些自变量之间存在严重的共线性，因此采用岭回归分析，当 c 取不同值时得到的各个未知参数估计值如表 2。

表 2　c 取不同值时的各个未知参数估计值

c	β_0	β_1	β_2	β_3
0.00	117.09	4.33	−2.86	−2.19
0.02	−7.40	0.56	0.37	−0.19
0.04	−9.36	0.48	0.42	−0.15
0.06	−9.86	0.46	0.43	−0.13
0.08	−9.99	0.44	0.44	−0.12
0.10	−9.96	0.43	0.44	−0.11
0.12	−9.87	0.42	0.44	−0.11
0.14	−9.73	0.41	0.43	−0.10
0.16	−9.57	0.41	0.43	−0.10
0.18	−9.39	0.40	0.43	−0.09
0.20	−9.20	0.40	0.42	−0.09
0.30	−8.21	0.38	0.41	−0.07
0.50	−6.27	0.34	0.37	−0.04
0.70	−4.52	0.32	0.34	−0.02
0.90	−2.96	0.29	0.31	−0.01

由岭迹图（图 1）可以知道在 $c = 0.04$ 时，各个变量的岭迹趋于稳定，而此时的岭回归方程式为：

表 1　20 例 $25 \sim 34$ 岁女性三头肌皮褶厚度等指标

序号	X_1	X_2	X_3	Y	序号	X_1	X_2	X_3	Y
1	19.5	43.1	29.1	11.9	11	31.1	56.6	30.0	25.4
2	24.7	49.8	28.2	22.8	12	30.4	56.7	28.3	27.2
3	30.7	51.9	37.0	18.7	13	18.7	46.5	23.0	11.7
4	29.8	54.3	31.1	20.1	14	19.7	44.2	28.6	17.8
5	19.1	42.2	30.9	12.9	15	14.6	42.7	21.3	12.8
6	25.6	53.9	23.7	21.7	16	29.5	54.4	30.1	23.9
7	31.4	58.5	27.6	27.1	17	27.7	55.3	25.7	22.6
8	27.9	52.1	30.6	25.4	18	30.2	58.6	24.6	25.4
9	22.1	49.9	23.2	21.3	19	22.7	48.2	27.1	14.8
10	25.5	53.5	24.8	19.3	20	25.2	51.0	27.5	21.1

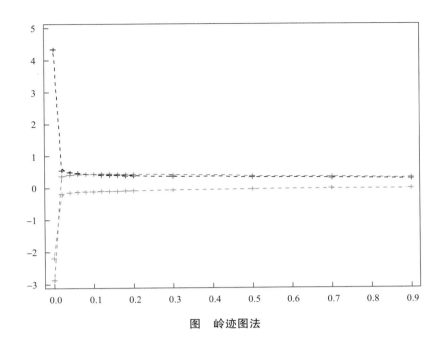

图　岭迹图法

$$Y = -9.36 + 0.48X_1 + 0.42X_2 - 0.15X_3$$
$$(8)$$

岭回归分析是一种处理自变量之间存在多重共线性的方法，因此在使用岭回归分析之前首先要进行共线性诊断。如果不存在多重共线性的话，就不能够使用岭回归分析，否则将会导致得到的估计值严重地偏离于真实值。岭回归分析的关键是阻尼系数 c 值的确定，除了岭迹图外，还可以利用如 Bayesian 等其他方法。

（赵耐青　陈文锋）

wěnjiàn huíguī

稳健回归（robust regression）

将稳健估计方法用于回归模型，以拟合大部分数据存在的结构，同时可识别出潜在可能的离群点、强影响点或与模型假设相偏离的结构。当误差服从正态分布时，其估计几乎和最小二乘估计一样好，而最小二乘估计条件不满足时，其结果优于最小二乘估计。

稳健性测度指标　稳健性测度常用影响函数及其扩展概念和崩溃点。

影响函数（influence function，IF）　又称影响曲线（influence curve），它表示给出分布为 F 的一个（大）样本，在任意点 x 处加入一个额外观测后对统计量 T 的（近似或标准化的）影响。如 x 以 $1-\delta$（$0 \leqslant \delta \leqslant 1$）的概率来自既定分布 F，则其来自另一个任意污染分布 Δx 的概率为 δ，此时的混合分布为：

$$F_{x,\delta} = (1-\delta)F + \delta\Delta x \qquad (1)$$

统计量 T 的影响函数就定义为：

$$IF(x;T,F) = \lim_{\delta \to 0} \frac{T(F_{x,\delta}) - T(F)}{\delta}$$
$$= \lim_{\delta \to 0} \frac{T[(1-\delta)F + \varepsilon\Delta x] - T(F)}{\delta}$$
$$(2)$$

粗略地说，影响函数 $IF(x; T, F)$ 是统计量 T 在一个既定分布 F 下的一阶导数，其中点 x 是

有限维数的概率分布空间的坐标。如果某个统计量的 *IF* 有界，就称此统计量具有极微小稳健性。从 *IF* 推导出的还有"过失误差敏感度" GES（Gross-error sensitivity）γ^*，它作为主要的局部稳健性尺度，可用以度量固定大小的极微小污染对统计量导致的最大偏差，即 F 的微小扰动下 T 的稳定性。如果一个稳健统计量的渐近偏差其上界是有限的，即 $\gamma^*(T, F)$ 有界，此时称 T 满足 B-robust（B 表示偏差 bias）；另外一个从 *IF* 推导出的概念是 *IF* 的 L_2 范数，即 T 的渐近方差 $V(T, F) = \int IF^2 \mathrm{d}F$，可作为基本的估计效率尺度。这两个范数都依赖 F，于是可视之为新的泛函，其微小变化下的稳定性（经恰当的标准化后）可由"偏差改变函数" CBF（change-of-bias function 或 change-of-bias curve）和"方差改变函数" CVF（change-of-variance function 或 change-of-variance curve）来度量。这两个函数的上确界范数又可以作为简单的总结量，分别称为"偏差改变敏感度" CBS（change-of-bias sensitivity）和"方差改变敏感度" CVS（change-of-variance sensitivity）。如果 CVS 有界，可称 T 满足 V-robust（V 表示方差 variance）。从概念上讲，V-robust 要强于 B-robust。

崩溃点（breakdown point，BP）　是一个全局稳健性尺度。其起初的定义由霍奇斯（Hodges）针对单变量情况下位置参数的估计提出，后由昂佩尔（Hampel）将其推广到更一般情形，回归分析中相对较为实用的概念是多诺霍（Donoho）和胡贝尔（Huber）所提出的它在有限样本条件下的表达：

$$\varepsilon_n^*(\hat{\beta}, Z) = \min\left|\frac{m}{n}; bias(m; \hat{\beta}, Z) \to \infty\right| \quad (3)$$

式中 Z 为自变量与因变量组成的观测值空间，$\hat{\beta}$ 为回归估计向量，偏差函数 $bias$ 表示从 Z 空间的 n 个观测中任意替换任意大小的 m 个值以后（即考虑最坏情况下的离群数据），回归估计 $\hat{\beta}$ 所发生变化的上确界。不太严格地讲，回归估计的崩溃点就表示可使估计值 $\hat{\beta}$ 越过所有边界的过失误差最小比例。稍准确一点，它是距离模型分布的一个距离，超过此距离统计量就变得完全不可靠，且其值越小估计值越不稳健。

常见稳健回归方法 稳健回归估计主要包括基于似然估计的 M 类、基于残差顺序统计量某些线性变换的 L 类、基于残差秩次的 R 类及其广义估计和一些高崩溃点 HBP（high breakdown point）方法。

R 估计 R 估计是雅克尔（Jackel）等学者提出一种非参数回归方法。该方法不将残差取平方，而是将残差的秩次的某种函数作为离群点的降权函数引入估计模型，这样可以减小离群点对估计量的影响，从而达到稳健性要求。

R 估计函数如下定义：

$$D_R(\hat{\beta}) = \sum a[R(r_i)](r_i) \quad (4)$$

式中 $r_i = y_i - x_i\hat{\beta}$ 为残差；$R(r_i)$ 为残差的秩次；$a[R(r_i)]$ 为残差秩次的得分函数。得分函数 $a(i) = \varphi[i/(n+1)]$，其中最常用的是威尔科克森（Wilcoxon）得分函数：$\varphi(u) = \sqrt{12}(u - 1/2)$。代入公式（4），得到此估计的目标函数为：

$$D_R(\hat{\beta}) = \frac{\sqrt{12}}{n+1} \sum\left[R(r_i) - \frac{n+1}{2}\right] r_i \quad (5)$$

对其求极小，可得到相应回归系数的威尔科克森（Wilcoxon）R 估计值。数值计算上其回归系数可采用梯度法实现，截距可由估计值残差的中位数得到。经证明此估计量是渐近无偏的，且满足位置、尺度同变性。

M 估计 在稳健估计理论方面具有里程碑意义的是休伯引进的一类 M 估计，因其数学性质优良，并且经过休伯（Huber）、汉佩尔（Hampel）等学者的不断探索在其基础上逐渐构建出关于稳健性的基础理论，已成为最经典的一种稳健估计方法，其后所发展出的其他估计都与之关联较深，其优化原则是大样本情况下极小化最大可能方差。对其中的权函数取不同定义可得到几种不同的估计，通过确定这些方法中所取的一些常数大小，可得到它们各自 IF 的边界。

休伯提出的 M 估计函数形式为：

$$\underset{\hat{\beta}}{Minimize} \sum_{i=1}^{n} \rho(y_i - x_i\hat{\beta}) \quad (6)$$

式中 ρ 是一些关于残差的偶函数，且满足"非负、非降"要求。如休伯提议的 ρ 函数为：

$$\rho(t) = \begin{cases} t^2 & |t| \le c \\ 2c|t| - c^2 & |t| > c \end{cases} \quad (7)$$

令其导函数为 0 时求解得到回归估计值 $\hat{\beta}$。即令 $\rho' = \psi$，$r_i = y_i - x_i\hat{\beta}$，得到：

$$\sum \psi(r_i)x_i = 0 \quad (8)$$

为了使 M 估计满足"尺度同变性"（scale equivariance），即：

$$\hat{\beta}_M(x_i, ay_i) = a\hat{\beta}_M(x_i, y_i) \quad (9)$$

式中 a 为任意常数，它意味着回归估计值与因变量的观察单位无关。这样在估计回归参数时需要将残差 r_i 除以某个恰当的尺度估计 s。这个尺度估计值也应是稳健的，一般取值为绝对离差中位数（median absolute deviation，MAD），其定义为：

$$MAD = b \times med_i |r_i - med_j(r_j)| \quad (10)$$

式中 med 表示中位数运算；常数 b 通常取为 1.482 6，是当误差服从正态分布时保持估计一致性的校正因子。

将式（8）中的残差 r_i 变成标准化残差 $\dfrac{r_i}{s}$ 后作以下变换得到：

$$\sum \psi\left(\frac{r_i}{s}\right)x_i = \sum \frac{\psi\left(\frac{r_i}{s}\right)}{\frac{r_i}{s}} x_i \frac{r_i}{s}$$
$$= \sum \frac{\psi\left(\frac{r_i}{s}\right)}{r_i} x_i r_i$$
$$= \sum w_i x_i r_i = 0 \quad (11)$$

注意到上式可采用"广义最小二乘估计"求解，得到：

$$\beta_w = (X'WX)^{-1}X'WY \quad (12)$$

广义最小二乘估计可用于解决设计阵不满秩的情况，而假定各误差项相互独立时，矩阵 W 是一个对角阵，其主对角线取值为 $w_i = [\psi(r_i/s)]/r_i$，此时采用迭代再加权最小二乘估计 IRLS（iteratively reweighted least squares）算法即可求解。

常用的 M 估计函数有十多种，如休伯、汉佩尔、爱德鲁、图基等估计函数。当 ρ 函数取为平方函数时得到 L2 估计，而取为绝对值函数时得到 L1 估计，所以说 M 估计是相当广泛的一类估计。这些函数的曲线形状不同，但都对残差较大的观测值进行了"平滑"的降权处理（这里的平滑意味着各自原始的 ρ 函数存在连续的一阶导数），其中的常数大多对应于拒绝离群点的能力及估计效率之间的折衷，如休伯估计函数中 $c = 1.345$ 时的渐近估计效率为 95%，而取 $c = 1.5$ 时效率为 96%，为使其估计显得更稳健，常取为 1.345。以下给出休伯估计函数。

休伯 ψ 函数：

$$\psi(r) = \begin{cases} r & |r| \leqslant c \\ c \times \mathrm{sgn}(r) & |r| > c \end{cases} \quad (13)$$

休伯权函数：

$$w(r) = \begin{cases} 1 & |r| \leqslant c \\ c/|r| & |r| > c \end{cases} \quad (14)$$

尽管此类估计具有一些较好的估计性质，但遗憾的是对 X 方向的离群却仍然很敏感，所以主要适用于设计后实验的回归分析中，也就是不存在 X 方面的离群点的情况下。对于回归这类不平衡设计模型，存在有强影响点的问题，此时仅考虑残差是不够的，尚需考虑对 X 方向离群点的降权处理，这样就得到又一类"影响约束回归"（bounded influence regression），有时也称为广义 M（即 GM）估计，对其中的权函数也有不同的几种选择，可得到不同的估计，主要有马洛（Mallows）、施韦佩（Schweppe）、Krasker、韦尔施（Welsch）估计等。其影响函数有界，崩溃点最高达 $1/p$（P 为自变量个数加 1）。对于 R 估计也存在类似问题，塔布莱曼（Tableman）等人提出一类 GR（Generalized R）估计方法，也属于影响约束回归。

高崩溃点回归（high breakdown point，HBP） 常见的高崩

溃点回归包括最小平方中位数（least median of squares）LMS 回归、LTS（least trimmed squares）回归、S 估计、GS 估计、MM 估计和 τ 估计等。

LMS 与 LTS 估计 考虑到经典 LS 估计的目标函数定义为使得各残差的平方和最小也就相当于使各残差平方的算术均数最小，而算术均数对于偏离正态分布的情况其估计显然是不稳健的，但在此情况下中位数却非常稳健，于是将 LS 估计的目标函数改为使各残差平方的中位数最小，得到的"最小平方中位数"估计应该是稳健的。即定义：

$$\hat{\beta}_{LMS} = \min[med(r_i^2)] \quad (15)$$

类似地，由于在单变量情况下的"调整均数"（trimmed mean）是稳健的，所以考虑在回归情形下如果把残差较大的点弃去不计，目标函数是使排序在前一部分较小的残差平方合计最小，可定义 LTS 估计如下：

$$\hat{\beta}_{LTS} = \min\left(\sum_{i=1}^{h} r_{(i)}^2\right) \quad (16)$$

式中 $r_{(i)}^2$ 由各残差从小到大排序后得到，即 $r_{(1)}^2 < r_{(2)}^2 < \cdots < r_{(n)}^2$，$\dfrac{n}{2} + 1 < h < \dfrac{3n+p+1}{4}$。可以注意到该估计方法的崩溃点大小与 h 值的设定有关，其值越小，崩溃点越大，一般情况下取为 $\dfrac{3n+p+1}{4}$ 时可兼顾崩溃点与估计效率。

这两种估计方法刚提出时均采用的是重复抽样算法（resampling algorithm），之后的讨论和改进主要是考虑如何在尽量减少运算量的情况下得到近似或确切的估计值，如基于切比雪夫（Che-

byshev）拟合的对偶型线性规划算法寻找可行解集（feasible set algorithm）等，目前多采用的是改进的快速算法。

由于其残差分布未知，所以其估计值的标准误没有显解式，此情况下可以考虑使用 Bootstrap 方法作统计推断。而多数情况下由于这两种估计具有较高的崩溃点，它被用来作离群点诊断或得到其他稳健估计方法的初值。例如提出这类方法的卢梭（Rousseeuw）等人建议可以在 LTS 或 LMS 估计基础上进行"再加权最小二乘估计"，即弃去那些残差较大的点，对剩余数据进行普通最小二乘估计，或等价地将权重定义为：

$$W_i = \begin{cases} 1 & \dfrac{r_i}{s} < k \\ 0 & \dfrac{r_i}{s} \geqslant k \end{cases} \quad (17)$$

进行加权最小二乘估计，其中 r_i 为根据 LTS 或 LMS 估计得到的各点残差，s 为残差的标准差估计值：

$$s = 1.4826[1 + 5/(n-p)] \times med|r_i| \quad (18)$$

常数 k 与前述 M 估计中的 1.345 一样，对应于稳健性与估计效率的折中，一般建议取 2.5。

S 估计 该法也由卢梭（Rousseeuw）& 约哈伊（Yohai）提出，定义为：

$$\hat{\beta}_S = \min[\hat{S}_n(\beta)] \quad (19)$$

其中 $\hat{S}_n$ 为以下估计方程中尺度参数 $S(r_i)$ 的 M 估计：

$$\frac{1}{n-p}\sum \rho\left(\frac{r_i}{S(r_i)}\right) = \beta$$
$$\beta = E_\phi[\rho] \quad (20)$$

ρ 函数可取前述 M 估计中的图基（Tukey）函数或约哈伊（Yohai）

提出的函数见公式（21）。图基函数中，$k = 2.9366$。约哈伊函数中，$k = 0.7405$，$b_0 = 1.792$，$b_1 = -0.972$，$b_2 = 0.432$，$b_3 = -0.052$，$b_4 = 0.002$。

克鲁（Croux）等人还提出一类广义 S 估计，其目标函数与 S 估计相同，都是使残差尺度的 M 估计最小化，但是这里的残差尺度 $\hat{S}_n$ 定义为成对残差差值的尺度，其中最为典型的一种 GS 估计称为"最小分位数差" LQD（least quartile difference）回归，可以得到更高的估计效率。而且由于无论残差分布本身是否对称，成对残差差值的分布总是对称的，所以此估计还有一个优点就是亦可用于误差分布不对称情况。

MM 估计　约哈伊（Yohai）提出的 MM 估计是 S 估计的进一步发展，估计过程分为 3 步实现：①得到一个高崩溃点估计作为进一步运算的初值，如 LTS 或 S 估计。②在此基础上选用一个 ρ 函数得到残差尺度的 M 估计，通过指定 ρ 函数中的常数使其保持较高的崩溃点（如图基或约哈伊函数中的 k 值和 S 估计相同时，崩溃点达 25%）。③再选用另一个估计效率较高的 ρ 函数在上一步求出固定尺度估计的基础上求出回归系数的 M 估计，通过本次 ρ 函数中有关常数的确定使最终的估计效率尽可能高（又如图基或约

哈伊函数中的 k 值分别取为 3.440 和 0.868 时可得到正态误差下 85% 的估计效率）。由于后两步分别对尺度参数和回归参数都进行了 M 类估计（尺度参数估计侧重控制稳健性，回归参数估计侧重控制估计效率），故称为 MM 估计。

约哈伊还提出 τ 估计，其基本思路与 MM 估计非常类似，只是将 MM 估计后两步运算合并为求一个新的残差尺度 τ 的最小值，其中它将两个 ψ 函数（ρ 的导函数）作了加权平均得到一个新的 ψ 函数，τ 估计就是在这个新的 ψ 函数基础上进行尺度参数的 M 估计得到的，这两种估计都是高崩溃点方法和高效率估计方法的综合。

通过控制高崩溃点方法估计函数中的一些常数项，理论上 HBP 方法都可以达到 50% 的崩溃点。如 LTS 估计崩溃点为 $(n - h)/n$，S 估计的崩溃点为 $\beta/\sup[\rho(s)]$，通过控制其中 h 的大小或 S 估计中 ρ 函数中常数的大小可得到不同的崩溃点（如 S 估计中，图基函数常数 $k = 2.9366$ 时可得到 25% 的崩溃点和 75.9% 的估计效率，而 $k = 1.547$ 时可得到 50% 的崩溃点和 29% 的渐近估计效率）。如前所述，一个好的实用方法可以在稳健性与估计的有效性这对矛盾之中进行折

衷，优化的折衷估计可称为"稳健最大似然估计"。高崩溃点方法以及在此基础上结合最小二乘法进行两步估计都可以实现这种折衷，如 MM 估计在对尺度参数和在此基础上对回归参数分别进行 M 估计时在估计函数中选用不同的 k 值，可得到不同的崩溃点和估计效率让应用者来折衷。

上述这些方法的渐近正态性、一致性都分别得到了证明，并且均满足尺度同变性及仿射同变性。

多数稳健回归方法都可视作加权最小二乘来进行近似的稳健推断，可以得到稳健的 F 检验和稳健的 R^2 等统计量。

另外还有一些较早的稳健回归技术，如埃奇沃思（Edgeworth）提出将"残差绝对值之和极小化"的原则，得到 L1 估计（相应地普通最小二乘估计称为 L2 估计），又称为最小绝对离差 LAD 回归（least absolute deviations regression）或"最小一乘回归"。还有一些只针对简单回归的稳健估计技术，即"抗差线"（Resistant line）的求法。如图基（Tukey）提出可以先将所有数据按照自变量 x 由小到大的顺序等分为样本含量相等的三组，所求回归系数对应于使自变量较小一组的残差中位数与自变量较大一组的残差中位数相等，但其崩溃点仅为 1/6。布朗（Brown）和穆德（Mood）提出的方法与 Tukey 法基本类似，只是它将原数据分成了两组，崩溃点为 1/4。也是基于中位数的还有 Andrews 方法，它在对自变量 x 由小到大排序后，弃去了部分 x 值最大、最小和位于 x 值中位数附近的观测，再分别计算出剩余两组数据各自的 x 值中位数、y 值中位数，以两个 y 值中位数之差比上两个 x 值中位

$$
\begin{aligned}
\text{图基函数}\quad \rho(s) &= \begin{cases} 3\left(\dfrac{s}{k}\right)^2 - 3\left(\dfrac{s}{k}\right)^4 + \left(\dfrac{s}{k}\right)^6, & |s| \leqslant k \\ 1, & |s| > k \end{cases} \\[2ex]
\text{约哈伊函数}\quad &\begin{cases} \dfrac{s^2}{2}, & |s| \leqslant 2k \\ k^2\left[b_0 + b_1\left(\dfrac{s}{k}\right)^2 + b_2\left(\dfrac{s}{k}\right)^4 + b_3\left(\dfrac{s}{k}\right)^6 + b_4\left(\dfrac{s}{k}\right)^8\right], & 2k < |s| \leqslant 3k \\ 3.25k^2, & |s| > 3k \end{cases}
\end{aligned}
$$

$$(21)$$

数之差作为回归估计值，其崩溃点也是 1/4。较上述方法估计效率稍高一些的是泰尔（Theil）回归，此法不对数据分组，直接计算 n 对观测中每两个点共 C_n^2 条连线的斜率，将所有斜率值的中位数作回归系数。Sen 将该法推广到可以处理 x 的持平值，其崩溃点约为 29.3%。将直线回归估计的崩溃点提高到 50% 的是西格尔（Siegel）的重复中位数（repeated median）回归，该法对两点间斜率进行了两个阶段的中位数运算，且本身可用于多元回归情况，但仅当误差对称同分布时它才具有无偏性及一致性。而上述某些抗差线估计方法后来经采用一种"扫描运算"，即通过在每步迭代时调整因变量数值以后可外推到多元回归，但估计效率还是不令人满意。

考虑到一维情形下选取某个恰当的百分位数作位置或尺度估计可抵抗某些极端值的影响（称为 L 估计），肯克（Koenker）和巴西特（Bassett）将其外推到两维以上的回归模型中，即用自变量来估计因变量的某个百分位数，可得到"分位数回归"，当分位点取为 0.5 时，得到的方程称"中位数回归"，其解恰好退化为最小一乘回归。而取其他分位点，如 0.05 和 0.95 时，该法很容易得到回归估计值的双侧置信区间。其具体的求解可用线性规划方法。

（王 彤）

jiāochā yànzhèng

交叉验证（cross-validation）

用预测误差估计来评价统计模型的一种方法。又称交叉核实。统计模型预测分为内部预测和外部预测，用建模的样本进行预测称为内部预测，用没有参与建模的

样本进行预测称为外部预测，在实际预测问题中的预测都是外部预测。交叉验证的目的就是评价模型的外部预测效果。交叉验证的原理是在收集的样本中，拿出大部分样本来建模型，这部分样本称为建模样本，又称训练集，留下的小部分样本对建立的模型进行验证，并求这小部分样本的验证误差，这小部分的样本称为外部验证样本，又称验证集。重复这样的建模和验证过程多次，直到所有的样本都被预测了一次而且仅被预测一次。这里交叉的含义体现在样本在建模过程中是交叉的被当作建模样本和验证样本使用的。验证误差用每个样本的预测误差平方和 PRESS 方法（predicted error sum of squares）来估计。如在建立主成分模型时，一个很重要的因素就是取多少个主成份的问题，这时可以用交叉验证校验每个主成分下的 PRESS 值，选择 PRESS 值小的主成分数或者 PRESS 值不再变小时的主成分数。

交叉验证是模型效果评价的主要方法，常用的如 k-折交叉验证，又称 k 叠交叉验证，它是指将收集到的样本平均分为 k 份，其中 $k-1$ 份一起作为建模样本，而另外的 1 份作为验证样本。k 折交叉验证一般需要循环 k 次，直到所有 k 份数据全部被选择一遍为止，用 k 次结果的均值作为对算法精度的估计。有时还需要进行多次 k 折交叉验证求均值，以求更精确一点。常见的如十折交叉验证，此时 $k=10$，重复 10 次，每次用 10% 的数据验证。k-折交叉验证的具体步骤如下。

步骤 1：将初始数据集被随机分为 k（$k>2$）个互不相交的子集。$S(1)$、$S(2)$、…、$S(k)$。每个子

集大小基本相同，子集中各类别的分布与初始数据集中的类别分布基本相同。

步骤 2：建模和验证分别进行 k 次。在第 i 次循环中，子集 $S(i)$ 作为验证集，其他子集则合并到一起构成一个大的建模数据集并拟合相应的模型。这样，每一个数据参与验证 1 次，参与建模 $k-1$ 次。

步骤 3：为每个模型生成一组标准准确性指标。

步骤 4：对整个初始数据集所得模型精度的估计可用 k 次循环中所获得的准确性指标的平均值来表示。比较每个交叉部分生成的模型的指标，可以清楚地了解所建模型对于整个数据集的可靠程度。

值得注意的是：保持法交叉验证和留一法交叉验证是 k 折交叉验证法相关的两个极端。其中，保持法是将样本数据分为训练集和验证集两部分，通常训练集是随机从初始数据集中选出的一大部分数据，而剩余的小部分数据则作为验证集，该方法与初始数据集的划分有密切关系，而且只验证一次，因此不适合用来验证模型的可靠性。严格来说，保持法交叉验证并非一种交叉验证，因为数据并没有交叉使用。而留一法交叉验证则将 $n-1$ 个样本作为训练集（n 为初始数据集的样本总量），剩下 1 个样本作为验证，循环 n 次，然后计算交叉验证的正确率，该方法的缺点是需要大量的计算。

（毕育学 李 强）

fēitiáojiàn luójísīdì huíguī fēnxī

非条件逻辑斯谛回归分析（non-conditional logistic regression analysis）

如果反应变量是分类变量，常选用逻辑斯谛回归

分析，它是研究二分类或多分类反应变量与多个影响因素之间关系的一种多变量分析方法。逻辑斯谛回归分析按照反应变量的类型可分为：二分类逻辑斯谛回归、有序多分类逻辑斯谛回归和无序多分类逻辑斯谛回归；按照研究设计的类型可分为：研究对象未经过匹配的非条件逻辑斯谛回归和研究对象经匹配的条件逻辑斯谛回归。在应用逻辑斯谛回归进行数据分析时，可根据反应变量的类型和研究设计进行选择。

两分类非条件逻辑斯谛回归模型 在确定病因的研究中，常需要分析可能的因素与疾病之间的关系。如下列实例：为了探讨糖尿病与血压、血脂等因素的关系，对 54 例糖尿病病人和 54 例对照者进行病例-对照研究，收集了性别、年龄、职业、体重指数、家族史、吸烟、血压、总胆固醇、甘油三酯、高密度脂蛋白、低密度脂蛋白 11 个因素的资料，各因

素的数量值见表1。这一研究的观测结果称为应变量或反应变量为是否患糖尿病，是一个二分类反应变量。目的是分析糖尿病与相关因素之间的关系。更一般地，以 Y 表示二分类反应变量，其结果之一统称为"阳性"结果，另一相反结果就是"阴性"结果，量化取值为：

$$Y = \begin{cases} 1 & 出现阳性结果 \\ 0 & 出现阴性结果 \end{cases}$$

对反应变量 Y 有影响的 m 个因素称为自变量或解释变量，记为 X_1，X_2，$\cdots$，X_m。在 m 个自变量的作用下出现阳性结果的条件概率记为 $P = P(Y = 1 \mid X_1, X_2, \cdots, X_m)$，那么逻辑斯谛回归模型为：

$$P = \frac{\exp(\beta_0 + \beta_1 X_1 + \beta_2 X_2 + \cdots + \beta_m X_m)}{1 + \exp(\beta_0 + \beta_1 X_1 + \beta_2 X_2 + \cdots + \beta_m X_m)}$$

$$(1)$$

式中 β_0 称为常数项或截距，β_1，β_2，$\cdots$，β_m 称为逻辑斯谛回归模型的回归系数。从公式（1）可

以看出逻辑斯谛回归模型是一个概率型非线性回归模型，自变量 X_j（$j = 1, 2, \cdots, m$）可以是连续变量，也可以是有序多分类变量，又称等级变量、无序分类变量或哑变量。

对在逻辑斯谛回归分析中可直接引入，也可结合专业转化成有序多分类变量引入回归模型，如果按连续变量直接引入往往需要更多的样本量，当模型中有连续变量要用霍斯默-莱梅肖（Hosmer-Lemeshow）统计量检验模型的拟合优度。

对于有序多分类变量，如实例中的体重指数，按其等级由小到大赋值 1、2、3，如果各等级相同或相近可以直接引入回归模型；如果各等级相差较大，可按无序分类变量引入回归模型。若难以确定等级的相别，可分别按有序多分类变量和无序分类变量引入回归模型，按评价两者的差异，选择最佳的引入方式，确定回归方程。

对于无序分类变量，需按哑变量引入方程。哑变又称虚拟变量，是人为赋值的变量，如二分类变量，两个不同的类别常分别赋值 0、1 或 1、2 等。这些取值仅表示类别的不同，并没有数量的大小。对无序多分类变量如职业虽然有 5 个不同的取值，但各类之间并没有程度的差别，不合适直接引入回归模型。如原变量有 k 个类别，当回归模型包含截距时，为了避免共线性，需定义 k-1 个哑变量；其赋值要根据参照类的不同进行取值。常用的取值法为：

$$X_1 = \begin{cases} 1 & 干部 \\ 0 & 其他 \end{cases} \quad X_2 = \begin{cases} 1 & 工人 \\ 0 & 其他 \end{cases}$$

$$X_3 = \begin{cases} 1 & 教师 \\ 0 & 其他 \end{cases} \quad X_4 = \begin{cases} 1 & 农民 \\ 0 & 其他 \end{cases}$$

表 1　糖尿病 11 个相关因素及其赋值

因素	变量名	变量类型	赋值（或单位）
性别	X_1	二分类	男 = 0，女 = 1
年龄	X_2	数值	
职业	X_3	无序多分类	干部 = 1，工人 = 2，教师 = 3，农民 = 4，其他 = 5
体重指数	X_4	有序多分类	<24 = 1，24~<26 = 2，26~ = 3
家族史	X_5	二分类	无 = 0，有 = 1
吸烟	X_6	二分类	不吸 = 0 吸 = 1
血压	X_7	二分类	正常 = 0，高 = 1
总胆固醇	X_8	数值	
甘油三酯	X_9	数值	
高密度脂蛋白	X_{10}	数值	
低密度脂蛋白	X_{11}	数值	
糖尿病	Y	二分类反应变量	对照 = 0，病例 = 1

无序多分类变量职业以其他为对照与哑变量的赋值的关系见表2。

表2 职业（无序多分类变量）与哑变量的对应关系

职业	哑变量			
	X_1	X_2	X_3	X_4
干部	1	0	0	0
工人	0	1	0	0
教师	0	0	1	0
农民	0	0	0	1
其他	0	0	0	0

这样定义的哑变量是以其他为对照，计算相应的统计量。当回归模型不包含截距时，需定义 k 个哑变量。对自变量 X_j 任意取值，$\beta_0 + \beta_1 X_1 + \beta_2 X_2 + \cdots + \beta_m X_m$ 在 $-\infty$ 到 $+\infty$ 变化时，公式（1）比值总在0到1之间变化，这正是概率 P 的取值区间。

对公式（1）作 logit 变换，逻辑斯谛回归模型可以变换成下列线性形式。

$$\text{logit}(P) = \ln\left(\frac{P}{1-P}\right)$$
$$= \beta_0 + \beta_1 X_1 + \beta_2 X_2 + \cdots + \beta_m X_m \tag{2}$$

当自变量对反应变量不产生作用，在模型（2）中的 X_j 都为0时，则公式（2）变为 $\ln\left[\frac{P}{(1-P)}\right] = \beta_0$。参数 β_0 的意义为在各因素不存在条件下，发病与不发病的概率之比的自然对数，反映了疾病的基准状态。这对队列研究资料是有意义的。但在病例对照研究中，由于 β_0 受到病例和对照在人群中的抽样比例的影响，其直接结果是无意义，需通过病例和对照的抽样比进行调整。

设自变量 X_j 的两个不同取值

为 $X_j = c_1$ 和 $X_j = c_0$，假定其他因素的水平相同。由流行病学的知识可知，两个不同暴露水平 $X_j = c_1$ 和 $X_j = c_0$ 下的优势比 OR_j（odds ratio）的自然对数为：

$$\ln OR_j = \ln\left[\frac{P_1/(1-P_1)}{P_0/(1-P_0)}\right]$$
$$= \left(\beta_0 + \beta_j c_1 + \sum_{t \neq j}^{m} \beta_t X_t\right) -$$
$$\left(\beta_0 + \beta_j c_0 + \sum_{t \neq j}^{m} \beta_t X_t\right)$$
$$= \beta_j(c_1 - c_0)$$

取反对数后可得：

$$OR_j = \exp[\beta_j(c_1 - c_0)] \tag{3}$$

式中 OR_j 为调整优势比（adjusted odds ratio），表示扣除了其他自变量影响后，自变量 X_j 的作用。如果 X_j 仅取二值，则暴露组与非暴露组出现阳性结果的优势比为：

$$OR_j = \exp(\beta_j) \tag{4}$$

由指数函数的性质可得，当 $\beta_j = 0$ 时，$OR_j = 1$，说明自变量 X_j 对是否出现阳性结果不存在影响；当 $\beta_j > 0$ 时，$OR_j > 1$，说明 X_j 是一个危险因子，当 $\beta_j < 0$ 时，$OR_j < 1$，说明 X_j 是一个保护因子。在具体研究中可结合 X_j 所代表的因素对其优势比做出恰当的解释。

参数估计 对逻辑斯谛回归模型的参数估计，通常采用最大似然估计法（maximum likelihood estimate，MLE），其统计原理是先对 n 例观察样本建立似然函数。

$$L(\beta) = \prod_{i=1}^{n} \pi_i^{Y_i}(1-\pi_i)^{1-Y_i}$$
$$i = 1, 2, \cdots, n \tag{5}$$

式中 π_i 表示在第 i 例观察对象的自变量的作用下阳性结果发生的概率，是阳性结果，取 $Y_i = 1$，否则取 $Y_i = 0$。为了简化计算，取似然函数的对数见公式（6）。

$$\ln L(\beta) = \sum_{i=1}^{n}\left[Y_i \ln \pi_i + (1-Y_i)\ln(1-\pi_i)\right] \tag{6}$$

由于似然函数 $L(\beta)$ 与对数似然函数 $\ln L(\beta)$ 有相同的单调性。对数似然函数求导建立对数似然方程，采用牛顿-拉弗森（Newton-Raphson）迭代法求得参数的估计值 $b_0, b_1, b_2, \cdots, b_m$，作为逻辑斯谛回归模型参数 $\beta_0, \beta_1, \beta_2, \cdots, \beta_m$ 的最大似然估计值。

当样本量较大时，逻辑斯谛回归的最大似然估计具有一致性、渐近有效性和渐近正态性。可以保证逻辑斯谛回归分析的统计结果是可靠。一般而言确定样本量应依赖于模型和数据的特点，就参数而言，每一参数至少需要10例以上的观测对象的数据，并且总样本量要大于100时，参数最大似然估计较稳定。当样本量较小时，对逻辑斯谛回归分析结果进行解释时应谨慎。

模型的检验 获得逻辑斯谛回归模型的参数估计以后，需要对拟合的逻辑斯谛回归模型进行检验。这些检验主要包括：一是对回归系数的检验；二是对逻辑斯谛回归模型的拟合优度检验；三是对逻辑斯谛回归模型的预测准确度的检验。不同的统计分析软件，在对逻辑斯谛回归模型进行检验时，所选择的方法及统计量的表示方式会有所不同。逻辑斯谛回归模型要求进入模型的自变量必须对反应变量有显著的解释能力，也就是说所建立的模型必须要比只包含常数项的零假设模型要好，这一点可通过对回归系数作检验进行判断。

模型回归系数的检验 对模型回归系数整体的检验是指检验模型中的所有自变量整体来看是否与所研究事件的对数优势比存

在线性关系。检验的方法有似然比检验、计分检验和沃尔德检验（Wald test）。这里仅介绍常用的似然比检验。

检验假设为 H_0：$\beta_1 = \beta_2 = \cdots = \beta_m = 0$

当一个模型能够从另一个模型中通过令若干自变量的系数为0得到，称这个模型嵌套于另一模型。自变量较多的模型称为"原"模型，"原"模型有 i 个回归系数，相应的另一个模型称为"简化"模型，"简化"模型有 j 个回归系数（$j<i$）。似然比统计量计算公式为：

$$\chi^2 = -2\ln\frac{L_j}{L_i} = -2\ln L_j - (-2\ln L_i) \tag{7}$$

式中 $\ln L_i$、$\ln L_j$ 为其模型最大似然函数对数值。H_0 成立时，似然比统计量近似服从自由度为 $i-j$ 的 χ^2 分布。

除对模型的回归系数整体进行检验外，还需对模型中的每一个自变量的回归系数进行检验，判断其是否对模型有贡献。对模型中单一的回归系数的检验常用沃尔德检验法。假设为 H_0：$\beta_j = 0$ 时，沃尔德检验计算公式为：

$$\chi^2_W = \left(\frac{b_j}{SE(b_j)}\right)^2 \tag{8}$$

式中 $SE(b_j)$ 为回归系数的标准误。H_0 成立时，统计量 χ^2_W 渐近服从自由度为1的 χ^2 分布。

模型的拟合优度评价 逻辑斯谛回归模型的拟合优度是通过比较模型预测的与实际观测的事件发生和不发生的频数有无差别来进行检验。如果预测值与实际观测值相近，说明模型的拟合效果好，统计量的值偏小，对应的 P 值较大。检验假设 H_0：模型的拟合效果好，α 可取 0.1 或 0.2。

模型拟合优度检验 偏差检验统计量计算公式为：

$$\chi^2_D = 2\sum_{i=1}^{M}\sum_{j=1}^{K} O_{ij}\ln\left(\frac{O_{ij}}{n_i\hat{p}_j}\right) \tag{9}$$

皮尔逊（Pearson）χ^2 检验统计量计算公式为：

$$\chi^2_P = 2\sum_{i=1}^{M}\sum_{j=1}^{K} \frac{(O_{ij} - n_i\hat{p}_j)^2}{n_i\hat{p}_j} \tag{10}$$

式中 M 是自变量不同取值的组合数，K 是反应变量分类数，O_{ij}，$\hat{P}_{ij}$ 是第 i 种组合与第 j 个分类下的实际频数和拟合概率，$n_i = \sum_{j=1}^{k} O_{ij}$。在 H_0 成立下，χ^2_D 和 χ^2_P 统计量渐进服从 χ^2 分布。自由度为 MK-估计的参数个数。统计量小就意味着预测值与观测值之间的差别无统计学意义，表示就模型中的变量而言，这一模型很好地拟合了数据；与此相反，模型拟合不佳。

大多数情况下，偏差统计量 χ^2_D 和皮尔逊统计量 χ^2_P 的值较接近，得到相同的结论。但样本量较小时，由于两统计量对 χ^2 分布近似程度不同，可能出现两统计量的值相差较大，而导致不同的结论。一般而言，在评价用最大似然法所拟合的逻辑斯谛回归模型时，偏差统计量比皮尔逊 χ^2 统计量更好。为保证检验的结果可靠性，需要变量不同取值的组合下至少需要 10 例以上的观测对象的数据，并且 80% 以上的理论频数大于 5，其他的理论频数大于 1。两统计量在样本量充分大时近似服从 χ^2 分布，样本量过少将导致分析结果不可靠。

Homser-Lemeshow 统计量 当自变量数量增加时，尤其是连续型自变量纳入模型之后，变量间不同取值的组合数量会很大。

各组合下只有很少的观测例数，拟合优度的偏差检验和皮尔逊 χ^2 检验的自由度较大，结果会变的不可靠，有时二者的检验结果相差较大。这时可选用霍斯默-莱梅肖（Hosmer-Lemeshow）统计量来评价逻辑斯谛回归模型拟合优度。霍斯默-莱梅肖（Hosmer-Lemeshow）（记为 H-L 法）统计量是一种类似于皮尔逊 χ^2_P 的统计量，记为 χ^2_{H-L}，其计算公式如下：

$$\chi^2_{H-L} = \sum_{g=1}^{G} \frac{(O_g - n_g\hat{p}_g)^2}{n_g\hat{p}_g(1 - \hat{p}_g)} \tag{11}$$

式中 G 代表分组数，且 $G \le 10$；O_g 为第 g 组事件的实际数；n_g 为第 g 组中样本例数；$\hat{p}_g$ 为第 g 组的预测事件概率；$n_g\hat{p}_g$ 为事件的预测数。在 H_0 成立下，χ^2_{H-L} 统计量渐近服从自由度为 $G-2$ 的 χ^2 分布。

模型拟合优度信息指标 包括以下几个指标。

$-2\ln L$ 计算公式如下：

$$-2\ln L = -2\sum_{j} w_j f_j \ln(\hat{p}_j) \tag{12}$$

式中 w_j，f_j 分别是第 j 个观察的权数和频数。对二分类反应变量模型计算公式可转化为公式（13）。

$$-2\lg L = -2\sum_{j} w_j f_j \{ r_j\lg(\hat{p}_j) + (n_j - r_j)\lg(1 - \hat{p}_j) \} \tag{13}$$

式中 r_j，n_j 分别是事件数和观察总数。

AIC 准则（akaike information criterion） 计算公式为：

$$AIC = \frac{-2\lg\hat{L} + 2(k+s)}{n} \tag{14}$$

式中 k 为反应变量分类数减 1；s 为模型中自变量个数；n 是样本量；但在 SAS 中的 AIC 统计量计算公式为：

$$AIC = -2\ln\hat{L} + 2(k+s) \quad (15)$$

与公式（14）相比，公式（15）没有除去样本量的影响，只能用于同一数据不同模型间的比较。

SC 准则（schwarz criterion）

SC 指标是根据自变量数目和观测数量对 $-2\lg\hat{L}$ 值进行一种调整，是对 AIC 指标的一种修正。在其他条件不变的情况下，这三个指标越小表示模型拟合的越好。计算公式为：

$$SC = -2\ln\hat{L} + (k+s)\ln(n) \quad (16)$$

逻辑斯谛回归模型的预测准确度 包括以下几个方面。

广义决定系数 对线性回归模型预测准确性可通过决定系数 R^2 来作出评价。常用指标有以下几种。

Cox-Snell 广义决定系数 其计算公式为：

$$\text{Cox-Snell's } R^2 = 1 - \left(\frac{L(0)}{L(\hat{\beta})}\right)^{2/n} \quad (17)$$

Nagelkerke 广义决定系数 其计算公式为：

$$\text{Nagelkerke's } R^2 = \frac{1 - [L(0)/L(\hat{\beta})]^{2/n}}{1 - (L(0))^{2/n}} \quad (18)$$

与线性回归分析中的决定系数 R^2 相似，这2个指标都在 0~1 取值，指标越大，说明变异中被模型解释的比例越大，模型预测的准确性越高。

预测概率与观测值之间的关联 对逻辑斯谛回归模型预测准确性还可是通过秩次相关指标作出评价。常用的评价指标有 Somers' D、古德曼－克鲁斯卡尔（Goodman-Kruskal）、伽马（Gamma）、Kendall's Tau-a 和 Kendall's Tau-c。

二分类的逻辑斯谛回归模型的反应变量只能取两个可能值（0 或 1），这两个不同的取值所能组成的数据对的总数等于反应变量取 0 值的例数乘以取 1 值的例数。如果数据对中取值为 1 对应的预测事件概率大于取值为 0 的预测事件概率，称该数据对为和谐的，反之则称该数据对为不和谐。如果相等就称为结。指标的计算公式为：

$$\text{Somers'}D = (n_c - n_d)/n_p \quad (19)$$

$$\text{Gamma} = (n_c - n_d)/(n_c + n_d) \quad (20)$$

$$\text{Kendall's } Tau-a = (n_c - n_d)/0.5n(n-1) \quad (21)$$

$$\text{Kendall's } Tau-c = [n_c + 0.5(n_t - n_c - n_d)]/n_t \quad (22)$$

式中 n 为样本总例数；n_t 为数据对的总数；n_c 是和谐的数据对例数；n_d 为不和谐数据对例数。指标的绝对值越大，表示预测概率与反应变量之间的关联程度越高，也就意味着模型的预测能力越强。

预测准确率 指根据各例观察的解释变量，通过所建立的逻辑斯谛模型，计算出相应的预测概率，以 0.5 为分界值对各例观察进行重新分类后正确者占总数的百分比。

变量的选择 对多自变量的数据建立逻辑斯谛回归方程时，不是每一个变量对建立逻辑斯谛回归方程都是有贡献的。一般而言，建立逻辑斯谛回归模型时，要求进入模型的自变量应对反应变量有解释能力，也就是说所建立的模型应由对建立模型有贡献的自变量组成。如何对逻辑斯谛模型中的自变量做出选择，通常研究者根据专业知识和研究的问题，首先确定要研究的反应变量

与自变量，一般探索性的研究选择自变量可多一些，将数据收集起来后，可通过统计分析对拟合模型的自变量进行统计意义下的选择。拟合中回归模型时，对自变量的选择方法主要有 3 种：前进法、后退法和逐步法。筛选时对变量所作的检验不再是利用 F 检验，而是通过似然比检验（或计分检验、沃尔德检验）将回归效果显著的自变量选入模型。在统计分析的基础上，结合专业知识，从可解释性、简约性、变量的易得性等方面，最终选出"最佳"模型。通常"最佳"模型不是一次计算就可以确定的，往往是要对变量不断调整，才能最终确定。

软件实现：两分类非条件逻辑斯谛回归在 SAS 中要通过专用的 Proc logistic 过程来进行分析。在 SPSS 中可选择 Regression 下的 Binary logistic 过程来进行分析。

下面就用 SAS 来对实例进行逻辑斯谛回归分析。

将职业以其他为对照按哑变量引入，体重指数按等级变量引入，将 11 个变量全部引入模型。对模型整体回归系数的检验见表3。

表3 模型拟合优度的检验结果

统计量	统计量值	自由度	P 值
似然比	84.292	14	<.001
计分	60.565	14	<.001
Wald	27.700	14	0.016

从 3 个统计量的检验结果来看 P 值小于 0.05，表明 11 个解释变量整体来看与反应变量的对数线性关系成立，回归模型有意义。

各变量的回归系数估计及检验结果和 OR 估计值见表4。

表4 变量回归系数估计及检验和 $\hat{OR}$ 值

变量 （1）	回归系数 b （2）	标准误 SE（b） （3）	Wald x^2 （4）	P 值 （5）	标准化回归系数 b' （6）	$\hat{OR}$ （7）	OR 95% CI	
							下限	上限
常数项	−14.788	3.753	15.525	<0.001				
性别	0.377	0.686	0.302	0.582	0.104	1.458	0.38	5.59
年龄	0.096	0.037	6.596	0.010	0.516	1.1	1.023	1.184
职业			7.091	0.131				
职业（1）	0.806	1.118	0.520	0.471		2.238	0.25	20.01
职业（2）	−1.120	1.255	0.796	0.372		0.326	0.028	3.82
职业（3）	−1.321	1.348	0.962	0.327		0.267	0.019	3.742
职业（4）	−0.953	1.385	0.474	0.491		0.386	0.026	5.821
体重指数	1.540	0.571	7.276	0.007	0.536	4.666	1.524	14.292
家族史	1.245	0.690	3.258	0.071	0.344	3.474	0.899	13.431
吸烟	2.742	0.757	13.136	0.000	0.755	15.517	3.523	68.352
血压	1.534	0.751	4.174	0.041	0.424	4.635	1.064	20.181
总胆固醇	0.369	0.446	0.684	0.408	0.184	1.446	0.604	3.462
甘油三酯	2.607	1.154	5.105	0.024	1.049	13.552	1.413	130.014
高密度脂蛋白	−0.672	0.446	2.264	0.132	−0.372	0.511	0.213	1.225
低密度脂蛋白	0.304	0.452	0.452	0.502	0.145	1.355	0.559	3.283

表中第 2 列为回归系数的最大似然估计值，第 3 列为估计值的标准误，第 4 列为沃尔德检验的统计量值，第 5 列为沃尔德 x^2 检验的 P 值，第 6 列为标准化回归系数的最大似然估计值，第 7 列为 OR 的估计值，第 8、9 列为优势比 OR 的 95% 可信区间的下限和上限。从表 3 中的沃尔德检验结果可以看出，有统计学意义的变量为年龄、体重指数、家族史、吸烟、血压、甘油三酯。说明这些因素对建立逻辑斯谛回归模型有贡献。逻辑斯谛回归模型拟合优度的检验结果见表 5。

由于在实例的 11 个变量中，有 4 个变量为连续型变量。从表 4 的检验结果可见，拟合优度的偏差检验和皮尔森 x^2 检验的自由度为 93，而 H-L 检验的自由度为 8。由于 P 值均大于 0.2，所以还不能拒绝 H_0，即模型拟合效果好。模型拟合优度信息指标见表 6。

表5 模型拟合优度的检验结果

统计量	统计量值	自由度	P 值
Deviance	65.428	93	0.987
皮尔逊（Pearson）	79.418	93	0.841
H-L 法	4.189	8	0.840

表6 模型拟合优度信息指标

指标	只有常数项模型	常数项+11 个变量的模型
$-2\log L$	151.720	95.428
AIC	154.402	135.660
SC	149.720	65.428

在其他条件不变的情况下，这 3 个指标越小表示模型拟合的越好。

广义决定系数为：

Cox-Snell $R^2 = 0.542$

Nagelkerke $R^2 = 0.722$

逻辑斯谛回归模型的预测概率与观测值之间的关联性指标的计算结果为：

表7 模型预测概率与观测值之间的关联性指标

和谐的数据对占百分比	94.3	Somers' D	0.888
和谐的数据对占百分比	5.6	Gamma	0.889
同秩数据对占百分比	0.1	Tau-a	0.448
数据对数	2916	c	0.944

预测准确率见表8。

下面采用逐步法进行变量的选择。按 $\alpha_入 = 0.05$，$\alpha_出 = 0.1$ 的标准，进行逐步法逻辑斯谛回归分析的结果见表9，其他模型的拟合优度和预测准确度的检验等其他结果略去。

条件逻辑斯谛回归分析

表 8　模型预测准确率

实际分类	预测分类		
	糖尿病		准确率
	无	有	
糖尿病			
无	45	9	83.0
有	7	47	87.0
总准确率			85.2

经逐步回归选择变量后有统计学意义的变量为年龄、体重指数、家族史、吸烟、血压、甘油三酯和高密度脂蛋白。高密度脂蛋白为保护因素，其他为危险因素。

注意事项　包括以下几个方面。

在应用逻辑斯谛回归模型进行数据分析时，需要有足够的样本量来保障参数估计的稳定性。经验认为，每一参数至少需要 5～10 例观测，且样本量应大于 100 例为好。

逻辑斯谛回归分析理论上要求数据来自随机样本，自变量相互独立。但当自变量有较强的多元共线性时，可进行逐步逻辑斯谛回归分析。按给的 $\alpha_入$、$\alpha_出$ 的标准，筛选出的自变量仅是统计意义下"最优"模型，在结合相应专业知识和流行病学意义，用于对所研究的问题做出合理的解释，并不一定合适。如果分析者根据专业知识和经验已经确定部分重要的自变量必须出现在模型中时，则不能通过逐步回归筛选自变量，一般常需要进行多次模型调整，比较后最终确定。

当参数估计的标准误异常大时，说明数据的取值过离散或变量间存在多元共线性等问题，模型的稳定性难以保证。另外参数估计值的符号与应变量和自变量的数量化有关，在结合专业确定危险因子，进行解释时要注意。

逻辑斯谛回归分析假定二分类应变量的 logit 函数与自变量成线性关系。如果这种关系是非线性的，或自变量间存在交互作用即非可加的将会影响模型的拟合，需注意。

多分类逻辑斯谛回归当应变量 Y 是一个无序多分类指标或有序分类指标时，若需进行逻辑斯谛回归分析，应选择多分类无序反应变量的逻辑斯谛回归、多分类有序反应变量的逻辑斯谛回归模型进行分析。

（毕育学）

（conditional logistic regression analysis）　医学研究中，研究结果往往受到混杂因素的影响，是否能有效地控制混杂因素，直接影响到研究结果的可靠性。在研究设计阶段，采用匹配来控制混杂因素的影响是常用的方法。如在回顾性匹配的观测研究中，常把病例和对照按照年龄、性别等条件进行匹配，形成多个匹配组，达到控制混杂的目的。各匹配组中的病例数 N 和对照数 M 可以是任意的，但常用的是每组中有一个病例和若干个对照，即 1：M（$M \leq 3$）。匹配的方式跟研究因素与疾病有关。由于研究对象是经过匹配的，对这类资料进行分析时，应选用条件逻辑斯谛回归。下面仅介绍 1：1 配对设计的条件逻辑斯谛回归分析，1：M 匹配设计相似。

1：1 配对设计的条件逻辑斯谛回归模型　设有 n 对独立的观察对象，每个对子有 1 个病例和一个对照；第 i 层病例因变量取值为 $Y_{i病例} = 1$，$Y_{i对照} = 0$，自变量为 $X = (X_1, X_2, \cdots, X_g)$，第 i 层第 j 个自变量病例和对照的取值分别 X_{i1j}，X_{i0j}。则 1：1 配对设计的条件

表 9　变量选择后的回归系数估计及检验和 $\hat{OR}$ 值

变量 (1)	回归系数 b (2)	标准误 SE (b) (3)	沃尔德 x^2 (4)	P 值 (5)	标准化回归系数 b' (6)	$\hat{OR}$ (7)	OR 95% CI	
							下限	上限
常数项	−12.429	2.989	17.296	<0.001				
年龄	0.085	0.031	7.328	0.007	0.457	1.089	1.024	1.158
体重指数	1.496	0.507	8.710	0.003	0.521	4.465	1.653	12.061
家族史	1.433	0.654	4.796	0.029	0.396	4.191	1.162	15.110
吸烟	2.839	0.665	18.240	<0.001	0.781	17.095	4.646	62.899
血压	1.339	0.619	4.671	0.031	0.370	3.814	1.133	12.843
甘油三酯	2.946	0.867	11.550	0.001	1.186	19.033	3.480	104.092
高密度脂蛋白	−0.811	0.337	5.790	0.016	−0.449	0.444	0.230	0.860

逻辑斯谛回归模型为公式（1）。式中 $i = 1, 2, \cdots, n$；$j = 1, 2, \cdots$；g 由于上式左端为条件概率，相应的逻辑斯谛回归称为条件逻辑斯谛回归，与非条件逻辑斯谛回归相比，不同点为：①模型中与系数 $\beta_1, \beta_2, \cdots, \beta_g$ 相乘的是病例与对照相应变量之差。②模型中不含常数项 β_0。③对前瞻性研究和交叉研究下的配对资料的逻辑斯谛回归模型略有不同。

假定每个研究因素在不同匹配组中对反应变量的作用是相同。对 n 个匹配组的资料，按独立事件的概率乘法原理可得模型的条件似然函数为：

$$L = \prod_{i=1}^{n} \frac{1}{1 + \exp\left[\sum_{j=1}^{m} \beta_j (X_{i1j} - X_{i0j})\right]} \tag{2}$$

对条件似然函数 L 取自然对数后，可用牛顿-拉弗森（Newton-Raphson）迭代方法求得参数的估计值 b_j $(j = 1, 2, \cdots, m)$ 及其标准误 $SE(b_j)$。具体计算需要利用统计软件通过样本资料计算模型参数 $\beta_1, \beta_2, \cdots, \beta_g$ 的极大似然估计。关于模型参数的假设检验、OR 及其置信区间的计算均与非条件逻辑斯谛回归方法相似。

软件实现 条件逻辑斯谛回归可通过产生虚拟的时间变量 time＝1（病例）time＝2（对照）。在 SAS 中通过 proc phreg 过程来进行分析。在 SPSS 中可选择生存分析下的 Cox 回归过程来进行分析。

（毕育学）

$$P(Y_{i病例} = 1, Y_{i对照} = 0 \mid Y_{i病例} = 1, Y_{i对照} = 0 \text{ 或者 } Y_{i病例} = 0, Y_{i对照} = 1)$$

$$= \frac{\exp\left[\sum_{j=1}^{g} \beta_j (X_{i1j} - X_{i0j})\right]}{1 + \exp\left[\sum_{j=1}^{g} \beta_j (X_{i1j} - X_{i0j})\right]} \tag{1}$$

duōfēnlèi wúxù fǎnyìng biànliàng de luójísīdì huíguī fēnxī

多分类无序反应变量的逻辑斯谛回归分析（multinomial logistic regression analysis）

设多分类无序次反应变量 Y 有 K 类，令 Y 取值为 $1, 2, \cdots, K$。如以第 K 个类作为别被作为参照类，多分类无序反应变量的逻辑斯谛回归模型为：

$$\begin{aligned} \text{logit}(P_k) &= \ln\left(\frac{P(Y = k \mid X)}{P(Y = K \mid X)}\right) \\ &= \beta_{k0} + \sum_{i=1}^{m} \beta_{ki} X_i \\ &(k = 1, 2, \cdots, K-1) \end{aligned} \tag{1}$$

式中 X 为 $X_1, X_2, \cdots, X_m$ m 个自变量，且有 $\sum_{k=1}^{K} P(Y = k \mid X) = 1$。这一模型又称为多项 logit 模型（multinomial logit model）、一般化 logit 模型（general logit model）或多分类 logit 模型（polytomous logit model）。与有序逻辑斯谛模型相比，多项 logit 模型不仅有 $K-1$ 个 logit 公式，有 $K-1$ 个截距，而且有 $K-1$ 套回归系数。

如反应变量 Y 有 3 类，取值为 $1, 2, 3$，其 2 个 logit 模型为：

$$\begin{aligned} \text{logit}(P_1) &= \ln\left(\frac{P(y = 1 \mid X)}{P(y = 3 \mid X)}\right) \\ &= \beta_{10} + \sum_{i=1}^{m} \beta_{1i} X_i \end{aligned} \tag{2}$$

$$\begin{aligned} \text{logit}(P_2) &= \ln\left(\frac{P(y = 2 \mid X)}{P(y = 3 \mid X)}\right) \\ &= \beta_{20} + \sum_{i=1}^{m} \beta_{2i} X_i \end{aligned} \tag{3}$$

在上述两个模型中不仅常数项 β_{k0} 不同，而且各自变量的系数 β_{ki} 也不同。β_{ki} 表示是自变量 X_i 每改变一个单位，第 k 组的相对于对照组的优势比的对数值。β_{k0} 表示自变量 X_i 都为 0 时，第 k 组的相对于对照组两类概率之比的对数值。

具体计算需要利用统计软件通过样本资料对模型参数 $\beta_{k0}, \beta_{k1}, \beta_{k2}, \cdots, \beta_{km}$ 进行估计，对模型参数的进行假设检验及对 OR 及其置信区间等进行计算。

软件实现 多项分类逻辑斯谛回归在 SAS 中可通过专用的 poc catmod 过程来进行分析。在 SPSS 中可选择回归下的多项 logistic 过程来进行分析。

（毕育学）

yǒuxù fǎnyìng biànliàng de luójísīdì huíguī fēnxī

有序反应变量的逻辑斯谛回归分析（ordered logistic regression analysis）

设有序反应变量 Y 有 K 个不同的等级，按从小到大的顺序 Y 的取值为 $1, 2, \cdots, K$，有序反应变量的逻辑斯谛模型为：

$$\begin{aligned} \ln\left(\frac{P(Y \leq k \mid X)}{1 - P(Y \leq k \mid X)}\right) &= \ln\left(\frac{P(Y \leq k \mid X)}{P(Y > k \mid X)}\right) \\ &= \beta_{k0} + \sum_{i=1}^{m} \beta_i X_i \\ (k = 1, 2, \cdots, K-1) \end{aligned} \tag{1}$$

式中 X 表示 $X_1, X_2, \cdots, X_m$ m 个自变量；$P(Y \leq k \mid X)$ 为累计概率，且有 $\sum_{k=1}^{K} P(Y = k \mid X) = 1$。如有序反应变量 Y 表示患病的严重程度（轻度、中度、重度），其取值为 $1, 2, 3$，则有序逻辑斯谛模型等价于下列两个模型。

$$\text{logit}(P_1) = \ln\left(\frac{P_1}{1 - P_1}\right) = \ln\left(\frac{P_1}{P_2 + P_3}\right)$$

$$= \beta_{10} + \sum_{i=1}^{m} \beta_i X_i \qquad (2)$$

$$\begin{aligned}
\text{logit}(P_1 + P_2) &= \ln\left(\frac{P_1 + P_2}{1 - P_1 - P_2}\right) \\
&= \ln\left(\frac{P_1 + P_2}{P_3}\right) \\
&= \beta_{20} + \sum_{i=1}^{m} \beta_i X_i \qquad (3)
\end{aligned}$$

式中 $P_i = P(Y = i|X)$ ($i = 1$, 2, 3) 表示反应变量 Y 取值为 i 的概率，且 $P_1 + P_2 + P_3 = 1$。以上两公式表示轻度对中度、重度的对数优势比，轻度、中度对重度的对数优势比。相应累计概率的计算公式：

$$P(Y \leq k|X) = \frac{\exp\left(\beta_{k0} + \sum_{i=1}^{m} \beta_i X_i\right)}{1 + \exp\left(\beta_{k0} + \sum_{i=1}^{m} \beta_i X_i\right)}$$

$$(4)$$

那么，

$$P_i = P(Y = i|X) = P(Y \leq i|X) - P(Y \leq i-1|X) \qquad (5)$$

上面的回归模型除截距不同外，每个式子中自变量的回归系数是相同的。表明这些变量在反应变量不同水平中的作用程度是相同的。这一假设称为比例优势比假设，因此有序反应变量逻辑斯谛回归模型又称比例优势比模型。在应用这一模型时，首先需要对假设条件是否满足进行统计检验。对难以确定反应变量是否存在等级关系或等级间的程度不同以及比例优势比的假设不满足时，应该选用多分类无序反应变量的逻辑斯谛回归分析。

在上述两个模型中各自变量的系数 β_i 保持不变，所改变的只是常数项 β_{k0} 的值。β_i 表示自变量 X_i 每改变一个单位，反应变量 Y 提高一个及一个以上等级的优势比的对数值。β_{k0} 表示自变量 X_i 都

为 0 时，在固定的 k 下的两类概率之比的对数值。因此 OR 值与 β_{k0} 无关，表示自变量 X_i 每改变一个单位，反应变量 Y 提高一个及一个以上等级的优势比。

具体计算需要利用统计软件通过样本资料对模型参数 β_{k0}，β_1，β_2，…，β_m 进行估计，对模型参数进行假设检验及对 OR 及其置信区间等进行计算。

软件实现：有序逻辑斯谛回归在 SAS 中可通过专用的 proc 逻辑斯谛过程来进行分析。在 SPSS 中可选择回归下的有序过程来进行分析。

（毕育学）

suíjī xìshù móxíng
随机系数模型（random coefficients models）

是针对实际情况将方差成分模型扩展的模型又称随机斜率模型（random slopes model）。指变量的系数估计不是固定的而是随机的，换言之，解释变量对应变量的效应在不同的水平 2 单位间是不同的。在方差成分模型中，协变量对反应变量的回归系数在不同的高水平单位相同，即高水平单位对低水平单位的影响只表现为截距的变异。

模型介绍 以方差成分模型中医院与医生的两水平数据结构来说明随机系数模型的基本结构与假设。以医院为水平 2，医生为水平 1。

$$y_{ij} = \beta_{0j} + \beta_{1j} x_{ij} + e_{0ij} \qquad (1)$$

随机系数模型与方差成分模型的区别在于 β_{1j}。在方差成分模型中变量 x_{ij} 的系数估计为固定的 β_1，表示解释变量 x_{ij} 对应变量的效应是固定不变的；而在随机系数模型中解释变量 x_{ij} 的系数估计为 β_{1j}，表示每个医院都有其自身的斜率估计，这表明解释变量 x_{ij}

对应变量的效应在各个医院间是不同的。

假定：$\beta_{0j} = \beta_0 + u_{0j}$，$\beta_{1j} = \beta_1 + u_{1j}$。这里，$u_{0j}$ 和 u_{1j} 亦为随机变量，$E(u_{0j}) = E(u_{1j}) = 0$

$$E(\beta_{0j}) = \beta_0，\text{Var}(\beta_{0j}) = \text{Var}(\beta_0 + u_{0j})$$
$$= \text{Var}(u_{0j}) = \sigma_{u_0}^2$$
$$E(\beta_{1j}) = \beta_1，\text{Var}(\beta_{1j}) = \text{Var}(\beta_1 + u_{1j})$$
$$= \text{Var}(u_{1j}) = \sigma_{u_1}^2$$
$$cov(\beta_{0j} + u_{0j}, \beta_{1j} + u_{1j}) = cov(u_{0j}, u_{1j}) = \sigma_{u_{01}}$$

$$(2)$$

式中 β_{0j} 为当 x 取 0 时，第 j 个医院在基线水平时 y 的均数；β_0 为此时所有 y 的总均数（平均截距）；β_{1j} 为第 j 个医院的 y 随 x 变化的斜率；β_1 为全部医院的 y 随 x 变化的斜率的均数（平均斜率）；$\sigma_{u_0}^2$ 为各医院 y 的均数 $\hat{\beta}_{0j}$ 的方差，称为截距的方差；$\sigma_{u_1}^2$ 为各医院的 y 随 x 变化的斜率 β_{1j} 的方差，称为斜率的方差；$\sigma_{u_{01}}$ 为上述截距与斜率离差值的协方差，反映了它们之间的相关关系。

在多水平模型中，以 Ω_i 表示水平 i 的随机系数协方差阵。故 u_{0j} 与 u_{1j} 的方差与协方差由随机系数协方差矩阵 Ω_2 给出，$u_{kj} \sim N(0, \Omega_2)$，$N$ 为多元正态分布。u_{0j} 表示第 j 个医院 y 的平均估计值与平均截距的离差值，u_{1j} 表示第 j 个医院的斜率与平均斜率的离差值。

将模型（1）写为：

$$y_{ij} = (\beta_0 + \beta_1 x_{ij}) + (u_{0j} + u_{1j} x_{ij} + e_{0ij})$$

$$(3)$$

式中 e_{0ij} 为患者水平的随机误差：$E(e_{0ij}) = 0$，$\text{Var}(e_{0ij}) = \sigma_{e_0}^2$。

模型（3）表达为固定部分 $\beta_0 + \beta_1 x_{ij}$ 与随机部分 $u_{0j} + u_{1j} x_{ij} + e_{0ij}$ 之和。其中，固定效应用均数描述，它决定了全部医院的平均回归线，这条直线的截距即平均

截距 β_0，直线的斜率即平均斜率 β_1。而随机效应用方差描述，它反映了各医院之间 y 的变异与解释变量 x 的关系。模型（3）的随机部分具有多个残差项，需估计的随机参数有 4 个，即方差 $\sigma_{u_0}^2$、$\sigma_{u_1}^2$ 和 $\sigma_{e_0}^2$ 以及协方差 $\sigma_{u_{01}}$。模型（3）的应变量方差函数为：

$$Var(y_{ij}) = Var(u_{0j} + u_{1j}x_{ij} + e_{0ij})$$
$$= \sigma_{u_0}^2 + 2\sigma_{u_{01}}x_{ij} + \sigma_{u_1}^2 x_{ij}^2 + \sigma_{e_0}^2$$

这表明各个医院间 y 的变异与解释变量 x 有关，即每条回归线不仅截距不同，而且斜率也不同。换言之，当 x 取 0 时，每个医院 y 的平均估计值 β_{0j} 不同，且每个医院 y 随 x 变化的斜率 β_{1j} 亦不同。

上述最简单的两水平随机系数模型可扩展到一般形式，使之包含其他任意解释变量。

$$y_{ij} = \beta_0 + \beta_1 x_{1ij} + \sum_{h=2}^{H} \beta_h x_{hij} + (u_{0j}z_{0ij} + u_{1j}z_{1ij} + e_{0ij}z_{0ij})$$

进一步简化为：

$$y_{ij} = X_{ij}\beta + \sum_{h=0}^{H} u_{hj}z_{hij} + e_{0ij}z_{0ij} \quad (4)$$

式中模型随机部分采用了新的解释变量 Z。实际上，$z_{0ij} = x_{0ij} = 1$，$z_{1ij} = x_{1ij}$。将其更一般地记为：$Z = \{Z_0 \quad Z_1\}$，式中 $Z_0 = 1$，$Z_1 = \{x_{1ij}\}$。

模型随机部分的解释变量常为其固定部分的一个子集，但亦可以不是，即可以在任何水平上测量固定部分或随机部分的解释变量。

对于具有随机截距与斜率的两水平模型，其反应变量协方差阵具有典型的分块结构：

$$X_j\Omega_2 X_j^T + \begin{pmatrix} \Omega_1 & 0 \\ 0 & \Omega_1 \end{pmatrix}$$

$$X_j = \begin{pmatrix} 1 & x_{1j} \\ 1 & x_{2j} \end{pmatrix}; \ \Omega_2 = \begin{pmatrix} \sigma_{u_0}^2 & \sigma_{u_{01}} \\ \sigma_{u_{01}} & \sigma_{u_0}^2 \end{pmatrix};$$

$$\Omega_1 = \sigma_{e_0}^2$$

式中 Ω_2 为水平 2 的随机截距与斜率的协方差阵，即随机系数协方差阵；Ω_1 为水平 1 的随机系数协方差阵。这里，水平 1 只有一个单一的方差项，可进一步采用 $\Omega = \{\Omega_l\}$ 表示这些协方差矩阵集。将其展开即得到公式（5）。

这是具有分块结构的一个具有 2 个水平 1 单位的水平 2 单位的反应变量协方差阵。此即构造反应变量协方差阵的一般模式，它同时也概括了拟合水平 1 复杂变异的可能性。

模型检验　判断同一数据的随机系数模型是否比方差成分模型更适合，可采用两嵌套模型的对数似然比检验或广义 Wald 检验。假设方差成分模型的 -2 倍对数似然值为 L_1，随机系数模型的为 L_2，L_1 与 L_2 之差将服从自由度为 2 的 χ^2 分布。而广义 Wald 检验则同时检验联合无效假设 $\sigma_{u_1}^2 = 0$ 和 $\sigma_{u_{01}}^2 = 0$，给出自由度为 2 的近似 χ^2 分布值。后者亦可以单独检验任一假设获得自由度为 1 的 χ^2 检验值。

算法进展　戈德斯坦（Goldstein H.）于 1986 年、1989 年分别提出了 IGLS 和 RIGLS 算法。1987 年美国普林斯顿大学教育考试服务中心的朗福德（Longford）提出了费希尔得分（Fisher Scoring）算法。1994 年劳登布什（Raudenbush）、1995 年罗德里格斯（Rodriguez）和戈德曼（Gold-

man）都证明了 IGLS 和 Fisher scoring 两种算法在一般情形下是等价的。

1992 年美国密执安大学教育心理学系的劳登布什（Raudenbush）和布雷克（Bryk），提出了另一种不同的算法即 EM 算法。它属于贝叶斯（Bayes）学派的理论，"完全贝叶斯估计"方法需假定具有水平 1 和水平 2 随机参数先验分布的信息，而"经验贝叶斯估计"方法忽略高水平随机参数的先验分布，认为其相对于推论总体是已知的。在正态分布情形下，这些估计与 IGLS 或 RIGLS 相同。

另一种类似于上述所有方法的算法理论是广义估计方程。GEE 方法采用实际计算得到的粗残差函数的简单回归而获得 V 的估计，其特征是参数为一致性估计量，而且在通常情形下可以较快地获得参数估计。但由于 GEE 方法对 V 的结构假定较少，所以它主要是拟合固定系数及其随机效应而不重在探讨数据随机成分的层次结构。目前 GEE 方法可扩展用于包括多水平广义线性模型在内的绝大多数多水平模型。

随着计算机技术的发展，1991 年以克莱顿（Clayton）等学者为代表的贝叶斯模型派将布吉斯抽样（Gibbs Sampling）算法应用于多水平模型研究。布吉斯抽样属于马尔科夫·见·蒙特·卡罗（Markov Chain Monte Carlo，MCMC）算法体系中的一种方法，这一技术在小样本中尤其具有优越性。因为它在算法中考虑了与

$$\begin{pmatrix} \sigma_{u_0}^2 + 2\sigma_{u_{01}}x_{1j} + \sigma_{u_1}^2 x_{1j}^2 + \sigma_{e_0}^2 & \sigma_{u_0}^2 + \sigma_{u_{01}}(x_{1j} + x_{2j}) + \sigma_{u_1}^2 x_{1j}x_{2j} \\ \sigma_{u_0}^2 + \sigma_{u_{01}}(x_{1j} + x_{2j}) + \sigma_{u_1}^2 x_{1j}x_{2j} & \sigma_{u_0}^2 + 2\sigma_{u_{01}}x_{2j} + \sigma_{u_1}^2 x_{2j}^2 + \sigma_{e_0}^2 \end{pmatrix} \quad (5)$$

随机参数估计有关的不确定性，并提供了这种不确定性的精确测量，而极大似然法由于忽略这种不确定性而趋向于高估精确性，这在残差的"后验"估计中特别重要。布吉斯抽样算法在计算上较为费时，需要上百甚至上千次迭代以探查模型对数据的拟合情况，但目前这一方法在计算上已变得可行和方便，几乎可应用于现有的所有模型。对于随机参数估计的不确定性，1987 年莱尔德（Laird）和路易斯（Louis）将 Bootstrap 方法应用于多水平模型研究，获得了标准误及可信区间更精确的估计，目前这一技术也显示出较大的应用前景。上述算法在模型的有效构造、误差分解的水平以及运算速度等方面存在一定差别，其中 IGLS 可灵活构造多个水平上的误差结构，这是除贝叶斯方法外的其他算法不易实现的特点。

（李晓松）

fāngchā chéngfèn móxíng

方差成分模型（variance component models） 是多水平统计模型中最基本最简单的一种。又称随机截距模型（random intercept models）。

多水平统计模型简史 多水平模型是将 II 型方差分析理论与多元统计分析方法相结合的新技术，是分析与处理具有层次结构特征数据的有力工具，也是目前国际上统计学研究和应用中一个新兴而重要的领域。研究最初始于 20 世纪 80 年代初期英国初级中学学校效益分析以及美国的补偿教育研究。教育系统具有典型的层次结构特征，学生嵌套于班级，班级嵌套于学校，学校自身又嵌套于地方教育管理当局，这就形成了数据的层次结构。对于这种具有层次结构特征的数据，越来越多的统计学家认识到，采用传统多元统计分析方法处理具有层次结构特征的数据，可能失去参数估计的有效性并可能导致错误的推断结论。1986 年艾特金（Aitkin）和朗福德（Longford），同期劳登布什（Raudenbush）和布雷克（Bryk）对学校教学效果的研究以及由此展开的讨论标志着多水平统计模型系统研究的正式开端。20 世纪 80 年代末和 90 年代初，美国普林斯顿大学教育考试服务中心的朗福德（Longford）、密执安州立大学教育心理学系的罗登布什（Raudenbush）以及英国伦敦大学教育研究所的戈德斯坦（H. Goldstein）相继提出了不同的模型理论与算法，并开发了相应的专业软件，在教育学、心理学和社会学领域展开了广泛的应用研究。

英国伦敦大学教育研究所戈德斯坦（H. Goldstein）教授是研究并促进该模型应用的先驱者之一。1987 年其出版的《教育及社会学研究中的多水平模型》（*Multilevel Models in Educational and Social Research*），是第一部全面介绍多水平模型及其应用的专著。此外，20 世纪 90 年代初，三部专著的问世反映了国际上多水平模型研究的权威成果：①1992 年布雷克（Bryk）和劳登布什（Raudenbush）所著的《层次线性模型》（*Hierarchical Linear Models*），详细介绍了两水平和三水平模型理论及其在教育学尤其是重复测量资料中的应用。②1993 年朗福德（Longford）所著的《随机系数模型》（*Random Coefficient Models*），主要从理论上讨论了多水平因子分析模型、分类应变量模型以及多变量模型。③1995 年戈德斯坦（H. Goldstein）所著的《多水平统计模型》（*Multilevel Statistical Models*），总结了近 10 年的研究进展和应用经验，在他的第一版基础上充实了离散数据的多水平模型、时间序列模型、随机交叉分类数据模型、生存分析中的多水平模型、非线性多水平模型以及对测量误差和缺失数据的处理等内容。

1994 年杨珉首先将该方法介绍到国内，李晓松在 1999 年翻译出版了戈德斯坦（H. Goldstein）的专著《多水平统计模型》，杨珉、李晓松在 2007 年出版了国内第一部多水平模型专著《医学和公共卫生研究常用多水平统计模型》。多水平统计模型的研究和应用在国内已经日益广泛，研究内容主要涉及临床试验重复测量资料的随机系数模型，对医学领域层次结构数据拟合线性回归模型所存在的问题及其与两水平方差成分模型的关系的探讨，方差成分模型及多变量多水平模型在 Meta 分析中的应用，多水平 logistic 模型在问卷信度研究中的应用，以及离散数据的多水平模型在流行病学现场调查资料分析中的应用等。这些研究拓展了多水平模型的应用领域。

目前可用于实现多水平统计模型分析的软件中，MLwiN 的应用最为广泛和专业，除此之外，SAS、SPSS、Stata、Splus 和 R 等软件亦可实现模型拟合。

数据的层次结构 该现象广泛存在，这种结构可以是自然的，亦可以是人为形成的。人类和生物科学研究中的观察性资料常具有层次结构，如来自同一家庭的子女，其生理和心理特征较从一般总体中随机抽取的个体趋向于更为相似。此处即为具有两个水平的层次结构，子女为低水平即水平1，家庭为高水平即水平2，每个子女是一个水平1单位，每个家庭是一个水平2单位。"水平"是指数据层次结构中的某一层次，"单位"即数据层次结构中某水平上的一个实体。在临床医学、预防医学以及其他学科领域亦存在大量层次结构数据，其基本特征是数据由于隶属关系而存在聚集性，表现为至少两个水平的层次结构，如临床试验和动物实验中对研究对象的重复观测、多中心临床试验研究、儿童生长发育追踪观察、流行病学现场调查以及卫生服务研究等资料。

方差成分模型结构 例如在医疗卫生服务研究中，需要患者对医院的服务质量做出评价，通常会随机选取一些医院的部分患者进行调查。由于服务质量好的医院，多数患者会对其做出好的评价；而服务质量差的医院则会收到较多的批评，因此，所收集到的数据可能呈现出在医院水平的相似性或聚集性。将选取的医院作为高水平（即医疗卫生服务机构水平）的总体的随机样本，将选取的患者作为低水平（即个体水平）的总体的随机样本。此时，数据存在一个两水平的层次结构，医院为水平2单位，患者为水平1单位，则两水平方差成分模型定义为：

$$y_{ij} = \beta_{0j} + \beta_1 x_{ij} + e_{0ij} \qquad (1)$$

式中 $j = 1, 2, \cdots, m$，表示水平2单位（医院）；$i = 1, 2, \cdots, n_j$，表示水平1单位（医生）；y_{ij} 和 x_{ij} 分别为第 j 个医院中第 i 个患者的应变量观测值和解释变量观测值；β_{0j} 和 β_1 为参数估计；e_{0ij} 为通常的随机误差项，即患者水平的随机误差。

这一模型与传统模型的区别在于 β_{0j}。传统模型中为 β_0，只有一个参数，表示固定的截距，而在方差成分模型中 β_{0j} 为随机变量，有 j 个参数，表示 j 个截距。因此，β_{0j} 表示当 x 取 0 时，第 j 个医院在基线水平时 y 的均数。假定：

$$\beta_{0j} = \beta_0 + u_{0j}$$
$$E(\beta_{0j}) = \beta_0, \ \operatorname{Var}(\beta_{0j}) = \sigma_{u_0}^2$$

式中 β_0 为平均截距，反映 y_{ij} 与 x_{ij} 的平均关系，即当 x 取 0 时，所有 y 的总均数（平均截距）；u_{0j} 亦为随机变量，表示第 j 个医院的 y 均数与总均数的离差值，反映了第 j 个医院对 y 的随机效应。而式（1）中 β_1 表示解释变量 x 的固定效应值，它表明每个医院间 y 的变异与解释变量 x 的变化无关。可见，因为截距不同（β_{0j}），斜率相同（β_1），方差成分模型拟合的是 j 条平行的回归线。它将医院的参数作为随机变量，并估计其随机效应，提供了这些医院所代表的医院总体特征的信息。

对医院水平残差 u_{0j} 的假定是：

$$E(u_{0j}) = 0, \ \operatorname{Var}(u_{0j}) = \sigma_{u_0}^2 \qquad (2)$$

对患者水平残差 e_{0ij} 的假定与通常一致：

$$E(e_{0ij}) = 0, \ \operatorname{Var}(e_{0ij}) = \sigma_{e_0}^2$$

且

$$\operatorname{Cov}(u_{0j}, e_{0ij}) = 0$$

现将模型（1）记为：

$$y_{ij} = (\beta_0 + \beta_1 x_{ij}) + (u_{0j} + e_{0ij}) \qquad (3)$$

可见，应变量 y_{ij} 可表达为固定部分（$\beta_0 + \beta_1 x_{ij}$）与随机部分（$u_{0j} + e_{0ij}$）两部分之和。此模型除需估计两个固定系数 β_0 和 β_1

外，还需估计两个随机参数 $\sigma_{u_0}^2$ 和 $\sigma_{e_0}^2$，$\sigma_{u_0}^2$ 为医院水平的方差成分，$\sigma_{e_0}^2$ 为患者水平的方差成分。如果需要，亦可在模型中进一步引入任何水平上测量的解释变量。

从最基本的两水平数据来考察应变量向量的协方差结构，即在方差成分模型（1）中，仅估计截距的随机效应。应变量方差为：

$$
\begin{aligned}
\operatorname{Var}(y_{ij}) &= \operatorname{Var}(u_{0j} + e_{0ij}) \\
&= \operatorname{Var}(u_{0j}) + \operatorname{Var}(e_{0ij}) + \operatorname{Cov}(u_{0j}, e_{0ij}) \\
&= \sigma_{u_0}^2 + \sigma_{e_0}^2
\end{aligned}
$$

此即水平2和水平1方差之和。该模型表示每个患者的总方差是一定的，且同一医院中的两个患者（用 i_1，i_2 表示）间的协方差为：

$$\operatorname{Cov}(u_{0j} + e_{0i_1j}, u_{0j} + e_{0i_2j}) = \operatorname{Cov}(u_{0j}, u_{0j}) = \sigma_{u_0}^2 \qquad (4)$$

因为假定水平1残差是独立的，故这两个患者间的相关为：

$$\rho = \frac{\sigma_{u_0}^2}{\sigma_{u_0}^2 + \sigma_{e_0}^2}$$

ρ 测量了医院之间方差占总方差的比例，实际上它反映的是医院内相关，即水平1单位（患者）在水平2单位（医院）中的聚集性或相似性，一般将其称为组内相关系数（intra-class correlation）或单位内相关系数。由于模型中不止一个残差项，这就产生了非零的单位内相关。若 ρ 为 0，表明数据不具有层次结构，可忽略医院间变异的存在，或患者在医院内不存在聚集性，他们的测量值不具有相关性，模型即简化为传统的单水平模型；反之，若存在非零的 $\sigma_{u_0}^2$，则不能忽略医院间变异的存在，这时采用常用的普通最小二乘法（ordinary least squares，OLS）进行参数估计是不适宜的。进一步，如果数据具有三个水平的层次结构，例如医院、医生和患者三个水平的模型，则将有两个这样的相关系数，即反映医院之间方差比例的医院内相关，以及反映医生之间方差比例的医生内相关。

模型检验和区间估计 对于固定部分参数估计的假设检验，可以采用几种方法：①建立参数的单独可信区间和联合可信区间进行假设检验。②沃尔德检验（Wald test），统计量为 $W = [(\hat{\beta} - 0)/\hat{\sigma}_{\hat{\beta}}]^2$，服从 χ^2 分布，其自由度为待检验的参数个数。当只检验一个参数估计值时，自由度为1，w 等同于大样本时的 t 值。③对数似然比检验，构建对数似然比统计量或者偏差度统计量（Deviance statistic）为：

$$D_{01} = -2\ln(\lambda_0/\lambda_1) \qquad (5)$$

式中 λ_0 和 λ_1 分别为模型一（如零模型）与模型二（如含协变量的模型）备择假设的似然值。D_{01} 服从 χ^2 分布，其自由度为两个模型所拟合参数个数的差值 q。

三种假设检验结果一般相似，但基于似然比统计量的方法更好。而对于随机部分参数的假设检验，在样本含量非常大时，可采用与固定参数相同的方法进行假设检验，并建立置信区间。

参数估计 多水平模型的参数估计可采用迭代广义最小二乘算法（iterative generalized least square，IGLS）或限制性迭代广义最小二乘算法（restricted iterative generalized least square，RIGLS）。IGLS 即采用固定参数与随机参数的当前估计值进行迭代运算，收敛后得到固定与随机参数的估计。在残差满足正态性假设的条件下，

IGLS 等价于极大似然估计（maximum likelihood，ML）。但在小样本时其估计有偏，原因是 IGLS 未考虑固定参数的抽样变异。而 RIGLS 可得到参数的限制性极大似然（restricted maximum likelihood，REML）估计，其估计是无偏的。

进展 多水平模型复杂的误差结构适应并反映了数据相应的层次结构，这是多水平分析区别于传统单水平统计模型的最重要特征。正是在这个意义上，多水平模型在医学卫生领域具有十分广阔的应用前景。但多水平模型在理论方面尚有一些问题值得深入研究。

对抽样设计与样本大小的有效性问题的研究尚不多见。这在实践中是一个值得重视的问题。水平1单位在水平2单位间的分配，水平2单位在水平3单位之间的分配等，将明显影响固定与随机参数估计的精度。当存在几个随机系数以及随机交叉分类时，情况则变得更为复杂。

测量误差问题。当模型中解释变量具有较大的测量误差时，统计推论可能产生很大的误导。在传统的简单回归模型中，回归系数通常被低估。在多水平分析中，常见的情况是，水平2变量为一个"组合变量"，即水平2单位中所属水平1单位的某种统计量（如比例、均数或标准差等）是由水平1变量聚集而成。当只抽取了水平1单位的样本资料时（情形往往如此），就产生了这种带有测量误差的组合变量。如何更加有效地利用多水平模型来处理测量误差，也是十分重要的研究问题。

此外，多水平分析技术还发展了一系列模型，例如多成员多

分类多水平模型。多水平模型发展之初，要求数据具有严格的一对一嵌套结构，但现实中数据的嵌套结构远比此复杂得多，一个低水平单元可能同时受到几个高水平单元的影响，标准的层次结构制约了多水平统计建模。1995年戈德斯坦（Goldstein）等在标准层次结构基础上，扩展了交叉分类结构和多重成员结构，一个低水平单元可交叉嵌套于多个分类中，或者一个低水平单元可嵌套于同一高水平分类的数个单元内。通过组合交叉分类和多重成员结构，衍生出更加复杂的数据结构——多成员多分类（multiple membership multiple classification，MMMC）结构。与之相应的多水平统计建模也变得越来越复杂，但却更加符合现实情况。对这些新模型的深入研究和正确应用已成为当前医学及公共卫生领域研究人员的迫切需要。

（李晓松）

chóngfù cèliáng zīliào de duōshuǐpíng móxíng

重复测量资料的多水平模型

（multilevel models for repeated measures） 重复测量设计（repeated measurement design）指同一观察对象的某观察指标在相继的不同时间点上进行多次观测，是医学研究中常见的一种设计方法。又称受试者内设计（within-subject design）。当同一研究对象被重复测量多次时，测量点即为水平1单位，测量点又嵌套进作为水平2单位的个体，从而具有典型的层次结构特征。

简史 在重复测量数据的分析中，1982年莱尔德（Laird）和韦尔（Ware）提出了对纵向追踪观测资料拟合随机系数模型的思想。1986年戈德斯坦（Goldstein）

讨论了对生长发育资料进行有效统计建模的问题。1997 年英国伦敦大学杨珉等人采用多水平模型分析和比较了成都与香港婴幼儿生长模式的差别以及季节效应的影响。此外，在拟合个体生长曲线的研究中出现了一个重要扩展，即当水平 1 的测量（即从每一个体生长曲线的偏离）不独立而有自相关或时间序列结构时，传统方法以及基本的多水平模型方法都是不适宜的，这需要拟合水平 1 的复杂方差模型如自相关模型、时间序列模型或非线性模型等。1994 年戈德斯坦（Goldstein）讨论了重复测量资料拟合多水平时间序列模型的问题。

实例 具体如下。

例 观察某溶栓药治疗 20 名急性脑梗死患者的疗效，采用双盲、随机、安慰剂平行对照，每组各 10 例。观察指标为神经系统体征评分（MDNS），分别于疗前、疗后每周进行随访，共 8 周。表列出了试验组和安慰剂对照组的年龄以及各时间点神经系统体征评分的均数和标准差。该研究目的是要回答以下问题：①试验组和对照组的 MDNS 随时间的变化趋势是否不同？这种趋势在个体间是否有差异？②年龄对上述问题的结论是否有影响？

这是一个典型的两水平重复测量资料，其中，患者为水平 2 单位，同一患者不同时间点的观察值为水平 1 单位。将每个患者不同时间点的数据连接起来画趋势图（图）。由图可见：①在所观察的 8 周时间内，所有患者的 MDNS 值均呈线性增长趋势，但不同组的递增速度不同，对照组增长趋势微弱，试验组随时间增长明显。②治疗前（时间值为 0 时）MDNS 值大者，以后各时点之 MDNS 的值一般亦大，反之亦然，这种现象称为追随现象。

记 Treat 表示处理，Treat = 0 表示安慰剂对照组，Treat = 1 表示试验组；时间（周）= 0 表示疗前。既需考虑时间对 MDNS 的影响，还应考虑这种影响在不同组间是否相同。因此，模型中除纳入处理因素以及时间因素外，还需纳入时间与组别的交互作用，相应的模型为：

$$y_{ij} = \beta_{0j} + \beta_1 Treat + \beta_2 Time + \beta_{12} Treat \times Time + \varepsilon_{ij} \quad \text{（模型A）}$$

模型中 i 指水平 1 单位，$i = 0, \cdots, 8$；j 指水平 2 单位，$j =$

表 20 名急性脑梗死患者治疗不同时期神经系统体征评分（MDNS）

组别 treat		年龄（岁）	观察时间（周）								
			0	1	2	3	4	5	6	7	8
对照组	Mean	23.6	105.1	105.1	105.5	106.8	107.5	110.3	111.6	114.2	113.6
	SD	6.2	4.1	4.4	4.3	4.7	7.0	5.4	5.5	8.1	7.2
试验组	Mean	32.3	103.1	109.5	115.8	119.8	123.7	126.0	130.0	135.9	139.6
	SD	9.7	6.3	6.1	6.5	8.0	6.4	6.4	8.2	7.6	5.7

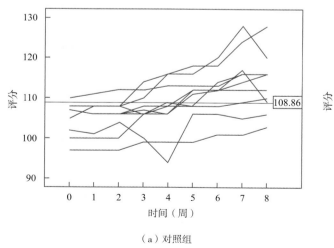

（a）对照组

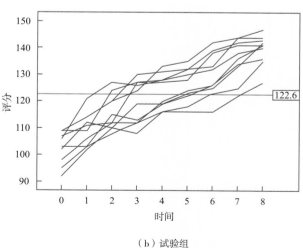

（b）试验组

图 两组急性脑梗死患者治疗不同时期的神经系统体征评分随时间的变化趋势

1，…，10；β_{0j} 为第 j 个患者疗前平均 MDNS 值，为随机变量。假设此平均值由所有患者基础总平均值和个体差异决定，即 $\beta_{0j} = \beta_0 + u_{0j}$，上述模型可以表示为：

$$y_{ij} = \beta_0 + \beta_1 Treat + \beta_2 Time + \beta_{12} Treat \times Time + (u_{0j} + \varepsilon_{ij}) \quad (模型 B)$$

模型中 β_0 表示对照组在疗前的平均 MDNS；$\beta_0 + \beta_1$ 表示试验组在疗前的平均 MDNS；β_2 表示对照组平均 MDNS 随时间而增加的斜率；$\beta_2 + \beta_{12}$ 表示试验组平均 MDNS 随时间而增加的斜率。如果 $\beta_{12} = 0$，则说明试验组和对照组的平均 MDNS 随时间的增加是相等的。

该模型由两部分组成：固定部分（$\beta_0 + \beta_1 Treat + \beta_2 Time + \beta_{12} Treat \times Time$）和随机部分（$u_{0j} + \varepsilon_{ij}$）。$u_{0j}$ 为水平 2 上的正态随机变量，反映第 j 个患者的 MDNS 值与总体基础均值的差别，刻画个体之间的 MDNS 的随机变异。$E(u_{0j}) = 0$，$Var(u_{0j}) = \sigma_{u0}^2$。如果 $\sigma_{u0}^2 = 0$，说明水平 2 单位（患者）无随机效应，或患者间的 MDNS 值与总体基础均值无差别。如果 $\sigma_{u0}^2 \neq 0$，则可以进一步考察，水平 2 上的随机效应是否存在组间差别。

ε_{ij} 为水平 1 上的正态随机变量（残差），描述了第 i 个对象不同访视之间的 MDNS 的随机变异。$E(\varepsilon_{ij}) = 0$，$Var(\varepsilon_{ij}) = \sigma_0^2$，并假设水平 1 上的误差与水平 2 上的误差是不相关的：$cov(\varepsilon_{ij}, u_{0j}) = 0$。

进一步可以考虑，水平 2 上的随机效应是否与时间有关，相应的模型为：

$$\begin{aligned} y_{ij} &= \beta_{0j} + \beta_1 Treat_j + \beta_{2j} Time_{ij} + \beta_3 Treat_j \times Time_j + \varepsilon_{ij} \\ &= \beta_0 + \beta_1 Treat_j + \beta_2 Time_{ij} + \beta_3 Treat_j \times Time_j + (u_{0j} + u_{1j} Time_{ij}) + \varepsilon_{ij} \quad (模型 C) \end{aligned}$$

模型中 u_{0j} 和 u_{1j} 为水平 2 上的随机变量，且有：

$$E(u_{0j}) = E(u_{1j}) = 0$$
$$Var(u_{0j}) = \sigma_{u0}^2$$
$$Var(u_{1j}) = \sigma_{u1}^2$$
$$Cov(u_{0j}, u_{1j}) = \sigma_{u01}$$

模型中 ε_{ij} 为水平 1 上的随机变量（残差），且有：$E(\varepsilon_{ij}) = 0$，$Var(\varepsilon_{ij}) = \sigma_0^2$。

并假设水平 1 上的误差与水平 2 上的误差是不相关的：$Cov(\varepsilon_{ij}, u_{0j}) = Cov(\varepsilon_{ij}, u_{1j}) = 0$。

对于第②个问题，在模型 B 和模型 C 的基础上，考虑增加年龄（Age）因素，得模型 D 和模型 E：

$$y_{ij} = \beta_0 + \beta_1 Treat + \beta_2 Time + \beta_3 Treat \times Time + \beta_4 Age + u_{0j} + \varepsilon_{ij} \quad (模型 D)$$

$$y_{ij} = \beta_{0j} + \beta_1 Treat + \beta_2 Time + \beta_3 Treat \times Time + \beta_4 Age + (u_{0j} + u_{1j} Time) + \varepsilon_{ij} \quad (模型 E)$$

应用　重复测量数据的多水平模型在临床试验研究以及个体生长发育研究中具有重要应用价值。在临床试验中，常需要对患者或动物的某些指标进行重复测量，以了解不同时间点观察指标的变化以及处理因素与观察指标的相互关系；在生长发育研究中，需要对个体生长或发育指标作重复测量。传统的重复测量数据统计方法，一般要求资料是平衡的，即要求每一个体有相同次数的重复测量值。这对于可人为控制条件的试验研究是可行的，但在生长发育研究中，测量常常是不规则的，有的个体可能有很多测量值，而有的可能只有一个或两个。这就出现了个体测量时点区间不等、观测值缺失两大问题，它增加了拟合个体生长曲线的难度，并引起估计结果不同程度的偏差。

多水平模型处理此类测量模式的数据，可提供统计上有效的参数估计，而且个体间的截距和斜率均可以变异，即拟合随机系数模型。

进展　当分析两个或两个以上的重复测量值，研究测量曲线之间的关系，如坐高与腿长度、体重与体重指数的关系等，可用多元重复测量资料的多水平模型（multivariate repeated measurement model）。2009 年戈德斯坦（Goldstein）采用此方法分析了儿童 0~10 岁体重生长与成人体质指数以及血糖之间的关系。

（李晓松）

èrfēnlèi zīliào de duōshuǐpíng móxíng
二分类资料的多水平模型

（multilevel models for binary outcomes）　20 世纪 90 年代后，连续型正态应变量多水平模型已经得到许多成功的应用，其应用领域也从教育学、心理学、社会学、生长发育研究逐步扩大到临床医学、公共卫生等领域，同时也开始探讨分类资料（尤其是二分类资料）的多水平统计建模问题。

简史　1982 年，威廉斯（Williams）提出了具有超额变异的二项分布资料的分析方法；1984 年布雷斯洛（Breslow）采用类似的方法对具有超额变异的泊松分布资料建立了逻-泊松（log-Poisson）模型；同年斯特拉代利（Stiratelli）、莱尔德（Laird）和维尔（Ware）又对重复测量的二分类资料提出了随机效应模型的思想。这些方法注重估计离散型应变量模型的随机效应，但难以拟合具有复杂误差结构的层次结构数据，其应用也受到很大局限。1993 年挪威克里斯蒂安森（Kristiansen）等人采用多水平逻辑斯特模型，分析了不同报酬系统对农村社区通科医生医疗决策的效应。1995 年美国坎波（Campo）等人拟合的多水平逻辑斯谛模型，分析了妇女孕期男性性伙伴暴力事件的影响因素以及社区的效应。1995 年英国社会学家和人口学家分析了孟加拉国不同社区生育率以及接种率的多水平影响因素。1993 年到 1994 年，美国柯蒂斯（Curtis）和佩雷斯（Perez）等人在哥斯达黎加、美国科罗拉多和密执安等地牧场对牛群的健康和生殖等问题进行了大量研究，他们采用随机效应 logistic 模型分析了牧场管理、饲养技术、地理环境、季节及宿主等因素的效应。

模型介绍 假定在某试验中对某事件的测量为发生或不发生，应变量为二分类，则两水平逻辑斯谛模型表示为：

$$\text{logit}(P_{ij}) = (\beta_0 + u_{0j}) + \beta_1 x_{ij}$$
$$u_{0j} = \beta_{0j} - \beta_0$$
$$u_{0j} \sim N(0, \sigma_{u_0}^2),$$
$$\text{Var}(P_{ij}) = \delta \pi_{ij}(1 - \pi_{ij})/n_{ij} \quad (1)$$

式中 β_1 为处理因素的效应参数，又称固定效应（fixed effect）参数；u_{0j} 为水平 2 单位的 logit 均值 β_{0j} 与总均值 β_0 之差，又称为随机效应或高水平的残差，其方差 $\sigma_{u_0}^2$ 又称为随机参数，反映了高水平单位间的比数（率）的差别。$\sigma_{u_0}^2$ 越大说明数据在高水平单位内的聚集性越强。$\sigma_{u_0}^2$ 为 0 时，该模型演变为一般的逻辑斯谛回归模型。

模型中 $\hat{\delta}$ 为尺度参数（Scale parameter）。当反应变量确定服从二项分布，则尺度参数 $\hat{\delta}$ 应该为 1 或接近 1。即当模型的固定效应参数 β 和随机效应参数 $\sigma_{u_0}^2$ 的估计值确定后，反应变量的方差估计值为 $\hat{\pi}_{ij}(1 - \hat{\pi}_{ij})/n_{ij}$。拟合模型时，若假设二项方差成立，则设置尺度参数 δ 为 1；否则可允许 δ 为待估参数，进一步对水平 1 方差是否为超二项变异进行检验，即考察水平 1 方差是否满足二项分布的假定，可根据估计的尺度参数值 $\hat{\delta}$ 和 1.0 的差值与 $\hat{\delta}$ 的估计标准误之比作正态性 Z 检验而得。

在实际拟合时，究竟是否存在高水平的效应，一方面应该密切结合专业知识和具体情况进行判断，也可以对随机参数的估计值 $\sigma_{u_0}^2$ 做检验。另一方面可以用 VPC（variance partition coefficient）来进行度量，它表示高水平的方差占总方差的比例。当应变量为连续型变量时，VPC 等价于组内相关系数，以两水平的方差成分模型为例，它表示了水平 2 的方差占总方差的比例，$\sigma_{u_0}^2/(\sigma_{u_0}^2 + \sigma_{e_0}^2)$。但当应变量为离散型变量时，两者不等价，没有一种简单的方法来计算 VPC。

参数估计方法 主要有以下 3 种。

拟似然法 该法利用每次迭代中参数的当前估计值 $\hat{\beta}$ 来预测 $\hat{\pi}_{ij}$，再计算 $\hat{\pi}_{ij}(1 - \hat{\pi}_{ij})/n_{ij}$ 的值，由于迭代中仅用到二项分布的均值和方差进行估计，并不知道 π_{ij} 的真实值，所以这种估计方法称为拟似然法（quasi-likelihood），包括边际拟似然法（marginal quasi-likelihood，MQL）和预测性拟似然法（predictive quasi-likelihood，PQL）两种，在 MLwiN 中均可计算。

边际拟似然法（MQL）1991 年戈尔茨坦（Goldstein）在迭代广义最小二乘算法（iterative generalized least square，IGLS）基础上，提出了采用边际拟似然法估计模型参数。MQL 其残差的估计仅依赖于模型的固定效应部分，在形成泰勒级数展开时，仅对回归系数作近似估计。如果在泰洛（Taylor）展开式中取第一项作为近似，称为 1 阶近似（first-order approximation），如果取前 2 项作为近似称为 2 阶近似（second-order approximation）。1996 年戈德斯坦（Goldstein）和拉斯巴什（Rasbash）指出，2 阶近似比 1 阶近似更精确，但稳定性差，不容易收敛。在边际拟似然法中，可选用 1 阶（MQL1）或 2 阶近似（MQL2）。

预测性拟似然法（PQL）其残差的估计既依赖于模型的固定效应部分，又与高水平上残差有关。在形成泰勒级数展开时，同时对回归系数和随机效应都作近似估计，并将当时的水平 2 残差估计值加到非线性函数的新型成分中，同样可选用 1 阶（PQL1）或 2 阶近似（PQL2）。

1 阶 MQL 的估计值往往低估了参数，特别是当高水平单位数较少，或事件发生数过小或过大时。2 阶 PQL 估计的精确性较好，但不容易收敛，特别是有个别残差较大时。因此，分析资料时常常以 1 阶 MQL 的估计值作为 2 阶 PQL 的初值。在 2 阶 PQL 收敛有困难时，也可退而求其次，使用 1 阶 PQL 或 2 阶 MQL 进行估计。

数值积分法 典型算法为高斯-埃尔米特求积（Gauss-Hermite Quadrature），其原理是：针对边际似然函数，将连续正态随机效应的分布切割为若干个独立离散区间，以便求解随机系数，并在此基础上根据条件边际密度函数求解回归系数 β。Stata 和 MIXREG/MIXOR 程序都可应用该算法。

贝叶斯准则算法 即贝叶斯准则下的 Gibbs 和 MCMC 算法，通过模拟抽样获得各参数估计值的分布及核心统计量。WinBug 和 MLwiN 软件提供该算法估计值。

以上各算法均涉及迭代求解到收敛的过程，不同算法收敛后的回归系数估计值通常很相近。但当数据的随机效应或方差成分很大时，随机效应系数的估计值可能在不同算法间有差异。

实例 具体如下。

例 采用 20 名调查员对 135 名农村社区医生的某次问卷调查资料，对以下 3 个问题进行分析：①"患者常要求医生开某种抗生素，您遇到过这种情况吗？"。②"假如患者要求您开某种抗生素，您同意吗？"。③"有的医生认为，对于能报销药费的患者可多开些抗生素或较贵的抗生素。您同意这种意见吗？"。对上述 3 个问题的回答均为"是"或"不是"，即应答为二分类，上述问题均未经重复调查，结果如表 1 所示。每个调查员调查的医生数不等，即数据是不平衡的。

在该实例中，如果调查员的某种特征影响到调查对象对问题的应答，该调查员所调查的那些调查对象对该问题的应答就具有某种相似性或聚集性。如果上述推论成立，则形成了数据两个水平的层次结构，即：调查员为水平 2 单位，对应了高水平总体的随机样本；调查对象为水平 1 单位，对应低水平（社区医生）总体的随机样本。将调查对象对上述问题的阳性应答赋值为 1。假定 P_{ij} 为第 i 个调查对象对第 j 个调查员阳性应答概率的期望，采用 logit 连接函数拟合期望比例：$\ln[P_{ij}/(1 - P_{ij})] = \beta_{0j} = \beta_0 + u_{0j}$。

零模型：对每个问题分别拟合最基本的两水平逻辑斯谛模型，模型中无解释变量，称为零模型（null model）或空模型（empty model），模型为：

$$P_{ij} = \{1 + \exp[-(\beta_0 + u_{0j})]\}^{-1} \quad (2)$$

参数估计方法采用 IGLS 和 MQL，未考虑水平 2 残差估计对参数估计的影响。分析结果见表 2。

表 2 为 3 个模型的拟合结果。模型固定部分参数估计值是对问题阳性应答平均值的估计，3 个问题阳性应答比例的平均预测值，可采用 $\hat{P} = [1 + \exp(-\beta_0)]^{-1}$ 转换得到，其结果分别为 0.947 7、0.462 9 和 0.147 3，与实际阳性应答比例一致；模型随机部分水平 2 参数估计值 $\sigma_{u_0}^2$ 为水平 2 残差方差，反映了不同调查员调查同一对象同一问题时应答概率的变异情况，即调查员变异，因模型中无解释变量，所以是指尚未被调查员和调查对象特征所解释的变异。

模型拟合结果与推论一致，较大的 $\sigma_{u_0}^2$ 估计值表明数据存在层次结构特征，即对于相同调查员而言，不同的调查对象在各个问题的应答上具有程度不同的相似性或聚集性，即各个问题存在不同程度的调查员变异。问题 1 的调查员变异较小，问题 2 和问题 3 呈现出较大变异，以问题 3 变异最大。对于问题 1，94.77% 的医生回答遇到过患者要求开药的现象，如此高的阳性应答，决定了很小的调查员变异；问题 2 和 3 是较敏感的社会问题，调查对象对问题的应答受到调查对象本身和调查员多方面因素的影响，因此调查对象和调查员的某些特征可能与应答具有联系。

引入解释变量的两水平 logistic 模型：在每个问题的模型中分别引入水平 1 变量即调查对象特征，包括医生学历（是否接受正规医学教育）、从医年限、性别，然后引入水平 2 变量即调查员性别、年龄、学历、身份（县卫生行政部门和县医疗机构）。模型为公式（3）。

$$P_{ij} = \{1 + \exp[-(\beta_0 + \sum_{h=1}^{H} \beta_h X_{hij} + \sum_{l=1}^{L} \gamma_l X_{lj} + u_{0j})]\}^{-1} \quad (3)$$

式中 β_0 为截距；X_{hij} 为第 j 个调查员调查的第 i 个社区医生第 h 个解释变量观测值；β_h 为相应解释变量的回归系数；X_{lj} 为第 j 个调查员第 l 个解释变量观测值；γ_l 为相应解释变量的回归系数。分析结果见表 3。

对于问题 1，引入医生学历后 $\sigma_{u_0}^2$ 为 0，表明不存在调查员变异，学历的固定参数估计为 1.427 0，提示少数未接受正规医学教育（主要在乡村）的医生未遇到患者要求开药的现象，因而这一变量

表 1 对 135 名农村社区医生抗生素使用情况的问卷调查

调查员 j	社区医生 i	y_{ij} (0=不是，1=是)		
		问题 1	问题 2	问题 3
1	1	1	0	1
1	2	1	1	1
1	3	1	0	0
⋮	⋮	⋮	⋮	⋮
20	1	0	1	1
20	2	1	1	0

表 2　零模型的拟合结果

		问题 1		问题 2		问题 3	
		估计值	标准误	估计值	标准误	估计值	标准误
固定部分	β_0	2.897 0	0.400 4	-0.148 6	0.303 5	-1.756 0	0.418 1
随机部分							
水平 2	$\sigma_{u_0}^2$	0.281 0	1.083 0	3.117 0	0.589 9	3.913 0	1.130 0
水平 1	$\sigma_{e_0}^2$	0.978 1	0.129 0	0.669 5	0.088 7	0.718 6	0.094 1

表 3　引入各水平有关解释变量的两水平逻辑斯谛模型

		问题 2			问题 3		
		参数	估计值	标准误	参数	估计值	标准误
固定部分							
		截距	-5.091 0	1.793 0	截距	-4.716 0	1.486 0
		医生学历	1.017 0	0.476 0	医生学历	0.960 5	0.667 7
		调查员身份	1.729 0	0.658 2	调查员学历	1.067 0	0.647 4
随机部分							
		水平 $2\sigma_{u_0}^2$	2.201 0	0.972 0	水平 $2\sigma_{u_0}^2$	2.741 0	1.052 0
		水平 1 尺度参数	0.850 2	0.109 3	水平 1 尺度参数	0.974 4	0.124 6

解释了全部调查员变异，表中未列出问题 1 的分析结果。模型拟合结果显示，对于问题 2，有统计学意义的变量为医生学历和调查员身份，对问题 3 则为医生学历和调查员学历。与表 2 的分析结果相比，在引入与应答有关的解释变量后，$\sigma_{u_0}^2$ 明显减小，问题 2 从 3.117 0 下降到 2.201 0，问题 3 从 3.913 0 下降到 2.741 0，提示这些变量解释了一部分调查员变异。

参数估计的含义：①固定参数。水平 2 固定参数估计（调查员特征）是对调查员之间系统差别的调整。水平 1 固定参数估计（医生特征）的解释较为复杂，假定两种极端情形，一是如果具有不同特征的调查对象的应答概率具有完全相同的分布，则它是应答偏倚的测量；二是如果不存在任何应答偏倚，则它是具有不同特征的调查对象之间应答概率差

别的测量，而实际情况是这两种情形的混合体。②随机参数。水平 2 随机参数 $\sigma_{u_0}^2$ 的含义是对假定不同调查员调查同一研究对象某问题时应答概率变异的估计。例如，若某个医生问题 2 拟合的 $\mathrm{logit}(P)$ 为 1，就意味着该医生如果接受不同的调查员调查，那么对该医生拟合的 $\mathrm{logit}(P)$ 的分布就为 $N(1, 2.201\,0)$。因此，$\sigma_{u_0}^2$ 实际上反映了由于调查员的作用而使调查对象应答某问题时所丧失的精度。

（李晓松）

duōshuǐpíng bósōng móxíng

多水平泊松模型（multilevel poisson models）

生物医学研究中，单位时间、空间中罕见事件的发生数服从于泊松分布，如研究每升水中大肠菌群数的分布，粉尘在单位容积内计数的分布，以及一定人群中某种患病率很低的非传染性疾病发病数或死亡数

的分布等。如果某事件的发生是完全随机的，则单位时间或单位空间内，某事件发生 0 次、1 次、2 次……的概率为：

$$P(X) = \mathrm{e}^{-\lambda} \frac{\lambda^x}{X!} \quad X = 0,1,2,\cdots \quad (1)$$

称该事件的发生服从参数为 λ 的泊松分布，记为 $X \sim Poisson(\lambda)$。式中 X 为单位时间或空间内某事件的发生数；$P(X)$ 是事件数为 X 时的概率；e 为自然对数的底；$X!$ 是 X 的阶乘。泊松分布的方差等于均数 λ：$\mathrm{Var}(X) = E(X) = \lambda$。

对于单位时间、面积、空间内某事件发生数资料，如果资料具有层次结构，则可以用多水平泊松模型进行分析。简单两水平泊松模型可以定义为：

$$\log(\lambda_{ij}) = \log(offset_{ij}) + \beta_{0j} + \beta_1 x_{1i} + \beta_2 x_{2i} + \cdots + \beta_m x_{mi}$$
$$\beta_{0j} = \beta_0 + u_{0j}$$
$$u_{0j} \sim N(0, \sigma_{u_0}^2) \quad (2)$$

式中，i 和 j 分别用以代表水平 1 和水平 2 单位；β_0 为平均截距；u_{0j} 为水平 2 单位偏离平均截距的离差，反映了水平 2 单位间的变异，可以假设其服从于一个正态分布 $N(0, \sigma_{u_0}^2)$，可以通过对 $\sigma_{u_0}^2$ 的检验来说明水平 2 变异是否存在；$offset_{ij}$ 称为偏移校正量，如果各 E_i 相等，则模型中 offset 可以省略。

模型中假设水平 1 上残差服从泊松分布；水平 2 上残差 u_j 服从均数为 0，方差为 $\sigma_{u_0}^2$ 的正态分布 $N(0, \sigma_{u_0}^2)$。如果水平 2 上随机效应项多于 1 个，则假设其服从均向量为 0，协方差矩阵为 Ω_u 的多元正态分布 $MN(0, \Omega_u)$。

计算步骤 多水平泊松模型中，由于应变量与协变量的关系是非线性的，故高水平上残差的估计需要用泰洛（Taylor）展开式进行线性化，线性化后可以利用 IGLS 或 RIGLS 进行估计。1996 年戈德斯坦（Goldstein）和拉斯巴什（Rasbash）指出，2 阶近似比 1 阶近似更精确，但稳定性差，不容易收敛。参数的估计可以用边际拟似然（marginal quasi-likelihood，MQL）方法，其残差的估计仅依赖于模型的固定效应部分；也可以用预测拟似然（predictive quasi-likelihood，PQL）方法，其残差的估计既依赖于模型的固定效应部分，又与目前高水平上残差有关。1 阶 MQL 的估计值往往低估了参数，特别是当高水平单位数较少，或事件发生数过小或过大时。2 阶 PQL 估计的精确性较好，但不容易收敛，特别是有个别残差较大时。因此，分析资料时常常以 1 阶 MQL 的估计值作为 2 阶 PQL 的初值。在 2 阶 PQL 收敛有困难时，也可退而求其次，使用 1 阶 PQL 或 2 阶 MQL 进行

估计。

实例分析 本资料是英格兰和威尔士 15 个地区 1959 至 1991 年按年龄、性别分组的逐年人口数和肺癌死亡人数，其变量编码见表。

表 肺癌死亡资料数据库变量编码

变量	变量取值
年份	1959~1991
地区	1~15
年龄	0 表示年龄≤50 岁；1 表示年龄>50 岁
性别	0 指示女性；1 指示男性
年观察人口数	
年肺癌死亡数	

该资料具有两水平层次结构，地区为水平 2 单位，各地区内逐年重复观察结果为水平 1 单位。资料按性别、年龄分组，反应变量是肺癌死亡人数。因肺癌死亡数是稀有事件，故考虑用泊松模型分析。需回答如下问题：①拟合单水平泊松模型，分析肺癌死亡率与年龄、性别有无关系，是否存在年龄与性别的交互作用？肺癌死亡率在时间上是否有趋势？这种趋势是否为线性的？②拟合两水平泊松模型，说明肺癌死亡率在区域之间是否存在差异？③拟合随机系数两水平泊松模型，进一步说明肺癌死亡率在区域之间的差异（水平 2 方差）是否与年龄、性别、时间有关？

与一般资料的统计分析思路相同，首先对该资料进行统计描述，如表 2、表 3 所示。表 2 显示，1959~1991 年英格兰和威尔士 15 个地区肺癌总死亡率有逐年上升之趋势，并在 1985 年后开始下降。表 3 显示，男性肺癌死亡率高于女性；">50 岁"组肺癌死

亡率高于"≤50 岁"组，且男性在两个年龄组之间的差别大于女性。肺癌死亡率的时间趋势在不同年龄、性别组间是否相同，则需要应用统计学模型及其假设检验提供佐证。

单水平泊松模型 肺癌死亡率在时间上的变化通常不是线性的，模型中关于年份的变量需考虑年份的 2 次项；因年龄间、性别间有差异，且年龄组间的差异在性别间是不同的，故需要考虑性别与年龄的交互作用项；由于不同的年龄、性别组间肺癌死亡率的时间趋势不同，所以模型中还应该包括年龄、性别与年份变量的交互作用项。拟合单水平泊松模型如下，记为模型 A，基本形式如下：

$$\log(\pi_i) = \log(offset_i) + \beta_0 + \sum_{h=1}^{H} \beta_h X_h \tag{3}$$

式中，$offset_i$ 是第 i 年的人口数；β_0 为平均截距；X_h 为第 h 个解释变量或解释变量之间的交互作用项；β_h 为相应的解释变量或交互作用项的回归系数。模型拟合结果见表 4 模型 A 部分。

采用沃尔德检验对模型中各系数进行假设检验，结果模型中各固定效应项均有统计学意义。从模型估计值得知，总体趋势是这些地区的肺癌死亡率男性远高于女性，33 年间呈二项式变化，随年份推移，呈先增加后减少的趋势。而这种在时间与年龄上的变化在男女间差别很大。男性随年龄增大更明显，但此性别差异在后几年有变小的趋势。

两水平泊松模型（2-level Poisson model） 将上述模型扩展到两水平的情形，以了解肺癌死亡率在对年龄、性别和年份间做

表 2　1959~1991 年英格兰和威尔士 15 个地区逐年肺癌死亡率

年份	人口	肺癌死亡人数	死亡率（1/10 万）
1959	45 386 017	21 049	46.38
1960	45 754 991	22 022	48.13
1961	46 166 020	22 891	49.58
1962	46 668 988	23 706	50.80
1963	47 022 697	24 410	51.91
1964	47 404 303	25 365	53.51
1965	47 762 823	26 390	55.25
1966	48 075 295	27 053	56.27
1967	48 390 803	28 341	58.57
1968	48 593 004	28 744	59.15
1969	48 826 813	29 778	60.99
1970	48 987 694	30 270	61.79
1971	48 805 800	30 743	62.99
1972	49 028 883	31 077	63.39
1973	49 174 618	31 245	63.54
1974	48 831 554	32 980	67.54
1975	48 784 581	32 816	67.27
1976	48 764 379	33 447	68.59
1977	48 735 507	34 005	69.77
1978	48 727 673	34 391	70.58
1979	49 093 595	34 520	70.31
1980	49 179 077	35 068	71.31
1981	49 201 684	34 662	70.45
1982	49 153 897	34 812	70.82
1983	49 192 673	35 577	72.32
1984	49 289 593	35 617	72.26
1985	49 436 299	35 728	72.27
1986	49 568 211	35 134	70.88
1987	49 692 240	35 104	70.64
1988	49 817 214	35 300	70.86
1989	49 654 570	34 604	69.69
1990	50 718 742	34 131	67.29
1991	50 954 836	34 083	66.89
合计	1 604 845 074	1 025 063	63.87

表 3　1959~1991 年英格兰和威尔士 15 个地区按性别、年龄分组的肺癌死亡率

性别	年龄	人口	肺癌死亡人数	肺癌死亡率（1/10 万）
男	≤50 岁	571 605 056	40 816	7.140 6
女	≤50 岁	555 526 096	14 810	2.665 9
男	>50 岁	210 904 291	757 775	359.298 0
女	>50 岁	266 809 631	211 662	79.330 7

了调整后是否还存在地区间的差异。以 region 作为水平 2 单位，拟合简单的两水平模型，水平 2 方差中只包括常数项，记为模型 B，基本形式为：

$$\log(\pi_{ij}) = \log(offset_{ij}) + \beta_0 + \sum_{h=1}^{H} \beta_h X_h + u_{0j}$$

(4)

式中 $offset_{ij}$ 是第 j 个地区第 i 年的人口数；u_{0j} 为第 j 个地区截距偏离平均截距的离差。采用 2 阶 PQL 估计，模型的拟合结果见表 4 模型 B 部分。

采用沃尔德检验对水平 2 上的方差进行检验，结果：

$$z = \frac{0.010\,86}{0.003\,99} = 2.721\,8, P = 0.006\,5$$

说明不同地区的肺癌死亡率间存在差异。对比单水平模型（模型 A）与此处两水平模型拟合结果，年龄、性别和年份的固定效应在两模型间基本不变。可见地区间的肺癌死亡率差异不是由这些人群的地区分布不同所致。

两水平随机系数泊松模型（2-level random coefficient Poisson model）为进一步了解在不同地区间肺癌死亡率在各解释变量上的差异是否不同，可在水平 2 上增加解释变量的随机部分。模型基本形式如下：

$$\log(\pi_{ij}) = \log(offset_{ij}) + \beta_0 + \sum_{h=1}^{H} \beta_{hj} X_h + u_{0j}$$

(5)

式中 β_{hj} 为第 j 个地区第 h 个解释变量或交互作用项的回归系数。考虑不同地区间肺癌死亡率在性别上的差异是否不同，在模型的随机部分 2 水平上增加性别变量，记为模型 C。2 阶 PQL 估计结果见表 4 模型 C 部分。

采用沃尔德（Wald）法对水平 2 上的方差进行检验，不难看

表4　两水平泊松模型拟合结果

效应	参数	系数（估计误差）			
		模型 A	模型 B	模型 C	模型 D
固定效应	β_0（常数项）	−10.531 48（0.016 10）	−10.546 85（0.031 37）	−10.546 97（0.039 21）	−10.573 41（0.056 38）
	β_1（age）	2.448 74（0.016 88）	2.449 23（0.016 90）	2.446 10（0.016 90）	2.458 69（0.042 25）
	β_2（gender）	1.387 01（0.018 22）	1.388 69（0.018 25）	1.387 42（0.026 81）	1.387 77（0.029 64）
	β_3（year）	0.017 82（0.000 98）	0.018 01（0.000 98）	0.018 10（0.000 98）	0.018 55（0.001 81）
	β_4（year^2）	−0.000 84（0.000 01）	−0.000 84（0.000 01）	−0.000 84（0.000 01）	−0.000 86（0.000 01）
	β_5（age×year）	0.053 44（0.000 93）	0.053 40（0.000 93）	0.053 52（0.000 93）	0.054 17（0.000 93）
	β_6（gender×year）	−0.028 20（0.001 05）	−0.028 26（0.001 05）	−0.028 35（0.001 05）	−0.028 83（0.001 05）
	β_7（age×gender）	0.840 07（0.019 15）	0.840 43（0.019 18）	0.844 06（0.019 18）	0.856 07（0.019 21）
	β_8（age×gender×year）	−0.011 10（0.001 09）	−0.011 07（0.001 09）	−0.011 20（0.001 09）	−0.011 34（0.001 09）
随机效应					
水平 2	$\sigma^2_{u_0}$	−	0.010 86（0.003 99）	0.019 15（0.007 05）	0.043 68（0.016 09）
	$\sigma_{u_{01}}$	−	−	−0.007 56（0.003 39）	−0.010 86（0.008 66）
	$\sigma^2_{u_1}$	−	−	0.005 77（0.002 15）	0.022 41（0.008 28）
	$\sigma_{u_{02}}$	−	−	−	−0.009 74（0.005 54）
	$\sigma_{u_{12}}$	−	−	−	−0.007 08（0.003 97）
	$\sigma^2_{u_2}$	−	−	−	0.008 14（0.003 01）
	$\sigma_{u_{03}}$	−	−	−	−0.000 32（0.000 33）
	$\sigma_{u_{13}}$	−	−	−	−0.000 68（0.000 29）
	$\sigma_{u_{23}}$	−	−	−	0.000 41（0.000 17）
	$\sigma^2_{u_3}$	−	−	−	0.000 03（0.000 01）
水平 1	$\mathrm{Var}(death_{ij}\mid\pi_{ij})=\pi_{ij}\times$　1	1	1	1	

出，$\sigma^2_{u_0}$、$\sigma_{u_{02}}$、$\sigma^2_{u_2}$ 均有统计学意义。说明不同地区的肺癌死亡率间的性别差异不同，地区间男女肺癌死亡率的变异可由下式计算：

$$\mathrm{Var}(u_{0j}+u_{2j}gender_{ij})=$$
$$\sigma^2_{u_0}+2\sigma_{u_{02}}gender+\sigma^2_{u_2}(gender)^2 \quad (6)$$

女性死亡率的方差（对数尺度）：

$$\mathrm{Var}(u_{0j}+u_{2j}gender_{ij})=0.019\ 15$$

男性死亡率的方差（对数尺度）：

$$\mathrm{Var}(u_{0j}+u_{2j}gender_{ij})=0.009\ 80$$

说明不同地区男性肺癌死亡率间的差异小于不同地区女性间的差异。u_{0j} 和 u_{1j} 的协方差为负值，说明地区内女性死亡率（u_{0j} 估计值）与死亡率的性别差异（u_{2j} 估计值）呈负相关。女性死亡率越高的地区其性别差异也越小。表5 结果更清楚地解释此模型中两随机效应的实际意义。

为进一步说明不同地区的肺癌死亡率间的差异是否还与年龄、年份有关，在水平 2 的随机部分增加年龄、年份变量，记为模型 D。2 阶 PQL 估计结果见表4 模型

D 部分。结果表明，水平 2 随机效应各项均有统计学意义。说明不同地区的肺癌死亡率间的差异与性别、年龄、年份均有关系。

比较模型 A ~ 模型 D，由表4 可见，随水平 2 方差分解越来越细，固定部分的系数基本稳定，但水平 2 方差中考虑的变量，其对应的固定部分的系数之标准误随之增大。说明对这类具有聚集性的资料，如果不考虑水平 2 上的方差或考虑不周全时，固定部分变量的效应的假阳性会增加。

超泊松方差模型（extra-Poisson

表 5　模型 C 分性别的水平 2 残差及估计死亡率

地区编号	女性		男性	
	$\hat{u}_{0j}$	$\exp\ (\hat{\beta}_0+\hat{u}_{0j})$ $\times 10\,000$	$\hat{u}_{2j}$	$\exp\ (\hat{\beta}_0+\hat{\beta}_2+\hat{u}_{0j}+\hat{u}_{2j})$ $\times 10\,000$
1	0.167 4	0.310 5	−0.031 1	1.205 7
2	0.010 3	0.265 4	0.006 4	1.069 8
3	−0.120 9	0.232 8	0.082 7	1.012 5
4	−0.148 5	0.226 6	0.025 7	0.930 6
5	0.135 5	0.300 7	−0.126 3	1.061 8
6	0.086 5	0.286 6	−0.001 2	1.145 7
7	0.140 8	0.302 5	−0.050 2	1.151 8
8	0.138 4	0.301 6	−0.123 5	1.067 5
9	−0.051 6	0.249 4	−0.005 6	0.993 6
10	−0.084 7	0.241 3	−0.056 4	0.913 7
11	−0.160 6	0.223 7	0.009 2	0.904 2
12	−0.144 9	0.227 3	0.148 6	1.055 9
13	0.208 2	0.323 5	−0.032 3	1.254 4
14	0.055 3	0.277 6	0.029 3	1.144 9
15	−0.231 2	0.208 5	0.124 8	0.945 9

model）理论上，泊松分布的方差 $\mathrm{Var}(Y)$ 等于其期望 $E(Y)$。实际工作中常常遇到应用泊松模型预测的方差大于其期望，又称为超离散模型。导致超离散现象的原因很多。从生物学角度来看，是因为事件的发生具有聚集性；从模型构造角度来看，是因为已知的协变量不能有效地解释反应变量的变异或者是数据中有极端异常值；从统计学的角度来看，观察值是由若干个独立同分布的随机变量组合而成，即：

$$Y = Z_1 + Z_2 + \cdots + Z_K \qquad (7)$$

式中 K 是随机的，服从泊松分布，且与 Z 独立。这样：

$$E(Y) = E(K)E(Z)$$
$$\mathrm{Var}(Y) = E(K)E(Z^2) \qquad (8)$$

显然，当 $E(Z^2) > E(Z)$ 时 Y 就是超离散的。因此，超离散的多水平泊松模型中水平 1 的方差可定义为：$\mathrm{Var}(y_{ij} \mid \pi_{ij}) = k\pi_{ij}$，

$k > 1$。拟合超离散模型的目的是检查所拟合模型的假设是否满足，并为进一步改进模型拟合优度提供线索。

（李晓松）

guǎngyì xiànxìng móxíng

广义线性模型 （ generalized linear model）

是一般线性模型（general linear model）的一种推广，是将应变量 Y 的期望 μ 通过一定的转换后与自变量 X 建立线性关系。其首次提出源自内尔德（Nelder）和韦德伯恩（Wedderburn）的一篇文章，其中将看似无关的方差分析、泊松回归等问题归为统一框架内，极大地深化了人们对统计模型的理解与应用。

该模型假定应变量 Y 的期望为 μ，其中 y 服从指数族分布。它的概率密度函数（对连续变量）或概率函数（对离散变量）为：

$$f_{y_i}(y_i;\theta_i,\phi) = \exp\left\{\frac{\theta_i y_i - b(\theta_i)}{a_i(\phi)} + c_i(y_i,\phi)\right\} \qquad (1)$$

式中 θ 称为典型参数或自然参数；ϕ 称为离散参数，通常假定固定已知。很多常用的分布都属于指数分布族，如正态分布、逆正态分布、伽马分布、泊松分布、二项分布、负二项分布等。如泊松分布可以表达为：

$$f_y(y;\theta,\phi) = \exp[\theta y - e^\theta - \lg(y!)],$$
$$y = 0,1,2\cdots \qquad (2)$$

式中 $\theta = \log(\mu)$；$a(\phi) = 1$；$b(\theta) = e^\theta$；$c(y,\phi) = -\lg(y!)$。

对于二项分布可表达为：

$$f_y(y;\theta,\phi) = \exp\left[\frac{\theta y - \log(1 + e^\theta)}{n^{-1}} + \lg(C_n^{ny})\right],$$
$$y = 0, \frac{1}{n}, \frac{2}{n}, \cdots, 1 \qquad (3)$$

式中 $\theta = \lg[\pi/(1 - \pi)]$；$a(\phi) = 1/n$；$b(\theta) = \log(1 + e^\theta)$；$c(y,\phi) = \log(C_n^{ny})$

对于正态分布可表达为：

$$f_y(y;\theta,\phi) = \exp\left\{\left(\frac{\theta y - \theta^2}{2}\right)/\phi - \frac{1}{2}\left[\frac{y^2}{\phi + \log(2\pi\phi)}\right]\right\},$$
$$-\infty < y < +\infty \qquad (4)$$

式中 $\theta = \mu$；$\phi = \sigma^2$；$a(\phi) = \sigma^2$；$b(\theta) = \theta^2/2$；$c(y,\phi) = -\frac{1}{2}\left[\frac{y^2}{\phi + \log(2\pi\phi)}\right]$。

广义线性模型中自变量与回归系数的线性组合 $\eta = \beta_0 + \sum_{i=1}^{n}\beta_i x_i$ 通过一个联接函数（link function）$g(\cdot)$ 将其与因变量期望相联系，即：

$$g(\mu) = \eta = \beta_0 + \sum_{i=1}^{n}\beta_i x_i$$

广义线性模型的联接函数是模型中最重要的部分。常见分布的典型联接如表所示，其中联接函数是恒等式 $\mu = \eta = g(\mu)$ 就退化为经典的一般线性回归模型。

GLM 模型的参数估计　该模

型的参数估计可采用最大似然估计。

最大似然估计 具体步骤如下：

步骤1：写出似然函数及对数似然函数。

$$L = \prod_{i=1}^{n} f(y; \theta, \phi),$$

$$\ln L = \sum_{i=1}^{n} f(y; \theta, \phi)$$

步骤2：求对数似然的一阶和二阶偏导数，通过牛顿-拉弗森迭代法求出参数值及其方差协方差。

现以逻辑斯谛回归为例，给出它的似然函数及其参数估计一般过程。

设有 n 个个体，m 个自变量，应变量 Y 服从条件二项分布，取值为 0 或 1。模型形式如公式（5）。

$$P_i = \frac{1}{1 + \exp[-(\beta_{0i} + \beta_1 X_{1i} + \cdots + \beta_m X_{mi})]}$$

$$= \frac{\exp(\beta_{0i} + \beta_1 X_{1i} + \cdots + \beta_m X_{mi})}{1 + \exp(\beta_{0i} + \beta_1 X_{1i} + \cdots + \beta_m X_{mi})}$$

$$1 - P_i = \frac{1}{1 + \exp(\beta_{0i} + \beta_1 X_{1i} + \cdots + \beta_m X_{mi})}$$

$$(5)$$

其似然函数为公式（6）。

$$L = \prod_{i=1}^{n} P_i^{Y_i} (1 - P_i)^{1 - Y_i}$$

$$= \prod_{i=1}^{n} \frac{[\exp(\beta_{01} + \beta_1 X_{1i} + \cdots + \beta_m X_{mi})]^{Y_i}}{1 + \exp(\beta_{01} + \beta_1 X_{1i} + \cdots + \beta_m X_{mi})}$$

$$(6)$$

对数似然函数为公式（7）。

$$\ln L = \sum_{i=1}^{n} [Y_i \ln P_i + (1 - Y_i) \ln(1 - P_i)]$$

$$= \sum_{i=1}^{n} \{Y_i (\beta_{0i} + \beta_1 X_{1i} + \cdots + \beta_m X_{mi}) - \ln[1 + \exp(\beta_{0i} + \beta_1 X_{1i} + \cdots + \beta_m X_{mi})]\}$$

$$(7)$$

分别对 β_0、β_1、$\cdots$、β_m 求偏导并令之为 0，得如下 $m+1$ 个似然方程见公式（8）。

通常 $m+1$ 个方程不能采用消元法或矩阵变换的方法求得精确解，只能采用数值方法求近似解。常采用牛顿-拉弗森（Newton-Raphson）迭代法计算 lnL 的极大值，此时得到的参数值 b_0，b_1，$\cdots$，b_m 即为 β_0，β_1，$\cdots$，β_m 的极大似然估计值。

牛顿-拉弗森迭代法 计算步骤如下。

步骤1：写出以上样本似然函数与对数似然函数，令其对 β_j 的一阶导数 $\ln' L(\beta) = 0$。

步骤2：求其对 β_j 的二阶导数 $\ln'' L(\beta)$。

$$\ln'' L(\beta) = \frac{\partial^2 \ln L}{\partial \beta_j \partial \beta_k}$$

$$= -\sum_{i=1}^{n} \frac{x_{ij} \cdot x_{ik} \cdot \exp(\sum_{j=0}^{m} \beta_j x_{ij})}{[1 + \exp(\sum_{j=0}^{m} \beta_j x_{ij})]^2},$$

$$i = 1, 2, \cdots, n, \ j, k = 0, 1, \cdots, m \quad (9)$$

步骤3：给 β 赋初始值 $\beta^{(0)}$，允许误差 ε 赋初始值（例如 10^{-6}），$t = 0$。

步骤4：求样本在 $\beta^{(0)}$ 时的一阶偏导数 $\ln' L(\beta^{(0)})$ 的值与二阶偏导数 $\ln'' L(\beta^{(0)})$ 的值。

计算向量：

$$\beta^{(1)} = \beta^{(0)} - \frac{\ln' L(\beta^{(0)})}{\ln'' L(\beta^{(0)})} \quad (10)$$

得到：

$$\delta^{(t+1)} = \sqrt{\sum_{j=0}^{m} [\beta_j^{(t+1)} - \beta_j^{(t)}]^2} \quad (11)$$

步骤5：重复迭代步骤（4），$t = t+1$，直至 $\delta^{(t+1)}$ 小于预先设定的允许误差 ε，迭代结束。

GLM 模型的假设检验 包括以下几种。

拟合优度检验 对于样本含量为 n 的一组观察值，最简单的是只包含 1 个参数的模型，该参数对应于 y 的均数，称为零模型；最复杂的模型是包含 n 个参数的模型，每个观察值对应于一个参数，称为饱和模型或全模型。饱和模型导出的 y 的估计值与 y 的观察值是完全相等的，因而没有估计误差。对于 GLM 模型而言，饱和模型中没有随机成分。在实际应用中，零模型过于简单，它没有考虑自变量对因变量的影响；饱和模型则毫无实际价值，它只对资料进行了简单的重复而没有概括其中隐含的规律。一个好的模型，应该在参数的个数上尽量节俭，而在拟合优度上接近饱和模型。

设 $L(b_{\max}; y)$ 为饱和模型的似然函数（n 个参数），$L(b; y)$ 为待检验模型的似然函数（含 p

表　几种常见分布的典型联接

分布	符号	均数	方差	典型联接
正态分布	$N(\mu, \sigma^2)$	μ	σ^2	恒等
泊松分布	$P(\mu)$	μ	μ	log
二项分布	$B(m, \pi)/m$	$m\pi$	$\mu(1 - \mu)$	logit

$$\sum_{i=1}^{n} \left[Y_i - \frac{\exp(\beta_{0i} + \beta_1 X_{1i} + \cdots + \beta_m X_{mi})}{1 + \exp(\beta_{0i} + \beta_1 X_{1i} + \cdots + \beta_m X_{mi})} \right] = 0$$

$$\sum_{i=1}^{n} \left[Y_i X_{ji} - \frac{X_{ji} \cdot \exp(\beta_{0i} + \beta_1 X_{1i} + \cdots + \beta_m X_{mi})}{1 + \exp(\beta_{0i} + \beta_1 X_{1i} + \cdots + \beta_m X_{mi})} \right] = 0 (j = 1, \cdots, m) \quad (8)$$

个参数），定义统计量 λ：

$$\lambda = L(b_{\max};y)/L(b;y) \quad (12)$$

似然比统计量定义如下：

$$G = 2\ln\lambda = 2[\ln L(b_{\max};y) - \ln L(b;y)] \quad (13)$$

在零假设下渐近服从自由度为两模型参数之差，即 $n - p$ 的 χ^2 分布（p 为待检验模型的参数个数）。

对模型参数的假设检验 包括以下几种。

似然比检验 类似上述拟合优度检验，统计量也是：$G = 2$（全模型的对数似然函数值−不包含待检验变量模型的对数似然函数值）

当零假设成立（即待检验参数为 0）且样本量较大时，统计量 G 近似服从自由度为待检参数个数的 χ^2 分布。若 p 值小于检验水准 α，即可认为待检验变量有统计学意义。

沃尔德（Wald）检验 具体如下。

$$W = \left(\frac{\hat{\beta}_j}{SE_{(\hat{\beta}_j)}}\right)^2 \quad (14)$$

当零假设成立且样本量较大时，统计量沃尔德值近似服从自由度为 1 的 χ^2 分布。

计分检验 设 D 为对数似然函数的一阶偏导向量，I 为二阶偏导数的负值矩阵，又称为信息矩阵，信息矩阵的逆矩阵则为回归系数的方差协方差矩阵 $\text{cov}(\beta)$。待检验参数的计分检验统计量为：

$$S = D'I^{-1}D = D(\beta,\beta_j = 0)'\text{cov}(\beta,\beta_j = 0) \quad D(\beta,\beta_j = 0) \quad (15)$$

$\beta_j = 0$ 指零假设下待检验的回归系数估计值为零。当零假设成

立且样本量较大时，S 统计量服从自由度为待估参数个数的 χ^2 分布。

（王 彤）

Probit huíguī

Probit 回归

（Probit regression） 是一种可用于构建二项反应变量或有序多分类变量与自变量之间关系的模型。设 Y 为二项反应变量，取值为 1 或 0 分别表示某阳性结果的发生或不发生，另外有 p 个自变量记为 $X = (X_1, X_2, \cdots, X_P)$，定义如下一个潜变量 Y^*：

$$Y_i^* = X_i\beta + \varepsilon_i$$
$$y_i = 1 \quad 如果，y_i^* > 0$$
$$y_i = 0 \quad 如果，y_i^* \leqslant 0 \quad (1)$$

式中误差项 ε 服从正态分布 $N(0, \sigma^2)$。这样就有：

$$P = P(y_i = 1 \mid X_i) = P(y_i^* > 0)$$
$$= P(X_i\beta + \varepsilon_i > 0) = P\left(\frac{\varepsilon_i}{\sigma} < \frac{X_i\beta}{\sigma}\right)$$
$$= \Phi\left(\frac{X_i\beta}{\sigma}\right) \quad (2)$$

这是由于如果 ε 服从正态分布 $N(0, \sigma^2)$，则 $\frac{\varepsilon}{\sigma}$ 服从标准正态分布。式中 $\Phi(\cdot)$ 为标准正态分布的累计概率分布函数，所以这里的 Probit 是 probability unit 的缩写，称作概率单位，意为以正态曲线下左侧面积为反应率时，其横坐标上相应的标准离差。该模型最终形式可写为：

$$P(y_i = 1) = \Phi\left(\frac{X_i\beta}{\sigma}\right)$$

或

$$\Phi^{-1}[P(y_i = 1)] = X_i\beta/\sigma \quad (3)$$

相应地，$P(y_i = 0) = 1 - \Phi\left(\frac{X_i\beta}{\sigma}\right)$。

若反应变量 Y 观察到 m 个 0，$n-m$ 个 1，则其似然函数为：

$$L = \prod_{i=1}^{m}\left[1 - \Phi\left(\frac{X_i\beta}{\sigma}\right)\right]\prod_{i=m+1}^{n}\left[\Phi\left(\frac{X_i\beta}{\sigma}\right)\right]$$
$$= \prod_{i=1}^{n}\Phi\left(\frac{X_i\beta}{\sigma}\right)^{y_i}\left[1 - \Phi\left(\frac{X_i\beta}{\sigma}\right)\right]^{1-y_i} \quad (4)$$

对数似然函数为公式（5）。对其求各参数的一阶和二阶导函数，用牛顿−拉弗森迭代算法得到参数估计值及其方差—协方差估计。

Probit 回归模型参数的假设检验 对此模型回归系数的假设检验有似然比检验、计分检验和沃尔德检验。

似然比检验（likelihood ratio test） 用于检验两个相互嵌套的模型中相差别的自变量对应的回归系数是否为 0。首先拟合一个包含 p 个自变量的 probit 模型，求出它的对数似然函数值 $\ln L_0$，然后再拟合一个包含 l 个自变量（$p \geqslant l$）的 probit 模型，得到一个新的对数似然函数值 $\ln L_1$，计算似然比统计量：

$$G = 2(\ln L_1 - \ln L_0) \quad (6)$$

大样本时在零假设下得到的 G 统计量近似服从自由度为 $p - l$ 的 χ^2 分布。

计分检验（score test） 检验统计量如下：

$$S = D'I^{-1}D \quad (7)$$

$$\ln L = \sum_{i=1}^{n}\left[y_i\ln\left[\Phi\left(\frac{X_i\beta}{\sigma}\right)\right] + (1 - y_i)\ln\left[1 - \Phi\left(\frac{X_i\beta}{\sigma}\right)\right]\right] \quad (5)$$

式中 D 是待检参数为 0 时对数似然函数的一阶偏导数向量；I^{-1} 是方差-协方差矩阵。大样本时在零假设下的计分统计量 S 近似服从自由度为待检参数个数的 χ^2 分布。

沃尔德检验 检验统计量为：

$$u = \frac{b_i}{SE(b_i)} \qquad (8)$$

式中分子为待检参数，分母为其标准误。样本很大时在零假设下，该统计量近似服从标准正态分布。

Probit 模型在计量经济学和生物统计中均有较多应用。如 1953 年布利斯（Bliss）在生物统计中将其用于毒理学实验的剂量反应关系研究。考虑到不同剂量下动物发生"阳性反应"的概率分布常呈正偏态，故将剂量取对数后令其概率分布接近于正态分布。此剂量反应模型形式则变为：

$$\phi^{-1}(P) = \alpha + \beta \ln X \qquad (9)$$

事实上这就是一个简单的 Probit 回归。利用这一模型可以求出任一剂量下反应的阳性率，还可据此得到半数剂量。

当原始数据为分组资料时，还可用最小似然法或最小卡方法。当模型指定正确时与最大似然估计相同。

（王 彤）

bósōng huíguī

泊松回归（Possion regression）

研究服从泊松分布的阳性事件发生数 Y 与一组影响事件发生的解释变量向量 $X = (x_1, x_2, \cdots, x_p)'$ 的关系的回归模型。若随机变量的 Y 可能取值为 0，1，2，$\cdots$，且其概率分布为：

$$P(Y = y) = \frac{\mu^y}{y!} e^{-\mu}$$

$$y = 0, 1, 2, \cdots \qquad (1)$$

称 Y 服从参数为 μ 的泊松分布。常用于描述在单位空间或时间内某事件发生的次数，可看作试验次数 n 很大，而所关心的事件发生的概率 π 很小的二项分布的极限分布。

当研究服从泊松分布的阳性事件发生数 Y 与一组影响事件发生的解释变量向量 $X = (x_1, x_2, \cdots, x_p)'$ 的关系时，可使用泊松回归。由于时间发生数总是正数，形如 $Y = X'\beta$ 的一般线性回归可能得到小于零的 Y，故通常将阳性数与自变量的关系假定为：

$$\mu = \exp(X'\beta) \text{ 或 } \log(\mu) = X'\beta \qquad (2)$$

公式（2）即为泊松回归的基本形式。当自变量均为离散分类变量时，又称对数线性模型。将公式（2）代入公式（1），即得到泊松回归的概率函数：

$$P(Y \mid X) = \frac{[\exp(X'\beta)]^y \exp[-\exp(X'\beta)]}{y!} \qquad (3)$$

有时所关心事件的发生是在某段观察时间 T，而观察期又有长有短，此时泊松模型描述的是单位时间内的发生数或发生率，发生率的期望值即为 μ/T，此时泊松回归模型变为 $\log(\mu/T) = X'\beta$，即：

$$\log(\mu) = \log(T) + X'\beta \qquad (4)$$

式中 $\log(T)$ 称为偏移变量或补偿变量。例如在流行病学中，当某疾病发生的概率为 π，观察的暴露人年为 n 时，平均发病人数 $\mu = n\pi$，相应的泊松回归模型为 $\mu = n\pi = n\exp(X'\beta)$，其中的暴露人年即为偏移变量。相应的概率函数为：

$$P(Y \mid X) = \frac{[n\exp(X'\beta)]^y \exp[-n\exp(X'\beta)]}{y!} \qquad (5)$$

设暴露因素为 $X_i = (x_{i1}, x_{i2}, \cdots, x_{ip})'$ 的一组观察对象有 n_i 例（$i = 1, 2, \cdots k$），指示变量 δ_{il}（$l = 1, 2, \cdots n_i$，$i = 1, 2, \cdots k$）表示暴露因素 X_i 中的对象 l 是否观察到阳性事件（$\delta_l = 1$ 表示阳性，$\delta_l = 0$ 表示阴性），$\sum \delta_{il} = y_i$ 表示在 n_i 个对象中阳性事件的发生数。总样本量 $N = \sum n_i$。

参数估计 由以上公式（3）和公式（5）可得到不同情况下泊松回归的似然函数，去除了常数项 $y!$ 后得到：

$$L = \prod_{i=1}^{n} [\exp(X'_i\beta)]^{y_i} \exp[-\exp(X'_i\beta)]$$

或

$$L = \prod_{i=1}^{k} [\exp(X'_i\beta)]^{y_i} \exp[-n_i\exp(X'_i\beta)] \qquad (6)$$

其对数似然函数分别为：

$$\ln L = \sum_{i=1}^{n} [y_i(X'\beta) - \exp(X'_i\beta)]$$

和

$$\ln L = \sum_{i=1}^{k} [y_i(X'\beta) - n_i\exp(X'_i\beta)] \qquad (7)$$

对式中的 β 分别求一阶和二阶偏导数，使用牛顿-拉弗森迭代法可求出参数极大似然估计值和参数估计值的方差和协方差。

回归系数的假设检验 对回归模型参数的假设检验通常采用计分检验、沃尔德检验和似然比检验，这些检验统计量均为 χ^2 分布，自由度为模型中待检验的协变量个数。多因素分析时协变量的筛选策略与其他回归模型类似，通常可采用逐步法。

似然比检验 $G = 2$（全模型的对数似然函数值−不含检验变量模型的对数似然函数值）。当零假设成立（即待检验参数为0）且样本量较大时，统计量 G 近似服从自由度为待检参数个数的 χ^2 分布。若 p 值小于检验水准 α，即可认为待检验变量有统计学意义。

沃尔德检验 具体如下。

$$W = \left(\frac{\hat{\beta}_j}{SE_{(\hat{\beta}_j)}}\right)^2 \qquad (8)$$

当零假设成立且样本量较大时，统计量沃尔德值近似服从自由度为1的 χ^2 分布。

计分检验 一般用于模型的因素筛选，其优点是不用估计出参数值就可以做检验，常用于对模型外的变量做检验。设 D 为对数似然函数的一阶偏导向量，I 为二阶偏导数的负值矩阵，又称为信息矩阵，信息矩阵的逆矩阵则为回归系数的方差协方差矩阵 $cov(\beta)$。待检验变量的计分检验统计量为：

$$S = D'I^{-1}D = D(\beta, \beta_j = 0)'cov(\beta, \beta_j = 0)$$
$$D(\beta, \beta_j = 0) \qquad (9)$$

$\beta_j = 0$ 指零假设下待检验的回归系数估计值为零。当零假设成立且样本量较大时，S 统计量服从自由度为待估参数个数的 χ^2 分布。

泊松回归模型的拟合优度检验 包括以下几种。

皮尔逊拟合优度检验（χ^2 检验）具体如下。

$$\chi_p^2 = \sum_{i=1}^{k} \frac{(y_i - \hat{\mu}_i)^2}{\hat{\mu}_i} \qquad (10)$$

当零假设成立并且样本量较大时，若回归中引入 p 个自变量，该统计量服从自由度 $v = k - p - 1$

的 χ^2 分布。

似然比检验 具体如下。

$$\chi_L^2 = \sum_{i=1}^{k} 2y_i \ln(y_i/\hat{\mu}_i) \qquad (11)$$

似然比检验的应用条件和自由度计算与 χ^2 检验完全相同。

过离散现象 从应用背景上可知泊松分布和负二项分布都是一个计数的分布，由于泊松分布具有一个重要特性，其均数等于方差，故而在计数为反应变量的回归中，若 X 固定时所对应 Y 的条件方差大于其期望，则称为过离散（overdipersion）现象（有时也存在方差小于均数的情况），其后果类似但带来的问题更甚于一般线性回归中的异方差情况。由于负二项分布中离散参数等于0时退化为泊松分布，故有学者建议通过对负二项回归中的离散参数是否等于0进行似然比或沃尔德检验，但由于该离散参数不可能小于0，故这两种检验并不是严格地服从 χ^2 分布。卡梅隆（Cameron）和特里维迪（Trivedi）提出一种比较简单的方法来判断数据中是否存在过离散现象。

设泊松回归得到阳性数预测值为：$\hat{\mu} = \exp(X'\hat{\beta})$，拟合以下无截距最小二乘直线回归方程，对其中回归参数 α 的假设检验就等价于对过离散现象的检验。

$$\frac{(y_i - \hat{\mu}_i)^2 - y_i}{\hat{\mu}_i} = \alpha + \varepsilon_i \qquad (12)$$

该检验与迪安法（Dean）和劳利斯（Lawless）给出的计分检验、格林（Green）介绍的拉格朗日乘子 LM（lagrange multiplier）检验恰好一致。

产生过离散现象的原因很多，可能是模型指定有误、遗漏了重要的自变量、阳性事件的发生在

个体间不独立、存在离群点（outlier）或零计数过多等。针对不同情况可改变模型或用其他估计方法处理。

（王 彤）

Tobit móxíng

Tobit 模型（Tobit model） 指因变量虽然在正值上大致连续分布，但包含一部分以正概率取值为0的观察值的一类模型。例如，在任一个给定年份，有相当数量家庭的医疗保险费用支出为0，因此，虽然年度家庭医疗保险费用支出的总体分布散布于一个很大的正数范围内，但在数字0上却相当集中。因此又称为截尾回归模型或删失回归模型（censored regression model），属于受限因变量回归的一种。受限因变量指因变量的观测值是连续的，但是受到某种限制，得到的观测值并不完全反映因变量的实际状态。主要包括断尾回归模型、Tobit 模型和样本选择模型等。

经典的 Tobit 模型是詹姆斯（James Tobin）在分析家庭耐用品的支出情况时对 Probit 回归进行的一种推广（Tobit 一词源自 Tobin's Probit），其后又被扩展成多种情况，雨宫（Amemiya）将其归纳为 I 型到 V 型 Tobit 模型。标准的 I 型 Tobit 回归模型如下：

$$y_i^* = \beta'x_i + \varepsilon_i$$
$$y_i^* = y_i \quad 如果，\quad y_i^* > 0$$
$$y_i^* = 0 \quad 如果，\quad y_i^* \leq 0 \qquad (1)$$

式中 y_i^* 是潜在应变量，潜变量大于0时被观察到，取值为 y_i，小于等于0时在0处截尾；x_i 是自变量向量；β 是系数向量；误差项 ε_i 独立且服从正态分布：$\varepsilon_i \sim N(0, \sigma^2)$。该模型也可以作如下简化表达：

$$y_i = \max(0, \beta' x_i + \varepsilon_i) \quad (2)$$

用最小二乘法估计含有截尾数据的模型参数会产生偏差，且估计量是不一致的。在一定假设下可通过最大似然法估计其参数。

最大似然估计 当 Tobit 模型的误差项满足正态性和方差齐性时，即公式（1）中，$y_i \sim N(x_i\beta, \sigma)$，潜变量 y^* 满足经典线性模型假定，服从具有线性条件均值的等方差正态分布。在该假设条件下，Tobit 模型中对于正值即 $y > 0$，给定 x 下 y 的密度与给定 x 下 y^* 的密度一样；对于 $y = 0$ 的观测值，由于 u/σ 服从标准正态分布并独立于 x，则：

$$
\begin{aligned}
p(y = 0 \mid x) &= p(y^* < 0 \mid x) \\
&= p(u/\sigma < -x\beta/\sigma) \\
&= 1 - \Phi(x\beta/\sigma) \quad (3)
\end{aligned}
$$

因此如果 (x_i, y_i) 是来自总体的一次随机抽取，则在给定 x_i 下 y_i 的密度为：

$$
\begin{aligned}
&(2\pi\sigma^2)^{-\frac{1}{2}} \exp\left[-\frac{(y - x_i\beta)^2}{(2\sigma^2)}\right] \\
&= \frac{1}{\sigma}\phi\left[\frac{y - x_i\beta}{\sigma}\right], \quad y > 0 \\
&p(y_i = 0 \mid x_i) = 1 - \Phi\left(\frac{x_i\beta}{\sigma}\right) \quad y = 0
\end{aligned}
$$

$$(4)$$

式中 ϕ 是标准正态密度函数。从中得到每个观测 i 的对数似然函数：

$$
\begin{aligned}
l_i(\beta, \sigma) =\ & l(y_i = 0)\ln\left[1 - \Phi\left(\frac{x_i\beta}{\sigma}\right)\right] + \\
& l(y_i > 0)\ln\left\{\frac{1}{\sigma}\phi\left[\frac{y_i - x_i\beta}{\sigma}\right]\right\}
\end{aligned}
$$

$$(5)$$

通过将上式对 i 求和，就可以得到容量为 n 的一个随机样本的对数似然函数，即：

$$l = \sum_{y_i = 0} \ln\left[1 - \Phi\left(\frac{x_i\beta}{\sigma}\right)\right] +$$

$$\sum_{y_i \mid y_i > 0} \left[\ln\frac{1}{\sqrt{2\pi\sigma^2}} - \frac{1}{2}\frac{(y_i - x_i\beta)^2}{\sigma^2}\right]$$

$$(6)$$

该式由两部分组成，一部分对应于没有限制的观测值，是经典回归模型部分；一部分对应于受到限制的观测值。这是一个非标准的似然函数，它实际上是离散分布与连续分布的混合。通过对上式极大化，就可以得到 β 和 σ 的最大似然估计值。该对数似然函数的求解比较棘手，因为 Tobit 模型的对数似然函数对原参数 β 和 σ^2 不是全局凹的。对该似然函数进行再参数化，可使得估计过程更为简单，并且再参数化后的对数似然函数是全局凹的。令 $\gamma = \beta/\sigma$ 和 $\theta = 1/\sigma$ 对数似然函数变为公式（7）。对上式极大化，由于黑塞（Hessian）矩阵始终是负正定的，所以不管初始值是什么，只要迭代过程有一个解，则这个解就是似然函数的全局最大化解。应用牛顿法求解时较为简单，且收敛速度快，得到 γ 和 θ 的估计量后，再利用 $\sigma = 1/\theta$ 和 $\beta = \gamma/\theta$ 求得原参数估计量。这些估计量的渐近协方差矩阵可以从估计量 $[\gamma, \theta]$ 中得到。

回归系数的含义 在实际应用中，Tobit 回归系数的解释和一般线性模型的回归系数不同。它与 Tobit 模型中三个重要的条件期望 $E(y^* \mid x)$，$E(y \mid x)$，$E(y \mid x, y > 0)$ 有关，具体应该是哪个解释取决于实际应用的目的，将这些条件期望对协变量进行求导后就是想要得到的边际效应。

假设检验 在 Tobit 模型中可以用似然比检验回归系数，既适合单个自变量的假设检验又适合多个自变量的同时检验。

似然比检验基于不受约束模型和受约束模型的对数似然函数之差。其思想是，由于似然估计最大化了对数似然函数，所以去掉变量一般会导致一个较小的对数似然函数值。对数似然函数值的下降程度是否大到足以断定去掉的变量是重要的，可以通过似然比统计量和一系列临界值做出判断。似然比统计量是对数似然值之差的 2 倍即 $LR = 2(L_{ur} - L_r)$，L_{ur} 为不受约束模型即含有待检因素的 Tobit 模型的对数似然值，L_r 为受约束模型即不包含待检因素的 Tobit 模型的对数似然值。似然比统计量在 H_0 下服从渐近 χ^2 分布，自由度为待检参数的个数 q。

以上介绍中将截尾点设为 0，这并不使得该模型失去一般性，事实上截尾临界点可以为 c_i，c_i 可以对所有的 i 都是一样的，但在多数情况下随着 i 的特征而变化，并且 c_i 既可以从左边截尾也可以从右边截尾还可以两边同时截尾。事实上，当误差项指定为生存时间经常服从的指数分布且为右删失时，起源于计量经济学中的 Tobit 模型就是医学统计学领域常用的生存分析中的一种加速失效模型。

（王 彤）

piān zuìxiǎo èrchéng huíguī

偏最小二乘回归（partial least squares regression，PLSR）

分析变量间依存关系时，如自变量数目较多，这些自变量间容易出现多重共线性，严重情况下甚

$$\ln L = \sum_{y_i > 0} -\frac{1}{2}\left[\ln(2\pi) - \ln\theta^2 + (\theta y_i - x'_i\gamma)^2\right] + \sum_{y_i = 0} \ln\left[1 - \Phi(x'_i\gamma)\right] \quad (7)$$

至造成求解时矩阵不可逆；并且随自变量的增多，多重回归需要的样本含量也较大，但实际问题中有时很难扩大样本含量，甚至出现样本数小于自变量个数的情形。鉴于以上两方面原因，此时不宜采用普通最小二乘法来估计回归系数。偏最小二乘回归就是一个可能的解决方法。

偏最小二乘是赫尔曼·沃尔德（Herman Wold）20 世纪 60~70 年代在计量经济学背景下第一次提出的，随后被他的儿子和其他一些学者用来解决化学计量学中的建模问题，之后才被逐渐应用到医学相关学科中。偏最小二乘回归是在主成分回归思想的基础上，寻求原始自变量的线性组合的同时，进一步考虑到这些组合出的成分与应变量的相关性，选择既与应变量相关性强，又可对原始自变量有效降维的成分，作为新的自变量和应变量作回归。它与主成分回归的最大区别就是它构建潜在成分的时候利用了应变量的信息。因此，它对于经典的主成分回归而言是一种好的改进。其算法基础是最小二乘法，但是它只选取与应变量有关的部分。

Wold 最先给出的是针对一个因变量的情况，其算法称为 PLSR1 算法，之后又被推广到多个因变量，称为 PLSR2 算法。这里介绍的是 PLSR2。

假设有 p 个因变量 Y_1，Y_2，$\cdots$，Y_P 与 m 个自变量 X_1，X_2，$\cdots$，X_m 的建模问题。偏最小二乘回归分析的基本作法是，首先在自变量集中提取第一成分 T_1（T_1 是 $X_1,X_2,\cdots,X_m$ 的线性组合，且尽可能多地提取原自变量集中的变异信息）；同时在因变量集中也提取第一成分 U_1，并要求 T_1 与 U_1 相关程度达最大；然后建立因变量 Y_1，Y_2，$\cdots$，Y_P 与 T_1 的回归方程。如果回归方程已达到满意的精度，则算法终止；否则继续第二对成分的提取，直到能达到满意的精度为止。若最终对自变量集提取 r 个成分 T_1，T_2，$\cdots$，T_r，偏最小二乘回归分析将通过建立 Y_1，Y_2，$\cdots$，Y_P 与 T_1，T_2，$\cdots$，T_r 的回归方程，然后再表示为 Y_1，Y_2，$\cdots$，Y_P 与原自变量的回归方程，即偏最小二乘回归方程。

为了比较方便，假定 p 个因变量 Y_1，Y_2，$\cdots$，Y_P 与 m 个自变量 X_1，X_2，$\cdots$，X_m 均为标准化变量。因变量组和自变量组的标准化观察数据阵分别记为：

$$Y_0 = \begin{bmatrix} y_{11} & \cdots & y_{1p} \\ y_{21} & \cdots & y_{2p} \\ \vdots & & \vdots \\ y_{n1} & \cdots & y_{np} \end{bmatrix}$$

$$X_0 = \begin{bmatrix} x_{11} & \cdots & x_{1m} \\ x_{21} & \cdots & x_{2m} \\ \vdots & & \vdots \\ y_{n1} & \cdots & y_{nm} \end{bmatrix}$$

偏最小二乘回归分析建模的具体步骤如下。

步骤 1：分别提取两变量组的第一对成分，并使之相关性达最大。假设从两组变量分别提取第一对成分为 T_1 和 U_1，T_1 是自变量集 $X = (X_1，X_2，\cdots，X_m)'$ 的线性组合：

$$T_1 = w_{11}X_1 + \cdots + w_{1m}X_m = w'_1 X \tag{1}$$

U_1 是因变量集 $Y = (Y_1,Y_2,\cdots,Y_p)'$ 的线性组合：

$$U_1 = v_{11}Y_1 + \cdots + v_{1p}Y_p = v'_1 Y \tag{2}$$

由两组变量集的标准化观测数据阵 X_0 和 Y_0，可以计算第一对成分的得分向量，分别记为 t_1 和 u_1 公式（3）。

这两个成分要满足：① T_1 和 U_1 各自尽可能多地提取所在变量组的变异信息。② T_1 和 U_1 的相关程度达到最大。由于第一对成分 T_1 和 U_1 的协方差 $\mathrm{Cov}(T_1,U_1)$ 可用第一对成分的得分向量 t_1 和 u_1 的内积来计算，故而上述两个要求转化为如何使 $\theta_1 = w'_1 X'_0 Y_0 v_1$ 取最大，其中 w_1 和 v_1 为单位向量。其解即计算 m 阶矩阵 $M = X'_0 Y_0 Y'_0 X_0$ 的特征值和特征向量，M 的最大特征值即为 θ_1^2，相应的单位特征向量就是所求的解 w_1，而 v_1 可由 w_1 计算得到：

$$v_1 = \frac{1}{\theta_1} Y'_0 X_0 w_1 \tag{4}$$

式中 $w_1 = (w_{11},\cdots,w_{1m})'$ 为模型效应权重；$v_1 = (v_{11},\cdots,v_{1p})'$ 为因变量权重。

步骤 2：建立 Y_1，$\cdots$，Y_p 对

$$t_1 = X_0 w_1 = \begin{bmatrix} x_{11} & x_{12} & \cdots & x_{1m} \\ x_{21} & x_{22} & \cdots & x_{2m} \\ \vdots & \vdots & & \vdots \\ x_{n1} & x_{n2} & \cdots & x_{nm} \end{bmatrix} \begin{bmatrix} w_{11} \\ w_{12} \\ \vdots \\ w_{1m} \end{bmatrix} = \begin{bmatrix} t_{11} \\ t_{21} \\ \vdots \\ t_{n1} \end{bmatrix}$$

$$u_1 = Y_0 v_1 = \begin{bmatrix} y_{11} & y_{12} & \cdots & y_{1p} \\ y_{21} & y_{22} & \cdots & y_{2p} \\ \vdots & \vdots & & \vdots \\ y_{n1} & y_{n2} & \cdots & y_{np} \end{bmatrix} \begin{bmatrix} v_{11} \\ v_{12} \\ \vdots \\ v_{1p} \end{bmatrix} = \begin{bmatrix} u_{11} \\ u_{21} \\ \vdots \\ u_{n1} \end{bmatrix} \tag{3}$$

T_1 的回归，以及 X_1，…，X_m 对 T_1 的回归方程。假定回归模型为：

$$\begin{cases} X_0 = t_1\alpha'_1 + E_1 \\ Y_0 = t_1\beta'_1 + F_1 \end{cases} \quad (5)$$

式中 t_1 为 n 维得分向量，$\alpha'_1 = (\alpha_{11}, \cdots, \alpha_{1m})$，$\beta'_1 = (\beta_{11}, \cdots, \beta_{1p})$ 分别是多因变量而只有一个自变量的回归模型中的参数向量，E_1 和 F_1 分别为 $n \times m$ 和 $n \times p$ 残差矩阵。回归系数向量 α_1，β_1 的最小二乘估计为：

$$\begin{cases} \alpha'_1 = (t'_1 t_1)^{-1} t'_1 X_0 \\ \beta'_1 = (t'_1 t_1)^{-1} t'_1 Y_0 \end{cases}$$

或

$$\alpha_1 = \frac{X'_0 t_1}{\|t_1\|^2}, \quad \beta_1 = \frac{Y'_0 t_1}{\|t_1\|^2}$$

称 $\alpha_1 = (\alpha_{11}, \cdots, \alpha_{1m})'$ 为模型效应载荷量。

步骤 3：用残差矩阵 E_1 和 F_1 代替 X_0 和 Y_0，然后再重复以上步骤。

步骤 4：设 $n \times m$ 数据阵 X_0 的秩为 $r \leqslant \min(n-1, m)$，则存在 r 个成分 t_1，t_2，…，t_r 使得：

$$\begin{cases} X_0 = t_1\alpha'_1 + \cdots + t_r\alpha'_r + E_r \\ Y_0 = t_1\beta'_1 + \cdots + t_r\beta'_r + F_r \end{cases}$$

步骤 5：确定提取成分的个数 l。一般情况下，偏最小二乘回归分析并不需要选用存在的所有 r 个成分 t_1，t_2，…，t_r 来建立回归方程，而像主成分分析一样，只选用前 l 个成分（$l \leqslant r$），即可得到预测能力较好的回归模型。

（王 彤）

bǎifēnwèishù huíguī

百分位数回归 （quantile regression） 当给定自变量时，应变量不同分位数下的变化趋势。它不仅可以度量自变量对应变量分布中心的影响，同时，还可以

刻画在分布上尾和下尾位置的影响，突出了局部之间的相互关系，特别是在应变量存在条件异方差情况下，可以发现均值模型无法揭示的局部现象。在回归分析中最常见的是条件均值模型，即拟合因变量的条件均数如何随自变量的变化而变化。用条件均值概括应变量的信息就将回归的作用平均化，隐藏了自变量对应变量可能存在的一些极端影响，同时其估计很容易受到离群值的干扰而缺乏稳健性。

原理 豪格（Hogg），康克（Koenker）和贝萨特（Bassett）等人将最小均数绝对离差回归外推到分位数回归，该方法是在线性假定下，对应变量的条件分布函数建模。得到线性百分位数回归模型形式如下：

$$Q_{Y|X}(\tau;x) = x_i'\beta(\tau) + \varepsilon_i \quad (1)$$

式中 $Q_{Y|X}(\tau; x)$ 表示在给定 x 的条件下 Y 的总体第 τ 分位数，满足 $P\{Y \leqslant Q_{Y|X} | X = x\} = \tau$，即

$Q_{Y|X}(\tau;x) = F_{Y|X}^{-1}(\tau;x) = \inf\{\bar{y}: P\{\bar{Y} \leqslant y | X = x\} = \tau\}$，其中 $F_{Y|X}(\tau;x)$ 为 Y 的条件分布函数。$\beta(\tau)$ 是未知的 $(P \times 1)$ 维回归系数向量，误差项 $\varepsilon_i(i = 1, 2, \cdots, n)$ 为独立的随机变量，其分布不必指定，ε_i 的总体条件中位数等于 0。$0 < \tau < 1$，$\beta(\tau)$ 可以随着 τ 变化有所不同。

不同分位数下应变量随自变量变化的趋势（图）。若采用标准的回归模型（大致对应于 $\tau = 0.5$ 的回归线），则不能明确地看到应变量分布两端随自变量的变化存在很明显的不同。

回归参数的估计 对于单变量的 n 个观察值 $\{y_1, y_2, \cdots, y_n\}$，其第 τ 个样本分位数为 $\hat{\mu}_\tau$，$0 \leqslant \tau \leqslant 1$，满足以下关系：

$$\sum_{i=1}^{n} [\tau I(y_i > \hat{\mu}_\tau) - (1-\tau)I(y_i < \hat{\mu}_\tau)] = 0 \quad (2)$$

函数 $I(w < 0) = \begin{cases} 1 & w < 0 \\ 0 & w \geqslant 0 \end{cases}$ 为示性函数，分位数 τ 满足 τ

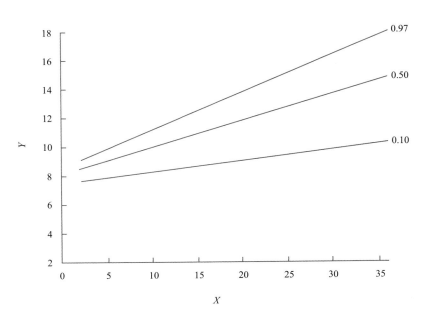

图　不同分位数回归线示意图

$$[1-F(\mu_\tau)]-(1-\tau)F(\mu_\tau)=0。$$

对于回归问题，令 $\hat{\mu}_\tau = X'\hat{\beta}_\tau$，残差 $r = y - \hat{\mu}_\tau$，则可通过解下式得到回归估计：

$$\sum_{i=1}^{n}\psi_\tau(r)x_i = 0 \qquad (3)$$

$$\psi_\tau(r) = \begin{cases} \tau\psi(r) & r > 0 \\ (1-\tau)\psi(r) & r \leq 0 \end{cases},$$

$$\psi(r) = \mathrm{sign}(r)。$$

式中当 $\tau = 0.5$ 时，式（3）的解恰好为中位数回归。

在计算上，通常可使用一些线性规划算法实现。

由解析几何原理可看出，τ 表示在回归线或回归平面或以下的数据占全体数据的百分比。通过 τ 取 0~1 的任何值，调节回归平面的位置和方向，让回归变量估计应变量的不同分位数，它也能在一定程度上代表所有数据的信息，但更侧重于分位数相应特定区域的数据。

优点 分位数回归可以看作是正负残差绝对值加权的最小化结果，即在回归线上方的点（残差为正），权重为 τ；在回归线下方的点（残差为负），权重为 $(1-\tau)$。其优点主要体现在以下几个方面：①对模型中的随机误差项的分布不做任何假定，使得整个模型具有较强的稳健性。②分位数回归是对所有的分位数进行回归，对数据中的离群点具有耐抗性。③分位数回归对于应变量具有单调不变性。④分位数回归估计出来的参数具有大样本理论下的渐近优良性。

缺点 像中位数较之于最小二乘均数一样，在经典分布假设成立情况下分位数回归的估计效率稍差，而且其计算也较复杂。

（王 彤）

广义估计方程 （generalized estimating equation，GEE） 是广义线性模型的延伸和推广，可用于分析满足正态分布、二项分布、泊松分布和伽马分布的相关变量，即反应变量可以是指数分布族的任一成员。

简史 1986 年美国梁（Liang）和泽格（Zeger）在广义线性模型和拟似然方法（QL）的基础上提出了 GEE，用于分析纵向观察资料；1988 年普伦蒂斯（Prentice）扩展了 GEE，建立了第二套估计方程（GEE2），可以同时估计均数结构和关联结构的边际模型。GEE 已发展为国际上通用的纵向数据分析方法之一。在国内 GEE 也得到了较广泛的推广：1995 年陈启光首先将该方法介绍到国内，讨论了二分类结果的分析；1999 年熊林平等讨论了计数资料的分析；1999 年陈峰将该方法系统应用到非独立数据；2003 年郜艳晖等将 GEE 应用于数量性状的家系资料进行家庭相关分析；2004 年张文彤等将 GEE 用于多重应答资料的统计分析等。

原理 GEE 采用边际模型，并在模型中引入作业相关矩阵，对每个观察对象的重复测量都指定了一个作业相关矩阵或近似相关阵 $R_i(\alpha)$。模型以结果变量边际期望的已知函数拟合与协变量的线性函数，并对参数进行连续估计，而不需要指定所有参数的似然值，即是在未完全指明个体观测的联合分布，仅指出边际分布的似然值和个体重复测量向量的作业相关矩阵的基础上进行参数估计，属半参数方法。

根据估计方程是否正交，广义估计方程分为 GEE1 和 GEE2

两种。

$$\begin{cases} \text{GEE1：估计方程正交} \\ \text{GEE2：估计方程非正交} \end{cases}$$

而根据建模特点又可分为总体模型 PA 和个体模型 SS。

$$\begin{cases} \text{PA：以反应变量的边际分布} \\ \qquad \text{建立模型} \\ \text{SS：以个体观察单位建立} \\ \qquad \text{模型} \end{cases}$$

模型构建 GEE 模型的构建需定义 4 个内容：应变量 y_{ij} 的分布（必须是指数分布族的成员）、联接函数、协变量（又称解释变量）及方差－协方差结构。GEE 方程中有三类参数，协变量的系数 β、尺度参数 ϕ 和相关参数 α。ϕ 和 α 都是 β 的函数，只有给定 ϕ 和 α 的估计值后，才能得到 β 的解，因此 GEE 的估计需采用迭代求解法。β 的初值一般取假设观测值之间无相关性时所得到的广义线性模型的估计值。

以 y_{ij} 表示第 i 个（$i = 1,2,\cdots,n$）个体的第 j 次（$j = 1,2,\cdots,t$）测量结果，并假定不同个体变量检测结果相互独立，而来自同一个体的观测值间有相关性存在。GEE 算法的特点是采用实际计算得到的残差函数，作简单回归从而获得作业相关矩阵 $R_i(\alpha)$。

计算步骤 具体如下：

步骤 1：建立反应变量与协变量之间的函数关系，即用联接函数将反应变量的边际期望与解释变量的线性组合建立恒等关系。定义 y_{ij} 的边际期望 $E(y_{ij})$ 是协变量 X_{ij} 的已知线性函数。

$$E(y_{ij}) = \mu_{ij}, g(\mu_{ij}) = x'_{ij}\beta \qquad (1)$$

式中 $x_{ij} = (x_{ij1}, x_{ij2}, \cdots, x_{ijp})'$ 为 $p \times 1$ 维协变量向量；$\beta = (\beta_1, \beta_2, \cdots, \beta_p)'$ 为 $p \times 1$ 维未知参数向量；$g(\cdot)$ 为一已知联接函数，可根据

资料的不同分布形式进行选择，如：二分类变量的 g 为 logit。

步骤 2：建立 y_{ij} 的边际方差 $\text{Var}(y_{ij})$ 与边际期望的函数关系，即用均值的函数表示 y_{ij} 的方差。

$$\text{Var}(y_{ij}) = V(\mu_{ij}) \cdot \phi \qquad (2)$$

式中 $V(\cdot)$ 为一已知方差函数；ϕ 为分散参数（over-dispersiong parameter），又叫尺度参数（scale parameter），表示 y_{ij} 的方差不能为 $V(\mu_{ij})$ 解释的部分，根据反应变量属于哪一指数分布而决定，例如：

对于正态分布，$g(\mu_{ij}) = \mu_{ij}$，$V(\mu_{ij}) = 1$，$\text{Var}(y_{ij}) = \phi$。

对于二项分布，$g(\mu_{ij}) = \log(\frac{\mu_{ij}}{1 - \mu_{ij}})$，$V(\mu_{ij}) = \mu_{ij}(1 - \mu_{ij})$，$\phi = 1$。

对于泊松分布，$g(\mu_{ij}) = \log(\mu_{ij})$，$V(\mu_{ij}) = \mu_{ij}$，$\phi = 1$。

步骤 3：定义 y_{ij} 的协方差是边际期望均数和相关参数 α 的函数。α 也称附加参数或无用参数，不同观测单位其重复观测次数不尽相同，因而相应的作业相关矩阵 $R_i(\alpha)$ 大小亦不尽相同。假设 $R_i(\alpha)$ 是由未知参数 α 所决定的，称 α 为相关参数说明个体内相关性。

$$\text{cov}(y_{is}, y_{it}) = C(\mu_{is}, \mu_{it}; \alpha) \qquad (3)$$

式中 $s, t = 1, 2, 3, \cdots, n_i$，$s \neq t$；$C(g)$ 是已知函数。

步骤 4：拟合边际模型的广义估计方程如式（4）。

$$S(\beta; \alpha, \phi) = \sum_i (\frac{\partial \mu_i}{\partial \beta}) V_i^{-1}(\mu_i; \alpha)(y_i - \mu_i)$$
$$= 0 \qquad (4)$$

式中 V_i 是 y_i 的作业协方差矩阵，$V_i = A_i^{1/2} R_i(\alpha) A_i^{1/2}$，$A_i = \text{diag}$

$\{V(\mu_{i1}), \cdots, V(\mu_{in})\}$，求解方程可得到 β 的一致性估计。GEE 通过得分方程和对 α 的连续估计获得对 β 的估计值 $\hat{\beta}$，参数的求解需要用到 Newton-Raphson 迭代法。当 n_i 都等于 1 时，上式所得结果就是拟似然估计方程的结果。可见，QL 方程是在分析纵向资料时的特例；而 GEE 则是 QL 方法相关参数 α 和 ϕ 的多变量形式。

作业相关矩阵类型 有如下几种形式可供选择。

独立（independence/zero correlation） 即块矩阵 A 的非对角线上的元素均为 0，此时 $R_i(\alpha)$ 为单位矩阵，表明每个个体的各次重复观察间相互独立，各不相关。

等相关（equal correlation） 最简单的组内相关，又称可交换相关（exchangeable correlation）或复合对称相关（compound symmetry correlation）相关。假设任意两次观测之间的相关是相等的。这种假设常用于不依时间顺序的重复测量资料，即：

$$\rho_{st} = \begin{cases} 1 & \text{如果 } s = t \\ \alpha & \text{如果 } s \neq t \end{cases}$$

其组内相关结构为（以 5 次重复测量为例）：

$$R = \begin{bmatrix} 1 & \rho & \rho & \rho & \rho \\ \rho & 1 & \rho & \rho & \rho \\ \rho & \rho & 1 & \rho & \rho \\ \rho & \rho & \rho & 1 & \rho \\ \rho & \rho & \rho & \rho & 1 \end{bmatrix}$$

自相关（autocorrelation） 即相关与间隔次数有关，相邻的两次观察值间的相关为 ρ，相隔次数越多，相关关系越小。这种相关称为 1 阶自相关或 1 阶自回归过程。其组内相关结构为（以 5 次重复测量为例）：

$$R = \begin{bmatrix} 1 & \rho & \rho^2 & \rho^3 & \rho^4 \\ \rho & 1 & \rho & \rho^2 & \rho^3 \\ \rho^2 & \rho & 1 & \rho & \rho^2 \\ \rho^3 & \rho^2 & \rho & 1 & \rho \\ \rho^4 & \rho^3 & \rho^2 & \rho & 1 \end{bmatrix}$$

或更广义地，即两次观察值间的相关与观察时间间隔有关，间隔越长，相关越小，间隔越短，相关越大：

$$R = \begin{bmatrix} 1 & \rho^{t_2-t_1} & \rho^{t_3-t_1} & \rho^{t_4-t_1} & \rho^{t_5-t_1} \\ \rho^{t_2-t_1} & 1 & \rho^{t_3-t_2} & \rho^{t_4-t_2} & \rho^{t_5-t_2} \\ \rho^{t_3-t_1} & \rho^{t_3-t_2} & 1 & \rho^{t_4-t_3} & \rho^{t_5-t_3} \\ \rho^{t_4-t_1} & \rho^{t_4-t_2} & \rho^{t_4-t_3} & 1 & \rho^{t_5-t_4} \\ \rho^{t_5-t_1} & \rho^{t_5-t_2} & \rho^{t_5-t_3} & \rho^{t_5-t_4} & 1 \end{bmatrix}$$

相邻相关（neighborhood correlation） 即只有相邻的两次观测间有相关。当各相邻相关系数都相等时，为 1 阶平稳相关，否则为 1 阶非平稳相关。其组内相关结构为（以 5 次重复测量为例）：

$$R = \begin{bmatrix} 1 & \rho_1 & 0 & 0 & 0 \\ \rho_1 & 1 & \rho_2 & 0 & 0 \\ 0 & \rho_2 & 1 & \rho_3 & 0 \\ 0 & 0 & \rho_3 & 1 & \rho_4 \\ 0 & 0 & 0 & \rho_4 & 1 \end{bmatrix}$$

当只有相邻的三次观察值间有相关时称为 2 阶相邻相关，如 2 阶平稳相关可表示为：

$$R = \begin{bmatrix} 1 & \rho & \rho & 0 & 0 \\ \rho & 1 & \rho & \rho & 0 \\ \rho & \rho & 1 & \rho & \rho \\ 0 & \rho & \rho & 1 & \rho \\ 0 & 0 & \rho & \rho & 1 \end{bmatrix}$$

不难推广到 k 阶相邻相关的情形。显然平稳相关是非平稳相关的特例，而等相关则是平稳相关的特例。

非确定结构（unstructured, general structure correlation） 即块矩阵 A 的非对角线上的元素均

不等，各次测量值之间的相关不等。

上述几种相关结构有如下关系：独立 ⊂ 等相关 ⊂ 自相关 ⊂ 平稳相关 ⊂ 非平稳相关 ⊂ 非确定结构，其中"A ⊂ B"表示 B 包含 A，或 A 为 B 的特例。

因相关矩阵存在多种结构，理论上，$R_i(\alpha)$ 可以是任意指定的。对于 GEE 算法而言，$R_i(\alpha)$ 在估计回归参数及其方差时，不一定需要完全确定其形式。即使对相关矩阵的结构选择不当，也能得到有关结果变量的回归系数及其方差的一致性估计值。Liang 等从理论上证明，当 α 的估计值 $\hat{\alpha}$，ϕ 估计值 $\hat{\phi}$ 具有一致性估计时，即使 $R_i(\alpha)$ 未被正确指定，β 的置信区间和模型的其他统计估计量仍将会渐近正确。当样本含量较大时，因对作业相关矩阵的选择不当而引起的效率损失可以忽略不计。但当 Y 变量呈正态分布时，选择接近实际相关的 $R_i(\alpha)$ 能增加回归参数估计的统计效能。实际应用时，对作业相关矩阵 $R_i(\alpha)$ 的选择可基于专业知识的相关经验估计。

模型评价 由于 GEE 是在拟似然的基础上建立起来的，不能得到真实的似然函数，所以很难应用基于似然的信息准则 AIC 或 BIC 进行模型选择。

为了更有效推断 GEE 分析中的最佳模型，可采用 2001 年潘（Pan）提出的修正 AIC 信息准则——QIC 准则（quasi-likelihood under the independence model criterion），用拟似然来代替 AIC 信息准则中的似然函数，并对惩罚项做适当的校正，使 QIC 达到最小的模型最有可能是最合适的模型。该方法在理论和实践上已经得到应用。QIC 定义为：

$$QIC = -2Q(\beta) + 2trace(\Gamma^{-1}\Psi)$$
$$QIC_u = Q(\beta) + 2p$$

式中 $Q(\beta)$ 为独立相关矩阵 $[R_i(\alpha) = I]$ 假设下获得的拟似然值；$2trace(\Gamma^{-1}\Psi)$ 为惩罚项，常用 $2p$ 来表示，p 是模型中参数的个数，用以说明参数 β 的冗余项和稳健协方差估计间的差异度，检验作业相关矩阵是否与真实协方差矩阵一致，差异越小越好。QIC 值与 QIC_u 值两者均可用于模型的选择，统计量值越小，模型越优。

GEE1 与 GEE2 以上介绍的广义估计方程常称为 GEE1，运算时认为回归参数和相关参数彼此正交，这样即保证了在协方差模型误指的情况下也能得出回归参数的一致性估计。当边际期望是回归方程的研究重点，或研究的兴趣主要集中在回归系数上，而相关是无用参数时，GEE1 是敏感和适用的。而在纵向资料分析中，既要阐明应变量对自变量的依从关系，又要描述应变量间的相互关系时，如果除了对回归系数感兴趣外，数据的内部相关更值得关注时，即对回归参数和相关参数同时估计，可用 GEE2。该模型是由 1988 年普伦蒂斯（Prentice）提出的，与 GEE1 相比，GEE2 多了对两两联系的假定，并采用比数比 OR 来度量。

GEE1 与 GEE2 明显的区别是，在相关参数误指的情况下 GEE1 也能得出回归参数的有效估计，而 GEE2 只有在边际均数和相关结构都被正确模拟时，才可能得出回归参数和相关参数的一致性估计。在实际应用中因为相关结构常是未知的，所以 GEE1 使用更多见。当观察人数 $n \geq$ 观测次数 t，且回归系数是研究重点

时，使用 GEE1；如果除了对回归系数感兴趣外，数据的内部相关更值得关注时，用 GEE2。

SAS 从 6.12 版本开始可以用 GENMOD、MIXED 等拟合 GEE；Stata 软件 5.0 版本开始提供 xtgee 命令拟合 GEE，并且可以方便地用 xtcorr 命令得到不同的内部相关系数；SUDAAN 从 7.5.3 版本开始在 PROC LOGISTIC、PROC MULTILOG 和 PROC REGRESS 等语句中提供了拟合不同结果变量的 GEE 模型；此外，S-Plus 本身没有提供估计 GEE 的功能，但很多统计专业人员基于 S-Plus 也开发了相应的功能。

作为一种纵向资料的参数估计方法，GEE 的产生促进了其他纵向资料统计模型的进步，如协变量模型、Ad Hoc 估计方程以及联合估计方法等，并在逐步应用中体现出长处。从理论上讲，GEE 的具体应用可涉及 QL 和 GLM 意义下的诸多纵向资料分析领域。除纵向资料外，GEE 还可用于时间序列、家庭研究、多个 Y 变量回归分析等多个领域，在医学研究领域的应用有着广阔的前景。

优缺点 GEE 可用于均衡或非均衡非独立结构数据的分析，模型中可以包括时依协变量或不随时间变化的协变量。它较好地解决了似然函数中多余参数的估计问题，将横向研究中的线性模型和广义线性模型参数估计推广到纵向数据分析中。此外，GEE 允许每个观测对象的观测次数不同或观测时间间隔不同，还可处理有缺失值的资料。梁（Liang）已经证明，只要缺失值不是太多，且为随机缺失，GEE 得到的估计仍是一致稳健的。但 GEE 主要考虑的是固定效应的分析，对模型

随机成分的分析不够深入，如没有考虑解释变量对方差的影响，对方差的分解能力也有限。

（李晓松　沈卓之）

guǎngyì jiāfǎ móxíng

广义加法模型 （generalized additive model，GAM）

一类可灵活应用于多种非线性关系下的模型，可视为非参数回归的推广，也可视为广义线性模型的推广，最初由黑斯蒂（Hastie）和蒂布希拉尼（Tibshirani）以及斯通（Stone）等学者提出。

组成 该模型一共包括 3 个部分。

随机部分 （random component）或因变量部分 该模型假定应变量 Y 的期望为 μ，其中 y 服从指数族分布。它的概率密度函数（对连续变量）或概率函数（对离散变量）为：

$$f_{y_i}(y_i; \theta_i, \phi) = \exp\left\{\frac{\theta_i y_i - b(\theta_i)}{a_i(\phi)} + c_i(y_i, \phi)\right\} \tag{1}$$

式中 θ 称为典型参数或自然参数；ϕ 称为离散参数，通常假定固定已知。很多常用的分布都属于指数分布族，如正态分布、逆正态分布、伽马分布、泊松分布、二项分布、负二项分布等。

可加部分 （additive component）或自变量部分 即模型等号右边的部分：

$$\eta = f_0 + \sum_{i=1}^{n} f_i(x_i) \tag{2}$$

式中 $f_i(x_i)$ 为针对每一个预测变量 x_i 的任意单变量函数。

联接函数 （link function）将模型等号左边部分因变量期望与等号右边部分满足可加性的自变量联接成：

$$\eta = g(\mu) \tag{3}$$

式中 $g(\mu)$ 为联接函数。对于因变量分布不同不资料，联接函数的形式也不同。对应关系如表。

注意到可加部分的函数 $f_i(x_i)$ 可以具有任意非参数形式，这就使得其应用上非常灵活。当联接函数为恒等式，右边的任意函数 $f_i(x_i)$ 仅针对一个自变量时，这就是传统的非参数回归，将其推广到允许有多个自变量时，这就是加法模型，各回归项的可加性条件是为了能够在应用中保留和经典回归模型同样的解释。另外，加法模型等号右边也可以不仅限于非参数光滑项，它可以是参数项和非参数项的混合，成为半参数相加模型。尤其是当研究者为了结果解释的方便而要把主要感兴趣的因素估计为参数部分，而把其他混杂因素作为非参数部分来控制，或者模型中包含有分类变量时，通常可以把分类变量作为参数部分而把连续变量作为非参数部分。如以下模型形式：

$$g(\mu) = X'\beta + \alpha_k + f(z) \tag{4}$$

式中 X 是用于线性预测的自变量，α_k 是一个分类因素第 k 个水平上的效应，$f(z)$ 是自变量 z 的非参数效应，若联接函数取为对数函数，上式就是一个半参数泊松回归模型。

可加项还可以替代到其他一些模型中进行推广，如对于带有删失数据的考克斯（Cox）回归，将其中自变量的参数部分用非参

数项来替代，就可得到如下形式的模型：

$$h(x,t) = h_0(x,t)\exp[f_1(x_1) + f_2(x_2) + \cdots + f_p(x_p)] \tag{5}$$

估计方法 因为 GAM 所处理的应变量是指数分布族，于是可借助最大似然理论来解释 GAM 模型的估计方法。非参数光滑样条的惩罚最小二乘解等同于惩罚最大似然解，使用类似于广义线性模型中的迭代再加权最小二乘算法 IRLS （iteratively reweighted least squares algorithm）可以对加权惩罚最大似然求解，又由于其中的光滑可加项可利用反向拟合算法计算，所以 GAM 求解使用的是由 IRLS 与反向拟合过程合并而成的局部记分过程。局部记分算法名称的由来是基于此算法在 Fisher 记分算法中整合了局部光滑方法，其中外部的费希尔（Fisher）记分过程用于联接函数的估计，而内部的反向拟合过程用于估计光滑可加项，局部记分具体计算过程如下。

步骤 1：首先进行初始化赋值。

$$\alpha^0 = g\left(\sum_{i=1}^{n} y_i / n\right)$$
$$f_1^0 = \cdots = f_p^0 = 0 \tag{6}$$

步骤 2：迭代运算。构建一个校正的函数。

$$z_i = \eta_i^0 + (y_i^0 - \mu_i^0)\left(\frac{\partial \eta_i^0}{\partial \mu_i^0}\right)$$

表　几种常见分布的典型联接

分布	符号	均数	方差	典型联接
正态分布	$N(\mu, \sigma^2)$	μ	σ^2	恒等
泊松分布	$P(\mu)$	μ	μ	lg
二项分布	$B(m, \pi)/m$	$m\pi$	$\mu(1-\mu)$	logit

$$\eta_i^0 = \alpha^0 + \sum_{j=1}^{p} f_j^0(x_{ij}),$$
$$\mu_i^0 = g^{-1}(\eta_i^0) \qquad (7)$$

构建权重：$w_i = \left(\dfrac{\partial \mu_i^0}{\partial \eta_i^0}\right)^2$

将反向拟合过程应用于 z_i^0 对 x 的加权可加回归，把 w_i^0 作为权重，可以求出新的 α 值和光滑项 $f_1, \cdots, f_p$。然后在新值的基础上计算出 η_i^1 来替代 η_i^0，μ_i^1 替代 μ_i^0，继而得出 z_i^1 和 w_i^1 来替代初始值。

步骤 3：重复迭代过程，直到 α 值和光滑项稳定为止。其收敛与否可用收敛准则来判断：

$$\Delta(\eta^1, \eta^0) = \frac{\sum_{j=1}^{p} \| f_j^1 - f_j^0 \|}{\sum_{j=1}^{p} \| f_j^0 \|} \qquad (8)$$

在 $\Delta(\eta^1, \eta^0)$ 低于某个域值时，可认为收敛。

对于该模型中的非参数部分，一般采用光滑样条函数来进行控制。对于该函数还有一个很重要的内容就是确定自由度 df。可通过定义自由度来选择光滑参数的值。若事先给定一个光滑矩阵 S_λ，就可以简单地定义 $df = tr(S_\lambda)$，它可以表示 S_λ 拟合的程度。对于光滑参数的选择，一般采用广义交叉验证 GCV（generalized cross-validation）准则，取 GCV 较小时所对应的光滑参数：

$$GCV(\lambda) = \frac{1}{n} \sum_{i=1}^{n} \left\{ \frac{y_i - \hat{f}_\lambda(x_i)}{1 - tr(S_\lambda)/n} \right\}^2 \qquad (9)$$

它的基本思想为：去掉一个点 (x_i, y_i) 后，用剩余的 $n-1$ 个 x_i 与 y_i 重新拟合，求得新模型的解。其中 $\hat{f}_\lambda(x_i)$ 是在点 x_i 处的拟合值。

假设检验　与参数回归一样，非参数回归模型建立之后还要判断模型和引入的预测变量是否有统计学意义，以及进行多个模型的比较。

似然比检验（likelihood-ratio test）　似然比统计量也叫偏差统计量，它是饱和模型与估计模型的最大对数似然值之差的 2 倍。

$$D(y; \hat{\mu}) = 2\{l(\mu_{max}; y) - l(\hat{\mu}; y)\} \qquad (10)$$

式中 μ_{max} 是在所有的解空间中使对数似然函数 $l(\mu; y)$ 最大时的解，对于广义模型，偏差的角色类似于残差平方和（residual sum of squares RSS）。

广义线性模型中似然比统计量渐近服从于 χ^2 分布，而对于 GAM 模型，由于模型由多个非参光滑函数相加的特殊结构以及所用迭代"反向拟合"算法的复杂性，该统计量的渐近分布理论性质还不清楚，但黑斯蒂（Hastie）和蒂布希拉尼（Tibshirani）用模拟实验证明 χ^2 分布是可用的，可作为模型检验和比较的一种经验的非正式方法。

自由度　使用上述似然比统计量进行假设检验时需要确定其自由度。基于模型的非参数性质，该统计量的自由度并不像参数回归模型的自由度那样可以明显的确定。为定义非参数回归的自由度，需要借助光滑子矩阵。回忆线性参数回归模型，有如下的等式：

$$\hat{y} = x(x^T x)^{-1} x^T y = Hy \qquad (11)$$

式中线性算子 H 称为帽子矩阵，该矩阵的迹 $M = tr(H)$ 给出了投影空间的维数，是参与模型拟合的参数个数。与此类似，非参数光滑函数的光滑子矩阵与线性参数回归的帽子矩阵有着相似的性质，可以类推地定义非参数光滑函数的有效参数个数——有效自由度为：

$$df_\lambda = tr(S_\lambda) \qquad (12)$$

此时自由度 df_λ 是矩阵 S_λ 的特征值之和，它给出了 S_λ 拟合的程度。从自由度的定义可以看出，自由度是光滑参数和解释变量的函数，而与应变量 Y 无关，它主要由光滑参数决定，解释变量取值的大小对其影响较光滑参数要小，所以自由度反映了回归光滑程度。自由度与光滑程度之间的数量关系是：自由度越大，光滑程度越低。同样，由残差平方和的期望等式：

$$E(RSS_\lambda) = \{n - tr(2S_\lambda - S_\lambda S_\lambda^T)\} \sigma^2 + b_\lambda^T b_\lambda \qquad (13)$$

可以定义误差的自由度（Degrees of freedom for error）为：

$$df^{err}(\lambda) = n - tr(2S_\lambda - S_\lambda S_\lambda^T) \qquad (14)$$

相应地，广义可加模型的自由度定义为：

$$df_\lambda = tr(R_\lambda)$$
$$df^{err}(\lambda) = n - tr(2R_\lambda - R_\lambda^T W R_\lambda W^{-1}) \qquad (15)$$

式中 R_λ 为局部记分过程收敛时最后一步迭代的光滑子矩阵，$W = -\partial^2 l / \partial f f^T$。对于可加模型要得到上述自由度的数值其计算量是非常大的，为此建议采用近似的计算方法以降低计算量。他们用 $df_j = tr(S_j) - 1$ 近似地代表每一个预测变量光滑函数的自由度，于是误差的自由度可以近似为：

$$df^{err} = n - 1 - \sum_{j=1}^{p} \{tr(S_j) - 1\} \qquad (16)$$

模型拟合优度检验（goodness-of-fit tests）　模型拟合优度检验回答的是模型是否成立的问题，采用似然比统计量进行假设检验：

$$D(\hat{\eta}_{max};\hat{\eta}_{null}) = D(y;\hat{\eta}_{null}) - D(y;\hat{\eta}_{max})$$
$$= 2\{l(\eta_{max};y) - l(\hat{\eta}_{null};y)\}$$
$$(17)$$

式中 $\hat{\eta}_{null}$ 使只拟合常数项时模型对数似然函数最大。该统计量的分布可以用 X^2 分布来近似，其自由度为 $df = df_{null}^{err} - df_{max}^{err} = n-1-df^{err}$。

模型比较和选择 假设有两个广义可加模型 η_1 和 η_2，η_1 为 η_2 的降阶模型。比较两模型是否存在差异，可以构造如下似然比统计量：

$$D(\hat{\eta}_2;\hat{\eta}_1) = D(y;\hat{\eta}_1) - D(y;\hat{\eta}_2)$$
$$(18)$$

该统计量的分布可以用自由度为两模型自由度之差 $df = df_1^{err} - df_2^{err}$ 的 X^2 分布来近似。

在模型构建时，存在最优模型选择问题，与线性参数模型一样，其策略是依次分析所有可能模型，逐步地达到最优模型。借助上述两模型比较的似然比检验方法，可以采用后退法和前进法或逐步法来对各自变量进行筛选。值得注意的是，对于非参数回归模型，模型的选择过程中还要考虑光滑参数选择的问题，选择不同的光滑函数对应于不同的模型，因此，广义可加模型的模型选择问题比线性模型复杂得多。为此有学者提出 TURBO 和 BRUTO 自适应选择方法。

另外还可以定义模型的赤池信息量 AIC 统计量：

$$AIC = D(y;\hat{\mu})/n + 2df\phi/n \quad (19)$$

式中 $df = tr(R)$；ϕ 为离散参数。AIC 最小的模型即为最优模型。

逐点方差和可信区间 对于非参数回归，非参数光滑函数 $\hat{f}_i$

是逐点估计的，所以其方差又称逐点方差。由于 $\hat{f} = S_\Lambda y$，因此光滑函数的方差：

$$Cov(\hat{f}) = SS^T\sigma^2 \quad (20)$$

对于广义可加模型，由于 $\hat{\eta} = R\bar{y}$，而 $\bar{y}$ 的方差为 Fisher 信息矩阵 W^{-1}，因此 $\hat{\eta}$ 的方差为：

$$Cov(\hat{\eta}) = RW^{-1}R^T\phi \quad (21)$$

类似地，可以定义 $\hat{f}_j$ 的方差为：

$$Cov(\hat{f}_j) = R_jW^{-1}R_j^T\phi \quad (22)$$

在满足某些适当的条件下，$\hat{\eta}$ 渐近地服从于正态分布，即 $\hat{\eta} \sim N(\eta_0, RW^{-1}R^T\phi)$。

由以上结果，逐点方差可以用于构造光滑函数 $\hat{f}_j$ 的置信区间，这样的置信区间在非参数回归图示中非常有用，可以避免不合理的解释。但当 n 很大的时候，上述计算量是非常大的。

（王 彤）

duōyuán chōuyàng fēnbù

多元抽样分布（multivariate sampling distributions） 多元随机变量（又称随机向量）的随机抽样样本构造的统计量的概率分布。单个随机变量的随机抽样样本构造的常用抽样分布有 t 分布，X^2 分布和 F 分布。同样，常用的多元抽样分布有威沙特（Wishart）分布、中心霍特林（Hotelling）分布和威尔克斯（Wilks）分布。

威沙特分布 在一元统计中，X^2 分布起着重要的作用，在多元统计中相对应的就是威沙特分布。威沙特分布由维希特于 1928 年提出，有人就以这个时间作为多元分析诞生的时间。

设 $X_{(\alpha)} = (X_{\alpha 1}, X_{\alpha 2}, \cdots, X_{\alpha p})' \sim N_p(0, \sum)$，$\alpha = 1, 2, \cdots, n$，且相互独立，则由 $X_{(\alpha)}$ 组成的随

机矩阵如公式（1）所示。

$$W_{p \times p} = \sum_{\alpha=1}^{n} X_{(\alpha)}X'_{(\alpha)} \quad (1)$$

称随机矩阵 $W_{p \times p}$ 的概率分布为自由度为 n 的威沙特分布，记为 $W_p(n, \sum)$。特别 $p = 1$ 并且 $\sum = 1$ 时，$X_{(\alpha)}$ 服从标准正态分布，W_p 为自由度为 n 的 X^2 分布。

非中心维希特分布 设 $X_{(\alpha)} = (X_{\alpha 1}, X_{\alpha 2} \cdots X_{\alpha p})' \sim N_p(\mu, \sum)$，$\alpha = 1, 2, \cdots, n$，且相互独立，则由 $X_{(\alpha)}$ 组成的随机矩阵如公式（2）所示。

$$W_{p \times p} = \sum_{\alpha=1}^{n} X_{(\alpha)}X'_{(\alpha)} \quad (2)$$

则称式（2）所示的随机矩阵 $W_{p \times p}$ 的概率分布为非中心参数为 $Z = \mu'\mu$，自由度为 n 的非中心威沙特分布，记为 $W_p(n, \sum, Z)$。

这里需要说明的是所谓随机矩阵的分布，一般是指该矩阵的列向量一个接一个地组成一个长向量的分布。若是对角矩阵，则只取上三角部分的向量。

威沙特分布性质 包括以下几方面：设 $X_{(\alpha)} = (X_{\alpha 1}, X_{\alpha 2} \cdots X_{\alpha p})' \sim N_p(\mu, \sum)$（$\alpha = 1, 2, \cdots n$）且相互独立，则离差阵为公式（3）。

$$S = \sum_{\alpha=1}^{n} (X_{(\alpha)} - \bar{X})(X_{(\alpha)} - \bar{X})' \sim W_p(n-1, \sum) \quad (3)$$

设 $S_i \sim W_p(n_i, \sum)$，($i = 1, 2 \cdots k$)，且相互独立，则：

$$S = S_1 + S_2 + \cdots + S_k \sim W_p(n_1 + n_2 + \cdots + n_k, \sum) \quad (4)$$

设 $X_{p \times p} \sim W_p(n, \sum)$，$C_{p \times p}$ 为非奇异阵，则：

$$CXC' = W_p(n, C \sum C') \qquad (5)$$

中心霍特林分布 中心霍特林分布是 t 分布的推广，其定义如下：

设 $X \sim N_p(0, \sum)$，$S \sim W_p(n, \sum)$，且 X 与 S 相互独立，$n > p$，则称式（6）所示的统计量 T^2 的概率分布是自由度为 n 的中心霍特林分布，记为 $T^2 \sim T^2(p, n)$。

$$T^2 = nX'S^{-1}X \qquad (6)$$

分布性质 包括以下几方面：①特别当 $p = 1$ 时，$T^2 = [t(n)]^2$，这里的 $t(n)$ 是自由度为 n 的 t 分布。②中心霍特林分布与 F 分布的关系如式（7）所示。

$$\frac{n-p+1}{np}T^2 \sim F(p, n-p+1) \qquad (7)$$

非中心霍特林分布 是非中心 t 分布的推广，其定义如下：

设 $X \sim N_p(\boldsymbol{\mu}, \sum)$，$S \sim W_p(n, \sum)$，且 X 与 S 相互独立，$n > p$，则称式（8）所示的统计量 T^2 的概率分布是自由度为 n 的非中心霍特林分布，记为 $T^2 \sim T^2(p, n, \mu)$。

$$T^2 = nX'S^{-1}X \qquad (8)$$

威尔克斯分布 若 $X_{(\alpha)} \sim N_p(0, \sum)$，$(\alpha = 1, 2, \cdots n)$ 相互独立，$\sum > 0$，且 $n = n_1 + n_2$，$n_1 > p$，则：

$$S_1 = \sum_{\alpha=1}^{n_1} X_{(\alpha)} X'_{(\alpha)} \sim W_p(n_1, \sum) \qquad (9)$$

$$S_2 = \sum_{\alpha=n_1+1}^{n} X_{(\alpha)} X'_{(\alpha)} \sim W_p(n_2, \sum) \qquad (10)$$

称统计量 $\hat{\Lambda} = \dfrac{|S_1|}{|S_1 + S_2|}$ 的分布为自由度为 n_1，n_2 的威尔克斯分布，简记为 $\Lambda \sim \Lambda(p, n_1, n_2)$。

在一元统计里，方差用来刻画随机变量取值的离散程度。在多元统计里，协方差矩阵描述了多元随机变量之间的离散程度和相关性，称协方差矩阵的行列式为随机向量的广义方差，且用于描述随机向量的离散程度。威尔克斯统计量是两个样本协方差阵的行列式 $|S_1|$ 与 $|S_1 + S_2|$ 之比，故可以理解威尔克斯统计量是两个广义方差之比所构成的统计量。

分布性质 包括以下几方面：①$\Lambda \sim \Lambda(p, n_1, n_2)$，如果 $n_2 < p$，则分布 $\Lambda(p, n_1, n_2)$ 与分布 $\Lambda(n_2, n_1 + n_2 - p, p)$ 相同。②当 $n_2 = 1$ 时，分布 $\Lambda(p, n_1, n_2)$ 退化为 T^2 分布，即设 $n_1 > p$，$T^2 \sim T^2(p, n_1)$，$\Lambda \sim \Lambda(p, n_1, 1)$，则 T^2 与 $n_1 \dfrac{1-\Lambda}{\Lambda}$ 具有相同的分布。③威尔克斯分布与 F 有如下的关系：

当 $n_2 = 1$ 时，

$$\frac{n_1-p+1}{n_1 p} \times \frac{1-\Lambda(p, n_1, 1)}{\Lambda(p, n_1, 1)} \sim F(p, n_1-p+1) \qquad (11)$$

$$S_2 = \sum_{\alpha=n_1+1}^{n} X_{(\alpha)} X'_{(\alpha)} \sim W_p(n_2, \sum) \qquad (12)$$

当 $n_2 = 2$ 时，

$$\frac{n_1-p+1}{p} \times \frac{1-\sqrt{\Lambda(p, n_1, 2)}}{\sqrt{\Lambda(p, n_1, 2)}} \sim F(2p, 2(n_1-p+1)) \qquad (13)$$

当 $p = 1$ 时，

$$\frac{n_1}{n_2} \times \frac{1-\Lambda(1, n_1, n_2)}{\Lambda(1, n_1, n_2)} \sim F(n_2, n_1) \qquad (14)$$

当 $p = 2$ 时，

$$\frac{n_1-1}{n_2} \times \frac{1-\sqrt{\Lambda(2, n_1, n_2)}}{\sqrt{\Lambda(2, n_1, n_2)}} \sim F(2n_2, 2(n_1-1)) \qquad (15)$$

以上关系式说明，对于一些特殊的 Λ 统计量可以转化为 T^2 统计量，进而可以化为 F 统计量。并且当 $n_2 > 2$，$p > 2$ 时，Λ 统计量可以利用 χ^2 统计量或 F 统计量来近似表示。有了上述的关系，实际应用中，为了方便，遇到 Λ 统计量时，就可以通过变换，用 χ^2 检验或 F 检验来进行统计检验。

（赵耐青 易东 陈文锋）

duōyuán zhèngtài fēnbù

多元正态分布 （multivariate normal distribution） 一元正态分布的推广，它在多元统计的理论和实际应用方面有着重要的地位，这不仅仅是因为多数随机向量服从或近似服从多元正态分布，而重要的是由它才导出更有实用价值的威沙特（Wishart）分布及其导出分布。多元正态分布在实际中有着广泛的应用：①正态分布在许多情况下确实能作为真实总体的一个近似。②根据中心极限定理，不论总体的分布如何，许多统计量的分布是近似正态分布的。③很多检验统计量的分布对正态分布条件是稳健的，即原始资料对正态的偏离对检验结果影响不大。

密度函数 若 p 维随机向量 $X = (X_1, X_2 \cdots X_p)'$ 的概率密度函数为：

$$f(x_1, \cdots, x_p) = \frac{1}{(\sqrt{2\pi})^p |\sum|^{\frac{1}{2}}}$$

$$\exp\left\{-\frac{1}{2}(X-\mu)' \sum{}^{-1}(X-\mu)\right\} \qquad (1)$$

式中 μ 是 p 维向量；$\sum$ 是 p 阶正定矩阵，则称 $X = (X_1, X_2 \cdots X_p)'$ 服从 p 维正态分布，简记为 $X \sim N_p(\mu, \sum)$。

多元正态随机向量具有以下的性质：①若 $X \sim N_p(\mu, \sum)$，其协方差阵 $\sum$ 是对角阵，则 $X = (X_1, X_2, \cdots, X_p)'$ 的各分量是相互独立的随机变量。②多元正态分布随机向量的任何一个分量子集的分布仍然服从正态分布。③多元正态分布随机向量 $X = (X_1, X_2, \cdots, X_p)'$ 的任意线性变换仍然服从多元正态分布。若 $X \sim N_p(\mu, \sum)$，令 $Y = AX$，A 为 p 阶方阵，则 $Y \sim N_p(A\mu, A \sum A')$。

数字特征 若多维随机向量 $X \sim N_p(\mu, \sum)$，则多维随机向量 X 的均值向量为 $E(X) = \mu$，多维随机向量 X 的协方差矩阵为 $\mathrm{Var}(X) = \sum$。

$$\mu = \begin{pmatrix} \mu_1 \\ \mu_2 \\ \vdots \\ \mu_p \end{pmatrix}$$

$$\sum = \begin{pmatrix} \sigma_1^2 & \rho_{12}\sigma_1\sigma_2 & \cdots & \rho_{1p}\sigma_1\sigma_p \\ \rho_{12}\sigma_2\sigma_1 & \sigma_2^2 & \cdots & \rho_{2p}\sigma_2\sigma_p \\ \vdots & \vdots & \vdots & \vdots \\ \rho_{1p}\sigma_p\sigma_1 & \rho_{2p}\sigma_p\sigma_2 & \cdots & \sigma_p^2 \end{pmatrix}$$

式中 ρ_{ij}，$i,j = 1,2,\cdots,p$ 为随机变量 X_i 和 X_j 的相关系数。

（赵耐青 易 东）

duōyuán zhèngtài fēnbù de cānshù gūjì
多元正态分布的参数估计
（parameter estimation for multivariate normal distribution） 在实际应用中，多元正态分布中的均值向量 μ 和协方差矩阵 $\sum$ 通常是未知的，由样本资料来估计均值向量和 μ 和协方差矩阵 $\sum$ 的过程。而参数估计的方法很多，这里用最常见的最大似然估计法和矩估计给出估计量，总体均数向量的最大似然估计和矩估计均为样本均值向量，并且可以证明样本均数向量是总体均数向量的无偏估计，但总体协方差矩阵的最大似然估计不是无偏估计而是渐进无偏估计，故用样本协方差矩阵作为总体协方差矩阵的矩估计，并且可以证明样本协方差矩阵是总体协方差矩阵的无偏估计。

均值向量的参数估计 一般情况下，从多元正态总体中按照随机原则，抽取容量为 n 的样本，则资料阵为：

$$X = \begin{pmatrix} x_{11} & x_{12} & \cdots & x_{1p} \\ x_{21} & x_{22} & \cdots & x_{2p} \\ \vdots & \vdots & \vdots & \vdots \\ x_{n1} & x_{n2} & \cdots & x_{np} \end{pmatrix}$$

$$= (X_1, X_2, \cdots, X_p) = \begin{pmatrix} X'_{(1)} \\ X'_{(2)} \\ \vdots \\ X'_{(n)} \end{pmatrix} \quad (1)$$

设每个样本是相互独立的，则利用最大似然估计可求出：

$$\hat{\mu} = \bar{X} = \frac{1}{n}\sum_{i=1}^{n} X_{(i)} = \frac{1}{n}\begin{pmatrix} \sum_{i=1}^{n} x_{i1} \\ \sum_{i=1}^{n} x_{i2} \\ \vdots \\ \sum_{i=1}^{n} x_{ip} \end{pmatrix}$$
$$(2)$$

协方差矩阵的参数估计 样本协方差矩阵见式（3）。

（赵耐青 易 东）

duōyuán zhèngtài fēnbù de cānshù jiǎshè jiǎnyàn
多元正态分布的参数假设检验
（hypothesis testing for multivariate normal distribution） 类似于一元统计分析中的各种均数和方差的假设检验，多元统计分析中也需要对各种均数向量和协方差阵进行假设检验。

基本步骤 可归纳为 4 步：①提出待检验的假设 H_0 和 H_1。②给出检验的统计量及它服从的分布。③给定检验水平 α，查统计量的分布表，确定临界值 λ_α，从而得到拒绝域。④根据样本观测值计算出统计量的值，看是否落入拒绝域中，以便对待判假设检验作出决策（拒绝或接受）。

均数向量的假设检验 在实际研究中，绝大多数的情况假定资料近似服从正态分布，一般都需要对样本所在的总体均数进行假设检验。对于多个因变量情况

$$\hat{\sum} = \frac{1}{n-1}\sum_{i=1}^{n}(X_{(i)} - \bar{X})(X_{(i)} - \bar{X})' = \frac{1}{n-1} = \begin{pmatrix} \sum_{i=1}^{n}(x_{i1}-\bar{x}_1)^2 & \sum_{i=1}^{n}(x_{i1}-\bar{x}_1)(x_{i2}-\bar{x}_2) & \cdots & \sum_{i=1}^{n}(x_{i1}-\bar{x}_1)(x_{ip}-\bar{x}_p) \\ \sum_{i=1}^{n}(x_{i1}-\bar{x}_1)(x_{i2}-\bar{x}_2) & \sum_{i=1}^{n}(x_{i2}-\bar{x}_2)^2 & \cdots & \sum_{i=1}^{n}(x_{i2}-\bar{x}_2)(x_{ip}-\bar{x}_p) \\ \vdots & \vdots & \vdots & \vdots \\ \sum_{i=1}^{n}(x_{i1}-\bar{x}_1)(x_{ip}-\bar{x}_p) & \cdots & & \sum_{i=1}^{n}(x_{ip}-\bar{x}_p)^2 \end{pmatrix} \quad (3)$$

下，一般需要对其总体均数向量进行假设检验。

单个正态总体均数向量的假设检验 设总体 X 服从 $N_p(\boldsymbol{\mu}, \sum)$，$\sum > 0$，现从中获得样本 $X_1, X_2, \cdots, X_n$，$n > p$，样本均数向量为 $\bar{X} = \frac{1}{n}\sum_{i=1}^{n} X_i$，要检验假设

H_0：$\boldsymbol{\mu} = \boldsymbol{\mu}_0$　H_1：$\boldsymbol{\mu} \neq \boldsymbol{\mu}_0$（$\boldsymbol{\mu}_0$ 为已知向量）

如果总体协方差阵 $\sum$ 为已知，且为正定时，可用检验统计量：

$$T_0^2 = n(\bar{X} - \boldsymbol{\mu}_0)' \sum{}^{-1}(\bar{X} - \boldsymbol{\mu}_0) \quad (1)$$

当原假设 H_0：$\boldsymbol{\mu} = \boldsymbol{\mu}_0$ 为真时，统计量 $T_0^2 \sim \chi^2(p)$。

对于给定检验水平 α，当统计量 $T_0^2 > \chi^2_{\alpha, p}$，则可以拒绝 H_0，推断 $\boldsymbol{\mu} \neq \boldsymbol{\mu}_0$。

如果总体协方差阵 $\sum$ 未知时，用 $\sum$ 的无偏估计量 S 代替，则检验统计量为：

$$T_0^2 = (n-1)\left[\sqrt{n}(\bar{X} - \mu_0)'S^{-1}(X - \mu_0)\right] \quad (2)$$

当 H_0：$\boldsymbol{\mu} = \boldsymbol{\mu}_0$ 为真时，统计量 T_0^2 服从自由度为 $n-1$ 的 T^2 分布，再利用 T^2 分布与 F 分布的关系，有：

$$\frac{(n-1)-p+1}{(n-1)p}T^2 \sim F(p, n-p) \quad (3)$$

给定检验水平 α，对应的临界值为 $F_{\alpha, p, n-p}$，如果 $\frac{n-p}{(n-1)p}T_0^2 > F_{\alpha, p, n-p}$，则可以拒绝 H_0：$\boldsymbol{\mu} = \boldsymbol{\mu}_0$，推断 $\boldsymbol{\mu} \neq \boldsymbol{\mu}_0$。

两个正态总体均数向量的检验 设有总体 $X_{(\alpha)} \sim N_p(\mu_1, \sum_1)$（$\alpha = 1, 2, \cdots, n$），从中获得样本 $X_1, X_2, \cdots, X_n$，样本均数向量

为 $\bar{X}$，另有一总体 $Y_{(\alpha)} \sim N_p(\mu_2, \sum_2)$（$\alpha = 1, 2, \cdots, m$），从中获得样本 $Y_1, Y_2, \cdots, Y_m$，样本均数向量为 $\bar{Y}$，且两组样本相互独立，协方差阵 $\sum_1 > 0$，$\sum_2 > 0$，且 $n > p$，$m > p$。现在要检验假设：

H_0：$\mu_1 = \mu_2$，　H_1：$\mu_1 \neq \mu_2$

当协方差阵相等时，即 $\sum_1 = \sum_2$，且未知时，可用检验统计量：

$$T^2 = (n+m-2)\left(\sqrt{\frac{nm}{n+m}}(\bar{X} - \bar{Y})\right)'$$
$$S^{-1}\left(\sqrt{\frac{nm}{n+m}}(\bar{X} - \bar{Y})\right) \quad (4)$$

$$S = S_1 + S_2$$

$$S_1 = \sum_{\alpha=1}^{n}(X_{(\alpha)} - \bar{X})(X_{(\alpha)} - \bar{X})' \quad (5)$$

$$S_2 = \sum_{\alpha=1}^{m}(Y_{(\alpha)} - \bar{Y})(Y_{(\alpha)} - \bar{Y})' \quad (6)$$

当假设成立时，统计量 T^2 服从 T^2 分布，再利用 T^2 分布与 F 分布的关系，有：

$$F = \frac{(n+m-2)-p+1}{(n+m-2)p}T^2 \sim F(p, n+m-p-1) \quad (7)$$

所以，给定检验水平，查 F 分布表使 $P\{F > F_\alpha \mid H_0\} = \alpha$，可得出 F_α，再由样本值计算 F，若 $F > F_\alpha$，则否定 H_0，否则 H_0 相容。

协方差阵不相等即 $\sum_1 \neq \sum_2$，且未知时，具体分两种情况：

第一种：$n = m$ 时，令

$$Z_{(i)} = X_{(i)} - Y_{(i)} \quad i = 1, 2\cdots n \quad (8)$$

$$\bar{Z} = \bar{X} - \bar{Y} \quad (9)$$

$$S = \sum_{j=1}^{n}(Z_{(j)} - \bar{Z})(Z_{(j)} - \bar{Z})' \quad (10)$$

于是利用 T^2 分布与 F 分布的关系，可得检验统计量为：

$$F = \frac{(n-p)n}{p}\bar{Z}'S^{-1}\bar{Z} \sim F(p, n-p) \quad (11)$$

第二种：$n \neq m$ 不妨设 $n < m$ 时，令：

$$Z_{(i)} = X_{(i)} - \sqrt{\frac{n}{m}}Y_{(i)} + \frac{1}{\sqrt{nm}}\sum_{j=1}^{n}Y_{(j)} - \frac{1}{m}\sum_{j=1}^{m}Y_{(j)}$$
$$i = 1, 2, \cdots, n \quad (12)$$

$$\bar{Z} = \bar{X} - \bar{Y} \quad (13)$$

$$S = \sum_{i=1}^{n}(Z_{(i)} - \bar{Z})(Z_{(i)} - \bar{Z})' \quad (14)$$

于是利用 T^2 分布与 F 分布的关系，可得检验统计量为：

$$F = \frac{(n-p)n}{p}\bar{Z}'S^{-1}\bar{Z} \sim F(p, n-p) \quad (15)$$

多个正态总体均数向量的检验 设有 k 个 p 元正态总体 $N_p(\mu_1, \sum)$，$N_p(\mu_2, \sum) \cdots N_p(\mu_k, \sum)$，$\sum > 0$，从每个总体中抽取独立样品个数分别为 $n_1, n_2, \cdots n_k$，$n_1 + n_2 + \cdots + n_k = n$，样本的均数向量为 $\bar{X}_i$，（$i = 1 \cdots k$），要检验的假设为：H_0：$\boldsymbol{\mu}_1 = \boldsymbol{\mu}_2 = \cdots = \boldsymbol{\mu}_k$；$H_1$：$\boldsymbol{\mu}_1, \boldsymbol{\mu}_2, \cdots, \boldsymbol{\mu}_k$ 不全相等。具体的检验方法见多元方差分析。

协方差矩阵的检验 包括以下几种。

一个正态总体的协方差阵检验 设 $X_{(\alpha)} \sim N_p(\mu, \sum)$ $\alpha = 1, 2, \cdots, n$，协方差阵 $\sum > 0$，且未知。从中获得样本 $X_1, X_2, \cdots, X_n$，$n > p$，样本的协方差阵为 S，I_p 为一个单位阵，$\sum_0$ 是一个

已知的正定矩阵。则协方差矩阵的检验假设如下。

$$H_0: \sum = \sigma^2 I_p;$$

$$H_1: \sum \neq \sigma^2 I_p。$$

$\alpha = 0.05。$

对数似然比检验统计量为：

$$Q = (n-1)\{p\ln(p) + \ln|S| - p\ln(tr(S))\} \quad (16)$$

式中 $S = \sum_{\alpha=1}^{n} (X_{(\alpha)} - \overline{X})(X_{(\alpha)} - \overline{X})'$。

当 $H_0: \sum = \sigma^2 I_p$ 为真时并且样本量 n 较大时，检验统计量 Q 近似服从自由度为 $\frac{(p+2)(p-1)}{2}$ 的 χ^2 分布，因此当 $Q > \chi^2_{\alpha,(p+2)(p-1)/2}$，则可以拒绝 $H_0: \sum = \sigma^2 I_p$，推断 X 的协方差矩阵 $\sum \neq \sigma^2 I_p$。

假设 $H_0: \sum = \sigma^2 \sum_0$；$H_1:$ $\sum \neq \sigma^2 \sum_0$。其中 $\sum_0 > 0$ 并且是已知的。$\alpha = 0.05$

对数似然比检验统计量为：

$$Q = (n-1)\{p\ln(p) + \ln|\sum_0^{-1}S| - p\ln(tr(\sum_0^{-1}S))\} \quad (17)$$

式中 $S = \sum_{\alpha=1}^{n}(X_{(\alpha)} - \overline{X})(X_{(\alpha)} - \overline{X})'$

当 $H_0: \sum = \sigma^2 \sum_0$ 为真时并且样本量 n 较大时，检验统计量 Q 近似服从自由度为 $\frac{(p+2)(p-1)}{2}$ 的 χ^2 分布，因此当 $Q > \chi^2_{\alpha,(p+2)(p-1)/2}$，则可以拒绝 $H_0: \sum = \sigma^2 \sum_0$，推断 X 的协方差矩阵 $\sum \neq \sigma^2 \sum_0$。

多个协方差阵相等的检验 设 k 个正态总体分别为 $N_p(\mu^{(1)}, \sum_1^{(1)})$，$N_p(\mu^{(2)}, \sum_2^{(2)})$，… $N_p(\mu^{(k)}, \sum_k^{(k)})$，$\sum_i^{(k)} > 0$，且未

知，$i = 1, 2, \cdots, k$。今分别从各总体中取 $n_i (i = 1, 2, \cdots, k)$ 个样本 $X_1^{(i)}, X_2^{(i)}, \cdots, X_{n_i}^{(i)}$，$n_i > p$，样本的离差阵为 S_i，$i = 1, 2, \cdots, k$，要检验的假设如下。

$$H_0: \sum^{(1)} = \sum^{(2)} = \cdots = \sum^{(k)}; H_1: \sum^{(1)}, \sum^{(2)}, \cdots, \sum^{(k)}$$

不全相等。令 $S = \sum_{i=1}^{k} S_i$，其中：

$$S_i = \sum_{i=1}^{n} (X_{(\alpha)}^{(i)} - \overline{X}^{(i)})(X_{(\alpha)}^{(i)} - \overline{X}^{(i)})',$$

$$\overline{X}^{(i)} = \frac{1}{n_i} \sum_{i=1}^{n_i} X_{(\alpha)}^{(i)} \quad (18)$$

检验所用的似然比统计量为：

$$\lambda_k = \frac{n^{\frac{np}{2}} \prod_{i=1}^{k} |S_i|^{\frac{n_i}{2}}}{|S|^{\frac{n}{2}} \prod_{i=1}^{k} n_i^{\frac{pn_i}{2}}} \quad (19)$$

在实际应用中，将 n_i 改为 $n_i - 1$，n 改为 $n - k$，得修正的统计量，记为 λ'_k，则 $-2\ln\lambda'_k$ 的近似分布为 $\chi^2_{\frac{f}{1-d}}$ 分布，其中：

$$f = \frac{1}{2}p(p+1)(k-1)$$

$$d = \frac{2p^2 + 3p - 1}{6(p+1)(k-1)}\left(\sum_{i=1}^{k} \frac{1}{n_i - 1} - \frac{1}{n-k}\right) \quad (20)$$

至少有一对 $n_i \neq n_j$ 时

$$d = \frac{(2p^2 + 3p - 1)(k+1)}{6(p+1)k(n+1)}$$

$n_1 = n_2 = \cdots = n_k$ 时。

（赵耐青　易东　陈文锋）

pànbié fēnxī

判别分析（discriminant analysis）

在分类对象的类别归属明确的情况下，根据对象的某些特征指标构造判别函数来判定其类别归属的一种统计学分类方法。临床上，医生经常需要全面掌握患者的主诉、体征、实验室检查

结果，然后根据现有的临床诊断模式和流程，结合临床经验等做出诊断，最终确定疾患类型。如对急腹症的患者，需要诊断患什么病。诊断阑尾炎时需要与其他急腹症作鉴别诊断。确诊为阑尾炎后，还需诊断属何种类型，是否并发腹膜炎，是否穿孔等，以便确定治疗方案。与临床诊断类似的还有放射学诊断、病理学诊断等。对于医学诊断的推理过程，莱德利（Ledley）等认为可用数学的方法来精确描述。判别分析常用于临床辅助鉴别诊断，计量诊断学就是以判别分析为主要基础迅速发展起来的一门科学。

经典的判别分析方法有 Fisher 判别和 Bayes 判别。近年来，随着计算机技术的改善和判别分析理论的完善，判别分析的应用得到了广泛的应用，例如，在中医诊断中，开辟了独特的应用领域。

费希尔（Fisher）判别 又称典则判别（canonical discriminant），适用于两类和多类判别。结合两类判别问题，介绍费希尔判别的原理。

判别原理 已知 A、B 两类观察对象，A 类有 n_A 例，B 类有 n_B 例，分别记录了 $X_1, X_2, \cdots, X_m$ 个观察指标，称为判别指标或变量。费希尔（Fisher）判别法就是找出一个线性组合。

$$Z = C_1X_1 + C_2X_2 + \cdots + C_mX_m \quad (1)$$

使得综合指标 Z 在 A 类的均数 $\overline{Z}_A$ 与在 B 类的均数 $\overline{Z}_B$ 的差异 $|\overline{Z}_A - \overline{Z}_B|$ 尽可能大，而两类内综合指标 Z 的变异 $S_A^2 + S_B^2$ 尽可能小，即使：

$$\lambda = \frac{|\overline{Z}_A - \overline{Z}_B|}{S_A^2 + S_B^2} \quad (2)$$

达到最大。此时公式（1）称为 Fisher 判别函数，C_1，C_2，$\cdots$，C_m 称为判别系数。对 λ 求导，不难验证判别系数可由下列正规方程组解出：

$$\begin{cases} S_{11}C_1 + S_{12}C_2 + \cdots + S_{1m}C_m = D_1 \\ S_{21}C_1 + S_{22}C_2 + \cdots + S_{2m}C_m = D_2 \\ \cdots \\ S_{m1}C_1 + S_{m2}C_2 + \cdots + S_{mm}C_m = D_m \end{cases}$$

$$(3)$$

式中 $D_j = \overline{X}_j^{(A)} - \overline{X}_j^{(B)}$，$\overline{X}_j^{(A)}$，$\overline{X}_j^{(B)}$ 分别是 A 类和 B 类第 j 个指标的均数（$j = 1, 2, \cdots, m$）；S_{ij} 是 X_1，X_2，$\cdots$，X_m 的合并协方差阵的元素，见公式（4）。式中 $X_i^{(A)}$，$X_i^{(B)}$，$X_j^{(A)}$，$X_j^{(B)}$ 分别为 X_i 和 X_j 于 A 类和 B 类的观察值。

判别规则　建立判别函数后，按公式（1）逐例计算判别函数值 Z_i，进一步求 Z_i 的两类均数 $\overline{Z}_A$、$\overline{Z}_B$ 与总均数 $\overline{Z}$，按下式计算判别界值：

$$\overline{Z}_c = \frac{\overline{Z}_A + \overline{Z}_B}{2} \quad (5)$$

判别规则：$\begin{cases} Z_i > \overline{Z}_c,\text{判为 A 类} \\ Z_i < \overline{Z}_c,\text{判为 B 类} \\ Z_i = \overline{Z}_c,\text{判为任意一类} \end{cases}$ （6）

实例　具体如下。

例 1　收集了 24 例妇女的两个指标抗血友病因子（X_1）和类抗血友病因子抗原（X_2）的资料列于表 1，其中正常人（A）类 12 例，血友病基因携带者（B）类 12 例。试作判别分析。

计算两类 2 个变量的均数及类间均值差 D_j 于表 2。

计算合并协方差矩阵，按公式（4）计算：$S_{11} = 0.099\ 86$，$\cdots$，$S_{22} = 0.127\ 0$

得到合并协方差阵：

表 1　24 例患者两项生化指标结果

类别	编号	观察值 X_1	观察值 X_2	Z	Fisher 判别结果
A	1	-0.562 8	0.371 6	6.684 322	A
A	2	-0.933 7	-0.556 8	2.817 741	B
A	3	-0.401 6	0.435 6	5.971 335	A
A	4	-0.432 4	0.577 9	7.196 988	A
A	5	-0.771 8	0.201 5	6.994 515	A
A	6	-0.053 9	0.185 1	1.694 221	B
A	7	-0.608 3	0.199 6	5.800 323	A
A	8	-0.222 0	0.122 3	2.465 499	B
A	9	-0.347 2	0.261 8	4.353 168	A
A	10	-0.326 0	0.378 1	5.019 977	A
A	11	-0.400 6	-0.178 7	1.633 298	B
A	12	-0.071 8	0.322 4	2.791 46	B
B	13	-0.386 6	0.164 2	3.949 635	A
B	14	-0.192 5	0.024 4	1.562 255	B
B	15	-0.455 7	-0.001 2	3.282 605	A
B	16	-0.175 5	0.090 3	1.904 076	B
B	17	-0.440 5	-0.488 8	-0.264 75	B
B	18	-0.251 4	-0.274 0	-0.116 09	B
B	19	-1.213 0	-1.099 0	1.0123 36	B
B	20	-0.193 9	0.057 1	1.802 901	B
B	21	-0.051 8	-0.133 5	-0.567 08	B
B	22	0.019 3	0.180 1	1.130 32	B
B	23	-0.420 7	-0.262 0	1.191 195	B
B	24	0.284 8	0.492 8	1.417 414	B

$$S_{ij} = \frac{\sum (X_i^{(A)} - \overline{X}_i^{(A)})(X_j^{(A)} - \overline{X}_j^{(A)}) + \sum (X_i^{(B)} - \overline{X}_i^{(B)})(X_j^{(B)} - \overline{X}_j^{(B)})}{n_A + n_B - 2} \quad (4)$$

表 2　变量的均数及类间均值差

类别	例数	$\overline{X}_1$	$\overline{X}_2$
A	12	-0.427 7	0.193 4
B	12	-0.289 8	-0.104 1
类间均值差 D_j		-0.137 9	0.297 5

$$S = \begin{pmatrix} 0.099\ 86 & 0.082\ 73 \\ 0.082\ 73 & 0.126\ 94 \end{pmatrix}$$

代入公式（3）得：

$$\begin{cases} 0.099\ 86C_1 + 0.082\ 73C_2 \\ \quad = -0.137\ 9 \\ 0.082\ 73C_1 + 0.126\ 94C_2 \\ \quad = 0.297\ 5 \end{cases}$$

解此正规方程得：

$$C_1 = -7.222, C_2 = 7.050$$

判别函数为：

$$Z = -7.222X_1 + 7.050X_2$$

逐例计算判别函数值 Z_i 列于表 1 中的 Z 列，同时计算出 $\bar{Z}_A = 4.452$、$\bar{Z}_B = 1.359$。

确定界限值，进行两类判别。按公式（5）计算总均数 $\bar{Z}_c = (4.452 + 1.359)/2 = 2.905\,5$，作为判别界值。将 $Z_i > 2.905\,5$ 判为 A 类，$Z_i < 2.905\,5$ 判为 B 类。判别结果列于表 1 的最后一列，有 7 例错判。

判别效果的评价　一般用误判概率 P 来衡量。$P = P(A|B) + P(B|A)$，其中 $P(A|B)$ 是将 B 类误判成 A 类的条件概率；$P(B|A)$ 是将 A 类误判成 B 类的条件概率。一般要求判别函数的误判概率小于 0.1 或 0.2 才有应用价值。误判概率可通过前瞻性或回顾性两种方式获得估计。所谓回顾性误判概率估计指用建立判别函数的样本回代判别，如表 1 中的最后一列，本例有 7 例误判，则 $7/24 = 29.17\%$ 作为误判概率的估计。回顾性误判概率估计往往夸大判别效果。一般而言，建立判别函数前要将样本随机分成两个部分，分别占总样本量的 85% 和 15%。前者用于建立判别函数，称为训练样本，后者用于考核判别函数的判别效果，称为验证样本。用验证样本计算的误判概率作为前瞻性误判概率估计，前瞻性误判概率估计则比较客观。

另外一种值得推荐的误判概率估计的方法称为刀切法（jack-knife）或称交叉核实法（cross validation）。刀切法具体步骤为：①顺序剔除一个样品，用余下的 $N-1$ 个样品建立判别函数。②用判别函数判别剔除的样品。③重复上两步 N 次。计算误判概率。这种估计的优点是充分利用了样本的信息建立和验证判别函数。上例算得误判概率的刀切估计值为 $7/24 = 29.17\%$。由于本例训练样本例数偏少，判别效果一般不会太好，因此误判概率的刀切估计值是比较客观的。

多类判别　多类总体的 Fisher 判别的思路是，先找到 r 个投影方向，使得在每一个方向上，类间变异尽量大，类内变异尽量小，且各方向之间两两不相关，然后，用这 r 个判别函数来构造判别规则，最后，基于 r 个判别函数，计算待判样品与各类样本指标变量均数间的距离，与某类样本指标变量均数之间距离最小，即判该待判样品属于此类。

最大似然判别法　又称尤度法，适用于指标为定性资料的两类判别或多类判别。

判别原理　用独立事件的概率乘法定理得到判别对象归属某类的概率。

若有 X_1，X_2，…，X_m 个判别指标，有 g 类记为 Y_1，Y_2，…，Y_g。m 个指标互相独立，g 种类型互斥（即每个判别对象只可能归属其中一类）。假定已知属于第 k 类时变量 X_j 取值 S_l 的条件概率为 $p[X_j(S_l)|Y_k]$（$l = 1, 2, \cdots, L_j; j = 1, 2, \cdots, m; k = 1, 2, \cdots, g$）。当某例的各指标 X_1，X_2，…，X_m 分别取值 S_1，S_2，…，S_m，似然函数（取值概率）为：

$$P_k = P[X_1(S_1)|Y_k] \cdot [P(X_2(S_2)|Y_k] \cdots P[X_m(S_m)|Y_k],$$
$$k = 1, 2, \cdots, g \tag{7}$$

判别规则　求 $P = \max\limits_{k=1,\,g}(P_k)$，如果 $P = P_{k_0}$，即被判为第 k_0 类。

实例　具体如下。

例 2　有人试用 8 个指标对三种类型的慢性阻塞性肺病作鉴别诊断，收集的慢性阻塞性肺病症状与体征资料归纳于表 3。

表 3 已列出了各型慢性阻塞性肺病出现各种体征、症状的频率。因为总体概率往往是未知的，所以用样本频率作为总体概率的估计值。

如属于肺气肿型慢性阻塞性肺病（Y_1）开始出现较多黏液性痰 $[X_4(S_2)]$ 的条件概率 $P[X_4(S_2)|Y_1]$ 就是 28%。

表 3　慢性阻塞性肺病的症状和体征发生频率（%）

症状与体征		肺气肿型 Y_1	支气管炎型 Y_2	混合型 Y_3
X_1 年龄	≥40 岁	79	28	90
	<40 岁	21	72	10
X_2 体型	瘦弱	92	33	68
	矮胖	8	67	32
X_3 咳嗽	较轻	85	37	58
	较重	15	63	42
X_4 痰	黏液性痰少	72	22	46
	黏液性痰多	28	78	54
X_5 呼吸困难	气促明显，呈持续性	76	27	69
	较轻，常在感染时间歇出现	24	73	31
X_6 桶状胸	明显	88	17	75
	不明显	12	83	25
X_7 湿性啰音	稀少	87	15	65
	密布	13	85	35

按公式（7）和表3即可根据判别规则对新个体进行判别。

如某病例43岁，体型瘦弱，于昨晚开始出现咳嗽，症状较轻，黏液性痰较多，无明显呼吸困难，桶状胸明显，湿性啰音较多。

根据表3得：

$P_1 = 0.79 \times 0.92 \times 0.85 \times 0.28 \times 0.24 \times 0.88 \times 0.13$
$= 0.004\ 7$

$P_2 = 0.28 \times 0.33 \times 0.37 \times 0.78 \times 0.73 \times 0.17 \times 0.85$
$= 0.002\ 8$

$P_3 = 0.90 \times 0.68 \times 0.58 \times 0.54 \times 0.31 \times 0.75 \times 0.65$
$= 0.029\ 0$

P_3 最大，故诊断该病例为混合型慢性阻塞性肺病。

以上计算可以简化。对公式（7）两边取对数，将连乘变为连加。算出 $\lg(P_k)$ 后，判别规则不变。

贝叶斯（Bayes）公式判别法 具体如下。

判别原理 用贝叶斯公式进行判别分析与最大似然法原理相似。若已知有g类记为 Y_k（$k = 1, 2, \cdots, g$），m 个判别指标 X_j（$j = 1, 2, \cdots, m$），假定某判别对象各指标 X_j 的状态分别取为 S_j（$i = 1, 2, \cdots, m$），则该对象属于第 k 类的后验概率为公式8。式中 $P(Y_k)$ 为第 k 类出现的概率，称为事前概率。

判别规则 将判别对象判为 $P(Y_k|S_1S_2\cdots S_m)$ 最大的那一类。

实例 具体如下。

例3 资料见表3。用三种类型慢性阻塞性肺病病人的构成比：

肺气肿型32%，支气管炎型45%，混合型23%。作为先验概率 $P(Y_k)$ 的估计。对例2中给出的待判病例有：

$P(Y_1) \cdot P[X_1(S_1)|Y_1]P[X_2(S_1)|Y_1]$
$P[X_3(S_1)|Y_1]P[X_4(S_2)|Y_1]$
$P[X_5(S_2)|Y_1]P[X_6(S_1)|Y_1]$
$P[X_7(S_2)|Y_1]$
$= 0.32 \times 0.79 \times 0.92 \times 0.85 \times 0.28 \times 0.24 \times 0.88 \times 0.13$
$= 0.001\ 52$

同样地，$P(Y_2) \cdot P[X_1(S_1)|Y_2]P[X_2(S_1)|Y_2]\cdots P[X_7(S_2)|Y_2] = 0.001\ 26$

$P(Y_3) \cdot P[X_1(S_1)|Y_3]P[X_2(S_1)|Y_3]\cdots P[X_7(S_2)|Y_3]$
$= 0.006\ 66$

利用公式（8）计算得：

$$P(Y_1|a) = \frac{0.001\ 52}{0.001\ 52 + 0.001\ 26 + 0.006\ 66}$$
$$= \frac{0.001\ 52}{0.009\ 44} = 0.161$$

同样地 $P(Y_2|a) = 0.133$
$P(Y_3|a) = 0.706$

$P(Y_3|a)$ 最大，仍诊断为混合型阑尾炎。

贝叶斯判别 与费希尔判别不同的是，后两种方法都是以概率为判据的，要求训练样本较大，否则判别效果难以保证。这里介绍基于贝叶斯准则判别方法，该方法仍然根据概率大小进行判别，要求各类近似服从多元正态分布。多类判别时多采用此方法。

贝叶斯准则 寻求一种判别规则使得属于第 k 类的样品，在第 k 类中取得最大的后验概率。基于以上准则，假定已知各类出现的先验概率 $P(Y_k)$，各类近似服从多元正态分布。可获得两种贝叶斯判别函数。

当各类的协方差阵相等时，可得到线性贝叶斯判别函数。

$$\begin{cases} Y_1 = C_{01} + C_{11}X_1 + C_{21}X_2 + \cdots + C_{m1}X_m \\ Y_2 = C_{02} + C_{12}X_1 + C_{22}X_2 + \cdots + C_{m2}X_m \\ \cdots \\ Y_g = C_{0g} + C_{1g}X_1 + C_{2g}X_2 + \cdots + C_{mg}X_m \end{cases}$$
$$(9)$$

式中 C_{jk} 是判别系数（$j = 0, 1, 2, \cdots, m$，$k = 1, 2, \cdots, g$）。用 $S = \{S_{ij}\}$ 记合并协方差矩阵，S_{ij} 表示判别指标 X_i，X_j 的合并协方差：

$$S_{ij} = \frac{\sum_{k=1}^{g} \sum_{t}^{n_k} (X_{it}^{(k)} - \bar{X}_i^{(k)})(X_{jt}^{(k)} - \bar{X}_j^{(k)})}{\sum_{k=1}^{g} (n_k - 1)}$$
$$(10)$$

其中 $\bar{X}_i^{(k)}$、$\bar{X}_j^{(k)}$ 表示第 k 类中变量 X_i、X_j 的均数；n_k 为第 k 类例数。根据贝叶斯准则和多元正态分布理论，C_{jk} 可由下列方程组解见公式（3）。求出 $C_{1k}, C_{2k}, \cdots, C_{mk}(k = 1, 2, \cdots, g)$ 后，再按下式计算：

$$C_{0k} = \log[P(Y_k)] - \frac{1}{2}\sum_{j=1}^{m} C_{jk}\bar{X}_j^{(k)}$$

$$P(Y_k|S_1S_2\cdots S_m) = \frac{P(Y_k) \cdot P[X_1(S_1)|Y_k]P[X_2(S_2)|Y_k]\cdots P[X_m(S_m)|Y_k]}{\sum_{k=1}^{g} P(Y_k) \cdot P[X_1(S_1)|Y_k]P[X_2(S_2)|Y_k]\cdots P[X_m(S_m)|Y_k]}$$
$$(8)$$

$$\begin{cases} S_{11}C_{1k} + S_{12}C_{2k} + \cdots + S_{1m}C_{mk} = \bar{X}_1^{(k)} \\ S_{21}C_{1k} + S_{22}C_{2k} + \cdots + S_{2m}C_{mk} = \bar{X}_2^{(k)} \\ \cdots \\ S_{m1}C_{1k} + S_{m2}C_{2k} + \cdots + S_{mm}C_{mk} = \bar{X}_m^{(k)} \end{cases} (k = 1, 2, \cdots, g) \quad (11)$$

$$(k = 1,2,\cdots,g) \tag{12}$$

当各类的协方差阵不等时，得到非线性二次型贝叶斯判别函数，此时判别函数形式比较复杂，只能用矩阵的形式写出。

先验概率的确定 如果不知道各类的先验概率，一般可用等概率（先验无知）：$P(Y_k) = \dfrac{1}{g}$。

频率：$P(Y_k) = \dfrac{n_k}{N}$。（当样本较大且无选择性偏倚时用）

判别规则 ①按判别函数值判别：逐例计算判别函数值 Y_1，Y_2，$\cdots$，Y_g，将判别对象判为函数值最大的那一类。②按后验概率判别：计算每一例属于第 k 类的后验概率。

$$P_k = \frac{\exp(Y_k - Y_c)}{\sum\limits_{l=1}^{g} \exp(Y_l - Y_c)}$$

$$Y_c = \max(Y_k) \tag{13}$$

将判别对象判为后验概率值最大的那一类。两种判别规则判别结果是完全一致的。

逐步判别 该方法的目的是选取具有判别效能的指标建立判别函数，使判别函数简洁，判别效果稳定。

判别原理 逐步回归是根据自变量偏回归平方和的大小来筛选变量的，自变量的选入或剔除导致偏回归平方和增大或减小；逐步判别则是根据多元方差分析中介绍的威尔克斯统计量 Λ 来筛选判别指标，判别指标的选入或剔除会导致 Λ 的减小或增大。每选入或剔除一个判别指标考察是否导致 Λ 明显减小或增大，从而实现判别指标筛选的目的。Λ 统计量定义为：

$$\Lambda_r = \frac{|\boldsymbol{W}_r|}{|\boldsymbol{T}_r|} \tag{14}$$

式中 r 是指判别指标 X_1，X_2，$\cdots$，X_r 的个数，$\boldsymbol{W}_r$ 是类内离差矩阵，$\boldsymbol{T}_r$ 是总离差矩阵，$|\cdot|$ 表示矩阵的行列式。$\boldsymbol{W}_r$、$\boldsymbol{T}_r$ 的元素按以下两式计算。

$$w_{ij} = \sum_{k=1}^{g} \sum_{t}^{n_k} (X_{it}^{(k)} - \bar{X}_i^{(k)})(X_{jt}^{(k)} - \bar{X}_j^{(k)}) \tag{15}$$

$$t_{ij} = \sum_{k=1}^{g} \sum_{t}^{n_k} (X_{it}^{(k)} - \bar{X}_i)(X_{jt}^{(k)} - \bar{X}_j) \tag{16}$$

式中 $\bar{X}_i^{(k)}$、$\bar{X}_j^{(k)}$ 意义同前；$\bar{X}_i$、$\bar{X}_j$ 分别表示变量 X_i、X_j 的总均数；n_k 为第 k 类例数。当 $r = 1$，$|\boldsymbol{W}_r|$、$|\boldsymbol{T}_r|$ 分别是单因素方差分析中的组内离差平方和与总离差平方和。

Λ 与 F 分布的关系：

$$F = \frac{1-\Lambda}{\Lambda} \cdot \frac{N-g-r}{g-1} \sim F(g-1, N-g-r)$$

式中 r 为入选变量数，g 为类数。为了剔选判别指标，类似于逐步回归，事先须设定选入变量和剔除变量的阈值 Λ_α、Λ_β 并将它们对应于 F_α、F_β。α 一般取 0.05，0.1，0.2，视具体问题而定；一般取 $\beta = 2\alpha$ 或 $\alpha > \beta$。

基本步骤 具体如下。

步骤 1：有 m 个变量候选。计算 m 个变量的类内离差平方和矩阵和总离差平方和矩阵。

步骤 2：假定已有 r 个变量入选，有 $m-r$ 个变量候选。计算 r 个变量的离差平方和矩阵和总离差平方和矩阵。要考察入选的变量是否由于新变量的选入老变量应剔除或候选变量是否被选入。①选入变量。对候选变量计算 Λ_i，如果 $\max(\Lambda_i) > \Lambda_\alpha$，将相应的变量选入，紧接着作变量剔除。②剔除变量。对入选变量逐一计算 Λ_i，如果 $\max(\Lambda_i) < \Lambda_\beta$，将相应的变量剔除。接着考察是否还有入选变量能被剔除，如果没有，则进入变量选入过程。

步骤 3：重复步骤 2 直至入选变量不能被剔除，候选变量不能被选入为止。变量选择完毕后，假定入选了 r 个变量，再根据贝叶斯判别准则建立 r 个变量的判别函数。

（夏结来）

jùlèi fēnxī

聚类分析（cluster analysis）

将随机现象归类的统计学方法，已广泛应用于医学科学研究之中。判别分析与聚类分析都是研究分类问题的多元统计分析方法，但前者是在已知分为若干个类的前提下，判定观察对象的归属，而后者是在不知道应分多少类合适的情况下，试图借助数理统计的方法用已收集到的资料找出研究对象的适当分类。近年来随着人类基因组计划的实施，聚类分析已成为发掘海量基因信息的首选工具。

聚类分析属于探索性统计分析方法，按照分类目的可分为两大类。如测量了 n 个病例（样品）的 m 个变量（指标），可进行：①R 型聚类，又称指标聚类，指将 m 个指标归类的方法，其目的是指标降维从而选择有代表性的指标。②Q 型聚类，又称样品聚类，指将 n 个样品归类的方法，其目的是找出样品间的共性。

无论是 R 型聚类还是 Q 型聚类，关键问题是如何定义相似性，即如何把相似性数量化。聚类的第一步需要给出两个指标或两个样品间相似性的度量——相似性系数的定义。

相似性系数 具体如下。

R 型聚类的相似性系数 X_1，X_2，$\cdots$，X_m 表示 m 个变量，R 型聚类常用简单相关系数

r_{ij} 的绝对值定义变量 X_i 与 X_j 间的相似性系数：

$$r_{ij} = \frac{\left| \sum (X_{ki} - \bar{X}_i)(X_{kj} - \bar{X}_j) \right|}{\sqrt{\sum (X_{ki} - \bar{X}_i)^2 \sum (X_{kj} - \bar{X}_j)^2}} \tag{1}$$

式中 X_{ki} 表示第 k 例变量 X_i 的测量值。r_{ij} 绝对值越大表明两变量间相似程度越高。同样也可考虑用斯皮尔曼秩相关系数 r_{ij}^s 定义为非正态变量 X_i 与 X_j 间的相似性系数。当变量均为定性变量时，最好用列联系数 C_{ij} 定义 X_i、X_j 间的相似性系数：

$$C_{ij} = \sqrt{\frac{\chi^2}{\chi^2 + n}} \tag{2}$$

式中 χ^2 是以 X_i、X_j 为边际变量的 $R \times C$ 表皮尔逊 χ^2 统计量。

此外，还有夹角余弦、指数相似系数、四分相关系数以及建立在非参数统计方法基础上的相关系数等。

Q 型聚类常用相似性系数　将 n 例（样品）看成是 m 维空间的 n 个点，用两点间的距离定义相似性系数，距离越小表明两样品间相似程度越高。

欧氏距离（Euclidean distance）d_{ij}

$$d_{ij} = \sqrt{\sum_{k=1}^{m} (X_{ik} - X_{jk})^2} \tag{3}$$

绝对距离（Manhattan distance）d_{ij}

$$d_{ij} = \sum_{k=1}^{m} |X_{ik} - X_{jk}| \tag{4}$$

明库斯基距离（Minkowski distance）d_{ij}

$$d_{ij} = \sqrt[q]{\sum_{k=1}^{m} |X_{ik} - X_{jk}|^q} \tag{5}$$

绝对距离是 $q = 1$ 时的明库斯基距离距离，欧氏距离是 $q = 2$ 时的明库斯基距离。明库斯基距离距离的优点是定义直观、计算简单，缺点是没有考虑到变量间的相关关系。基于此引进马氏距离。

马氏距离（Mahalanobis distance）d_{ij}。用 $\boldsymbol{S}$ 表示 m 个变量间的样本协方差矩阵，马氏距离 d_{ij} 计算公式为：

$$d_{ij} = \boldsymbol{x}' \boldsymbol{S}^{-1} \boldsymbol{x} \tag{6}$$

式中向量 $\boldsymbol{x} = (X_{i1} - X_{j1}, X_{i2} - X_{j2}, \cdots, X_{im} - X_{jm})'$。不难看出，当 $\boldsymbol{S} = \boldsymbol{I}$（单位阵）时，马氏距离是平方欧氏距离。以上定义的 4 种距离适用于定量变量，对于定性变量和有序变量必须在数量化后方能应用。

系统聚类（hierarchical methods）　将相似的样品（变量）归类的最常用方法，聚类过程如下：①开始将各个样品（变量）独自视为一类，即各类只含一个样品（变量），计算类间相似性系数矩阵，其中的元素是样品（变量）间的相似性系数。相似性系数矩阵是对称阵。②将相似性系数最大（距离最小或相关系数最大）的两类合并成新类，计算新类与其余类间相似性系数。③重复第二步，直至全部样品（变量）被并为一类。

系统聚类的每一步都要计算类间相似性系数，当两类各自仅含一个样品（变量）时，两类间的相似性系数即是两样品（变量）间的相似性系数 $d_{ij}(r_{ij})$，按上节的定义计算。当类内含有两个或两个以上样品（变量）时，计算类间相似性系数有多种方法可供选择，下面列出 5 种计算方法。G_p、G_q 分别表示两类，各自含有 n_p、n_q 个样品（变量）。

最大相似性系数法　G_p 类中的 n_p 个样品（变量）与 G_q 类中的 n_q 个样品（变量）两两间共有 $n_p n_q$ 个相似性系数，以其中最大者定义为 G_p，G_q 的类间相似性系数。

$$\begin{cases} D_{pq} = \min_{i \in G_p, j \in G_q} (d_{ij}), \text{样品聚类} \\ r_{pq} = \max_{i \in G_p, j \in G_q} (r_{ij}), \text{指标聚类} \end{cases} \tag{7}$$

注意距离最小即相似性系数最大。

最小相似性系数法　类间相似性系数按下式计算：

$$\begin{cases} D_{pq} = \max_{i \in G_p, j \in G_q} (d_{ij}), \text{样品聚类} \\ r_{pq} = \min_{i \in G_p, j \in G_q} (r_{ij}), \text{指标聚类} \end{cases} \tag{8}$$

重心法（仅用于样品聚类）　用 $\bar{X}_p$、$\bar{X}_q$ 分别表示 G_p、G_q 的均值向量（重心），其分量是各个指标类内均数，类间相似性系数按下式计算：

$$D_{pq} = d_{\bar{X}_p \bar{X}_q} \tag{9}$$

类平均法（仅用于样品聚类）　对 G_p 类中的 n_p 个样品与 G_q 类中的 n_q 个样品两两间的 $n_p n_q$ 个平方距离求平均，得到两类间的相似性系数：

$$D_{pq}^2 = \frac{1}{n_p n_q} \sum d_{ij}^2 \tag{10}$$

类平均法是系统聚类方法中较好的方法之一，它充分反映了类内样品的个体信息。

离差平方和法　又称沃德（Ward）法，仅用于样品聚类。此法效仿方差分析的基本思想，即合理的分类使得类内离差平方和较小，而类间离差平方和较大。假定 n 个样品已分成 g 类，G_p、G_q 是其中的两类。此时有 n_k 个样品的第 k 类的离差平方和定义为：

$L_k = \sum\limits_{i=1}^{n_k} \sum\limits_{j=1}^{m} (X_{ij} - \overline{X}_j)^2$，式中 $\overline{X}_j$ 为类内指标 X_j 的均数。所有 g 类的合并离差平方和为 $L^g = \sum L_k$。如果将 G_p、G_q 合并，形成 $g-1$ 类，它们的合并离差平方和 $L^{g-1} \geqslant L^g$。由于并类引起的合并离差平方和的增量 $D_{pq}^2 = L^{g-1} - L^g$ 定义为两类间的平方距离。显然，当 n 个样品各自组成一类时，n 类的合并离差平方和为 0。

实例 定义出了相似性系数和类间相似性系数就可以对样品（变量）进行系统聚类了。下面用两个简单的例子演示 R 型和 Q 型聚类过程。

例 1 测量了 3454 名成年女子身高（X_1）、下肢长（X_2）、腰围（X_3）和胸围（X_4），计算得相关矩阵：

$$\boldsymbol{R}^{(0)} = \begin{pmatrix} & X_1 & X_2 & X_3 \\ X_2 & \underline{0.852} & & \\ X_3 & 0.099 & 0.055 & \\ X_4 & 0.234 & 0.174 & 0.732 \end{pmatrix}$$

用系统聚类将这 4 个指标聚类。

本例是 R 型聚类，相似性系数选用简单相关系数，类间相似性系数采用最大相似性系数法计算。聚类过程如下。

步骤 1：各个指标独自成一类 $G_1 = \{X_1\}$，$G_2 = \{X_2\}$，$G_3 = \{X_3\}$，$G_4 = \{X_4\}$，共 4 类。

步骤 2：将相似性系数最大的两类合并成新类，由于 G_1 和 G_2 类间相似性系数最大，等于 0.852，将两类合并成 $G_5 = \{X_1, X_2\}$，形成 3 类。计算 G_5 与 G_3、G_4 间的类间相似性系数。

$$r_{35} = \max(r_{13}, r_{23})$$
$$= \max(0.099, 0.055)$$
$$= 0.099$$

$$r_{45} = \max(r_{14}, r_{24})$$
$$= \max(0.234, 0.174)$$
$$= 0.234$$

G_3、G_4、G_5 的类间相似矩阵：

$$\boldsymbol{R}^{(1)} = \begin{pmatrix} & G_3 & G_4 \\ G_4 & \underline{0.732} & \\ G_5 & 0.099 & 0.234 \end{pmatrix}$$

步骤 3：由于 G_3 和 G_4 类间相似性系数最大，等于 0.732，将两类合并成 $G_6 = \{G_3, G_4\}$，形成两类。计算 G_6 与 G_5 间的类间相似性系数 $r_{56} = \max(r_{35}, r_{45}) = \max(0.099, 0.234) = 0.234$。

步骤 4：最终将 G_5，G_6 合并成 $G_7 = \{G_5, G_6\}$，所有指标形成一大类。

例 2 今测得 6 名运动员 4 个运动项目的能耗、糖耗的均数于表 1，欲对运动项目归类，以便提供相应的膳食标准，提高运动成绩。试用样品系统聚类法将运动项目归类。

本例选用欧氏距离，类间距离选用最小相似性系数法。为了克服变量量纲的影响，分析前先将变量标准化，$Y_i = \dfrac{X_i - \overline{X}_i}{S_i}$，$\overline{X}_i$、$S_i$ 分别是 X_i 的样本均数与标准差。变换后的数据列在表 1 的 Y_1，Y_2 列。聚类过程如下。

步骤 1：计算 4 个运动项目间的相似性系数矩阵，指标聚类中

又称为距离矩阵 $\boldsymbol{D}$（0）。负重下蹲与引体向上之间的距离按公式（3）计算得：

$$d_{12} = \sqrt{(y_{11} - y_{21})^2 + (y_{12} - y_{22})^2}$$
$$= \sqrt{(1.315 - 0.174)^2 + (0.688 - 0.088)^2}$$
$$= 1.289$$

同样负重下蹲与俯卧撑之间的距离：

$$d_{13} = \sqrt{(y_{11} - y_{31})^2 + (y_{12} - y_{32})^2}$$
$$= \sqrt{(1.315 + 1.001)^2 + (0.688 + 1.441)^2}$$
$$= 3.145$$

同理，计算出距离矩阵：

$$\boldsymbol{D}^{(0)} = \begin{pmatrix} & G_1 & G_2 & G_3 \\ G_2 & 1.289 & & \\ G_3 & 3.145 & 1.928 & \\ G_4 & 1.803 & \underline{0.878} & 2.168 \end{pmatrix}$$

步骤 2：G_2，G_4 间距离最小 $d_{24} = 0.878$，将 G_2，G_4 并成一新类 $G_5 = \{G_2, G_4\}$。应用最小相似性系数法，计算 G_5 与其他各类之间的距离：

$$d_{15} = \max(d_{12}, d_{14}) = \max(1.289, 1.803)$$
$$= 1.803$$

$$d_{35} = \max(d_{23}, d_{34}) = \max(1.928, 2.168)$$
$$= 2.168$$

G_1，G_3，G_5 的距离矩阵：

$$\boldsymbol{D}^{(1)} = \begin{pmatrix} & G_1 & G_3 \\ G_3 & 3.145 & \\ G_5 & 1.803 & 2.168 \end{pmatrix}$$

表 1　4 个运动项目的测定值

运动项目		能耗 X_1	糖耗 X_2	Y_1	Y_2
名称	编号	（焦耳/分·m^2）	（％）		
负重下蹲	G_1	27.892	61.42	1.315	0.688
引体向上	G_2	23.475	56.83	0.174	0.088
俯卧撑	G_3	18.924	45.13	−1.001	−1.441
仰卧起坐	G_4	20.913	61.25	−0.488	0.665

步骤 3：G_1、G_5 间距离最小 $d_{15} = 1.803$，将 G_1、G_5 并成一新类 $G_6 = \{G_1, G_5\}$。计算 G_6 与 G_3 之间的距离：

$$d_{36} = \max(d_{13}, d_{35}) = \max(3.145, 2.168) = 3.145$$

步骤 4：最终将 G_1、G_6 合并成 $G_7 = \{G_1, G_6\}$，所有指标形成一大类。

结合系统聚类图和专业知识认为分成两类较好：$\{G_1, G_2, G_4\}$，$\{G_3\}$。负重下蹲、引体向上、仰卧起坐三个运动项目体能消耗较大，训练时应提高膳食标准。

类间相似性系数逐步计算 实例演算表明，当样品（变量）个数较多时，由于每步并类都要计算类间相似性系数，聚类过程比较烦琐。1969 年威沙特（Wishart）发现前面提到的各种类间相似性系数，不管相似性系数用那种定义，都可以用一个统一的递推公式来计算合并出的新类 $G_r = \{G_p, G_q\}$ 与其他类 G_k 之间的类间相似性系数：

$$D_{kr}^2 = \alpha_p D_{kp}^2 + \alpha_q D_{kq}^2 + \beta D_{pq}^2 + \gamma \,|\, D_{kp}^2 - D_{kq}^2 \,| \quad (11)$$

式中系数 α_p、α_q、β、γ 随类间相似性系数的定义不同而取不同值。表 2 列出了各种定义下系数的取值。

表中 n_p、n_q、n_r 分别是 G_p、G_q、G_r 类的样品（变量）数，国内外软件如 SAS、SPSS 等的系统聚类模块都采用递推公式（11）编程。

动态样品聚类 当待分类的样品较多时，如海量数据挖掘，系统聚类分析将耗费较多的计算资源来储存相似性系数矩阵，计算速度缓慢。另外，用系统聚类方法聚类，样品一旦归类后就不再变动了，这就要求分类十分准确。针对系统聚类方法的这些缺陷，统计学者提出所谓动态聚类分析方法，这种分类方法既解决了计算速度问题，又能随着聚类的进展对样品的归类进行调整。

原理 首先确定几个有代表性的样品，称之为凝聚点，作为各类的核心，然后将其他样品逐一归类，归类的同时按某种规则修改各类核心直至分类合理为止。动态样品聚类方法中最常用的一种是 k-means 法。

计算步骤 指定拟分类数目 k，随机选择 k 个样品作为凝聚点各自成一类，各类的重心分别是 k 个样品观测值构成的向量，记作 x_1, x_2, $\cdots$, x_k；顺序选择 n 个样品中的一个，用 y 表示其观测向量，分别计算 y 与 x_1, x_2, $\cdots$,

x_k 间的欧氏距离，将该样品归类到距离最小的那一类，同时计算该类的重心即均值向量；重复此过程直至 n 个样品全部归类，k 类新的重心仍记作 x_1, x_2, $\cdots$, x_k；重复第 2 步，直至所有样品的归类与上一步相同为止。

这种方法原理简单，分类快速，一般经过几轮归类就收敛了，即使样品很多也能迅速得到分类结果。此法的缺点是要事先知道分类数目。在某些具体问题中分类数目根据专业知识是完全可以事先确定的，而在有的问题中分类数目则难以确定。为了克服这个缺点，人们提出了多种改良办法，这些改良办法虽然无需事先指定分类数目，但必须给定类似如逐步回归分析中剔选的阈值，不能根本解决问题。如果事先难于确定分类数目，一般建议尝试指定几个分类数目，结合实际考察分为多少类时，分析结果比较合理。

为了消除量纲的影响，分类前应将观测指标标准化。

将例 2 的数据用 k-means 法分类，指定分类数目 $k = 3$，最终将 $\{1, 3, 4, 7, 8, 12, 13, 15, 18, 20, 21\}$ 号 11 名患者分为 A 类，将 $\{2, 5, 9, 10, 14, 16, 22\}$ 号 7 名患者分为 B 类，其他 4 名患者组成另 C 类，三类的重心见表 3。

有序样品聚类 前面讲到的样品聚类分析方法，适用于无序样品的分类。在科学研究中存在另一类型的资料，各样品在时域或空域存在自然顺序，如生长发育资料的年龄顺序，发病率的年代顺序和地理位置，那么称这种样品为有序样品。对有序样品分类时要考虑到样品的顺序特性这个前提条件，分类时不破坏样品间的顺序，由此形成的样品聚类

表 2 类间相似性系数递推公式参数

定义	α_p	α_q	β	γ
最大相似性系数	0.5	0.5	0	-0.5
最小相似性系数	0.5	0.5	0	0.5
重心	n_p/n_r	n_q/n_r	$-n_p n_q/n_r^2$	0
类平均	n_p/n_r	n_q/n_r	0	0
离差平方和	$\dfrac{n_k + n_p}{n_k + n_r}$	$\dfrac{n_k + n_q}{n_k + n_r}$	$-\dfrac{n_k}{n_k + n_r}$	0
中间距离	0.5	-0.5	$-0.25 \leq \beta \leq 0$	0
可变类平均	$(1-\beta) n_p/n_r$	$(1-\beta) n_q/n_r$	<1	0
可变法	$(1-\beta)/2$	$(1-\beta)/2$	<1	0

表 3 *k*-means 法聚类各类重心

类别	频数	X_1	X_2	X_3	X_4	X_5	X_6	X_7	X_8	X_9
1	11	−0.327 02	−0.604 12	−0.591 74	−0.296 60	−0.075 63	0.354 16	−0.202 20	−0.473 03	−0.346 37
2	7	0.478 25	0.627 06	0.468 97	0.891 27	−0.554 68	−0.215 26	−0.003 06	0.772 72	0.570 41
3	4	0.062 37	0.563 97	0.806 58	−0.744 07	1.178 68	−0.597 25	0.561 41	−0.051 45	−0.045 72

方法称为有序样品聚类。

最优分割法原理 设有 n 个样品，每个样品有 m 个观测值，观测值向量用 x_1，x_2，$\cdots$，x_n 表示，自然排列在直线上。

有 $n-1$ 个自然分割点（箭头所示）。欲将 n 个样品分割成 k 段（类），根据排列组合原理共有 $\binom{n-1}{k-1}$ 种分法，例如 10 个样品分为 5 类有 $\binom{10-1}{5-1}=126$ 种分法。为了找出其中最优的分割首先定义类直径：假定某种分割形成的第 r 类中有样品 $\{x_{i_r},x_{i_r+1},\cdots,x_{j_r-1},x_{j_r}\}$ 记 $n_r=j_r-i_r+1$ 个，该类的离差平方和定义为类直径：

$$D(i,j_r)=\sum_{l=i_r}^{j_r}(x_l-\bar{x}_r)'(x_l-\bar{x}_r) \quad (12)$$

式中 $\bar{x}_r$ 是类重心 $\bar{x}_r=\dfrac{1}{n_r}\sum_{l=i}^{j}x_l$。

将 k 类所有类直径之和定义为分类目标函数：

$$e[p(n,k)]=\sum_{r=1}^{k}D(i_r,j_r) \quad (13)$$

计算所有 $\binom{n-1}{k-1}$ 种分法的目标函数值，其中最小的目标函数值所对应的分类称为最优分割，相应的目标函数值用 $p(n,k)$ 记之。计算 $p(n,k)$ 一般采用递推算法。

分类数目 k 的确定 分类数目 k 的确定视不同具体问题而定。对于有些医学问题凭专业知识完全可以事先确定分类数目，如出血热的病程，肿瘤的分期等；很多问题中分类数目则难于事先确定。为此计算 $k=2,3,\cdots,n-1$ 所对应的 $p(n,k)$ 并绘制散点图，用折线连接散点。一般图形的 x-轴表示分类数目 k，y-轴描述 $p(n,k)$。随着分类数目 k 的增加，$p(n,k)$ 迅速递减，当 $k=n$ 时，$p(n,k)=0$。分类数目 k 确定原则是使得 $p(n,k)$ 变动相对较小的最小 k 值，相当于图形中曲线拐点处 x 轴的坐标。

（夏结来）

zhǔchéngfèn fēnxī

主成分分析（principal components analysis） 多变量数据处理的方法之一，是将多个变量化为少数几个互不相关的综合变量（即主成分）的统计方法。又称主分量分析。在多变量问题研究中，变量过多往往会给数据分析带来困难，主成分分析的目的就是为了简化数据结构，从多个变量的相互关系入手，利用降维的思想，找出少数几个互不相关的主成分来代替原来的多个变量，既要达到减少变量个数的目的，又要使综合出来的主成分尽可能多地反映原始变量所携带的信息量。

主成分 设 X_1，X_2，$\cdots$，X_p 为 p 个变量，如下的线性组合称为 X_1，X_2，$\cdots$，X_p 的第 k 个主成分：

$$Z_k=a_{k1}X_1+a_{k2}X_2+\cdots+a_{kp}X_p$$
$$k=1,2,\cdots,p \quad (1)$$

如果 Z_1 是 X_1，X_2，$\cdots$，X_p 的一切线性组合中方差最大者；Z_2 是除 Z_1 以外的 X_1，X_2，$\cdots$，X_p 的一切线性组合中方差最大者；Z_p 是除 Z_1，Z_2，$\cdots$，Z_{p-1} 以外的 X_1，X_2，$\cdots$，X_p 的一切线性组合中方差最大者；当 $i\neq j$ 时，Z_i 与 Z_j 之间的相关系数 $r_{Z_i,Z_j}=0$。

按各主成分所提供的信息大小顺序分别称 Z_1 为第一主成分，Z_2 为第二主成分，$\cdots$，Z_p 为第 p 主成分。从理论上讲，求得的主成分个数最多可有 p 个，这时，p 个主成分就反映了全部原始指标所提供的信息。实际工作中，所确定的主成分个数总是小于原始指标的个数。

主成分的计算 对于 p 个观测指标构成的向量 $X=(X_1,X_2,\cdots,X_p)$，假设收集到的原始数据共有 n 例。先将各原始指标数据进行标准化，并求出标准化后的 X 的相关矩阵 R；然后求出相关矩阵 R 的非负特征值，并将其按从大到小的顺序排列：$\lambda_1\geqslant\lambda_2\geqslant\cdots\geqslant\lambda_p\geqslant 0$，再求出各特征值所对应的单位特征向量 $a_i=(a_{i1}\ a_{i2}\ \cdots\ a_{ip})'$，从而求得各主成分：

$$Z_i=a'_iX=a_{i1}X_1+a_{i2}X_2+\cdots+a_{ip}X_p$$
$$i=1,2,\cdots,p \quad (2)$$

主成分的性质 各主成分互不相关，即 Z_i 与 Z_j 的相关系数 $r_{z_i,z_j}=0(i\neq j)$；总方差保持不变，即 X_1，X_2，$\cdots$，X_p 的方差和与 Z_1，Z_2，$\cdots$，Z_p 的方差和相等：$\sum_{i=1}^{p}\sigma_{X_i}^2=\sum_{i=1}^{p}\sigma_{Z_i}^2$。将数据标准化

后，原始指标的方差和为 p ，而主成分 Z_i 的方差 $\sigma_{Z_i}^2$ 即为其相应的特征值 λ_i ，故各主成分的方差和为 $\sum_{i=1}^{p} \lambda_i$ ，即有 $p = \sum_{i=1}^{p} \lambda_i$ ；各主成分的方差依次递减，即 $\lambda_1 \geqslant \lambda_2 \geqslant \cdots \geqslant \lambda_p$ 。

主成分的贡献率及累计贡献率 一般地，称 $\lambda_i / \sum_{i=1}^{p} \lambda_i = \lambda_i / p$ 为第 i 主成分的贡献率；而称 $\sum_{i=1}^{m} \lambda_i / p \, (m \leqslant p)$ 为前 m 个主成分的累计贡献率。$\lambda_1 / \sum_{i=1}^{p} \lambda_i$ 表明了第一主成分 Z_1 的方差在全部方差中所占的比值，称为第一主成分的贡献率，这个值越大，表明主成分 Z_1 综合原始指标 X_1，X_2，$\cdots$，X_p 的能力越强。也可以说，由 Z_1 的差异来解释 X_1，X_2，$\cdots$，X_p 的差异的能力越强。

因子载荷 第 i 主成分 Z_i 的特征值的平方根 $\sqrt{\lambda_i}$ 与第 j 原始指标 X_j 的系数 a_{ij} 的乘积 $q_{ij} = \sqrt{\lambda_i} a_{ij}$ 称为因子载荷。由因子载荷所构成的矩阵 $Q = (q_{ij})_{p \times p}$ 称为因子载荷阵。事实上，因子载荷 q_{ij} 就是第 i 主成分 Z_i 与第 j 原始指标 X_j 之间的相关系数，它反映了主成分 Z_i 与原始指标 X_j 之间联系的密切程度与作用的方向。

样品的主成分得分 将原始数据标准化后，由主成分的表达式（1）可求得各样品的标准化 Z_i 值，称为样品的主成分得分，利用样品的主成分得分，可以对样品的特性进行推断和评价。

主成分个数的选取 一般说来，主成分的保留个数按以下原则来确定：以累计贡献率来确定，当前 k 个主成分的累计贡献率达到某一特定的值时（一般以大于70%为宜），则保留前 k 个主成分；以特征值大小来确定，即若

主成分 Z_i 的特征值 $\lambda_i \geqslant 1$ ，则保留 Z_i ，否则就去掉该主成分。当然，在实际工作中，究竟取几个主成分，除了考虑以上两个原则之外，还要结合各主成分的实际含义来定。一般说来，保留的主成分个数要小于原始指标的个数。

主要应用 对原始指标进行综合，以少数几个互不相关的主成分来反映原始指标的主要信息，以便作进一步的统计分析；探索多个原始指标对个体特征的影响作用，主成分分析可以视为一种探索性方法，对于多个原始指标，求出主成分后，可以利用因子载荷阵的结构，进一步探索各主成分与多个原始指标之间的相互关系，弄清原始指标对各主成分的影响作用；对样品进行综合评价，求出主成分后，选择前 m 个主成分 Z_1，Z_2，$\cdots$，Z_m，以每个主成分贡献率 $c_i = \lambda_i / p$ 作为权数，构造综合评价函数 $F = c_1 Z_1 + c_2 Z_2 + \cdots + c_m Z_m$ 。

对样品进行综合评价时，先计算出每一样品的各主成分得分，然后将其代入上式，即可求得各样品的 F 值。一般说来，这个 F 值越大，则表明该样品的综合评价效果越好。当然，这要根据各主成分的专业意义而定。

（田考聪）

yīnzǐ fēnxī

因子分析（factor analysis）一种从多变量之间的相关关系出发，找到支配这种相关关系的不可观测的共同特征——潜在因素（因子），并用这些潜在因素（因子）来认识、解释观测变量之间的内部关系的多元统计方法。又称探索性因子分析。在多变量问题研究中，多个可观测变量之间往往存在着相关性，这种相关性直接或间接地表明了多个变量之

间存在着某种程度的关联性或共性，这种关联性或共性通常是不可测量的，因子分析恰好可以解决这个问题。

因子模型 设 X_1，X_2，$\cdots$，X_p 为 p 个原始观测变量（为方便计算，假设各 X_i 为标准化数据），则因子模型为：

$$\begin{cases} X_1 = a_{11}F_1 + a_{12}F_2 + \cdots + a_{1q}F_q + U_1 \\ X_2 = a_{21}F_1 + a_{22}F_2 + \cdots + a_{2q}F_q + U_2 \\ \cdots \\ X_p = a_{p1}F_1 + a_{p2}F_2 + \cdots + a_{pq}F_q + U_p \end{cases} \tag{1}$$

或写为矩阵形式：

$$\underset{p \times 1}{X} = \underset{p \times q}{A} \; \underset{q \times 1}{F} + \underset{p \times 1}{U} \tag{2}$$

在模型（1）中，要求：①各 X_i 的均数为0，方差为1（$\overline{X}_i = 0$，$s_i^2 = 1$）；各 F_j 的均数为0，方差为1（$\overline{F}_j = 0, s_{F_j}^2 = 1$）称为原始变量 X_1，X_2，$\cdots$，X_p 的公共因子；各 U_i 的均数为0，方差为 σ_i^2（$\overline{U}_i = 0, s_{U_i}^2 = \sigma_i^2$），称为原始变量 X_1，X_2，$\cdots$，X_p 的特殊因子。矩阵 A 称为公因子 F 的载荷矩阵。②各公因子之间的相关系数为0（$r_{F_i,F_j} = 0$）；各特殊因子之间的相关系数为0（$r_{U_i,U_j} = 0$）；各公因子与各特殊因子之间的相关系数为0（$r_{F_j,U_i} = 0$）。求公因子的问题，就是求满足上述条件的 $p \times q$ 阶矩 $A_{p \times q}$ 。

公共度 矩阵 A 的第 i 行元素的平方和 $h_i^2 = \sum_{k=1}^{q} a_{ik}^2 (i = 1,2,\cdots,p)$ ，又称公因子方差（communality）。h_i^2 的大小反映了全体公因子对原始指标 X_i 的影响。公共度 h_i^2 的取值范围为：$0 \leqslant h_i^2 \leqslant 1$ 。当 $h_i^2 = 1$ 时，说明 X_i 只由公因子的线性组合来表示，而与特殊因子无关；当 h_i^2 接近于0时，表明

原始指标 X_1，X_2，$\cdots$，X_p 受公因子的影响不大，而主要是由特殊因子来描述的。

因子贡献及因子贡献率 矩阵 A 的第 j 列元素的平方和 $g_j^2 = \sum_{i=1}^{p} a_{ij}^2$，（ $j = 1,2,\cdots,q$ ），称为 F_j 的因子贡献。g_j^2 反映了第 j 个公因子 F_j 对所有原始指标的影响。显然，g_j^2 的值越大，则 F_j 对原始指标的影响也越大。注意到数据标准化后，全部原始指标的总方差为指标个数 p，故 $g_j^2 / p = \sum_{i=1}^{p} a_{ij}^2 / p$ 反映了公因子 F_j 对原始指标方差贡献程度的大小，因此，称 g_j^2 / p 为 F_j 的因子贡献率。

因子载荷及因子载荷阵 对于满足条件①②的因子模型（1），可以证明：$a_{ij} = r_{X_i, F_j}$，即 a_{ij} 就是 X_i 与 F_j 之间的相关系数。显然，a_{ij} 作为 X_i 与 F_j 之间的相关系数，反映了 X_i 与 F_j 之间相互联系的密切程度；另外，a_{ij} 作为模型（1）中公因子的系数，它又体现了原始指标 X_i 的信息在公因子 F_j 上的反映，因此称 a_{ij} 为原始指标 X_i 在公因子 F_j 上的因子载荷，而称矩阵 $A = (a_{ij})_{p \times q}$ 为因子载荷矩阵。

因子载荷阵的求解 对于 p 个观测指标构成的向量 $X = (X_1, X_2, \cdots, X_p)$，假设收集到的原始数据共有 n 例。先将各原始指标数据进行标准化，并求出标准化后的 X 的相关矩阵 R；将相关矩阵 R 的对角线元素换为公因子方差 h_i^2，得到指标间的约相关矩阵 R^*；求出约相关矩阵 R^* 的前 q 个大于零的特征值 λ_1，λ_2，$\cdots$，λ_q 及相应的单位特征向量 l_1，l_2，$\cdots$，l_q。从而得到因子载荷阵 A：

$$A = (\sqrt{\lambda_1}\, l_1 \sqrt{\lambda_2}\, l_2 \cdots \sqrt{\lambda_q}\, l_q)_{p \times q}$$

$$= \begin{pmatrix} a_{11} & a_{12} & \cdots & a_{1q} \\ a_{21} & a_{22} & \cdots & a_{2q} \\ \vdots & \vdots & \ddots & \vdots \\ a_{p1} & a_{p2} & \cdots & a_{pq} \end{pmatrix} \quad (3)$$

约相关矩阵 R^* 的估计 需要指出的是，在因子分析结束之前，约相关矩阵 R^* 中主对角线上的元素 h_i^2 是未知的。因此，在实际问题中欲建立因子分析模型，必须对约相关矩阵 R^* 进行估计。约相关矩阵 R^* 与相关矩阵 R 除主对角元素外是完全相同的，因此，只需对 R^* 的主对角元素 h_i^2 进行估计，估计的方法不同，所进行的因子分析方法就不同。常用的有主成分法、主因子法等。求出的解分别称为公因子的主成分解和主因子解。

公因子的主成分解和主因子解实际上均为近似解，为了得到近似程度更好的解，常采用迭代法，即将上述 h_i^2 的各种取值视为公因子方差的初始估计值，求得的因子载荷矩阵 A 则为初始解，再由解得的 A，按 $h_i^2 = \sum_{k=1}^{q} a_{ik}^2$ 计算出公因子方差，重复上述步骤，直至解稳定为止。

此外，还可以用极大似然法来估计因子载荷阵，该法需要较多的计算，有时还可能不收敛，但所获得的结果具有较好的统计性质。

公因子个数的保留 根据因子模型的性质及因子载荷阵的求解过程可知，在进行因子分析时总是希望：保留的公因子个数 q 远小于原始指标个数 p；保留的公因子所对应的特征值 λ_j（$\lambda_j = g_j^2, j = 1,2,\cdots,q$）最好都大于 1，且它们的和接近于 p，即 p 个原始指标的总方差基本上能被所保留的公因子解释；各公因子方差 h_i^2（$i = 1,2,\cdots,p$）接近于 1，即各

原始指标 X_i 的方差绝大部分能由所保留的公因子解释；所有原始指标在同一公因子 F_j 上的因子载荷的绝对值 $|a_{ij}|$（$i = 1,2,\cdots,p$. 即竖读因子载荷阵 A）之间的差别应尽可能大，使得公因子 F_j 的意义主要由 1 或几个 $|a_{ij}|$ 值大的原始指标所表达。

因子旋转 寻找公因子的主要目的在于弄清各公因子的专业意义，以便对实际问题进行分析。当求得的公因子的专业意义不清楚时，可以通过因子旋转的方法来解决。常用的因子旋转方法有正交旋转、斜交旋转等。

（田考聪）

duìyìng fēnxī

对应分析 （correspondence analysis）

在因子分析基础上发展起来的，主要用于分析具有"列联表结构"资料的多元统计分析方法。又称相应分析。旨在描述行、列因素的基本特征，揭示两者的内在联系，以及行列因素的最优列联显示。法国数学家本泽柯瑞（J. P. Benzecri）于 1962 年首次提出对应分析的概念，于 1970 年正式提出该方法。它既可用于分析定性资料，也可用于定量资料的分析。

格式化概率矩阵 假设原始数据有 n 个样本，m 个变量，可表示为：

$$X_{n \times m} = \begin{pmatrix} x_{11} & x_{12} & \cdots & x_{1m} \\ x_{21} & x_{22} & \cdots & x_{2m} \\ \vdots & \vdots & & \vdots \\ x_{n1} & x_{n2} & \cdots & x_{nm} \end{pmatrix}$$

假设 $x_{ij} \geq 0$，否则需对每个数据加一常数，以满足此要求。则对应的格式化概率矩阵表示为：

$$P_{n \times m} = \frac{1}{x_{..}}\hat{X} = (p_{ij}) \quad (1)$$

其中：

$$x_{..} = \sum_{i=1}^{n} \sum_{j=1}^{m} x_{ij} , \quad p_{ij} = x_{ij}/x_{..} , \quad i = 1,2,\cdots,n;$$
$$j = 1,2,\cdots,m \quad (2)$$

显然 $0 < p_{ij} < 1$，且满足：

$$\sum_{i=1}^{n} \sum_{j=1}^{m} p_{ij} = 1$$

这样，$\boldsymbol{P}_{n \times m}$ 就可表示为如下列联表：

p_{11}	p_{12}	$\cdots$	p_{1m}	$p_{1.}$
p_{21}	p_{22}	$\cdots$	p_{2m}	$p_{2.}$
$\vdots$	$\vdots$		$\vdots$	$\vdots$
p_{n1}	p_{n2}	$\cdots$	p_{nm}	$p_{n.}$
$p_{.1}$	$p_{.2}$	$\cdots$	$p_{.m}$	1

这里，每一行的和 $p_{i.}$（$i = 1, 2, \cdots, n$）可以看成行变量 i 的边缘概率；而每一列的和 $p_{.j}$（$j = 1, 2, \cdots, m$）则可看成列变量 j 的边缘概率。这样，就将原始数据为 m 个连续性变量的数据结构与"二维列联表"联系起来了。

对应变换 基于格式化概率矩阵，实施对应变换，计算矩阵 $\hat{Z} = (z_{ij})_{n \times m}$。其中：

$$z_{ij} = \frac{p_{ij} - p_{.j}p_{i.}}{\sqrt{p_{i.} \cdot p_{.j}}} = \frac{x_{ij} - x_{i.} \cdot x_{.j}/x_{..}}{\sqrt{x_{i.} \cdot x_{.j}}} \quad (3)$$

R 型因子分析 从矩阵 $\boldsymbol{R} = \boldsymbol{Z'Z}$ 出发，计算 r 个非 0 特征根 $\lambda_1 \geq \lambda_2 \geq \cdots \geq \lambda_r$，（$r \leq \min[n-1, m-1]$），并求对应的特征向量 $u_1, u_2, \cdots, u_r$，并对特征向量进行归一化处理。根据因子分析中确定公共因子的一些原则确定因子个数 k（k 通常取 2），从而得到因子载荷矩阵。$k = 2$ 时的 R 因子载荷矩阵：

$$\boldsymbol{F} = \begin{pmatrix} u_{11}\sqrt{\lambda_1} & u_{12}\sqrt{\lambda_2} \\ u_{21}\sqrt{\lambda_1} & u_{22}\sqrt{\lambda_2} \\ \vdots & \vdots \\ u_{m1}\sqrt{\lambda_1} & u_{m2}\sqrt{\lambda_2} \end{pmatrix} \quad (4)$$

Q 型因子分析 从矩阵 $\boldsymbol{Q} = \boldsymbol{ZZ'}$ 出发，计算 r 个非 0 特征根 $\lambda_1 \geq \lambda_2 \geq \cdots \geq \lambda_r$，并求对应的特征向量 $v_1, v_2, \cdots, v_r$，并对特征向量进行归一化处理。已证明，矩阵 $\boldsymbol{R} = \boldsymbol{Z'Z}$ 和 $\boldsymbol{Q} = \boldsymbol{ZZ'}$ 的秩相同，即具有相同的非 0 特征根，且可由下式推导出 $\boldsymbol{ZZ'}$ 特征向量：

$$v_i = \frac{1}{\sqrt{\lambda_i}} \boldsymbol{Z}u_i , \quad i = 1,\cdots,k \quad (5)$$

对特征向量归一化，所取因子个数同 R 型分析。$k = 2$ 时的 Q 因子载荷矩阵：

$$\boldsymbol{G} = \begin{pmatrix} v_{11}\sqrt{\lambda_1} & v_{12}\sqrt{\lambda_2} \\ v_{21}\sqrt{\lambda_1} & v_{22}\sqrt{\lambda_2} \\ \vdots & \vdots \\ v_{n1}\sqrt{\lambda_1} & v_{n2}\sqrt{\lambda_2} \end{pmatrix} \quad (6)$$

因子载荷图 在 R 型因子分析的因子轴 F_1 和 F_2 上作变量散点图；在 Q 型因子分析的所得的因子轴上作样本散点图。由于因子平面 F_1-F_2 和因子平面 G_1-G_2 的坐标轴是重合的，实际上就在同一个平面上显示了变量与变量间、样本与样本间，以及变量与样本间的关系。图形解释的几点法则：①簇集的变量点，说明变量间的相关关系高。②簇集的样本点，说明样本可能属于同一潜在的类别。③如果一组变量集和一组样本集距离较近，则说明这些样本的特征主要由这些变量来刻画。

实例 具体如下。

例 试用对应分析法分析常见肿瘤的地区聚集性，资料见表 1。

步骤 1：由表 1 的原始数据，计算行和、列和与总和，并结合公式（1）求格式化概率矩阵 $\boldsymbol{P}$，例如：

$$p_{11} = 19.95/1\,986.17 = 0.010\,04$$

将结果列于表 2。这里行变量为地区，列变量为肿瘤。

步骤 2：由公式（2）求转换矩阵 $\boldsymbol{Z}$。

$$\begin{aligned} z_{11} &= \frac{p_{11} - p_{1.} \cdot p_{.1}}{\sqrt{p_{1.} \cdot p_{.1}}} \\ &= \frac{0.010\,04 - 0.028\,10 \times 0.196\,52}{\sqrt{0.028\,10 \times 0.196\,52}} \\ &= 0.060\,84 \quad (7) \end{aligned}$$

将结果列于表 3。

步骤 3：进行 R 型因子分析。求矩阵 R。见式（8）。

求得矩阵 $\boldsymbol{R}$ 的 5 个非零特征根：$\lambda_1 = 0.299\,16$，$\lambda_2 = 0.081\,82$，

$$\boldsymbol{R} = \boldsymbol{Z'Z} = \begin{pmatrix} 0.069\,9 & & & & & \\ -0.052\,4 & 0.059\,5 & & & & \\ 0.054\,8 & -0.041\,0 & 0.057\,8 & & & \\ 0.019\,8 & -0.041\,0 & 0.010\,4 & 0.088\,6 & & \\ -0.075\,3 & 0.057\,1 & -0.066\,4 & -0.062\,3 & 0.123\,8 & \\ 0.032\,3 & 0.023\,1 & 0.029\,7 & 0.005\,9 & -0.038\,6 & 0.021\,8 \end{pmatrix} \quad (8)$$

$$\boldsymbol{U} = \begin{pmatrix} 0.435\,6 & 0.319\,0 & 0.212\,8 & -0.649\,1 & -0.212\,8 & 0.443\,3 \\ -0.381\,0 & 0.042\,6 & -0.753\,4 & -0.113\,6 & -0.038\,1 & 0.520\,7 \\ 0.373\,0 & 0.376\,9 & -0.036\,8 & 0.734\,7 & -0.262\,6 & 0.329\,8 \\ 0.321\,1 & -0.838\,5 & 0.064\,7 & 0.097\,6 & 0.046\,2 & 0.421\,8 \\ -0.613\,8 & 0.066\,0 & 0.616\,6 & 0.121\,4 & 0.064\,9 & 0.468\,8 \\ 0.214\,6 & 0.216\,6 & -0.038\,5 & 0.040\,6 & 0.937\,0 & 0.161\,0 \end{pmatrix} \quad (9)$$

表 1   全国 16 个肿瘤登记地区 2006 年 6 种常见肿瘤发病水平（中国人口标化率，$1/10^5$）

地区编号	肿瘤登记处	肺癌	胃癌	结直肠癌	肝癌	食管癌	胰腺癌	列和
1	北京市	19.95	7.64	12.84	8.29	3.69	3.41	55.82
2	涉县	16.53	98.13	7.98	15.75	58.27	1.74	198.40
3	磁县	32.71	55.38	9.16	21.90	113.58	2.13	234.86
4	阳城县	10.64	74.81	6.33	24.40	80.98	1.13	198.29
5	大连市	34.77	18.17	16.50	15.66	3.89	4.79	93.78
6	鞍山市	37.88	13.02	19.22	13.71	5.25	3.65	92.73
7	上海市	20.67	14.13	19.16	10.93	2.83	4.54	72.26
8	启东市	25.91	16.41	8.17	35.67	4.35	4.25	94.76
9	海门市	30.00	19.78	10.70	29.40	7.59	4.49	101.96
10	扬中市	17.83	87.49	17.68	17.42	71.78	1.59	213.79
11	杭州市	22.63	15.34	15.14	13.24	5.28	3.41	75.04
12	嘉兴市	22.82	10.88	18.11	14.43	5.59	5.72	77.55
13	嘉善县	25.71	16.13	16.88	16.05	8.19	6.45	89.41
14	广州市	35.95	8.06	23.15	23.42	4.88	2.91	98.37
15	扶绥县	13.14	9.99	8.34	59.25	1.98	0.41	93.11
16	盐亭县	23.18	73.14	6.65	33.85	58.34	0.88	196.04
行和		390.32	538.50	216.01	353.37	436.47	51.50	1986.17

注：资料来自《中国肿瘤登记年报 2009》，军事医学出版社。肺癌包括气管、支气管部位的肿瘤；结直肠癌包括肛门部位的肿瘤

表 2   数据规格化的概率矩阵$P_{16\times6}$

地区编号	p_{ij}						行和 $p_{i.}$
1	0.010 04	0.003 85	0.006 46	0.004 17	0.001 86	0.001 72	0.028 10
2	0.008 32	0.049 41	0.004 02	0.007 93	0.029 34	0.000 88	0.099 89
3	0.016 47	0.027 88	0.004 61	0.011 03	0.057 19	0.001 07	0.118 25
4	0.005 36	0.037 67	0.003 19	0.012 28	0.040 77	0.000 57	0.099 84
5	0.017 51	0.009 15	0.008 31	0.007 88	0.001 96	0.002 41	0.047 22
6	0.019 07	0.006 56	0.009 68	0.006 90	0.002 64	0.001 84	0.046 69
7	0.010 41	0.007 11	0.009 65	0.005 50	0.001 42	0.002 29	0.036 38
8	0.013 05	0.008 26	0.004 11	0.017 96	0.002 19	0.002 14	0.047 71
9	0.015 10	0.009 96	0.005 39	0.014 80	0.003 82	0.002 26	0.051 33
10	0.008 98	0.044 05	0.008 90	0.008 77	0.036 14	0.000 80	0.107 64
11	0.011 39	0.007 72	0.007 62	0.006 67	0.002 66	0.001 72	0.037 78
12	0.011 49	0.005 48	0.009 12	0.007 27	0.002 81	0.002 88	0.039 04
13	0.012 94	0.008 12	0.008 50	0.008 08	0.004 12	0.003 25	0.045 02
14	0.018 10	0.004 06	0.011 66	0.011 79	0.002 46	0.001 47	0.049 53
15	0.006 62	0.005 03	0.004 20	0.029 83	0.001 00	0.000 21	0.046 88
16	0.011 67	0.036 82	0.003 35	0.017 04	0.029 37	0.000 44	0.098 70
列和 $p_{.j}$	0.196 52	0.271 12	0.108 76	0.177 92	0.219 75	0.025 93	1.000 00

表3 数据变换矩阵 $Z_{16\times6}$

地区编号	z_1	z_2	z_3	z_4	z_5	z_6
1	0.060 84	−0.043 23	0.061 65	−0.011 69	−0.054 95	0.036 60
2	−0.080 71	0.135 65	−0.065 68	−0.073 83	0.049 85	−0.033 68
3	−0.044 40	−0.023 33	−0.072 74	−0.069 03	0.193 55	−0.036 00
4	−0.101 82	0.064 41	−0.073 62	−0.041 10	0.127 15	−0.039 70
5	0.085 41	−0.032 29	0.044 27	−0.005 63	−0.082 64	0.033 94
6	0.103 32	−0.054 24	0.064 54	−0.015 40	−0.075 20	0.018 02
7	0.038 52	−0.027 69	0.090 46	−0.012 05	−0.073 48	0.043 71
8	0.037 89	−0.041 09	−0.014 93	0.102 80	−0.081 00	0.025 67
9	0.049 94	−0.033 56	−0.002 62	0.059 32	−0.070 23	0.025 48
10	−0.083 72	0.087 02	−0.025 92	−0.075 01	0.081 18	−0.037 68
11	0.046 06	−0.024 90	0.054 82	−0.000 68	−0.061 94	0.023 55
12	0.043 57	−0.049 65	0.074 76	0.003 82	−0.062 25	0.058 69
13	0.043 57	−0.036 97	0.051 49	0.000 80	−0.058 00	0.060 89
14	0.084 81	−0.080 86	0.085 42	0.031 74	−0.080 77	0.005 05
15	−0.027 06	−0.068 12	−0.012 60	0.235 32	−0.091 68	−0.028 94
16	−0.055 48	0.061 52	−0.071 29	−0.003 91	0.052 17	−0.041 83

$\lambda_3 = 0.027\ 910$，$\lambda_4 = 0.007\ 82$，$\lambda_5 = 0.004\ 68$。其贡献率分别为 70.99%，19.42%，6.62%，1.86%，1.11%。相应的特征向量矩阵 U。见式（9）。

由于前两个特征值的累计贡献率已经超过了 90%，故取前两个公因子，根据公式（3）求得因子载荷矩阵，列于表4。

表4 R型因子分析载荷矩阵

肿瘤	第1因子 F_1	第二因子 F_2
肺癌	0.238 3	0.091 2
胃癌	−0.208 4	0.012 2
结直肠癌	0.204 0	0.107 8
肝癌	0.175 7	−0.239 8
食管癌	−0.335 7	0.018 9
胰腺癌	0.117 4	0.061 9

步骤4：由 R 型因子分析的结果，推导 Q 型因子分析的结果。

由矩阵 R 的特征向量矩阵 U 根据公式（4）导出矩阵 Q 的特征向量 V，再根据公式（5）得 Q

型因子载荷矩阵 G，列于表5。

步骤5：作图、结果解释、综合评价。在 R 型因子平面上，利用表4数据作变量的散点图；在 Q 型因子平面上，利用表5中数据作地区散点图（图）。

由图可知：胃癌、食道癌相聚较近，为一类；肝癌单独一类；其他三个肿瘤一类。扶绥县、启东市和海门市为肝癌高发区；涉县、磁县、阳城县、扬中市和盐亭县为胃癌和食管癌的高发区；大连市、鞍山市、上海市、北京市、杭州市、嘉兴市、嘉善县、广州市为胰腺癌、肺癌和结直肠癌的高发区。

优缺点 对应分析的优点为：①根据两类因子分析的对偶性，将 R 型与 Q 型因子分析结合起来，克服了传统两型因子分析将行变量与列变量割裂开来的缺点，揭示了两者的本质联系，对于两者的分类及类别成因解释意义重大。②通过时空转换，解决 n 很大时 Q 型因子分析的困难。③提供了定性资料定量化分析的手段。

缺点为：①对特征根未要求假设检验，只是一种探索性分析方法。②在前两个因子，甚至前3个因子，累计贡献率不高时，高维图示有困难。③因子载荷图上的距离只表示一个相对关系的强弱，距离大小无实际意义。

正确应用 ①对应分析不仅可用于传统的列联表资料，亦可用于原始数据不是正整数的资料。一般酌情考虑加上一个常数使得原始数据为非负数。②一般假设样本数 n 大于变量数 m，利用矩阵 $Z'Z$ 和 ZZ' 特征向量间的关系，先行 R 型因子分析，再通过时空转换，解决 n 很大时 Q 型因子分析的困难。如果是"小样本、高维度"资料，则不难理解，应先行较易的 Q 型因子分析，再去推

表5 Q型因子分析载荷矩阵

地区编号	第1因子 G_1	第二因子 G_2	地区编号	第1因子 G_1	第二因子 G_2
1	0.103 8	0.054 9	9	0.101 2	−0.035 3
2	−0.172 9	0.013 2	10	−0.161 3	0.027 3
3	−0.186 3	0.020 3	11	0.092 2	0.035 9
4	−0.196 1	−0.023 2	12	0.117 8	0.045 4
5	0.122 2	0.049 2	13	0.101 2	0.040 4
6	0.134 8	0.066 8	14	0.160 5	0.025 0
7	0.111 7	0.059 9	15	0.135 1	−0.225 9
8	0.114 8	−0.081 3	16	−0.116 5	−0.044 3

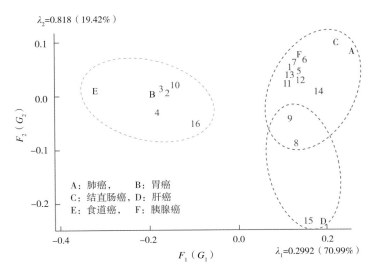

图 16 个地区与 6 种肿瘤的相应分析因子负荷

导相对较难的 R 型因子分析。③对应变换除了可以基于重心变换外，亦可作基于原点的变换。④对于高维的情形（考虑分组因素时的行、列变量的关系），可将简单的对应分析推广至多重对应分析，但是维数不宜过高。

（荀鹏程）

duōyuán fāngchā fēnxī

多元方差分析（multivariate a-nalysis of variance）

指有两个或两个以上的因变量共同反映自变量的影响程度，是一元方差分析的推广。一元方差分析是检验因变量在研究因素的各个水平之间的均数是否相等，而多元方差分析是检验由因变量构成的均值向量是否相等。例如，要研究某些因素对心理健康的影响，这时抑郁和焦虑都可以作为测量心理健康的指标，即因变量。

基本步骤 假设研究因素共有 k 个水平 A_1，A_2，$\cdots$，A_k，通过实际测量得到 $p(p > 1)$ 个因变量 Y_1，Y_2，$\cdots$，Y_p 在这 k 个水平下的一组样本值 y_{ijh}，$i = 1$，2，$\cdots$，p；$j = 1$，2，$\cdots$，k；$h = 1$，2，$\cdots$，N_j。（表1）

设 y_{ijh} 满足如下模型：

$$y_{ijh} = \mu_{ij} + \varepsilon_{ijh}$$

式中 μ_{ij} 是个常数，表示因变量 Y_i 在水平 A_j 下的总体均数；ε_{ijh} 是一个随机误差项，$i = 1$，2，$\cdots$，p 表示第 i 个因变量，$j = 1$，2，$\cdots$，k 表示自变量的第 j 个水平，$h = 1$，2，$\cdots$，N_j 表示第 h 个样本。

当因变量 Y_i 和研究因素水平 A_j 固定时，误差项 ε_{ij1}，ε_{ij2}，$\cdots$，ε_{ijN_j} 之间相互独立；而不同因变量之间的误差项不一定独立。略去误差项，得到各个因变量在水平 A_j 下的均值向量为：

$$\boldsymbol{\mu}'_j = (\mu_{1j}, \mu_{2j}, \cdots, \mu_{pj})$$

原假设为 $H_0 : \boldsymbol{\mu}_1 = \boldsymbol{\mu}_2 = \cdots = \boldsymbol{\mu}_k$

原假设成立表示因变量在研究因素的各个水平下构成的向量相等。

备则假设为 $H_1 : \boldsymbol{\mu}_1$，$\boldsymbol{\mu}_2$，$\cdots$，$\boldsymbol{\mu}_k$ 不全相等，$\alpha = 0.05$。

首先计算组间离差平方和矩阵 $\boldsymbol{H}$ 和组内离差平方和矩阵 $\boldsymbol{E}$，分别为：

$$H = \begin{pmatrix} h_{11} & \cdots & h_{1p} \\ \vdots & \cdots & \vdots \\ h_{p1} & \cdots & h_{pp} \end{pmatrix}$$

$$E = \begin{pmatrix} e_{11} & \cdots & e_{1p} \\ \vdots & \cdots & \vdots \\ e_{p1} & \cdots & e_{pp} \end{pmatrix}$$

式中 $h_{rs} = \sum\limits_{j=1}^{k} N_j (\bar{y}_{rj.} - \bar{y}_{r..})(\bar{y}_{sj.} - \bar{y}_{s..})$；$r, s = 1, 2, \cdots, p$

$$e_{rs} = \sum_{j=1}^{k} \sum_{h=1}^{N_j} (y_{rjh} - \bar{y}_{rj.})(y_{sjh} - \bar{y}_{sj.})$$
$r, s = 1, 2, \cdots, p$

令：$N = N_1 + \cdots + N_k$ $\quad s = \min(k - 1, p)$

$$m = \frac{(|k - 1 - p| - 1)}{2}$$

$$n = \frac{(N - k - p - 1)}{2}$$

然后选用下面三种检验方法中的

表 1 K 个水平 P 个因变量的研究结果

因变量	水平			
	A_1	A_2	$\cdots$	A_k
Y_1	y_{111}，y_{112}，$\cdots$，y_{11N_1}	y_{121}，y_{122}，$\cdots$，y_{12N_2}	$\cdots$	y_{1r1}，y_{1r2}，$\cdots$，y_{1rN_k}
Y_2	y_{211}，y_{212}，$\cdots$，y_{21N_1}	y_{221}，y_{222}，$\cdots$，y_{22N_2}	$\cdots$	y_{2r1}，y_{2r2}，$\cdots$，y_{2rN_k}
$\vdots$				
Y_p	y_{p11}，y_{p12}，$\cdots$，y_{p1N_1}	y_{p21}，y_{p22}，$\cdots$，y_{p2N_2}		y_{pr1}，y_{pr2}，$\cdots$，y_{prN_k}

一种做出检验。

皮莱轨迹（Pillai Trace）检验 这种检验方法的统计量为 $V = trH(H+E)^{-1}$，其中 $trH(H+E)^{-1}$ 是矩阵 $H(H+E)^{-1}$ 的对角线元素之和，如果 H_0 为真，则 $(N-k)trH(H+E)^{-1}$ 服从自由度为 $p(k-1)$ 的卡方分布。当 $(N-k)V > \chi^2_{0.05}[p(k-1)]$ 时，则拒绝原假设，认为因变量在各个水平下的均值向量不全相等。

威尔克决定比值（Wilks' determinantal ratio）检验 这种检验方法的统计量为 $\Lambda = \dfrac{|E|}{|H+E|}$，如果 N 充分大情况下，当 H_0 为真情况下，检验统计量 $Q = -\left(N-1-\dfrac{p+k}{2}\right)\ln\Lambda$ 近似服从自由度为 $p(k-1)$ 的卡方分布。当检验统计量 $Q = -\left(N-1-\dfrac{p+k}{2}\right)\ln\Lambda > \chi^2_{0.05}[p(k-1)]$ 时，则拒绝原假设，认为因变量在各个水平下的均值向量不全相等。

劳雷-霍特林（Lawley-Hotelling trace）检验 统计量为 $T_0^2 = tr E^{-1}H$，当 H_0 为真情况下，则 $\dfrac{n+1}{m+1}tr E^{-1}H$ 服从自由度为 $(2m+2, 2n+2)$ 的 F 分布。当 $\dfrac{n+1}{m+1}T_0^2 > F_{0.05}(2m+2, 2n+2)$ 时，则拒绝原假设，认为因变量在各个水平下的均值向量不全相等。

这几种检验方法在样本量很大时没有区别，其中第一种检验方法比较稳健，因此在样本量较小时一般采用第一种检验方法。

实例 具体如下。

例 为了研究某种疾病，对人体血液中的三个指标 Y_1，Y_2，Y_3 进行测量，这三个指标分别代表 α 脂蛋白、β 脂蛋白和甘油三酯。血液样本是在 A_1：20 ~ 35 岁女性，A_2：20 ~ 29 岁男性，A_3：30 ~ 50 岁男性三个组别中采集的，试分析人体血液中的这三个指标在不同人群中的分布是否有差异？

首先计算这三个指标在各个组别中的样本均值向量为：

$\overline{Y}_1 = (32.9, 32.45, 31.75)$，$\overline{Y}_2 = (231, 253.5, 292.75)$，$\overline{Y}_3 = (89.6, 72.55, 90.2)$

为了检验这三个指标的均值在各个组别中的向量 $\mu_i = (\mu_{i1}, \mu_{i2}, \mu_{i3})$，$i = 1, 2, \cdots, 3$ 是否相等，进行下面的检验。

H_0：$\mu_1 = \mu_2 = \mu_3$；

H_1：μ_i 不全相等，$i = 1, 2, 3$。

$\alpha = 0.05$。

以计算皮莱轨迹（Pillai Trace）统计量为例，首先计算组间离差平方和矩阵 H 和组内离差平方和矩阵 E 分别为：

$$H = \left[\sum_{j=1}^{k} N_j(\bar{y}_{rj} - \bar{y}_r)(\bar{y}_{sj} - \bar{y}_s)\right]_{3\times3}$$
$$= \begin{pmatrix} 13.4 & -724.1 & -35.8 \\ -724.1 & 39065.8 & 2307.9 \\ -35.8 & 2307.9 & 4017.2 \end{pmatrix}$$

$$E = \left[\sum_{j=1}^{k}\sum_{h=1}^{N_j}(y_{rjh} - \bar{y}_{rj})(y_{sjh} - \bar{y}_{sj})\right]_{3\times3}$$
$$= \begin{pmatrix} 2082.5 & -3950.8 & -1937.8 \\ -3950.8 & 125408.8 & 23278.5 \\ -1937.8 & 23278.5 & 40467.0 \end{pmatrix}$$

进而可以得到：

$$H(H+E)^{-1} = \begin{pmatrix} -0.0025 & -0.0048 & 0.0018 \\ 0.1404 & 0.2553 & -0.0887 \\ 0.074 & 0.0017 & 0.0926 \end{pmatrix}$$

并进一步计算 Pillai Trace 统计量：

$V = tr(H(H+E)^{-1} = -0.0025 + 0.2553 + 0.0926 = 0.3454$

这里 $N = 20 + 20 + 20 = 60$，因变量个数 $p = 3$，自变量水平数 $k = 3$。当 H_0 为真时，$(N-k)V$ 服从自由度为 $p(k-1) = 6$ 的 χ^2 分布，$\chi^2_{0.05,6} = 15.592$。本例 $(N-k)V = (60-3) \times 0.3454 = 19.6878 > \chi^2_{0.05,6}$（$p$ 值为 0.0031），

表2　人体血液中的这三个指标在不同人群中的观察值

指标	组别		
	A_1（20~35 岁女性）	A_2（20~29 岁男性）	A_3（30~50 岁男性）
Y_1	40, 34, 45, 39, 39, 34, 27, 45, 21, 28, 36, 26, 31, 33, 34, 20, 25, 31, 31, 39	30, 35, 27, 34, 37, 31, 37, 36, 30, 40, 39, 26, 33, 30, 24, 32, 32, 29, 30, 37	39, 37, 28, 36, 32, 36, 42, 34, 29, 33, 38, 32, 21, 24, 22, 21, 34, 36, 25, 36
Y_2	260, 200, 240, 170, 270, 205, 190, 200, 250, 200, 225, 210, 170, 270, 190, 280, 310, 270, 250, 260	310, 310, 190, 225, 170, 210, 280, 210, 280, 200, 200, 280, 190, 295, 270, 240, 280, 280, 370, 280	320, 260, 360, 295, 270, 380, 240, 260, 260, 295, 240, 310, 330, 345, 250, 260, 225, 345, 360, 250
Y_3	75, 72, 87, 65, 110, 130, 69, 46, 117, 107, 130, 125, 64, 76, 60, 81, 119, 57, 67, 135	122, 60, 40, 65, 65, 82, 67, 38, 65, 76, 76, 94, 60, 55, 125, 120, 62, 69, 70, 40	64, 59, 88, 100, 65, 114, 55, 55, 110, 73, 114, 103, 112, 127, 62, 59, 100, 120, 107, 117

所以拒绝原假设，认为人体血液中的这三个指标在不同人群中的均数不全相同，且差异具有意义。

多因素方差分析要求各种因素的组合内部的样本之间相互独立，而各种因素组合之间的样本却不一定独立。例如因变量 Y_i 表示在各种自变量水平下的重复观测值向量，而这些观测值向量之间是相关的，此时可以用多因素方差分析来确定这些重复观测值向量之间是否相等。

（赵耐青　陈文锋）

duōyīnsù duōyuán huíguī fēnxī

多因素多元回归分析（multivariate multiple regression）

对多个自变量与多个因变量之间关系进行建模的一种回归分析。多元指模型中有多个因变量，并且这些因变量之间是相关的，多因素是指模型中有多个自变量。自变量和因变量之间的函数关系可以是任意形式的，在实际应用中多假设自变量和因变量之间存在线性关系。

如果有 $p(\geqslant 1)$ 个自变量 X_1，X_2，$\cdots$，X_p 和 $q(>1)$ 个因变量 Y_1，Y_2，$\cdots$，Y_q，假设它们之间有如下的关系：

$$Y_i = \beta_{i0} + \beta_{i1}X_1 + \beta_{i2}X_2 + \cdots + \beta_{ip}X_p + \varepsilon_i$$
$$i = 1,2,\cdots,q$$

式中 $\beta_{ij}(i = 1, 2, \cdots, q; j = 0, 1, \cdots, p)$ 是未知参数，$\varepsilon_i(i = 1, 2, \cdots, q)$ 是随机误差项。给定一组样本数据 $(y_{i1}, y_{i2}, \cdots, y_{iq}, x_{i1}, x_{i2}, \cdots, x_{ip})$，$i = 1, 2, \cdots, n$，相应于上面的模型，这批样本数据应该满足关系：

$$Y = XB + \varepsilon \quad (1)$$

$$Y = \begin{pmatrix} y_{11} & y_{12} & \cdots & y_{1q} \\ y_{21} & y_{22} & \cdots & y_{2q} \\ \vdots & \vdots & & \vdots \\ y_{n1} & y_{n2} & \cdots & y_{nq} \end{pmatrix}$$

$$X = \begin{pmatrix} 1 & x_{11} & \cdots & x_{1p} \\ 1 & x_{21} & \cdots & x_{2p} \\ \vdots & \vdots & & \vdots \\ 1 & x_{n1} & \cdots & x_{np} \end{pmatrix}$$

$$B = \begin{pmatrix} \beta_{01} & \beta_{02} & \cdots & \beta_{0q} \\ \beta_{11} & \beta_{12} & \cdots & \beta_{1q} \\ \vdots & \vdots & & \vdots \\ \beta_{p1} & \beta_{p2} & \cdots & \beta_{pq} \end{pmatrix}$$

ε 为各个误差项构成的矩阵：

$$\varepsilon = \begin{pmatrix} \varepsilon_{11} & \varepsilon_{12} & \cdots & \varepsilon_{1q} \\ \varepsilon_{21} & \varepsilon_{22} & \cdots & \varepsilon_{2q} \\ \vdots & \vdots & & \vdots \\ \varepsilon_{n1} & \varepsilon_{n2} & \cdots & \varepsilon_{nq} \end{pmatrix}$$

式中 ε_{ij}，$j = 1$，2，$\cdots$，q 可以两两相关，假设 $\varepsilon_i = (\varepsilon_{i1}, \varepsilon_{i2}, \cdots, \varepsilon_{iq})$ 服从均值向量为 0 的 q 维正态分布。ε_i 的协方差矩阵：

$$\varepsilon_i = (\varepsilon_{i1}, \varepsilon_{i2}, \cdots, \varepsilon_{iq}) \sim N_q(0, \textstyle\sum)$$

$$\sum = \begin{pmatrix} \sigma_1^2 & \rho_{12}\sigma_1\sigma_2 & \cdots & \rho_{1q}\sigma_1\sigma_q \\ \rho_{12}\sigma_1\sigma_2 & \sigma_2^2 & \cdots & \rho_{2q}\sigma_2\sigma_q \\ \cdots & \cdots & \cdots & \cdots \\ \rho_{1q}\sigma_1\sigma_q & \rho_{2q}\sigma_1\sigma_q & \cdots & \sigma_q^2 \end{pmatrix}$$

式中 ρ_{kj} 是 ε_{ik} 与 ε_{ij} 的相关系数；σ_k^2 是 ε_{ik} 的方差，$k = 1$，2，$\cdots$，q；$j = 1$，2，$\cdots$，q，并且假定不同观测之间的误差项 ε_1，ε_2，$\cdots$，ε_n 之间相互独立。

由最小二乘法可以得到未知参数的估计值：

$$\hat{B} = (X^T X)^{-1} X^T Y \quad (2)$$

令 $\beta_i = (\beta_{i0}, \beta_{i1}, \cdots, \beta_{ip})^T$，代表第 i 个因变量 y_i 关于所有自变量的回归系数，从公式（2）中得到其估计值为：

$$\hat{\beta}_i = (X^T X)^{-1} X^T y_i \quad (3)$$

式中 $y_i = (y_{1i}, y_{2i}, \cdots, y_{ni})^T$ 表示第 i 个因变量 Y_i 的 n 组观测值，如果 $\beta_{i1} = \beta_{i2} = \cdots = \beta_{ip} = 0$，则认为第 i 个因变量 y_i 和自变量之间没有任何线性相关，反之认为第 i 个因变量 y_i 与其中的一个自变量或多个自变量呈线性相关。由公式（2）可以得到因变量的预测表达式见公式（4）和残差向量见公式（5）。

$$\hat{Y} = X\hat{B} \quad (4)$$

$$\hat{\varepsilon} = Y - \hat{Y} = Y - X\hat{B} \quad (5)$$

为了降低 I 类错误发生的概率，通常并不单独地检验是否有 $\beta_{i1} = \beta_{i2} = \cdots = \beta_{ip} = 0$，而是对 $\hat{B}$ 进行多重检验。

回归模型的检验　如果 $\beta_{ij} = 0$ $(i = 1, 2, \cdots, q; j = 1, \cdots, p)$，则称公式（1）的多因素多元回归模型是没有意义的，反之可以认为该回归模型是有意义的。模型假设检验如下：

$H_0 : \beta_{ij} = 0$ $(i = 1, 2, \cdots, q; j = 1, \cdots, p)$ 即自变量的回归系数全部为 0；

$H_1 : \beta_{ij}$ 不全为 0，$i = 1, 2, \cdots, q$；$j = 1, \cdots, p$。

$\alpha = 0.05$。

首先需要计算以下两个矩阵。

残差平方和矩阵：$E = (Y - \hat{Y})^T (Y - \hat{Y}) = Y^T Y - \hat{B}^T X^T Y$。回归平方和矩阵：$H = \hat{B}^T X^T Y - \bar{Y}^T \bar{Y}$。$Y$ 的总变异：

$$\Lambda = (Y - \bar{Y})^T (Y - \bar{Y}) = H + E$$

$$\bar{Y} = \begin{pmatrix} \bar{y}_1 & \bar{y}_2 & \cdots & \bar{y}_q \\ \bar{y}_1 & \bar{y}_2 & \cdots & \bar{y}_q \\ \vdots & \vdots & \vdots & \vdots \\ \bar{y}_1 & \bar{y}_2 & \cdots & \bar{y}_q \end{pmatrix}$$

$$\bar{y}_i = \frac{y_{1i} + y_{2i} + \cdots + y_{ni}}{n} \quad i = 1,2,\cdots,q$$

令 $r = \min(n, p + 1)$，$s = \min(p, q)$，$\mu = \dfrac{(|p - q| - 1)}{2}$，$\nu = \dfrac{(n - p - q - 2)}{2}$

然后选用三种检验方法中的一种作出检验。见多元方差分析。

k 个自变量回归系数为 0 的假设检验　如果要检验 k 个自变量的回归系数是否全部为 0，为了叙述方便，不失一般情况，不妨以检验自变量 X_1，X_2，$\cdots$，X_k 的回归系数是否全部为 0 为例，并且假定其他 $p-k$ 个自变量均在该模型中。

假设：

H_0：$\beta_{ij} = 0(i = 1, 2, \cdots, q; j = 1, \cdots, k)$；

H_1：β_{ij} 不全为 0，$i = 1$，2，$\cdots$，q；$j = 1$，$\cdots$，k。

$\alpha = 0.05$。

令：

$$\hat{B}_r = \begin{pmatrix} \beta_{10} & \beta_{20} & \cdots & \beta_{q0} \\ \beta_{1,k+1} & \beta_{2,k+1} & \cdots & \beta_{q,k+1} \\ \vdots & \vdots & & \vdots \\ \beta_{1p} & \beta_{2p} & \cdots & \beta_{qp} \end{pmatrix}$$

$$X_r = \begin{pmatrix} 1 & x_{1,k+1} & \cdots & x_{1p} \\ 1 & x_{2,k+1} & \cdots & x_{2p} \\ \vdots & \vdots & & \vdots \\ 1 & x_{n,k+1} & \cdots & x_{np} \end{pmatrix}$$

$$H = \hat{B}^{\mathrm{T}} X^{\mathrm{T}} Y - \hat{B}_r^{\mathrm{T}} X_r^{\mathrm{T}} Y \quad E = Y^{\mathrm{T}} Y - \hat{B}^{\mathrm{T}} X^{\mathrm{T}} Y$$

令 $r = \min(n, p+1)$，$s = \min(k, q)$，$\mu = \dfrac{(|k-q|-1)}{2}$，$\nu = \dfrac{(n-p-q-2)}{2}$

然后选用下面 3 种检验方法中的一种作出检验。

Pillai Trace 检验　此检验方法的统计量为 $V = tr H(H+E)^{-1}$，则当 H_0 为真时，$(n-r)tr H(H+E)^{-1}$ 服从自由度为 kq 的卡方分布。当模型检验统计量 $V > \dfrac{\chi^2_{0.05}(kq)}{(n-r)}$ 时，则拒绝原假设，认为该模型自变量 X_1，X_2，$\cdots$，

X_k 的回归系数不全为 0。

Wilks' determinantal ratio 检验　此检验方法的统计量为 $\varLambda = \dfrac{|E|}{|H+E|}$，当 H_0 为真时，$\chi^2 = -\left(n - 1 - \dfrac{q+k}{2}\right) \ln\varLambda$ 服从自由度为 kq 的卡方分布。当 H_0 为真时，$-\left(n - 1 - \dfrac{q+k}{2}\right) \ln\varLambda > \chi^2_{0.05}(kq)$ 时，则拒绝原假设，认为该模型中自变量 X_1，X_2，$\cdots$，X_k 的回归系数不全为 0。

Lawley-Hotelling trace 检验　此检验方法的统计量为 $T_0^2 = tr E^{-1} H$，则当 H_0 为真时，$\dfrac{\nu+1}{\mu+1} tr E^{-1} H$ 服从自由度为（$2\mu+2$，$2\nu+2$）的 F 分布。当 $\dfrac{\nu+1}{\mu+1} tr E^{-1} H > F_{0.05}(2\mu+2, 2\nu+2)$ 时，则拒绝原假设，认为该模型自变量 X_1，X_2，$\cdots$，X_k 的回归系数不全为 0。

实例　具体如下。

例　已知有 20 例 40 岁以上男性的年龄 X_1、体重指数 X_2 与舒张压 Y_1、收缩压 Y_2 数据如表，试建立舒张压、收缩压和年龄、体重指数之间的多因素多元回归关

系模型。

假设舒张压、收缩压和年龄、吸烟、体重指数之间的关系满足如下模型：

$$(Y_1, Y_2) = (1, X_1, X_2) \begin{pmatrix} \beta_{10} & \beta_{20} \\ \beta_{11} & \beta_{21} \\ \beta_{12} & \beta_{22} \end{pmatrix} + (\varepsilon_1, \varepsilon_2)$$

样本数据中的自变量构成的矩阵为：

$$X = \begin{pmatrix} 1 & 45 & 2.876 \\ 1 & 41 & 3.251 \\ \cdots & \cdots & \cdots \\ 1 & 63 & 3.273 \end{pmatrix}$$

样本数据中的因变量构成的矩阵为：

$$Y = \begin{pmatrix} 98 & 135 \\ 85 & 122 \\ \vdots & \vdots \\ 105 & 127 \end{pmatrix}$$

将这两个样本数据矩阵代入可以得到未知参数的估计值为：

$$\hat{B} = \begin{pmatrix} 73.819 & 82.943 \\ 0.071 & -0.073 \\ 7.376 & 17.762 \end{pmatrix}$$

因此该年龄段男性的舒张压、收缩压与年龄、体重指数之间的

表　20 例 40 岁以上男性的年龄、体重指数等数据

编号	X_1	X_2	Y_1	Y_2	编号	X_1	X_2	Y_1	Y_2
1	45	2.876	98	135	11	63	3.246	98	133
2	41	3.251	85	122	12	52	3.013	103	136
3	54	3.107	100	137	13	54	2.968	112	144
4	62	3.786	112	154	14	68	3.690	91	129
5	63	4.010	120	164	15	57	3.502	90	151
6	45	3.171	99	124	16	48	3.031	108	156
7	50	3.373	116	135	17	51	2.916	111	127
8	56	2.930	94	140	18	49	3.071	97	130
9	51	2.897	87	122	19	60	2.930	101	129
10	66	3.563	104	131	20	63	3.273	105	127

关系满足下面的模型：

$$(Y_1, Y_2) = (1, X_1, X_2)\begin{pmatrix} 73.819 & 82.943 \\ 0.071 & -0.073 \\ 7.376 & 17.762 \end{pmatrix} + (\varepsilon_1, \varepsilon_2)$$

对应的预测表达式为

$$\begin{cases} \hat{Y}_1 = 73.819 + 0.071x_1 + 7.376x_2 \\ \hat{Y}_2 = 82.943 - 0.073x_1 + 17.762x_2 \end{cases}$$

为了检验此回归模型是否有意义，进行下列模型检验。

H_0：自变量的总体回归系数全部为0；

H_1：自变量的总体回归系数不全为0。

$\alpha = 0.05$。

以下以计算 Pillai Trace 统计量为例，首先计算矩阵 E 和 H，得到：

$$Y = \begin{pmatrix} \bar{y}_1 & \bar{y}_2 \\ \bar{y}_1 & \bar{y}_2 \end{pmatrix} = \begin{pmatrix} 101.55 & 136.3 \\ 101.55 & 136.3 \end{pmatrix}$$

$$E = Y^TY - \hat{B}^TX^TY = \begin{pmatrix} 1614.28 & 871.45 \\ 871.45 & 2100.20 \end{pmatrix}$$

$$H = \hat{B}^TX^TY - \bar{Y}^T\bar{Y} = \begin{pmatrix} 185769.9 & 249426 \\ 249426 & 334978.4 \end{pmatrix}$$

$$H(H+E)^{-1} = \begin{pmatrix} 0.3661971 & 0.4680446 \\ 0.4508856 & 0.6589647 \end{pmatrix}$$

得到 Pillai Trace 统计量 $V = tr(H(H+E)^{-1}) = 0.366\,197\,1 + 0.658\,964\,7 \approx 1.025\,2$

本例自变量个数 $p = 2$，因变量个数 $q = 2$，样本量 $n = 20$，因此 $r = \min(n, p+1) = 3$。当 H_0 为真时，$(n-r)V$ 服从自由度为 $pq = 4$ 的 χ^2 分布，$\chi^2_{0.05, 4} = 9.487$。本例 $(n-r)V = (20-3) \times 1.025\,2 = 17.428\,4 > \chi^2_{0.05,4}$（$p$ 值为0.001 6），所以拒绝原假设 H_0，推断自变量的回归系数不全为0，故可以认为此回归模型是有统计学意义的。

为了检验此回归模型中某个（些）自变量系数是否为0，进行下列检验。

H_0：自变量 X_1 的系数为0；

H_1：自变量 X_1 的系数不为0。

$\alpha = 0.05$。

以下仍以计算 Pillai Trace 统计量为例，

首先得到矩阵 X_r，Y 和 $\hat{B}_r$，得到：

$$X_r = \begin{pmatrix} 1 & x_{1,2} \\ 1 & x_{2,2} \\ \vdots & \vdots \\ 1 & x_{n,2} \end{pmatrix} = \begin{pmatrix} 1 & 2.876 \\ 1 & 3.251 \\ \vdots & \vdots \\ 1 & 3.273 \end{pmatrix},$$

$$Y = \begin{pmatrix} 98 & 135 \\ 85 & 122 \\ \vdots & \vdots \\ 105 & 127 \end{pmatrix}$$

$$\hat{B}_r = \begin{pmatrix} \hat{\beta}_{10} & \hat{\beta}_{20} \\ \hat{\beta}_{12} & \hat{\beta}_{22} \end{pmatrix}$$
$$= (X_r^TX_r)^{-1}X_r^TY$$
$$= \begin{pmatrix} 74.578 & 82.163 \\ 8.350 & 16.760 \end{pmatrix}$$

再计算：

$$H = \hat{B}^TX^TY - \hat{B}_r^TX_r^TY = \begin{pmatrix} 3.672 & -3.776 \\ -3.776 & 3.884 \end{pmatrix}$$

矩阵 E 不变，可以得到式(6)

$$H(H+E)^{-1} = \begin{pmatrix} 7954.41 & 10678.77 \\ 10678.77 & -10981.70 \end{pmatrix}$$
$$\begin{pmatrix} 0.00079 & -0.00033 \\ -0.00033 & -0.00061 \end{pmatrix}$$
$$= \begin{pmatrix} 0.0041 & -0.0035 \\ -0.0043 & 0.0036 \end{pmatrix}$$

$$(6)$$

得到 Pillai Trace 统计量 $V = tr[H(H+E)]^{-1} = 0.004\,1 + 0.003\,6 = 0.007\,7$。

此时，需要检验的自变量个数 $k = 1$，因变量个数 $q = 2$，样本量 $n = 20$，r 依然为3。当 H_0 为真时，$(n-r)V$ 服从自由度为 $kq = 2$ 的 χ^2 分布，$\chi^2_{0.05, 2} = 5.991$。本例 $(n-r)V = (20-3) \times 0.007\,7 = 0.130\,9 < \chi^2_{0.05, 2}$（$p$ 值为0.936 6），所以没有足够证据拒绝原假设 H_0。

多因素多元回归分析适合于存在多个因变量，并且这些因变量之间是相关的情况。如果这些因变量之间是独立的话，就没有必要采用多因素多元回归分析，而直接关于每个因变量进行回归分析即可。另外，k 个自变量回归系数是否为0的假设检验可以用来逐步挑选最合适的回归分析模型。

（赵耐青 陈文锋）

diǎnzé xiāngguān fēnxī

典则相关分析（canonical correlation） 多元统计分析中识别和量化两个随机向量（或随机变量集合）间线性关联性的一种标准方法，又称为典则变量分析（canonical variate analysis）或典则分析（canonical analysis）。该方法是1936年霍特林（Hotelling）提出的，基本技术是基于投影，典则相关分析的目的是最大化两个数据集合的低维投影间的关联程度（相关度），从而可以简单描述两个变量子集间的相关结构。

总体典则相关 不失一般性，假设有一个随机向量 $X = (X_1, \cdots, X_p)'$ 和另一个随机向量为 $Y = (Y_1, \cdots, Y_q)'(p \le q)$，设 $p+q$ 维随机向量：

$$Z = \begin{bmatrix} X \\ Y \end{bmatrix} \sim N_{p+q}(\mu, \Sigma)$$

协方差阵：

$$\Sigma = \begin{bmatrix} \Sigma_{11} & \Sigma_{12} \\ \Sigma_{21} & \Sigma_{22} \end{bmatrix} > 0$$

$$(1)$$

当 $p = q = 1$ 时，就是研究两个随机变量 X_1 和 Y_1 之间的相关关系，也即通常的皮尔逊积距相关系数。

$$\rho = \frac{\mathrm{Cov}(X_1, Y_1)}{\sqrt{\mathrm{Var}(X_1)\,\mathrm{Var}(Y_1)}} \qquad (2)$$

当 $p \geqslant 1$，$q = 1$（或 $q \geqslant 1$，$p = 1$）时，研究一个随机变量 Y_1 与一组随机变量 X_1，$\cdots$，X_p 之间的相关关系，就是计算 Y_1 与 X_1，$\cdots$，X_p 的多重线性相关系数。

$$R = \sqrt{\frac{\sum_{YX} \sum_{XX}^{-1} \sum_{XY}}{\sigma_{YY}}} \qquad (3)$$

当 p，$q > 1$ 时，引入典则相关分析，其思想就是把多个变量与多个变量的相关转化为两个新的综合变量之间的皮尔逊积距相关，也就是求 $\alpha = (\alpha_1, \cdots, \alpha_p)'$ 和 $\beta = (\beta_1, \cdots, \beta_q)'$，使得新的综合变量。

$$V = \alpha_1 X_1 + \cdots + \alpha_p X_p = \alpha' X$$
和
$$W = \beta_1 Y_1 + \cdots + \beta_p Y_p = \beta' Y \qquad (4)$$

之间有最大可能的皮尔逊积距相关系数为：

$$\rho(\alpha' X, \beta' Y) \frac{\mathrm{Cov}(\alpha' X, \beta' Y)}{\sqrt{\mathrm{Var}(\alpha' X)\,\mathrm{Var}(\beta' Y)}}$$

易得出对于任意的常数 c，d，e，f 均有：

$$\rho[c(\alpha' X) + d, e(\beta' Y) + f] = \rho(\alpha' X, \beta' Y) \qquad (5)$$

因此，使得 V 和 W 的积距相关系数最大的 α 和 β 不唯一，因此，常限定 $\mathrm{Var}(\alpha' X) = 1$，$\mathrm{Var}(\beta' Y) = 1$。

典则相关变量与典则相关系数

如果存在 $a_1 = (a_{11}, \cdots, a_{p1})'$ 和 $b_1 = (b_{11}, \cdots, b_{q1})'$ 使得：

$$\rho(a_1' X, b_1' Y) = \max_{\mathrm{Var}(a'X)=1, \mathrm{Var}(b'Y)=1} \rho(\alpha' X, \beta' Y) \qquad (6)$$

式中 $a_1' X$，$b_1' Y$ 是 X，Y 的第一对典则相关变量，它们之间的积距相关系数称为第一个典则相关系数。如果存在 $a_k = (a_{1k}, \cdots, a_{pk})'$ 和 $b_k = (b_{1k}, \cdots, b_{qk})'$ 使得：① $a_k' X$，$b_k' Y$ 和前面 $k - 1$ 对典则相关变量都不相关。② $\mathrm{Var}(a_k' X) = 1$，$\mathrm{Var}(b_k' Y) = 1$。③ $a_k' X$ 与 $b_k' Y$ 的积距相关系数最大。则称 $a_k' X$，$b_k' Y$ 是 X，Y 的第 k 对典则相关变量，它们之间的积距相关系数称为第 k 个典则相关系数。

典则相关变量的求法 根据典则相关的思想，就是在 $\mathrm{Var}(\alpha' X) = 1$，$\mathrm{Var}(\beta' Y) = 1$ 的约束下最大化：

$$\begin{aligned}\rho(\alpha' X, \beta' Y) &= \frac{\mathrm{Cov}(\alpha' X, \beta' Y)}{\sqrt{\mathrm{Var}(\alpha' X)\,\mathrm{Var}(\beta' Y)}} \\ &= \mathrm{Cov}(\alpha' X, \beta' Y) = \alpha' \sum\nolimits_{12} \beta\end{aligned} \qquad (7)$$

这是条件极值问题，采用拉格朗日乘子法，令：

$$\varphi(\alpha, \beta) = \alpha' \sum\nolimits_{12} \beta - \frac{\lambda_1}{2}(\alpha' \sum\nolimits_{11} \alpha - 1) - \frac{\lambda_2}{2} (\beta' \sum\nolimits_{22} \beta - 1) \qquad (8)$$

式中 λ_1，λ_2 为拉格朗日乘子，为求 φ 的极大值，对上式分别关于 α，β 求偏导，并令其为 0，得到：

$$\begin{cases} \dfrac{\partial \varphi}{\partial \alpha} = \sum\nolimits_{12} \beta - \lambda_1 \sum\nolimits_{11} \alpha = 0 \\ \dfrac{\partial \varphi}{\partial \beta} = \sum\nolimits_{21} \alpha - \lambda_2 \sum\nolimits_{22} \beta = 0 \end{cases} \qquad (9)$$

再分别用 α'，β' 左乘方程得 $\lambda_1 = \lambda_2 = \alpha' \sum_{12} \beta = \rho(V, W)$，记为 λ，方程组（9）等价于：

$$\begin{cases} -\lambda \sum\nolimits_{11} \alpha + \sum\nolimits_{12} \beta = 0 \\ \sum\nolimits_{21} \alpha - \lambda \sum\nolimits_{22} \beta = 0 \end{cases} \qquad (10)$$

方程组（10）有解的充要条件是：

$$\begin{vmatrix} -\lambda \sum\nolimits_{11} & \sum\nolimits_{12} \\ \sum\nolimits_{21} & -\lambda \sum\nolimits_{22} \end{vmatrix} = 0 \qquad (11)$$

该方程是 λ 的 $p + q$ 次多项式，不易求解，为了计算上的方便，常对方程组（10）作以下变换：用 $\sum_{12} \sum_{22}^{-1}$ 左乘方程组（2）的第二式，并把 $\sum_{12} \beta = \frac{1}{\lambda} \sum_{12} \sum_{22}^{-1} \sum_{21} \alpha$ 代入方程组（10）的第一式得：

$$\sum\nolimits_{12} \sum\nolimits_{22}^{-1} \sum\nolimits_{21} \alpha - \lambda^2 \sum\nolimits_{11} \alpha = 0 \qquad (12)$$

再用 $\sum_{11}^{-1}$ 左乘上式得：

$$\left(\sum\nolimits_{11}^{-1} \sum\nolimits_{12} \sum\nolimits_{22}^{-1} \sum\nolimits_{21} - \lambda^2 I_p\right)\alpha = 0 \qquad (13)$$

因此，λ^2 是矩阵 $\boldsymbol{M}_1 = \sum_{11}^{-1} \sum_{12} \sum_{22}^{-1} \sum_{21}$ 的特征值，类似可得到：

$$\left(\sum\nolimits_{22}^{-1} \sum\nolimits_{21} \sum\nolimits_{11}^{-1} \sum\nolimits_{12} - \lambda^2 I_q\right)\beta = 0_\circ$$

由于 $\sum_{11} > 0$，$\sum_{22} > 0$，故 $\sum_{11}^{-1} > 0$，$\sum_{22}^{-1} > 0$，见公式（14）。

$$\begin{aligned} M_1 &= \sum\nolimits_{11}^{-1} \sum\nolimits_{12} \sum\nolimits_{22}^{-1} \sum\nolimits_{21} \\ &= \sum\nolimits_{11}^{-1/2}\left(\sum\nolimits_{11}^{-1/2} \sum\nolimits_{12} \sum\nolimits_{22}^{-1/2} \sum\nolimits_{22}^{-1/2} \sum\nolimits_{21}\right) \end{aligned} \qquad (14)$$

设 $A = \sum_{11}^{-1/2}$，$B = \sum_{11}^{-1/2} \sum_{12} \sum_{22}^{-1/2} \sum_{22}^{-1/2} \sum_{21}$，则 $BA = \sum_{11}^{-1/2} \sum_{12} \sum_{22}^{-1/2} \sum_{22}^{-1/2} \sum_{21} \sum_{11}^{-1/2} = TT'$，其中 $T = \sum_{11}^{-1/2} \sum_{12} \sum_{22}^{-1/2}$，因为 AB 与 BA 有相同的非零特征值，因此，M_1 与 TT' 有相同的非零特征值。类似的，$M_2 = \sum_{22}^{-1} \sum_{21}$

$\sum_{11}^{-1}\sum_{12}=\sum_{22}^{-1/2}(\sum_{22}^{-1/2}\sum_{21}$ $\sum_{11}^{-1/2}\sum_{11}^{-1/2}\sum_{12})$ 与 $T'T$ 有相同的非零特征值。因此，M_1 和 M_2 有相同的非零特征值，且非零特征值的个数至多为 p 个。设 $|TT'-\lambda^2 I_p|=0$ 的 p 个特征值依次为 $\lambda_1^2\geqslant\cdots\geqslant\lambda_p^2>0$，则 $T'T$ 的 q 个特征值中，除以上 p 个外，其余 $q-p$ 个均为 0。故方程组（11）的 $p+q$ 个根依次为 $\lambda_1\geqslant\cdots\geqslant\lambda_p>0=\cdots=0>-\lambda_p\geqslant\cdots\geqslant-\lambda_1$，取其中最大的 λ_1 代入方程组（10）求得 $\alpha=a_1$，$\beta=b_1$，令 $V=a_1'X$，$W=b_1'Y$，则 V_1，W_1 就是第一典则相关变量，$\rho(V_1,W_1)=a_1'\sum_{12}b_1=\lambda_1$ 为第一典则相关系数，故求第一典则相关变量与第一典则相关系数的问题等价于求解 TT' 的最大特征值及相应的特征向量。同样，求解第 k 对典则相关变量和典则相关系数也等价于求 TT' 的最 k 大特征值和相应的特征向量。

若 l_1，l_2，$\cdots$，l_p 为特征值 λ_1，λ_2，$\cdots$，λ_p 所对应的单位正交特征向量，令：

$$a_k=\sum_{11}^{-1/2}l_k,b_k=\lambda_k^{-1}\sum_{22}^{-1}\sum_{21}a_1 \tag{15}$$

则 $V_k=a_k'X$，$W_k=b_k'Y$ 为 X，Y 的第 k 对典则相关变量，λ_k 为第 k 个典则相关系数。

样本典则相关　在实际问题中，总体的均值向量 μ 和协方差阵 $\sum$ 通常是未知的，计算总体的典则相关变量和典则相关系数，需要首先根据观测到的样本数据对 $\sum$ 进行估计。

总体 Z 为公式（16）：

$$Z=(X_1,\cdots,X_p,Y_1,\cdots,Y_q)' \tag{16}$$

$(p<q)$ 的 n 次观测数据为：

$$Z_{(t)}=\begin{bmatrix}X_{(t)}\\Y_{(t)}\end{bmatrix}_{(p+q)\times 1}\quad(t=1,2,\cdots,n)$$

于是样本数据阵为式（17），若假定 $Z\sim N_{p+q}(\mu,\sum)$，则协方差阵 $\sum$ 的最大似然估计为：

$$\hat{\sum}=\frac{1}{n}\sum_{t=1}^{n}(Z_{(t)}-\bar{Z})(Z_{(t)}-\bar{Z})'$$

式中 $\bar{Z}=\frac{1}{n}\sum_{t=1}^{n}Z_{(t)}$，令 $S=\frac{n}{n-1}\hat{\sum}$，$S$ 矩阵也称为样本协方差矩阵，对 S 进行与 $\sum$ 一样的分块划分，记：

$$S=\begin{bmatrix}S_{11}&S_{12}\\S_{21}&S_{22}\end{bmatrix}$$

式中 S_{ij}，$(i,j=1,2)$ 是 $\sum_{ij}$ 的无偏估计量。设 $S>0$，令 $\hat{T}=S_{11}^{-1/2}S_{12}S_{22}^{-1/2}$，并设 $\hat{T}\hat{T}'$ 的特征值依次为 $\hat{\lambda}_1^2\geqslant\hat{\lambda}_2^2\geqslant\cdots\geqslant\hat{\lambda}_p^2>0(\hat{\lambda}_i>0,i=1,\cdots,p)$，$l_k'(k=1,\cdots,p)$ 为 $\hat{T}\hat{T}'$ 的特征根 $\hat{\lambda}_k^2$ 所对应的单位正交特征根，令 $\hat{a}_k=S_{11}^{-1/2}l_k$，$\hat{b}_k=\hat{\lambda}_k^{-1}S_{22}^{-1}S_{21}\hat{a}_k$，则 $\hat{V}_k=\hat{a}_k'X$，$\hat{W}_k=\hat{b}_k'Y$ 为 X，Y 的第 k 对样本典则相关变量，$\hat{\lambda}_k$ 为第 k 个样本典则相关系数。

典则相关系数的假设检验　具体如下。

检验 H_0：$\sum_{12}=0$　如果总体 Z 的两组变量 $X=(X_1,\cdots,X_p)'$ 和 $Y=(Y_1,\cdots,Y_q)'(p\leqslant q)$ 不相关，那么 $Cov(X,Y)=\sum_{12}=0$，那么，以上两组变量的典则相关的讨论就毫无意义了。故在讨论两组变量间的相关关系之前，应首先对假设 H_0 作统计检验。

H_0 的似然比统计量为：

$$\Lambda=\frac{|S|}{|S_{11}||S_{22}|}$$
$$=|I_p-S_{11}^{-1}S_{12}S_{22}^{-1}S_{21}|$$
$$=\prod_{i=1}^{p}(1-\hat{\lambda}_i^2) \tag{18}$$

式中 $p+q$ 阶矩阵 S 是 $\sum$ 的最大似然估计，S_{11}，S_{22} 分别是 $\sum_{11}$，$\sum_{22}$ 的最大似然估计。Λ 的精确分布已经由霍特林（Hotelling）给出，但是表达式很复杂。博克斯（Box）给出当 $n\to\infty$ 时，在 H_0 成立时有：

$$\chi^2=-[n-1-\frac{1}{2}(P+q+1)]\ln\Lambda$$

为服从自由度为 pq 的 χ^2 统计量。

检验 $H_0^{(k)}$：$\lambda_k=0(k=2,\cdots,p)$　否定 H_0 时表明 X，Y 相关，因此，至少第 1 个典则相关系数 $\lambda_1\neq 0$，对于其他典则相关系数是否为 0 需要进一步检验。可以采用巴特利特（Bartlett）提出的大样本 χ^2 检验，其统计量为：

$$\chi_k^2=-[n-1-\frac{1}{2}(P+q+1)]\ln\Lambda_k$$

$$(Z'_{(1)},\cdots,Z'_{(n)})=\begin{bmatrix}x_{11}&x_{12}&\cdots&x_{1p}&y_{11}&y_{12}&\cdots&y_{1q}\\x_{21}&x_{22}&\cdots&x_{2p}&y_{21}&y_{22}&\cdots&y_{2q}\\\vdots&\vdots&\vdots&\vdots&\vdots&\vdots&\vdots&\vdots\\x_{n1}&x_{n2}&\cdots&x_{np}&y_{n1}&y_{n2}&\cdots&y_{nq}\end{bmatrix}_{n\times(p+q)} \tag{17}$$

服从自由度为 $(p-k+1)$ $(q-k+1)$ 的 χ^2 统计量，其中 $\Lambda_k = \prod_{i=k}^{p}(1-\hat{\lambda}_i^2)$。

（王　彤）

jiégòu fāngchéng móxíng

结构方程模型（structural equation model，SEM）

是研究多个因素（包括潜在因素）之间相互关系的一种统计分析方法。又称为协方差结构模型。结构方程模型是在已有理论知识的基础上，提出因素之间关系的结构模型，并验证所提出的结构模型对样本数据的拟合程度，进而对模型进行评价的一种多元统计分析方法。结构方程模型的侧重点在于研究因素之间存在的因果关系，它不仅能对变量包括潜在变量之间的相互关系进行研究，而且能对这些变量之间的因果关系进行研究。

类型　结构方程模型包含验证性因子分析模型和含有潜变量的通径分析模型（因果模型）。其中因子模型部分称为测量模型，其方程称为测量方程，用于描述潜变量与指标之间的关系；因果模型部分称为潜变量模型，又称为结构模型，其方程称为结构方程，用于描述潜变量之间的关系。其数学模型如下。

测量方程：

$$Y=A_Y\eta+\varepsilon \qquad (1)$$

$$X=A_X\xi+\delta \qquad (2)$$

结构方程：

$$\eta=B\eta+\Gamma\xi+\zeta \qquad (3)$$

方程（1）是内生变量（只受模型内变量影响的变量）的测量方程，Y 是由 p 个内生变量组成的 $p\times 1$ 向量，A_Y 是 $p\times m$ 阶矩阵，是 Y 在 η 上的因子载荷矩阵，η 是由 m 个内生潜变量（因子）组成的 $m\times 1$ 向量，ε 是 $p\times 1$ 阶误差向量。方程（2）是外源变量（只受模型外其他变量影响的变量）的测量方程，X 是由 q 个外源变量组成的 $q\times 1$ 向量，A_X 是 $q\times n$ 阶矩阵，是 X 在 ξ 上的因子载荷矩阵，ξ 是由 n 个外源潜变量（因子）组成的 $n\times 1$ 向量，δ 是 $q\times 1$ 阶误差向量。在方程（3）中，B 是 $m\times m$ 系数矩阵，描述了内生潜变量 η 之间的彼此影响，Γ 是 $m\times n$ 系数矩阵，描述了外源潜变量 ξ 对内生潜变量 η 的影响，ζ 是 $m\times 1$ 误差向量。对于结构方程模型，有如下假设：①测量方程误差项 ε、δ 的均值为零。②结构方程残差项 ζ 的均值为零。③误差项 ε、δ 与因子 η、ξ 之间不相关，ε 与 δ 不相关。④误差项 ζ 与 ξ、ε、δ 之间不相关。

在构建结构方程模型时，有一个需要注意的问题，即所谓模型的识别问题。如果所有未知参数都能用已知量唯一地表示出来，即所有未知参数有唯一解，则称模型是可识别的。对于结构方程模型，通常可用 t 法则、两步法则、MIMIC 法则来判断模型是否是可识别的。

参数估计　与验证性因子分析类似，对于一个实际问题，研究者首先要根据已有的理论知识和研究目的，提出各种因素之间的关系模型，当获得了样本数据后，为了验证研究者提出的模型对样本数据的拟合程度，需要构造一个关于由模型得出的总体协方差矩阵 $\sum(\theta)$ 与样本协方差矩阵 S 的拟合函数 $F[\sum(\theta),S]$，要求估计出的参数 $\hat{\theta}$，使得拟合函数 $F[\sum(\hat{\theta}),S]$ 达到最小值。常用的参数估计方法有极大似然估计、未加权最小二乘估计、广义最小二乘估计等。

模型评价与修正　对于结构方程拟合模型的评价和修正，具体方法见条目验证性因子分析。

目前用于结构方程模型（包括验证性因子分析、通径分析）的软件主要有：LISREL（linear structural relation），AMOS（analysis of moment structures），EQS（equations）及 Mplus 等。

（田考聪）

tōngjìng fēnxī

通径分析（path analysis）

研究多个变量之间因果关系的统计分析方法。又称路径分析。通径分析是根据已有的理论知识，结合实际需要，提出多个变量间因果关系的结构模型，并验证这类带有先验信息的因果模型对样本数据的拟合程度，进而对因果模型进行评价的一种多元统计分析方法。它不仅可以分析一个效果变量与多个起因变量之间的因果效应，而且还可以分析多个效果变量与多个起因变量之间的因果效应，同时还可以分析存在中介变量时起因变量对效果变量的间接因果效应。

通径图　对于一个实际问题，研究者根据已有专业理论知识，通过对样本资料的分析，提出一个假定的因果关系模型，为了更直观地表达这种因果关系，通常采用通径图来表示（图1，图2）。

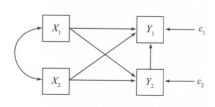

图1　递归模型通径图

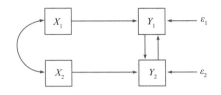

图 2　非递归模型通径图

在通径图中，矩形表示可观测变量，直线箭头表示两变量之间有因果关系，箭头由起因变量指向效应变量，弧形箭头表示两变量之间存在相关，但不存在因果关系，无框的变量表示误差项。

如果通径图中变量之间只有单向直线箭头表示的因果关系，且所有误差均不相关，即误差项之间没有弧形箭头相连，则该模型称为递归模型；如果通径图中变量间存在直接或间接的双向直线箭头，或误差项之间存在弧形箭头，则模型称为非递归模型。

模型结构　设 q 个起因变量，p 个效应变量的因果模型为：

$$Y = BY + \Gamma X + \varepsilon \qquad (1)$$

式中 Y 是 p 个效应变量组成的 $p \times 1$ 阶向量，X 是 q 个起因变量组成的 $q \times 1$ 阶向量，ε 是 $p \times 1$ 阶误差向量，B 是 $p \times p$ 阶系数矩阵，Γ 是 $p \times q$ 阶系数矩阵。且误差向量的均值为零：$\hat{E}(\varepsilon) = 0$；误差项与起因变量之间不相关：$\mathrm{cov}(\varepsilon, X) = 0$。

在构建因果模型时，有一个需要注意的问题，即所谓模型的识别问题。如果所有未知参数都能用已知量唯一地表示出来，即所有未知参数有唯一解，则称模型是可识别的。在一般情况下，递归模型都是可识别的；而对于非递归模型，通常可用 t 法则、阶条件、秩条件来判断模型是否

是可识别的。

参数估计　对于递归模型，可以使用最小二乘法估计出模型的参数 B、Γ，而对于一般的因果模型，与验证性因子分析类似，通常采用如下的最大似然法和未加权最小二乘法进行估计。最大似然估计的拟合函数为：

$$F_{ML} = tr\left[S \sum{}^{-1}(\theta) \right] + \log\left| \sum(\theta) \right| - \log|S| - (p + q)$$

式中 S 是由 p 个效应变量和 q 个起因变量组成的 $(p + q) \times 1$ 阶向量的样本协方差矩阵，$\sum(\theta)$ 是由模型推出的全部变量组成的 $(p + q) \times 1$ 阶向量组成的总体协方差矩阵。并假定 S 和均为 $\sum(\theta)$ 正定矩阵，且 $\sum(\theta)$ 是可逆矩阵。未加权最小二乘估计的拟合函数为

$$F_{ULS} = \frac{1}{2} tr\left[(S - \sum(\theta)^2 \right] \text{。}$$

模型的评价与修正　与验证性因子分析类似，因果模型估计出来后，也需要对模型进行评价与修正，具体的方法见验证性因子分析。

通径系数与效应分解　在通径分析中，估计出来的参数称为通径系数，通径系数反映了变量之间的数量效应大小。变量之间的数量效应包括直接效应和间接效应，直接效应指起因变量对效应变量的直接影响，用起因变量到效应变量的通径系数来表示直接效应的大小；间接效应指起因变量通过一个或多个中介变量而对效应变量产生的影响，它等于从起因变量出发，通过所有中介变量最后到达效应变量的通径上所有通径系数的乘积之和。

目前用于通径分析的软件主要有 LISREL（linear structural relation）、AMOS（analysis of mo-

ment structures）、EQS（equations）及 Mplus 等。

（田考聪）

yànzhèngxìng yīnzǐ fēnxī

验证性因子分析（confirmatory factor analysis）　是研究者根据已有的理论知识，结合实际需要，提出潜在因子与观测变量之间的结构模型，并验证这类带有先验信息的结构模型对样本数据的拟合程度，进而对结构模型进行评价的一种多元统计分析方法。传统的因子分析是一种从多变量之间的相关关系出发，寻找支配这种相关关系的潜在因子，并用这些潜在因子来认知、解释观测变量之间的内部关系的多元统计方法。

结构模型　含有 p 个指标，n 个因子的验证性因子分析的数学模型为：

$$X = A_X \xi + \delta \qquad (1)$$

式中 X 为由 p 个指标组成的 $p \times 1$ 阶向量；A_X 为 $p \times n$ 阶因子负荷矩阵；ξ 为由 n 个潜在变量（因子）组成的 $n \times 1$ 阶因子向量；δ 为 $p \times 1$ 阶误差向量。且 $E(\delta) = 0$，$\mathrm{Cov}(\xi, \delta) = 0$。记 $\sum(\theta)$ 为根据研究者确定的模型而得出的总体协方差矩阵，S 是样本协方差矩阵，$\sum(\hat{\theta})$ 是 $\sum(\theta)$ 的估计。并记 Ψ 为潜变量即因子之间的协方差矩阵，注意到潜变量是中心化的，故 $\Psi = E(\xi\xi')$；Θ_δ 为误差向量的协方差矩阵。

在构建因子模型时，有一个需要注意的问题，即所谓模型的识别问题。如果所有未知参数都能用已知量唯一地表示出来，即所有未知参数有唯一解，则称模型是可识别的。对于因子模型，通常可用 t 法则、三指标法则、

两指标法则等方法来判断模型是否是可识别的。

参数估计 对于一个实际问题，当获得了样本数据后，为了验证研究者提出的结构模型对样本数据的拟合程度，一个自然的想法是：求出的参数向量 A_x、Ψ 及 Θ_δ 使得由模型得出的总体协方差矩阵 $\sum(\theta)$ 与样本协方差矩阵 S 尽可能接近。即定义一个关于 $\sum(\theta)$ 和 S 的一个函数 $F[\sum(\theta), S]$，称之为拟合函数。参数估计就是要求出这样的 $\hat{\theta}$，使得 $F[\sum(\hat{\theta}), S]$ 达到最小值。拟合函数 $F[\sum(\theta), S]$ 应该满足如下条件：$F[\sum(\theta), S]$ 取非负数为值；$F[\sum(\theta), S]$ 是 $\sum(\theta)$ 和 S 的连续函数；$F[\sum(\theta), S] = 0$，当且仅当 $\sum(\theta) = S$。

显然，不同的拟合函数将会得到不同的参数估计。参数估计的方法主要有：最大似然估计、未加权最小二乘估计、广义最小二乘估计等。最常用的是最大似然估计，其拟合函数为：

$$F_{ML} = tr[S\sum{}^{-1}(\theta)] + \log\left|\sum(\theta)\right| - \log|S| - p \qquad (2)$$

式中 S 和 $\sum(\theta)$ 都是正定矩阵，并假设指标向量 x 服从多维正态分布。使得 F_{ML} 达到最小值的估计 $\hat{\theta}$ 称为极大似然估计，简记为 ML 估计，它具有无偏、一致性、渐近有效性、渐近正态性等优点。此外，ML 估计可以对假设模型进行整个模型检验。

检验假设为 $H_0: \sum = \sum(\theta)$，检验统计量是 $\chi^2 = (N-1)\min\{F_{ML}\}$，它的渐近分布的自由度为 $p(p+1)/2 - t$（这里 t 是自由参数的个数）。

模型评价 参数估计出来之后，就得到了拟合模型。这样得到的拟合模型其优劣程度如何，显然需要进行评价。一般说来，模型的评价可以从如下两个方面来考虑：①用拟合指数和决定系数对模型进行整体评价。②对参数进行假设检验，评价参数是否具有统计学意义。从参数估计可以看到，残差矩阵 $S - \sum(\hat{\theta})$ 反映了假设模型接近于真实模型的程度。为了方便计算，通常是用拟合指数来对模型进行评价的。所有拟合指数都是利用 S 和 $\sum(\hat{\theta})$ 构造出来的反映模型拟合优劣的统计量。常用的拟合指数有：χ^2 统计量，对于用最大似然估计得到的拟合模型，χ^2 值越小越好，如果得到一个较小的 χ^2 值（相应的 $P > 0.05$），则认为拟合的模型可以接受；Akaike 统计量 AIC，在两个拟合模型比较时，较小的 AIC 值对应的模型拟合效果较好；近似误差均方根 $RSMEA$，一般认为，如果 $RSMEA$ 小于 0.1，则拟合模型可以接受；标准化残差均方根：$RSMR$，一般认为，当 $RSMR$ 超过 0.08 时，认为模型拟合效果不好，而当 $RSMR$ 小于 0.08 时，则认为模型可以接受。

除了用拟合指数来评价拟合模型的优劣外，还可以用决定系数来对拟合模型进行评价。评价拟合模型的决定系数为：

$$R^2 = 1 - \left|\Psi\right| / \left|\sum{}_{xy}\right|$$

式中 $\left|\Psi\right|$ 是 Ψ 的行列式；$\left|\sum{}_{xy}\right|$ 是 $\sum{}_{xy}$ 的行列式。决定系数的取值范围是 $0 \leq R^2 \leq 1$。一般说来，R^2 的值越大，说明拟合效果越好。

参数检验 评价拟合模型的另一个方面是参数检验，对于估计出来的模型参数，即使拟合指数表明模型拟合效果好，也并不表示每一个参数都具有统计学意义，因此需要对所有估计出来的参数进行假设检验。检验假设为零假设，检验统计量为 t 统计量。如果某参数的 t 检验结果为不具有统计学意义，则表明该参数在模型中是不恰当的。

模型的修正 在进行模型的修正时，首先要对估计出来的参数进行检查，如果出现了不合理的参数估计值，或出现参数的假设检验结果为不具有统计学意义时，则需要对模型进行修正。其次是检查模型的评价结果，如果模型的拟合效果达不到要求，也需要对模型进行修正。对拟合模型的修正主要是对模型中自由参数的个数进行调整，对于估计值不合理的参数，或不具有统计学意义的参数，应该将其从模型中删除，而对于拟合指数达不到要求的情形，则要根据实际情况对模型中的参数进行增加或减少。对参数个数调整后，重新拟合模型，重新进行评价，直到得到的拟合模型达到可接受时为止。

目前用于验证性因子分析的软件主要有 LISREL（linear structural relation）、AMOS（analysis of moment structures）、EQS（equations）及 Mplus 等。

（田考聪）

jiànkāng cèliáng gōngjù

健康测量工具（measurement instruments for health） 在医疗卫生领域，作为获取科学事实基本手段的健康测量工具一般有两大类：一类是医学仪器或设备，用于测量人体生理生化等指标，取得的资料较为真实可靠；另一类即调查工具，常用的调查工具有调查表、问卷和量表等。调查表或问卷这两者并无严格意义上的区别，如果调查表是以设置许多主观问题为主和要求调查对象回答的，一般称为问卷。而量表是一种特殊的问卷，用多个条目（问题）从各个方面来描述该特征，各条目一般都是相关联的，常用于描述研究对象某一方面的特征。

问卷和量表的发展历史 问卷最早出现在 19 世纪末～20 世纪初的美国社会学研究中。当时采用问卷的主要目的是调查大众的观点和态度，取样原则非常随意，只要自愿参加就可以成为受试对象。20 世纪 30 年代，商业机构和教育机构开始大量采纳问卷，使问卷有了比较大的发展。这一时期的代表人物有乔治·盖洛普（George H. Gallup）、艾尔·摩罗珀（Elmo Roper）和阿奇博尔德·克罗斯利（Archibald M. Crossley）。1936 年和 1948 年的两次美国总统大选，对问卷的发展也起到了促进作用。

美国微软公司出版的微软英卡塔百科全书指出，西方学者普遍认为，自 1948 年以后，对问卷的设计以及对问卷的研究才开始出现了明显的改善。而量表在西方是与问卷相伴随而出现的，其出现时间比问卷还要早 20 多年。早在 1864 年，英国的费希尔（G. Fisher）就编成了世界上第一个成绩量表。法国的比奈（A. Binet）和西蒙（T. Simon）于 1905 年正式发表了人类有史以来第一个用于测量智力的标准化工具——比奈-西蒙智力测量量表（Binet-Simon Scale）。在比奈智力测验、冯特（W. Wunt）的实验心理学研究、高尔登（F. Galton）对人类个别差异研究的影响下，量表与测量在美国出现并开始发展。1904 年，以美国心理学家桑代克（E. L. Thorndike）发表的《心理和社会测量理论引论》为契机，美国国内的量表与测量运动开始出现了大的发展。到 1928 年，全美用于教育测量的问卷和量表就已达 3 000 多种。

问卷与量表的区别 ①量表需要理论的依据，而调查问卷只要符合主题即可。②量表的各分量表都要有明确的定义，而调查问卷则不必。③量表各条目一般都是相关联的，用于描述研究对象的一个特征，而调查表可以包含完全不同的独立的内容，用于评价不同的指标。④量表和调查表的设计和质量考核时考虑的问题和评价指标有所不同。⑤对量表和问卷做统计描述和假设检验时所用的统计指标和检验方法不同。

问卷设计原则 一份合格的问卷应尽可能减少混杂，减小误差，真实反映被调查者某些方面的情况。问卷编制时要遵循适宜性、有效性和可行性三项基本原则。适宜性指问卷设计时要充分考虑到研究需要的同时考虑到被调查者的实际情况。有效性指设计的问题必须紧密围绕研究课题和研究假设。可行性指设计时要考虑被调查者回答问题的能力和意愿，问卷的问题要简洁，语言要通俗易懂，完成调查的时间要合适等。

问卷构成 一份完整的问卷通常由如下几部分构成：①问卷标题，是概括说明调查的研究主题。标题应简明扼要，易于引起被访者的兴趣。例如"居民营养与健康状况调查个人健康情况调查表"，不要简单采用"问卷调查"这样模糊的标题，它容易引起被访者因不必要的怀疑而拒绝回答。也不要将研究目的直接表达出来，如"饮酒与高血压关系调查表"，这样容易造成被访者的回答偏倚。②问卷说明，又称知情通知，常以简短的指导语或说明信的形式出现，主要是向应答者说明研究目的、重要性及主要内容、调查结果的应用、应答者回答问题的必要性和为应答者的回答保密等内容，以取得应答者的理解、信任和合作。③被调查者基本情况，即被调查者基本人口学特征，如性别、年龄、民族、婚姻状况、文化程度、职业等。这些项目一般用于对调查资料进行分组分析，从而探讨这些因素对主要调查结果的影响。基本情况还可以包括被访者的地址、工作单位、电话等，有助于进行复核和追踪调查。④分析项目，是调查的核心内容，也是研究者需要分析的主要内容，主要以提问的形式让被访者回答。它是根据研究目的和观察指标所确定的必须调查的项目，资料分析时据此计算分析指标或进行各种统计推断，以及调整各种可能的混杂因素对主要研究结果的影响。⑤编码，包括问卷编号、调查项目编号和回答选项编号，是调查数据计算机录入和统计分析的基础。调查对象在回答每个问题的同时也就提供了数字编码，资料收集结束后可进行计算机录入，节省时间和成本。⑥核查项目，又称作业记载，属调查质量控制内容，与调查目的无关，也不询问调查对象。在问卷的最后常需附上调查员姓名、调查日期、调查的起止时间、复核结果以及未调查原因等。这是为便于复核和更正错误而设置的，旨在保证调查项目填写的完整和准确，通常不直接用于分析。

问卷制定步骤 包括以下几步。

提出调查项目形成项目池 问卷设计组成员根据调查目的、内容，查阅有关文献和参考其他调查使用的问卷，提出问卷包含的项目。也可召开有关专家和被调查者参与的小组讨论，提出有关项目。将各人提出的项目汇总并进行整理分析，对含义相同但表达不同者进行统一描述，所有不同的项目即构成调查项目池。

项目筛选 对项目池中的项目采用专家咨询评分、小组讨论等方法进行分析及筛选，以便精简调查项目。也可以通过对预调查的资料进行统计分析来筛选项目。

确定每个项目的提问形式和类型 问卷内容从形式上可划分为封闭式与开放式问题。封闭式问题是指在给出问题的同时，还给出若干个固定的答案，让被调查者根据自己的实际情况选择答案。开放式问题即不为回答者提供具体答案，只需提出问题，在问题的下面适当留出一段空白即可，由回答者自由填答。还有半开放性回答，即规定若干种答案，但被访者可以在规定答案之外给出其他答案。

确定每个项目的回答选项 回答选项与项目的提问方式和类型有关。不同的问题有不同的答案设计方法。常用的有以下几种：①填空式，例如在调查经济状况时，对每月工资收入需准确了解具体数字，则可采用填空式，如"您的每月工资收入是_____元"。②是否式，如回答是否长期吸烟者（每日 1 支以上，持续吸烟 3 个月以上）的答案可以为：1. 是；2. 否。③选择式，如封闭型问题，应列出各种可能的答案，并按一定顺序编号。一般说来，等级项目按等级关系编号，如文化程度；分类项目按照习惯或一定的逻辑顺序编号，如职业可以是：1. 工人；2. 农民；3. 干部等。④矩阵式或表格式，如多个问题的答案选择相同，可将多个问题列成表格，方便选择。

预调查及初步考评 初步形成的问卷需进行预调查和初步考评。一是将问卷分别送给该研究领域的专家、研究人员以及典型的被调查者，根据他们的经验和认识对问卷进行评论，并指出不妥之处。二是从正式调查的总体中抽取一个小样本，对他们进行预调查，然后检查和分析预调查的结果，从中发现问题并进行修改。

修改完善 在上述基础上修改完善，形成最终的问卷。

注意事项 问卷是以问题的方式向调查对象收集资料，很难避免调查员和调查对象两方面主观因素的干扰，较之医学仪器或设备测量更容易产生误差和偏倚。需要注意以下事项。

问卷说明应简单明了 问卷的说明关系到调查的质量与效果，一般要用委婉或亲和的语气，说明调查的目的和意义，尤其是要让被调查者觉得调查对自己有作用和意义。

避免采用含义不确切的词汇 一些副词和形容词，如"很久""经常""一些"等，每个人理解往往不同，在问卷设计中应避免或减少使用。例如，"您是否经常生病？"，回答者不知"经常"是指一周、一个月还是一年生一次或多次病，可以改问："您上月生了几次病？"或"最近半年内您生了几次病？"。

避免断定性问题 例如"您一天抽多少支烟？"这种问题即为断定性问题，被调查者如果根本不抽烟，就会造成无法回答。正确的处理办法是在此问题前加一条"过滤性"问题，如"您抽烟吗？"。如果回答"是"，可继续提问，否则就终止提问。

避免引导性提问 引导性提问指所提出的问题暗示出研究者的观点和见解，有使被访者跟着这种倾向回答的可能，例如"有人认为被动吸烟会导致肺癌，您同意吗？"。引导性提问会导致被调查者不加思考就同意问题中暗示的结论。引导性提问是调查的大忌，常会引出有严重偏倚的结论。

避免被访者难堪和禁忌的敏感问题 包括各地风俗和民族习惯中忌讳的问题、涉及个人利害关系的问题、个人隐私问题等，例如，"您是否有婚外性关系？有过多少次？"。对于这类问题，被访者往往出于本能的自卫心理，不愿意回答或不予真实回答，而且还会引起反感。如果有些问题非调查不可，可采用敏感问题调查法。

避免笼统、抽象或不确切的问题 容易误解的概念应明确限定。

避免一问多答的问题 一个项目最好只问一个要点，一个项目中如果包含过多询问内容，会使被访者无从回答，给统计处理也带来困难。

注意提问顺序 在设计问卷时，要注意提问的顺序，使问卷条理清楚，提高回答效果。可参考以下几点：①被访者容易回答且较为关心的内容先提问，专业

性强的具体细节问题和敏感性问题应尽量放在后面。②提问的内容应从简单逐步向复杂深化，对相关联的内容应进行系统的整理，使被访者不断增加兴趣。③封闭性问题放在前面，开放性问题放在后面。

关于定量指标的半定量化 一些定量指标，如年龄、经济收入等如果能调查到具体的数据，最好按定量指标进行调查，便于分析和归类。视具体情况也可将其半定量化，如"您的月工资是：①800元以下，②800元，③1 500元，④3 000元及以上"。此时，要注意划分的档次不宜太多，各档的数字之间应正好衔接，无重叠、中断现象。

问卷的考评 不论是在编制或是使用问卷时，研究者都应对问卷信度、效度、可接受性和区分度等进行考评。其中信度与效度的考评方法特别适合于各条目均有得分的问卷，如心理测量、态度测量、生存质量测量等的标准化量表。

信度 指问卷测量结果的可靠性、稳定性和一致性，亦即精确度。信度一般指同一种测定方法对同一对象重复测量，随机误差引起测量结果的变异程度（见信度）。

效度 即问卷的有效性和正确性，也即准确度。意指问卷确实测定了它打算测定的特征（而不是其他特征）以及测定的准确程度。一个问卷的效度越高，说明问卷的结果越能反映其所测对象的真正特征（见效度）。

可接受性 指被调查者对问卷的接受程度。再好的问卷如果调查者不愿意接受，也难于实施。问卷的可接受性主要取决于以下几个因素：①问卷简洁明了，条

目少且容易理解。②问卷内容为被调查者所熟悉，认为有意义（与其生活及健康相关）。③问卷容易填写。④完成问卷所需的时间较少，一般不宜超过 30 分钟，否则被访者会感到厌烦而不愿完成，或随意乱填。具体考察时可通过接受率（问卷回收率）、问卷合格率（事先确定合格的标准，比如所有条目均有回答者）和填表所需平均时间等来评价。

区分度 指不同个体问答该问题的答案应有所不同，该项目能反映个体间的差异。例如在新鲜蔬菜摄入与食管癌关系的调查中，调查的问题是："你是否有吃新鲜蔬菜？"若答案都是"有"，提示这个项目没有区分度。

（李晓松 沈卓之）

liángbiǎo

量表（scale） 由若干问题或自我评分指标组成的标准化测定表格。用于测量研究对象的某种状态、行为或态度，适于评价无法直接进行客观定量测量的指标。在医学现象中，许多生理、心理和社会特征是无法精确测量的，因此量表在医学研究中得到广泛应用。

量表一般由若干领域组成，每个领域又可称子量表或亚量表。领域实际上指测评特征涵盖的内容或层次，如医院医疗服务满意度量表就应包含服务态度、医疗水平和收费等。量表的每个领域又可由若干方面组成，每个方面实际上是与测评特征有关的项目，如在满意度调查中，服务态度包括挂号过程、就医过程、检查和治疗过程、取药过程等的服务态度。每个方面可包含若干条目，条目即问题，对测评特征的某方面（项目）从不同侧面提出问题或进行测量，了解被测者的状况，

如就医过程的条目可包含就医指引的服务、医生接诊的态度、诊室的环境等。

量表的适用范围可具体分成以下几种情形：①无法直接测量的指标，如临床医学研究中常见的病痛评价指标，包括疼痛、失眠、乏力、活动能力障碍、生存质量、残疾等。②抽象的概念和态度，如社会医学中常设计的指标，包括：幸福感、满意度、生活质量等。③复杂的行为或神经心理状态，如心理学研究中的认知障碍、情绪压抑等。量表测评具有客观性强、可比性好、程序标准化、易于操作等优点。其缺点是受研究对象个体差异影响大，量表制定要求高，如果量表设计有缺陷，可能导致结果偏倚。

编制原则 要设计出理想的量表，准确地测定目标特征，获取可靠的资料，必须考虑以下原则。

适合性原则 设计量表时要考虑研究的需要，同时也要考虑被调查者的实际情况。量表设计的首要原则就是从被调查者的角度出发，设计合适的问题，尽可能减少填答问题时的困难和麻烦，减少填答问题时所需的时间和精力。

有效性原则 量表的问题必须围绕研究课题和研究假设进行设计。凡是对研究课题及其理论假设来说是多余的问题都必须删去，可有可无的问题一律不列入问卷，不知如何分析的问题也不要提出。设计者对问卷的设计要有一个总体框架，对设计的每一个问题所起的作用十分清楚，对一个理论假设需要哪些指标来衡量，也应明确。

可行性原则 量表调查需要被调查者的密切合作，因此在设

计量表时，量表中的问题必须符合被调查者回答问题的能力和意愿，问卷的问题要简洁，语言要通俗易懂，使被调查者能够顺利完成；同时要考虑完成调查的时间要合适，若量表内容太多，调查时间太长，都可能影响调查质量。

编制步骤 量表编制一般包括如下几个基本步骤。

明确目标（假设与概念）的范畴和内容 首先设立研究工作组，应包括议题小组和选题小组（又称核心小组）。任务是复习文献著作，通过讨论明确量表要评价的目标，包括目标的概念定义、范畴和内容等。

探索量表的维度和方面 定义测量概念及分解，由核心小组给出所测定概念的可操作化定义及构成，如满意度指什么，包含哪些领域和方面，每项领域和方面的含义与内涵等。该过程需要核心小组充分讨论，并请专家组评议完成。

建立条目池和筛选条目 核心小组向议题小组成员解释所测概念、领域和方面的定义及内容，然后由议题小组成员分别独立地根据其个人理解和经验写出与以上概念有关的条目建议，将提出的量表条目整理汇总，形成条目池。

设计可操作性条目 即确定条目的形成及答案选项，答案较多采用线性或等级形式。前者给出标准化单位的线段和两端选项，由被测者决定答案在线段上的位置。后者则需要选择适当的程度副词表达答案的等距选项。程度副词一般采用反应尺度分析确定，如总是、经常、有时、较少、偶尔、罕见、从不等。请一批有代表性的受试者样本，每一受试者独立地按其对这些词的程度的理解标记在标准化线段上，分析这些词的平均位置，选出合适位置的程度副词。

量表的定性评价 完成条目池后，必须对条目进行测评和筛选，方法有两类：定性评价和定量评价。定性评价常用专家咨询法和德尔菲（Delphi）法。专家咨询一般采用座谈会形式，邀请有关专家对每项条目的重要性、关联性、可行性等进行讨论，寻求一个共同意见。德尔菲（Delphi）法一般采用向专家发信，由专家单独对各条目的重要性进行评价，信中可要求专家对每项条目的重要性、必要性和可行性进行定量评分，并对个别条目提出具体修改意见。根据德尔菲（Delphi）法调查的结果，可对各条目进行排序，淘汰排列在后面的条目，修改条目的措辞，并帮助拟定各条目的权重。

量表的预调查和定量评价 当形成初步量表后，可进行小样本测量对象的预调查，对量表的可理解性，使用语言的流畅性，以及量表的信度、效度和反应度进行定量评价。根据预调查和量表定量考评的结果，进一步对量表进行修订完善，形成最终量表。

建立常模 某些量表在完成量表的研制后，还必须进行一个较大样本量的正常测试对象的抽样调查。根据抽样调查的结果建立量表各条目的权重值，各领域的权重值和总评分的计算公式，以及正常人群的标准值范围，好、中、差等不同等级人群的评分值范围等，供应用时参考，即常模。

编制中的条目筛选统计方法

一个好的条目应具有意义重要、敏感性高、独立性强、代表性好、确定性好的特点，并具有一定的可操作性和可接受性。具体可从以下几方面分析和筛选。

主观评价法 又称专家法，属于条目的定性评价，主要测评条目的重要性。

离散趋势法 主要测评条目的敏感性。条目的变异程度越小，其区别能力越差，对被测对象的差异越不敏感。一般可用标准差或变异系数表示，若测定值不呈正态分布，需先做适宜的变量变换，然后再计算标准差。

相关系数法 主要测评条目的代表性和独立性。任意两条目的相关系数反映该两条目的独立性和代表性。

主成分分析和因子分析法 从代表性角度筛选指标，根据各主成分与各指标的相关性大小分别考虑各主成分主要由哪些指标决定，选择系数较大的指标。

聚类分析法 也是从代表性角度筛选指标，一般采用系统聚类法对各指标进行 R 型聚类分析，把相关密切的指标聚成一类，然后从每一类中选择有代表性的指标。

基于重要性评价的逐步筛选法 是主观评价法的推广，类似于德尔菲（Delphi）预测法。

逐步回归法 在预调查中除要求被测者回答各条目外，还要求对其目标值进行总的评分，将总评分作为应变量，各条目作为自变量，进行多重逐步回归分析，筛选对应变量影响较大的指标。

逐步判别法 选择不同状态的人群，如评价测试对象的生存质量时，可选择健康人、一般慢性病患者和严重疾病患者或残疾人，用待评量表测定其生存质量，用逐步判别分析筛选对不同健康状态人群鉴别能力有较大贡献的条目，使量表具有较好的区分度。

总之，条目的筛选可用多种

方法，各方法的筛选结果可能不尽相同，在实际应用中可结合各种方法，筛选结果较一致的条目。

注意事项 包括以下几点。

条目数量 量表条目数量应该与完成量表测定的时间协调，大量调查的经验表明，个人访谈的时间在 15~30 分钟左右比较合适。超过半小时，被访者的问答质量就可能下降。量表条目应在 30~50 项，一般量表的条目数目大多在此范围。如果量表条目超出此范围，需采取相应措施保证调查质量。

问题的表述 措辞要明确具体，避免一个条目包含多个问题，避免提引导性、断定性以及笼统、抽象的问题。

测评内容 可能包含主观指标和客观指标，在设计条目时要注意两种属性指标提问方式的区别，客观指标的提问需要具体、客观和数量化，而主观指标的提问更注重被访者的感受和态度，定量也更模糊。

考评方法 包括定性考评和定量考评。定性考评指通过专家座谈会或专家咨询的方式，对量表及各条目进行定性评价，目的是完善量表的结构，修饰条目的措辞，筛选条目和确定各条目的权重等。定量考评包括信度、效度和反应度的分析。

信度分析 信度主要评价量表的精确性、稳定性和一致性，即测量过程中随机误差造成的测定值的变异程度的大小（见信度）。

效度分析 效度主要评价量表的准确度、有效性和准确性，即测定值与目标真实值的偏差大小。效度意在反映某测量工具是否有效地测定了它所打算测定的内容，即实际测定结果与预想结果的符合程度。由于无法确定目标真实值，因此效度评价较为复杂，常需要与外部标准作比较才能判断（见效度）。

反应度分析 临床医学用的量表常用于评价不同治疗措施的治疗效果，因此量表必须反映出对象细微的疗效差别，即具有一定的反应度。反应度指量表能测出不同对象、不同时间目标特征变化的能力，即反映对象特征值的敏感度（见反应度）。

统计分析方法 量表评价资料需要进行多处理组间重复测量资料的比较，将涉及复杂的统计分析方法。由于是重复测量资料，量表评价过程不可避免地会出现缺失值，如某病例可能在某次测评时因某种方面原因未能完成量表填写，可能导致在最终分析时该例病例的所有测评结果失效。如果缺失值出现较多，则可能使整个资料无法分析。如何补缺是量表评价资料分析时必须考虑的问题。量表资料统计分析包括描述性统计和推断性统计，其中，推断性统计按分析方向可分成横向资料比较和纵向资料比较。

横向资料比较 比较同一时点不同处理组的量表测定结果。包括单变量分析和多变量分析。单变量分析可以用常规的 t 检验、方差分析和秩和检验等比较两组或多组量表总分和各领域或方面的得分。要注意的是量表指标常常是多维的，如分别比较各领域或方面的得分，因此需要做多个假设检验，由此可能增加假阳性错误的概率。为避免假阳性错误概率增加，可以对检验水准作邦费罗尼（Bonferroni）校正，即如果需要做 k 次假设检验，总的检验水准为 α，则每次的检验水准为 α/k。

如果在评价量表时需分别比较各领域的得分，又需要做出总的结论，则需用多变量分析。实际上量表属于多指标的综合状况评价，所以许多综合评价方法也同样可以用于量表评价（见综合评价）。

纵向资料比较 当研究设计不是一次性地测量研究对象的某量表测定值，而是在不同时间多次重复测量研究对象的该量表测定值，则需要做纵向资料比较的统计分析。纵向资料分析目的：①对同一组人群不同时点的量表测定值进行比较，说明量表测定值在时间上的变化规律。②比较两组或多组人群的量表测定值在时间上的变化规律，其实质是两条曲线的比较，说明不同处理对人群某量表测定值变化规律的影响。③既比较不同组间又比较不同时点某量表测定值的变化规律，即以上两种分析的结合。

如果把不同时点同一指标看作多个指标，可以用多变量的霍特林（Hotelling）T^2 或多元方差分析比较两组或多组间的差异，但这方法没有考虑重复测量值间的相关性。此外也可以用重复测量资料的方差分析，分别比较不同处理组间的量表测定值是否有差异和不同时点间的量表是否有差异。最后可以考虑轮廓分析比较不同组量表测定值变化曲线的轮廓是否有差异。

应用 量表早期多用于心理学、教育学和社会学的调查测评中，20 世纪 60 年代逐渐引入医学研究中。

心理学和精神病学 量表在医学最早应用于心理学和精神病学中，包括心理和精神疾患的诊断和疗效评价。如应用心理测评量表评价运动员、军人、飞行员等从事高风险职业人员的心理素质。许多心理和精神疾病的诊断主要通过量表测评。在现代社会中，心理精神疾病已经成为常见病、多发病，如抑郁症、情绪抑郁、自闭症等。这些疾病没有明显的生物医学体征和实验室检查指标，而量表测评则是这些疾病诊断的主要参考标准，并且可以用量表测量评价治疗后这些疾病的改善程度。

新的医学研究指标　当医学模式从生物医学模式向生理、心理和社会模式转变后，量表测评显得日益重要，一些传统的医学研究指标已被逐步改变。

临床疾病治疗效果评价指标　传统的临床治疗疗效指标主要是患者的生理病理改变，如临床症状、体征和实验室检验指标的改善，病原微生物的消除，病理组织细胞学的恢复等。但近年来疗效评价已经远远超出了生理学的范畴，如生存质量的评价，就是利用量表的形式对患者自身的体验，以及患者对自己身体、精神和社会适应的满意度等进行测评，从一个全新的角度评价临床治疗疗效。美国 FDA 已经接受将生存质量作为临床疗效评价的指标体系之一，这给传统的治疗方案确定提出新的挑战，可能完全改变原有的治疗方案和护理规范。

疾病与健康统计的新指标　中国疾病流行模式从传染病和营养缺乏疾病向慢性退行性疾病转变，传统的发病率、死亡率和期望寿命已不能适应新形势的需要。以量表评价为基础的一系列新的统计指标应运而生，如以生存质量评价为基础的质量调整寿命年，以残疾率为基础的伤残调整寿命年等。这些指标不仅通过寿命反映人群的健康状况，还结合生存质量和残疾状况的量表测评结果，更全面地反映人群总体健康状况，是更好的健康统计指标。

护理学　量表在护理学的应用非常广泛，包括对患者护理效果的评价，对护理质量与效率的评价，对护理人员素质的评价，患者满意度的评价，患者心理护理的效果评价等。

卫生管理学　吸取社会学中的经验，量表在卫生管理学中也得到广泛应用，并逐渐深入到管理学的各领域中。量表测评带动了卫生管理的客观化和定量化，推动了中国卫生管理水平的提高。

(李晓松　沈卓之)

xìndù

信度 (reliability)

反映测量结果受到随机误差影响程度的指标，用以反映相同条件下重复测定结果的一致程度。又称可靠性 (dependability)、稳定性 (stability) 或一致性 (consistency)。最初信度的研发是为了考察心理和教育测验的可靠性，继而推广到对其他测量工具如问卷或量表等可靠性的评价。

信度的大小用信度系数 (reliability coefficient) 来衡量。信度受随机因素的影响，测量结果发生的偏差往往不具有方向性。需注意的是，重复测定的可靠性说明的是重复测定结果彼此间的相似性，并不涉及真实值的大小，也不与真实值相比较。有时测量虽是一致的，但却是无效的。例如，用一个没有校准的秤重复测量体重，测量的结果基本一致，说明信度较高；但是如果测量的结果比实际重量轻 5kg，则测量是无效的。

一般采用的估计信度的指标，是建立在经典测量理论体系之上。理论上，信度是真分数方差与观察分数方差之比。在实际研究中，真分数及其方差是无法求得的。测量学专家转而开发了大体满足平行测量假设的若干方法和策略，从而推导出若干信度系数估计公式：重测信度 (test-retest reliability)、复本信度 (alternate-form reliability)、分半信度 (split-half reliability)、Cronbach's α 信度以及评价者信度 (scorer reliability) 等。这些经典的信度计算方法虽然仅为信度系数的大体估计值，并非十分理想，但由于它们计算简捷，意义直观、易于理解和掌握，多年来被广泛地应用于测量工作的各个领域。

重测信度　是在一定时间间隔 (所测定的特质或概念尚未发生改变) 中运用同一量表作重复测量所得的信度系数，因为它说明了使用同一测量工具重复测量时个体分数的稳定性，又称为稳定系数。该法要求对同一对象测定两次，在实施中有一定的困难。另外，被调查者的情况可能随时间发生变化，那么两次测量的差异就不单纯由随机误差造成；受前一次测定的影响，被调查者在接受第二次调查时会记忆前一次调查时填写的答案，因而第二次测定结果不一定能反映被调查者的真实情况。因此，重复测定的间隔时间不宜太长，也不宜太短，视具体研究情况而定。一些学者认为一般以 1~2 周为宜。

实际工作中，常采用同一问卷或量表在同一人群中先后测量两次，其测量结果用皮尔逊积矩相关系数或斯皮尔曼秩相关系数即稳定性系数。具体使用何种相关系数，视资料为何种类型 (定量或等级) 及服从何种分布类型而定。

对于正态分布定量资料，若变量为 X，其皮尔逊积矩相关系数为稳定性系数：

$$r_{X_1 X_2} = \frac{N}{(N-1)} \frac{\sum X_1 X_2 / N - \overline{X}_1 \overline{X}_2}{S_1 S_2} \quad (1)$$

式中 $r_{X_1 X_2}$ 为两次测量结果的相关系数；X_1 为第一次测量值；X_2 为第二次测量值；N 为重测对象数量；$\overline{X}_1$、$\overline{X}_2$ 分别为两次测量的平均值；S_1 和 S_2 为两次测量的标准差。

对于条目数量为 k 的等级资料，其斯皮尔曼秩相关系数为稳定性系数：

$$r_s = \frac{\sum r_x r_y - N \overline{r}_x \overline{r}_y}{\sqrt{\sum (r_x - \overline{r}_x)^2 \sum (r_y - \overline{r}_y)^2}} \quad (2)$$

式中 r_x 和 r_y 是样本 X 和 Y 的秩。

复本信度 设计出两个在形式、内容、难度等方面高度相似（等值）的问卷或量表，将两个问卷或量表同时或先后测量同一被测人群，两次结果的相关系数为复本信度。其计算公式与重测信度相同。复本信度用以反映测量的等值性，因此此法求得的相关系数称为等值性系数。

计算等值性相关系数，首先保证两个问卷或量表"等值"，即两测量工具应是可相互替代的，互称为复本。欲确定两复本是否互为平行，可考察两次测量结果的均数和标准差有无统计学差异。否则，相关系数只能是信度系数的粗估计。此外，测定复本信度也应考虑两个复本实施的时间间隔。两次测量应几乎在同一时间实施，以免被测者的特征随时间累积而变化。

复本信度法与重测信度法统称为"两次施测法"。复本信度法最接近"经典平行测量假设"，且能避免重测信度的两个缺陷。但设计并保证真正的复本（可相互替代的问卷或量表）非常困难，因而其应用大受限制。

分半信度 在不可能进行重复调查的情况下，常用的方法是将调查的条目分为两个平行且条目数相同的两部分（子量表），求出两子量表的相关系数 r，又称分半信度系数，以此为标准来衡量整个量表的信度。计算得到的 r 只是原半个量表的信度，整个量表的信度系数 R 可以利用如下的斯皮尔曼-布朗公式求得：

$$R = \frac{2r}{1+r} \quad (3)$$

一般要求 R 大于 0.7。

量表的分半方法主要有：①按照条目奇、偶序号分为奇、偶量表。②按各条目难度排序，使相邻难度的条目归于不同的子量表中。③随机地指定一半条目在子量表 1，然后余下条目在子量表 2。④按内容的相同编出互相匹配的一对条目，然后分开划到两个子量表中。⑤将问卷分为前后两个部分。不同的拆分方法可能会导致估计出不同的分半信度，这是该方法的明显不足。量表拆分以第①方法为宜，在实际工作中也最为常用。

采用分半信度的优点在于：只在一个时间点上进行；不受记忆效应的影响；在重复测量法中容易出现的误差项之间的相关在分半信度法中不易出现；另外，从实用的角度看，分半信度法比较经济和简便。其不足在于：将所有的条目分为两半的方法有些武断，不同的分半方法可能会得到不同的结果。

克龙巴赫（Cronbach）α 系数 分半信度系数是建立在奇、偶两半条目分数的方差相等这一假定上，但实际数据往往并不一定满足这一假定。如果两半的方差不相等，信度往往被低估。克龙巴赫（Cronbach L. J）于 1951 年提出用 Cronbach's α 系数来测量信度：

$$\alpha = \frac{k}{k-1} \left(1 - \frac{\sum_{i=1}^{k} S_i^2}{S_T^2} \right) \quad (4)$$

式中 k 为量表中条目总数；S_i^2 为第 i 题得分的方差；S_T^2 为总得分的方差。

克龙巴赫 α 系数是目前最常用的信度系数。一般认为 α 系数应该达到 0.7 以上，也有学者认为应该达到 0.9 以上。在计算 α 系数时需注意：有些量表测量的内容包含几个领域，如世界卫生组织生存质量测定量表包含生理健康、心理状态、社会关系、环境等 4 个领域的内容，这时宜分别计算各个领域的 α 系数。

以上的分半信度法和 α 系数实际上都是反映量表内部的一致性。前者指的是两半量表所测分数间的一致性，后者指的是量表中条目与条目间的一致性。为了提高量表的信度，在设计量表时要注意各种陈述间的同质性：是否都在同一方向（或相反方向）上描述了某种特征及描述的程度。对于可能引起异质性的条目要尽量加以排除。

评价者信度 有些量表的测量不是根据客观的记分系统记分的，而是由调查者给被测者打分或评定等级，因此，这种测量的可靠性主要取决于调查者评分的一致性和稳定性。对于这种测量，需计算评价者信度，它分为评价者间信度和评价者内信度。前者是用于度量不同调查者间的一致性，后者是度量同一调查者在不同场合下（如不同时间、地点等）的一致性。考察评价者信度的方法是，随机抽取相当份数的问卷，例如20份，由两名或多名评价者按事先拟定的规则分别评分，或由同一名评价者再次评分，然后根据测量结果求其相关系数，即得评价者信度。两名调查者的评价者间信度和测量两次的评价者内信度可用皮尔逊积矩相关系数或斯皮尔曼秩相关系数表示（公式同前）。此外还可采用卡帕（Kappa）系数、组内相关系数以及肯德尔（Kendall）和谐系数来评价。

卡帕（Kappa）系数 科恩（Cohen）于1960年提出的卡帕系数是一种能在排除机遇性的可能后判断一致性程度的指标。卡帕值实际为两个差值之比，分子为实际一致率与可能由于偶然机会造成的一致率之差值，此差值越大，说明观察到的一致率远比由于机会造成的期望符合率高；分母为1-期望率。因此，根据这一原理，卡帕值测定量表的信度是比较合理，实用性也强。卡帕系数适用于两分类资料，如两名调查者对同一被测群体评分做出两种评定结论时的一致性分析。二分类问题回答结果可整理为表1形式：

表1 二分类资料测量结果

调查者 I	调查者 II		合计
	+	-	
+	a	b	$a+b$
-	c	d	$c+d$
合计	$a+c$	$b+d$	N

$$\kappa = \frac{p_0 - p_e}{1 - p_e}$$
$$p_0 = (a+d)/n$$
$$p_e = \frac{1}{n^2}[(a+c)(a+b)(b+d)(c+d)]$$
(5)

式中 p_0 为实际一致率；p_e 为期望一致率。κ 值越大，两个调查员判断结果的一致性越好，即卡帕值越大说明一致性越好。通常卡帕值大于0.75，说明已经取得相当满意的一致程度；若小于0.4，说明一致性不够理想。但卡帕值也是一个样本的统计量，同样存在抽样误差，故要对总体卡帕值是否为0进行假设检验，采用统计量 Z 进行计算。对于两位或多位评价者对测量结果做出多个评价结果时，则分别须用加权卡帕系数和泛用卡帕系数以评价评价者间一致性。需注意的是当资料为定量类型时，则只能用 ICC 计算其信度，此时用卡帕值往往会损失信息甚至得出错误结论。

组内相关系数（intra-class correlation coefficient，ICC） 卡帕系数只适用于分类或等级资料，而基于方差分析的 ICC 既可用于分类资料，也可用于定量资料的信度评价。ICC 最先是1966年美国巴尔特科（Bartko）用于心理测量和评价量表信度的大小。ICC 等于个体的变异度除以总的变异度，故其值介于0~1。0表示不可信，1表示完全可信。一般认为信度系数低于0.4表示信度较差，大于0.75表示信度良好，对于定量资料常常需要更高的 ICC 值。见公式（6）。式中，$MS_{区组}$、$MS_{处理}$、$MS_{误差}$ 分别为随机区组方

差设计中的区组（被测个体）的均方、处理（被测次数）的均方及误差的均方；b 为区组数；k 为处理组数。

对于同一定量资料，当误差的变异都是随机变异时，计算出的 ICC 和 r 很接近。仅当每一被测者的所有测得值相等（即截距为0且斜率为1）时，ICC 才等于1，因此可以认为 ICC 是 r 的特例。

ICC 实际上是卡帕的进一步扩展。当资料为二项分类时，未加权卡帕值等于将某特征（有无）编码为1或0后算得的 ICC；当资料为多项分类时，用标准权重（即二次权重）算出的加权卡帕值等于 ICC，也就是说无论资料为何种类型均可用 ICC 来说明其信度。至于选择 ICC 还是卡帕来描述资料的信度，则可根据用哪一个统计量计算更为简单来决定。值得注意的是，ICC 仍然是基于被测样本得到的统计量，对于总体 ICC 是否为零，应作假设检验，其检验统计量为 F 值。

肯德尔（Kendall）和谐系数 当有3个以上评分者对 N 个被测者进行评分，需用肯德尔和谐系数法计算统计量 W 值，并对 W 值进行假设检验，若 W 值达到显著水平（$p<\alpha$），则评价者信度就高。肯德尔和谐系数法分为以下两种情况。

每个评价者对问卷各条目评定等级均无相同等级情况时：

$$W = \frac{\sum R_i^2 - \frac{(\sum R_i)^2}{N}}{\frac{1}{12}K^2(N^3 - N)}$$
(7)

$$ICC = \frac{b(MS_{区组} - MS_{误差})}{bMS_{区组} + kMS_{处理} + [(b-1)(k-1)-1]MS_{误差}}$$
(6)

式中 W 为肯德尔和谐系数；K 为评价者人数；N 为参评问卷数；R_i 为所有评价者对第 i 题评分的等级和。当 $3 \le K \le 20$，$3 \le N \le 7$ 时，可通过查肯德尔和谐系数表检验 W 值是否达到显著水平。当 $N \ge 8$ 时，采用 χ^2 检验，$\chi^2 = K(N-1)W$，$\nu = N-1$。

至少有一位评价者对问卷的条目评定等级有相同等级情况时：

$$W = \frac{\sum R_i^2 - \frac{\sum R_i^2}{N}}{\frac{1}{12}K^2(N^3-N) - K\sum T_k}$$

$$T_k = \frac{\sum(n_k^3 - n_k)}{12} \qquad (8)$$

式中 n_k 为第 k 个评价者评分时具有相同等级的条目数。

实例 具体如下。

例1 在某大型的流行病学现场调查中，需要测量调查对象腹部皮肤皱褶的厚度以评价其是否肥胖。在正式调查前对调查员进行培训，以保证调查结果真实可信。在培训结束后，安排 10 名调查员重复测定 5 名成年女性的腹部皮肤皱褶厚度，结果见表2。请计算测量结果的信度。

在本资料中存在 3 项误差来源，即调查员间的差异、调查对象间的差异以及随机误差。首先采用随机区组设计资料的方差分析方法对资料进行分析，把调查对象看成区组因素，调查员看成处理因素，结果见表3。

根据表3方差分析的结果，采用公式（6）计算组内相关系数：

$$ICC = \frac{5 \times (33.83 - 0.20)}{5 \times 33.83 + 9 \times 5.15 + 36 \times 0.20}$$
$$= 0.76$$

在相同条件下，对同一观察对象重复测定结果的均值可靠性

高于一次测量的结果。因此，当信度未达到规定的要求时（如要求 $ICC \ge 0.90$），如果每个观察对象重复测定的费用不是很高，在正式调查时可对同一观察对象进行重复测定，用重复测定结果的均值作为该观察对象的测量结果。重复测定的次数（m）用公式（9）估计：

$$m = \frac{ICC^*(1-ICC)}{ICC(1-ICC^*)} \qquad (9)$$

其中 ICC 为信度研究计算出的组内相关系数，ICC^* 为正式调查时应达到的组内相关系数。

例2 在例1中，信度研究结果 $ICC=0.76$，如果欲通过增加重复测定次数将信度提高至 0.90，则用式（9）计算：

$$m = \frac{0.90 \times (1-0.76)}{0.76 \times (1-0.90)} = 3$$

即每个调查员对同一受试者重复测定 3 次，用 3 次测量结果的均值作为该受试者腹部皮肤皱褶厚度的报告值，则信度指标 ICC 可从 0.76 提高至 0.90。

注意事项 在开始一项大规模试验或调查之前，可以通过小规模的重复测定评价观测者（或仪器）的信度，以决定在大规模试验或调查时控制测量误差的策略。例如，多个化验员重复测定同一水样中的大肠杆菌数，多个血气分析仪重复测定同一血样的血氧分压，多个调查员测量相同的受试对象的肱三头肌皮肤皱褶厚度等。采用何种信度系数，一方面要考虑测量目的，另一方面还要注意资料性质。从测量目的来看，若欲了解由于测量的特质不稳定而产生的误差，可采用重测法示稳定性系数，即重测信度；

表2 10 名调查员重复测量腹部皮肤皱褶的厚度（mm）的结果

调查员	调查对象编号				
	1	2	3	4	5
A	14	15	16	17	18
B	13	15	15	16	18
C	14	16	17	18	19
D	15	16	17		19
E	13	14	15	16	17
F	12	13	16		18
G	12	14		16	18
H	14	16	17	18	19
I	15	17	18	19	20
J	15	16	16	18	19

表3 10 名调查员重复测量腹部皮肤皱褶的厚度（mm）的方差分析表

变异来源	SS	ν	MS	F
调查对象间（区组间）	135.32	4	33.83	26.17
调查员间（处理组间）	46.32	9	5.15	172.02
误差	7.08	36	0.20	
合计	188.72	49	—	—

若需了解问卷条目（试卷试题）的抽样误差，可用复本法示等值性系数即复本信度；若希望了解量表中的项目是否测量同一特性可用分半法示内部一致性系数；若考察几位评分者的评分者一致性，可计算等级相关系数或肯德尔和谐系数。从资料性质来看，二分类资料可用分半法示内部一致性系数；而当答案和得分多种多样时，则使用克龙巴赫 α 系数。尽管目前已有对含有不定项选择题的试卷进行信度评价的方法，但对于含有不定项选择题的问卷，仍没有恰当方法估计其信度系数。

目前有关信度测量的方法学，除经典测量理论以外，已有大量有效灵活的统计方法应用于测量测验信度的研究中，包括结构方程模型（SEM）、多水平模型（ML），以及概化理论（GT）。尽管目前大多数应用者仍然报告传统的信度，尤其是克龙巴赫 α 系数，但研究者早已不再拘泥于仅采用传统的信度系数来反映测量的精度。在大量的应用性研究中，研究者致力于将三种统计方法结合应用于测量信度的分析，或是进行比较。结构方程模型和概化理论模型均可对改进测量信度提供信息，只是两种方法各有所长。当 GT 结果显示整体测量信度不高时，SEM 中的多组验证性因子分析可以用于识别"问题"条目。而对于具有层次结构的数据，尤其对于三水平或三水平以上的数据，唯一适宜的方法是多水平模型，GT 和 SEM 无法替代。多水平模型可以通过 ICC 发现测量一致性的高低，同时也能通过将测量误差分解到相应层次，提示误差主要来源于何处，为后续的测量质量提高提供

实用的信息。三种方法各有优点，互为补充。

（李晓松　沈卓之）

xiàodù

效度（validity）　测定值与目标真实值的偏差的大小，用以反映测量结果与"真实值"的接近程度。又称真实性或准确性。主要评价量表的准确度、有效性和正确性。影响效度的因素多为系统误差，偏倚具有方向性，如测量者的感官偏差、测量仪器故障、量表不能反映真实情况等。由于无法确定目标真实值，因此效度的评价较为复杂，常常需要与外部标准作比较才能判断。

简史　效度概念的发展大致可划分为 3 个阶段。

第一阶段（20 世纪 50 年代之前）早在 19 世纪末，效度概念的雏形就已经出现。1890 年左右，"测验标准法"萌芽。"测验标准法"是建立分数意义的一种方法，这种方法意在考察测验分数和某一标准之间的关系，而这种标准被认为代表了测验的实质。1921年，效度概念被美国教育研究指导协会提出，它被定义为"测验在多大程度上测到了它要测的东西"。当时人们普遍认为相关即有效，此时的效度仅仅被看作一种相关系数，可称为"单一效度观"，代表人物有赫尔（Hull）、宾汉姆（Bingham）、吉尔福德（Guilford）和利克森（Gulliksen）等人。内容效度的出现宣告了单一效度观时期的结束。

第二阶段（20 世纪 50~80 年代）。随着对效度认识的深入，人们意识到效度远非一个相关系数那么简单，对效度的多角度研究产生了不同种类的效度。20 世纪40 年代有学者试图为效度分类，在 30~80 年代的心理测量学文献

中至少有 16 种效度。克龙巴赫（Cronbach）和米尔（Meehl）于 1955 年提出了结构效度的概念，此概念一经提出，便作为一个行业标准被美国心理测量协会所采纳。为考察证明结构效度，坎贝尔（CamPbell D. T.）和费斯克（Fiske D. W.）二人于 1959 年提出多特质-多方法矩阵（multitrait-multimethod matrix，MTMM）。这是考察结构效度的方法中较为有效的一种，它的提出使结构效度有了科学技术的支持，也为结构效度更广泛地被人们所接受做出了贡献，在客观上促进了结构效度的进一步发展。1954 年美国心理学会出版的《关于心理测验和诊断的技术建议》一书中对效度概念进行了归纳，明确列举 4 种类型的效度：预测效度、同时效度、结构效度和内容效度。1966年美国心理学会、美国教育研究学会和国家教育测量委员会联合出版的《教育与心理测验的标准和指南》书中，将效度类型进一步简化为效标关联效度、结构效度和内容效度三种。"三分说"在20 世纪 70 年代末至 80 年代初占统治地位。

第三阶段（20 世纪 80 年代至今）随着结构效度核心地位的逐步显现，效度概念开始向一元化方向发展，人们认识到效度是一元且多维的。1989 年梅西克（Messick）提出一个更为广泛的效度概念，认为结构效度贯穿于各类效度之中，且仅用一个数量化指标并不能充分代表测验效度，一个测验的效度资料应包括多方面的证据。梅西克（Messick）的观点引发了一场对效度理论的大讨论，人们开始将不同的效度类型整合起来，逐渐形成一个统一而丰富的概念，即"效度整体

观"。美国心理学会、美国教育研究学会和国家教育测量协会在 1999 年重新修订出版的《教育与心理测验的标准和指南》中，用结构效度来统一定义效度。

分类 由于"真实值"往往未知，所以对效度的评价常常不可能有绝对肯定的答案。尽管不可能证明效度，但可以用指标来评价效度。一般而言有 4 种类型的效度：效标效度、内容效度、结构效度和区分效度。内容效度是一种基于概念的评价指标，其他 3 种是基于经验的评价指标。

效标效度（criteria validity） 又称准则关联效度（criterion-related validity）或标准效度。以一个公认有效的量表作为标准，检验新量表与标准量表测定结果的相关性，以两种量表测定得分的相关系数表示，相关系数越大表示问卷的准则效度越好。根据效标获取的时间可将效标效度分为同时效度（concurrent validity）和预测效度（predictive validity）。同时效度指量表得分与当前效标间的相关，如用脱毒的快慢来反映戒毒者生命质量高低，用运动速度反映躯体功能的高低等。预测效度是指量表得分与将来的效标（某种结果）的相关，如量表得分与将来疾病复发、恶化、死亡等结果的关联。在心理、教育和生命质量测定中大部分仅考察同时效度。由于预测是复杂且不标准的，所以预测效度已很少应用。此外，如果缺乏金标准，可用一种较流行的量表得分作为效标。

内容效度（content validity） 是一个定性评价效度的指标，指量表的各条目是否测定其希望测量的内容，即测定对象对问题的理解和回答是否与条目设计者希望询问的内容一致。例如，对

比生存质量的定义和用于测量的量表，可以得出该量表内容效度的好坏。缺乏内容效度的测量会歪曲对所关心概念的理解，就像利用不具有代表性的样本对总体进行推断会得到错误结论一样。内容效度的评价通常要考虑 3 方面的问题：①条目所测量的是否真属于应测量的领域。②测验所包含的条目是否覆盖了应测领域的各个方面。③测验条目的构成比例是否恰当。如果量表的条目包含了所测概念的各具体方面而且有一定的比例，则可认为有好的内容效度。

内容效度是一个主观指标，一般通过专家评议打分进行，必要时用内容效度比（content validity ratio，CVR）这一指标来衡量：

$$CVR = \frac{n - N/2}{N/2}$$

式中 n 为评判者中认为条目很好地反映了测定内容的人数；N 为评判者总数。

内容效度的主要局限来源于它对概念定义的依赖性。心理学和社会学中的许多概念的定义都缺乏一致的认同，这给研究者在定义概念和选择指标上带来一定困难。

结构效度（construct validity） 评价多个测量结果是否具有稳定的结构，是评价量表效度最常用的指标。又称构念效度、构件效度、构想效度。由于在心理学及社会学领域中一些概念的定义不是十分明确，内容效度在实际应用中存在困难，而标准效度往往因为缺乏比较的标准而难以应用，在这种情况下可使用结构效度。结构效度评价的常用统计方法是因子分析。20 世纪 60 年代前多采用探索性因子分析（explora-

tory factor analysis，EFA），之后则多采用证实性因子分析（confirmatory factor analysis，CFA）。所得公共因子的意义类似于组成"结构"的领域，因子负荷反映了条目对领域的贡献，因子负荷值越大说明与量表设计时确定的各领域的关系越密切，量表有较好的结构效度。具体过程是：研究者根据某种理论结构设计量表，采用量表进行现场调查，对收集到的数据进行验证性因子分析，考察实际数据是否支持事先假定的理论结构，反过来也可验证研究者的假设是否成立。此外，内容效度与结构效度具有相关性，因此评价结构效度的量化指标也间接反映了内容效度。

区分效度（discriminant validity） 指运用相同测量方法测定不同特质时，辨别不同特质的程度。又称判别效度或辨别效度。如果测量的结果能区分已知的不同特征的人群，就认为该测量具有区分效度。区分效度主要考核量表中每个条目对量表的贡献大小。例如，测量结果能够区分"健康人"和"病人"，分别调查两类人群，计算量表各领域得分和总得分，再进行 t 检验或方差分析，比较这两类人群得分的差别是否有统计学意义，从而判断量表是否具有区分效度。结果有统计学意义提示量表有区分不同属性人群的能力，具有区分效度。对区分效度的判定，通常采用坎贝尔（Campbell）和费斯克（Fiske）所提出的多特质-多方法矩阵分析。

信度和效度的关系 信度是效度的基础。一方面，信度是效度的必要条件，但非充分条件，信度低，效度必低，信度高，未必效度高。若在不同时间进行测

量，两次测量的结果变异很大，不仅没有信度，也必然没有效度。另一方面，效度是信度的充分条件，但非必要条件，效度高，信度必高，效度低，未必信度低（图）。

亟待解决的问题 新的结构效度理论的出发点是把效度看成一个统一的概念，该理论所包含的多个层面既相互融合，又相互区分，从而纠正了过去把效度问题简单化和片面化的错误做法。新的效度理论包括 6 个层面的内容：内容层面、实证层面、结构层面、广义层面、外部层面和后果层面。

在内容层面，邀请测试使用者和专家来判断，完成测试所需要的知识和过程是否体现在问卷考察的知识和过程中；实证层面通过定量分析受试者的回答，来判断影响试题难度和区分度的相关因素以及受试者在完成试题时所使用的策略；结构层面是调查受试者对测试题不同回答与假设的结构效度层次是否有一致性，从而判断试题内部结构是否合理；广义层面的数据采集是通过研究受试者对不同测试试题的不同表现获得的，旨在考察、分析受试者在具有不同特点的试题上的表现能否推广到其他试题上；而外部层面主要测算试题分数与其他测试和行为的关系，由于大多数测试的理论结构具有多层次的特征，因而多特质-多方法矩阵研究方案被广泛采用；后果层面要考虑测试分数解释的价值含义和分数的社会后果，从而把测试结果对人的影响纳入效度理论的范围之内。

作为一种新的效度理论，"效度整体观"在理论和操作层面尚存在一些问题，如"效度整体观"视结构效度为效度整体概念，似乎避免了效度概念的混乱，但用"结构效度"作为效度整体概念仍难免令人疑惑，是否还有"结构效度"之外的其他"效度"。再有，传统意义上的效度观尽管不够合理，但对于各分类的效度都有明确的操作化定义。相比之下，"效度整体观"则缺乏可操作性。2005 年韦尔（Weir）试图解决这一问题，他提出了"基于证据的效度验证的理论框架"，但韦尔仍沿用数种效度的说法，说明韦尔未彻底摆脱传统分类效度的束缚。总之，"效度整体观"框架下更具操作性的模式仍有待探索。

（李晓松　沈卓之）

fǎnyìngdù

反应度（responsiveness） 内外环境变化时，若被测对象有所变化，则测量结果应该敏感地显示出反应。又称敏感度。如果说效度和信度反映的是在不变状况下测量手段的真实性和可靠性，反应度体现的则是在变化状况下测量手段的应变性。如通过治疗，患者的疼痛发生了缓解，疼痛测量量表的评分应该发生相应的变化。反之，如果被测对象变化了，其测量结果却依然如故，那么这项测量手段的应用价值就不大。

反应度通常包括以下两方面含义：①量表具有区分不同人群的能力。分别用量表评价不同人群，将不同人群的量表得分进行统计学检验，若差异有统计学意义，则说明该量表具有区分不同人群的能力。②量表能够区分同一人群随时间发生的微小改变。用量表对同一人群按照时间先后评价两次，将两次得分进行比较，如果差异有统计学意义，则说明该量表能够区分人群随时间发生的改变。

对量表反应度的考评多从时间的角度进行纵向考评，即对被调查者间隔一段时间进行重测，看该量表是否能灵敏的反映其变化。通常可以从以下两个方面来评价量表的反应度。

配对设计的 t 检验 使用测量手段分别在治疗前后或施加干预措施前后对研究对象进行测量，记录测量结果。此时，可以采用配对设计的 t 检验分析得分的差别是否有统计学意义，从而判断测量的反应度。在判断前后的差别是否有实际意义时，人们还需要根据具体专业问题设定一个最小的重要性差异（minimal important difference，MID）。

效应尺度统计量（effect size statistics） 根据治疗前后得分及标准差评价量表的反应度。

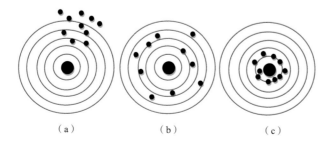

图 效度和信度关系
（a）信度高、效度低 （b）信度低、效度低 （c）信度高、效度高

$$效尺度 = \frac{|治后得分 - 治前得分|}{治前得分的准差}$$

一般说，效应尺度应大于 0.2，效应尺度介于 0.2~0.5 为较小效应，0.5~0.8 为中等效应，0.8 以上为较大效应。如果知道治疗是有效的，而效应尺度却不大，则该测量的反应度较差。

（李晓松　沈卓之）

jīngdiǎn cèliáng lǐlùn

经典测量理论（classical test theory，CTT）

以真分数理论为核心理论假设的测量理论及其方法体系。测量理论一般分为经典测量理论、概化理论和项目反应理论三大类。CTT 认为，真实值或真分数是在没有任何测量误差情况下，被测者在所测特质（如能力、知识、个性等）上的真实值。实际工作中，测量工具所得的被测者在该问卷或量表之得分，称为观察值或观察分数。

简史　测量理论发展至今大约经历了两个时期：20 世纪 50 年代之前，称为经典测量理论阶段；20 世纪 50 年代至今，除经典测量理论以外，还有项目反应理论（item response theory，IRT）、概化理论（generalizability theory，GT）等，称为多种理论并存阶段。经典测量理论在测验发展中有特殊的地位，它是历史上最早实现数学形式化的测量理论，也是最基本的测量理论，目前仍具有很强的生命力，应用极为广泛。现代测量理论大多是在经典测量理论的研究基础上，针对它在某方面存在的问题发展起来的。经典测量理论萌芽于 17 世纪，德米雷尔（Demoirer）关于测量随机误差服从正态分布的思想，19 世纪初为斯皮尔曼（Spearman）等有关智力和智力测验的研究所发展。20 世纪 40 年代前后，欧美等国家的一些测验理论专家开展了测验的统计数学模型研究，进一步丰富、完善了教育测量学科内容，并在 20 世纪 50 年代前后形成了经典测量理论体系。1968 年洛德（Lord）和诺维卡（Novick）的《心理测验分数的统计理论》一书，将经典真分数理论发展至巅峰状态，并实现了向现代测量理论的转换。

CTT 提出了 3 个基本假设：①真分数具有不变性。在所测量的范围内，真分数不变，亦即个体具有恒定的特质，其分量一定，取值是常数。②误差是完全随机的。这一假设有两个方面的含义。第 1 种是测量误差分数（e）是均数（期望值）为零的正态随机变量，即 e 为随机误差，$E(e) = 0$。当进行多次重复测量，则误差分数的数学期望接近零。第 2 种是误差分数 e 与被测的特质即真分数 T 之间相互独立。不仅如此，测量误差之间，测量误差与被测特质外其他变量间，也相互独立的。③观测分数（X）是真分数（T）与随机误差（e）的线性组合，即 $X = T + e$。这是 CTT 中最重要、最本源的一个关系式，是 CTT 的基本模型，又称真分数模型。在上述三个基本假设的基础上，CTT 做出如下两种重要推论：第一种是真分数等于实得分数的平均数 $E(x) = T$。第二种是在一组测量分数中，观察分数的方差等于真分数的方差与误差分数的方差之和，即 $\sigma_x^2 = \sigma_t^2 + \sigma_e^2$。

具体理论　CTT 在真分数理论假设的基石上构建起了它的理论体系，主要包括信度、效度、项目分析、常模、标准化等基本概念。

信度（reliability）　测量理论中最重要的核心概念，指测量结果的一致性程度。CTT 认为，观察分数（X）是真分数（T）与随机误差（e）的线性组合，每次测量中真分数不变，只有误差分数改变，故信度是真分数方差与观察分数方差之比。由于真分数的方差和误差分数的方差是无法获得的，因此这个信度概念还只是一个理想的构想的概念，不能直接计算。

为实际估计信度，CTT 又提出了"经典平行测量假设"（classical parallelism）的概念。所谓平行测验是指能够对同一被试的同一特质作相同准确测量的不同测验形式（测验题目）。如果某一测验有许多平行式，则某被试可以在每一形式上获得一个观测分数，这样就产生了一个观测分数的分布，这一分布的平均值就称作该被试的真分数。从而导出信度的另一定义：信度是一个测量 X 与它的任意一个"经典平行测量"（classically parallel test）X' 的相关系数，即 $r = \rho_{XX'}$。

效度（validity）　主要评价量表的准确度、有效性和正确性，即测定值与目标真实值的偏差大小。效度意在反映某测量工具是否有效地测定到了它所打算测定的内容，即实际测定结果与预想结果的符合程度。CTT 对效度问题提出了诸多解决方案，因而有很多效度名称，如同时效度、预测效度、表面效度、相容效度、协同效度、假设效度、效标关联效度、实证效度和经验效度等。为了规范效度问题的研究与解释，美国心理学会在 1974 年将测量的效度分为三大类，即：内容效度，指测验内容对欲测范围中的内容的代表性程度；结构效度，指测量结果与测验的理论假设之间的一致性程度；效标关联效度，又称实证效度，指测量的结果与某种外在效标之间的一致性程度，一般用测验分数与效标之间的相关系数表示。

项目分析（item analysis）为提高测验的信度和效度，CTT理论特别注重测验项目的质量，除了深入研究试题的类型、功能及编制技巧外，还发明了一系列筛选、甄别项目的方法，统称为项目分析，其中最主要的是难度分析和区分度分析。项目难度的主要指标是通过率，即在该题上答对的人数与全体被试的比例（或平均得分与该题满分的比例）。仅难度还不足以说明题目质量的优劣，CTT还提出了以题目对被试水平的区分鉴别能力作为评价试题质量的区分度概念。

常模（norm） CTT理论认为，仅从测验试卷上的得分不能获得被试个体确切地位的信息。为了对测验的分数进行合理的解释，提出常模的概念，即是从某一总体中抽取的被试样本在该测验上得分的分布，以常模团体的平均数（或中位数）为参照点，将个体的分数标定在高或低于参照点的某一位置以确定该被试在团体中的相对地位。这种标定可以通过原始分数转换成量表分，又称导出分数。CTT将这种类型的测验称为常模参照测验（norm-referenced test），与此相对应的称为标准参照测验（criterion-referenced test），其测验分数的解释与转换方法有所不同。

标准化（standardization）指对测验实施程序、对象范围、施测环境、测试方式、测验时限、分数解释（常模）作了统一的规定，使测验能够在异时、异地、不同的主试等条件下进行，并能得到同等有效的测验结果。标准

化的思想主要来自于自然科学对实验条件进行严格控制以降低测量误差的宗旨，其方法主要源自实验心理学中对无关变量和干扰变量控制的方法。

随着时代的发展，作为早期测量理论的经典测验理论已在多方面明显地显露出自身的局限性及不足，如真分数与观测分数间存在线性关系的假定不符合事实；对误差的划分单一笼统，不能有效分离误差的来源；"严格平行测验"的理论假设在实际中无法实现等。而这些不足之处已逐渐为现代测量理论所突破，如项目反映理论（IRT）就是为克服经典测验理论中指标的变异性而发展起来的；而概化理论（GT）则是针对经典测验理论的信度问题发展起来的。现代测量理论是由三大理论并存形成的三足鼎立局面：经典测量理论仍发挥一定作用，概化理论正逐步兴起，项目反应理论的应用正不断深入。

（李晓松）

xiàngmù fǎnyìng lǐlùn

项目反应理论（item response theory，IRT）

以概率来解释被试对项目的反应和其潜在能力特质之间关系的数学模型。又称潜在特质理论。

简史 经典测量理论（classical test theory，CTT）经过长期的发展，在理论与实践上都有公认的成就，但仍存在许多无法克服的技术问题：①CTT依据其项目分析法所得的项目统计量受样本的抽样变动影响大，即项目统计量依赖于测验所实施的被试样本。②CTT中，被试测验分数依赖于项目的难度，使得参加不同测验的被试难以比较。③CTT中经常用到的平行测验假设是不可能实现的。④CTT假设所有被试的测

量标准误差都相等，这与现实情况不太符合，因为不同能力组在测验上的稳定性也不同。由于CTT存在以上缺陷，人们提出了一种新的测验理论——项目反应理论。项目反应理论起源于20世纪30年代末40年代初，其发展过程大致可分为三个阶段。

提出阶段（20世纪30年代末~40年代） 1936年理查森（Richardson）首次提出了IRT的参数估计方法，劳勒（Lawler）于1944年提出了一系列关于IRT领域中基本的理论问题，推出了几种很有价值的参数估计方法；格特曼（Guttman）于1944年提出了"无误差模型"，是IRT中项目特征曲线的雏形。而项目特征曲线（item characteristic curve，ICC）这一IRT中的关键性概念，是1946年由图克（Tuker）首次提出。他把考生的某些维度（如能力、年龄）看作自变量，考生对于某个测验项目的反应看作是因变量，在直角坐标系中做出散点图，然后用一条光滑的曲线拟合这些数据。项目特征曲线是表征被试的能力或特质水平与其对一个测验项目的正确反应概率之间关系的二维曲线图，不同的项目特征曲线假设对应着不同项目反应模型。

发展阶段（20世纪50~60年代） 1952年，美国心理和教育测量学家洛德（Lord）在其博士论文中首次提出了项目反应模型，即双参数正态卵形模型（two parameters normal ogive model），并提出了与此相关的参数估计方法，使得IRT可被用于解决实际的二值计分的测验问题，它标志着IRT的正式诞生。此后IRT得到了充分发展。1957年，伯恩鲍姆（Birnbaum）提出了易于处理的逻

辑斯谛模型及相应的统计处理方法。1960 年，拉施（Rasch）提出了拉施（Rasch）模型，后经赖特（Wright）等人的改进，1969 年推出了拉施模型参数估计的计算机程序 BICAL。1969 年，塞姆吉玛（Samejima）提出了可用于二级评分测验、多级评分测验和连续评分测验的项目反应模型，并对这些模型进行了应用研究。

推广应用阶段（20 世纪 70 年代至今） 20 世纪 70 年代以后，有效的参数估计方法及相应的实用计算机程序的开发是这一阶段的研究重点。洛尔（Lord）于 1980 年出版了第 1 本以该理论命名的专著，自此 IRT 迅速发展，在测量领域得到了广泛应用。

基本原理 通过建立合适的数学模型来解释被试特质水平与其在项目作答表现之间的关系。IRT 认为被试对条目的反应与其潜在特质之间的关系可以用一个单调递增的函数来表达，称为项目特征函数（item characteristic function，ICF）或项目特征曲线。不同的数学函数（模型）对项目特征曲线有不同程度的逼近，也含有不同个数的参数。

基本模型 IRT 的基本模型是基于一维的二值计分模型，其因变量是一个被试对某一条目做出的二分类的反应形式，自变量是被试的潜在特质。需满足两个基本假设：①一维性。ICC 的形状描述了被试的潜在特质水平与对某一条目做出某一反应的概率之间的关系，不同的条目其 ICC 的形状不同。②局部独立性假设。指除要测量的潜在特质外，没有其他因素影响被试对某一条目做出某一反应的概率。或者说，排除要测量的潜在特质外，被试对某一条目的反应与其对另一条目

的反应无关。除以上两个基本假设外，对于不同的 IRT 模型还有其不同的假设。主要介绍逻辑斯谛模型和正态卵形模型。

逻辑斯谛模型 建立在逻辑斯谛分布的基础上，如果用 w_{is} 表达模型中被试和条目参数的联合作用的结果，则在给定的 w_{is} 下，被试对条目的反应结果为 1 的概率用下式表示：

$$P(X_{is} = 1 \mid w_{is}) = \frac{e^{w_{is}}}{1 + e^{w_{is}}} \quad (1)$$

根据参数个数的不同，逻辑斯谛模型分为单参数、双参数、三参数及四参数模型。常用来描述项目特性的参数主要是难度参数和区分度参数。

单参数模型（1 parameter logistic model，1PL） 又称拉施（Rasch）模型，是最简单的 IRT 模型。若用 θ_s 表示第 s 个被试的潜在特质，b_i 表示第 i 个条目的难度，被试答对项目的概率是 θ 的函数，记为 $P(\theta)$，称为项目反应函数，则被试 s 对第 i 个条目的反应结果为 1 的概率为：

$$P(X_{is} = 1 \mid \theta_s, b_i) = \frac{e^{(\theta_s - b_i)}}{1 + e^{(\theta_s - b_i)}} \quad (2)$$

双参数模型（2 parameters logistic model，2PL） 与 1PL 相比，2PL 在模型中加入了区分度参数。若用 α_i 表示第 i 个条目的区分度，则被试 s 对第 i 个条目的反应结果为 1 的概率为：

$$P(X_{is} = 1 \mid \theta_s, b_i, \alpha_i) = \frac{e^{\alpha_i(\theta_s - b_i)}}{1 + e^{\alpha_i(\theta_s - b_i)}} \quad (3)$$

三参数模型（3 parameters logistic model，3PL） 与 1PL、2PL 相比，3PL 的条件最松，因

为模型中既含有区分度参数，又有猜测度参数。若用 c_i 表示第 i 个条目的猜测度，则被试 s 对第 i 个条目的反应结果为 1 的概率为：

$$P(X_{is} = 1 \mid \theta_s, b_i, \alpha_i)$$
$$= c_i + (1 - c_i) \frac{e^{\alpha_i(\theta_s - b_i)}}{1 + e^{\alpha_i(\theta_s - b_i)}} \quad (4)$$

以上 3 个模型的模型假设为：单参数逻辑斯谛模型需要同时满足一维性、局部独立性、猜测度为 0 和所有条目的区分度相等的假定；双参数逻辑斯谛模型需同时满足一维性、局部独立性和猜测度为 0 的假定；三参数逻辑斯谛模型只需满足一维性和局部独立性的假定即可。以上 3 个模型都已在实际应用中广泛采用，以三参数模型最为常用。

正态卵形模型（traditional normal ogive models） 和 logistic 模型一样，根据模型中包含的条目参数的个数，正态卵形模型被命名为双参数模型和三参数模型。被试对某一条目的反应结果为 1 的概率用正态分布的累计概率来表示，即：

$$P(X_{is} = 1 \mid Z_{is})$$
$$= \int_{-\infty}^{Z_{is}} \frac{1}{(2\pi)^{1/2}} e^{(-t^2/2)} dt \quad (5)$$

式中 $Z_{is} = \alpha_i(\theta_s - b_i)$。正态卵形模型的模型假定分别对应于逻辑斯谛模型中的模型假定。

双参数模型和三参数模型的表达式分别为：

$$P(X_{is} = 1 \mid \theta_s, b_i, \alpha_i)$$
$$= \int_{-\infty}^{\alpha_i(\theta_s - b_i)} \frac{1}{(2\pi)^{1/2}} e^{(-t^2/2)} dt$$

$$P(X_{is} = 1 \mid \theta_s, b_i, \alpha_i, c_i)$$
$$= c_i + (1 - c_i) \int_{-\infty}^{\alpha_i(\theta_s - b_i)} \frac{1}{(2\pi)^{1/2}} e^{(-t^2/2)} dt$$

$$(6)$$

除了基本模型外，IRT 还有单维的等级反应模型、改良等级反应模型、部分计分模型、改良部分计分模型等多值计分模型，非参数模型和多维模型。

优缺点 项目反应理论是对经典测验理论的批判和超越。与经典测量理论相比，有以下优点：①对被试潜在特质的估计不依赖于特定的测验题目，IRT 将被试潜在特质和测题难度放在同一尺度上进行估计，无论测验的难易，被试潜在特质估计值不变。②难度和区分度的估计值与被试无关，同一个测验项目，高能力和低能力被试的反应拟合同一条项目特征函数曲线（ICC），同一条 ICC 所对应的项目参数是唯一的。③测验信息函数的概念代替了信度理论，用测验对能力估计所提供的信息量的多少来表示测量的精度，避免了平行测验的假定，并能给出不同能力被试的测量精度等。这些优越性使得建立于该基础之上的测验具有比以 CTT 为基础的测验更良好的特性——可以提前控制测验的难度、测验测量的误差；可以根据项目信息量来挑选项目；可以按照预先设定的测验信息曲线编制出符合要求的测验等。

虽然 IRT 具有很大优势，但并不完美，其不足之处表现在：①其理论假设建立在较深奥的数学基础之上，因而在普及性上有一定的难度。②由于 IRT 从测量模型的理论框架来讲，多采用 1/0 计分资料的单维模型，故造成其应用上的严重局限。③受到苛刻的假设限制，且需要有大样本进行配合，否则精确性不高。④IRT 至今对 CTT 许多研究领域未能给出新观点，或作出进一步的解释。⑤IRT 的推广和应用受到客观条件的限制，需要有先进的计算机辅助才能完成烦琐的运算过程。

目前，IRT 研究在理论方面主要是对连续变量测验资料和多维情况下的数学模型进行探索，其着力点主要表现在三个方面：多维度项目反应理论、非参数项目反应理论以及认知诊断理论。这些新的理论的出现加深了人们对项目反应理论的理解。在实际应用方面主要集中在模型对资料拟合优度检验方法和参数估计方法的改进，以及 IRT 在测验编制、题库建设、测验参数等实际问题中的应用。

(李晓松)

gàihuà lǐlùn

概化理论（generalizability theory，GT） 是从经典测量理论的信度概念中分离出来，在经典测量理论与方差分析相结合的基础上发展起来的一种现代测量理论。

鉴于经典测量理论的不足，测量的理论界和实践领域都呼唤一个全新的测量理论。正是在这样的背景下，20 世纪 60 年代概化理论应运而生。1963 年克龙巴赫（Cronbach）、格勒塞尔（Gleser）和拉惹勒南（Rajaratnam）在《英国统计心理学杂志》发表的《概化理论：信度理论的突破和发展》，标志着概化理论的诞生。1972 年又出版了第一部关于 GT 的专著《行为测量的可靠性：用于测验分数和剖面图的概化理论》，并首次涉及多元概化理论（Multivariate Generalizability Theory，MGT），在有关多元概化分析的阐述中详尽地讨论了方差-协方差分量的估计方法和在 GT 中的作用。1976 年，乔（Joe）和伍德沃德（Woodward）首次将一元概化系数推广为多元概化系数，从此开始了对 MGT 的深入研究。相应地，研究者将以往的一元概化研究称为单变量概化理论（univariate generalizibility theory，UGT）。

简史 GT 在诞生早期并没有得到迅速的推广，直到 20 世纪 80 年代，随着研究水平的提高，尤其是计算机技术的发展，GT 理论的应用范围逐步扩大。《概化理论纲要》及单变量概化理论的专用计算软件 GENOVA 对 GT 的发展起了极大的推动作用。2001 年，布伦南（Brennan）在 GENOVA 的基础上编制出适用于 MGT 分析的软件 mGENOVA，极大地简化了 MGT 估计方差协方差分量的计算，为 MGT 的广泛应用开拓了更好的前景。概化理论日趋成熟，同项目反映理论（IRT）和经典测量理论（CTT）一起形成三足鼎立的局面，三大理论合称为现代测量理论。GT 主要应用于教育测量研究如常模参照性测验、标准参照性测验以及教学评价等领域的研究，后逐步扩展到应用于表现评价、心理咨询、行为科学、人事评估、管理咨询、组合测验、神经医学等许多非教育测评领域的研究。

基本思想 概化是将测量的信度和效度的适用范围推广到该总体的其他侧面。GT 采用实验设计思想，分析影响测验分数变异的各种来源（如被试水平的差异、项目难度、评分者的评分标准等），继而采用方差分析技术，分别估计各种变异来源对测验结果总变异所作的贡献（通常用方差分量作指标）。根据不同研究目的的需要，分别考察测量目标的变异在测验总分变异中所占比重。一般地，当测量目标引起的分数变异所占比重较大时，测量被看作具有较高信度，即测量具有较高精度。在 GT 中测量信度的概念为概化系数（generalizability coefficient，$E\rho^2$），又称为类信度系数（reliability-like coefficients）。

研究理论 GT 最大的特点是通过灵活的概念框架估计不同来源的效应，从而给研究者提供了详细的信息以决定怎样改善测量过程，极大地拓展了经典测量理论，赋予测验信度新的诠释。GT 对经典测量理论（CTT）的最大发展在于拓展测验信度研究，并通过方差分析方法研究误差来源对测量信度的影响，并提供控制误差来源，改善测量精度的措施和方法。GT 的理论框架见图 1。

G 研究（generalizability study）和 D 研究（decision study）。G 研究又称概化研究，主要任务是针对拟研究的误差来源提出研究设计并实施测试，收集数据，分析各种误差来源有关的方差分量。D 研究又称决策研究，主要任务是在 G 研究的基础上，用类似经典真分数中的信度指标（在概化研究中称为类信度系数或 G 系数）对测量精度作出评价，并针对误差来源，通过改变取值区间或固定某些测量侧面等方法，考察减少测量误差、提高测量信度

的具体策略。

全域分数 GT 认为被试的潜在特质水平不能抽象地描述为真分数，而应根据研究目的和决策的需要，把它置于特定的条件范围中进行解释。这种把被试的某种潜在特质水平定义在具体的测量条件全域（范围）上的分数，就是全域分数。即在讨论被试的某种潜在特质水平时，同时指出这种水平是在何种测量条件下取得的，再根据行为样本的表现（得分）估计各自所对应的条件总体（全域）。当所要研究的测量目标的全域分数，仅仅是定义在特定概化全域的所有测量侧面之上的一种单一的全域分数时，对这一个全域分数进行分析的概化理论，即为一元概化理论（univariate generalizability theory，UGT）。

测量情景 概化理论的一个核心概念，就是测量情景关系。测量情景关系是测量目标与测量侧面的结合。GT 认为，测量的根本目的并不是为了获得特定测量情境下的测量结果，而是要用来推断更广泛的条件下可能得到的测量结果。

测量侧面 描述全域分数时，不能将其抽离特定的测量情景，

此时，最重要的是要明确有哪些因素（条件）会影响被试的评分。除了测量目标（如被试）以外，凡是会影响测验得分的因素（条件）都称为测量侧面，这类似于实验研究中的干扰因素。

观察全域与 G 研究 GT 把测量侧面的条件样本所对应的条件总体称为条件全域（universe）。所谓观察全域（universe of admissible observations）是实际测量活动中所有测量侧面条件全域的集合。在观察全域之上，研究者需明确测量目标和测量侧面，辨别出误差来源，运用方差分析技术（ANOVA）估算出方差分量，即测量目标和各测量侧面的方差值以及各种交互作用的方差值，这一过程即 G 研究（或概化研究）。

概化全域与 D 研究 GT 把概括推广测量结果时所涉及的测量面条件全域的集合叫作概化全域（universe of generalization）。研究者在概化全域上，对各测量侧面或测量对象或它们之间的交互作用进行研究，最终将测量目标在观察全域上的表现水平推论到概化全域，即为 D 研究（或决策研究）。利用 G 研究所获的各种方差分量，计算类信度系数；并通过增加侧面的水平数或固定某侧面等策略，去寻求减少误差、提高类信度系数（测量精度）的良好设计，这一系列过程都是在 D 研究中完成。

测量模式 指各侧面样本从各自对应全域中抽取的方式。相同测量条件、观察全域和概化全域，如果其测量模式不同，则测量的可靠性不同。测量模式包括 3 种类型：随机测量模式、固定测量模式和混合测量模式。测量侧面的条件样本满足观察全域随机抽样原则，则该测量模式为随机

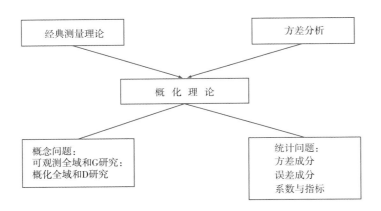

图 1　概化理论的理论框架

测量模式，相应的测量侧面称为随机测量面；测量侧面的所有条件样本固定不变，则该测量模式为固定测量模式，其中的测量侧面为固定测量面；测量过程中同时包含随机测量面与固定测量面的测量模式称为混合测量模式。随机侧面和固定侧面不是绝对的，可根据研究者的决策需要进行调整。

测量结构 GT 认为，实测时测量目标与测量侧面（条件）及侧面之间的相互关系十分重要。不同的设计结构会有不同的"信度"。GT 所讨论的结构有三类：交叉设计、嵌套设计和混合设计。

样本含量 GT 认为，各测量侧面的条件样本含量是影响测量信度的重要因素。但是，在 G 研究时的样本含量（通常记为 np、ni 等）与 D 研究时的样本含量（通常记为 $n'p$、$n'i$ 等）可以不一致。

GT 的误差观点 GT 认为，测量误差不能粗糙地归结为随机误差和系统误差。实质上，每个测量侧面都是系统误差的来源，而测量对象自身的稳定性以及各种因素的交互作用均是随机误差的来源。同时，具体的测量情境不同，测量侧面就不同，误差方差也必定发生变化。GT 在模型中考虑了影响观察分数变异的所有误差来源，并提出了测量误差分为相对误差和绝对误差的观点，进一步采用方差分量分析，按照不同的误差来源定量估计测量误差方差，用以达到调整和改进测量精度的目的。

GT 的"信度"观点 GT 采用方差分析方法，把测量所得分数的总方差划分成三大类：第一类是测量目标主效应方差，即反映测量目标（全域分）变异的真

方差；第二类是测量侧面主效应方差，反映各测量侧面对分数的影响；第三类是各种交互效应方差，即反映各侧面与目标以及侧面间的交互作用影响。也就是说，把除去真方差后的总方差分解成各个方差分量，考察测量情境关系下各种测量条件的影响，从而得到不同来源的误差变异。具体的测量情境不同，测量的全域分数和误差方差也必定发生变化。

GT 中多种真分数与多种误差来源观念的结合，就必然导致测量同一特质结构时存在多个信度系数的现象。对同一次测量，可以根据不同研究目的提供多个测量"信度"，这是 GT 的一个鲜明特点。类信度系数是 GT 用以评估测量精度的系数，类似于 CTT 中的信度。与 CTT 中只有一个信度系数不同，GT 允许有多种信度系数，为了在概念上把二者明确区别开来，GT 将其称为类信度系数。

多元概化理论（MGT） 是在单变量概化理论（UGT）的基础上发展起来的，与 UGT 有着相同的理论构架，它适用于多变量的测量情境。MGT 的测量目标是由多个变量组成，它可表示为一个多维的分数向量，不同的测评变量（或维度）上的得分是相互关联的，多维分数构成一个向量，向量的期望观察分数方差、全域分方差和误差方差不仅有赖于各测评变量的方差，还包括测评变量之间的协方差。MGT 的期望观察分数的方差协方差矩阵可以分解为各效应的方差协方差分量矩阵，并可借助多元方差分析估算方差协方差分量。方差协方差分量矩阵的对角线元素值等于 UGT 时对应的各维度的方差分量值。

在 MGT 中，其信度指标是多元概化系数，MGT 与 UGT 的不同之处是根据方差和协方差矩阵来求多元概化系数。

MGT 的结果中包含了 UGT 分析的信息，且通过各效应的协方差分量，MGT 还可获得 UGT 所没有的信息。与 UGT 相比，存在的优势如下：①在方差信息之外还包含了协方差的信息。②可以通过求特征根的方法得出最优概化系数及相应的特征矢量（各测评维度的权重）。③当测评维度侧面的各水平之间的相关比较差时，也可以用权重削弱不太有用的评分因素对信度的影响。④在使用单变量概化理论时，一般不将评分因素变为一个单独的侧面，而是对每个评分因素分别计算 G 系数，因为很难说每个评分因素都是从同一个全域中随机挑选出来的，它们之间可能并不属于一个全域，虽然概化理论弱化了经典测量理论严格随机测验的理论假设，但是它依然要求一定的随机性。而用多元概化理论可以一定程度地避免上述问题，因为它考虑到了协方差的信息，即使评分因素间的差距比较大仍可以削弱这种差距对信度的影响。⑤单变量概化理论存在相关误差效应，模型的假设之一就是被试状态的稳定性，即误差分量的互不相关，实际情况很难满足这一假设。而多元概化理论误差分布满足独立性假设，不存在相关误差效应。

优点 GT 与 CTT 关于信度理论的区别，反映了 GT 的优势所在。

前提假设 CTT 规定两个测验需满足"经典平行假设"，GT 不坚持如此严格的强假设条件，而是要求"随机平行假设"，这只

是 CTT 强假设的必备前提。

真分数观念 在 CTT 中，个体真分数的操作性定义是，个体重复测量所得分数的平均数（期望），真分数只有一个，成了个人特质的一个常量。但 GT 主张，所处的测量情境关系不同，就会存在不同的真分数，其在特定情境关系下的真分数用全域分数表示。

误差观念 CTT 认为，每个个体的测量标准误相同，虽然在估计方法上，允许针对特定的误差来计算信度系数，但在理论模型中却是单一、含混、不反映任何具体特点的"随机变化误差分数"。GT 认为，每个测量侧面及具体的测量情境不同，都是系统误差的来源，而测量对象自身的稳定性以及各种因素间的交互作用，均是随机误差的来源，并提出了测量误差分为相对误差和绝对误差的观点。

信度概念 CTT 常假定项目效应（测量工具侧面的效应）为零（多个侧面时则假定每个侧面的主效应和侧面与侧面之间的交互效应为零），因此是一种单一信度观。GT 的信度具有多维性、相对性和可改进性。

适用范围 CTT 针对的是被测的总分，对于量表有多个维度时，要么将多维度的得分简单相加合成总分求信度系数（可能会低估信度），要么对于各个维度分别求信度系数（不能反映总的信度）。GT 可用于非标准化测验、标准参照测验以及表现评价等的信度计算。此外，对于测量目标由多个变量构成时，MGT 能发挥其特有的优势。

缺点 GT 理论虽然具有许多独特的优点，部分改善了经典测验理论的局限性，但其只是更多地从整个测验的宏观结构及其与外部测验条件的关系上作了深入的计量分析，并未改良经典测量理论的微观结构。其局限性主要表现在：①由于 GT 属于随机样本理论，其参数的估计还是依赖于被测样本。样本的同质性对 G 系数有重要影响，样本同质性越高，则 G 系数越低。这与 CTT 中的一些信度估计公式（如 α 系数），在同质性样本上的估计值不高的道理是一样的。②利用 GT 分析测量误差，若侧面过多，不仅会有实测组织的困难，还会有复杂模型构造和统计分析的困难。③GT 对于随机单侧面交叉设计的测量情境的信度估计方面优势不足，常得出跟 CTT 相同的结果。④一般来说，在被试样本容量大，且每个侧面的水平数多时，方差分量估计值显得更稳定。当侧面的水平数很小时，方差分量有可能出现负的估计值。理想情况是被试与每一侧面水平的样本容量都做到非常大，但事实上这很困难。

关于复杂设计的应用研究和关于 MGT 的研究已经成为新的研究热点。随着标准参照测验、等线性信度估计、实证或表现性评价等实践需要，以及计算机技术的发展，概化理论的内涵更加丰富，将被应用于更多更广实践领域的测评工作中。如 1999 年《测量的新规则》（*The new rules of measurement*）中，GT 模型对于实际应用中所涉及的所有类型的测量设计都是适用的。可见，GT 作为一种可设计、评估和改善测验过程的、可靠的、综合性的方法正描绘着现代测量理论的新图景。

（李晓松）

shēngcún fēnxī

生存分析（survival analysis）

在医学研究中，有时研究的观察结果不能在短期内得到确定，在这种情况下，研究对象需要通过随访经历一段时间后才能获得相关的研究结果，这类数据称为随访资料，如恶性肿瘤病例的预后观察及远期效果的评价需要通过随访来完成。对于随访性研究，不但要看是否出现了某种观察结局，还需要考虑出现这种结局所经历的时间，有时还可能由于失访造成某些观察数据不完整，需要运用专门方法进行统计分析，这类方法起源于对寿命表资料的统计分析。

将观察结果和出现这一结果所经历的时间结合起来进行分析的统计分析方法。不但可以从结果的好坏，而且可以从出现该结果所经历的时间进行比较分析，因而能够较全面地反映治疗（或干预因素）的作用。该方法应用较为广泛，特别是慢性疾病，如恶性肿瘤、心脑血管疾病、糖尿病等治疗效果的分析。由于该方法常以经过一段时间后的"生存情况"作为分析的形式，故也可应用于类似的研究中，如儿童出牙、青少年性发育等。其统计分析包括研究生存时间的分布特点，估计生存率及平均存活时间，绘制生存曲线（*K-M*）等统计描述；通过各样本的生存率进行比较，探讨各总体的生存过程是否有差别；通过生存分析多因素模型探讨影响生存时间的因素。

基本概念 包括以下几方面。

终点事件与起始事件 终点事件指研究者所关心的研究单位的特定结局，又称为死亡事件、失效事件。它是根据研究目的确定，在设计时必须明确规定，并在研究中严格遵守。起始事件是反映生存时间起始特征的事件，设计时需要明确规定。

生存时间 指任何两个有联

系事件之间的时间间隔，常用符号 t 表示。指从某种起始事件是终点事件所经历的时间跨度，生存分析中最基本最重要的问题，计算时要明确规定事件的起点、终点及时间的测度单位（如小时、日、月、年等）。

截尾值　指在随访过程中，由于某种原因未能观察到病人的明确结局（即终点事件），提供的生存时间是不完全的。又称删失值。虽然不知其真正的生存时间，但它提示至少在已经观察期内观察单位没有发生失效事件，如死亡，故其真实的生存时间长于观察到的时间。截尾值产生的原因主要包括观察单位失访、观察单位的生存期超过了研究的终止期或达到事先规定的出现终点事件的观察单位数后研究停止、治疗措施改变。

生存率　又称生存函数或累积生存率。指具有协变量 X 的观察单位其生存时间 T 大于 t 时刻的概率，常用 $S(t, X) = P(T > t, X)$ 表示。在实际工作中生存率是用生存时间大于 t 的病人数对总病人数的比例来估计。

半数生存时间　又称中位生存时间，指尚有 50% 的观察单位存活的时间。

分析方法　包括以下几种。

生存率的估计　对于不分组的随访资料，可直接利用乘积极限法估计生存率，又称 Kaplan-Meier 法。该方法为非参数法，主要用于小样本，也适用于大样本。

例 1　将 20 例肿瘤患者随机分为两组，每组 10 例，一组接受手术治疗（单纯手术组），另一组在手术的同时接受化疗（手术化疗组），其生存时间分别为：单纯手术组：6，9，13，15，18，19，19+，20，22，24；手术化疗组：

10，14，15，16+，19，19，20，20+，24，26。试计算其生存率与标准误。（有 "+" 者为截尾数据）乘积极限法的步骤：①将生存时间由小到大排列，遇到非截尾值和截尾值相同时，则将截尾值排在后面。②列出生存时间 t 对应的死亡人数 d。③列出期初观察人数，即该时刻之前的病人数。④计算死亡概率 q 及生存率概率 p：$q = \dfrac{d}{n}$，$p = 1 - q$。⑤计算活过 t 时刻的生存率：$P(X > t) = \Pi p$，如：$P(X > 9) = 0.900 \times 0.889 = 0.800$。⑥计算生存率的标准误和可信区间：

标准误：$S_{P(X>t)} = P(X > t) \times$

$$\sqrt{\sum \dfrac{d}{n(n - d)}}$$

可信区间：$P(X > t) \pm u_{\alpha/2} \times S_{P(X>t)}$

上述方法是按照近似正态分布原理估计的标准误，但是靠近生存时间两端点的生存率近似正态性不是很好，可以通过计算对数转换后的生存率及其标准误，然后计算可信区间。

生存曲线及对数秩（Log-rank）检验　根据乘积极限法估计出不同样本的生存率后，可绘制生存曲线直观反映不同样本的生存情况。由于生存曲线只是对样本生存过程的统计描述，存在抽样误差，因此需要对总体生存曲线进行假设检验，常用的假设检验方法为对数秩检验。该方法为非参数检验方法，不指定生存时间服从特定分布，其基本思想是实际死亡数与期望死亡数之间的比较。它是对各组生存率作整体的比较，适用于两组及多组生存率之间的比较。用该检验对样本的生存率进行比较时，要求各组生存曲线不能交叉，生存曲线的交叉提示存在某种混杂因素，应采用分层分析或多因素分析来校正混杂因素。

步骤：①计算期望值。$T_{1i} = \dfrac{d_i \times n_{1i}}{N_i}$、$T_{2i} = \dfrac{d_i \times n_{2i}}{N_i}$　T 为各组各时点的期望死亡数，N 为各时点合计的期初观察人数，n 为各时点各组的期初观察人数，d 为各时点合计实际死亡数。②检验公式：$\chi^2 = \sum \dfrac{(A - T)^2}{T}$，$\nu = k - 1$。③结论。图说明两种治疗方法的生存曲线没有太大的差别，对数

表 1　单纯手术组的生存率及其标准误

序号 k	时间（月） t	死亡人数 d	期初观察人数 n	死亡概率 q	生存概率 $p=1-q$	生存率 $P(X>t)$	标准误 S_P
1	6	1	10	0.100	0.900	0.900	0.095
2	9	1	9	0.111	0.889	0.800	0.126
3	13	1	8	0.125	0.875	0.700	0.145
4	15	1	7	0.143	0.857	0.600	0.155
5	18	1	6	0.167	0.833	0.500	0.158
6	19	1	5	0.200	0.800	0.400	0.155
7	19+	0	4	0.000	1.000	0.400	0.155
8	20	1	3	0.333	0.667	0.267	0.150
9	22	1	2	0.500	0.500	0.133	0.120
10	24	1	1	1.000	0.000	0.000	—

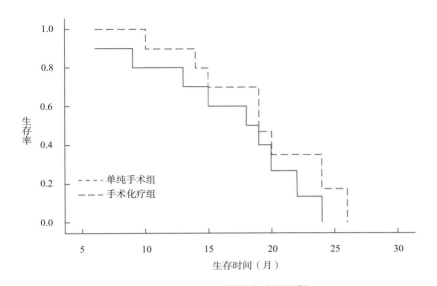

图　两种治疗方法的生存曲线比较

首先求出观察单位在治疗后各时期的生存概率，然后根据概率的乘法原理，将各时期生存概率相乘，即可得自观察开始到各时点的生存率，然后对生存率或生存分布之间的差别进行假设检验。实质上它是乘积极限法的一种近似。

例 2　588 例乳腺癌患者的手术后随访资料见表 3，用寿命表法估计生存率。

步骤：① 整理数据。按手术后生存时间从 0 开始分组段由小到大排列，并将相应组段得死亡（d_i）和截尾数（c_i）分配到相应的组段中。② 计算期初观察人数。$L_i = L_{i-1} - d_{i-1} - c_{i-1}$。③ 计算校正观察人数。$N_i = L_i - c_i/2$。④ 计算死亡概率 q_i 及生存率概率 p_i。$q_i = \dfrac{d_i}{N_i}$，$p_i = 1 - q_i$。⑤ 计算活过 t 时刻的生存率。$P_i = \Pi p_i$，如：$P_{10} = 0.9982 \times 0.9878 = 0.9861$。⑥ 计算生存率的标准误。根据寿

秩检验结果显示两种治疗方法在生存率方面没有显著的差异（$P>0.05$）（表 2）。

表 2　对数秩检验结果

	中位生存时间	对数秩检验
单纯手术组	18.00	$\chi^2 = 1.001$
手术化疗组	19.00	$P = 0.317$

趋势检验　多组生存率比较时，若分组变量是等级变量，如年龄（岁）由小到达列成 <30、30~ 、40~ 、≥50，病期按早晚分为 I 期、II 期、III 期，在对数秩检验组间生存率差别有统计学意义后，还可作趋势检验（trend test），分析危险率是否有随分组等级变化而变化的趋势。趋势检验采用 χ^2 检验，计算公式如下：

$$\chi^2 = \frac{\left[\sum i(A - T) \right]^2}{\sum i^2 T - \left[(\sum iT)^2 / (\sum T) \right]} \tag{1}$$

式中 i 为各组顺序记分，可用自然数 1、2、…、k 作为 i 的取值以说明顺序，A 为实际死亡数，T 为期望死亡数。χ^2 统计量服从自由度为 1 的 χ^2 分布，查附表 "χ^2 分布界值表"，获得 P 值。

生存率的寿命表法估计　如果随访资料的生存时间可按年、月或日进行分组，整理获得含有若干时间段的生存数据频数表，此时，生存数据可按寿命表法计算生存率。该方法的基本原理是：

表 3　寿命表法估计生存率计算表

生存时间区间（月） t_i	死亡人数 d_i	截尾人数 c_i	期初观察人数 L_i	校正观察人数 N_i	死亡概率 q_i	生存概率 p_i	生存率 P_i	生存率的标准误 S_p
0~	1	55	588	560.5	0.001 8	0.998 2	0.998 2	0.001 8
10~	6	78	532	493	0.012 2	0.987 8	0.986 1	0.005 2
20~	7	72	448	412	0.017 0	0.983 0	0.969 3	0.008 1
30~	4	59	369	339.5	0.011 8	0.988 2	0.957 9	0.009 8
40~	8	60	306	276	0.029 0	0.971 0	0.930 1	0.013 6
50~	3	63	238	206.5	0.014 5	0.985 5	0.916 6	0.015 5
60~	2	44	172	150	0.013 3	0.986 7	0.904 4	0.017 5
70~	1	34	126	109	0.009 2	0.990 8	0.896 1	0.019 2
80~	2	36	91	73	0.027 4	0.972 6	0.871 5	0.025 3
90~	0	21	53	42.5	0.000 0	1.000 0	0.871 5	0.025 3
100~	0	10	32	27	0.000 0	1.000 0	0.871 5	0.025 3
110~	0	10	22	17	0.000 0	1.000 0	0.871 5	0.025 3
120~	0	9	12	7.5	0.000 0	1.000 0	0.871 5	0.025 3
130~	0	3	3	1.5	0.000 0	1.000 0	0.871 5	0.025 3

命表法估计出不同样本的生存率后，也可绘制生存曲线直观反映不同样本的生存情况并对总体生存曲线进行假设检验。

（党少农）

zhǒngliú yánjiū zhōng de shēngcún shíjiān

肿瘤研究中的生存时间（the survival time in the tumor research）

从肿瘤患者的生存起始时间至某个指定的终点发生所经历的时间。又称肿瘤患者的生存时间。为肿瘤患者的终点时间与生存起始时间之差。根据不同的研究背景和目的，可以定义肿瘤的明确诊断时间作为起始时间，也可以定义肿瘤患者的手术结束时间或者肿瘤患者的开始化疗时间作为肿瘤患者的生存起始时间。同样根据不同研究的目的，可以定义术后肿瘤患者的复发或转移为终点事件，也可以定义肿瘤患者的肿瘤病情进展或死亡作为终点。在肿瘤生存研究中，根据关注终点的不同，肿瘤患者的生存时间可以分为以下几种。

无病生存时间（disease-free survival time，DFS）　指肿瘤患者从肿瘤手术完全切除的时间或诊断肿瘤清除的时间作为起始时间至肿瘤复发或转移所经历的时间，并且完全切除肿瘤或完全清除肿瘤的患者称为无病的肿瘤患者，故称上述保持无病状态的时间为无病生存时间，其中肿瘤清除是指通过某一类特殊治疗并且肿瘤的影像学诊断确认肿瘤消失。此时患者一般是临床肿瘤切除且病理边缘阴性，或是临床切除且病理边缘阳性的患者。无病生存率（DFS）也常作为抗肿瘤药物Ⅲ期临床试验的主要终点。某些情况下，DFS 与总生存率（overall survival，OS）相比，作为终点比

较难以记录，因为它要求认真随访，及时发现疾病复发，而且肿瘤患者的死亡原因也很难确定。肿瘤患者常有并发症（如心血管病），这些并发症可能会干扰对DFS 的判断。并且，肿瘤患者常死于医院外，不能常规进行尸检。一般而言，真实的 DFS 时间总是小于实际观察到的 DFS 时间。

总生存时间（overall survival time，OS）　指患者从起始时间（确诊患病或加入临床试验或进行某种治疗或手术后）开始，至癌症患者因任何原因（包括与所关心的癌症相关和不相关的原因）引起死亡的时间。此时患者可以是临床肿瘤切除且病理边缘阳性或阴性，也可以是临床肿瘤未完全切除的癌症患者。该指标常被认为是肿瘤临床试验中最佳的疗效终点。如果在生存期上有小幅度的提高，可以认为是有意义的临床受益证据。

无进展生存时间（progression-free survival，PFS）　指患者从起始时间（确诊患病或加入临床试验或进行某种治疗或手术后）开始，至癌症患者的疾病状态发生任何进展或死亡的时间。无进展生存时间常被用于评价无法手术的癌症患者的疗效。即无进展生存时间被用于评价以控制肿瘤而非治愈肿瘤为目的的疗效。

无转移生存时间（distant disease-free survival，DDFS）　指患者从起始时间（确诊患病或加入临床试验或进行某种治疗或手术后）开始至癌症转移至其他位置的时间。

无事件生存时间（event-free survival，EFS）　指患者从起始时间（接受针对预防或延迟某并

发症的治疗）开始至出现该并发症（称为一个事件）的时间。此时患者可以是临床肿瘤切除且病理边缘阳性或阴性，也可以是临床肿瘤未完全切除的患者。这时，该治疗并不是为了改善生存时间本身，而是为了预防或者延迟某特定的并发症。以上的定义仅是一般情况，对于不同肿瘤有些时候定义往往不完全一致，如有些肿瘤实际无法切除，脑瘤患者如果全部切除，就成为植物人，因此仅考虑患者为术后患者或者非术后患者，而不考虑病理是否边缘阳性。

（赵耐青　金 欢）

kǎokèsī móxíng

考克斯模型（Cox model）

利用风险率函数作为应变量，来考察 m 个协变量同时影响生存过程的模型。又称为比例风险回归模型（proportional hazards regression model）。在生存分析中，常需要研究协变量与观察结果即生存时间之间的关系，传统的方法是考虑回归分析，但是随访资料具有一定的特殊性，表现为生存时间的分布种类繁多且难以确定，而且还存在截尾数据。英国统计学家考克斯（Cox）在 1972 年提出了比例风险回归模型，来解决上述问题。

基本结构　考克斯模型是用风险率函数 $h(t,X)$ 作为应变量，来考察 m 个协变量同时影响生存过程，则具有 m 个协变量个体在时刻 t 时的风险函数如下：

$$h(t,X) = h_0(t)e^{(\beta_1 X_1 + \beta_2 X_2 + \cdots + \beta_m X_m)}$$

（1）

式中 t 表示生存时间；X_1，X_2，$\cdots$，X_m 表示与生存时间可能有关的协变量或交互项（定量或定性），在整个观察期间内它不随时

间的变化而变化；$h_0(t)$ 是所有危险因素为 0 时的基础风险率（未知），它没有明确的定义但假定它与 $h(t, X)$ 是呈比例的；β_1，β_2，…，β_m 为考克斯模型的回归系数，反映 X 对风险的影响，考克斯利用偏似然原理巧妙地回避了求 $h_0(t)$ 而解决了求回归系数。

参数估计与假设检验 考克斯模型中的参数是采用偏似然函数估计的。考克斯指出，在生存时刻 t_i 上，个体死亡的条件概率为：

$$\frac{h_0(t)\mathrm{e}^{(\beta_1 X_{i1}+\beta_2 X_{i2}+\cdots+\beta_m X_{im})}}{\sum_{S\in R(t_i)} h_0(t)\mathrm{e}^{(\beta_1 X_{s1}+\beta_2 X_{s2}\cdots+\beta_m X_{sm})}}$$
$$=\frac{\mathrm{e}^{(\beta_1 X_{i1}+\beta_2 X_{i2}+\cdots+\beta_m X_{im})}}{\sum_{S\in R(t_i)} \mathrm{e}^{(\beta_1 X_{s1}+\beta_2 X_{s2}\cdots+\beta_m X_{sm})}} \quad (2)$$

式中 S 代表 t_i 时刻以后危险集 $R(t_i)$ 中对似然函数有贡献的个体。将 n 个患者死亡的条件概率相乘得到：

$$L(\beta)=\prod_{i=1}^{n}\frac{\mathrm{e}^{(\beta_1 X_{i1}+\beta_2 X_{i2}+\cdots+\beta_m X_{im})}}{\sum_{S\in R(t_i)} \mathrm{e}^{(\beta_1 X_{s1}+\beta_2 X_{s2}\cdots\beta_m X_{sm})}}$$
$$(3)$$

$L(\beta)$ 并非通常意义下的似然函数，考克斯证明了它是观察数据在特定意义下的一部分，故称为偏似然函数，用最大似然理论对 $L(\beta)$ 进行估计，对 $\ln L(\beta)$ 求关于 $\beta_j(j=1,2,\cdots,m)$ 的一阶偏导数，并求其等于零的解，即可得到 β_j 的最大似然函数估计值 b_j。

β 估计值的假设检验常采用最大似然比检验和沃尔德检验。最大似然比检验稳健性最好，常用于模型中原有不显著变量的剔除和新变量的引入，以及包含不同协变量数时模型间的比较，但计算量较大。假定建立一个包含 m 个协变量的模型，其回归系数

为 β，根据最大似然函数估计得到的似然函数值为 $L(\beta)$，若在上述模型中再增加一个协变量，建立一个新模型，对应的回归系数为向量 β^*，根据最大似然估计得到的似然函数值为 $L(\beta^*)$，检验新增加协变量是否有统计学意义的统计量 χ^2，它服从于自由度为 1 的 χ^2 分布。

$$\chi^2=2\left[L(\beta^*)-L(\beta)\right] \quad (4)$$

如果是把原有模型中无统计学意义的协变量剔除，其方法与增加协变量的检验方法相似。

沃尔德检验常用于模型中的协变量是否应从模型中剔除，该方法稳健性较好。假定已建立一个包含 m 个协变量的模型，其对应的回归系数为向量 β，根据其信息矩阵与方差-协方差矩阵可求出各回归系数的标准误。如果要检验模型中第 k 个协变量对模型的贡献是否有统计学意义，其对应的沃尔德统计量为：

$$\chi_w^2=\left(\frac{b_k}{S_{b_k}}\right)^2 \quad (5)$$

它服从于自由度为 1 的 χ^2 分布。式中 S_{b_k} 表示回归系数 b_k 的标准误。沃尔德检验的重要特点是可以按参数的可信区间判断模型内的参数是否为 0，其方法是当 β_k 的 95% 可信区间包含 0 时，则 β_k 为 0。

考克斯回归生存率 考克斯回归未定义基础风险率，因此不能明确定义生存函数，常用近似法估计生存率，布雷斯洛（Breslow）法应用最为广泛。首先估计出 t_i 时刻的基础生存率，其计算公式为：

$$\hat{S}_0(t_i)=\exp\left[-H_0(t_i)\right]$$

$$\hat{H}_0(t_i)=\sum_{t_k<t_i}\frac{d_k}{\sum_{s\in R(t_i)}\exp(b'X_s)} \quad (6)$$

式中 $H_0(t_i)$ 为在 t_i 时刻的基础累积风险函数；d_k 为在 t_i 时刻的死亡人数，则 t_i 时刻的生存率为：

$$S(t_i)=\left[S_0(t_i)\right]^{\exp(b_1 X_1+b_2 X_2+\cdots+b_k X_k)}$$
$$(7)$$

风险效应指标 包括以下几个指标。

回归系数 b 和标准回归系数 b' 考克斯模型的回归系数经过标准化变换后得到标准回归系数，两者之间的关系为：

$$b'=bS,SE(b')=SE(b)S$$

式中 S 和 $SE(b)$ 分别为原始观察值的标准差和标准误。回归系数 b 和标准回归系数 b' 的意义相同，但在实际中 b 反映的是协变量作用的实际水平，不宜直接比较，而 b' 反映的是标准化后的相对水平，可进行比较。回归系数用来反映因素对生存时间影响的强度，一般而言，回归系数越大，则因素对生存时间的影响也越大。

相对危险度 利用考克斯模型可以估计协变量的相对危险度。分别具有协变量 X_i 与 X_j 的个体，其风险函数之比称为相对危险度，它与时间无关：

$$h(t,X_i)/h(t,X_j)=\mathrm{e}^{\beta'(X_i-X_j)} \quad (8)$$

如 X_i 是暴露组观察对象对应各因素的取值，X_j 是非暴露组观察对象对应各因素的取值，则根据上式可以求出暴露组和非暴露组的相对危险度。以吸烟为例，与不吸烟者相比（$X_i=0$）吸烟者（$X_i=1$）的某病的相对危险度为 $\mathrm{e}^{\beta_i X_i}$ 或 e^{β_i}。

预后指数　根据考克斯模型，个体的风险率与其具有的危险因素及各因素对应的回归系数有关，即可有 bX 的数值反映。将对各变量 X 进行标准转换为 X'，可得到预后指数：

$$PI = b'_1 X'_1 + b'_2 X'_2 + \cdots + b'_m X'_m \tag{9}$$

当 $PI = 0$ 时，表示风险率等于平均水平；当 $PI > 0$ 时，表示风险率大于平均水平；当 $PI < 0$ 时，表示风险率小于平均水平。

考克斯模型常用来筛选影响生存时间的协变量，并比较协变量的风险效应。模型应用时要求协变量不随时间变化，样本量不能太小，生存时间要有明确的规定，应尽量减少失访；当进入模型中的协变量有统计学意义时，不一定表明该变量与生存时间是因果关系，也可能是伴随关系，而未进入模型的协变量不一定与生存时间无关。考克斯模型也存在一些局限性，如估计参数时要假定偏似然函数具有最大似然的性质，模型理论复杂，计算烦琐，需借助计算机软件完成；模型对异常值较为敏感；模型在估计参数时，并非利用精确的生存时间，而是利用生存时间的顺序变化，损失了一定的样本信息。

(党少农)

duōzhuàngtài kǎokèsī bǐlì fēngxiǎn huíguī móxíng

多状态考克斯比例风险回归模型（multistate Cox proportional hazard regression）

是分析多状态数据的一系列考克斯回归模型。经典的考克斯模型只分析两种状态（如存活与死亡）所历经时间的情形，对于多状态数据则无能为力。但是，在生物医学领域中，有很多的慢性疾病（如癌症、HIV/AIDS、糖尿病等）都呈现多状态、多阶段进程的特点，此时，就需要采用多状态模型进行分析。常见的多状态模型有死亡概率模型、竞争风险模型、疾病-死亡模型、复发事件模型等。

考克斯回归的多状态模型

假定有 $K + 1$ 种终点事件，t_{ki} 表示第 i 个个体发生第 K 种事件的时间，δ_{ki} 表示第 K 种终点事件的指示变量，$\delta_{ki} = 1$ 表示发生第 K 种事件，$\delta_{ki} = 0$ 表示未发生。$x_{ki} = [x_{1ki}, \cdots, x_{pki}]$ 表示第 i 个样本在生存时间 t、第 K 种失效事件所对应的 $p \times 1$ 维协变量。协变量 x_{ki} 固定时，假定生存时间、指示变量和协变量是独立的，则对于第 i 个个体的第 k 种终点事件，其风险函数 h_{ki} 定义为：

$$h_{ki}(t) = h_{k0}(t) \exp[\beta'_k x_{ki}(t)] \tag{1}$$

$h_{k0}(t)$ 是非特定的基准风险函数，而 $\beta_k = (\beta_{11}, \cdots, \beta_{1k})'$ 是待估的第 K 种事件的回归参数（整个回归共有 PK 个回归系数）。设 $R_k(t) = \{l : t_{kl} \geq t\}$ 是在第 K 种终点下生存时间 t 以前的个体组成的危险集。按照考克斯模型的部分似然函数，第 K 种特定终点的似然函数为：

$$L_k(\beta) = \prod_{i=1}^{n_k} \left[\frac{\exp\{\beta'_k x_{ki}(t)\}}{\sum_{l \in R_k(t_{ki})} \exp\{\beta' x_{kl}(t_{kl})\}} \right]^{\delta_{ki}} \tag{2}$$

β_k 的最大似然估计可以通过令以上（对数）似然对回归参数的导函数为 0 求得。满足比例风险假定时，$\hat{\beta}_k$ 是 β_k 的一致估计。

若比较第一个危险因素在 K 个阶段生存时间上的效应有无差异，可通过检验 β_{11}、β_{12}、$\cdots$、β_{1k} 之间有无差异来推断。若比较不同协变量在第一阶段生存时间上的效应有无差异，可通过比较 β_{11}、β_{21}、$\cdots$、β_{p1} 之间的有无差异来推断。

K 个阶段回归系数的检验

为检验参数 β_k（$k = 1, \cdots, K$）间差别是否有统计学意义，像经典线性模型一样，其检验假设可写成如下线性组合：

$$H_0 : C\beta_T = 0 \text{。}$$

C 是设定的 $r \times PK$ 阶矩阵，称为对比矩阵。若要检验所有的多重生存时间均与任何协变量无关，则 C 矩阵是一个 $PK \times PK$ 的单位矩阵。其零假设的沃尔德统计量为：

$$W = (C\hat{\beta}_T)(C\hat{Q}C')^{-1}(C\hat{\beta}_T) \tag{3}$$

W 服从自由度为 r 的 χ^2 分布。Q 是 β_T 的协方差矩阵。

假定有 4 种状态、3 个阶段生存时间、2 个协变量，则其回归系数为：$\hat{\beta}_T = (\hat{\beta}_{11}\hat{\beta}_{12}\hat{\beta}_{21}\hat{\beta}_{22}\hat{\beta}_{31}\hat{\beta}_{32})'$。如果要比较第一个协变量在三个阶段生存时间上的效应是否有统计学意义，其比较的矩阵为：

$$C = \begin{bmatrix} 1 & 0 & 0 & 0 & 0 & 0 \\ 0 & 0 & 1 & 0 & 0 & 0 \\ 0 & 0 & 0 & 0 & 1 & 0 \end{bmatrix}$$

如果要比较 3 个阶段生存时间上的回归系数是否相等，其比较矩阵为：

$$C = \begin{pmatrix} 1 & 0 & -1 & 0 & 0 & 0 \\ 1 & 0 & 0 & 0 & -1 & 0 \end{pmatrix}$$

K 个阶段生存时间公共效应参数的估计

K 个阶段生存时间公共参数用 η 来表示，$\eta_1 = \cdots = \eta_K = \eta$。$\eta$ 可通过 η_k 的线性组合得到，即：

$$\hat{\eta} = \sum_{k=1}^{k} w_k \hat{\eta}_k$$

$$\sum_{k=1}^{k} w_k = 1$$

$$w_k = (w_1, \cdots, w_k)'$$

$$= (e'\hat{\psi}^{-1})^{-1}\psi^{-1}e$$

$$e = (1, \cdots, 1)', \psi = C\hat{Q}C' \qquad (4)$$

（王 彤）

zhǐshù huíguī

指数回归 （exponential regression）

指对生存时间的多因素生存分析中，以 x_1，x_2，$\cdots$，x_p 表示各影响因素，如果生存时间服从指数分布，建立其所服从的指数分布参数 λ（这里也就是风险函数）与各个因素间的关系的指数回归模型。

指数分布 如果一个连续型随机变量具有以下概率密度函数：

$$f(x) = \frac{1}{\sigma}\exp\left(-\frac{x-\mu}{\sigma}\right) \qquad (1)$$

则称变量 x 服从指数分布。其中，$\mu < x < \infty$ 是位置参数，它决定该分布的最小位置，通常取值为 0；$\sigma > 0$，为尺度参数，决定分布的离散程度。其期望值 $E(x) = \mu + \sigma$，方差 $\mathrm{Var}(x) = \sigma^2$。指数分布具有"无记忆性"。若 $\mu = 0$ 且 $x \geqslant a > 0$，无记忆性指 $x - a$ 的条件分布不依赖于 a，即：

$$P(x - a \geqslant z \mid x \geqslant a)$$

$$= \frac{P(x \geqslant a + z)}{P(x \geqslant a)}$$

$$= \exp\left(-\frac{a+z}{\sigma}\right)\exp\left(\frac{a}{\sigma}\right)$$

$$= P(x \geqslant z)$$

指数分布可以是 γ 分布或韦布尔分布的特例，也常用于生存分析。用指数分布描述生存时间 t 的分布规律时，常用其概率密度函数、生存函数、风险函数。由于在实际应用中通常可合理地认为生存时间 t 大于 0，故可设指数分布的位置参数 μ 取值为 0，这时

的单参数指数分布概率密度为（设单个尺度参数 $\sigma = 1/\lambda > 0$）：

$$f(t) = \lambda\exp(-\lambda t) \qquad (2)$$

生存函数为：

$$S(t) = \exp(-\lambda t) \qquad (3)$$

风险函数为：

$$h(t) = \lambda \qquad (4)$$

这里的参数 λ 是指数分布尺度参数 σ 的倒数，由于指数分布的期望值为 $E(x) = \mu + \sigma$，故可看出指数分布生存时间的期望为 $E(t) = 1/\lambda$。指数分布生存时间的两个特征是风险函数为常数和无记忆性，这两个特征限制了指数分布在实际中的应用。

指数回归模型 在对生存时间的多因素生存分析中，以 x_1，x_2，$\cdots$，x_p 表示各影响因素，如果生存时间服从指数分布，则可建立其所服从的指数分布参数 λ（这里也就是风险函数）与各个因素间的关系，得到如下指数回归模型：

$$\lambda(t \mid X) = \exp(\beta_0 + \beta_1 x_1 + \beta_2 x_2 + \cdots + \beta_p x_p)$$

$$= \exp(X'\beta)$$

$$\ln\lambda(t \mid x) = \beta_0 + \beta_1 x_1 + \beta_2 x_2 + \cdots + \beta_p x_p$$

$$(5)$$

式中 β_0 为常数项，表示在没有任何因素影响时的基线风险的对数值；β_i 表示在其他影响因素保持不变时，变量 β_i 每改变一个单位所引起的风险函数 λ 的对数值的改变量。

将式（5）分别代入式（2）（3），得到指数回归模型的死亡概率密度函数：

$$f(t \mid X) = \lambda \cdot \exp(-\lambda t)$$

$$= \exp(X'\beta) \cdot \exp[-t \cdot \exp(X'\beta)]$$

$$(6)$$

生存率函数为：

$$S(t \mid X) = 1 - F(t)$$

$$= \exp[-t \cdot \exp(X'\beta)] \qquad (7)$$

显然，风险函数为常数：

$$h(t \mid X) = \frac{f(t \mid X)}{S(t \mid X)} = \exp(X'\beta)$$

$$(8)$$

注意到由于指数回归的风险函数与时间 t 无关，则风险比也与时间无关，于是指数回归模型显然属于比例风险回归模型，因此在使用指数回归模型进行生存分析前需验证"等比例条件"是否成立。

回归参数的极大似然估计
设样本含量为 n，t_i 为对象 i 的生存时间，δ_i 为对象 i 是否死亡的指示变量，$\delta_i = 1$ 表示死亡，$\delta_i = 0$ 表示删失数据。回归系数 β 的似然函数为：

$$L(\beta) = \prod_{i=1}^{n}\left[f(t)^{\delta_i}S(t)^{1-\delta_i}\right] \qquad (9)$$

对数似然函数为公式（10）。

$$\ln L(\beta) = \sum_{i=1}^{n}\left\{\delta_i\ln[f(t)] + (1-\delta_i)\ln[S(t)]\right\}$$

$$= \sum_{i=1}^{n}\left[\delta_i X_i'\beta - t_i\exp(X_i'\beta)\right]$$

$$(10)$$

求 β 的极大似然估计值，即式（10）取最大时的解。分别对此函数的参数 β 求一阶和二阶偏导数，利用牛顿-拉弗森迭代法求解 $\hat{\beta}$。

回归系数的假设检验 对回归模型参数的假设检验通常采用计分检验、沃尔德检验和似然比检验，这些检验统计量均为 χ^2 分布，自由度为模型中待检验的协变量个数。多因素分析时协变量的筛选策略与其他回归模型类似，通常可采用逐步法。

似然比检验 $G = 2$（全模型

的对数似然函数值-不包含检验变量模型的对数似然函数值）。

当零假设成立（即待检验参数为0）且样本量较大时，统计量 G 近似服从自由度为待检参数个数的 χ^2 分布。若 p 值小于检验水准 α，即可认为待检验变量有统计学意义。

沃尔德检验　当零假设成立且样本量较大时，统计量沃尔德值近似服从自由度为1的 χ^2 分布。

$$W = \left(\frac{\hat{\beta}_j}{SE_{(\hat{\beta}_j)}}\right)^2 \qquad (11)$$

计分检验　一般用于模型的因素筛选，其优点是不用估计出参数值就可以做检验，常用于对模型外的变量做检验。设 D 为对数似然函数的一阶偏导向量，I 为二阶偏导数的负值矩阵，又称为信息矩阵，信息矩阵的逆矩阵则为回归系数的方差协方差矩阵 Cov (β)。待检验变量的计分检验统计量为公式（12）。

$$S = D'I^{-1}D = D(\beta,\beta_j=0)'\mathrm{Cov}(\beta,\beta_j=0)$$
$$D(\beta,\beta_j=0) \qquad (12)$$

$\beta_j = 0$ 指零假设下待检验的回归系数估计值为零。当零假设成立且样本量较大时，S 统计量服从自由度为待估参数个数的 χ^2 分布。

（王　彤）

wéibùěr huíguī

韦布尔回归（Weibull regression）

瑞典数学家韦布尔（Waloddi Weibull）于1939年首先提出了韦布尔分布，而韦布尔回归模型是一种参数回归模型。设一定形状参数下的尺度参数与回归模型中自变量为如下关系：

$$[\lambda(t\,|\,X)]^\delta = \exp(\beta_0 + \beta_1 x_1 + \beta_2 x_2 + \cdots$$
$$+ \beta_p x_p)$$
$$= \exp(X'\beta)$$

式中 $X' = (x_0, x_1, \cdots, x_p)$ 且 $x_0 = 1$，$\beta' = (\beta_0, \beta_1, \cdots, \beta_p)$。

韦布尔回归的概率密度函数、生存函数和风险函数：

$$f(t\,|\,X) = \delta t^{\delta-1} \exp(X'\beta) \exp[-t^\delta \exp(X'\beta)] \qquad (1)$$

$$S(t\,|\,X) = \exp[-t^\delta \exp(X'\beta)] \qquad (2)$$

$$h(t\,|\,X) = \delta t^{\delta-1} \exp(X'\beta) \qquad (3)$$

基准风险函数为：

$$h_0(t\,|\,X) = \delta t^{\delta-1} \exp\beta_0 \qquad (4)$$

则风险函数可表示为：

$$h(t\,|\,X) = h_0(t)\exp(\beta_1 x_1 + \beta_2 x_2 + \cdots + \beta_p x_p)$$

这里可以看出风险比不是时间的函数，故韦布尔回归模型为比例风险模型。因此在使用韦布尔回归模型进行生存分析时需验证"等比例条件"是否成立，方法可参考比例风险模型部分。

极大似然参数估计　设个体 i 相对应的协变量为 $X_i = (1, x_{i1}, x_{i2}, \cdots, x_{ip})$，$t_i$ 为对象 i 的生存时间，d_i 为对象 i 是否死亡的指示变量，$d_i = 1$ 表示死亡，$d_i = 0$ 表示删失数据。韦布尔回归的似然函数为：

$$L = \prod_{i=1}^n f(t)^{d_i} S(t)^{(1-d_i)} \qquad (5)$$

对数似然函数为：

$$\ln L = \sum_{i=1}^n \left[d_i \ln f(t_i) + (1-d_i) \ln S(t_i) \right]$$
$$= \sum_{i=1}^n \{ d_i [\ln\delta + (\delta-1)\ln t_i + X'\beta] - t_i^\delta \exp(X'\beta) \} \qquad (6)$$

对待估参数求一阶和二阶偏导数，使用牛顿-拉弗森迭代法可求出参数极大似然估计值和参数估计值的方差和协方差。

回归系数的假设检验　对回归模型参数的假设检验通常采用计分检验、沃尔德检验和似然比检验，这些检验统计量均为 χ^2 分布，自由度为模型中待检验的协变量个数。多因素分析时协变量的筛选策略与其他回归模型类似，通常可采用逐步法。

似然比检验　$G = 2$（全模型的对数似然函数值-不含检验变量模型的对数似然函数值）。当零假设成立（即待检验参数为0）且样本量较大时，统计量 G 近似服从自由度为待检参数个数的 χ^2 分布。若 p 值小于检验水准 α，即可认为待检验变量有统计学意义。

沃尔德检验　公式如下：

$$W = \left(\frac{\hat{\beta}_j}{SE_{(\hat{\beta}_j)}}\right)^2 \qquad (7)$$

当零假设成立且样本量较大时，统计量沃尔德值近似服从自由度为1的 χ^2 分布。

计分检验　一般用于模型的因素筛选，其优点是不用估计出参数值就可以做检验，常用于对模型外的变量做检验。设 D 为对数似然函数的一阶偏导向量，I 为二阶偏导数的负值矩阵，又称为信息矩阵，信息矩阵的逆矩阵则为回归系数的方差协方差矩阵 Cov (β)。待检验变量的计分检验统计量为式（8）。

$$S = D'I^{-1}D = D(\beta,\beta_j=0)'\mathrm{Cov}(\beta,\beta_j=0)$$
$$D(\beta,\beta_j=0) \qquad (8)$$

$\beta_j = 0$ 指零假设下待检验的回归系数估计值为零。当零假设成立且样本量较大时，S 统计量服从自由度为待估参数个数的 χ^2 分布。

韦布尔回归与指数回归的比较　韦布尔分布和指数分布都可应用于生存分析中，当形状参数 $\delta = 1$ 时，韦布尔分布退化为指数分布。生存分析中 $\delta = 1$ 对应于假定死亡风险在任何时间维持恒定，$h(t) = \lambda$。而韦布尔分布除参数 λ 外，增加了参数 δ，风险函数则随时间不同而变化，较好的刻画了风险率与时间的关系，其适用范围比指数回归模型更为广泛，但模型构造稍复杂。实际应用中，指数分布假定的常数死亡风险有时不成立。如某肿瘤手术治疗后，患者在术后短期内有较高的死亡风险，过了这一段时间，风险就大大降低。而经化疗的白血病患者，在缓解后有一段时间复发的风险较低，但随时间的延长，复发的风险逐渐上升。这些情况都不适宜用指数回归。

一份生存分析数据是拟合韦布尔回归好还是拟合指数回归好，可通过对 $\delta = 1$ 的检验进行比较，如果总体的 $\delta = 1$，则建立韦布尔回归模型与建立指数回归模型效果相同。对 $\delta = 1$ 的检验可以用似然比检验也可用沃尔德检验。

沃尔德检验 公式如下。

$H_0: \ln\delta = 0$；

$H_1: \ln\delta \neq 0$。

$\alpha = 0.05$。

当 H_0 为真时，$z = \dfrac{\ln\delta}{s_{\ln\delta}} \sim N(0, 1)$。

似然比检验 通过比较韦布尔模型的对数似然函数 $\ln L_W$ 与指数模型的对数似然函数 $\ln L_E$，用似然比检验。当 H_0 为真时，$G = 2(\ln L_W - \ln L_E) \sim \chi^2_{(1)}$。两个模型比较时，因两模型中的变量是一致的，此时韦布尔回归模型比指数回归模型多了个参数 δ，故两模型比较的似然比 χ^2 检验自由度为 1。当统计量所对应的 P 值大于检验水准时，可拟合指数回归模型；当 P 值小于检验水准时，可拟合韦布尔回归模型。

（王 彤）

对数正态回归（lognormal regression）

对数正态分布是生存分析中常用的分布之一。对数正态分布的风险函数在某一时刻 t_0 之前，随着时间的增加而升高，到达 t_0 后，随着时间的增加而降低。在很多癌症研究中以及疾病的潜伏期、痊愈期、生存期的研究，都可以用对数正态分布进行分析。设随机变量 $Y = \ln X$ 服从均数为 μ 方差为 σ^2 的正态分布，则随机变量 X 服从参数为 μ 和 σ^2 的对数正态分布。

对数正态分布的概率密度函数为：

$$f(x) = \frac{1}{x\sigma\sqrt{2\pi}}\exp\left[-\frac{(\ln x - \mu)^2}{2\sigma^2}\right]$$

(1)

其中 $x > 0$，$-\infty < \mu < \infty$，$\sigma > 0$，式中 σ 称为形状参数。

三参数对数正态分布是两参数对数正态分布的扩展，当两参数对数正态分布中的随机变量 X 由 $X - c$ 代替时，c 为任意实数，两参数对数正态分布就成为三参数对数正态分布，c 被称为位置参数。对数正态分布的性质如下：

均数：

$$Mean = \exp(\mu + \sigma^2/2)$$

(2)

方差：

$$Variance = \exp(2\mu + \sigma^2)\left[\exp(\sigma^2) - 1\right]$$

(3)

中位数：

$$Median = \exp(\mu)$$

(4)

众数：

$$Mode = \exp(\mu - \sigma^2)$$

(5)

百分位数：

$$quantile = \exp(\mu + z_p\sigma^2)$$

(6)

式中 z_p 为标准正态分布下的百分位数。

当 σ 趋于 0 时，标准对数正态分布就趋于标准正态分布。两参数对数正态分布的参数估计，一般是将数据进行对数转化以后，采用正态分布的相关估计方法。

在生存分析中，T 表示生存时间，若 $Y = \log T$ 服从均数为 μ 方差为 σ^2 的正态分布，则 T 服从对数正态分布，生存时间 T 的概率密度函数和生存函数分别为：

$$f(t) = \frac{1}{\sigma t \sqrt{2\pi}}\exp\left[-\frac{1}{2}\left(\frac{(\log t - \mu)}{\sigma}\right)^2\right]$$

(7)

$$S(t) = 1 - \phi\left(\frac{\log t - \mu}{\sigma}\right)$$

(8)

$$h(t) = \frac{f(t)}{S(t)} = \frac{\frac{1}{\sigma t\sqrt{2\pi}}\exp\left[-\frac{1}{2}\left(\frac{(\log t - \mu)}{\sigma}\right)^2\right]}{1 - \phi\left(\frac{\log t - \mu}{\sigma}\right)}$$

(9)

式中 $\phi(x)$ 为标准正态累计分布函数，风险函数是非单调函数，在 $t = 0$ 时风险函数为 0，之后随时间增加而升高，达到最大值后，随时间增加而降低，当 $t \to \infty$ 时，风险函数趋于 0。

对数正态回归模型 设生存分析中预后因素为 $Z = (z_1, z_2, \cdots, z_p)$，对数正态分布的参数 $\mu = Z\beta'$（$\beta = \beta_1, \beta_2, \cdots, \beta_p$），将其代入式（7）与（8）得到对数正态回归的概率密度函数与生存函数公式（10）。

$$f(t \mid Z) = \frac{1}{\sigma t\sqrt{2\pi}}\exp\left[-\frac{1}{2}\left(\frac{(\log t - Z\beta')}{\sigma}\right)^2\right]$$

(10)

$$S(t \mid Z) = 1 - \phi\left(\frac{\log t - Z\beta'}{\sigma}\right)$$

(11)

式中 $\phi(x)$ 为标准正态分布函数。

参数估计 设研究中观察了 n 例对象，与对象 i 相对应的协变量为 $Z_i = (z_{i1}, z_{i2}, \cdots, z_{ip})$，$t$ 为对象 i 的生存时间，δ_i 为对象 i 是否死亡的指示变量，$\delta_i = 1$ 表示死亡，$\delta_i = 0$ 表示删失。在时刻 t 的对数正态回归似然函数为公式（12）。

$$L(\sigma, \beta) = \prod_{i=1}^{n} \left[\frac{f\left(\frac{\log t - Z\beta'}{\sigma} \right)}{\sigma} \right]^{\delta_i} \left[S\left(\frac{(\log t - Z\beta')}{\sigma} \right) \right]^{1-\delta_i} \tag{12}$$

对数似然函数为公式（13）。

$$\ln L = \sum_{i=1}^{n} \left\{ \delta_i \ln \left[\frac{f\left(\frac{\log t - Z\beta'}{\sigma} \right)}{\sigma} \right] + (1 - \delta_i) \ln \left[S\left(\frac{(\log t - Z\beta')}{\sigma} \right) \right] \right\} \tag{13}$$

分别求对数似然函数关于 σ 与 β 的一阶及二阶偏导数，采用牛顿－拉弗森（Newton-Raphson）迭代法求解参数的极大似然估计值。

假设检验 采用似然比检验、沃尔德检验和计分检验。

似然比检验 $G = 2$（全模型的对数似然函数值－不包含检验变量模型的对数似然函数值）当零假设成立（即待检验参数为 0）且样本量较大时，统计量 G 近似服从自由度为待检参数个数的 χ^2 分布。若 p 值小于检验水准 α，即可认为待检验变量有统计学意义。

沃尔德检验 公式如下：

$$W = \left(\frac{\hat{\beta}_j}{SE_{(\hat{\beta}_j)}} \right)^2 \tag{14}$$

当零假设成立且样本量较大时，

统计量沃尔德值近似服从自由度为 1 的 χ^2 分布。

计分检验 计分检验一般用于模型的因素筛选，其优点是不用估计出参数值就可以做检验，常用于对模型外的变量做检验。设 D 为对数似然函数的一阶偏导向量，I 为二阶偏导数的负值矩阵，又称为信息矩阵，信息矩阵的逆矩阵则为回归系数的方差协方差矩阵 Cov（β）。待检验变量的计分检验统计量为公式（15）。

$$S = D'I^{-1}D = D(\beta, \beta_j = 0)' \\ \mathrm{Cov}(\beta, \beta_j = 0) D(\beta, \beta_j = 0) \tag{15}$$

$\beta_j = 0$ 指零假设下待检验的回归系数估计值为零。当零假设成立且样本量较大时，S 统计量服从自由度为待估参数个数的 χ^2 分布。

（王　彤）

log-logistic huíguī

log-logistic 回归（log-logistic regression）

在生存分析中，生存时间的对数可能服从多种分布，如正态分布或逻辑斯谛分布，就可以分别用对数正态回归或 log-logistic 回归。

生存时间 log-logistic 分布

设生存时间为 t，令 $y = \ln t$，对 y 做标准化变换 $u = \frac{y - \mu_y}{\sigma_y}$，若 u 服从 logistic 分布：

$$f(u) = \frac{\exp(u)}{[1 + \exp(u)]^2} \tag{1}$$

式（1）服从均数为 0，方差为 $\pi^2/3$ 的对称分布。则 t 服从 log-logistic 分布，其概率密度函数为：

$$f(t) = \frac{\lambda\gamma(\lambda t)^{\gamma-1}}{[1 + (\lambda t)^\gamma]^2} \tag{2}$$

log-logistic 分布的两个参数分别为：$\lambda = \exp(-\mu)$，$\gamma = 1/\sigma$。该分布的生存函数与风险函数表达较对数正态分布更简单些。log-logistic 分布不满足比例风险，相应的生存函数和风险函数依次为：

$$S(t) = \frac{1}{1 + (\lambda t)^\gamma} \tag{3}$$

$$h(t) = \frac{f(t)}{S(t)} = \frac{\lambda\gamma(\lambda t)^{\gamma-1}}{1 + (\lambda t)^\gamma} \tag{4}$$

log-logistic 分布回归风险函数变化特征主要取决于形状参数 $\gamma (\gamma > 0)$。当 $\gamma = 1$ 时，零时刻的风险函数值为 γ，随后逐渐下降；当 $0 < \gamma < 1$ 时，风险函数值从 ∞ 逐渐下降；当 $\gamma > 1$ 时，类似于对数正态分布，风险函数呈单峰形，从零时刻起逐渐上升，在 $t = \frac{(\gamma - 1)^{1/\gamma}}{\lambda}$ 时，达到峰值，之后，逐渐下降到零。

参数最大似然估计 log-logistic 回归参数估计的方法仍然是求对数似然函数达极大值时的参数估计值，具体过程如下：

将 $\lambda = \exp(\beta_0 + \beta_1 x_1 + \beta_2 x_2 + \cdots + \beta_p x_p) = \exp(X'\beta)$ 代入式（2）（3）（4），得到 log-logistic 如下：

$$f(t|X) = \frac{\exp(X'\beta)\gamma[t\exp(X'\beta)]^{\gamma-1}}{\{1 + t[\exp(X'\beta)]^\gamma\}^2} \tag{5}$$

生存函数为：

$$S(t|X) = \frac{1}{1 + t[\exp(X'\beta)]^\gamma} \tag{6}$$

风险函数：

$$h(t|X) = \frac{\exp(X'\beta)\gamma[t\exp(X'\beta)]^{\gamma-1}}{1 + t[\exp(X'\beta)]^\gamma} \tag{7}$$

似然函数为：

$$L = \prod_{i=1}^{n} f(t)^{\delta_i} S(t)^{(1-\delta_i)}$$

相应的对数似然函数为公式（8）。

$$
\begin{aligned}
\ln L &= \sum_{i=1}^{n} \left[\delta_i \ln f(t_i) + (1 - \delta_i) \ln S(t_i) \right] \\
&= \sum_{i=1}^{n} \{ \delta_i [\gamma X'\beta + \ln\gamma + (\gamma - 1)\ln t_i] - (1 \\
&\quad + \delta_i) \ln[1 + t_i \exp(X'\beta)]^{\gamma} \}
\end{aligned} \quad (8)
$$

式（8）对待估参数求一阶和二阶偏导并应用牛顿－拉弗森（Newton-Raphson）迭代法求非线性方程组的解。

log-logistic 回归模型的假设检验　对回归模型参数的假设检验通常采用计分检验、沃尔德检验和似然比检验，这些检验统计量均为 χ^2 分布，自由度为模型中待检验的协变量个数。多因素分析时协变量的筛选策略与其他回归模型类似，通常可采用逐步法。

似然比检验　$G = 2$（全模型的对数似然函数值－不含检验变量模型的对数似然函数值）当零假设成立（即待检验参数为 0）且样本量较大时，统计量 G 近似服从自由度为待检参数个数的 χ^2 分布。若 p 值小于检验水准 α，即可认为待检验变量有统计学意义。

沃尔德检验　公式如下：

$$W = \left(\frac{\hat{\beta}_j}{SE_{(\hat{\beta}_j)}} \right)^2 \quad (9)$$

当零假设成立且样本量较大时，统计量沃尔德值近似服从自由度为 1 的 χ^2 分布。

计分检验　计分检验一般用于模型的因素筛选，其优点是不用估计出参数值就可以做检验，常用于对模型外的变量做检验。设 D 为对数似然函数的一阶偏导

向量，I 为二阶偏导数的负值矩阵，又称为信息矩阵，信息矩阵的逆矩阵则为回归系数的方差协方差矩阵 $\mathrm{Cov}(\beta)$。待检验变量的计分检验统计量为：

$$
\begin{aligned}
S &= D'I^{-1}D = D(\beta, \beta_j = 0)' \mathrm{Cov}(\beta, \beta_j = 0) \\
& D(\beta, \beta_j = 0) \quad (10)
\end{aligned}
$$

$\beta_j = 0$ 指零假设下待检验的回归系数估计值为零。当零假设成立且样本量较大时，S 统计量服从自由度为待估参数个数的 χ^2 分布。

（王 彤）

qūxiàn nǐhé

曲线拟合（curve fitting）　在医学科研实践中，常遇到两个变量间的关系不呈直线而是呈某种曲线关系。如服药后血药浓度－时间曲线一般是先升后降；毒物致死实验中，动物死亡率随剂量的增大而上升，先缓后快，最后又缓慢地趋于 100%。有些情况下，两变量在一个局部范围内也许呈直线趋势，但扩大自变量范围后即显示出曲线趋势。其实，线性关系只是曲线关系的特例，研究变量间的曲线关系是统计分析的一个重要方面。若因变量 Y 和自变量 X 间的确存在曲线关系，通过曲线拟合可以更好地描述变量间的数量关系，同时也可以由较易测得的自变量值来推测较难测得的应变量的平均值。曲线拟合亦称曲线回归、非线性回归，曲线回归需绘制散点图，以确定变量关系的曲线类型，根据曲线类型选择曲线方程，并用实测值估计回归方程中的参数估计值，同时也可以对应变量做出估计并进行误差分析。

常用曲线函数　生物医学上常见的曲线函数有指数函数（ex-

ponential function）、幂函数（power function）、对数函数（logarithmic function）、S 形曲线函数（sigmoid curve function）、多项式函数（polynomial function）等。

指数函数　指数函数形式为 $Y = e^{(a+bX)}$，当 $b>0$ 时，Y 随 X 上升而上升；当 $b<0$ 时，Y 随 X 上升而下降，如图 1 中的 b_1，b_2。

幂函数　幂函数形式为 $Y = aX^b$，当 $b>0$ 时，Y 随 X 上升而上升；当 $b<0$ 时，Y 随 X 上升而下降，如图 1 中的 d_1，d_2，d_3，d_4。

对数函数　对数函数形式为 $Y = a + b\lg X$，当 $b>0$ 时，Y 随 X 上升而上升，先快后慢；当 $b<0$ 时，Y 随 X 上升而下降，先快后慢，如图 1 中的 c_1，c_2。

S 形曲线函数　包括逻辑斯谛曲线函数、冈珀茨（Gompertz）曲线函数、logit 变换曲线函数、概率（Probit）变换曲线函数等，其中逻辑斯谛函数在生物医学中有很广泛的应用，其函数形式为 $Y = \dfrac{1}{1 + e^{a+bX}}$，当 $b>0$ 时，Y 随 X 上升而下降；当 $b<0$ 时，Y 随 X 上升而上升，如图 1 中的 a_1，a_2。

多项式函数　多项式函数形式为 $y = a + b_1 x + b_2 x^2 + \cdots + b_p x^p$，其最简单的情形为抛物线函数（二次多项式）$y = a + b_1 x + b_2 x^2$，其曲线为抛物线。$b_2<0$ 时，开口向下，有极大值；$b_2>0$ 时，开口向上，有极小值。如图 1 中的 e_1，e_2。

拟合方法　曲线拟合的方法按其具体步骤可分为两大类：曲线直线化后配合法和迭代配合法。曲线拟合所依据的原则主要为最小二乘法或加权最小二乘法。

最小二乘法　对曲线回归方程的未知参数进行估计时，要求各实测点到所拟合曲线的纵向距离的平方和为最小，即找到适宜

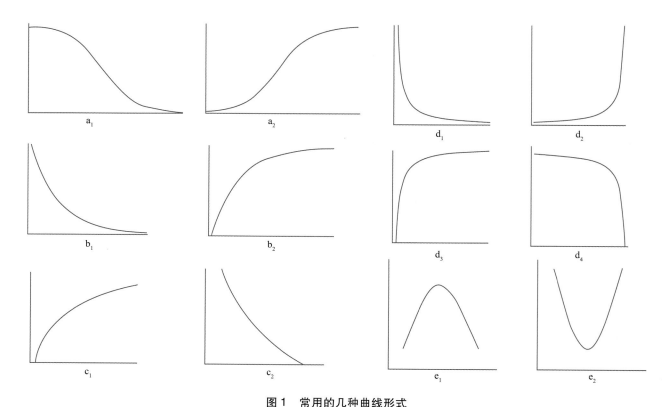

图1 常用的几种曲线形式

a_1，a_2. logistic 曲线；b_1，b_2. 指数曲线；c_1，c_2. 对数曲线；d_1，d_2，d_3，d_4. 幂曲线；e_1，e_2. 抛物线

的 a，b_1，b_2，… 等使得残差平方和 $Q = \sum (Y_i - \hat{Y}_i)^2$ 达到最小。经典的最小二乘估计要求两变量呈曲线关系外，一般还假定每个 X 对应 Y 的总体为正态分布，各个正态分布的总体方差相等且各次观测相互独立。

加权最小二乘法　上述的最小二乘法对于每个观测点是同等看待的（等权重），反映在确定回归曲线时每个点的残差平方之后的合计 $Q = \sum (Y_i - \hat{Y}_i)^2$ 要最小。然而在某些情况下（不符合经典的最小二乘估计要求等），根据一定的专业知识考虑并结合实际数据，某些观察值对于估计曲线回归方程显得更"重要"而有些并不很"重要"，此时可以对每个观测点取不同权重采用加权最小二乘法估计曲线回归方程，即找到适宜的 a，b_1，b_2，等使得加权残

差平方和 $Q_W = \sum W_i (Y_i - \hat{Y}_i)^2$ 达到最小。实际应用中，当数据不满足经典的最小二乘估计的基本要求时，可根据数据的特点结合研究目的选用不同的权重来改善拟合效果。例如拟合 0～16 岁儿童青少年生长发育曲线时，年龄别生长发育指标数据方差不齐时，可用各点方差的倒数作为权重，这样方差小的数据比方差大的数据对于曲线回归方程的估计应该起更大的作用。以某种残差的倒数作为权重可以减小残差很大的异常数据的影响，如用加权回归方法求药物的半数有效量等。当权重为 1 时，加权法退化为普通最小二乘法。

基本步骤　拟合曲线的目的就是用一个合适的曲线回归方程来描述变量间的数量关系。常根据变量实际观察值散点分布的形状选择合适的曲线形式，对变量

进行变量变换，使"曲线直线化"，用最小二乘法的原理估计参数；若不能实现"曲线直线化"，则可直接进行未知参数的"非线性最小二乘"（nonlinear least sum of squares）估计。①依据分析目的确定自变量 X 和应变量 Y 之后，根据两变量散点图呈现的趋势，结合专业知识及既往经验选择合适的曲线形式。在某些情况下，绘制散点图时采用一些特殊的坐标系可能更有利于揭示变量间的关系，并使得对回归方程的求解简单一些。如在半对数坐标系中，散点呈较为明显的直线趋势，即可选用形如 $\hat{Y} = e^{a+bX}$ 的指数曲线或形如 $\hat{Y} = a + b\lg X$ 的对数曲线。②选用适当的估计方法求得回归方程。如果曲线形式可表示为 X 的某种变换形式与 Y 的线性关系（例如对数曲线 $\hat{Y} = a + b\lg X$），即可采用所谓"曲线直线化"的方

法对变换后的 X'（如 $X' = \lg X$）和 Y 作最小二乘拟合；如果曲线形式表示为 Y 的某种变换形式 Y' 与 X 的线性关系（例如将指数曲线 $\hat{Y} = e^{a+bX}$ 变换为 $Y' = \ln Y = a + bX$），可采用所谓"非线性最小二乘"估计方法，利用统计软件中的一些数值算法直接求得 Y 和 X 关系的估计方程。在"曲线直线化"时，一般对自变量进行变换，不提倡对应变量进行变量变换。其原因是所拟合的回归方程在有些情况下即使对变换后的应变量具有好的拟合效果，也不能保证对变换前的应变量具有好的拟合效果。③实际工作中有时可结合散点图试配几种不同形式的曲线方程并计算其残差平方和 $\sum (Y - \hat{Y})^2$、残差均方或决定系数 R^2，一般来说，在拟合的回归模型合理且需估计的模型参数个数相同时，残差均方或残差平方和越小，拟合优度越好；决定系数 R^2 越大，拟合优度越好。但同时也应注意，为了单纯地得到较大的 R^2，模型的形式可能会很复杂，甚至使其中的参数无法解释其实际意义，这是不可取的。要充分考虑专业知识、结合实际解释和应用效果确定最终的曲线。

曲线拟合中决定系数的计算公式如下：

$$R^2 = \left[corr(y, \hat{y}) \right]^2 = r^2_{y, \hat{y}}$$

即决定系数为观察值 y 与估计值 $\hat{y}$ 之间相关系数的平方。决定系数越接近 1，拟合效果越好。

用途 与线性回归一样，对两变量采用适当方法进行曲线拟合所得到的曲线回归方程可定量刻画 X 与 Y 的曲线关系，并可用 X 定量地预测相应的 Y 值或者进行逆估计（统计控制）。医学或生物学研究中经常可用此方法绘制

实验室中的标准工作曲线，如用分光光度计的光密度值测定溶液中某物质的浓度等。其主要用途有以下几种。

修匀 根据观察点求出最可能的分布或趋势，以减少抽样误差的影响。

估计和预测 用现有样本资料配合曲线回归方程后，可由较易获得的指标（自变量 X）估计较难获得的指标（应变量 Y）或将预报因子（自变量 X）代入方程对预报量（应变量 Y）进行外推估计或预报。但当所用 X 值超出原观察值的范围而对 Y 值作外推估计或预报时，必须慎重。

统计控制（逆估计） 如果要求 Y 在一定范围内波动，可通过 X 的取值来实现。

求极值点 多项式曲线回归方程还可用于求极大点或极小点。

（陈长生）

qūxiàn zhíxiànhuà

曲线直线化（linearization）

是将呈曲线关系的变量通过适当的数学变换使其呈直线关系的过程。即对非线性的原始数据自变量 X 或应变量 Y 通过适当的变量变换，使变换后的两个变量之间呈线性关系。曲线直线化的作用是简化计算，能够应用最小二乘拟合的方法得到线性回归方程的参数估计值，最后再逆向变换还原为曲线方程。曲线直线化是实现曲线拟合的方法之一。

在曲线拟合的过程中与曲线直线化有关的内容主要包括：①绘制散点图，选择曲线类型。对原始数据的变量 X 和变量 Y 作散点图，观察曲线形状，选定最接近该形状的一种或几种函数曲线。在实际应用中，有些数据带有专业背景，还需要结合专业背景知识选择曲线类型。可以进行

曲线直线化的常见函数曲线除了对数函数，还有指数函数、幂函数、逻辑斯谛函数等。②变量变换，直线化。选择曲线类型后，按照该曲线函数方程对 X 或 Y 进行适当变换 $X' = f(X)$，$Y' = g(Y)$，对变化后的数据变量 X' 和 Y' 绘制散点图，观察散点分布是否呈直线趋势，有时需多尝试几种变量变换，最终达到直线化。常用的变量变换的方法是对数变换，还有平方根、立方根、倒数、幂、各种三角函数等。③回归效果评价。与线性回归相同，也可以用确定系数 R^2 和残差平方和 $\sum (y - \hat{y})^2$ 作为指标评价曲线直线化后是否获得最优方程。一般情况，对数曲线中只对自变量 X 作对数变换，没有对 Y 作变换，所得回归方程能够保证残差平方和 $\sum (y - \hat{y})^2$ 最小。但不是所有曲线函数作了直线化后都能获得最优方程，如指数曲线 $Y = ae^{bX}$，应变量 Y 作对数变换 $Y' = \ln Y$，此时 X 与 Y' 的散点图会呈现直线趋势，用最小二乘法拟合它们的直线回归方程 $\hat{Y}' = a + bX$，只是 $\ln Y$ 与 $\ln \hat{Y}'$ 的残差平方和 $\sum (\ln y - \ln \hat{y})^2$ 最小；再将 $\hat{Y} = e^{\hat{Y}'}$ 回代后，得到的方程不能保证残差平方和 $\sum (y - \hat{y})^2$ 最小。因此，凡是对应变量 Y 作变换，建议直接用统计软件进行"非线性（加权）最小二乘估计"得到方程 $Y = ae^{bX}$，以保证残差平方和 $\sum (y - \hat{y})^2$ 最小。

（康晓平 董冲亚）

diédài pèihéfǎ

迭代配合法（iterative method）

一种利用递推公式构造迭代序列使之逐步逼近方程根的数值算法。是曲线拟合进行参数估计的

方法之一。其基本原理是由初始估计值出发，通过递推公式产生一系列参数估计点，如果这一系列参数点向某一点收敛，则该点即为所求的参数估计值。迭代法是用原始数据直接拟合曲线方程，常用非线性最小二乘法、加权最小二乘法和极大似然法构造目标函数。在众多的迭代法中，常用牛顿－拉弗森（Newton-Raphson）迭代法对构造出的目标函数进行迭代，获得目标函数的求优解。

构造目标函数 对于非线性回归模型 $Y = F(X, \beta) + e$，样本为：(y_1, X_1)，(y_2, X_2)，…，(y_n, X_n)，其中 $X_i = (x_{i1}, x_{i2}, …, x_{ip})'$，未知参数 $\beta = (\beta_1, \beta_2, …, \beta_m)'$，构建最小二乘的目标函数如下：

$$Q(\beta) = \sum_{i=1}^{n} \left[y_i - F(X_i, \beta) \right]^2 \quad (1)$$

对于权重 w_1，w_2，…，w_n 的加权最小二乘目标函数如下：

$$Q(\beta) = \sum_{i=1}^{n} w_i \left[y_i - F(X_i, \beta) \right]^2 \quad (2)$$

极大似然法构造目标函如下：

$$L(\beta) = \prod_{i=1}^{n} F(X_i, \beta), \quad 或$$
$$\ln L(\beta) = \sum_{i=1}^{n} F(X_i, \beta) \quad (3)$$

牛顿－拉弗森迭代法 设置停止迭代的容许误差 ε（一般可以选取 $\varepsilon = 10^{-6} \sim 10^{-8}$），选择合适的初始值 $\beta_{(0)}$，记迭代次数为 k，$k = 0$ 表示初始状况，具体迭代步骤如下。

步骤 1：求第 k 次迭代时 $Q(\beta)$ 的一阶偏导数和二阶偏导数。

步骤 2：求 $\beta = \beta_k$ 的 $Q(\beta)$ 的一阶偏导数列矩阵 $B^{(k)} = \left(\dfrac{\partial Q}{\partial \beta_1}, \dfrac{\partial Q}{\partial \beta_2}, …, \dfrac{\partial Q}{\partial \beta_m} \right)' | \beta = \beta_{(k)}$。

步骤 3：求 $\beta = \beta_k$ 的 $Q(\beta)$ 的二阶偏导数矩阵为 $V_{(k)} = \left(\dfrac{\partial^2 Q}{\partial \beta_i \partial \beta_j} \right)_{m \times m} | \beta = \beta_{(k)}$。

步骤 4：第 $k + 1$ 次迭代的参数估计值 $\beta_{(k+1)} = \beta_{(k)} + V_{(k)}^{-1} B^{(k)}$。

步骤 5：计算相邻两次迭代参数差值的模 $\| \beta^{(k+1)} - \beta^{(k)} \| = \sum_{i=1}^{m} (\beta_i^{(k+1)} - \beta_i^{(k)})^2$。

如果 $\| \beta^{(k+1)} - \beta^{(k)} \| > \varepsilon$，则令开始第 $k + 1$ 次迭代，重复（1）～（5）的计算，如果 $\| \beta^{(k+1)} - \beta^{(k)} \| \leq \varepsilon$，则 $\beta^{(k)}$ 作为最小二乘的参数最优估计值。

如果 Q 关于 β 的二阶偏导数 $\left(\dfrac{\partial^2 Q}{\partial \beta_i \partial \beta_j} \right)_{m \times m}$ 保持正定矩阵，则用牛顿－拉弗森迭代法得到收敛于最小二乘法的唯一最优解，如果 $\left(\dfrac{\partial^2 Q}{\partial \beta_i \partial \beta_j} \right)_{m \times m}$ 不能保持正定矩阵，则牛顿－拉弗森迭代法可能不收敛或收敛于某个非最优解，解不唯一，所以对于 $\left(\dfrac{\partial^2 Q}{\partial \beta_i \partial \beta_j} \right)_{m \times m}$ 不能保持正定矩阵，则应多设置一些初始值，才能避免牛顿－拉弗森迭代法收敛于非最优解。

（康晓平 董冲亚）

zhèngtài qūxiàn nǐhé

正态曲线拟合 （normal curve fitting） 医学研究实践中，常需推断某医学现象的频数分布是否符合某一理论分布。若计量资料的频数分布服从或近似服从正态分布，则可拟合正态曲线以估计其总体分布。

基本步骤 正态曲线拟合的步骤如下。

步骤 1：计算均数 $\bar{X}$ 和校正标准差 S_c。

$$\bar{X} = X_0 + \frac{\sum fx}{n}(i) \quad (1)$$

$$S_c = \sqrt{\frac{\sum fx^2 - (\sum fx)^2/n}{n-1} - \frac{1}{12}(i)} \quad (2)$$

式中 f 为各组段的频数；i 为组距；X_0 为假定均数，$x =$（组中值$-X_0$）$/i$；n 为样本含量，$1/12$ 为归组校正数，或称 Sheppard 校正数。用频数表计算标准差时，以组中值代替本组段各观察值，而组中值两侧的频数并非对称分布，而是离均数近的一侧稍多，这样算得的标准差往往略微夸大了实际的变异度。采用校正数就是为了消除此夸大的部分，使拟合的正态曲线更接近实际的频数分布。若不用频数表而直接按原观察值计算标准差，则无需校正。

步骤 2：计算频数表各组段上、下限 X 的标准正态离差 $u = \dfrac{X - \mu}{\sigma}$，若总体均数 μ 与标准差 σ 未知时，则分别以样本均数 $\bar{X}$ 与校正标准差 S_c 作为估计值计算标准正态离差 u。

$$u = \frac{|X - \bar{X}|}{S_c} \quad (3)$$

式中 X 为各组段上下限。

步骤 3：求 Z。由标准正态曲线的纵坐标表查出与 u 对应的纵坐标 Z。

步骤 4：计算与原资料的频数分布表各组段上下限相对应的正态曲线之纵坐标 $\hat{Y}$。

$$\hat{Y} = Z \left(\frac{n}{S_c/i} \right) \quad (4)$$

式中 S_c/i 为以组距为单位的校正标准差。

步骤 5：拟合优度检验。必要时可用，见频数分布的拟合优度。

实例 具体如下。

例 110 名男工人的血红蛋白（g/dl）频数分布见表中的第（1）（2）栏。试拟合一正态曲线。

步骤 1：计算均数 $\overline{X}$ 和校正标准差 S_c。

$X_0 = 14.25$，$i = 0.5$，x 见表第（3）栏，$n = 110$，$\sum fx = -15$，$\sum fx^2 = 649$。

$$\overline{X} = 14.25 + \frac{(-15)}{110}(0.5) = 14.18$$

$$S_c = \sqrt{\frac{649 - (-15)^2/110}{110 - 1} - \frac{1}{12}}(0.5) = 1.21$$

步骤 2：计算 u 值。如第一个组段的下限为 10.0，因此，$u = |10 - 14.18|/1.21 = 3.45$，余类推，见表中的第（4）栏。在 $\overline{X}$ 所在组段，还应写出 $X = \overline{X}$ 时，$u = 0.00$，见表第（4）栏中的括号里数字。

步骤 3：求 Z 值。由标准正态曲线的纵坐标表查得与 u 对应的各纵坐标 Z 值，见表中的第（5）栏。

步骤 4：计算 $\hat{Y}$ 值。由于 $\hat{Y} = Z\left(\dfrac{n}{S_c/i}\right)$，$\dfrac{110}{1.21/0.5} = 45.4545$ 为一常数，则 $\hat{Y} = Z\left(\dfrac{110}{1.21/0.5}\right) = Z(45.4545)$，因此，表中的第（5）栏乘以 45.4545 即得 $\hat{Y}$ 值，见表 1 中的第（6）栏。如 $Z = 0.001$ 时，$\hat{Y} = 0.001(45.4545) = 0.05$；又 $u = 0.00$，$Z = 0.399$ 时，$\hat{Y} = 0.399(45.4545) = 18.14$，即

拟合的正态曲线上，$X = \overline{X}$ 时的纵坐标，也就是所要拟合的正态曲线的顶点。

（陈长生）

pínshù fēnbù de nǐhé yōudù

频数分布的拟合优度 （goodness of fitting for frequency distribution）

统计分布是统计描述与统计推断的基础。统计资料是否服从某统计分布，或能否用某已知的分布或分布族拟合设计资料是分布的拟合优度检验所要解决的问题。对样本的频数分布拟合某理论分布后，进而检验样本实际分布与理论分布是否符合，或样本是否取自某已知分布的总体，称为频数分布的拟合优度检验。频数分布的拟合优度检验方法非常多，最有代表性的两种适用于各种分布的拟合优度检验方法为皮尔逊 χ^2 检验和柯尔莫哥洛夫检验。皮尔逊 χ^2 检验适用于计数资料、等级资料或计量资料的频数分布的拟合优度检验，要求样本含量较大，每个组段的理论频数不得小于 5。用于计量资料拟合时，需先进行分组，得到频数分布的资料。由于分组会损失部分资料信息，且不同的分组可能对拟合优度检验结果有影响，因此，分组的（多少）要适当，要能正确反映计量资料的分布特征。柯尔莫哥洛夫检验适用于计量资料的分布拟合优度检验，不必首先进行分组，且放宽了对样本含量的要求，因此，对计量资料的分布拟合优度进行检验，最好还是首选柯尔莫哥洛夫检验。柯尔莫哥洛夫检验可用于理论总体参数已知的计量的非频数分布资料或频数分布资料，但对后者较保守，即在同样的检验水准 α 不容易拒绝检验假设 H_0。当理论总体的参数未知，而用样本统计量。

表 正态曲线拟合的计算

X	f	x	u	Z	$\hat{Y}$
（1）	（2）	（3）	（4）	（5）	（6）
10.0~	0	-8	3.45	0.001	0.05
10.5~	1	-7	3.04	0.004	0.18
11.0~	1	-6	2.63	0.013	0.59
11.5~	3	-5	2.21	0.035	1.59
12.0~	5	-4	1.80	0.079	3.59
12.5~	7	-3	1.39	0.152	6.91
13.0~	13	-2	0.98	0.247	11.23
13.5~	16	-1	0.56	0.341	15.50
14.0~	19	0	0.15	0.394	17.91
			(0.00)	(0.399)	(18.14)
14.5~	18	1	0.26	0.386	17.55
15.0~	14	2	0.68	0.317	14.41
15.5~	6	3	1.09	0.220	10.00
16.0~	4	4	1.50	0.130	5.91
16.5~	2	5	1.92	0.063	2.86
17.0~	1	6	2.33	0.026	1.18
17.5~	0	7	2.74	0.009	0.41
18.0~	0	8	3.16	0.003	0.14
18.5~	0	9	3.57	0.001	0.05
	110				

估计时，柯尔莫哥洛夫检验法亦偏保守。

分布拟合优度检验的主要目的是推断一个样本是否来自某已知分布或特定分布型，意在控制 II 型错误，故检验水准 α 可选取较大的值，一般取 $\alpha = 0.10$ 或 0.20 甚至更高。分布拟合优度检验均用双侧检验。

χ^2 **检验**　χ^2 检验的统计量 χ^2 值的计算如下式：

$$\chi^2 = \sum_{i=1}^{k} \frac{(A_i - T_i)^2}{T_i}, v = k - r - 1 \tag{1}$$

式中 A_i 为各组段的实际频数，T_i 为按不同理论分布算得的各组段的理论频数，为了估计 T_i，未知参数需凭样本资料作出近似的估计，总的自由度因此而减少。r 为计算 T_i 时需利用样本资料来估计的参数个数。χ^2 检验要求样本含量较大，每个组段的理论频数不得小于 5，否则应与相邻组段合并，这时相应组段的实际频数也应合并。当总体参数已知时，$r = 0$，自由度 v 为合并后理论频数的个数 k 减 1，如总体参数未知而以相应的统计量作为估计值时，则 r 为用去的统计量的个数（即要估计的参数个数），如拟合正态曲线时，要用去两个统计量 $\overline{X}$ 与 S_c，r 为 2。算得 χ^2 值后，查附表 "χ^2 分布界值表" 得 P 值，按所取检验水准 α 作出推断：若 $P \leq \alpha$，可认为实际分布与所拟合的理论分布不符，若 $P > \alpha$，则不能拒绝实际分布与所拟合的理论分布相符的假设。

实例　具体如下：

例1　观察某克山病区克山病患者的空间分布情况，调查者将该地区划分为 279 个取样单位，统计各取样单位历年累计病例数，

资料见表 1 的第（1）（2）栏，问此资料是否服从 Poisson 分布？

本例 $n = 279$，$\sum fX = 686$，$\sum fX^2 = 2342$

均数 $\mu = 686/279 = 2.46$，方差 $= \dfrac{2342 - (686)^2/279}{279 - 1} = 2.36$

均数与方差相近，可考虑拟合泊松分布。

H_0：本资料服从泊松分布；

H_1：本资料不服从泊松分布。

$\alpha = 0.10$。

按泊松分布概率函数 $P(X) = e^{-\lambda} \dfrac{\lambda^X}{X!}$，$\lambda = 2.46$，求得取样单位内病例数为 0，1，2，… 的概率 $P(X)$，理论频数 $T_X = P(X) \cdot n$，以及各行的 $\dfrac{(A - T)^2}{T}$，列入表 1 的第（3）（4）（5）栏。因理论数 $T_7 = 2.6$，$T_8 = 1.1$，皆小于 5，故合并在 T_6。

$$\chi^2 = \sum \frac{(A - T)^2}{T} = 2.05$$

以 $v = 7 - 2 = 5$（因 T_6，T_7，T_8 合并后只有 7 行，计算泊松分布的理论频数时用了均数，故 $v = 7 - 1 - 1$），查附表 "χ^2 分布界值

表"，得 $0.75 < P < 0.9$。按 $\alpha = 0.10$ 检验水准不拒绝 H_0，可认为本资料服从泊松分布。

例2　测得 120 名健康成年男性的舒张压（kPa）（表2），试检验该样本资料是否服从正态分布。

步骤1：分组。将数据范围划分为若干（k）个区间，即频数表的组段数，列出频数表，见表 3 第 1 和第 2 列。

步骤2：建立检验假设，确定检验水准。

H_0：该样本来自正态分布的总体；

H_1：该样本来自非正态分布的总体。

$\alpha = 0.10$。

步骤3：求每一组段的理论频数。本例假设为正态分布，该分布由均数 μ 和方差 σ^2 两个参数所决定。以样本均数和方差作为两个参数的估计值。根据表 2 数据求得 $\overline{X} = 10.02$，$S^2 = 0.93^2$。然后将每一组段的下限转换为 u 值，如组段 "7.50 ~"，$u = (7.50 - 10.02)/0.93 = -2.71$，余类推，见表 3 第 3 列。查附表 "标准正态分布曲线下的面积" 表得到 u

表 1　泊松分布的拟合与检验

取样单位内病例数（X）	观察频数 A	概率 $P(X)$	理论频数 T	$\dfrac{(A-T)^2}{T}$
(1)	(2)	(3)	(4) = (3) × n	(5)
0	26	0.085 4	23.8	0.20
1	51	0.210 2	58.6	0.99
2	75	0.258 5	72.1	0.12
3	63	0.212 0	59.1	0.26
4	38	0.130 4	36.4	0.07
5	17	0.064 1	17.9	0.05
6	5 ⎫	0.026 3	7.3 ⎫	0.36
7	3 ⎬ 9	0.009 2	2.6 ⎬ 11	
≥8	1 ⎭	0.003 9*	1.1 ⎭	
	279（n）			2.05（χ^2）

注：* $X \geq 8$ 的概率：$1 - 0.996 1 = 0.003 9$

表2 120名健康成年男性的舒张压测定值（kPa）

10.93	9.33	8.53	10.00	11.47	10.40	9.60	8.93	9.73	10.13	8.27	11.20
10.13	10.13	9.87	10.80	10.67	10.00	10.40	9.60	9.20	10.80	10.00	10.53
10.80	10.27	9.20	8.93	10.00	11.60	10.13	9.20	9.60	11.33	9.87	10.13
10.00	10.27	9.60	10.67	9.47	12.00	12.13	9.47	9.73	10.40	9.07	10.53
11.60	10.27	11.07	8.67	8.53	8.27	9.33	10.67	8.80	10.93	11.33	8.53
9.60	11.20	10.00	11.07	9.73	8.67	8.93	10.40	10.13	8.93	11.73	10.93
9.47	11.60	9.47	11.07	8.27	10.67	7.73	10.53	9.87	10.67	11.47	10.13
9.33	8.40	10.53	9.07	11.20	11.20	10.27	9.60	8.93	10.27	10.93	10.00
10.53	10.40	8.53	10.00	11.47	9.07	9.33	10.67	10.40	11.47	10.53	9.20
10.13	9.07	8.67	9.87	11.20	9.73	10.00	9.07	10.13	9.60	8.67	9.47

表3 表2资料的实际频数与理论频数分布

舒张压（kPa）	实际频数	u 值	理论累计概率	理论概率	理论频数
（1）	（2）	（3）	（4）	（5）	（6）
7.50~	1 ⎫ 5	−2.71	0.015 0	0.015 0	1.80 ⎫ 6.19
8.00~	4 ⎭	−1.63	0.051 6	0.036 6	4.39 ⎭
8.50~	14	−1.10	0.135 7	0.084 1	10.09
9.00~	18	−0.56	0.287 7	0.152 0	18.24
9.50~	15	−0.02	0.492 0	0.204 3	24.52
10.00~	29	0.52	0.698 5	0.206 5	24.78
10.50~	19	1.05	0.853 1	0.154 6	18.55
11.00~	14	1.59	0.944 1	0.091 0	10.92
11.50~	4 ⎫ 6	2.13	0.983 4	0.039 3	4.72 ⎫ 6.71
12.00~	2 ⎭	+∞	1.000 0	0.016 6	1.99 ⎭
合计	120	—	—	1.000 0	120

值相对应的概率，见表3第4列。表3第5列是每一组段的分布概率，如组段"8.00~"的分布概率为 0.036 6 = 0.051 6 − 0.015 0，余类推。表3第6列的理论频数由第5列的理论概率乘以总例数120得到。因理论数 $T_1 = 1.80$，$T_2 = 4.39$，$T_9 = 4.72$，$T_{10} = 1.99$，皆小于5，故需要合并组段。

步骤4：计算 χ^2 检验统计量及自由度。

$$\chi^2 = \frac{(5-6.19)^2}{6.19} + \frac{(14-10.09)^2}{10.09}$$
$$+ \cdots + \frac{(6-6.71)^2}{6.71} = 7.11$$
$$\nu = 8 - 1 - 2 = 5$$

步骤5：确定 P 值，下结论。查附表"χ^2 分布界值表"，得 $\chi^2_{0.10, 5} = 9.24$，7.11 < $\chi^2_{0.10, 5}$，$P > 0.10$，故以 $\alpha = 0.1$ 水准不拒绝 H_0，可以认为该样本来自正态分布总体。

柯尔莫哥洛夫检验 是1933年由前苏联数学家柯尔莫果洛夫提出的，其统计量 D 反映实际累计分布与理论累计分布之间的最大差距。又称柯尔莫哥洛夫-斯米尔诺夫单一样本检验。见公式（2）。

$$D = \max_{1 \leqslant i \leqslant n} \left\{ |F(X_i) - F_0(X_i)|, |F(X_{i-1}) - F_0(X_i)| \right\}$$

（2）

式中 $F(X_i)$ 为小于或等于 X_i 的实际累计观察频率，$F_0(X_i)$ 为小于或等于 X_i 的理论累计分布概率，D 为所有 X_i 中，$F(X_i)$ 与 $F_0(X_i)$ 之差的绝对值之最大者。

例3 测得某地20名正常成人的血铅含量（μg/100g），见表4第（1）（2）栏。问该资料是否服从正态分布？

该资料的均数和标准差分别为17.40和13.048 09（μg/100g），计算可得到实际累计频数、实际累计频率 $F(X_i)$ 和 $F(X_{i-1})$，见表4第（3）~（5）栏。

H_0：该资料服从正态分布；

H_1：该资料不服从正态分布。

$\alpha = 0.20$。

因要检验的理论分布为正态分布，故理论累计分布概率 $F_0(X_i)$ 为公式（3）。

可用计算机软件计算得到 $F_0(X_i)$，或根据标准正态离差 $u_i = \dfrac{X_i - 17.40}{13.048\,09}$，用查表法得到理论累计分布概率，结果见表 4 第（6）~（7）栏。

由表 4 的最后一列 D_i 可知，实际累计分布与理论累计分布之间的最大差距为 $D = 0.252\,8$。

根据 $n = 20$，查 D 界值表得 $P<0.20$，按 $\alpha = 0.20$ 检验水准拒绝 H_0，接受 H_1，尚不能认为该资料服从正态分布。

几乎所有的分布拟合优度检验方法均适用于正态分布的拟合（即推断某样本资料是否服从正态分布），但最常用矩法检验和柯尔莫哥洛夫检验。柯尔莫哥洛夫检验效率较高，不论样本含量多少均适用，对样本含量小于 50 的样本拟合效果较好；矩法检验（见正态性检验的有关内容）效率高，只适用于正态分布检验。它是利用数学上的矩原理对分布的偏度和峰度各用一个指标来评定，以检验分布的偏度和峰度，适用于中等样本含量的资料分布拟合，但对大样本资料，矩法检验过于敏感，Ⅰ类错误较多，即在同样的检验水准 α 容易拒绝检验假设 H_0。至于小样本资料的拟合，由于其分布本身不稳定，进行拟合优度检验时应谨慎。

（陈长生）

指数曲线拟合（exponential curve fitting）

选择适当指数曲线方程来拟合观测数据，并用拟合的曲线方程分析两变量间的关系。医学、社会人口学、生物学研究中常遇见可以拟合指数曲线的资料，指数曲线又称指数生长曲线。其显著特点是当一个变量 x 值越增大，另一个变量 y 值变化（增加或减少）得越快，变化趋势始终一致且变化速度不断加大。

指数曲线方程的一般形式为 $y = ae^{bx}$。$b > 0$ 时，如 $y = 5e^{2x}$，y 值随 x 值增加而上升，为正指数曲线方程；当 $x \to -\infty$，$y \to 0$，以 x 轴的负侧为渐近线（图 1a）。$b<0$ 时，如 $y = 5e^{-1x}$，y 值随 x 值增加而下降，称负指数曲线方程；当 $x \to \infty$ 时，$y \to 0$，以 x 轴的正侧为渐近线（图 1b）。

在采用直线化法拟合指数曲线 $y = ae^{bx}$ 时，如果半对数坐标纸上（x 与 y，y 置于对数轴）或普通坐标纸上（x 与 $\ln y$）绘制的散点图不呈直线趋势，则在取对数的变量的每个值上加或减 k（即 $y \pm k$），再作散点图。给定不同的 k 值反复尝试，直到点子的直线趋势最好，即得最适当的 k 值。

在有的医学曲线拟合问题中，用单个指数项远远不够，需采用多个指数项之和，如药物代谢动力学中常见的Ⅱ室模型 $y = a_1 e^{b_1 x} + a_2 e^{b_2 x}$（$x$ 为时间，y 为浓度）、伽马曲线等。

实例 具体如下。

例 研究莫沙奇病毒暴露于 X 线下不同时间的复制情况，资料见表 1。试拟合曲线回归方程。

表 4　某地 20 名正常成人的血铅含量（μg/100g）及正态分布拟合的柯尔莫哥洛夫检验

X_i	观察频数	累积频数	$F(X_i)$	$F(X_{i-1})$	标准正态离差 u_i	$F_0(X_i)$	D_i
(1)	(2)	(3)	(4)	(5)	(6)	(7)	(8)
5	1	1	0.05	0.00	−0.950 3	0.171 0	0.171 0
6	1	2	0.10	0.05	−0.873 7	0.191 1	0.141 1
7	2	4	0.20	0.10	−0.797 1	0.212 7	0.112 7
8	2	6	0.30	0.20	−0.720 4	0.235 6	0.064 4
9	1	7	0.35	0.30	−0.643 8	0.259 9	0.090 1
10	1	8	0.40	0.35	−0.567 1	0.285 3	0.114 7
12	1	9	0.45	0.40	−0.413 9	0.339 5	0.110 5
13	2	11	0.55	0.45	−0.337 2	0.368 0	0.182 0
14	2	13	0.65	0.55	−0.260 6	0.397 2	0.252 8
17	1	14	0.70	0.65	−0.030 7	0.487 8	0.212 2
20	1	15	0.75	0.70	0.199 3	0.579 0	0.171 0
25	1	16	0.80	0.75	0.582 5	0.719 9	0.080 1
29	1	17	0.85	0.80	0.889 0	0.813 0	0.037 0
38	1	18	0.90	0.85	1.578 0	0.942 8	0.092 8
43	1	19	0.95	0.90	1.962 0	0.975 1	0.075 1
50	1	20	1.00	0.95	2.498 4	0.993 8	0.043 8

$$F_0(X_i) = \frac{1}{13.048\,09\,\sqrt{2\pi}} \int_{-\infty}^{X_i} e^{-(x-17.40)^2/(2\times13.048\,09^2)}\, dx \qquad (3)$$

步骤1：定曲线类型。将资料在普通坐标纸上绘制散点图（图2），曲线趋势与图1（b）相似，可考虑拟合指数曲线。

步骤2：直线化。将资料在半对数坐标纸上绘制散点图（图3），呈直线趋势，说明可对 y'（$y' = \ln y$）和 x 进行线性回归。

步骤3：作 y' 关于 x 的线性回归。得方程：

$$\hat{y}' = 5.6350 - 0.0517x$$

方差分析结果（表2）表明线性回归具有统计学意义，其决定系数为 0.9977，表明 x 解释了 $y'(\ln y)$ 的变异的99%以上，线性回归效果佳。

步骤4：以 $\hat{y}' = \ln\hat{y}$ 代入上述线性回归方程。得指数曲线回归方程：

$$\hat{y} = 280.0467 e^{-0.0517x}$$

由指数曲线方程可得回归曲线（图2）。该指数曲线回归方程的决定系数为 $R^2 = 0.995439^2 = 0.990899$，残差平方和 $\sum (y - \hat{y})^2$ 为636.47，而直接进行 y 与 x 的直线回归，则决定系数为 0.8962，故本例指数曲线拟合效果比直线回归好。

注意事项：以上方法是直线化后用最小二乘法拟合 y' 与 x 的直线回归方程，之后再将 $\hat{y}' = \ln\hat{y}$ 回代，所得到的曲线方程不能保证残差平方和 $\sum (Y - \hat{Y})^2$ 最小，因为直线回归方程只保证了 $\sum (Y' - \hat{Y}')^2$ 最小。这种情况下一般应通过统计软件中的迭代算法进行"非线性最小二乘估计"来得到曲线方程，才可以保证残差平方和 $\sum (Y - \hat{Y})^2$ 最小。如果是对 y 作了变换，这两种算法得到的结果一般是不相同的。

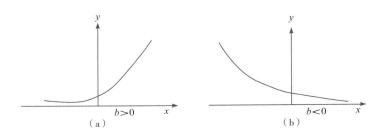

图1　$y = ae^{bx}$

表1　X线下暴露时间（分钟）与病毒计数

暴露时间（x）	0	3	7.5	15	30	45	60
病毒计数（y）	271	226	209	128	59	29	12

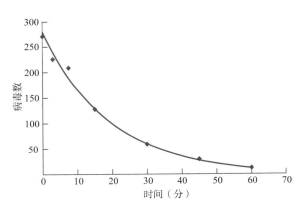

图2　暴露时间与病毒复制的关系

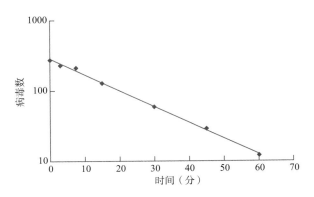

图3　半对数线图

表2　线性回归方差分析表

变异来源	自由度	平方和	均方	F	P
回归	1	8.380	8.380	2147.259	<0.0001
残差	5	0.020	0.004		
总变异	6	8.400			

对本例资料用 SPSS 统计软件包进行非线性回归，参数 a、b 的初始值可选用以上直线化法得到的 a、b 估计值。由软件得指数曲线方程：

$$\hat{y} = 272.840\,3e^{-0.0486x}$$

决定系数：

$$R^2 = 0.996\,0^2 = 0.992\,0$$

通过本例的计算结果可见：曲线直线化后的残差平方和 $\sum(y-\hat{y})^2$ 为 636.47，决定系数为 0.990 9；而采用统计软件中的非线性回归方法，残差平方和 $\sum(y-\hat{y})^2$ 为 523.74，决定系数为 0.992 0。上述结果的不同反映了非线性最小二乘估计方法效果更佳，由于电脑和统计软件包日益普及，建议直接作非线性回归的（加权）最小二乘估计。

（陈长生）

shuāngqūxiàn nǐhé

双曲线拟合 （hyperbola curve fitting）

与幂函数曲线拟合相同。当幂函数 $y=ax^b$ 的幂 $b<0$ 时，幂函数曲线又称双曲线，如 $y=x^{-1.5}$，$y=x^{-3}$ 等。见幂函数曲线拟合。

（陈长生）

duōxiàngshì qūxiàn nǐhé

多项式曲线拟合 （polynomial curve fitting）

指利用多项式函数拟合数据点。对于双变量曲线趋势，如果无法确定其曲线函数类型，都可通过多项式曲线来拟合。但当样本量不大时，如果拟合的多项式曲线幂次过高，则需估计的参数过多，误差项的自由度太小，拟合就变得无实际意义。

多项式函数的一般形式为：

$$Y=a+b_1X+b_2X^2+b_3X^3+\cdots+b_mX^m \quad (1)$$

等式右侧只有第一、二项时，为直线方程，加上 b_2X^2 项为二次多项式曲线方程，再加上 b_3X^3 项为三次多项式曲线方程，余类推。

图 1 是常见的几种多项式曲线。图 1（a）和图 1（b）是二次多项式曲线，又称二次抛物线。当 $b_2>0$ 时，有一极小点；$b_2<0$ 时，有一极大点。拟合所取的一般曲线中也可能不包括极小点或极大点，故幂函数曲线亦可看成是多项式曲线的特例。当 $X=\dfrac{-b_1}{2b_2}$ 时，二次多项式 Y 有极大或极小值。图 1（c）和图 1（d）是三次多项式曲线，又称三次抛物线。当 $b_3>0$ 时，依次有一极大点和一极小点；$b_3<0$ 时，依次有一极小点和一极大点；拟合所取的一段曲线不一定都包括曲线的全部特征。当 $X=\dfrac{-2b_2\pm\sqrt{(2b_2)^2-4(3b_3)(b_1)}}{6b_3}$ 时，三次多项式 Y 有极大或极小值。图 1（e）和图 1（f）是三次多项式曲线的消退型，无极大点和极小点，只有一个拐点，即 $X=(-2b_2)/(6b_3)$。随着多项式中 X^m 幂次的升高，曲线形状亦越趋复杂。

拟合多项式曲线时，可以将自变量及其高次项作为新的变量（如 $x_1=x$，$x_2=x^2$，$x_3=x^3$，$\cdots$，$x_m=x^m$），采用多元线性回归方法估计回归系数，称为多项式回归（polynomial regression）。由于没有对应变量 y 作变量变换，可通过多元线性回归的方差分析来判断曲线拟合的统计学意义和计算决定系数。由于拟合多项式曲线的计算量比较大，尤其是幂次较高时，故一般多用统计软件进行计算。由于以上多项式回归中的新变量之间（即 $x,x^2,x^3,\cdots,x^m$）

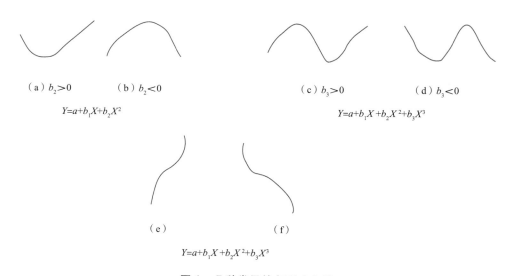

（a）$b_2>0$　　（b）$b_2<0$
$Y=a+b_1X+b_2X^2$

（c）$b_3>0$　　（d）$b_3<0$
$Y=a+b_1X+b_2X^2+b_3X^3$

（e）　　　　（f）
$Y=a+b_1X+b_2X^2+b_3X^3$

图 1　几种常见的多项式曲线

之间）常常会高度相关而使回归系数的最小二乘求解发生困难，可通过构建互不相关的多项式基函数，并用这些多项式基函数进行回归，称为正交多项式回归（orthogonal polynomial regression）。如果 x 是等间隔取值时，有些统计软件包还能根据样本均数 $\bar{x}$ 和样本量 n 构造出互不相关的 x 的各阶多项式。

实例 具体如下。

例 大白鼠在不同缺氧程度（mmHg）X 条件下，受相同剂量放射线照射后骨髓内的坏死灶（个/50 个视野）Y 亦不同，资料如下。

X：300 400 500
     600 700 760
Y：214.5 87.5 92.5
     136.6 180.2 212.0

观测数据散点图见图 2，按其趋势试拟合二次多项式曲线。

步骤 1：变量变换，使散点对称化。本例散点趋势显然不对称，上述的式（1）和多项式回归仅适用于拟合对称的简单抛物线和其他的多项式曲线，多项式曲线的对称性是指在极大点或极小点两侧的对应部分对称。经尝试，在半对数坐标纸上，置（$X-200$）于对数尺度（减 200 仅起平移作用），Y 于算术尺度，可达较好的对称性（图 3）。注意：这里的"对称化"有时仅要求观察点趋势顶部两侧的对应部分，并不要求其延伸部分。

步骤 2：求二次多项式曲线方程。为简便起见，先将（$X-200$）除以 100（这与对称化无关），再取对数，然后以 $x = \lg\left(\dfrac{X-200}{100}\right)$ 与 Y 为变量，用多元线性回归的方法可求得二次多项式曲线方程：

$$\hat{Y} = 213.956\,505 - 693.618\,195x + 925.736\,053x^2$$

方差分析结果（表）表明多元线性回归具有统计学意义，其决定系数为 0.9982（小数位数统一），表明 x 与 x^2 解释了 Y 的变异的 99% 以上，多元线性回归效果佳。

步骤 3：以 $x = \lg\left(\dfrac{X-200}{100}\right)$ 代

入上述二次多项式曲线方程，得曲线回归方程。

$$\hat{Y} = 213.956\,505 - 693.618\,195\lg\left(\frac{X-200}{100}\right)$$
$$+ 925.736\,053\left[\lg\left(\frac{X-200}{100}\right)\right]^2$$

由曲线方程可得回归曲线

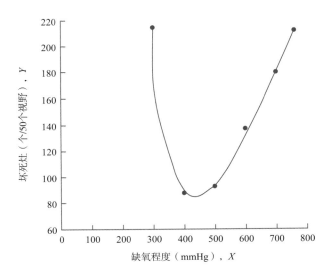

图 2　观测数据点及拟合的二次多项式曲线

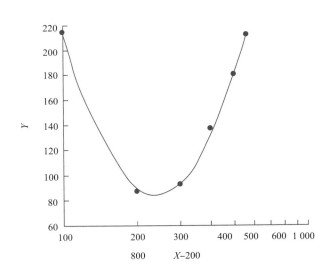

图 3　在半对数坐标纸上观察对称化

表　线性回归方差分析表

变异来源	自由度	平方和	均方	F	P
回归	2	16 188.701	8 094.351	832.545	<0.000 1
残差	3	29.167	9.722		
总变异	5	16 217.868			

（图2）。该二次多项式曲线回归方程的决定系数为 $R^2 = 0.999\,100\,36^2 = 0.998\,201\,53$，残差平方和 $\sum (y - \hat{y})^2$ 为 29.167。

步骤4：求极小点。由 $\hat{Y} = 213.956\,505 - 693.618\,195x + 925.736\,053x^2$ 可得极小点对应的 x 值为：

$$x = \frac{-b_1}{2b_2} = \frac{693.618\,195}{2 \times 925.736\,053}$$

$$= 0.374\,630\,648\,09$$

$$X = 436.935\,779\,457 \approx 436.9$$

代入曲线方程得 $\hat{Y} = 84.0$

点（436.9，84.0）为二次多项式曲线的极小点，表示当 $X = 436.9$ mmHg 压力时，骨髓坏死灶最少，其平均值为 84.0 个/50 个视野。

对本例资料用 SPSS 统计软件包进行非线性回归，参数 a、b_1、b_2 的初始值可选用以上直线化法得到的 a、b_1、b_2 的估计值。由软件得二次多项式曲线方程：

$$\hat{Y} = 213.956\,505 - 693.618\,196 \lg\left(\frac{X - 200}{100}\right)$$

$$+ 925.736\,053 \left[\lg\left(\frac{X - 200}{100}\right)\right]^2$$

决定系数：

$$R^2 = 0.999\,100\,36^2 = 0.998\,201\,53$$

（陈长生）

luójísīdì qūxiàn nǐhé

逻辑斯谛曲线拟合（logistic curve fitting）

指利用逻辑斯谛曲线拟合数据点。逻辑斯谛曲线由比利时数学家费尔哈斯特（P. F. Verhulst）于 1844 年创用。1923 年美国人口统计学家珀尔（R. Pearl）与里德（L. J. Reed）用于人口研究，故又称珀尔-里德（Pearl-Reed）曲线。逻辑斯谛曲线呈拉长的对称的"S"形或

"乙"字形，其形状及特点是只升不降（正"S"形）或只降不升（反"S"形）。曲线对称于拐点（平移后以拐点为原点），上下各有一条渐近线。多用于生长发育、繁殖、动态率、剂量反应率、流行病学及社会人口学等方面的研究；描述生长发育过程、剂量反应过程和人口死亡指标的变动等，尤其适用于反映百分数指标的变动。

逻辑斯谛曲线函数的一般形式 公式为：

$$Y = L + \frac{K}{1 + ae^{bx}} \tag{1}$$

式中 Y 为曲线方程的应变量；x 为曲线方程的自变量；a、b 为拟合曲线的参数；L 为下渐近线的纵坐标；K 为上下两条平行的渐近线间的距离；e 是自然对数的底（2.71828）。此曲线的拐点在原坐标的 $X = -\frac{\ln a}{b}$，$Y = \frac{K}{2} + L$ 处。X 与拐点横坐标的距离即为式（1）中的 x。由式（1）移项和取对数，可得式（2）：

$$\ln \frac{K - (Y - L)}{Y - L} = \ln a + bx \tag{2}$$

式中 $Y - L$ 是观察数据点与下渐近线的距离，$K - (Y - L)$ 是观察数据点与上渐近线的距离。令

$$z = \frac{K - (Y - L)}{Y - L} \tag{3}$$

则 z 就是观察数据点与上下两条渐近线距离之比。由式（2）与式（3）得式（4）：

$$\ln z = \ln a + bx \tag{4}$$

式（4）表示自变量 x 与应变量 Y 的函数 $\ln z$ 呈线性关系。式中 $\ln a$ 是截距，b 是斜率。求得 K、L、a、b 后代入式（1）即得逻辑斯

谛曲线方程。

实例 具体如下：

例 在某保健品药理作用的研究中，将喂食该保健品的一批果蝇作追踪观察，每隔一个月统计果蝇的存活只数，并计算存活率，直至 12 个月，数据见表第（1）（2）栏。试拟合逻辑斯谛曲线。

步骤1：将各（X，Y）点在普通坐标纸上绘制散点图。得图1，由此图确定 K 与 L，并计算 z。按果蝇存活率最终将降至 0%，故选下渐近线 $L = 0$；而开始观察时都是活果蝇，拟合曲线的起点应为（0，100），则上渐近线必略高于 100，故 $K = 101$。由式（3）得：

$$z = \frac{101 - (Y - 0)}{Y - 0} = \frac{101 - Y}{Y},$$

z 值见表1第（3）栏。

步骤2：以（X，z）在半对数坐标纸上作图（图2）。各观察点呈直线趋势。如果不成直线趋势，可通过调整 K 或 L 的大小，使观察点呈直线趋势。

步骤3：用目测法作直线，尽量使各点与直线的距离最近（图2）。

步骤4：确定拐点。由图2目测直线上读出与 $z = 1$（即 $Y = K/2 + L$）相应的 X 值，作为 X_0，即曲线的拐点为（X_0，$K/2 + L$）。将原点平移至拐点（X_0，$K/2 + L$）处，令 $x = X - X_0$。本例与 $z = 1$（即 $Y = \frac{K}{2} + L = 50.5$）对应的 $X = 5.5$，以拐点（5.5，50.5）为原点。$x = X - 5.5$，x 为曲线方程的自变量。

步骤5：求斜率 b 及截距 $\ln a$。在图2目测直线上选两点：（0，0.01），（11，100），按 $x = X - 5.5$ 并将 z 值化成对数，得（0-5.5，$\lg 0.01$），（11-5.5，$\lg 100$）；即

表　用直线化拟合逻辑斯谛曲线

追踪月数	存活率（%）	$z = \dfrac{101-Y}{Y}$	ln z	$x = (1) - 5.5$	$\hat{Y}$
X（1）	Y（2）	（3）	（4）	（5）	（6）
0	100.0	0.010	−4.605 2	−5.5	100.00
1	93.0	0.086	−2.453 4	−4.5	98.72
2	92.3	0.094	−2.364 5	−3.5	95.88
3	79.2	0.276	−1.287 4	−2.5	89.91
4	65.0	0.554	−0.590 6	−1.5	78.61
5	60.5	0.669	−0.402 0	−0.5	60.92
6	45.1	1.239	0.214 3	0.5	40.08
7	40.9	1.469	0.384 6	1.5	22.39
8	14.8	5.824	1.762 0	2.5	11.09
9	5.1	18.804	2.934 1	3.5	5.12
10	3.6	27.056	3.297 9	4.5	2.28
11	1.2	83.167	4.420 9	5.5	1.00
12	0.4	251.500	5.527 4	6.5	0.44

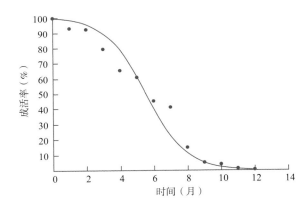

图1　拟合逻辑斯谛曲线

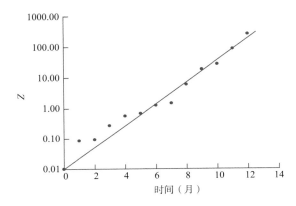

图2　资料的直线化

（−5.5−2），（5.5，2）。故直线的斜率为：

$$m = \frac{2-(-2)}{5.5-(-5.5)} = \frac{4}{11}$$

$$= 0.363\ 636（常用对数）$$

$$b = 2.302\ 585\left(\frac{4}{11}\right)$$

$$= 0.837\ 304（自然对数）$$

以拐点作为原点，且直线通过拐点，则直线的截距 ln a = 0，故 a = 1。

步骤6：将 K = 101，L = 0，a = 1，b = 0.837304，代入式（1）得：

$$\hat{Y} = \frac{101}{1 + e^{0.837304x}}$$

步骤7：把 X = 1，2，…，12 代入 x = X − X_0，求 x 及 $\hat{Y}$，见表1中的第（6）栏。并计算其决定系数 $R^2 = 0.984\ 908\ 67^2 = 0.970\ 045$，表明由 x（x = X − 5.5）可解释 Y 的变异的97%，曲线拟合效果佳。

步骤8：作图。把各（X，$\hat{Y}$）点作图连成曲线，即图1的逻辑斯谛曲线。

此曲线有以下特点：①与观察点的趋势一致，而且始终是下降的，表示果蝇存活率随观察时间的延长不断降低。②从（0，100）点开始，表示果蝇开始观察时全部存活。③曲线对称于拐点，即平移后的原点（5.5，50.5）。④曲线的终结以存活率接近0%为极限。

在逻辑斯谛曲线直线化（b 较小时适用于直线化）过程中，参数的估计是由目测法获得的，故主观因素对曲线拟合的结果影响较大，建议给出最优化的目标函数或采用迭代法直接求出迭代的逻辑斯谛曲线方程，并可用上述直线化法的结果作为迭代法参数估计的初始值（即 a = 1、b = 0.837 3）。

对本例资料用 SPSS 统计软件包进行非线性回归，得逻辑斯谛曲线方程：

$$\hat{Y} = \frac{101}{1 + 0.985\,342\,797 e^{0.588\,729\,332 x}}$$

决定系数：

$$R^2 = 0.992\,390\,503^2 = 0.984\,838\,904\,49$$

在用直线化法进行逻辑斯谛曲线拟合过程中，有时需要对应变量百分数 p 进行对数单位变换。对数单位变换又称 logit 变换，当自变量 X 与应变量百分数 p 之间呈 "S" 形曲线关系时，常采用 logit 变换方法进行 "S" 形曲线的直线化。百分数 p 的 logit 变换定义为 $Y = \ln \dfrac{p}{1-p}$，记为 logit（p），其中 $p<1$，因此百分数 p 的取值范围在 0 ~ 1 之间，而 logit（p）却没有数值界限。

（陈长生）

gāngpòcí qūxiàn nǐhé

冈珀茨曲线拟合 （Gompertz curve fitting）

指利用冈珀茨曲线拟合数据点。冈珀茨曲线又称冈珀茨增长曲线，由美国统计学家和数学家冈珀茨帕兹（B. Gompertz）于 1825 年创用，多用在分析社会人口学的人口变动趋势和生物学研究等方面，在医学上的应用不如逻辑斯谛曲线或指数曲线常见。冈珀茨曲线为不对称的 "S" 形或反 "S" 形曲线，主要用于描述生物群体的有限增长规律。

冈珀茨曲线函数的一般形式

公式为：

$$Y = KG^{a^X} \tag{1}$$

$$\lg Y = \lg K + (\lg G) a^X \tag{2}$$

式中 X 为自变量，Y 为应变量，其他均为拟合曲线的常数。此曲线的相对增长率（或减缩率）按固定速度递减（或递增）。将 X 和 Y 在普通坐标纸上绘散点图呈不对称的 "S" 形或反 "S" 形，如图 1 所示，上渐近线的纵坐标是 K，下渐近线是 0（要求 $0<G<1$，且 $a>1$）。令 $\lg Y = y'$，$\lg K = k$，$\lg G = b$，$a^X = x'$，则有直线方程：$y' = k + bx'$。

拟合冈珀茨曲线的近似方法为选点法。如果用统计软件拟合则可采用迭代法直接拟合冈珀茨曲线。以下是常用的选点法的近似计算。式（2）中各常数可由下式计算：

$$a = \left[\frac{C - B}{B - A} \right]^{\frac{1}{n}} \tag{3}$$

$$\lg G = \frac{(B - A)(a - 1)}{(a^n - 1)^2} \tag{4}$$

$$\lg K = \frac{1}{n} \left[A - \frac{(a^n - 1)\lg G}{a - 1} \right] \tag{5}$$

式中 A、B、C 为 $\lg Y$ 的变量值分别合并成三个组时的各组合计数，如表 1 中第（5）栏；n 为各组包含的变量值个数。

实例 具体如下。

例 某人口简略寿命表中，已知年龄组 40 ~ 80 岁各年龄 x 岁时的尚存人数 l_x，见表第（1）、（3）栏。试拟合冈珀茨曲线以修匀，并估计 80 岁以后各年龄的尚存人数 $\hat{l}_x$。

为简化计算，将各年龄用缩简值 $X = (x/5) - 8$ 代表，见表 1 中第（2）栏。将第（3）栏数据作对数变换再合并，见第（5）栏，本例 $n = 3$。按式（3）（4）（5），得公式（6）。

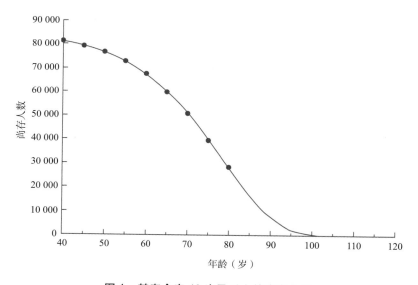

图 1 某寿命表 40 岁及以上的尚存人数

$$a = \left[\frac{13.748\,837 - 14.469\,678}{14.469\,678 - 14.692\,854} \right]^{\frac{1}{3}} = 1.478\,191$$

$$\lg G = \frac{(14.469\,678 - 14.692\,854)(1.478\,191 - 1)}{[(1.478\,191)^3 - 1]^2} = -0.021\,462$$

$$G = 0.951\,783$$

$$\lg K = \frac{1}{3} \left\{ 14.692\,854 - \frac{[(1.478\,191)^3 - 1](-0.021\,462)}{1.478\,191 - 1} \right\}$$

$$= 4.930\,979$$

$$K = 85\,305.886 \tag{6}$$

表　估计某寿命表（摘录）的尚存人数

年龄（岁）		尚存人数		
(x)	X	$l_x = Y$	$\hat{l}_x = \hat{Y}$	$\lg l_x$
(1)	(2) $= \dfrac{x}{5} - 8$	(3)	(4)	(5) = lg (3)
40~	0	81 277	81 193	4.909 968
45~	1	79 258	79 296	4.899 043
50~	2	76 532	76 574	4.883 843
55~	3	72 850	72 721	4.862 430
60~	4	67 568	67 377	4.829 741
65~	5	59 911	60 188	4.777 507
70~	6	50 800	50 942	4.705 864
75~	7	39 325	39 812	4.594 669
80~	8	28 074	27 653	4.448 304
85~	9		16 136	
90~	10		7 278	
95~	11		2 243	
100~	12		394	
105~	13		30	
110~	14		1	

其中：14.692 854（A），14.469 678（B），13.748 837（C）

将有关参数代入式（1）或（2）得：

$$\hat{Y} = 85\,305.886(0.951\,783)^{(1.478\,191)^X}$$

或

$$\lg\hat{Y} = 4.930\,979 - (0.021\,462)(1.478\,191)^X$$

以 $X = 0, 1, 2, \cdots, 14$ 代入上式，即得表中第（4）栏数据 $\hat{Y}$，即估计的各年龄尚存人数 $\hat{l}_x$。

在普通坐标纸上，将表 1 中第（1）（3）栏数据作散点图，见图 1 黑点；将（1）（4）栏数据作图（图 1），即拟合的冈珀茨曲线。决定系数为 0.999 797 65，说明本例的拟合效果很好。对本例资料用 SPSS 统计软件包进行非线性回归，参数 K、G、a 的初始值可选用以上方法得到的 K、G、a 的估计值（即 K = 85300、G = 1、a = 1.5）。由软件得冈珀茨曲线方程为公式（7）。决定系数为公式（8）。

$$\hat{Y} = 85\,679.247\,466(0.949\,338\,591)^{(1.469\,036\,408)^X} \tag{7}$$

$$R^2 = 0.999\,916\,043^2 = 0.999\,832\,093\,05 \tag{8}$$

（陈长生）

logit 曲线拟合（logit curve fitting）　指用直线化法进行曲线拟合的过程中需要对应变量百分数 p 进行对数单位变换的过程。当自变量 X 与应变量百分数 p 之间呈 S 形曲线关系时，常采用 logit 变换方法进行 S 形曲线的直线化，故 logit 曲线拟合是一种简便的通过 logit 变换进行的 S 形曲线拟合方法。百分数 p 的 logit 变换定义为 $Y = \ln\dfrac{p}{1-p}$，记为 logit (p)，其中 $p < 1$，因此百分数 p 的取值范围在 0~1，而 logit (p) 却没有数值界限。

实例　具体如下。

例　在用甲胎蛋白诊断肝癌的研究中，测得家兔的抗血清稀释度的倒数（X）和标记甲胎蛋白的结合率（p,%），见表 1。试拟合抗血清滴度曲线。

步骤 1：定曲线类型。由于原变量 X 是抗血清稀释度的倒数，呈等比数列，故取其对数值 lgX 作为新的自变量 x，以 lgX 和结合率 p 在普通坐标纸上绘散点图，呈反 S 形，故可通过 logit 变换拟合曲线。

表 1　抗血清滴度与甲胎蛋白结合率 logit 变换拟合曲线

原变量		直线化			估计值	
X	p (%)	lgX	lg (X+800)	Y	$\hat{Y}$	$\hat{p}$
(1)	(2)	(3)	(4)	(5)	(6)	(7)
20	46.7	1.30	2.91	−0.132 2	−0.092 9	47.68
160	44.8	2.20	2.98	−0.208 8	−0.226 0	44.37
320	42.5	2.51	3.05	−0.302 2	−0.359 0	41.12
640	36.8	2.81	3.16	−0.540 8	−0.568 1	36.17
1 280	28.8	3.11	3.32	−0.905 2	−0.872 3	29.48
2 560	20.0	3.41	3.53	−1.386 2	−1.271 5	21.90
5 120	15.1	3.71	3.77	−1.726 8	−1.727 7	15.09
10 240	9.0	4.01	4.04	−2.313 6	−2.240 9	9.61
20 480	6.1	4.31	4.33	−2.734 0	−2.792 9	5.77
40 960	5.2	4.61	4.62	−2.903 2	−3.343 4	3.41
81 920	1.4	4.91	4.92	−4.254 6	−3.913 7	1.96

步骤2：曲线直线化。对结合率p作logit变换，然后以$\lg X$与Y在普通坐标纸上作散点图，各观察点的趋势已不是S形，说明logit变换有效，但仍未达到直线趋势（图2）。为达到直线化，可按$\lg(X+K)$作变换，尝试$K=600$，800，$1\,000$，$1\,400$等，而以$\lg(X+800)$时较好。再以$\lg(X+800)$和Y作散点图，可达到直线化（图3）。

步骤3：对$\lg(X+800)$和Y用最小二乘法求线性回归方程计算。

$$\hat{Y}=5.438\,6-1.900\,9\lg(X+800)$$

决定系数 $R^2 = 0.990\,533\,76^2 = 0.981\,157\,13$，表明由$x[x=\lg(X+800)]$可解释$Y$的变异的98%以上，直线拟合效果佳。

由于S形曲线两端常常比中间部分易出现较大的波动，故直线化后也可采用目测法求线性回归方程。即在图3上做一目测直线，使各观察点与直线的距离最近。在直线上取两点（通常取相距较远又便于读数的两点），按两点式建立直线方程。

步骤4：将X代入上述线性回归方程，得$\hat{Y}$，见表1第（6）栏，并可计算$\hat{p}$［见表1第（7）栏］和决定系数。决定系数 $R^2 = 0.998\,065\,94^2 = 0.996\,135\,620\,59$，表明由$X$可解释$p$的99%以上变异，曲线拟合效果佳。

对本例资料用SPSS统计软件包进行非线性回归，参数a、b的初始值可选用以上方法得到的a、b的估计值（即$a=5.4$、$b=-1.9$）。主要结果见表2、表3。

得logit曲线方程：

$$\hat{Y}=\frac{\exp[5.557\,501\,806-1.939\,122\,238\lg(X+800)]}{1+\exp[5.557\,501\,806-1.939\,122\,238\lg(X+800)]}$$

$$(1)$$

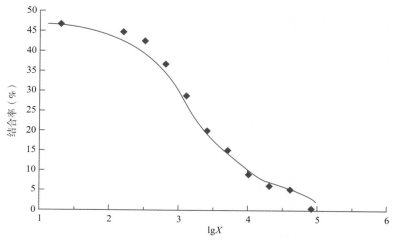

图1　拟合S形曲线

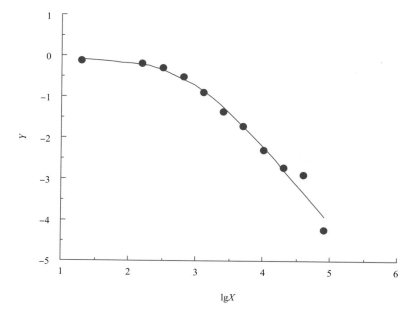

图2　资料的直线化（未成功）

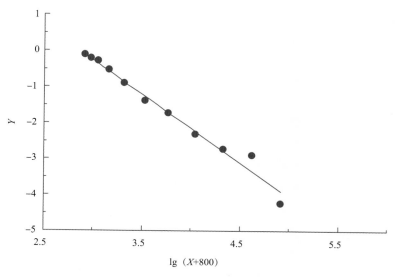

图3　资料直线化（成功）

表2 非线性回归方差分析表

变异来源	自由度	平方和	均方
回归	2	0.894 19	0.447 09
残差	9	0.001 119 837	0.000 124 426 3
总（未校正）	11	0.895 31	
总（校正）	10	0.297 66	

表3 参数估计结果

参数	参数估计值	标准误	95%可信区间	
A	5.557 501 806	0.207 211 414	5.088 757 020	6.026 246 591
B	−1.939 122 238	0.064 934 834	−2.086 015 038	−1.792 229 438

决定系数：

$$R^2 = 0.998\ 174\ 587^2 = 0.996\ 352\ 506\ 13 \tag{2}$$

（陈长生）

Probit qūxiàn nǐhé

Probit 曲线拟合（Probit curve fitting）

指用直线化法进行曲线拟合的过程中需要对应变量百分数 p 进行概率单位变换的过程。Probit 是 probability unit 的缩写，又称概率单位，指以正态曲线下左侧面积占曲线下总面积（概率密度曲线下的总面积为1）的百分比例为反应率时，其横坐标上相应的标准离差。

在毒理学实验的剂量反应关系研究中，Probit 回归模型常表示为 $\phi^{-1}(p) = \alpha + \beta \ln X$，百分数 p 为不同剂量 X 下动物发生的"阳性反应率"。在医学研究中，概率单位常用于半数致死量、半数有效量、半数耐受量、半数抑制量等剂量反应研究。剂量反应研究资料若以剂量为自变量 X，反应率 p（%）为应变量 Y 在普通坐标纸上绘制散点图，则图形呈曲线趋势，通常为不对称的 S 形曲线。如将剂量 X 作对数变换为剂量对数 $\lg X$（或 $\ln X$），以 $\lg X$（或 $\ln X$）和 p 绘散点图，则图形呈对称的 S 形曲线（对数变换起对称化作用）。如果将反应率 p 作概率单位变换，则 X（或其对数）与反应率 p 的概率单位之间成直线关系。因此，此类研究资料可考虑用 Probit 曲线拟合。在实际应用时可直接查阅百分数与概率单位换算表，或用统计软件中的概率单位函数，如 SPSS 软件中的 Probit（p）函数。

实例 具体如下。

例 用莽草实对小白鼠灌胃，记录各剂量组的惊厥率，实验结果见表1中的第（1）~（4）栏，试拟合 probit 曲线，并求 ED_{50}。

步骤1：直线化。对剂量 X 作对数变换，得剂量对数 $\lg X$，见表1中的第（5）栏；对惊厥率 p 作概率单位变换，得 $Y = \text{Probit}(p)$，见表1中的第（6）栏。当百分数为0%和100%时，相应的概率单位是负无穷大和正无穷大，它们在剂量反应曲线的直线化过程中无意义，故在表1中略去，实际计算时所用的动物组为前5组。

步骤2：作 Y 关于 $\lg X$ 的线性回归。

$$\hat{Y} = 5.682 + 7.460 \lg X \tag{1}$$

步骤3：将各 X 代入回归方程求 $\hat{Y}$，并计算决定系数。$\hat{Y}$ 见表1中第（7）栏。决定系数 $R^2 = 0.991\ 453\ 39^2 = 0.982\ 979\ 83$，表明由 $\lg X$ 可解释 Y 的变异的98%以上，直线拟合效果佳。

步骤4：求半数有效量 ED_{50}。50%惊厥率所对应的概率单位 $Y = 5$，故 $\lg ED_{50} = (5 - 5.682)/7.460 = -0.091\ 42$，$ED_{50} = 0.810$（g/kg）。

表1 某有机剂半数致死量计算表

剂量（g/kg）	受试动物数	惊厥动物数	惊厥率（%）	剂量对数	概率单位	
X（1）	n（2）	r（3）	p（4）	$\lg X$（5）	Y（6）	$\hat{Y}$（7）
0.501	16	1	6.25	−0.3	3.47	3.44
0.631	16	4	25.00	−0.2	4.33	4.19
0.794	16	6	37.50	−0.1	4.68	4.94
1.000	16	12	75.00	0.0	5.67	5.68
1.259	16	15	93.75	0.1	6.53	6.43
1.585	(16)	16	100.00	(0.2)	—	—

步骤 5：求半数有效量 ED_{50} 的 95% 可信区间。令 $m = \lg ED_{50}$，则 s_m 为 $\lg ED_{50}$ 的标准误，其计算公式为 $s_m = \dfrac{s}{\sqrt{N/2}}$，式中 $s = 1/b$，b 为线性回归方程的回归系数，N 为计算回归系数时实际所用各组动物的总数。本例 $N = 80$，计算得 $s_m = \dfrac{1}{7.460\sqrt{80/2}} = 0.021\,19$，$\lg ED_{50}$ 的 95% 可信区间为 $m \pm 1.96 s_m = -0.091\,42 \pm 1.96(0.021\,19) = -0.132\,95 \sim 0.049\,89$，则半数有效量 ED_{50} 的 95% 可信区间为 $0.736 \sim 0.891$（g/kg）。

对本例资料用 SPSS 统计软件包直接进行惊厥率 p 对应的概率单位 Probit（p）关于剂量 X 的 Probit 曲线拟合分析，皮尔逊拟合优度卡方检验统计量为 0.586，$DF = 3$，$P = 0.900$，表明 Probit 曲线拟合效果佳。参数估计结果见表 2，$ED_1 \sim ED_{99}$ 及其 95% 可信限见表 3。

表 2　参数估计结果

参数	估计值	标准误	t 值
A	1.682 47	0.629 99	2.670 63
B	3.912 43	0.741 90	5.273 50

表 3　$ED_1 \sim ED_{99}$ 及其 95% 可信限

百分数（%）	剂量	95% 可信限	
1	0.253 34	0.000 00	0.422 73
2	0.323 02	0.011 55	0.475 64
3	0.367 22	0.080 27	0.509 50
4	0.400 48	0.131 77	0.535 17
5	0.427 53	0.173 51	0.556 21
6	0.450 55	0.208 91	0.574 23
7	0.470 74	0.239 85	0.590 14
8	0.488 82	0.267 45	0.604 49
9	0.505 26	0.292 46	0.617 63

续　表

百分数（%）	剂量	95% 可信限	
10	0.520 39	0.315 40	0.629 80
15	0.583 04	0.409 30	0.681 29
20	0.632 83	0.482 26	0.723 88
25	0.675 55	0.543 16	0.762 10
30	0.713 91	0.596 06	0.798 22
35	0.749 46	0.643 16	0.833 62
40	0.783 19	0.685 80	0.869 25
45	0.815 83	0.724 94	0.905 85
50	0.847 95	0.761 33	0.943 99
55	0.880 07	0.795 67	0.984 19
60	0.912 70	0.828 65	1.026 94
65	0.946 43	0.860 99	1.072 87
70	0.981 98	0.893 51	1.122 85
75	1.020 34	0.927 17	1.178 21
80	1.063 06	0.963 33	1.241 18
85	1.112 85	1.004 17	1.315 88
90	1.175 51	1.054 18	1.411 26
91	1.190 64	1.066 08	1.434 48
92	1.207 08	1.078 94	1.459 76
93	1.225 15	1.093 02	1.487 63
94	1.245 34	1.108 67	1.518 82
95	1.268 36	1.126 43	1.554 49
96	1.295 41	1.147 19	1.596 51
97	1.328 67	1.172 58	1.648 29
98	1.372 88	1.206 13	1.717 32
99	1.442 55	1.258 67	1.826 46

Probit 曲线回归方程为：

$$\text{Probit}(\hat{p}) = \hat{Y} = 1.682\,47 + 3.912\,43X,$$

或

$$\hat{p} = \int_{-\infty}^{1.682\,47 + 3.912\,43X} \frac{1}{\sqrt{2\pi}} e^{-\frac{x^2}{2}} dx \tag{2}$$

半数有效量 ED_{50} 为 0.847 95（g/kg），半数效量 ED_{50} 的 95% 可信区间为 0.761 33 ～ 0.943 99（g/kg）。Probit 曲线拟合的决定系数为 $R^2 = 0.992\,636\,73^2 = 0.985\,327\,68$。

（陈长生）

mìhánshù qūxiàn nǐhé

幂函数曲线拟合（power function curve fitting）　幂函数为 $y = ax^b$，一般形式为 $y = k + ax^b$。当函数中的 $b > 0$ 时，如 $y = x^{1.5}$，$y = x^3$ 等，幂函数曲线无渐近线；$b < 0$ 时，幂函数曲线又称双曲线（hyperbola），如 $y = x^{-1.5}$，$y = x^{-3}$ 等，此时幂函数曲线以 x 轴和 y 轴为渐近线。

在采用直线化法拟合幂函数曲线 $y = ax^b$ 时，如果双对数坐标纸上（x 与 y，均置于对数轴）或普通坐标纸上（$\lg x$ 与 $\lg y$）绘制的散点图不呈直线趋势，则在取对数的变量 y 的每个值上加或减常数 k（即 $y \pm k$），再作散点图。给定不同的 k 值反复尝试，直到点子的直线趋势最好，即得最适当的 K 值。必要时也可对取对数的变量 x 的每个值上加或减另一个常数 c（即 $x \pm c$），c 与 k 一样，需经反复尝试。

医学资料中幂函数曲线形状与相应的指数曲线类似，但指数曲线只有一条渐近线，幂函数曲线（$b < 0$ 时）有两条渐近线；幂函数曲线拟合的应用亦与指数曲线拟合相似，但幂函数曲线适用于弯曲程度更大的资料，曲线拟合方法也有直线化法和迭代法，与指数曲线拟合类似，由于直线化法也对 y 进行变量变换，故最好选用迭代法。

实例　具体如下。

例　二酰肼生成率（%）y 受压力（mmHg）x 的影响，测定结果见表 1，试拟合幂函数曲线。

表 1　二酰肼生成率 y（%）与压力 x（mmHg）的关系

压力 x（mmHg）	15	30	50	100	300	760
生成率 y（%）	48	38	25	17.5	9.6	2.6

步骤 1：定曲线类型。将资料在普通坐标纸上绘制散点图（图1），曲线弯度较大，可考虑拟合幂函数曲线。

步骤 2：直线化。将资料在双对数坐标纸上绘制散点图（图2），图仍呈曲线趋势，经尝试 $y+k$，$k=10$ 时，呈直线趋势（图2），说明可对 y' $[y'=\lg(y+10)]$ 和 x' $(x'=\lg x)$ 进行线性回归。

步骤 3：作 y' 关于 x' 的线性回归。

$$\hat{y}' = 2.2238 - 0.3862x' \qquad (1)$$

方差分析结果（表2）表明线性回归具有统计学意义，其决定系数为 0.9926，表明 x' 解释了 y' 的变异的 99% 以上，线性回归效果佳。

步骤 4：以 $\hat{y}' = \lg(\hat{y}+10)$，$x' = \lg x$ 代入上述线性回归方程，得幂函数曲线回归方程。

$$\hat{y} = 167.41x^{-0.3862} - 10 \qquad (2)$$

由以上幂函数曲线方程可得回归曲线（图1）。该幂函数曲线回归方程的决定系数为 $R^2 = 0.99480113^2 = 0.98962929$，残差平方和 $\sum(y-\hat{y})^2$ 为 15.3418。

对本例资料用 SPSS 统计软件包进行非线性回归，参数 a、b、k 的初始值可选用以上直线化法得到的 a、b、k 的估计值。由软件得幂函数曲线方程：

$$\hat{y} = 166.25498739x^{-0.381481579} - 10.346700154$$

决定系数：

$$R^2 = 0.994804483^2 = 0.9896359594$$

（陈长生）

qūxiàn nǐhé yōudù

曲线拟合优度（goodness of fitting for curve）

当用所拟合的曲线回归方程来描述两变量间的曲线关系时，经常需要判断所拟合的曲线回归方程有无意义（即此曲线回归关系能否成立）以及拟合的效果如何。如果曲线拟合是利用直线化的原理来完成的，那么，判断所拟合的曲线回归方程有无意义可用直线化方程的假设检验，即直线化方程成立，则曲线关系也成立，反之亦然。如果是通过统计软件中较为复杂的迭代算法进行非线性最小二乘估计来得到曲线回归方程，那么，判断所拟合的曲线回归方程有无意义可用非线性回归方差分析结果、参数估计结果、残差平方和（或残差均方）、决定系数 R^2 等统计量。如果要评价曲线拟合的效果，则可以计算残差平方和

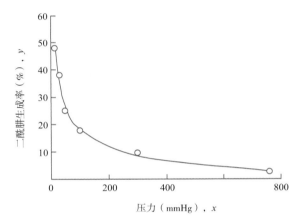

图 1　二酰肼生成率（%）y 与压力（mmHg）x 的关系

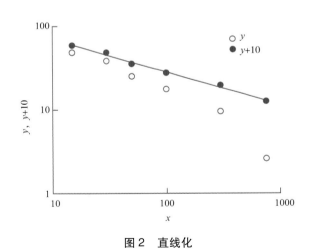

图 2　直线化

表 2　线性回归方差分析表

变异来源	自由度	平方和	均方	F	P
回归	1	0.3031	0.3031	534.6258	<0.0001
残差	4	0.0023	0.0006		
总变异	5	0.3054			

$\sum (Y - \hat{Y})^2$ 和决定系数 R^2。一般来说残差平方和小，拟合效果就好；反之，效果就差。同理，决定系数 R^2 大拟合效果就好；反之，效果就差。

需注意，为了单纯地得到较小的残差平方和 $\sum (Y - \hat{Y})^2$ 或较大的 R^2，模型的形式可能会很复杂，甚至使其中的参数无法解释其实际意义，这是不可取的。因为，曲线拟合得好坏还取决于：①曲线类型的选择是否正确，如率的估计值应该在 0、1 之间，身高、体重、体积等测量结果的估计值不应出现负数等。②模型中的估计参数个数是否较少，因为估计参数个数与 R^2 呈正比，当估计参数个数与样本数相同时，R^2 可以为 1，显然这种模型不能认为是最优。③模型的形式是否较为简单。因此，要充分考虑专业知识、结合实际解释和应用效果来确定最终所拟合的曲线。

在线性回归中，评价回归效果的决定系数 R^2 定义为：

$$R^2 = 1 - \frac{SS_{残}}{SS_{总}} = 1 - \frac{\sum (Y - \hat{Y})^2}{\sum (Y - \bar{Y})^2}$$

$$(1)$$

其意义为回归贡献的百分比，即 $R^2 = SS_{回} / SS_{总}$。决定系数愈接近于 1，回归效果愈好。曲线拟合中，如果曲线形式可表示为 X 的某种变换形式与 Y 的线性关系（如对数曲线 $\hat{Y} = a + b\lg X$），即可采用"曲线直线化"的方法对变换后的 X'（如 $X' = \lg X$）和 Y 作最小二乘拟合，则 R^2 的计算方法和意义同线性回归，曲线回归方程保证了残差平方和 $\sum (Y - \hat{Y})^2$ 最小，即可得到最小二乘原则下的最优答案。如果曲线形式表示为 Y 的某种变换形式 Y' 与 X 的线

性关系（如将指数曲线 $\hat{Y} = e^{a+bX}$ 变换为 $Y' = \ln Y = a + bX$），且采用"曲线直线化"的方法作最小二乘拟合，则按式（1）计算的 R^2 失去了原有意义，在某些极端情况下，还会出现负数。这时的 R^2 只能作为曲线拟合优度的参考指标，而且必须认识到这种做法尚缺乏理论依据，因为曲线直线化方法得到的曲线方程不能保证残差平方和 $\sum (Y - \hat{Y})^2$ 最小，只保证了 $\sum (Y' - \hat{Y}')^2$ 最小。这种情况下，如果直接采用"非线性最小二乘"估计方法作曲线拟合，则按式（1）计算的 R^2 通常只有近似的意义，在所拟合的曲线模型合理时可以作为拟合优度的一个指标，即 R^2 的应用是有条件的。因此，有必要给出拟合优度指标决定系数 R^2 计算的新方法。

在线性回归中，式（1）给出的决定系数 R^2 经适当变换可得到：

$$R^2 = \frac{\left[\sum_{i=1}^{n} \frac{1}{b} (\hat{y}_i - \bar{y})(y_i - \bar{y}) \right]^2}{\sum_{i=1}^{n} \frac{1}{b^2} (\hat{y}_i - \bar{y}_i)^2 \sum_{i=1}^{n} (y_i - \bar{y})^2}$$

$$= \frac{\left[\sum_{i=1}^{n} (\hat{y}_i - \bar{y})(y_i - \bar{y}) \right]^2}{\sum_{i=1}^{n} (\hat{y}_i - \bar{y})^2 \sum_{i=1}^{n} (y_i - \bar{y})^2}$$

$$= [corr(y, \hat{y})]^2 = r_{y, \hat{y}}^2$$

$$(2)$$

即决定系数为观察值 y 与估计值 $\hat{y}$ 之间相关系数的平方。决定系数越接近于 1，拟合效果越好。因此，可以把式（2）推广到曲线拟合中作为曲线的拟合优度指标决定系数 R^2 的计算。

表 1、表 2 为指数函数曲线拟合例子的主要结果（见指数函数曲线拟合）。

$y'(\ln y)$ 关于 x 的线性回归方程为 $\hat{y}' = 5.6350 - 0.0517x$，方差分析结果（表 1）表明线性回归具有统计学意义，线性回归方程成立，则 y 与 x 的曲线关系（$\hat{y} = 280.0467 e^{-0.0517x}$）也成立。线性回归的决定系数为 0.9977，表明 x 解释了 $y'(\ln y)$ 99% 以上的变异，线性回归效果佳。指数曲线方程 $\hat{y} = 280.0467 e^{-0.0517x}$ 的决定系数，按式（2）计算，为 $R^2 = 0.995439^2 = 0.990899$，残差平方和 $\sum (y - \hat{y})^2$ 为 636.47，按式（1）计算的决定系数 $R^2 = 1 - (636.47 / 64425.71429) =$

表 1　线性回归方差分析表

变异来源	自由度	平方和	均方	F	P
回归	1	8.380	8.380	2 147.259	<0.000 1
残差	5	0.02	0.004		
总变异	6	8.400			

表 2　非线性回归方差分析表

变异来源	自由度	平方和	均方
回归	2	188 524.260 91	94 262.130 45
残差	5	523.739 09	104.747 82
总（未校正）	7	189 048.000 00	
总（校正）	6	64 425.714 29	

0.990 1。非线性回归得到的指数曲线方程 $\hat{y} = 272.840\,3e^{-0.048\,6x}$ 的决定系数［按式（2）计算］为 $R^2 = 0.996\,0^2 = 0.992\,0$，残差平方和 $\sum(y-\hat{y})^2$ 为 523.739 09（表2），按照式（1）所计算的决定系数 $R^2 = 1-(523.739\,09/64\,425.714\,29) = 0.991\,87$。

（陈长生）

qūxiàn nǐhé yōudù de bǐjiào

曲线拟合优度的比较 （comparison of goodness of fitting for curve）

在医学研究中，当两变量间呈现某种非直线回归关系，且其回归模型的数学形式尚未确定时，往往需要结合散点图试配几种不同形式的曲线方程并计算其残差均方（剩余均方）、残差（剩余）平方和 $\sum(Y-\hat{Y})^2$ 或决定系数 R^2，再进行不同曲线方程拟合优度的比较，以便选择合适的曲线方程形式（同时要充分考虑专业知识、既往经验、资料性质、实际解释和应用效果等）。一般来说残差均方或残差平方和越小，拟合优度越好；决定系数 R^2 越大，拟合优度越好。但需注意的是，在拟合的回归模型合理且需估计的模型参数个数相同时，比较残差均方、残差平方和 $\sum(Y-\hat{Y})^2$ 或决定系数 R^2 才有意义。如果需要通过增加模型估计参数个数的方法来提高模型的拟合优度，则要判断所增加的估计参数是否有意义（如统计假设检验）。常用的拟合优度比较有两种，即相互比较和逐步比较，视曲线拟合的残差自由度与曲线类型而定，所用的假设检验方法均为 F 检验。

相互比较 用于拟合的残差自由度相等时。如拟合直线回归方程与指数曲线方程（或对数曲线方程、幂函数曲线方程）的比较，拟合指数曲线方程与幂函数曲线方程的比较等。F 检验时的检验假设 H_0 为两个残差均方（即剩余方差、估计误差均方）相等，统计量 F 值的公式为：

$$F = \frac{较大残差均方}{较小残差均方} = \frac{较大残差平方和}{较大残差平方和} \tag{1}$$

式中残差平方和可由观察值 Y 与回归值 $\hat{Y}$ 直接计算，亦可从统计软件输出的方差分析结果中获得，结果相同。由于规定将较大均方作分子，较小均方作分母，则 F 值必然大于1，故应查附表"方差齐性检验用 F 界值表"得 P 值；若查附表"方差分析用 F 界值表"，则应将表中的 P 值加倍，如表中 $P = 0.05$ 的界值，此时应为 $P = 0.10$ 的界值，同理表中 $P = 0.01$ 的界值，此时应为 $P = 0.02$ 的界值。查得 P 值后，按所取检验水准作出推断结论。若拒绝剩余方差相等的假设 H_0，则应选残差均方较小的曲线方程；若不拒绝假设 H_0 可选用其中的任一曲线方程，但在实际工作中常选残差均方较小的曲线方程。

例1 研究莫沙奇病毒暴露于 X 线下不同时间的复制情况，资料见表1第（1）（2）栏。已得直线回归方程和指数曲线回归方程（用曲线直线化求得）如下：

$$\hat{Y} = 231.827 - 4.292X, \quad R^2 = 0.896\,2$$

$$\hat{Y} = 280.046\,7e^{-0.051\,7X}, \quad R^2 = 0.990\,9$$

经拟合优度检验，上述回归关系均成立。试比较二者的拟合优度。

H_0：两回归方程的剩余方差相等；

H_1：两回归方程的剩余方差不等。

$\alpha = 0.10$。

分别计算两个方程的回归值 $\hat{Y}$，如表1第（3）（4）栏。两个回归方程拟合优度相互比较的 F 检验见表2。

将较大剩余方差除以较小剩余方差，得 F 值，查附表"方差齐性检验用 F 界值表"，得 $P < 0.10$，按 $\alpha = 0.10$ 水准拒绝 H_0，接受 H_1，认为该资料拟合指数曲线比直线回归更优。

逐步比较 用于拟合的残差自由度递减时。如拟合几个不同幂次的多项式曲线，随着多项式回归方程幂次的升高（即要估计的模型参数个数的增加），自由度 v 将递减，如直线回归的 $v = n-2$，二次曲线回归的 $v = n-3$，三次曲线回归的 $v = n-4$。同时，计算亦愈趋复杂。以表3资料为例，直线化后拟合，得指数曲线方程 $\hat{Y} = a_1 \cdot e^{b_1X}$，$R^2 = 0.973\,8$，再作二次直线拟合，得 $\hat{Y} = a_2 + b_2(a_1 \cdot e^{b_1X})$，$R^2 = 0.990\,2$，虽然后者 R^2 略大于前者，但是以增加两个估计参数为代价，并不能说明后者优于前者。因此，在对同一资料拟合不同曲线的过程中，常需了解回归模型的估计参数增加后是否提高了拟合优度，所增加的估计参数是否有意义？这就是逐步比较要解决的问题。其检验步骤如下。

步骤1：作检验假设 H_0 为曲线方程增加一个估计参数对拟合优度无改进。即减少的估计误差的均方等于增加一个估计参数的方程的残差均方。

步骤2：计算估计参数个数相邻的两个曲线方程之残差平方和，并计算二者之差，即减少误差的平方和。

步骤3：按式（2）计算统计

量 F 值。

$$F = \frac{减少误差的平方和／自由度}{升高一次的方程的残差平方和／自由度} \tag{2}$$

步骤4：查附表"方差分析用 F 界值表"得 P 值，按所取检验水准作出推断结论。若 $P < \alpha$，则拒绝检验假设 H_0，可认为曲线方程增加一个估计参数后减少的误差有统计学意义，故需拟合增加一个估计参数的曲线方程；若 $P > \alpha$，则不拒绝假设 H_0，可认为减少的误差无统计学意义，没必要在拟合曲线方程时再增加一个估计参数。

例2　某地钩虫治疗次数与复查阳性率（%）资料见表3，对该资料拟合的直线回归和二次、三次、四次多项式曲线回归方程如下，试对各次方程的拟合优度作逐步比较。

$\hat{Y} = 52.389\ 286 - 7.647\ 619X$，$R^2 = 0.748\ 60$

$\hat{Y} = 83.121\ 429 - 26.086\ 905X + 2.048\ 810X^2$，$R^2 = 0.963\ 51$

$\hat{Y} = 104.571\ 429 - 48.403\ 571X + 7.898\ 810X^2 - 0.433\ 333X^3$，$R^2 = 0.997\ 51$

$\hat{Y} = 112.639\ 29 - 60.260\ 88X + 13.066\ 86X^2 - 1.289\ 02X^3 + 0.047\ 54X^4$，

$R^2 = 0.998\ 75$

H_0：曲线幂次递升一次后减少的估计误差之均方等于升一次曲线的残差均方；

H_1：曲线幂次递升一次后减少的估计误差之均方大于升一次曲线的残差均方。

$\alpha = 0.05$。

用 F 检验对该资料不同幂次的曲线方程的拟合优度进行逐步比较，结果见表4。由 F 检验的结果可看出：二次曲线的拟合优度比直线回归有很大提高，按 $\alpha = 0.05$ 水准拒绝 H_0；三次曲线的拟

表1　拟合模型后的估计误差

暴露时间（X）	病毒计数（Y）	直线 $\hat{Y}$	曲线 $\hat{Y}$
（1）	（2）	（3）	（4）
0	271	231.826 64	280.046 71
3	226	218.952 12	239.811 88
7.5	209	199.640 35	190.033 88
15	128	167.454 07	128.953 04
30	59	103.081 51	59.378 98
45	29	38.708 94	27.342 22
60	12	-25.663 63	12.590 27
$\sum (Y - \hat{Y})^2$		6 684.442 99	636.473 26

表2　两回归方程拟合优度相互比较

变异来源	残差平方和	自由度	均方（方差）	F 值	P 值
直线回归	6 684.442 99	5（7-2）	1 336.888 6	10.502 3	<0.01
指数曲线	636.473 26	5（7-2）	127.294 7		

表3　某地钩虫治疗次数与复查阳性率（%）

治疗次数（X）	1	2	3	4	5	6	7	8
复查阳性率（Y）	63.9	36.0	17.1	10.5	7.3	4.5	2.8	1.7

表4　直线、二次、三次、四次多项式曲线拟合优度的逐步比较

变异来源		自由度	$\sum (Y - \hat{Y})^2$	均方	F 值	P 值
二次曲线与直线的比较	直线	6	824.919 8			
	二次曲线	5	119.719 5	23.943 9	29.452 19	<0.01
	差值	1	705.200 3	705.200 3		
三次曲线与二次曲线的比较	二次曲线	5	119.719 5			
	三次曲线	4	8.179 5	2.044 9	54.545 45	<0.01
	差值	1	111.54	111.54		
四次曲线与三次曲线的比较	三次曲线	4	8.179 5			
	四次曲线	3	4.088 55	1.362 85	3.001 76	>0.05
	差值	1	4.090 95	4.090 95		

合优度比二次曲线也有较大提高，按 $\alpha = 0.05$ 水准也拒绝 H_0；四次曲线的拟合优度比三次曲线稍有提高，但以增加一个估计参数为代价，且按 $\alpha = 0.05$ 水准不拒绝 H_0，因此，该资料拟合三次曲线已经达到了很好的拟合优度，与前述的模型 $\hat{Y} = a_2 + b_2(a_1 \cdot e^{b_1 X})$ 比较，同样用去了 4 个估计参数，但 $R^2 = 0.997\,51$，且每个估计参数的假设检验结果均有 $P < 0.01$。

（陈长生）

yàngtiáo hánshù

样条函数（spline function）

按一定光滑性要求"对接"起来的分段多项式。在曲线拟合的实际工作中，有时会遇到用一个统一的拟合方程来描述一个较长的过程，效果并不理想，此时，需要进行曲线分段多项式拟合，而样条函数是其中最有效的方法之一。具体地说，对所考察的区间 $[a, b]$ 作一分划。

$$\Delta: a = t_0 < t_1 < \cdots < t_n < t_{n+1} = b$$

如果函数 $S_k(t)$ 在分划 Δ 的每个子段 $[t_i, t_{i+1}]$（$i = 0, 1, \cdots, n$）上都是 k 次多项式，且在每个结点 t_i（$i = 1, 2, \cdots, n$）上具有直到 $k-1$ 阶连续导数，则称分段 k 次多项式 $S_k(t)$ 为 k 次样条函数。因此，样条函数就是一类逐段光滑、且各段的交接处具有一定光滑性的函数，既具有很强的适应数据和函数变化的能力，又具有一定的整体光滑性。样条函数起源于船体画样时画光滑曲线的机械样条—弹性的细长条，其概念产生于 1946 年，但直到 60 年代初才开始得到应用，最早用于解决造船、航空等工业制造中的几何设计问题。由于工程设计的进一步需要，大大发展了样条函数。1964 年起，样条的概念已扩展到

非多项式样条，并与更广泛的数学、物理及工程计算问题紧密结合在一起。20 世纪 90 年代以来，样条函数又在数据统计分析领域十分活跃，甚至被认为是现代统计学的新分支。目前，它已成为一种很有效的数值分析工具，而且不受资料分布类型的限制，主要用于数据插值、逼近和曲线拟合，在外形设计、计算机辅助设计和医学数据统计处理等许多领域有着广泛的应用。在实际应用中，最常用的样条函数为三次样条函数，显然，三次样条函数 $S_3(t)$ 可表示为：

$$S_3(t) = g(t) = d_i(t-t_i)^3 + c_i(t-t_i)^2 + b_i(t-t_i) + a_i, \quad t_i \le t \le t_{i+1}, \quad i = 0, 1, \cdots, n$$

如果三次样条函数 $g(t)$ 的二阶、三阶导数在 a 与 b 处为 0，则 $g(t)$ 称为三次自然样条（natural cubic spline，NCS），这些约束条件称自然边界条件（natural boundary conditions），即 $d_0 = c_0 = d_n = c_n = 0$，因此在 $[a, t_1]$ 和 $[t_n, b]$ 上，$g(t)$ 为线性函数。

三次样条函数的表达形式有多种，不同形式间相互等价。同样，构造样条函数的方法也有多种，而且三次样条函数的待定参数的选择决定了求解过程的难易程度，下面主要介绍普通最小二乘法（ordinary least square method）和最小惩罚二乘法（penalized least square method）。

普通最小二乘法 设有 n 对数据 (t_i, y_i)，$i = 1, 2, \cdots, n$，其中 $t_1 \le t_2 \le \cdots \le t_n$。令 ξ_1，ξ_2，$\cdots$，ξ_{m-1} 为区间 (t_1, t_n) 中的 $m-1$ 个分点，则可对数据 (t_i, y_i) 拟合三次样条函数，ξ_1，ξ_2，$\cdots$，ξ_{m-1} 为结点，三次样条函数采用以下表达形式：

$$y = g(t) = \sum_{k=0}^{3} b_k t^k + \sum_{j=1}^{m-1} b_{j+3}(t - \xi_j)_+^3 \tag{1}$$

其中

$$(t - \xi_j)_+^3 = \begin{cases} (t - \xi_j)^3, & \text{当 } t > \xi_j \\ 0, & \text{当 } t \le \xi_j \end{cases} \tag{2}$$

待定参数为 b_0，b_1，$\cdots$，b_{m+2}。求解待定参数时，只需根据普通最小二乘法，求出 b_i，使残差平方和达到最小值。

$$SS_{\text{残差}} = \sum_{i=1}^{n} [y_i - g(t_i)]^2 \tag{3}$$

为使计算过程简便，可作以下变量变换：

$$z_k = \begin{cases} t^k, & k = 0, 1, 2, 3 \\ (t - \xi_{k-3})_+^3, & k = 4, \cdots, m+2 \end{cases}$$

从而（1）式变为：

$$y = \sum_{k=0}^{m+2} b_k z_k \tag{4}$$

显然，三次样条函数的参数确定问题实际上已转化为多元线性回归的参数确定问题，然而，求解样条函数时首先需要对结点进行选择。因此，可利用逐步回归筛选变量的思想，进行样条函数的结点筛选，从式（4）中可看出每一个结点经变量变换后可作为一个变量进入方程，例如，如果 $(t - \xi_2)_+^3$ 没被选入方程，则可将 ξ_2 这个结点去掉，$(\xi_1, \xi_2]$ 和 $(\xi_2, \xi_3]$ 合并为一个区间。

为了在实际工作中便于结点的选择，可以先对原始数据绘一个散点图，然后根据其变化趋势，在变化较大的区间内取一些待选结点，经过逐步回归计算，可以自动筛去一些不必要的结点（包括 t，t^2，t^3 项中的某些项）。从而可得到几个较为重要且使拟合优

度较高的结点。

拟合优度可用下式进行计算：

$$R^2 = 1 - \frac{SS_{残差}}{\sum_{i=1}^{n}(y_i - \bar{y})^2} \quad (5)$$

式中 $\bar{y} = \frac{1}{n}\sum_{i=1}^{n}y_i$。假设最后得到的拟合曲线方程中有效参数的个数为 f，则均方差（误差均方）为：

$$MSE = \frac{SS_{残差}}{n - f} \quad (6)$$

实例 具体如下。

例1 为研究血糖水平与胰岛素水平的关系，对 16 名糖尿病人的血糖水平与胰岛素水平进行测定，测定结果如表 1 所示。

表1 16 名糖尿病人血糖与胰岛素测定值

病例号	胰岛素 t（μU/100ml）	血糖 y（mg/100ml）*
1	15.2	220
2	11.9	221
3	14.0	217
4	19.8	142
5	16.2	200
6	17.0	188
7	10.3	240
8	18.7	163
9	25.1	116
10	22.0	183
11	23.1	151
12	23.2	153
13	16.8	205
14	13.7	225
15	24.4	166
16	25.0	139

注：血糖 1mg/100ml = 0.056mmol/L

先由表 1 的数据绘一个散点图（图），从散点图可知，y 关于 t 基本上呈下降趋势，由病理分析

亦可知，胰岛素水平越高，血糖水平就越低，由于血糖水平的分布未知，故采用样条函数进行非参数回归分析。对本例资料进行样条函数拟合时，首先需要对 t 从小到大进行排序，然后选取几个待选结点并且利用逐步回归进行结点的筛选，从而得到样条函数拟合曲线方程。

从散点图可以看出，在 $t =$ 15，19.8，22，23 四处附近，血糖水平有较大变化，故选取待选结点为 $t = 15$，19.8，22，23。经计算，当 $F = 1$ 和 $F = 3$ 时，逐步回归筛去了所有待选的结点，得到的拟合方程均为：

$$y = g(t) = 311.6978 - 6.9439t \quad (7)$$

该拟合方程有统计学意义（$P < 0.01$），拟合优度 $R^2 = 0.8309$，残差平方和 $SS_{残差} = 3467.11$，均方差 $MSE = 247.65$。血糖水平 y 的估计值 $g(t)$ 和拟合误差的情况见表 2。由此可知，对本例资料可以仅用一个直线方程来进行拟合分析。至于其他点是否可作结点，可据情多选几个待选结点供筛选，或换一批待选结点比较前后拟合效果作出选择（事实上，本例资料的分析结果均相同）。

表2 普通最小二乘法的拟合误差

病例号	y	$g(t)$	$y - g(t)$
1	220	206.15	13.85
2	221	229.07	-8.07
3	217	214.48	2.52
4	142	174.21	-32.21
5	200	199.21	0.79
6	188	193.65	-5.65
7	240	240.18	0.18
8	163	181.85	-18.85
9	116	137.41	-21.41
10	183	158.93	24.07
11	151	151.29	-0.29
12	153	150.60	2.40
13	205	195.04	9.96
14	225	216.56	8.43
15	166	142.26	23.73
16	139	138.10	0.90

最小惩罚二乘法 以上方法求解样条函数的待定系数时，需要事先设定一些待选结点，然后采用逐步回归对结点进行选择。为了进一步提高拟合优度和避免结点选择的盲目性以及由此所造成的计算不便，可以选择结点 t_i 处的函数值和二阶导数值为待定参数，然后用它们来构造三次自然样条函数。

假设 $g(t)$ 为具有分划 Δ 的三次自然样条函数，则可规定 $g = (g_1, \cdots, g_n)'$，$\gamma = (\gamma_2, \cdots,$

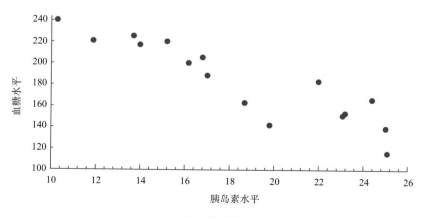

图 散点图

$\gamma_{n-1})'$，其中 $g_i = g(t_i)$，$\gamma_i = g''(t_i)$，$i = 1, 2, \cdots, n$，由自然边界条件可知，$\gamma_1 = \gamma_n = 0$。令 Q 为 $n \times (n-2)$ 阶矩阵，元素为 q_{ij}，$i = 1, 2, \cdots, n$；$j = 2, \cdots, n-1$。$q_{j+1,j} = h_j^{-1}$，$q_{j-1,j} = h_{j-1}^{-1}$，$q_{jj} = -h_{j-1}^{-1} - h_j^{-1}$，其中 $h_i = t_{i+1} - t_i$，$i = 1, 2, \cdots, n-1$。如果 $|i-j| \geq 2$，则 $q_{ij} = 0$。又令 R 为 $(n-2) \times (n-2)$ 阶对称阵，元素为 r_{ij}，$i, j = 2, 3, \cdots, n-1$。

$$r_{ii} = \frac{1}{3}(h_{i-1} + h_i), i = 2, \cdots, n-1$$

$$r_{i,i+1} = r_{i+1,i} = \frac{1}{6}h_i, i = 2, \cdots, n-2$$

如果 $|i-j| \geq 2$，则 $r_{ij} = 0$。

求解待定参数 g 和 γ 时，只需使以下惩罚平方和达到最小值即可。

$$S(g) = \sum_{i=1}^n \{y_i - g(t_i)\}^2 + \alpha \int_a^b \{g''(t)\}^2 dt \tag{8}$$

式中 $\alpha > 0$ 为光滑参数。由 g 和 γ 完全确定三次自然样条函数 $g(t)$ 的充要条件为 $Q'g = R\gamma$，则

$$\int_a^b \{g''(t)\}^2 dt = \gamma'R\gamma = g'Kg \tag{9}$$

式中 $K = QR^{-1}Q'$。

令 $Y = (y_1, \cdots, y_n)'$，则最小化 $S(g)$ 可求得 g，$g = (I + \alpha K)^{-1}Y$，式中 I 为单位矩阵，对于待定参数 γ 的求解，则可由以下线性方程组解得：

$$(R + \alpha Q'Q)\gamma = Q'Y \tag{10}$$

由于 $Q'g = R\gamma$，因此，$g = Y - \alpha Q\gamma$。得到 g 和 γ 后，就可按以下三种情况来构造三次自然样条函数 $g(t)$。

情况1 $t_i \leq t \leq t_{i+1}$，$i = 1, 2, \cdots, n-1$。

令 $h_i = t_{i+1} - t_i$，$v_i = \dfrac{\gamma_{i+1} - \gamma_i}{h_i}$，

$u_i = \gamma_{i+1} + \gamma_i + \dfrac{\gamma_i t_{i+1} - \gamma_{i+1} t_i}{h_i}$，则：

$$g(t) = a_i + b_i t + c_i t^2 + d_i t^3$$

其中：

$$a_i = \frac{t_{i+1}g_i - t_i g_{i+1}}{h_i} + \frac{t_{i+1}t_i u_i}{6}$$

$$b_i = \frac{g_{i+1} - g_i}{h_i} - \frac{(t_{i+1} + t_i)u_i - t_{i+1}t_i v_i}{6}$$

$$c_i = -\frac{(t_{i+1} + t_i)v_i - u_i}{6}, d_i = \frac{v_i}{6}$$

情况2 $t \leq t_1$

$$g(t) = a_0 + b_0 t$$

其中：

$$a_0 = g_1 - b_0 t_1$$

$$b_0 = \frac{g_2 - g_1}{t_2 - t_1} - \frac{(t_2 - t_1)\gamma_2}{6}$$

情况3 $t \geq t_n$

$$g(t) = a_n + b_n t$$

其中：

$$b_n = \frac{g_n - g_{n-1}}{t_n - t_{n-1}} + \frac{(t_n - t_{n-1})\gamma_{n-1}}{6}$$

最小惩罚二乘法不必事先对结点进行选择，克服了以往利用样条函数进行曲线拟合时所存在的缺点，既提高了拟合优度，又在一定程度上保证了拟合曲线的光滑度，使得拟合曲线较为美观。然而，在曲线拟合过程中，它需要对光滑参数 α 进行选择，α 越大，拟合曲线越光滑，反之亦然。对于光滑参数 α 的选择，可以直接指定某个正数，或者通过模式搜索法迭代求解以使得下式取最小值。

$$GCV(\alpha) = n \times \frac{SS_{残差}}{(EDF)^2} \tag{11}$$

其中：

$$SS_{残差} = \sum_{i=1}^n [y_i - g(t_i)]^2$$

$EDF = tr\{I - A(\alpha)\}$，$I$ 为单位阵

$$A(\alpha) = I - \alpha Q(R + \alpha Q'Q)^{-1}Q'$$

拟合优度 R^2 为：

$$R^2 = 1 - \frac{SS_{残差}}{\sum_{i=1}^n (y_i - \bar{y})^2} \tag{12}$$

式中 $\bar{y} = \dfrac{1}{n}\sum_{i=1}^n y_i$，拟合曲线的均方差 MSE 为

$$MSE = \frac{SS_{残差}}{EDF} \tag{13}$$

例2 对例1的资料用最小惩罚二乘法进行样条函数拟合。

虽然 t 与 y 的线性相关程度较高，相关系数 $r = -0.9115$，$r^2 = 0.8309$，线性回归方程为 $\hat{y} = 311.6978 - 6.9439t$，但由于样本的随机性，从表2和图1可以看出，个别数据偏离较大，从而使拟合误差增大。因此，为了在一定程度上弱化数据的离散性和进一步改善拟合效果，可以用最小惩罚二乘法进行样条函数拟合。

经计算，可得到使（8）式达到最小值时模式搜索法自动给出的光滑参数 $\alpha = 0.9811$，拟合优度 $R^2 = 0.9213$，误差的自由度 $EDF = 9.7189$，残差平方和 $SS_{残差} = 1612.58$，均方差 $MSE = 165.92$。血糖水平 y 的估计值 $g(t)$ 和拟合误差的情况见表3。

从表3和图1可以看出，最小惩罚二乘法求解得到的样条函数不但弱化了数据的离散性，而且进一步改善了拟合效果，其回归曲线也较为平滑。虽然得到的函数形式较为复杂，但对于任意给定的胰岛素水平 t，它都能给出血糖水平的预测值 $g(t)$，例如 $t =$

$12.5\mu/100ml$，$g(t) = 224.50mg/100ml$。

表3　最小惩罚二乘法的拟合误差

病例号	y	$g(t)$	$y-g(t)$
1	220	214.23	5.77
2	221	226.69	-5.69
3	217	220.67	-3.67
4	142	156.70	-14.70
5	200	203.32	-3.32
6	188	191.44	-3.44
7	240	237.55	2.45
8	163	164.63	-1.63
9	116	133.43	-17.43
10	183	164.62	18.38
11	151	159.53	-8.53
12	153	158.76	-5.76
13	205	194.66	10.34
14	225	221.59	3.41
15	166	145.85	20.15
16	139	135.33	3.67

以上讨论的只是含有一个自变量的情形，至于含有两个或两个以上自变量的样条函数拟合问题以及加权、相持设计点情况可进一步阅读相关文献。

（陈长生）

bǎifēnwèishù qūxiàn

百分位数曲线（percentile curve）

评价儿童青少年生长发育测量指标（如身高、体重、头围等）最常用的测量指标分布特征值的一种图表。如医生可以将某患者的身高测量值与相应年龄的百分位数曲线图相对照，得到该患者是超常矮小还是异常高大的评价。目前，世界大多数国家在制订生长发育评价标准或进行人体生长发育评价时常使用百分位数法，即以中位数（P_{50}）为基准值，其余百分位数为离散间距划分身体发育等级的方法。百分位数法适用性强，计算不复杂，

不受生长发育指标的分布影响，适用于各种分布的指标。百分位数曲线直观简便，由于曲线的光滑性和年龄的划分是连续的，故可用作动态观察。另外，人体生长发育的多数指标呈非正态分布，为略偏态分布，因此，年龄别百分位数曲线能更准确反映儿童的生长发育水平，是评价儿童青少年生长发育和临床诊断的重要参考值，可广泛应用于儿科临床和儿保工作的实践中，用于监测、评价儿童生长发育和营养状况。对于近似正态分布的指标，可用 $\bar{x} \pm z_\alpha s$ 来计算百分位数；而对于偏态分布资料常要计算实际百分位数，为了得到年龄别光滑的百分位数曲线，对计算得到的百分位数需要用手工或其他方法修匀。常用的平滑方法有多项式法、生长曲线模型、核估计和样条函数等。样条函数是光滑连接的分段多项式，它具有很强的适应数据微小变化的能力，并具有整体光滑性，因而成为曲线修匀的理想工具。美国生长发育百分位数NCHS标准就是采用三次光滑样条修匀的。拟合生长发育百分位数

曲线时，常计算各年龄组的方差以及 P_3、P_{10}、P_{25}、P_{50}、P_{75}、P_{90}、P_{97} 七个百分位数。

光滑样条拟合过程为：①对 P_{50}（中位数）进行光滑样条拟合。②以各年龄组的百分位数与中位曲线的差数为应变量，各年龄组的组中值为自变量进行光滑样条拟合。图1为对1993年香港地区生长发育抽样调查男性儿童体重资料用SAS软件的SAS/IN-SIGHT模块进行光滑样条拟合所得的百分位数曲线。

由于图1所显示的曲线对前两个年龄组的拟合误差相对较大，因此有必要进行加权非参数回归模型的拟合，拟合过程同前，权重取各年龄组方差的倒数，拟合的百分位数曲线见图2。

（陈长生）

LMS qūxiàn nǐhé

LMS曲线拟合（LMS curve fitting）

在生长发育研究领域，常需要构建总体百分位数参照（标准）曲线，其构建方法很多，其中LMS方法是一种很有效的方法。LMS方法是1988年科尔（Cole）提出来的，其假定：对于

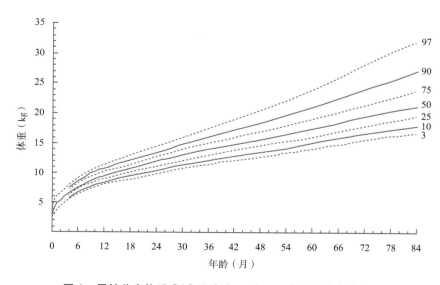

图1　男性儿童体重SAS/INSIGHT光滑样条百分位数曲线图

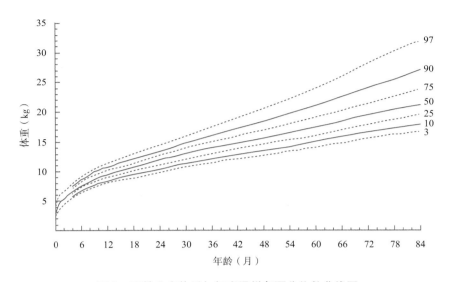

图2　男性儿童体重加权光滑样条百分位数曲线图

协变量 t 的每个值，测量值 y 经过博克斯-考克斯（Box-Cox）幂变换后服从正态分布，且假定期望、方差以及博克斯-考克斯变换的幂均随 t 而光滑变化。因此，对于给定的一些 t 值，y 分布的位置、扩展和形状依赖 t 的函数形式具有灵活多变性，允许依存关系为非参数光滑曲线。博克斯-考克斯幂变换常用于数据的正态化，尤其适宜偏态十分明显的数据（偏态超过对数正态）。由于 LMS 方法具有灵活多变性，其正态假定并不要求十分严格。

假定 $\lambda(t)$（规定分布的偏态）、$\mu(t)$（规定分布的中位数）和 $\sigma(t)$（规定分布的变异）为 t 的函数，且 $\mu(t)$ 和 $\sigma(t)$ 严格正定，LMS 为 λ、μ 和 σ 的读音首字母的组合。如果在 t 时得到测量值 y，则可得到变换变量 Z。

$$Z = \begin{cases} \sigma(t)^{-1}\lambda(t)^{-1}\left[\left\{\dfrac{y}{\mu(t)}\right\}^{\lambda(t)} - 1\right], \\ \qquad\qquad\qquad 若 \lambda(t) \neq 0 \\ \sigma(t)^{-1}\log\left\{\dfrac{y}{\mu(t)}\right\}, 若 \lambda(t) = 0 \end{cases}$$

$$(1)$$

则假定 t 已知时，Z 的条件分布为标准正态分布，若 Φ 表示正态分布函数，则 t 处 y 的第 100α 百分位数为：

$$\mu(t)\{1 + \lambda(t)\sigma(t)\Phi^{-1}(\alpha)\}^{1/\lambda(t)},$$
$$\lambda(t) \neq 0$$

或

$$\mu(t)\exp\{\sigma(t)\Phi^{-1}(\alpha)\}, \lambda(t) = 0$$

若 λ、μ 和 σ 为光滑曲线，则上述百分曲线也为光滑曲线。科尔最早将 LMS 方法应用于标准生长曲线数据，并给出了一些特定的分位数曲线图作为标准生长数据的概括。显然，该方法在其他领域还有广泛的应用，作为协变量的函数，它不仅适用于估计期望反应值，而且适用于估计整个分布的估计值。对于横断面资料和纵向资料，LMS 方法均适宜。

有许多方法可用来估计曲线 λ、μ 和 σ。除知道它们是光滑曲线外，曲线形式未知时，1992 年科尔（Cole）和格林（Green）给出了一个合适的曲线估计方法。他们的方法适用于横断面研究中

独立观测数据 (t_i, y_i)，$i = 1, 2, \cdots, n$，对于更普遍的追踪性资料的处理需要对似然函数进行修改。

通过极大化以下惩罚对数似然可以得到 λ、μ 和 σ 的估计，惩罚对数似然为：

$$\Pi = \sum_{i=1}^{n}\left(\lambda(t_i)\lg\frac{y_i}{\mu(t_i)} - \lg\sigma(t_i) - \frac{1}{2}Z_i^2\right)$$
$$- \frac{1}{2}\alpha_\lambda\int\lambda''(t)^2\mathrm{d}t - \frac{1}{2}\alpha_\mu\int\mu''(t)^2\mathrm{d}t$$
$$- \frac{1}{2}\alpha_\sigma\int\sigma''(t)^2\mathrm{d}t \qquad (2)$$

式中 α_λ，α_μ 和 α_σ 为光滑参数；Z_i 为 y_i 的上述变换值。

类似费希尔（Fisher）得分法的范例，反复应用费希尔得分法可以得到 Π 的极大值。令 λ，μ 和 σ 表示在不同有序值 $\{t_i\}$ 处对应曲线所取值组成的向量，已知当前迭代步向量 λ，μ 和 σ，则更新的估计值 λ^*、μ^* 和 σ^* 为下列得分方程的解。

$$\begin{bmatrix} w_\lambda + \alpha_\lambda k & w_{\lambda\mu} & w_{\lambda\sigma} \\ w_{\mu\lambda} & w_\mu + \alpha_\mu k & w_{\mu\sigma} \\ w_{\sigma\lambda} & w_{\sigma\mu} & w_\sigma + \alpha_\sigma k \end{bmatrix}$$
$$\begin{pmatrix} \lambda^* - \lambda \\ \mu^* - \mu \\ \sigma^* - \sigma \end{pmatrix} = \begin{pmatrix} u_\lambda - \alpha_\lambda k\lambda \\ u_\mu - \alpha_\mu k\mu \\ u_\sigma - \alpha_\sigma k\sigma \end{pmatrix} \qquad (3)$$

u 和 w 分别为对数似然关于下标变量的一阶导数和期望二阶导数。以上方程可以进一步整理为表示 λ^*、μ^* 和 σ^* 的三个方程，然后应用赖因施（Reinsch）算法进行三个方程内部迭代求解，而外部循环收敛涉及惩罚对数似然的改变。科尔和格林发现该算法外部循环收敛一般需要 4~8 步迭代。他们给出了该曲线估计方法的医学应用实例，结果表明，对于三头肌皮褶厚度、体重和身高数据，百分位数曲线拟合得很

好。他们的方法不必划分年龄组，λ、μ 和 σ 的计算作为一个整体，但需要选择光滑参数 α_λ、α_μ 和 α_σ。

（陈长生）

yùcè

预测（prediction） 通过对客观事实的历史和现状进行科学的调查和分析，在掌握现有信息的基础上，依照一定的方法与规律对未来的事情进行测算，由过去和现在去推测未来，由已知去推测未知，从而揭示客观事实未来发展的趋势和规律。统计预测（statistical forecast）是以大量的实际调查资料为基础，根据客观事实的联系及发展规律，运用科学的数学模型，对未来发展的趋势和达到的水平做出客观估量的统计方法。

意义 ①为制订一个切实可行的计划提供科学依据事实。②避免决策片面性和决策失误的重要手段。③既是计划的前提条件，又是计划工作的重要组成部分。④提高管理预见性的一种手段。⑤为卫生事业管理决策提供科学依据，可以消除或减少决策的盲目性。

分类 预测的分类有多种划分方法，一般分为以下几种（图）。

按预测范围分类 有宏观预测（macroscopic prediction）和微观预测（microcosmic prediction）。

按预测时距分类 有短期预测（如月、季节、半年、一年）、中期预测（1~3 年）以及长期预测（>3 年）。一般讲，预测时期越短，对预测精度的要求就越高。

按预测方法分类 有定性预测和定量预测两大类。

定性预测（qualitative prediction） 预测者根据掌握的有关资料，凭借个人的工作经验和分析能力，对事物未来发展趋势或性质做出的主观判断。这种预测虽也有数字，但其目的主要不在于准确地预计未来的具体数值，而在于判断事物未来的发展方向和趋势。如特尔斐法、主观概率法。

定量预测（quantitative prediction） 根据历史数据，运用数学和统计学方法对统计资料进行推算，其目的在于推算未知事件的具体数值。这种推算可以有协变量，如回归预测法（见相关与回归、曲线拟合）、决策树预测法、神经网络预测；也可以没有协变量，如时间序列预测法。

按预测结果分类 有静态预测和动态预测。静态预测是在一定时间上对事物间因果关系的预测，如回归预测、决策树预测、神经网络预测；而动态预测是对事物未来发展的预测，即动态外推预测，如对今后几年卫生事业发展状况的预测，通常采用时间序列预测。

基本步骤 预测的步骤随预测的目的和方法的不同而有所区别。它的一般步骤如下。

明确预测目的、筛选预测变量 在进行预测工作时，应明确目的，这样才能从实际问题中正确地找到影响预测变量的主要因素。如对流行性脑脊髓膜炎的年发病率进行预测时，应根据以往经验，经查阅专业文献，分析出主要影响因素为免疫接种情况、流行前期的降水量及月发病率等，这样就可将它们作为待定的预测变量。

选择预测方法、收集相关资料 在明确预测目的和确定预测变量后，要广泛收集所需资料，包括历史资料和现实资料。如为了合理安排医院门诊的人力和设备，就需要收集各科的每日、每月或每季的门诊诊疗人次。根据预测目的，要尽可能完整、连续、准确地收集有关的原始资料。收集什么资料，还与所用的预测模型有关，如用长期趋势模型，则用年度资料即可；如用季节变动

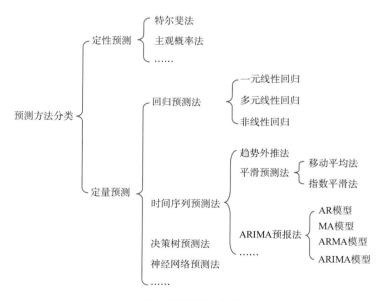

图 预测方法分类

模型，则必须有按月或按季资料，最好 4 年以上；如用回归模型，则至少要有两个以上变量且具有相关联系的资料等。

审核调整统计资料、建立预测模型　对收集到的统计资料要进行认真审核，对不完整和不适用的资料要进行必要的推算、调整，以保证资料的准确性和完整性。如收集数据中有时可能出现异常值，如不加调整，就可能做出错误的预测结论。推算、调整的方法有：①据统计学方法剔除异常值。②用其预测值代替异常值。审核的重点应放在近期资料上，因为在统计预测中，近期资料比远期资料更重要。对经过审核和调整的统计资料，进行初步分析，绘成图形，观察资料结构的性质，如趋势季节模型，即线性季节模型与季节模型结合而成的模型，最后在以上分析的基础上建立预测模型。

考核预测效果、评价预测模型　统计预测模型是多种多样的，适用于不同的预测对象，并具有不同的作用。因此，一方面，根据模型的合理性、稳定性、实用性及预测能力等准则评价。另一方面，把模型用于实际预测中，观察值与预测值的离差是预测误差，若相差大，则预测准确度低，需对模型做适当调整或选择其他更有效的模型。

（易　东　张彦琦）

shíjiān xùliè yùcèfǎ

时间序列预测法（time series prediction）

是一种历史资料延伸预测，是以时间序列所能反映的某现象的动态发展过程和规律性，进行引申外推，预测其发展趋势的方法。又称历史引伸预测法。

时间序列是将某种统计指标的数值，按时间先后顺序排列所形成的数列，即按时间次序排列的随机变量序列。又称时间数列、历史复数或动态数列。如果用 y_1，y_2，…，y_n 表示 Y_1，Y_2，…，Y_n 的观测值，则称 y_1，y_2，…，y_n 为时间序列 Y_1，Y_2，… 的 n 个观测样本。时间序列数据变动存在着规律性与不规律性：时间序列中的每个观察值大小是影响变化的各种不同因素在同一时刻发生作用的综合结果。从这些影响因素发生作用的大小和方向变化的时间特性来看，这些因素造成的时间序列数据的变动分为 4 种类型。①趋势性。时间序列观测值随着时间进展或自变量变化，呈现一种比较缓慢而长期的持续上升、下降或停留的同性质变动趋向，但变动幅度可能不相等。②季节性。时间序列观测值由于外部影响随着自然季节的交替出现高峰与低谷的规律。③随机性。它是受各种偶然因素影响所形成的随机波动，整体呈统计规律。又称为不规则变动。④综合性。大量时间序列的观测样本都表现出趋势性、季节性和随机性，或只表现出三分之二或三分之一，实际变化情况是几种变动的叠加或组合。预测时设法过滤除去不规则变动，突出反映趋势性和周期性变动。若时间序列的统计特性不随时间的推移而变化，直观地说，时间序列无明显的上升或下降趋势，则称为零均值平稳时间序列；反之，若时间序列随着时间的推移表现出某种上升或下降趋势，则构成非零均值的非平稳时间序列。

主要作用　①系统描述。根据对系统进行观测得到的时间序列数据，用曲线拟合方法对系统进行客观的描述。②系统分析。当观测值取自两个以上变量时，可用一个时间序列中的变化去说明另一个时间序列中的变化，从而深入了解给定时间序列产生的机制。③预测未来。用模型拟合时间序列，预测该时间序列未来值。④决策和控制。根据时间序列模型可调整输入变量使系统发展过程保持在目标值上，即预测到过程要偏离目标时可进行必要的控制。

前提　时间序列分析法是根据过去的变化趋势预测未来的发展，它的前提是假定事物的过去延续到未来。时间序列分析，正是根据客观事物发展的连续规律性，运用过去的历史数据，通过统计分析，进一步推测未来的发展趋势。事物的过去会延续到未来这个假设前提包含两层含义：一是不会发生突然的跳跃变化；二是过去和当前的现象可能表明现在和将来活动的发展变化趋向。这就决定了在一般情况下，时间序列分析法对于短、近期预测比较显著，但如延伸到更远的将来，就会出现很大的局限性，导致预测值偏离实际较大而使决策失误。

步骤　第一步，收集历史资料，加以整理，编成时间序列，并根据时间序列绘成统计图。时间序列分析通常是把各种可能发生作用的因素进行分类，即：①长期趋势。②季节变动。③循环变动。④不规则变动。第二步，分析时间序列。时间序列中的每一时期的数值都是由许许多多不同的因素同时发生作用后的综合结果。第三步，求时间序列的长期趋势、季节变动和不规则变动的值，并选定近似的数学模式来代表它们。对于数学模式中的诸未知参数，使用合适的技术方法求出其值。第四步，利用时间序列资料求出长期趋势、季节变动和不规则变动的数学模型后，就可以利用它来预测未来的长期趋势值和季节变动值，在可能的情况下预测不规则变动值。然后用加法模式和乘法模型计算出未来的时间序列的预测值。

分类 时间序列预测法可用于短期预测、中期预测和长期预测。根据对资料分析方法的不同，又可分为：序时平均数法、趋势外推法、移动平均法、指数平滑法和 ARIMA 预测法等。

序时平均数法 又分为简单序时平均数法和加权序时平均数法。

简单序时平均数法 又称算术平均法。即把若干历史时期的统计数值作为观察值，求出算术平均数作为下期预测值。即：

$$\hat{y}_{t+1} = \frac{y_1 + y_2 + \cdots + y_t}{t} = \frac{\sum_{i=1}^{t} y_i}{t} , \quad i = 1, 2, \cdots, t \quad (1)$$

这种方法基于下列假设："过去这样，今后也将这样"，把近期和远期数据等同化和平均化，因此只能适用于事物变化不大的趋势预测。如果事物呈现某种上升或下降的趋势，就不宜采用此法。

加权序时平均数法 就是把各个时期的历史数据按近期和远期影响程度进行加权，求出平均值，作为下期预测值。即：

$$\hat{y}_{t+1} = \frac{w_1 y_1 + w_2 y_2 + \cdots + w_t y_t}{w_1 + w_2 + \cdots w_t}$$

$$= \frac{\sum_{i=1}^{t} w_i y_i}{\sum_{i=1}^{t} w_i} \quad (2)$$

趋势外推法 在时间数列中，往往存在着某种特征的长期趋势。

当观测值随着时间变化呈现某种上升或下降的趋势，并且无明显的季节波动，又能找到一条合适的函数曲线反映这种变化趋势时，就可以用时间 t 作为自变量，时序数值 y 为应变量，建立趋势模型：

$$y = f(t) \quad (3)$$

趋势外推法的两个假定：①假设事物的发展过程没有跳跃式变化。②假定事物的发展因素也决定事物未来的发展，其条件是不变或变化不大，即未来和过去的规律一样，用过去资料建立的外推模型能适合未来的变化趋势。

趋势模型的种类 常用的趋势预报模型有：

多项式预测模型：

$$\hat{y}_t = b_0 + b_1 t + b_2 t^2 + \cdots + b_n t^n \quad (4)$$

指数曲线预测模型：

$$\hat{y}_t = ae^t \quad (5)$$

对数曲线预测模型：

$$\hat{y}_t = a + b\ln t \quad (6)$$

生长曲线预测模型：

$$\hat{y}_t = \frac{L}{1 + ae^{-bt}} \quad (7)$$

式中 a、b 为常数；t 为时间；L 为 y_t 的极限值。

移动平均法（moving average method） 对一组时间序列按时间顺序逐项下移，以此计算包含一定项数的平均值，形成一个移动平均值时间序列。又可分为简单移动平均法和加权移动平均法。

简单移动平均法就是相继移动计算若干时期的算术平均数作为下期预测值。即：

$$\hat{y}_t = \frac{y_{t-1} + y_{t-2} + \cdots + y_{t-N}}{N} \quad (8)$$

加权移动平均法即将简单移动平均数进行加权计算。在确定权数时，近期观察值的权数应该大些，远期观察值的权数应该小些。即：

$$\hat{y}_t = \frac{w_1 y_{t-1} + w_2 y_{t-2} + \cdots + w_N y_{t-N}}{w_1 + w_2 + \cdots + w_N} \quad (9)$$

指数平滑法（exponential smooth method） 即根据历史资料的上期实际数和预测值，用指数加权的办法进行预测。具体见指数平滑法。

ARIMA 预测法 又称博克斯-詹金斯（Box-Jenkins）法，是以美国统计学家博克斯（Geogre E. P. Box）和英国统计学家詹金斯（Gwilym M. Jenkins）的名字命名的一种时间序列预测方法。具体见 ARIMA 预测法。

（易 东 张彦琦）

zhǐshù pínghuáfǎ

指数平滑法（exponential smoothing method） 根据历史资料的本期实际数和本期预测值，用指数加权的办法计算下期预测值进行预测的一种时间序列预测方法。指数平滑的根本目的是去除一些随机的波动，从而找到其中的显而易见的规律性，并对未来的发展趋势进行合理的预测。此法实质是由内加权移动平均法演变而来的一种方法，优点是只要有本期实际数和本期预测值，就可计算下期的预测值，这样可以节省很多数据和处理数据的时间，减少数据的存储量，方法简便。

数学模型 在指数平滑预测中，对新数据和旧数据不是同等对待的，α 是平滑权系数（$0 \leqslant \alpha \leqslant$

1），指数平滑预测的通式为：

$$S_{t+1} = \alpha x_t + (1-\alpha)S_t = \alpha x_t + \alpha(1-\alpha)x_{t-1}$$
$$+ \alpha(1-\alpha)2x_{t-2} + \cdots + \alpha(1-\alpha)^{t-1}x_1$$
$$+ (1-\alpha)S_1 \quad (1)$$

由此通式反复迭代递推可以看出，原有实际值 x_t、x_{t-1}、$\cdots$、x_1 均已包含在平滑值 S_{t+1} 中，又因为 $0 \leq \alpha \leq 1$，所以当 t 越大时，历史越久的数据，加权系数就越小，其对预报值的作用就越小，各实际值的权系数呈指数形式由近到远等比递减。

在实际计算时，数据处理是按几级分好几次做的。以 $S_t^{(1)}$、$S_t^{(2)}$、$S_t^{(3)}$ 分别表示 t 时刻的第 1 次、第 2 次、第 3 次的平滑值。

对平滑值再作适当计算就可求得下述预测模型：

$$\hat{Y}_{t+T} = a_t + b_t T \quad (2)$$

非线性预测模型为：

$$\hat{Y}_{t+T} = a_t + b_t T + c_t T^2 \quad (3)$$

式中 $\hat{Y}_{t+T}$ 为 $t+T$ 时刻的预测值；T 是以 t 为起点向未来外推 T 时刻，即到 $t+T$ 时刻。

模型中的参数 a_t、b_t、c_t 可用下列公式来估计。

线性模型：

$$a_t = 2S_t^{(1)} - S_t^{(2)} \quad (4)$$

$$b_t = \frac{\alpha}{1-\alpha}(S_t^{(1)} - S_t^{(2)}) \quad (5)$$

非线性模型：

$$a_t = 3S_t^{(1)} - 3S_t^{(2)} - S_t^{(3)} \quad (6)$$

$$b_t = \frac{\alpha}{2(1-\alpha)^2}[(6-5\alpha)S_t^{(1)} - 2(5-4\alpha)$$
$$S_t^{(2)} + (4-3\alpha)S_t^{(3)}] \quad (7)$$

$$c_t = \frac{\alpha}{2(1-\alpha)^2}[S_t^{(1)} - 2S_t^{(2)} + S_t^{(3)}] \quad (8)$$

计算时，所用的数据形式见表 1。

在表 1 中 $S_i^{(j)}$ 表示 i 时刻第 j 次平滑值。各次平滑值为：

$$S_t^{(1)} = \alpha x_t + (1-\alpha)S_{t-1}^{(1)} \quad (9)$$

$$S_t^{(2)} = \alpha S_t^{(1)} + (1-\alpha)S_{t-1}^{(2)} \quad (10)$$

$$S_t^{(3)} = \alpha S_t^{(2)} + (1-\alpha)S_{t-1}^{(3)} \quad (11)$$

重要参数 以上是最简单的平滑算法。一般地，在进行指数平滑的过程中，需要考虑以下几个因素：①最邻近的值。许多（有可能是大多数）时间序列有正自相关性，这意味着每一个值能与它的前一个值紧密相关。②整体均值。当不能找到序列的规律性时，这常是最好的预测值。③整体趋势。如考察一个药品库存量序列，如果库存量每天减少 10%，应该调整预测值使它能够反映这种趋势。④季节性。如果要预测秋季药品的库存量，就必须注意药品消耗的季节性规律。

在通常情况下，应综合运用这些方法，即整体均值、整体趋势和季节性来进行预测分析。但对于最邻近的观察值应该给予更大的权重，这些想法是指数平滑的基础。①平滑权系数 α。它可以控制加载到近期观察值的权重，用以决定序列的整体水平。当 $\alpha=1$ 时，仅使用最近的一个观察值；当 $\alpha=0$ 时，全部观察值赋予一样的权重。②趋势参数 γ。只用在

序列显示了趋势性时。当 γ 值较高时，应该从序列最邻近点的趋势为基础进行预测；当 γ 值较低时，应该从整个序列所有的点所得到的趋势性为基础进行预测。③季节参数 δ。只用在序列显示了季节性时。若模型的 δ 值较高时，主要从邻近的时间点估计季节性；若模型的 δ 值较低时，应该从整个序列所有的点所得到的季节趋势性为基础进行预测。④趋势性衰减 π。当序列显示了某种趋势性，但这种特性被逐渐抑制或消失，则用 π 取代 γ。当 π 的值较高时，模型对趋势性衰减的迹象会做出迅速的反应；当 π 的值较低时，估计趋势性的衰减应以整个序列为基础。

以上 4 个参数确定了指数平滑模型在生成时间序列过程中各种特征参数的变化速度。从序列的起始位置开始进行指数平滑，每次一个时间段，依次往下进行，每一步都采用邻近的值，并校正序列的均值；如果恰当的话，还对趋势性、季节性及趋势衰减的估计值进行校正。

实例 具体如下。

例 为尽量减少资金的积压，减少药品不必要的库存。某医院对某时期每月的药品库存量进行了研究，其收集的数据如表 2 所示。试对药品库存进行分析预测。

首先，绘制药品月库存额序

表 1 指数平滑法的数据表

时间	原始数据	平滑值		
		$S_t^{(1)}$	$S_t^{(2)}$	$S_t^{(3)}$
0	0	$S_0^{(1)}$	$S_0^{(2)}$	$S_0^{(3)}$
1	x_1	$S_1^{(1)}$	$S_1^{(2)}$	$S_1^{(3)}$
2	x_2	$S_2^{(1)}$	$S_2^{(2)}$	$S_2^{(3)}$
3	x_3	$S_3^{(1)}$	$S_3^{(2)}$	$S_3^{(3)}$
⋮	⋮	⋮	⋮	⋮

列图，如图 1 所示。通过观察这一个序列后，根据这一序列是否显示了趋势性或季节性等，确定哪一个参数是不需要的，然后找到最适合序列的值。

对于库存额序列，序列图并没有显示明显的趋势性（因此 γ 和 π 是不必要的），同时也没有明显的季节性（因此 δ 也是不必要的）。只需估计 α 这个唯一的平滑参数，参数的估计目前常采用"网格搜索"。当选定了目标格，从而为选定一系列等位值，并为每一个值计算一个度量标准用以判断预测值与实际值的吻合程度。实际统计量是"误差平方和"（sum of squared errors，SSE）。

对序列来说，SSE 越小越好，由表 3 可知，$\alpha = 0.8$ 时 SSE 最小，预测效果最好。

表 4 反映了内样本的拟合效果（所谓内样本是指参加拟合的所有实际数据，外样本是指未参加模型拟合的所有实际数据），可以看到，拟合值序列的线形轨迹与原始序列很接近。当原始序列的变化较迅速时，预测值总有一些"滞后"，但它总是紧随其后。这是因为指数平滑算法规则在预测时以所有以前的数据作为基础。

内样本拟合的残差如图 2 所示。通常，残差是随机分布的，没有任何可辨别的规律。如果任何模型的残差分布显示了一定的规律，那么这个模型是不合适的。图 3 的残差没有显示规律性，说明拟合结果是合理的。

同时，采用建立起的指数平滑模型对未来进行预测，给出模型的外回代结果。由表 4 中最后 5 个时间点的实际值和预测值和图 4 中的散点看出，本方法具有较高预测精确度。

（易 东 刘 岭）

表 2 某医院某时期药品月库存额序列表

序列号	月次	库存额（万元）	序列号	月次	库存额（万元）
1	1	1 008	9	9	1 011
2	2	1 015	10	10	1 009
3	3	1 006	11	11	995
4	4	1 017	12	12	1 024
5	5	1 015	13	1	1 008
6	6	1 006	14	2	999
7	7	1 013	⋮	⋮	⋮
8	8	1 009	149	5	1 026

表 3 指数平滑过程（SPSS 输出结果）

MODEL = NN（No trend，no seasonality）	Alpha 值	误差平方和（SSE）
初始值（Initial values）	0.800 000 0	17 291.252 33
序列趋势（Series Trend）	0.900 000 0	17 435.962 80
1006.90604 Not used	0.700 000 0	17 470.243 96
DFE = 148	1.000 000 0	17 879.196 75
	0.600 000 0	18 033.124 01
	0.500 000 0	19 089.289 26
	0.400 000 0	20 820.589 60
	0.300 000 0	23 510.672 42
	0.200 000 0	27 541.479 17
	0.100 000 0	32 919.013 73

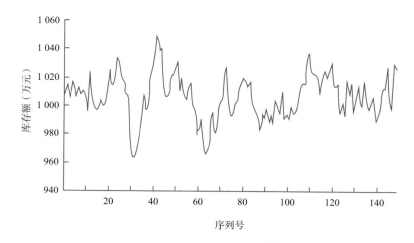

图 1 某医院某时期药品库存额序列

表4　某医院某时期药品月库存额（万元）序列拟合结果

序列号	月次	库存额	拟合值	序列号	月次	库存额	拟合值
1	1	1 008	1 007	9	9	1 011	1 011
2	2	1 015	1 008	10	10	1 009	1 009
3	3	1 006	1 014	⋮	⋮	⋮	⋮
4	4	1 017	1 008	150	6	1 013	1 010
5	5	1 015	1 015	151	7	1 008	1 009
6	6	1 006	1 008	152	8	1 007	1 009
7	7	1 013	1 012	153	9	1 005	1 008
8	8	1 009	1 009	154	10	1 003	1 006

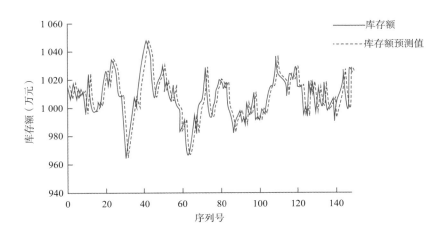

图2　指数平滑内样本回代结果

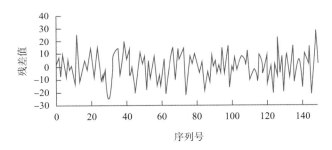

图3　残差图

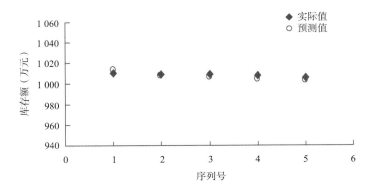

图4　指数平滑的外样本回代结果

ARIMA yùcèfǎ

ARIMA 预测法（ autoregressive integrated moving average，ARIMA） 是以美国统计学家博克斯（Geogre E. P. Box）和英国统计学家詹金斯（Gwilym M. Jenkins）的名字命名的一种时间序列预测方法。又称博克斯-詹金斯（Box-Jenkins）法。它是多个模型的结合，并试图解决以下两个问题：①分析时间序列的随机性、平稳性和季节性。②在对时间序列分析的基础上，选择适当的模型进行预测。该方法包含三个过程：自回归、滑动平均和差分求和。确定 ARIMA 模型的参数需要大量的计算，当实际应用时，需要使用计算机软件。

将预测对象随时间推移而形成的数据序列视为一个随机序列，即除去个别的因偶然原因引起的观测值外，时间序列是一组依赖于时间 t 的随机变量。这组随机变量所具有的依存关系或自相关性表征了预测对象发展的延续性，而这种自相关性一旦被相应的数学模型描述出来，就可以用时间序列的过去值及现在值预测未来值。

数学模型　可分为：①自回归模型（AR）。②滑动平均模型（MA）。③自回归滑动平均混合模型（ARMA）。

自回归（AR）模型　公式如下：

$$Y_t = \phi_1 Y_{t-1} + \phi_2 Y_{t-2} + \cdots + \phi_p Y_{t-p} + e_t \tag{1}$$

式中 p 是自回归模型的阶数；Y_t 是时间序列在 t 期的观测值；Y_{t-1} 是该时间序列在 $t-1$ 期的观察值；Y_{t-p} 是该时间序列在 $t-p$ 期的观察值；e_t 是误差或偏差，表示不能用模型说明的随机因素。

滑动平均（MA）模型 公式如下：

$$Y_t = e_t - \theta_1 e_{t-1} - \theta_2 e_{t-2} - \cdots - \theta_q e_{t-q}$$

$$(2)$$

式中 Y_t 是时间序列在 t 期的观测值；q 是滑动平均模型的阶数；e_t 是时间序列模型在 t 期的误差或偏差，e_{t-1} 是时间序列模型在 $t-1$ 期的误差或偏差，类似地，e_{t-q} 是时间序列模型在 $t-q$ 期的误差或偏差。

自回归滑动平均混合（AR-MA）模型 自回归模型与滑动平均模型的有效组合，便构成了自回归滑动平均混合模型，即：

$$Y_t = \phi_1 Y_{t-1} + \phi_2 Y_{t-2} + \cdots + \phi_p Y_{t-p} + e_t$$
$$- \theta_1 e_{t-1} - \theta_2 e_{t-2} - \cdots - \theta_q e_{t-q}$$

$$(3)$$

前提 运用 ARIMA 预测法的前提条件是：作为预测对象的时间序列是一零均值的平稳随机序列。平稳随机序列的统计特性不随时间的推移而变化。直观地说，平稳随机序列的折线图无明显的上升或下降趋势。但是，大量的医学现象随着时间的推移，总表现出某种上升或下降趋势，构成非零均值的非平稳的时间序列。对此的解决方法是在应用 ARIMA 模型前，对时间序列先进行零均值化和差分平稳化处理。

所谓零均值化处理，是指对均值不为零的时间序列中的每一项数值都减去该序列的平均数，构成一个均值为零的新的时间序列，即：

$$X_t = Y_t - \bar{Y} \qquad (4)$$

所谓差分平稳化处理，是指对均值为零的非平稳的时间序列进行差分，使之成为平稳时间序列。即对序列 Y_t 进行一阶差分，得到一阶差分序列：

$$\nabla Y_t = Y_t - Y_{t-1} \qquad (t > 1)$$

$$(5)$$

对一阶差分序列 ∇Y_t 再进行一阶差分，得到二阶差分序列：

$$\nabla^2 Y_t = \nabla Y_t - \nabla Y_{t-1} \qquad (t > 2)$$

$$(6)$$

依此类推，得到各阶差分序列。一般情况下，非平稳序列在经过一阶差分或二阶差分后都可以平稳化。

非平稳的时间序列经过差分后得到平稳时间序列，进而构建的 ARMA 模型称为求和自回归滑动平均混合模型。

计算步骤 包含三个阶段：模型的识别、参数估计与模型的诊断。

模型的识别 模型的识别是 ARIMA 分析中关键的一步，但也带有一定的主观性。即必须确定 ARIMA(p,d,q) 过程中的三个整数 p，d 和 q，从而确定序列。ARIMA 还可用于处理周期性变动的序列，周期性模型还需要另一个参数，以描述周期变动。要识别一个隐藏在时间序列里的基本模型，首先应从散点图中确定序列是否是平稳的，因为 AR 和 MA 模型需要平稳序列。平稳序列始终有一个相同的均值和方差。若序列是非平稳的，即它的平均水平和方差波动很大，必须对序列进行变换，直到得到一个平稳序列，而最常用的变换方法就是差分。差分模型的标准简写是 I（1）或 ARIMA（0,1,0）。当考察差分的差分时，这样的模型的标准简写是 I（2）或 ARIMA（0,2,0）。I（1）模型方法是观察它对其前值精确的记忆，除开随机

的波动，每一个值等于其前值。这种类型的 I（1）过程被称作随机过程。因为每一个值对其前值来说是一个（随机的）偏离。一旦获得了一个平稳序列，就知道了 ARIMA 的第 2 个参数 d—它就是差分序列使之平稳的差分次数，它通常为 0 或 1。

在自回归 AR 过程中，序列中的每一个值都是其前一个或多个值的线性函数。在第一次自回归过程中，只用了前一个值，第二次用两个，依次类推，通常可用符号 AR(n) 表示。AR（1）是一阶自回归过程，它表示每一个值对前值的依赖程度，因为自回归的阶是 ARIMA 的第一个参数，所以 AR(n) 模型与 ARIMA(n,0,0) 是一样的，即自回归预报模型是一种特殊的 ARIMA 预报模型。

滑动平均是 ARIMA 模型中最难形象化的一种过程。在滑动平均的过程中，每一个值是由当前干扰以及前一个或多个干扰的均值决定的。滑动平均过程的阶确定了有多少个前干扰被用于平均。其标准符号为 MA(n) 或 ARIMA（0,0,n），这一过程用了 n 个前干扰和一个当前干扰。

自回归过程和滑动平均过程的差别是微妙的，但又是重要的。滑动平均序列中的每一个值都是最近期随机干扰的加权均值，而自回归中的每一个值是近期序列值的加权均值。由于这些依次排放的值是前值的加权均值，则在自回归过程中，一个给定的外施干扰的效应会随着时间而衰减；在滑动平均的过程中，干扰只影响有限数目的序列时期（此数目即滑动平均的阶），然后会突然地终止。

参数估计 根据以上各个参数的几何意义给出 p，d 和 q 的初

始值后，*ARIMA* 程序能够估计模型的参数。这里常采用迭代计算方法，以确定最大似然系数，并获得拟合值、预测值、误差（残差）、以及可信限。下一步，将对这些模型进行诊断。

模型的诊断 ARIMA 建模程序的最后一步是模型诊断，有许多文献在此方面进行了讨论，下面仅介绍一些最基本的诊断方法。①残差序列的自相关函数（autocorrelation function，ACF）和偏自相关函数（partial autocorrelation function，PACF）不应与 0 有统计学的差异。两个高阶相关（函数）可能偶尔会超出 95% 的可信限；但是如果一阶或二阶相关（函数）很大，那么确定的模型可能是错误的。ARIMA 把残差作为一个新序列加入到文件中，应检查它们的 ACF 和 PACF。②残差应是随机的，也就是说，它们应是白噪声。对此常用的检验方法是博克斯－扬（Box-Ljung）Q 统计量，也被称为修正博克斯－皮尔斯（Box-Pierce）统计量。应在一个大约为 1/4 样本量（但不应多于 50）的时点考察 Q 值。这个统计量应没有统计学意义。

一个传统的博克斯－扬分析还要估计系数的标准误并验证它们每一个在统计学上都具有显著性。当所选定的模型的可靠性较差时，混合模型就是"更优"模型，其中，没有统计学显著性的系数都被删除。

在 SPSS 软件包中，上述三个阶段分别被三个不同参数确定。如不考虑周期性，模型为 ARIMA (p,d,q)，其中 p 是自回归的阶，d 是差分次数，q 是滑动平均的阶。尽管以上三个过程相互关联，但每一种预报过程均可以单独进行预报分析。

自相关分析 ARIMA 方法是以时间序列的自相关分析为基础的，以便识别时间序列的模式，实现建模和完成预测的任务。自相关分析就是对时间序列求其本期与不同滞后期的一系列自相关系数和偏自相关系数，据此识别时间序列的特性。

自相关系数 对于时间序列 Y_t，Y_{t-1} 是其滞后 1 期数据形成的序列，Y_{t-2} 是其滞后 2 期数据形成的序列；一般地，Y_{t-k} 是其滞后 k 期数据形成的序列。时间序列相差 k 个时期两项数据序列之间的依赖程度或相关程度可用自相关系数 r_k 表示。自相关系数 r_k 与相关分析中的相关系数一样，取值范围在 -1 到 1 之间，r_k 的绝对值与 1 越接近，说明时间序列的自相关程度越高。自相关系数可提供时间序列及其模式构成的重要信息。对于纯随机序列，即一个由随机数字构成的时间序列，其各阶的自相关系数将接近于零或等于零。而具有明显的上升或下降趋势的时间序列或具有强烈季节变动或循环变动性质的时间序列，将会有高度的自相关。这种信息的用处在于：对现有的时间序列数据及其模式无需有任何了解，就能得到其自相关系数。这些系数可以用来揭示时间序列数据的特性，并能帮助选定一个合适的模型。

偏自相关系数 在多元回归中，通过计算偏自相关系数以便了解有多个因素时两个变量之间的联系。在时间序列中，偏自相关是时间序列 Y_t 在给定了 Y_{t-1}，Y_{t-2}，…，Y_{t-k-1} 的条件下，Y_t 与滞后 k 期时间序列之间的条件相关。它用来度量当其他滞后 1，2，3，…，$k-1$ 期时间序列的作用已知的条件下，Y_t 与 Y_{t-k} 之间的相关程度。这种条件相关程度可用偏自相关系数 φ_k 来度量。在 ARIMA 中偏自相关系数被用来配合自相关系数，共同辨识合适的 ARIMA 预测模型。在自回归模型的识别中，可以用偏自相关系数来初步判定模型的阶数；在滑动平均模型中，可以用自相关系数来识别滑动平均模型。

自相关分析图 将时间序列的自相关系数与偏自相关系数绘制成图，并标出一定的置信区间，这种图分别称为自相关图（ACF）和偏自相关图（PACF）。ARIMA 方法中的自相关分析主要是利用自相关分析图来完成的。利用自相关分析图（图 1），可以分析时间序列的随机性、平稳性和季节性。时间序列的随机性，是指时间序列各项之间没有相关关系的特性。测定时间序列的随机性，就是判定时间序列是否为纯随机序列。由于自回归滑动平均混合预测模型是由自回归和滑动平均两部分构成，均表现出一定的拖尾性。

ARIMA 预测法的 3 个阶段可以反复进行，用时间序列的数据选定模型类型、估计模型的参数并进行检验以判定该模型是否恰当，若不恰当；则返回第一阶段重新选定模型，直至通过模型检验。当一个恰当的模型确立之后，便可以用来进行预测应用了。这一建模过程可用图 2 说明。

实例 具体如下。

例 1 表 1 是手术质量的评分结果，试用 ARIMA 模型进行预报分析，从而建立质量控制标准。

首先，绘制前 100 个观察值的序列图（图 3）。然后按照上述步骤分析如下。

步骤 1：模型识别。在用 ARIMA 模型进行拟合时，应先检

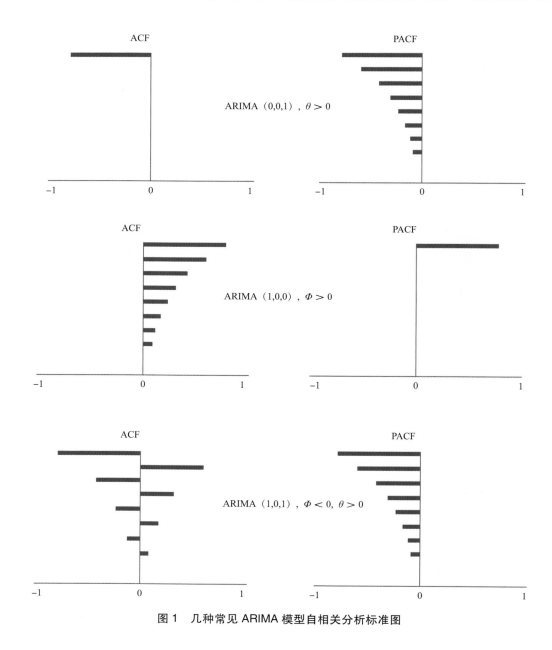

图 1　几种常见 ARIMA 模型自相关分析标准图

表 1　某医院某时期手术质量评分序列表

序列号	1	2	3	4	5	6	⋯	186	187
质量评分	2 202	2 207	2 187	2 217	2 191	2 193	⋯	2 204	2 217

查序列图（图 3）是否是平稳的。从图中可看出，序列的均值始终在大约 2 200 的位置，并且，也没有明显的改变。所以没有必要取差分，因此，$d = 0$。

步骤 2：获取序列 ACF 和 PACF 的图形（图 4，图 5）。

除了相关函数，ACF 和 PACF 图显示了 95% 的可信限。ACF 在时点 1 处显示了一个负向的低谷，其后有几个相关函数的显著性处于边缘水平。PACF 图在前几个时点处显示了一个急剧的衰减。如果把这些图与标准的 ARIMA 图（图 1）作一比较后，发现最相似的模型是 ARIMA（0, 0, 1），后者

ACF 图在时点 1 有一个低谷，PACF 图有一个指数性衰减。所以，应该首先尝试用 ARIMA（0, 0, 1）模型，即 MA（1）。

步骤 3：ARIMA 估计。质量评分序列的简单 ARIMA（0, 0, 1）模型的参数估计结果为表（2）。

ARIMA 程序可以提供控制选

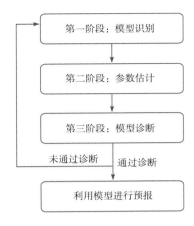

图2　ARIMA预报法流程图

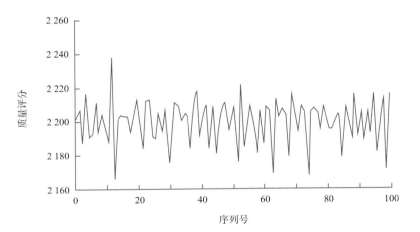

图3　手术质量评价序列图

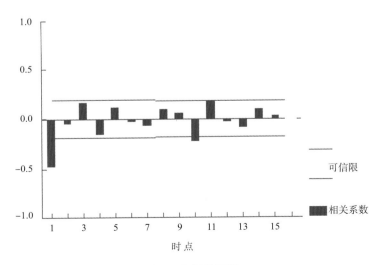

图4　自相关函数

代过程的众多方法，但应注意权衡——迭代过程越多，费时越长。默认的标准可以作为一个理想的折中值，但也可以对其进行修改——当需要做快速的分析时，就放松标准；当需要更精确的估计时，就严格标准。

ARIMA 结果中报告了最终的参数，这些参数所包含的统计量描述了模型与数据的符合程度；还报告了方差分析表以及模型的系数。拟合优度统计量被标记为 AIC 和 SBC，即赤池（Akaike）信息标准（AIC）和施瓦兹-贝叶斯（Schwartz Bayesian）标准（SBC），它们用以衡量模型与序列的适合度，通常模型越精细适合度越好。一般来讲，AIC 适用于自回归模型，而 SBC 则是一个更通用的标准。对一个给定的序列，可以用它们在不同的模型间进行选择。AIC 和 SBC 最低的模型是最好的模型。

与回归的结果输出一样，表1中 B 栏显示实际系数，另外还显示估计标准误，T-RATIO 值和显著水平。对结果中的简单模型，计算并显示了 MA1 系数和常量。这个模型中，$\theta = 0.78$ 表示序列中的每一个值等于当前的随机干扰减去前一个随机干扰的 0.78 倍。

步骤4：控制图表的建立。通过参数估计，ARIMA 产生的新序列包括预报值（fit_1），残差（err_1），标准误（sep_1）及可信区间的上下限（ucl_1 和 lcl_1）。要做一个控制图表，对超出序列（该序列即是用于估计模型的序列）末尾数据的变化，需要预报其上下边界。结果如图7所示。

ARIMA 预报值，以及上下可信限叠加在原始序列图之上。前100个观察所在的期间用于估计模

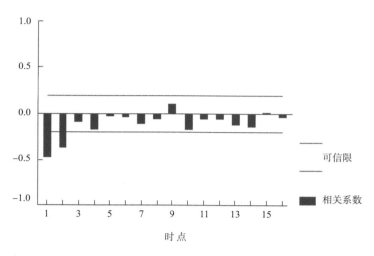

图 5　偏自相关函数

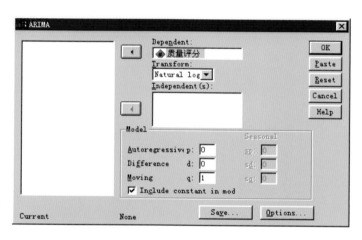

图 6　SPSS 处理过程

表 2　ARIMA（0，0，1）模型的参数估计结果（SPSS 输出结果）

FINAL PARAMETERS：

Number of residuals	100
Standard error	10.265823
Log likelihood	−374.23949
AIC	52.47899
SBC	57.68933

Analysis of Variance：

	DF	Adj. Sum of Squares	Residual Variance
Residuals	98	10425.658	105.38713

Variables in the Model：

	B	SEB	T-RATIO	APPROX. PROB.
MA1	.78105	.06411139	12.1828	.0000000
CONST	2200.16919	.23323983	9433.0765	.0000000

型，这 3 个 ARIMA 序列在原始序列的旁边波动。在预报区间，预报值和可信限是平稳恒定的，原因为模型没有季节性成分或季节性趋势及当前数据没有用于校正滑动均值。但是，可信限却精确地捕获了变动的数目，这些变动应该从这个一阶滑动平均模型中得以预报。实际上，它们就是一个可靠的控制表图，因为它们是基于一个很好的模型。只要手术的质量控制因素基本保持相同，序列的 99% 部分都能保持在上下可信限之间。

ARIMA 模型可用于拟合季节性的时间序列，称为季节 ARIMA 模型（seasonal ARIMA models），但这种模型所要求的计算量明显高于非季节性模型。

注意事项　ARIMA 预报法是目前最通用的时间序列预报方法，它不需要对时间序列的发展模式作先验性假设，建模过程保证了可以通过反复的模型识别、估计和诊断对模型进行修改，直至获得满意的模型。因而 ARIMA 预报法适用于各种类型的时间序列数据，是一种精确度相当高的短期预测方法。ARIMA 模型应用时应注意以下几个问题：①模型识别时需要 50 个以上时间序列数据。②建模时，模型阶次的增高可能会促进模型通过统计检验的要求，但高阶模型往往难以从实际意义上加以合理解释。③在时间序列未来发展模式与过去的模式一致的建模假设下，模型短期预测效果好，长期预测效果欠佳。

（易　东　刘　岭　张彦琦）

juécèshù yùcèfǎ

决策树预测法（decision tree forecast）　在机器学习中，决策树可以作为一个预测模型。它代表的是对象属性与对象值之间的

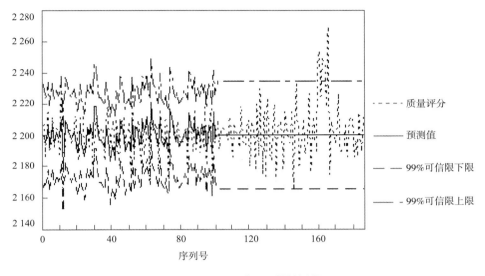

图 7　ARIMA 预报及质量控制图

一种映射关系。树中每个节点表示某个对象，而每个分叉路径则代表的某个可能的属性值，而每个叶节点则对应从根节点到该叶节点所经历的路径所表示的对象的值。如果一个决策树只在树的根部有一决策点，则称为单级决策；若一个决策不仅在树的根部有决策点，而且在树的中间也有决策点，则称为多级决策。

决策树学习也是数据挖掘中一个普通的方法。在这里，每个决策树都表述了一种树型结构，由它的分支来对该类型的对象依靠属性进行分类。每个决策树可以依靠对源数据库的分割进行数据测试。这个过程可以递归式的对树进行修剪，当不能再进行分割或一个单独的类可以被应用于某一分支时，递归过程就完成了。另外，随机森林分类器将许多决策树结合起来以提升分类的正确率。

类型　决策树有几种产生方法：①分类树。当预计结果可能为两种类型（如男女，输赢等）使用的概念。②回归树。当局域结果可能为连续型变量取值（如房价，患者住院时间等）使用的概念。

③CART（classification and regression trees）。④CHAID（chi-Square automatic interaction detector）。

应用条件　①具有决策者期望达到的明确目标。②存在决策者可以选择的两个以上的可行备选方案。③存在决策者无法控制的两种以上的自然状态（如气候变化、市场行情、经济发展动向等）。④不同行动方案在不同自然状态下的收益值或损失值（简称损益值）可以计算出来。⑤决策者能估计出不同的自然状态发生概率。

构成要素　决策树的构成有 4 个要素：①决策节点。②方案枝。③状态节点。④概率枝。如图 1 所示。

总之，决策树一般由方块节点、圆形节点、方案枝、概率枝等组成，方块节点称为决策节点，由节点引出若干条细支，每条细支代表一个方案，称为方案枝；圆形节点称为状态节点，由状态节点引出若干条细支，表示不同的自然状态，称为概率枝。每条概率枝代表一种自然状态。在每

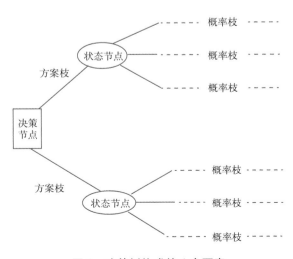

图 1　决策树构成的 4 个要素

条细枝上标明客观状态的内容和其出现概率。在概率枝的最末梢标明该方案在该自然状态下所达到的结果（收益值或损失值）。这样树形图由左向右，由简到繁展开，组成一个树状网络图。

优缺点　决策树的优点：①决策树易于理解和实现。②对于决策树，数据的准备往往是简单或是不必要的，如无需去掉多余的或空白的属性。③能够同时处理数据型和常规型属性，其他的技术往往要求数据属性的单一。④是一个白盒模型，如果给定一个观察的模型，根据所产生的决策树很容易推出相应的逻辑表达式。⑤易于通过静态测试对模型进行评测，表示有可能测量该模型的可信度。⑥在相对短的时间内能够对大型数据源做出可行且效果良好的结果。

决策树的缺点：①对连续性的字段比较难预测。②对有时间顺序的数据，需要很多预处理的工作。③当类别太多时，错误可能就会增加得比较快。④一般的算法分类的时候，只是根据一个字段来分类。

步骤　决策树法的步骤：①绘制树状图，根据已知条件排列出各个方案和每一方案的各种自然状态。②将各状态概率及损益值标于概率枝上。③计算各个方案期望值并将其标于该方案对应的状态节点上；进行剪枝，比较各个方案的期望值，并标于方案枝上，将期望值小的（即劣等方案剪掉）所剩的最后方案为最佳方案。

实例　具体如下：

例　在高尔夫俱乐部的管理中，雇员数量问题和天气有关。某些天好像所有人都来玩高尔夫，以至于所有员工都忙得团团转还

是应付不过来，而有些天不知道什么原因却一个人也不来，俱乐部为雇员数量浪费了不少资金。因此，预测的目的是通过下周天气预报寻找什么时候人们会打高尔夫，以适时调整雇员数量。

在2周时间内得到以下记录：天气状况有晴，云和雨；气温用华氏温度表示；相对湿度用%；有无风。当然还有顾客是不是在这些日子光顾俱乐部。最终得到了14行5列的数据表格（图2）。

决策树是一个有向无环图。根节点代表所有数据。分类树算法可以通过变量 outlook，找出最好地解释非独立变量 play（打高尔夫的人）的方法。变量 outlook

的范畴被划分为以下3个组：晴天，多云天和雨天。

得出第1个结论：如果天气是多云，人们总是选择玩高尔夫，而只有少数很着迷的甚至在雨天也会玩。接下来把晴天组分为两部分，发现顾客不喜欢湿度高于70%的天气。最终还发现，如果雨天还有风的话，就不会有人打了。这就通过分类树给出了一个解决方案。因此，潮湿的天气或者刮风的雨天解雇了大部分员工，因为这种天气不会有人打高尔夫，而其他的天气会有很多人打高尔夫，因此可以雇用一些临时员工来工作（图3）。

（易　东　刘　岭）

变量	温度（华氏）	相对温度（%）	风力	玩的情况
晴	85	85	无	不玩
晴	80	90	有	不玩
多云	83	78	无	玩
雨	70	96	无	玩
雨	68	80	无	玩
雨	65	70	有	不玩
多云	64	65	有	玩
晴	72	95	无	不玩
晴	69	70	无	玩
雨	75	80	无	玩
晴	75	70	有	玩
多云	72	90	有	玩
多云	81	75	无	玩
雨	71	80	有	不玩

图2　高尔夫数据

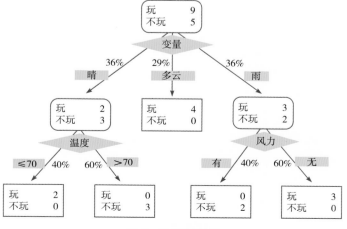

图3　决策树模型

shénjīng wǎngluò yùcè

神经网络预测（forecast by artificial neural network） 当量化的用于预测的指标和被预测指标间是一种复杂的多元非线性关系，并且用于预测的指标本身之间又存在相关性（多元共线性）时，传统预测方法就存在局限性，对上述性质的数据资料做预测分析很困难。

人工神经网络 对人类大脑系统一阶特性的一种描述，它是一个数学模型，可以用电子线路来实现，也可以用计算机程序来模拟，是人工智能研究的一种方法。人工神经网络是近年来迅速发展起来的一门集神经科学、计算机科学、信息科学、工程科学为一体的边缘交叉学科，具有独特的信息存储方式、良好的容错性、大规模的非线性并行处理方式以及强大的自组织、自学习和自适应能力。因此，只要把数据的格式整理恰当，神经网络几乎可以应用于任何预测问题。据一个简化的统计，人脑由百亿条神经组成，每条神经平均连接到其他几千条神经。通过这种连接方式，神经可以收发不同数量的能量。神经的一个非常重要的功能是它们对能量的接受并不是立即做出响应，而是将它们累加起来，当这个累加的总和达到某个临界阈值时，将激发出的能量传递给其他的神经。大脑通过调节这些连接的数目和强度进行学习。尽管这是个生物行为的简化描述，但可被看作是神经网络的抽象化模型。

BP 神经网络模型 包括以下几个方面。

网络的拓扑结构 BP 网络（back propagation net-work）即误差逆向传播模型，由鲁梅尔哈特（D. E. Rumelhart）和麦克莱兰（J. L. Mcclelland）等于 1986 年提出，是一种在理论和应用方面发展都较成熟的逆向传播算法的多层前馈网络。该网络是一种非线性动力系统，其典型的拓扑结构如图 1 所示。

每个神经元与其他神经元间通过权重连接，接受其他神经元的输出，并经过自身转换函数的转化和阈值的作用输出，从而对其他神经元产生作用。神经网络是由若干功能单一的神经元并行分布组成，BP 算法在网络初始权重条件下给予训练样本，信息从输入层输入，经隐含层处理，传输到输出层，再经输出层神经元的处理将结果输出，此为正向过程。若得不到期望输出，就转入逆向传播过程。

逆向传播过程的信息流向与正向过程相反，在此过程中，逐层调整层间的连接权重，直到输入层。然后又转入正向过程，直到实际输出和预期输出间的误差达到可接受的范围。

在图 1 中，输入的维数是 2，隐含层有 4 个神经元，采用 tansig 作为传递函数，输出层包含 3 个神经元，采用 pureline 传递函数。理论上已经证明，具有如图 1 所示结构的 BP 神经网络，当隐含层神经元足够多的时候，可以逼近任何一个具有有限间断点的非线性函数。

网络的计算过程 包括以下几步。

步骤 1：BP 神经网络的生成及初始化。该过程主要是建立神经网络的拓扑结构，由于是 BP 网络结构，在 Matlab 中采用 newff 函数加以实现，并定义一些基本参数如下。

$$\text{net}=\text{newff}(\,\text{PR},[\,S_1,S_2,\cdots,S_N\,],\{\,T_1,T_2,\cdots,T_N\,\},\text{BTF}) \tag{1}$$

式中 PR 为 $R\times2$ 维矩阵，表示 R 维输入向量中的各分量的取值范围；$[\,S_1,S_2,\cdots,S_N\,]$ 表示网络有 N 层，并给出了各层神经元的个数；$\{\,T_1,T_2,\cdots,T_N\,\}$ 表示相应各层神经元的传递函数；BTF 表示神经网络训练时采用的训练函数。

例如，$\text{net}=\text{newff}([\,0,10;-1,2\,],[\,5,1\,],\{\,'\text{tansig}','\text{pureline}'\,\},'\text{trainlm}')$。

表示输入的维数是 2，各输入的取值范围是 $[\,0,10\,]$ 和 $[\,-1,2\,]$，输入层和输出层的神经元个数分别为 5 和 1，其相应的传递函数分别为 tansig 函数和 pureline 函数，BP 网络训练函数取 trainlm。

步骤 2：网络的训练。在网络的结构建立以后，可以利用"输入—目标"样本矢量数据对网络

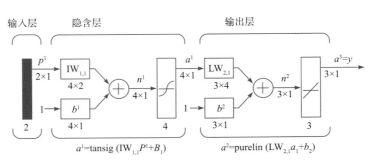

图 1 BP 神经网络模型的基本构造图

进行训练。BP 神经网络采用 train 函数来完成。但在训练之前必须对网络的一些训练参数进行恰当的设置。表 1 列出了一些主要训练参数及其含义。

在设置完训练参数后，就可以调用 train 函数了，例如：

$$[net, tr] = train(net, P, T) \quad (2)$$

式中 P 为输入样本向量集，T 为相应的目标样本向量集，tr 为用于存储训练过程中的步数信息和误差信息。

步骤 3：网络的仿真。利用 sim 函数可以进行仿真，并对网络的拟合效果进行分析。该仿真可以实现很多功能，如进行信号处理、模式识别、综合评价。例如：

$$y = sim(net, P)$$

式中 P 为由于预测的输入向量，可以是时间序列等，y 为其相应的预测值。

线性神经网络　包括以下几方面。

网络的拓扑结构　它由一个或多个线性神经单元构成，线性神经网络采用线性函数 pureline 作为传递函数，因此其输出可以取任意值。学习规则是利用基于最小二乘准则的 Widrow-Hoff 算法调节网络的权值和阈值，其收敛速度和精度都较高。

线性神经网络主要用于解决线性可分问题，也可用于解决非线性的时间序列问题，而且随着样本量的增大，其预测精度会明显提高（图 2）。

网络的计算过程　包括以下几步。

步骤 1：线性神经网络的生成及初始化。在 Matlab 中采用 newlin 函数加以实现，常用格式为：

$$net = newlin(PR, S) \quad (3)$$

式中 PR 为 $R \times 2$ 维矩阵，表示 R 维输入向量中的各分量的取值范围；S 表示网络的输出个数，即网络的神经元个数。例如，

$$net = newlin([-2,2;-2,2],1)$$

表示输入的维数是 2，各输入的取值范围是 [-2，2] 和 [-2，2]，网络的输出个数为 1。

步骤 2：网络的训练。在网络训练参数设置完后，就可以调用 train 函数了，例如：

$$[net, tr] = train(net, P, T) \quad (4)$$

式中 P 是输入样本向量集，T 为相应的目标样本向量集，tr 用于存储训练过程中的步数信息和误差信息。

步骤 3：网络的仿真。同样，利用 sim 函数可以进行仿真，并对网络的拟合效果进行分析。

自组织网络模型　1984 年科霍嫩（T. Kohonen）提出了著名的自组织特征映射人工神经网络，它是一个简单的双层网络（图 3），每个输入节点与所有输出节点通过权重 W 相联系，实现对输入信号的非线性降维映射。映射中保持拓扑不变性，即把拓扑意

表 1　几个主要的神经网络训练参数及含义

训练参数	参数含义	默认值
Net. trainParam. epochs	训练步数	100
Net. trainParam. show	显示训练结果的间隔步数	25
Net. trainParam. goal	训练目标误差	0
Net. trainParam. time	训练允许时间	inf
Net. trainParam. min_ grad	训练中最小允许梯度值	1e-6

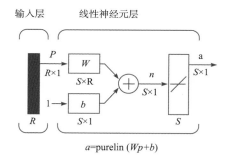

$$a = purelin(Wp+b)$$

图 2　线性神经网络示意图

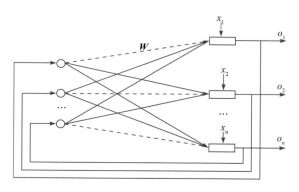

图 3　科霍嫩的自组织网络模型的基本构造

义下相似的输入映射到最近的输出节点上。科霍嫩（Kohonen）网络目前被广泛应用模式识别、联想存储、组合优化和机器人控制等问题中。

自组织网络在能被用来进行正确分类之前需要经过一个网络学习过程，这是一种无教师指导的学习。通过训练重新进行自适应、自组织，逐渐收敛到样本空间内需划分的子集的中心。经过多次训练后，网络具有了对学习样本的记忆、联想的能力。

自组织网络输出层的神经元可以按任意形式排列，Matlabd 工具箱函数有 gridtop、hextop 和 randtop 三种形式，分别对应长方形、六角形和任意形三种。

自组织网络可用函数 newsom 来建立其拓扑结构，调用方式为：

$$net = newsom \ (PR, \ D, \ TFCN) \quad (5)$$

式中 TFCN 为输出层的拓扑函数，缺省值为 hextop。

应用 包括以下几个方面。

线性神经网络预测 举例说明。

例1 为对医院进行有效的管理，收集了 1993～1998 年某大型医院的入院病例数。将 1993 年到 1997 年的数据作为时间序列 t，建立其随时间变化的线性神经网络预测模型，并对 1998 年的数据进行预测。

表2 1993～1998 年某大型医院的入院病例数（千人）

年限	t	入院病例数
1993	1	9.600
1994	2	10.518
1995	3	11.392
1996	4	12.060
1997	5	13.319
1998	6	13.822

首先，绘制该时间序列的散点图。其次给出 Matlab 源程序，这里"%"表示对程序的注释。

```
close all   % 消除之前程序计算的内容，开始新的程序
P = [1, 2, 3, 4, 5]% 输入
```
时间向量，即输入向量

$T = [9.600, 10.518, 11.392, 12.060, 13.319]$% 输入相应的用于训练的人次数向量，即目标向量

$net = newlind(P, T);$% 设计线性神经网络结构，这里采用 newlind 函数，不需用 train 函数来训练

$A = sim(net, P)$% 用建立的网络进行回代预测

$E = T - A$ % 计算仿真误差即残差

$SSE = sse(E)$ % 计算误差平方和

$P1 = [1, 2, 3, 4, 5, 6]$ % 输入用于回代和前瞻预测的时间序列

$T1 = [9.600, 10.518, 11.392, 12.060, 13.319, 13.822]$% 输入相应的用于验证的人次数向量

$A1 = sim(net, P1)$ % 用建立的网络进行回代和前瞻预测

% 绘制预测情况

$plot(P1, T1, 'r*');$ % 实际

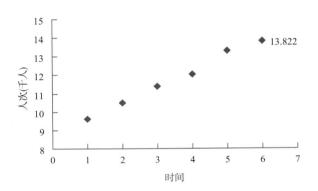

图4 1993～1998 年某大型医院的入院病例数

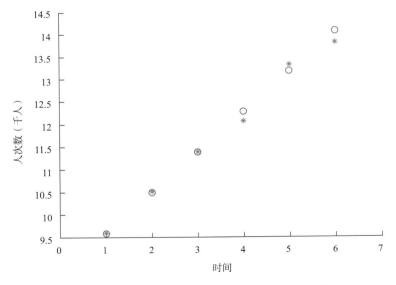

图5 1993—1998 年某大型医院的入院病例数预测情况

数据

hold on；

plot(P1,A1,'bo')；　％拟合数据

最后，给出软件计算的结果如下：

回代预测情况

P＝　1　2　3　4　5

T＝9.6000　10.5180　11.3920　12.0600　13.3190　实际值

A＝9.5818　10.4798　11.3778　12.2758　13.1738　预测值

E＝0.0182　0.0382　0.0142　−0.2158　0.1452　残差

SSE＝0.0696　残差平方和

前瞻预测情况

P1＝　1　2　3　4　5　6

T1＝9.6000　10.5180　11.3920　12.0600　13.3190　13.8220　实际值

A1＝9.5818　10.4798　11.3778　12.2758　13.1738　14.0718　预测值

BP 神经网络预测　举例说明。

例2　为对医院感染的趋势季节预测及动态分析，收集以下数据，用 BP 神经网络对该数据进行预测。

Matlab 程序如下：

close all　％消除之前程序计算的内容，开始新的程序

$$P=\begin{bmatrix} 1 1 & 1 & 1 & 2 & 2 & 2 & 2 \\ 3 & 3 & 3 & 3 & 4 & 4 & 4 & 5 \\ 5 & 5 & 5 & 6 & 6 & 6 & 6; & 1 & 2 \\ 3 & 4 & 1 & 2 & 3 & 4 & 1 & 2 & 3 & 4 \\ 1 & 2 & 3 & 4 & 1 & 2 & 3 & 4 & 1 \\ 2 & 3 & 4 \end{bmatrix}$$　％输入年份、季节矩阵

$$T=\begin{bmatrix} 0.700 & 0.990 & 1.230 \\ 0.910 & 0.773 & 1.160 & 1.426 \\ 0.859 & 0.954 & 1.400 & 1.589 \\ 1.040 & 0.859 & 1.420 & 1.590 \\ 0.962 & 1.134 & 1.520 & 1.588 \\ 1.143 & 1.258 & 1.553 & 1.6 \\ 1.134 \end{bmatrix}$$　％输入相应的用于训练的感染率，即目标向量

net＝newff(minmax(P)，[3，3，1]，{'tansig'，'tansig'，'purelin'}，'trainlm')；　％建立 BP 神经网络

％输入权值
inputweights＝net.iw{1,1}；

％输入阈值
inputbias＝net.b{1}；

％隐含层权重
layerweights＝net.lw{2,1}；

layerbias＝net.b{2}；

net.trainparam.show＝50；

％学习速率
net.trainparam.lr＝0.05；

％动量常数

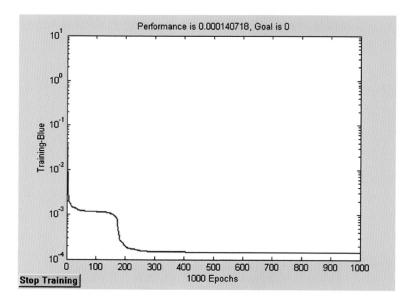

图6　BP 神经网络的训练过程

表3　1996~2002 年医院感染的趋势季节预测及动态分析数据（感染率,%）

年份	1	1	1	1	2	2	2	2	3	3	3	3	4	4
季度	1	2	3	4	1	2	3	4	1	2	3	4	1	2
感染率	0.700	0.990	1.230	0.910	0.773	1.160	1.426	0.859	0.954	1.400	1.589	1.040	0.859	1.420

年份	4	4	5	5	5	5	6	6	6	6	7	7	7	7
季度	3	4	1	2	3	4	1	2	3	4	1	2	3	4
感染率	1.590	0.962	1.134	1.520	1.588	1.143	1.258	1.553	1.600	1.134	1.130	1.711	1.720	1.340

net. trainparam. mc = 0.9；

%步数

net. trainparam. epochs = 1000；

net. trainparam. goal = 0；

[net, tr] = train (net, P, T)；

%输入用于训练的时间、目标向量,训练过程中的误差变化曲线如图6所示。

P1 = [1 1 1 1 2 2 2 2
3 3 3 3 4 4 4 5 5
5 5 6 6 6 6 7 7
7；1 2 3 4 1 2 3 4 1
2 3 4 1 2 3 4 1 2
3 4 1 2 3 4 1 2 3 4]

%输入用于预测的年份、季节矩阵

T1 = sim (net, P1)

T1 = [0.6963   0.9889
1.2299   0.9048   0.7785
1.1627   1.4260   0.8619
0.9494   1.3782   1.5844
1.0402   0.8610   1.4591
1.5935   0.9643   1.1340
1.4916   1.5999   1.1452
1.2648   1.5590   1.5866
1.1317   1.2606   1.6600
1.5569   1.0433]   %预测结果

T = [0.700   0.990   1.230
0.910   0.773 1.160   1.426
0.859   0.954 1.400   1.589
1.040   0.859 1.420   1.590
0.962   1.134 1.520   1.588
1.143   1.258   1.553   1.6
1.134]

由 T1 预测结果和 T 的实际数据比较,回代预测结果具有很高的精度,而 2002 年的实际值为1.130、1.711、1.720、1.340,预测值为 1.127 5、1.983 3、1.760 1、1.570 4,说明采用 BP 网络预测具有很高的精度。

自组织神经网络预测 举例说明。

例3 疟疾是全世界最重要的

虫媒传染病之一。近年来研究发现,疟疾发病率上升、流行季节延长、流行疟区扩大的趋势与全球气候异常变暖存在密切关系。不少学者试图在气象因素与疟疾之间建立数学模型,预测在变化的气候中疟疾的流行趋势,但这些模型存在着或是建模程序复杂,或对数据条件限制多、或预测准确度不够理想等问题。因此,探索和建立新的预测模型技术非常必要。为此,本条目主要介绍如何应用自组织神经网络方法预测疟疾的流行趋势。

步骤1:数据的收集。利用云南省红河哈尼族彝族自治州3个国家气象观测站所在县(屏边苗族自治县、蒙自县、沪西县)1997年1月~1998年12月当月平均气象数据与后1个月疟疾发病率等级数据建立神经网络模型,并利用 1998.12 的气象数据预测该地区1999年1月疟疾发病率等级,数据如表4所示。

从以上数据可知,1997年2月~1998年12月的发病等级分为4类,共有23个月,目的是预测第24个月的发病等级。

这里,各个月的发病等级按月序号分为4类:

第1类:1 23 13 14；

第2类:4 11 12 21 22 23；

第3类:8 9 10 18 19 20；

第4类:5 6 7 15 16 17。

自组织神经网络是无监督学习的,所以不需要将已有的分类结果作为目标向量进行有监督的训练。但当所建立的网络预测结果和已有的分类结果大部分相同时,则说明此网络能准确反映该疾病的发病有一定的规律并且该

网络能反映此趋势。

步骤2:Matlab 程序为 close all %消除之前程序计算的内容,开始新的程序,见图7。

net = newsom (minmax (P)，[4])； %建立自组织神经网络结构,输出4种等级结果,该网络由于是无教师监督训练网络,所以不需要目标向量。

%显示步数及训练终止步数

net. trainparam. show = 50；

net. trainparam. epochs = 1000；

net = train (net, P)；% 网络训练

T1 = sim (net, P)；%网络模拟结果

T1 具体结果为:

(3,1)   (3,2)   (3,3)
(3,13)   (3,14)   (3,13)
(3,14)   (1,4)   (1,11)
(1,12)   (1,21)   (1,22)
(1,23)   (2,8)   (2,9)
(2,10)   (2,18)   (2,19)
(2,20)   (4,5)   (4,6)
(4,7)   (4,15)   (4,16)
(4,17)

以上是神经网络的分类结果,括号中的第一个数字只是代表软件的分类序号,第二个数字代表月份序号。从前面的实际分类结果可知,以上聚类结果刚好对应于发病强度分类的第一类、第二类、第三类、第四类。将1998年12月的数据代入建立好的网络中得到对1999年1月的预测结果。

P1 = [869.2 19.7 30.6 10.7 131.4 16.6 67.1 219.4 203.1]'；T2 = sim(net, P1)；

得到的预测结果为(3, 1)。显然,属于第一类发病等级,即1999年1月的发病等级为1,与实际情况完全符合。

(易 东 刘 岭)

表 4　彝族自治州 1997~1998 年当月平均气象数据与后 1 个月疟疾发病率

月份	平均气压	平均气温	最高气温	最低气温	降水量	降水日数	平均相对湿度	蒸发量	日照时数	后1月发病级
1	868.7	19.8	30.9	11.3	131.8	17.0	67.9	219.2	203.6	1
2	868.9	19.5	30.5	11.6	131.5	16.9	67.5	218.7	203.4	1
3	868.9	20.0	30.8	10.8	131.6	16.9	67.3	219.3	203.8	1
4	864.4	24.1	33.0	16.0	72.5	15.8	72.9	316.3	289.7	2
5	864.8	23.4	22.7	18.1	254.8	25.8	84.8	107.1	49.0	4
6	864.6	23.5	22.5	18.2	254.9	25.4	84.3	107.2	48.9	4
7	864.0	24.0	22.9	18.3	255.0	25.3	84.0	107.6	49.3	4
8	865.7	24.3	33.5	14.7	23.4	9.6	60.7	271.5	241.0	3
9	865.5	23.8	34.1	15.0	23.1	9.8	60.1	271.7	241.4	3
10	865.8	24.4	33.4	14.6	23.8	9.5	60.8	272.0	241.0	3
11	864.5	23.6	33.6	16.1	72.1	16.0	72.7	316.0	289.6	2
12	864.4	23.9	33.0	16.2	72.2	15.4	72.3	316.9	289.7	2
13	869.1	19.4	31.1	11.5	131.9	16.8	67.5	218.9	203.6	1
14	868.6	19.7	31.2	11.0	131.5	16.1	67.2	218.8	203.1	1
15	864.1	23.3	23.0	17.6	254.2	25.2	84.7	107.7	49.1	4
16	864.7	23.8	22.3	18.4	254.6	25.9	84.8	107.4	49.1	4
17	864.1	23.2	22.3	18.0	254.4	25.6	84.9	107.3	48.9	4
18	865.5	23.8	33.5	15.1	23.6	9.9	60.8	271.4	241.2	3
19	865.3	23.9	34.2	14.7	23.5	9.5	60.7	271.7	241.4	3
20	865.4	24.4	34.1	14.4	23.8	9.8	60.2	271.4	241.1	3
21	864.2	23.7	33.2	15.8	72.3	15.7	72.7	316.0	289.2	2
22	865.2	23.5	33.7	16.1	72.8	15.5	72.3	316.3	289.8	2
23	864.3	23.6	33.5	16.0	72.1	15.9	72.3	317.0	289.8	2
24	869.2	19.7	30.6	10.7	131.4	16.6	67.1	219.4	203.1	

P = [

868.7	19.8	30.9	11.3	131.8	17.0	67.9	219.2	203.6
868.9	19.5	30.5	11.6	131.5	16.9	67.5	218.7	203.4
868.9	20.0	30.8	10.8	131.6	16.9	67.3	219.3	203.8
864.4	24.1	33.0	16.0	72.5	15.8	72.9	316.3	289.7
864.8	23.4	22.7	18.1	254.8	25.8	84.8	107.1	49.0
864.6	23.5	22.5	18.2	254.9	25.4	84.3	107.2	48.9
864.0	24.0	22.9	18.3	255.0	25.3	84.0	107.6	49.3
865.7	24.3	33.5	14.7	23.4	9.6	60.7	271.5	241.0
865.5	23.8	34.1	15.0	23.1	9.8	60.1	271.7	241.4
865.8	24.4	33.4	14.6	23.8	9.5	60.8	272.0	241.0
864.5	23.6	33.6	16.1	72.1	16.0	72.7	316.0	289.6
864.4	23.9	33.0	16.2	72.2	15.4	72.3	316.9	289.7
869.1	19.4	31.1	11.5	131.9	16.8	67.5	218.9	203.6
868.6	19.7	31.2	11.0	131.5	16.1	67.2	218.8	203.1
864.1	23.3	23.0	17.6	254.2	25.2	84.7	107.7	49.1
864.7	23.8	22.3	18.4	254.6	25.9	84.8	107.4	49.1
864.1	23.2	22.3	18.0	254.4	25.6	84.9	107.3	48.9
865.5	23.8	33.5	15.1	23.6	9.9	60.8	271.4	241.2
865.3	23.9	34.2	14.7	23.5	9.5	60.7	271.7	241.4
865.4	24.4	34.1	14.4	23.8	9.8	60.2	271.4	241.1
864.2	23.7	33.2	15.8	72.3	15.7	72.7	316.0	289.2
865.2	23.5	33.7	16.1	72.8	15.5	72.3	316.3	289.8
864.3	23.6	33.5	16.0	72.1	15.9	72.3	317.0	289.8

]　%以矩阵的方式输入每月的气候数据

图 7　以矩阵的方式输入每月的气候数据

综合评价（ synthetic evaluation） 综合考察多个有关因素，依据多个有关指标对评价对象进行评价，并排出优劣顺序的过程。评价是通过对照某些标准来判断观测结果，并赋予这种结果以一定的意义和价值的过程。一般而言，观测结果仅能反映现状，只有通过评价之后，才能对现状的意义加以判断。如身高 140cm，体重 35kg，仅就这两数字而言，并没有什么实际意义，而当与某一年龄的生长发育（身高、体重）标准进行对比时，即可显示出其意义与价值。

单一因素的评价易于实现，只要按一定的准则分别依据该因素给研究对象一个评价等级或分数，依等级或分数高低，便可排出优劣顺序；但是在医疗卫生实际工作中，对于复杂的状况，因同时受到多种因素的影响而使用综合评价。

综合评价是对一个复杂系统的多个指标进行总评价的特殊方法。如某个儿童的营养状况评价，就是综合分析所摄入的食物种类、数量、配比、吸收、疾病情况，以及身体发育、形态、功能、智力、遗传等有关因素后，而得到的总的印象，或总体的评价。综合评价不同于多个指标分析的简单相加，而是在掌握有关历史资料的基础上，将各种有关因素的信息集中，依据其内在联系进行适当加工提炼，并密切结合医疗卫生工作实践，用数理统计方法或生物数学方法制订出恰当的评价模型，以谋求对评价对象的类别或优劣等级进行较为客观的判断，为医疗卫生工作决策提供依据。

分类 根据评价手段，可分为定量评价与定性评价。定量评价较为客观、全面，易为人们所接受。根据评价的领域，可分为临床评价、卫生评价和管理评价等。临床评价包括：①诊断试验评价，用以评估某种诊断方法的应用价值，通常结合考察其灵敏度、特异度与准确性进行综合评定，如心电图运动试验对诊断冠状动脉狭窄的应用价值评定。②疗效评价用以评估各种临床治疗药物或疗法对某种或某类疾病的治疗效果，通常是根据多个疗效指标对有效性及安全性进行综合评定。③预后及转归评价用以评估某些临床措施或病程中呈现的某些征象对疾病预后和转归的影响等。卫生评价包括：①环境评价，用以对生活环境或生产环境的优劣进行评估，如大气质量、水质、土质污染程度的评价。②营养评价，用以评估群体或个体营养状况，以及某些食品的营养价值等，如婴幼儿营养状况的评价。③生长发育评价，用以对不同发育阶段的儿童及青少年体格发育与行为智力发育状况进行评价。管理评价包括宏观管理评价与微观管理评价，前者又包括卫生状况评价与卫生实力评价，以及卫生政策评价与卫生经济评价等；两者往往结合在一起，对医疗卫生政策、医疗卫生措施、医疗卫生单位管理水平、教育教学质量、科研成果、科研方案等的优劣进行综合评定。

按评价方式，可分为预评价、中期评价和终结评价。预评价，是在制订某项医疗措施计划时进行评价，这时还未开展大量的试验研究工作，还缺乏来源于实践的数据，主要是参考有关资料，汇集各方面意见，通盘考虑方案中的各种问题，制订切实可行的方案，这种评价具有预测性质，属探索性评价。中期评价，是在大量进行试验研究工作之后进行的，着重验证设计或方案的正确性与可行性，研究暴露出来的问题，并采取必要的措施或对策，以决定在原计划或方案中应保留的部分、应改进的部分及应摒弃的部分。终结评价，是在试验研究工作全部完成以后进行的，属于推广应用前的评价，着重全面审查研究成果，并与同类成果或技术在科学性、先进性、实用性、经济性等各方面进行综合比较，以决定优劣取舍。

方法 广义说来，多种医学统计方法及其衍生的方法都可用于进行综合评价，因为任何统计指标都综合了一定的信息。如期望寿命这个统计指标，就综合了某地某年居民健康状况、卫生状况、经济文化状况以及社会政治因素等多方面的信息，或者说这个指标可用于对某人群上述几方面的状况进行综合评价。此外如多维列联表分析方法（见统计表）、析因试验分析方法（见析因实验）、正交试验分析方法（见正交试验）等，都可综合多个因素对某一结果进行综合评价。多元统计分析方法（多元回归分析、逐步回归分析、判别分析、因子分析、主成分分析、聚类分析、时间序列分析等）已经在很多疾病的诊断、治疗、预后估计、危险因素分析以及儿童少年生长发育分析等方面得到成功应用，无疑可作为综合评价的方法加以运用。近 30 年来随着模糊数学的发展而发展起来的模糊多元分析方法，见模糊综合评判法等方法，也大大丰富了综合评价方法学的内容。在医疗卫生工作实践中，使用较为简单、快速、实用而具有非参数色彩的综合评价方法，见综合指数法、综合评分法、秩和比法、TOPSIS 法、层次分析法、密切值法等。这些方法已经应用于医疗卫生的各个领域，尤其在儿科领域中对各种发育阶段儿童的生长发育评价、围生医学领域中的胎龄评估、预防医学领域中生活及生产环境评价、营养评价，以及医疗卫生管理科学中医院工作效率、科研方案评估等方面取得了较大的成功，展示了这些方法可观的应用前景。

注意事项 对某事件进行多因素综合评价的过程，实质上就是一个科学研究与决策的过程，原则上应当包括设计、收集资料、整理资料和分析资料（见统计工作步骤）几个基本阶段，在实施中应着重注意以下几个基本环节：①据评价目的选择恰当的评价指标考察各指标间的内在联系，选择那些主要的能反映事物本质的评价指标，这些指标应当明确、具体、可行、可靠。②确定诸评价指标的权重。③合理确定各单个指标的评价等级及其界限。④选择适当的综合评价方法，建立综合评价模型，计算综合指标。⑤确定综合指标的等级数量界限。

（杨土保）

zōnghé zhǐshùfǎ

综合指数法（synthetic index method） 通过一定的计算形式，综合了多个指标的报告期数据（或监测数据）和基期数据（或标准数据）的信息，定量地反映几个指标的综合平均变动程度的方法。加权综合指数法是编制总指数的过程中，它考虑了各指标的重要性（权重），即加权（见集中趋势指标）。指数是一种特定的相对数。广义的指数是"用来测定一个变量（或一组变量）对于某个（或某些）特定变量值大小的相对数"，即各种相对指标都可称为指数；狭义的指数是"用来反映那些不能直接相加的各种事物组成的某种现象或结果的综合变动的相对数"。综合指数法已广泛应用于预防医学领域，包括环境评价、营养评价、体质与体格发育评价等；在社会医学及卫生事业管理中也应用较多，如医院工作效率评价、疾病危害程度评价等；此外，在临床医学领域中亦有应用，如胎儿成熟程度的评价等。

步骤 包括：①选择适当的指标，在占有大量可靠的历史资料的基础上，选择恰当的、能全面反映评价对象的某现象和某结果质量特征的评价指标。②确定权重，用专家评分法（见评分法）、Saaty 法（见层次分析法）或其他方法确定各评价指标的权重。③指标指数化，是将各原始指标值参考标准值计算成相对水平的指标值。标准值可以是参考值、平均值、预期值。计算方法有比值法和标准化值法。如比值法的一般表达式为：

$$y = \begin{cases} X/M\,(\text{高优指}) \\ M/X\,(\text{低优指}) \end{cases} \quad (1)$$

式中 X 为某指标监测值；M 为某指标标准值、参考值、平均值、预期值等。④求综合指数，综合指数可以是个体指数的综合，也可以是某种特定的相对数，依评价目的、对象、指标性质与数量的不同，其评价模型具有多样性，难以找到较为理想的一般表达形式。综合指数可表达为：

$$I = \frac{1}{g}\sum_{i=1}^{m} y \quad (2)$$

或

$$I = \left(\prod_{i=1}^{m} y\right)^{\frac{1}{g}} \quad (3)$$

式中 I 为综合指数；m 为指标数；g 为分组数；y 为个体指数。

综合指数也可表达为：

$$I = \sum_{i=1}^{k}\prod_{j=1}^{g} y_{ij} \quad (4)$$

式中 I 为综合指数；k 为指标类别数；g 为各类别内的指标数；y_{ij} 为 i 类第 j 项个体指数。

加权综合指数可表达为：

$$I = \sum_{i=1}^{k}\prod_{j=1}^{g} w_{ij} y_{ij} \quad (5)$$

式中 I 为综合指数；k 为指标类别数；g 为各类别内的指标数；y_{ij} 为 i 类第 j 项个体指数；w_{ij} 为第 i 类第 j 项指数的权重。

实例 具体如下。

例 1 运用综合指数法对某医院 1996～2000 年医疗质量进行综合评价。

综合评价指标包括：①平均日门诊诊疗人次。②实际病床使用率。③实际病床工作日。④出院者平均住院日。⑤平均病床周转次数。⑥入出院诊断符合率。⑦治愈好转率。⑧病死率。标准值的确定以卫生部规定的三级甲等医院各项指标为准，指数化后的数值见表 1。

指标相对化处理后，以年份为单位，将同一年份相对化处理后指标值 Y_{ij} 相乘得各年综合指数值，然后将各指标值相加得到各年度的综合指数 I，例如，某院 1996 年综合指数 $I = 0.63 + 1.07 + 1.25 = 2.95$。见表 2。

由综合指标指数可以看出该院 1996～2000 年医疗综合指数均呈上升趋势，其中 2000 年完成得最好，1999 年次之，1996 年和 1997 年相对较差。

例 2 运用加权综合指数法对某医院整体护理质量进行综合评价。资料见表 3。

评价指标体系包括 10 项指标：护士了解整体护理概念及意义（x_1）、基础护理质量（x_2）、健康教育效果（x_3）、护士具备的交流技巧（x_4）、患者接受治疗护理的顺应性（x_5）、患者对护理工

表 1 某院 1996~2000 年医疗工作主要指标

评价指标	标准值（M）	各年实际值（X）					指数化后数值（Y_{ij}）				
		1996 年	1997 年	1998 年	1999 年	2000 年	1996 年	1997 年	1998 年	1999 年	2000 年
门诊工作效率											
平均日门诊诊疗人次	1 820	1 153	1 314	1 360	1 539	1 776	0.63	0.72	0.75	0.85	0.98
病房工作效率											
实际病床使用率	93	87.75	85.18	81.81	85.48	96.87	0.94	0.92	0.88	0.92	1.04
平均病床工作日	319	321.17	310.91	298.59	312.00	354.54	1.01	0.97	0.94	0.98	1.11
出院者平均住院日	16	16.08	15.29	14.23	13.71	13.25	1.01	0.96	0.89	0.86	0.83
平均病床周转次数	17	19.10	19.44	20.10	21.81	25.67	1.12	1.14	1.18	1.28	1.51
工作质量											
入院诊断符合率	95	99.26	99.21	99.28	99.38	99.31	1.04	1.04	1.05	1.05	1.05
治愈好转率	90	93.71	86.53	87.16	87.93	94.38	1.04	0.96	0.97	0.98	1.05
病死率	3.50	3.01	2.83	2.54	2.25	2.08	1.16	1.24	1.38	1.56	1.68

资料来源：孙振球. 医学综合评价方法及其应用. 北京：化学工业出版社，2006：31-35

表 2 某院 1996~2000 年综合指标

综合指标	1996 年	1997 年	1998 年	1999 年	2000 年
门诊工作效率	0.63	0.72	0.75	0.85	0.98
病房工作效率	1.07	0.98	0.87	0.99	1.45
工作质量	1.25	1.24	1.41	1.61	1.85
综合指数 I	2.95	2.94	3.03	3.45	4.28

表 3 4 个科室的 10 项指标实测值（分或%）

指标	权重系数	外一科（A）	外二科（B）	内一科（C）	内三科（D）	均数
护士了解整体护理概念及意义（x_1：分）	0.096 9	91.0	90.0	92.0	90.0	90.75
基础护理质量（x_2：分）	0.126 9	91.0	88.0	89.0	89.0	89.25
健康教育效果（x_3：分）	0.096 9	90.0	86.0	89.0	87.0	88.00
护士具备的交流技巧（x_4：分）	0.121 1	86.0	86.0	87.0	84.0	85.75
患者接受治疗护理的顺应性（x_5：分）	0.092 0	89.0	88.0	86.5	88.0	87.88
患者对护理工作满意度（x_6:%）	0.153 1	95.9	87.5	96.7	93.0	93.27
危重患者的护理质量（x_7：分）	0.111 4	90.2	88.0	92.5	88.7	89.85
患者对外勤工作满意度（x_8:%）	0.101 7	92.4	90.0	92.0	0.6	91.25
护理缺陷发生率（x_9:%）	0.084 3	2.2	2.5	2.0	2.5	2.30
护理纠纷发生率（x_{10}:%）	0.015 5	1.2	1.0	1.0	1.0	0.80

资料来源：孙振球. 医学综合评价方法及其应用. 北京：化学工业出版社. 2006：32-35

作满意度（x_6）、危重患者的护理质量（x_7）、患者对外勤工作满意度（x_8）、护理缺陷发生率（x_9）、护理纠纷发生率（x_{10}）。各指标权重系数、各指标参考值（由相应指标的平均值确定）见表3。然后求各指标的指数化值，见表4。

计算各指标的指数值，例如：A 科指标 X_1 的指数值为 $I_{1A} = 0.096\,9 \times 1.002\,8 = 0.097\,2$；B 科指标 X_1 的指数值为 $I_{1B} = 0.096\,9 \times 0.991\,7 = 0.096\,1$，余类推。各指标综合指数，见表5。

按 $G = \sum I$ 计算整体护理工作综合指数（G），结果见表5。综合评价结果显示 4 个科室整体护理工作综合水平的名次依次为 C、A、D、B 科室。

（杨土保）

zhìhé bǐfǎ

秩和比法（rank sum ratio method） 利用行（或）列秩次的平均值进行统计分析的系列方法。该方法广泛应用于医疗卫生领域的多指标综合评价、统计预测预报、统计质量控制等各方面。秩和比（rank sum ratio，RSR）指行（或）列秩次（见非参数假设检验）的平均值，是一个非参数统计量，具有 0~1 连续变量的特征。在综合评价中，秩和比综合了多项评价指标的信息，表明多个评价指标的综合水平，RSR 值越大越优。秩和比法指本法对资料无特殊要求，使用灵活简便。

在一个 n 行（n 个评价对象）m 列（m 个评价指标）矩阵中，RSR 的计算公式为：

$$RSR_i = \frac{1}{m \cdot n} \sum_{j=1}^{m} R_{ij} \qquad (1)$$

式中 $i = 1, 2, \cdots, n$；$j = 1, 2, \cdots, m$；R_{ij} 为第 i 行第 j 列元素的秩。

当各评价指标的权重不同时，计算加权秩和比 WRSR，其计算公式为：

$$WRSR_i = \frac{1}{n} \sum_{j=1}^{m} W_j R_{ij} \qquad (2)$$

式中 $i = 1, 2, \cdots, n$；$j = 1, 2, \cdots, m$；R_{ij} 为第 i 行第 j 列元素的秩；W_j 为第 j 个评价指标的权重，$\sum W_j = 1$。

优点 主要表现为：综合能力强，可代替一些专用综合指数，也可显示微小变动，而对离群值不敏感；其局限性主要为：指标值采用秩代换，会损失一些信息，且难于恰如其分地给各个指标编秩等。

步骤 在一个 n 行 m 列矩阵中，通过秩转换，获得无量纲统计量 RSR；在此基础上，运用参数统计分析的概念与方法，研究 RSR 的分布；以 RSR 值对

表4　4个科室整体护理工作指标指数化值（Y）

指标	外一科（A）	外二科（B）	内一科（C）	内三科（D）
x_1	1.002 8	0.991 7	1.013 8	0.991 7
x_2	1.019 6	0.986 0	0.997 2	0.997 2
x_3	1.022 7	0.977 3	1.011 4	0.988 6
x_4	1.002 9	1.002 9	1.014 6	0.979 6
x_5	1.012 7	1.001 4	0.984 3	1.001 4
x_6	1.028 2	0.938 1	1.036 6	0.997 1
x_7	1.003 9	0.979 4	1.029 5	0.987 2
x_8	1.012 6	0.986 3	1.008 2	0.992 9
x_9	1.045 5	0.920 0	1.150 0	0.920 0
x_{10}	0.666 7	0.800 0	1.000 0	0.800 0

表5　4个科室整体护理工作各指标的指数值（I）

指标	A 科	B 科	C 科	D 科
X_1	0.097 2	0.096 1	0.098 2	0.096 1
X_2	0.129 4	0.125 1	0.126 5	0.126 5
X_3	0.099 1	0.094 7	0.098 0	0.095 8
X_4	0.121 5	0.121 5	0.122 9	0.118 6
X_5	0.093 2	0.092 1	0.090 6	0.092 1
X_6	0.157 4	0.143 6	0.158 7	0.152 6
X_7	0.111 8	0.109 1	0.114 7	0.109 9
X_8	0.102 9	0.100 3	0.102 5	0.100 9
X_9	0.089 2	0.078 5	0.098 1	0.078 5
X_{10}	0.010 3	0.012 4	0.015 5	0.012 4
整体护理工作综合指数（G）	1.012 0	0.973 4	1.025 7	0.983 4

评价对象的优劣直接排序或分档排序。

例 某省某年 10 个地区孕产妇保健工作的产前检查率 X_1 （%）、孕产妇死亡率 X_2 （1/10 万）、围产儿死亡率 X_3 （‰）资料见表 1，采用排序分档法对 3 个指标进行综合评价。

列原始数据表 将 n 个评价对象的 m 个评价指标排成 n 行 m 列的原始数据表，见表 1 的第（1）（3）（5）栏。

编秩 编出每个指标各对象的秩，其中高优指标从小到大编秩，低优指标从大到小编秩，同一指标数值相同者编平均秩（见非参数假设检验）。根据专业知识，产前检查率为高优指标，指标值越大其秩越高；孕产妇死亡率、围产儿死亡率均为低优指标，指标值越大其秩越低。编秩结果见表 1 的第（2）（4）（6）栏。

计算秩和比 根据 RSR 值对评价对象的优劣进行直接排序，计算孕产妇保健工作的 RSR，结果见表 1 的第（7）栏。例如对 A

地区：

$$RSR_A = \frac{1}{3 \times 10} \sum_{j=1}^{3} R_{Aj} = \frac{1}{3 \times 10}(10 + 2 + 6) = 0.6000$$

余类推。据第（7）栏数据，可直接对 10 个地区的孕产妇保健工作排序。显然，孕产妇保健工作综合评价相对最劣的为 J 地区，其次为 B、D 地区，相对最优的为 H 地区。

确定 RSR 的分布 RSR 的分布是用概率单位 Probit（见概率单位）表达的 RSR 值特定的向下累计频率（见频数分布表）。其方法为：①编制 RSR 频数分布表，列出各组频数 f，计算各组累计频数 $\sum f$。②确定各组 RSR 的秩次 R 及平均秩次 $\bar{R}$。③计算向下累计频率 $p = \bar{R}/n$。④将百分率 p 换算为概率单位 Probit，Probit 为百分率 p 对应的标准正态离差 u（见正态分布）加 5；例如百分率 $p = 0.0250$ 对应的标准正态离差 $u = -1.96$，其相应的概率单位

Probit 为 $5 - 1.96 = 3.04$；百分率 $p = 0.9750$ 对应的标准正态离差 $u = 1.96$，其相应的概率单位 Probit 为 $5 + 1.96 = 6.96$。

孕产妇保健工作 RSR 的分布见表 2。

计算回归方程 以累计频率所对应的概率单位值 Probit 为自变量，以 RSR 值为应变量，计算回归方程（见直线回归）：$\widehat{RSR} = a + b \times Probit$。据表 2 的第（1）、（7）栏求得回归方程：

$$\widehat{RSR} = -0.6106 + 0.2220 \times Probit$$
$$(F = 91.2302, P = 0.0001)$$

评价 利用秩和比法对多个对象进行综合评价的方法有排序分档法和可信区间法（见可信区间）。分档排序 根据 RSR 值对评价对象进行分档排序。分档依据为标准正态离差 u，常用分档情况下的百分位数 P_X 临界值及其对应的概率单位 Probit 值见表 3。依据各分档情况下概率单位 probit 值，按照回归方程推算所对应的

表 1 某省某年 10 个地区孕产妇保健工作

地区编码	产前检查率		孕产妇死亡率		围产儿死亡率		RSR	排序
	X_1 （1）	R_1 （2）	X_2 （3）	R_2 （4）	X_3 （5）	R_3 （6）	（7）	（8）
A	99.54	10	60.27	2	16.15	6	0.6000	4
B	96.52	7	59.67	3	20.10	2	0.4000	7
C	99.36	9	43.91	7	15.60	7	0.7667	2
D	92.83	3	58.99	4	17.04	5	0.4000	7
E	91.71	2	35.40	8	15.01	8	0.6000	4
F	95.35	5	44.71	6	13.93	9	0.6667	3
G	96.09	6	49.81	5	17.43	4	0.5000	6
H	99.27	8	31.69	9	13.89	10	0.9000	1
I	94.76	4	22.91	10	19.87	3	0.5667	5
J	84.80	1	81.49	1	23.63	1	0.1000	8

资料来源：孙振球．医学统计学．第三版．北京．人民卫生出版社，2010：426-428

RSR 估计值对评价对象进行分档排序。具体分档数由研究者根据实际情况决定。

本例将孕产妇保健工作拟分上、中、下三档（表3）。以相应概率单位 probit 值代入上述回归方程推算所对应的 RSR 估计值。根据 RSR 估计值进行分档排序，结果见表4。例如 J 地区的 $RSR_j = 0.100\,0$，概率单位 Probit = 3.72；代入上述回归方程得：

$$\widehat{RSR}_J = -0.610\,6 + 0.222\,0 \times 3.72$$
$$= 0.2152$$

因此 J 地区分档等级为下，余类推。

可信区间法　通过可信区间的计算，可以对两组或几组 RSR 进行比较，在排序分档法基本步骤 1~5 的基础上，常用以下两种计算方法得到 RSR 的可信区间。

将 RSR 当累计频率（见频数分布表）看待，作平方根反正弦代换可得：

$$y = \sin^{-1}\sqrt{RSR} \qquad (3)$$

式中当 RSR 为 1 时，以 $1 - \dfrac{1}{4n}$ 代替；y 的标准误（见离散趋势指标）为：

$$S_y = \sqrt{\dfrac{820.7}{N}} \qquad (4)$$

式中 N 为各组调和均数，当分组较多，指标计算复杂，可用格子数代之，即 $N = m \times n$。

y 的双侧 $1 - \alpha$ 可信区间为：

$$y \pm u_{\alpha/2} S_y \qquad (5)$$

例如，y 的双侧 95% 可信区间为 $y \pm 1.96 S_y$。

将 RSR 当相关系数看待，作反正切双曲代换，可得：

表2　表1的 RSR 值的分布

RSR	f	Σf	R	$\bar{R}$	$(\bar{R}/n) \times 100\%$	Probit
(1)	(2)	(3)	(4)	(5)	(6)	(7)
0.100 0	1	1	1	1	10.0	3.72
0.400 0	2	3	2, 3	2.5	25.0	4.33
0.500 0	1	4	4	4	40.0	4.75
0.566 7	1	5	5	5	50.0	5.00
0.600 0	2	7	6, 7	6.5	65.0	5.39
0.666 7	1	8	8	8	80.0	5.84
0.766 7	1	9	9	9	90.0	6.28
0.900 0	1	10 = n	10	10	97.5*	6.96

注：* 按 $\left(1 - \dfrac{1}{4 \times n}\right) \times 100\%$ 估计

表3　常用分档情况下的百分位数 P_x 临界值及其对应的概率单位 Probit 值

分档数	百分位数 P_x	Probit	分档数	百分位数 P_x	Probit
3	< $P_{15.866}$	<4	6	< $P_{2.275}$	<3
	$P_{15.866}$ ~	4~		$P_{2.275}$ ~	3~
	$P_{84.134}$ ~	6~		$P_{15.866}$ ~	4~
4	< $P_{6.681}$	<3.5		P_{50} ~	5~
	$P_{6.681}$ ~	3.5~		$P_{84.134}$ ~	6~
	P_{50} ~	5~		$P_{97.725}$ ~	7~
	$P_{93.319}$ ~	6.5~	7	< $P_{1.618}$	<2.86
5	< $P_{3.593}$	<3.2		$P_{1.618}$ ~	2.86~
	$P_{3.593}$ ~	3.2~		$P_{10.027}$ ~	3.72~
	$P_{27.425}$ ~	4.4~		$P_{33.360}$ ~	4.57~
	$P_{72.575}$ ~	5.6~		$P_{67.003}$ ~	5.44~
	$P_{96.407}$ ~	6.8~		$P_{89.973}$ ~	6.28~
				$P_{98.382}$ ~	7.14~

表4　某省某年10个地区孕产妇保健工作的分档排序

等级	P_x	Probit	$\widehat{RSR}$	分档排序结果
下	< $P_{15.866}$	<4	<0.277 4	J
中	$P_{15.866}$ ~	4~	0.277 4~	B、D、A、E、G、I、F
上	$P_{84.134}$ ~	6~	>0.721 4	C、H

$$Z = th^{-1}RSR = \frac{1}{2}\ln\left(\frac{1+RSR}{1-RSR}\right) \tag{6}$$

Z 的标准误为：

$$S_Z = \sqrt{\frac{1}{N-3}} \tag{7}$$

Z 的双侧 $1-\alpha$ 可信区间为：

$$Z \pm u_{\alpha/2}S_Z \tag{8}$$

例如，Z 的双侧 95% 可信区间为 $Z \pm 1.96S_Z$。

各对比组的可信区间，如果交叉重叠少于一半，则按照 α 水准，可以认为有统计学意义，对比组 RSR 不同；如果交叉重叠超过一半，则按照 α 水准，则还不能认为有统计学意义；如果交叉重叠恰好一半，下结论应慎重，最好结合其他检验方法考虑。

（杨土保）

TOPSIS fǎ

TOPSIS 法（technique for order preference by similarity to ideal solution method） 对归一化后的原始数据矩阵，获得与理想方案相似性的顺序选优技术。是系统工程中有限方案多目标决策分析的一种常用方法。一般 TOPSIS 法在对评价对象进行综合评价时，没有考虑各评价指标的重要性（权重），或认为其重要性相等，这与实际情况不总是相符，在很多情况下各评价指标的重要性并不是完全相等的。因此，在对各指标进行综合评价时，有必要引入各指标的权重，即需要采用加权 TOPSIS 法进行综合评价。TOPSIS 法可用于效益评价、卫生决策和卫生事业管理等多个领域。本法对样本资料无特殊要求，使用灵活简便，故应用日趋广泛。

基本原理 基于归一化后的原始数据矩阵，找出有限方案中的最优方案和最劣方案（分别用最优向量和最劣向量表示），然后分别计算诸评价对象与最优方案和最劣方案间的距离，获得各评价对象与最优方案的相对接近程度，以此作为评价优劣的依据。

设有 n 个评价对象，m 个评价指标，原始数据见表1。

步骤 指标同趋势化，在综合评价中，有些是高优指标（如治愈率等），有些是低优指标（如死亡率等），用本法进行评价时，要求所有指标变化方向一致（即所谓同趋势化），将高优指标转化为低优指标，或将低优指标转化为高优指标，研究中最常采用的是高优指标转化法。常见的转化方法有：倒数法（针对绝对数），差值法（针对相对数，$1-x_{ij}$）。例如应用倒数法将原始数据中的低优指标 x_{ij}（$i=1,2,\cdots,n$；$j=1,2,\cdots,m$）转化成高优指标 x'_{ij}，建立同趋势化的原始数据矩阵。倒数法公式为：

$$x_{ij}' = \frac{1}{x_{ij}} \tag{1}$$

然后建立同趋势化后的原始数据表。

归一化处理，对同趋势化后的原始数据矩阵进行归一化处理，并建立相应矩阵：

$$Z_{ij} = \frac{x_{ij}}{\sqrt{\sum_{i=1}^{n} x^2_{ij}}}$$

（原始数据为高优指标） (2)

$$Z_{ij} = \frac{x'_{ij}}{\sqrt{\sum_{i=1}^{n} (x'_{ij})^2}}$$

（原始数据为低优指标） (3)

经归一化处理后的矩阵 Z 为：

$$Z = \begin{bmatrix} z_{11} & z_{12} & \cdots & z_{1m} \\ z_{21} & z_{22} & \cdots & z_{2m} \\ \cdots & \cdots & \cdots & \cdots \\ z_{n1} & z_{n2} & \cdots & z_{nm} \end{bmatrix} \tag{4}$$

求最优向量和最劣向量，根据归一化矩阵 Z，得最优向量和最劣向量即正理想解和负理想解：

正理想解 $Z^+ = (z^+_{i1}, z^+_{i2}, \cdots, z^+_{im})$ (5)

负理想解 $Z^- = (z^-_{i1}, z^-_{i2}, \cdots, z^-_{im})$ (6)

式中 $i=1,2,\cdots,n$；$j=1,2,\cdots,m$。Z^+ 和 Z^- 分别表示评价对象在第 j 个指标的最大值和最小值。④求正理想解距离 D^+_i 和负理想解的距离 D^-_i：

$$D^+_i = \sqrt{\sum_{j=1}^{m} (z^+_j - z_{ij})^2} \tag{7}$$

$$D^-_i = \sqrt{\sum_{j=1}^{m} (z^-_j - z_{ij})^2} \tag{8}$$

求加权正理想解距离 D^+_i 和负理想解的距离 D^-_i。

$$D^+_i = \sqrt{\sum_{j=1}^{m} [w_j(Z_{ij} - Z^+_j)]^2} \tag{9}$$

表1 原始数据表

评价对象	指标1	指标2	⋯	指标 m
对象1	X_{11}	X_{12}	⋯	X_{1m}
对象2	X_{21}	X_{22}	⋯	X_{2m}
⋯	⋯	⋯	⋯	⋯
对象 n	X_{n1}	X_{n2}	⋯	X_{nm}

$$D_i^- = \sqrt{\sum_{j=1}^{m} [w_j(Z_{ij} - Z_j^-)]^2}$$

$$(10)$$

计算相对接近程度 C_i 值：

$$C_i = \frac{D_i^-}{D_i^+ + D_i^-}$$

$$(11)$$

优劣排序，依据相对接近程度系数 C_i 的大小对评价对象的优劣顺序进行排序。C_i 的取值范围 [0，1]。C_i 值越接近 1，表明评价对象越接近正理想解；C_i 值越接近 0，表明评价对象越接近负理想解。

实例 具体如下。

例 1 某市卫生监督所对当地 1997~2001 年公共场所卫生监督工作质量进行评价，评价指标包括监督率（X_1%）、体检率（X_2%）和培训率（X_3%），资料见表 2。

在指标的同趋势化过程中，表 2 中的三个指标均为高优指标，因此不需要转化，得同趋势化数据矩阵如下所示：

$$Z = \begin{bmatrix} 95.0 & 95.3 & 95.0 \\ 100.0 & 90.0 & 90.2 \\ 97.4 & 97.5 & 94.6 \\ 98.4 & 98.2 & 90.3 \\ 100.0 & 97.4 & 92.5 \end{bmatrix}$$

对同趋势化后的原始数据矩阵进行归一化处理，例如，1997 年监督率经归一化处理后，得：$Z_{11} = 0.4327$。

类似地，可以得到如表 3 所示的 Z 矩阵。

求最优向量 Z^+（正理想解）和最劣向量 Z^-（负理想解），分别为：

$$Z^+ = (0.4555, 0.4588, 0.4591)$$
$$Z^- = (0.4327, 0.4205, 0.4359)$$

分别计算诸评价对象所有各指标值与最优方案及最劣方案的距离。以 2000 年度为例，计算 D_4^+ 和 D_4^- 得：$D_4^+ = 0.02385$，$D_4^- = 0.04132$。

以此类推，分别求出 1997，1998，1999，2001 年的 D^+ 和 D^-。

计算各年度与正理想解的接近程度 C_i 值：以 1997 年为例：

$$C_1 = \frac{D_1^-}{D_1^+ + D_1^-} = \frac{0.03393}{0.02650 + 0.03393}$$
$$= 0.56146$$

以此类推，分别求出 1998 年，1999 年，2000 年，2001 年的 C_i 值。

根据 C_i 值对评价对象排序，如表 4 所示：

排序结果表明，1999 年的公共场所卫生监督工作质量最佳，2001 年次之，而 1998 年的公共场所卫生监督工作质量最差。

例 2 某医院 1995~1997 年医疗质量指标值，见表 5，试用加权 TOPSIS 法对该医院三年的医疗质量进行综合评价。

各指标的权向量：$W = (0.07，0.02，0.02，0.34，0.11，0.11，0.16，0.07，0.07，0.03)$。

指标的同趋势化：根据以上数据将 x_3，x_8，x_{10} 三个低优指标转化为高优指标。其中对绝对数低

表 2　1997~2001 年某市公共场所卫生监督工作质量

年度	监督率（X_1%）	体检率（X_2%）	培训率（X_3%）
1997	95.0	95.3	95.0
1998	100.0	90.0	90.2
1999	97.4	97.5	94.6
2000	98.4	98.2	90.3
2001	100.0	97.4	92.5

表 3　与表 2 相应的 Z 矩阵

年度	监督率（X_1%）	体检率（X_2%）	培训率（X_3%）
1997	0.4327	0.4452	0.4591
1998	0.4555	0.4205	0.4359
1999	0.4437	0.4555	0.4572
2000	0.4482	0.4588	0.4364
2001	0.4555	0.4550	0.4470

表 4　不同年度指标值与最优值的相对接近程度及排序结果

年度	D_i^+	D_i^-	C_i	排序结果
1997	0.02650	0.03393	0.56146	4
1998	0.04478	0.02278	0.33712	5
1999	0.01244	0.04242	0.77327	1
2000	0.02385	0.04132	0.63402	3
2001	0.01265	0.04287	0.77219	2

优指标使用倒数法转化，即 x_3 用倒数法转化；对于相对数低优指标使用差值法（$1-x$）转化，即对 x_8，x_{10} 变量用差值法转化，得同趋势化数据矩阵如式（12）所示。

对同趋势化后的原始数据矩阵进行归一化处理 例如：1995 年床位周转次数指标（x_1）的归一化值由如下方法求得：

$$a_{11} = \frac{x_{11}}{\sqrt{\sum_{i=1}^{3}(x_{i1})^2}}$$

$$= \frac{20.97}{\sqrt{20.97^2 + 21.41^2 + 19.13^2}}$$

$$= 0.590$$

余类推。处理后得归一化矩阵值，见表 6。

求最优向量 Z^+（正理想解）和最劣向量 Z^-（负理想解）：

$Z^+ = (0.602, 0.604, 0.601, 0.578, 0.580, 0.580, 0.580, 0.580, 0.583, 0.581)$

$Z^- = (0.538, 0.535, 0.560, 0.577, 0.576, 0.574, 0.575, 0.576, 0.572, 0.572)$

计算各年度与正理想解和负理想解的加权欧氏距离。以 1995 年度为例，D_i^+ 和 D_i^- 的计算方法如式（13）所示。

以此类推，分别求出 1996 年，1997 年的 D^+ 和 D^-。

计算各年度与正理想解的接近程度 C_i 值。以 1995 年为例：

$$C = \frac{D^-}{D^- + D^+} = \frac{0.0039}{0.0015 + 0.0039}$$

$$= 0.7238$$

以此类推，分别求出 1996 年，1997 年的 C_i 值。

根据 C_i 值对评价对象排序（表 7）。

排序结果表明，1996 年医疗质量最好，其他依次为 1995 年和 1997 年。

（杨土保）

mìqièzhí fǎ

密切值法（closed value method）

是系统工程多目标决策中的一种优选方法，可用于效益评价、公共卫生和医疗工作质量管理等多个领域。

原理 将评价指标区分为正向指标和负向指标，所有指标进行同向处理，找出各评价指标的"最优点"和"最劣点"，分别计算各评价对象与"最优点"和"最劣点"的距离（即密切程度），将这些距离转化为能反映各评价对象质量优劣的综合指标，即密切值，最后根据密切值的大小来确定各评价对象的优劣顺位。

步骤 设有 n 个评价对象，m 个评价指标，原始数据见表 1。

步骤 1：数据归一化，将评价

表 5 某医院 1995~1997 年医院医疗质量指标

年度	x_1	x_2	x_3	x_4	x_5	x_6	x_7	x_8	x_9	x_{10}
1995	20.97	113.81	18.73	99.42	99.80	97.28	96.08	2.57	94.53	4.60
1996	21.41	116.12	18.39	99.32	99.14	97.00	95.65	2.72	95.32	5.99
1997	19.13	102.85	17.44	99.49	99.11	96.20	96.50	2.02	96.22	4.79

资料来源：中国卫生统计杂志 1999，16（3）：160-161（医学综合评价方法及其应用 北京：化学工业出版社，2006：54-56）

表 6 归一化矩阵表

年度	x_1	x_2	x_3	x_4	x_5	x_6	x_7	x_8	x_9	x_{10}
1995	0.590	0.592	0.560	0.577	0.580	0.580	0.577	0.577	0.572	0.581
1996	0.602	0.604	0.570	0.577	0.576	0.578	0.575	0.576	0.577	0.572
1997	0.538	0.535	0.601	0.578	0.576	0.574	0.580	0.580	0.583	0.579

表 7 各年度与正理想解的接近程度及排序

年度	D_i^+	D_i^-	C_i	排序
1995	0.0015	0.0039	0.7238	2
1996	0.0013	0.0047	0.7857	1
1997	0.0048	0.0015	0.2335	3

$$Z = \begin{bmatrix} 20.97 & 113.81 & 5.34 & 99.42 & 99.80 & 97.28 & 96.08 & 97.43 & 94.53 & 95.40 \\ 21.41 & 116.21 & 5.44 & 99.32 & 99.14 & 97.00 & 95.65 & 97.28 & 95.32 & 94.01 \\ 19.13 & 102.85 & 5.73 & 99.49 & 99.11 & 96.20 & 96.50 & 97.98 & 96.22 & 95.21 \end{bmatrix} \tag{12}$$

$$D^+ = \sqrt{[0.07(0.590-0.602)]^2 + [0.02(0.592-0.604)]^2 + \cdots + [0.03(0.581-0.581)]^2} = 0.0015$$

$$D^- = \sqrt{[0.07(0.590-0.538)]^2 + [0.02(0.592-0.535)]^2 + \cdots + [0.03(0.581-0.572)]^2} = 0.0039 \tag{13}$$

表 1　原始数据表

评价对象	指标 1	指标 2	…	指标 m
对象 1	X_{11}	X_{12}	…	X_{1m}
对象 2	X_{21}	X_{22}	…	X_{2m}
…	…	…	…	…
对象 n	X_{n1}	X_{n2}	…	X_{nm}

指标的原始数据归一化，以消除单位及量纲的影响，按下式计算。

$$r_{ij} = X_{ij} / \sqrt{\sum_{i=1}^{n} X_{ij}^2} \qquad (1)$$

式中 $i = 1，2，\cdots，n$；$j = 1，2，\cdots，m$；X_{ij} 为第 i 个评价对象第 j 个评价指标的原始数据；r_{ij} 为第 i 个评价对象第 j 个评价指标的归一化值。当评价指标为正向指标（即数值越大越优）时，r_{ij} 取正值；当评价指标为负向指标（即数值越小越优）时，r_{ij} 取负值。这样整个评价系统指标就转化为正向指标了。

步骤 2：确定"最优点"和"最劣点"，最优点按下式确定。

$$B_j = \max_{1 \leq i \leq n} \{r_{ij}\} \qquad (2)$$

式中 B_j 为第 j（$j = 1，2，\cdots，m$）个评价指标的标准化值在 n 个评价对象中的最大值。

最劣点按下式确定：

$$W_j = \min_{1 \leq i \leq n} \{r_{ij}\} \qquad (3)$$

W_j 为第 j（$j = 1，2，\cdots，m$）个评价指标的标准化值在 n 个评价对象中的最小值。

各评价指标的最优点和最劣点数据集分别为以下两类。

最优点数据集：

$$B_j = \{B_1, B_2, \cdots, B_m\} \qquad (4)$$

最劣点数据集：

$$W_j = \{W_1, W_2, \cdots, W_m\} \qquad (5)$$

步骤 3：计算各评价对象与最优点和最劣点的绝对距离。

$$d_i = \sqrt{\sum_{j=1}^{m} (r_{ij} - B_j)^2} \qquad (6)$$

$$l_i = \sqrt{\sum_{j=1}^{m} (r_{ij} - W_j)^2} \qquad (7)$$

式中 d_i 为第 i 个评价对象与"最优点"的距离；l_i 为第 i 个评价对象与"最劣点"的距离。

步骤 4：计算各评价对象的密切值 C_i，按密切值的大小，排列出优劣顺位。

$$C_i = \frac{d_i}{d} - \frac{l_i}{l} \qquad (8)$$

式中 $d = \min_{1 \leq i \leq n} \{d_i\}$，即取各评价对象与"最优点"的距离（$d_i$）中的最小值；$l = \max_{1 \leq i \leq n} \{l_i\}$，即取各评价对象与"最劣点"的距离（$l_i$）中的最大值；$C_i$ 为各评价对象的密切值。

密切值无量纲，以各评价对象距最优点的最小距离，最劣点的最大距离作为参比，综合比较其隶属于最优点和最劣点的程度。C_i 值越小，表示该评价对象与最优点越密切，与最劣点越疏远，则评价对象越优。C_i 值为 0 时，评价对象最优。

在进行评价和排序时，当评价指标的重要性不同，可应用加权密切值法。加权密切值法是在计算评价对象与"最优点"和"最劣点"的距离时加归一化权重

系数 ω_j、d_i 和 l_i 计算分别为：

$$d_i = \sqrt{\sum_{j=1}^{m} \omega_j (r_{ij} - B_j)^2} \qquad (9)$$

$$l_i = \sqrt{\sum_{j=1}^{m} \omega_j (r_{ij} - W_j)^2} \qquad (10)$$

实例　具体如下。

例　10 个不同地区公共卫生场所卫生监督质量的评价资料见表 2，试根据户建档率（%）、发证率（%）、监督率（%）、监测率（%）、体检率（%）、调离率（%）和培训率（%）7 个指标对这 10 个地区公共卫生场所卫生监督的质量进行综合评价。

对评价指标的原始数据归一化（7 个指标均为正向指标）。A 地区户建档率（%）原始数据归一化值的计算如下：

$$r_{11} = X_{11} / \sqrt{\sum_{i=1}^{10} X_{i1}^2}$$
$$= 86.3 / \sqrt{86.3^2 + 100.0^2 + \cdots + 35.3^2}$$
$$= 0.362\,0$$

同样计算出其他地区其他指标的原始数据归一化值，见表 3。

确定各评价指标的"最优点"和"最劣点"。各指标归一化值的最大值组成最优点的数据集为：

$$B_j = \{0.419\,4, 0.507\,3, 0.515\,9, 0.819\,6, \\ 0.452\,6, 0.379\,6, 0.546\,4\}$$

各指标归一化值的最小值组成最劣点的数据集为：

$$W_j = \{0.148\,1, 0.098\,6, 0.055\,3, 0.006\,2, \\ 0.120\,3, 0.037\,6, 0.028\,6\}$$

计算各评价对象与最优点和最劣点的绝对距离。A 地区与最优点绝对距离 $d_1 = 0.127\,5$。

同样计算出其他地区与最优点绝对距离 $d_2，d_3，\cdots，d_{10}$，各评价对象与最优点绝对距离的数据集为：

$d_i = \{0.127\,5, 1.152\,2, 0.786\,5, 0.969\,5,$
$1.140\,5, 0.883\,5, 0.796\,4, 0.895\,1,$
$1.000\,5, 0.566\,1\}$

A 地区与最劣点绝对距离 $l_1 = 1.201\,4$（见公式1）。

同样计算出其他地区与最劣点绝对距离 l_2, l_3, …, l_{10}，各评价对象与最劣点绝对距离的数据集为：

$l_i = \{1.201\,4, 0.440\,2, 0.686\,1, 0.449\,8,$
$0.346\,8, 0.503\,2, 0.670\,4, 0.803\,8,$
$0.395\,7, 0.822\,4\}$

计算各评价对象的密切值 C_i。从 d_i 中选取最小值 $d = 0.127\,5$，从 l_i 中选取最大值 $l = 1.201\,4$。对 A 地区，其密切值为：

$$C_1 = \frac{d_1}{d} - \frac{l_1}{l} = \frac{0.127\,5}{0.127\,5} - \frac{1.201\,4}{1.201\,4}$$
$$= 0.000\,0$$

同理可计算得到 C_2, C_3, …, C_{10}，结果见表4。

根据 C_i 的值对各评价对象进行排序。从表4可知，10 个地区公共卫生场所卫生监督质量以 A 地区为最优，排名第二至第十名的依次为 J、C、G、H、F、D、I、E 和 B 地区。

（杨土保）

zōnghé píngfēnfǎ

综合评分法（scores method）

根据评价目的及评价对象的特征选择评价指标，订出每个指标评价等级，然后以恰当的方式确定各评价指标的权重，并计算累计总分以及总分值范围，以此为准则，对评价对象进行优劣取舍评价的方法。

各评价指标诸等级分值的确定方法 在综合评价中由专家根据有关专业理论与实践经验，确定各等级分值。多用于定性或半定量指标的评分。

表2 10个不同地区公共卫生场所卫生监督质量评价指标的原始数据

地区	户建档率（%）	发证率（%）	监督率（%）	监测率（%）	体检率（%）	调离率（%）	培训率（%）
A	86.3	88.8	84.1	39.9	78.9	100.0	72.7
B	100.0	18.9	18.9	1.9	25.4	100.0	3.8
C	62.7	97.2	19.2	10.3	83.1	84.1	44.2
D	59.1	34.6	48.9	4.0	29.9	90.9	31.4
E	85.9	66.5	10.4	0.3	48.7	9.9	8.7
F	64.9	51.6	61.9	5.5	43.6	82.6	30.0
G	90.0	69.7	49.7	5.0	84.1	75.1	52.7
H	64.4	32.6	97.1	0.4	95.6	98.6	61.8
I	83.0	51.4	37.7	3.3	70.0	42.1	11.6
J	35.3	46.6	89.3	24.2	67.5	100.0	41.9

资料来源：孙振球. 医学综合评价方法及其应用. 北京：化学工业出版社，2006：198-200

表3 10个不同地区公共卫生场所卫生监督质量评价指标的归一化值

地区	户建档率（%）	发证率（%）	监督率（%）	监测率（%）	体检率（%）	调离率（%）	培训率（%）
A	0.362 0	0.463 5	0.446 8	0.819 6	0.373 6	0.379 6	0.546 4
B	0.419 4	0.098 6	0.100 4	0.039 0	0.120 0	0.379 6	0.028 6
C	0.263 0	0.507 3	0.102 0	0.211 6	0.393 4	0.319 3	0.332 2
D	0.247 9	0.180 6	0.259 8	0.082 2	0.141 6	0.345 1	0.236 0
E	0.360 3	0.347 1	0.055 3	0.006 2	0.230 6	0.037 6	0.065 4
F	0.272 2	0.269 3	0.328 9	0.113 0	0.206 4	0.313 6	0.225 5
G	0.377 5	0.363 8	0.264 1	0.102 7	0.398 2	0.285 1	0.396 1
H	0.270 1	0.170 2	0.515 9	0.008 2	0.452 6	0.374 5	0.464 5
I	0.348 1	0.268 3	0.200 3	0.067 8	0.331 4	0.159 8	0.087 2
J	0.148 1	0.243 2	0.474 5	0.497 1	0.319 6	0.379 6	0.314 9

表4 10不同地区公共卫生场所卫生监督质量综合评价的结果

地区	d_i	l_i	C_i	排序结果
A	0.127 5	1.201 4	0.000 0	1
B	1.152 2	0.440 2	8.673 5	10
C	0.786 5	0.686 1	5.599 2	3
D	0.969 5	0.449 8	7.231 8	7
E	1.140 5	0.346 8	8.659 3	9
F	0.883 5	0.503 2	6.513 0	6
G	0.796 4	0.670 4	5.690 2	4
H	0.895 1	0.803 8	6.353 1	5
I	1.000 5	0.395 7	7.520 1	8
J	0.566 1	0.822 4	3.756 4	2

$$l_1 = \sqrt{\sum_{j=1}^{7}(r_{1j} - W_j)^2} = \sqrt{(0.362\,0 - 0.148\,1)^2 + \cdots + (0.546\,4 - 0.028\,6)^2}$$
$$= 1.201\,4 \tag{1}$$

评分专家的选择　专家是在自己所擅长的领域很少犯错误的专门人才。评分专家在其擅长领域拥有专门的知识、评估经验、相近领域的交叉学科知识。评分专家可以是有一定名望的本学科专家，也可以是有关的边缘学科专家。一般挑选在该领域内从事10年以上技术工作的专业人员作为评分专家。专家组人数要适宜，一般认为人数以10~50人为宜。

专家评分方式　可分为专家个人判断、专家会议和"头脑风暴"法。个人判断，即分别征求专家个人意见，在专家各自单独给评价指标的相对重要性打分的基础上，进行统计处理，以确定各指标的权重。专家会议，即召开所有被挑选专家，以集体讨论的方式进行评分，然后再以统计手段确定各指标的权重。"头脑风暴"法是通过专家之间的交流，使专家的意见不断集中和精化。

评分方法　由评分专家给各评价指标的相对重要性打分，通常用100分制或10分制评分法；有时也可根据需要采用等差或等比评分法。将权重（指标的重要性）分为极重要、重要、一般和不重要4个级别，各级权数评分之比可按等差（如4∶3∶2∶1）给分，或按等比（如16∶8∶4∶2）给分。然后计算每一评价指标的平均分数，如果不考虑专家的权威程度，则据各评价指标的平均分数确定各指标的权数；如果考虑专家的权威程度，则应计算每一指标的加权平均分数（见集中趋势指标），并以此确定各指标的权重。

例　选定6个专家对4个评价指标进行权重评估，得分见表1。

如不考虑各专家权威程度，则各评价指标的权重比例为：

$W_A : W_B : W_C : W_D = 75 : 57 : 33 : 18$，经归一化处理后，权重分配为：$W_A : W_B : W_C : W_D = 0.41 : 0.31 : 0.18 : 0.10$。

在实际工作中，常用专家的擅长系数和专家意见一致性系数等指标来估计专家评分方法所定权重分配的相对合理性。某一评分专家的水平可用对擅长领域中所提问题作出正确应答的概率，即所谓"擅长系数"来表示：

$$q = 1 - 2p \qquad (1)$$

式中 q 为擅长系数；p 为错答率。

若答对与答错的频率相等（$p = 0.5$），则 $q = 0$；理想的"绝对正确"评估专家，$p = 0$，$q = 1$。通常在选择评估专家时，其擅长系数 q 不应低于0.80。

专家意见一致性系数：设参与权重评估的专家数为 m，待评价指标数为 n，则反映 m 个专家对全部 n 个指标权重评估的一致程度的指标称为一致性系数，以 w 表示。以上例说明其计算方法，见表2。

按专家对各指标评分编秩，遇相等评分时，取平均秩，并按指标计算秩和（见非参数假设检验），然后再计算各指标的平均秩和。

$$T_i = \sum R_{ij} \qquad (2)$$

式中 T_i 为第 i 个评价指标的秩和；R_{ij} 为第 j 个专家对第 i 个评价指标的评分秩。

$$\bar{T} = \sum_{i=1}^{n} T_i / n \qquad (3)$$

式中 $\bar{T}$ 为各评价指标的平均秩和。

本例评价指标A的秩和为：

$$T_A = \sum_{j=1}^{6} R_{Aj} = 1 + 1 + 1 + 2 + 1 + 1 = 7$$

余类推。

各评价指标平均秩和为：

表1　6个专家对4个评价指标的评价结果得分

评价对象	1	2	3	4	5	6	平均分
指标A	100	70	80	60	90	50	75.0
指标B	50	40	60	70	80	40	56.7
指标C	30	40	50	30	20	30	33.3
指标D	10	20	30	10	30	10	18.3

表2　6个专家对4个评价指标评价结果的一致性系数计算表

评价对象	1	2	3	4	5	6	秩和（T_i）
指标A 评分	100	70	80	60	90	50	
秩（R_1）	1	1	1	2	1	1	7
指标B 评分	50	40	60	70	80	40	
秩（R_2）	2	2.5	2	1	2	2	11.5
指标C 评分	30	40	50	30	20	30	
秩（R_3）	3	2.5	3	3	4	3	18.5
指标D 评分	10	20	30	10	30	10	
秩（R_4）	4	4	4	4	3	4	23

资料来源：孙振球．医学统计学 第三版．北京．人民卫生出版社，2010：409-414

$$\overline{T} = \sum_{i=1}^{4} T_i/n = (7 + 11.5 + 18.5 + 23)/4$$
$$= 15$$

计算一致性系数：

$$w = \sum d_i^2 / (\sum d_i^2)_{max} \qquad (4)$$

$$\sum d_i^2 = \sum (T_i - \overline{T})^2 \qquad (5)$$

$$(\sum d_i^2)_{max} = \frac{1}{12} m^2 (n^3 - n) \qquad (6)$$

当有相同秩时，要对 w 进行校正：

$$w_c = \frac{12}{m^2(n^3 - n) - m \sum (t_k^3 - t_k)} \sum d_i^2$$
$$(7)$$

式中 t_k 为第 k 个相同秩的个数。

一致性系数 w 在 0~1 之间取值，越接近于 1，表示所有专家对全部评价指标评分的协调程度越好，反之，专家们协调程度较差。一致性系数越大越好，说明各评价因子的权重估计较为稳定可靠。本例，因有相同秩，用校正公式：

$$w_c = \frac{12}{6^2(4^3 - 4) - 6 \times (2^3 - 2)} \times$$
$$[(7 - 15)^2 + (11.5 - 15)^2 +$$
$$(18.5 - 15)^2 + (23 - 15)^2]$$
$$= 0.862 \qquad (8)$$

综合评价总分计算方法 综合评分法已广泛应用于医疗卫生科学的各个领域，以少年儿童卫生领域，围产医学领域及卫生事业管理科学领域应用尤多。

累加法 将各评价指标所得评分值相加，以其和为总分，然后按总分高低确定评价对象的优劣顺序。此法简单易行，但有时不够灵敏。其公式为：

$$S = \sum_{i=1}^{n} S_i \qquad (9)$$

式中 S_i 为各项目得分；n 为评价项数；S 为总分。

连乘法 将各评价指标（项目）的评分值相乘，以其连乘积为总分，然后按总分高低确定评价对象的优劣顺序。此法使各对象总评分值的差距加大，更加一目了然，且灵敏度较高。其公式为：

$$S = \prod_{i=1}^{n} S_i \qquad (10)$$

加乘法 将各评价指标按其内在联系分为若干小组，首先计算各小组评分值之和，再将各小组评分值连乘，以其连乘积作为总分，据此决定评价对象的优劣顺序。其公式为：

$$S = \prod_{i=1}^{m} \sum_{j=1}^{n_i} S_{ij} \qquad (11)$$

式中 S_{ij} 为第 i 小组第 j 个项目的评分值；n_i 为第 i 组指标中包括的项数；m 为指标小组数。

加权法 对各评价指标按其相对重要程度分配权数，然后以累加法、连乘法或加乘法累计总分，据总分高低排出优劣顺序。其公式为：

$$S = \sum_{i=1}^{n} W_i S_i \qquad (12)$$

$$S = \prod_{i=1}^{n} W_i S_i \qquad (13)$$

$$S = \prod_{i=1}^{m} \sum_{j=1}^{n_i} W_{ij} S_{ij} \qquad (14)$$

式中 W_i 为第 i 项指标的权重；W_{ij} 为第 i 小组第 j 项指标的组合权重；其余符号意义同前。（表3）。

（杨土保）

móhú zōnghé píngpànfǎ

模糊综合评判法（fuzzy comprehensive evaluation） 利用模糊关系合成的原理，从多指标的角度对待评对象的隶属等级状况方法。又称为模糊综合评判决策。是基于模糊数学原理的一种综合评价方法。它既打破了"强制打分"的主观性，又符合人们对复杂事物的认知中表现出的外延判断和划分上的不确定性，即"模糊性"；既对评价对象的变化作了区间上的划分，又考虑到了评价对象对各评价等级的隶属度，从而能更逼真地模拟评价的心理过程，对待评对象做出较为客观的评价。模糊综合评判运用的是模糊关系合成的原理，包括以下 6 个基本要素。

评价指标集 即评判指标所组成的集合，用 U 表示：

$$U = \{u_1, u_2, \cdots, u_n\}$$

评价指标的选择要兼顾指标的客观性、科学性、独立性和代表性，以及指标体系的全面性。客观性是指所选指标要能反映待评对象的本质特征；科学性是指标本身含义明确、单位准确、方法科学；独立性是指指标体系内的指标相互独立，信息尽量不重叠；代表性是指每个指标能够代表待评对象的一个侧面；全面性是指指标集要抓住待评对象的主要的本质特质，能反映待评对象活动的全过程。如对卫生资源利用效益的评价指标的选择既要反映医疗卫生的投入，又要反映医疗活动的产出。

评价等级集 即评语组成的集合，用 V 表示：

$$V = \{v_1, v_2, \cdots, v_m\}$$

评语是评价事物变化区间的一个划分。如对某商品价格的评价可分为非常满意、比较满意、一般、较不满意、非常不满意 5 个等级。这里的"非常满意""比较满意"等就是综合评判中的评语。一般评语的等级 m 的设置应尽可能满足人们区分能力的要求，不宜过

表3 科研成果及其转化评分量表

评价指标	二级指标	评价内容	评分等级	计分	小计
学术水平 $i = 1$	先进程度 $j = 1$	发明创造	10		
		国际先进	8		
		国内领先	6	A	
		国内先进	4		
		省内先进	2		$A + B$
	难度大小 $j = 2$	难度大，技术复杂	10		
		难度大，技术创新	8		
		难度大，技术仿制	6	B	
		难度一般	3		
实用程度 $i = 2$	紧缺程度 $j = 1$	本部门急需	10		
		本部门需要	8		
		社会需要	6	C	
		储备方案	4		
	投产速度 $j = 2$	立即投产	10		
		3 年内投产	7		$C + D + E$
		5 年内投产	5	D	
		5 年后投产	2		
	适用范围 $j = 3$	全国范围	10		
		局部范围	6	E	
		少数单位使用	2		
经济效益 $i = 3$		年收益 200 万元以上	7		
		年收益 20 万元以上	5	F	F
		年收益 20 万元以下	2		

累加法总分 = $A+B+C+D+E+F$
连乘法总分 = $A \cdot B \cdot C \cdot D \cdot E \cdot F$
加乘法总分 = $(A + B) \cdot (C + D + E) \cdot F$

资料来源：孙振球．医学统计学 第三版．北京．人民卫生出版社，2010：414

大，也不宜过小，建议 $4 \leq m \leq 9$，通常取奇数。

模糊关系矩阵 即综合评判变换矩阵，用 R 表示：

$$R = \{r_{ij}\}_{n \times m}$$

式中 r_{ij} 为指标 u_i 具有评语 v_j 的程度，表示的是 u_i 对 v_j 模糊隶属关系。因而，r_{ij} 本质上是从单一指标 u_i 的视角，对事物所作的单因素评判。它构成了模糊综合评判的基础。其确定方法根据指标性质不同而异。

对于主观指标，常用的方法是构成比法和评判者打分法。①构成比法。是将依据从某指标将事物评判为各等级的人数占全部评判人数的构成比作 r_{ij}。该法的本质是在"大数法则"的作用下，借助模糊统计试验，得到模糊隶属关系矩阵的估计。该法要求评判人数足够多、试验数据可靠且评判等级的划分合理。②评判者打分法。是评判者直接估计被评对象对各等级的隶属度。该法对评判者的等级区分能力要求较强。

对于客观指标，常用的方法有隶属函数法和频率法。①隶属函数法。根据专业知识和样本的资料分布情况，从已知的隶属函数中选取合适的公式，并确定其中的参数，代入数据后求得 r_{ij}。该法较为繁琐，需要依次确定被评对象对各等级的隶属函数，需要一定的专业知识和长期的样本资料分析才能做到。常用的隶属函数分布有矩形分布、梯形分布、k 次抛物线、伽马分布、正态分布、柯西分布等。同一种分布又有"降半型""升半型"和"中间型"之分。②频率法。先确定指标 u_i 在各等级划分上的临界值，结合历史数据在各等级上的频率得到 r_{ij} 的估计。该法因操作简单而较为常用，但 r_{ij} 的估计对等级临界值的确定较为敏感。

评判指标权向量 指各指标 u_i 对评价事物的模糊隶属关系向量，用 A 表示。它反映的是人们对事物进行模糊综合评判时，对各指标的依次注重程度。这里 A 是个模糊向量，需要用模糊的方法确定，即人为估计权重。

合成算子　指合成权重向量 A 和单因素评判结果 R，所用的计算方法或数学模型，记为 $M(\hat{\cdot}, \hat{+})$。其中 M 表示模型；$\hat{\cdot}$ 表示广义的模糊"与"运算；$\hat{+}$ 表示广义的模糊"或"运算。"与"运算有"取小（$\wedge$）"和"相乘（$\cdot$）"两种常用模式；"或"运算有"取大（$\vee$）"和"上界求和（$\oplus$）"两种模式。两者交叉组合，就形成了四种常用的合成算子。

$M(\wedge, \vee)$，即取小、取大算子。在此算子下，

$$b_i = \vee (a_i \wedge r_{ij})$$
$$= \max[\min(a_1, r_{1j}), \min(a_2, r_{2j}),$$
$$\cdots, \min(a_m, r_{mj})]$$

式中"取小"运算实际上将 r_{ij} 的上限设为 a_i；"取大"运算的作用实际上是只考虑取 r_{ij}^*（$r_{ij}^* = a_i \wedge r_{ij}$）中最大的那个起主要作用的因素。

$M(\cdot, \vee)$，即相乘、取大算子。在此算子下，

$$b_i = \bigvee_{i=1}^{m}(a_i r_{ij}) = \max(a_1 r_{1j}, a_2 r_{2j}, \cdots, a_m r_{mj})$$

式中"相乘"运算实际上给 r_{ij} 乘以了小于 1 的系数 a_i；"取大"运算作用同上。

$M(\wedge, \oplus)$，即取小、有界求和算子。在此算子下，

$$b_i = \bigoplus_{i=1}^{m}(a_i \wedge r_{ij}) = \min\left[1, \sum_{i=1}^{m}\min(a_i, r_{ij})\right]$$

式中"取小"运算亦为将 r_{ij} 设定上限 a_i；$\oplus$ 为设定上限为 1，进行求和。

$M(\cdot, \oplus)$，即相乘、有界求和算子。在此算子下，

$$b_i = \bigoplus_{i=1}^{m}(a_i r_{ij}) = \min(1, \sum_{i=1}^{m}a_i r_{ij})$$

该算子用"相乘"运算代替了"取小"运算，考虑了所有因素 u_i 的影响，对模糊关系矩阵 R 的信息利用比较充分，具有最大程度的综合性；同时，用"有界求和"运算代替了"取大"运算，使得 a_i 真正代表了各因素的权重，从而保证了 A 具有权向量的性质。

若事先对权重向量 A 作了归一化处理，即 $\sum_{i=1}^{m}a_i = 1$，且有 $r_{ij} \leqslant 1$，则 $\sum_{i=1}^{m}a_i r_{ij}$ 为 r_{ij} 的加权平均，必定小于 1，此时 $M(\cdot, \oplus)$ 算子蜕变为普通的 $M(\cdot, +)$，即相乘、相加算子。

在模糊综合评判中，对同一实例，用不同的模糊算子，往往会得出不同的评判结果。一般来说，算子 $M(\wedge, \vee)$ 和 $M(\cdot, \vee)$，由于取大运算的作用，往往突出的是主要因素；而算子 $M(\wedge, \oplus)$ 和 $M(\cdot, \oplus)$ 由于有界和运算的作用，体现的是加权平均的思想，综合性强。

评判结果向量　是指待评对象对评语等级的模糊隶属关系向量，用 B 表示。本质是一个映射，即将 m 维向量转化为一维向量，以及对对象间进行排序评优。实施可归纳为以下 3 个步骤。

单因素评判　在确定指标集 U 和等级集 V 的基础上，构建模糊关系矩阵 R。

综合评判　在确定权重向量集 A，选择合适算子基础上，合成 A 与 R，得评判结果向量 B，即：

$$B = A \circ R$$

对评判结果向量 B 分析和处理　由于每个待评对象的评判结果都是一个模糊向量，不能直接

用于多个待评对象间的排序评优，因而需要进一步分析与处理。常用的有两个原则：第一，最大隶属度原则，即将每个待评对象均划归为结果向量 B 中最大的元素对应的等级；第二，加权平均原则，即以各对象的评判结果向量 B 作为权重向量，对等级求平均值。通常在最大隶属度原则效果不好时（如不止一个最大值）使用。

实例　具体如下。

例　当今时代，患者对医疗服务质量的要求越来越高。而医疗服务态度是医疗质量评估中的一个重要方面。该实例来自某医院对医疗服务质量全面评价中的一个侧面，即对医疗服务态度的评价。

步骤 1：单因素评判。首先，确定了医疗态度评价指标集 $U = \{u_1, u_2, u_3, u_4, u_5, u_6\}$，见表 1 第（2）栏。专家对这 6 项指标进行重要性评分，得平均分值，列于第（3）栏。对平均分进行了归一化处理，得权重向量 $A = \{0.167, 0.154, 0.159, 0.163, 0.152, 0.205\}$，见表 1 第（4）栏。

其次，确定了评语等级集 $V = \{v_1, v_2, v_3, v_4, v_5\}$。其中，$v_1 \sim v_5$ 依次表示患者"非常满意""满意""一般""不满意"以及"非常不满意"5 个等级。

再次，根据随机抽取的 100 名患者对 6 项评价指标评价结果（表 2），采用构成比法，确定模糊关系矩阵 R：

$$R = \begin{bmatrix} 0.10 & 0.75 & 0.15 & 0.00 & 0.00 \\ 0.00 & 0.30 & 0.58 & 0.08 & 0.04 \\ 0.08 & 0.56 & 0.30 & 0.04 & 0.02 \\ 0.12 & 0.62 & 0.18 & 0.08 & 0.00 \\ 0.13 & 0.59 & 0.20 & 0.18 & 0.00 \\ 0.00 & 0.54 & 0.40 & 0.06 & 0.00 \end{bmatrix}$$

表 1 医疗服务态度评价指标及其权重

变量	评价指标	平均重要性评分	归一化权重
u_1	医护人员服务态度	5.69	0.167
u_2	医务人员准时出诊、查房	5.25	0.154
u_3	医护人员详细说明病情与医疗过程	5.39	0.159
u_4	医护人员详细说明药物服用方式	5.54	0.163
u_5	医护人员详细说明医疗费用	5.15	0.152
u_6	医护人员的专业能力	6.98	0.205

表 2 100 名患者对 6 项医疗服务质量指标的满意度

	非常满意	满意	一般	不满意	非常不满意	合计
u_1	10	75	15	0	0	100
u_2	0	30	58	8	4	100
u_3	8	56	30	4	2	100
u_4	12	62	18	8	0	100
u_5	13	59	20	18	0	100
u_6	0	54	40	6	0	100

这里的模糊关系矩阵 $\boldsymbol{R}$，本质上是从 6 个评价指标各自的角度分别对医疗服务质量所作的单因素评判。如从"医护人员的服务态度"（即 u_1）这一视角，按最大隶属度原则，患者对其的评判结果是"满意"。

步骤 2：综合评判。选择 $M(\cdot, \oplus)$ 算子，合成 $\boldsymbol{A}$ 与 $\boldsymbol{R}$，得评判结果向量 $\boldsymbol{B}$，即：

$$\boldsymbol{B} = \boldsymbol{A} \circ \boldsymbol{R} = (0.069, 0.562, 0.304, 0.071, 0.009)$$

步骤 3：分析处理。对 $\boldsymbol{B}$ 进行归一化处理，得：

$$\boldsymbol{B}^* = (0.068, 0.553, 0.300, 0.070, 0.009)$$

根据最大隶属度原则，可知患者对该院医疗服务态度的综合评价结论是"满意"。若给 $v_1 \sim v_5$ 五个评语等级分别赋值 $1 \sim 5$，用加权平均原则，则得平均评语等级为 2.399。此时，综合评价结论仍为"满意"。但有 30% 的患者认为"一般"，说明该院仍需努力改善其医疗服务态度。

优缺点 模糊综合评判用于综合评价的优点：①引入模糊隶属度的概念，更符合客观事物的复杂性，因具有其他方法不可替代的优势。②评判结果以向量的形式表示，提供了更丰富的信息。③多层次模糊综合评判可处理较为复杂的、多层次问题。④其估计权重适应性强，可根据侧重点不同而调整。方法的缺点：①估计权重虽具有灵活性，但其主观性不可避免，故对赋权者的专业要求较高。②评判过程本身不能像主成分分析法、因子分析法等多元统计方法那样解决指标的高相关性问题，故对指标的预选要求较高。

应用 ①评价指标的合理选择，对评判结果的影响较大。选择时应剔除相关性较大的指标，且要考虑指标集的相对统一性，以利于结果的比较。②评判人员的客观公正，对尽量降低主观性对估计权数的影响，保证权数的相对稳定性。③当评价因素较多时，需考虑多级模糊评判模型，以克服单级模型难以真实反映各因素在整体中的地位的缺陷。

(苟鹏程)

zhìhé CPD fēnxīfǎ
秩和 CPD 分析法（rank sum cross product difference） 是针对单向有序资料（等级资料）而设计的一种数量化分析方法。又称秩和交叉积差法。

Cpd 统计量 Cpd 是一种中间统计量的符号，相当于秩和检验中的秩和（T），ridit 分析中的 ridit 均值（R）。对于四格表资料：

$$Cpd = ad - bc \qquad (1)$$

对于列联表资料（表 1），Cpd 统计量定义为：

$$Cpd_j = [n_{2j}n_{1.} - n_{1j}n_{2.}] + [n_{3j}(n_{1.} + n_{2.}) - (n_{1j} + n_{2j})n_{3.}] + \cdots + [n_{rj}(n_{1.} + n_{2.} + \cdots + n_{(r-1).}) - (n_{1j} + n_{2j} + \cdots + n_{(r-1)j})n_{r.}]$$
$$(j = 1, 2, \cdots, c) \qquad (2)$$

可见，Cpd_j 即为第 j 组 A_j 的频数与行合计的频数，按等级从低到高的顺序逐次累积而成的 $r-1$ 个四格表的交叉乘积之差的合计。亦可表示为：

$$Cpd_j = \sum_{i=1}^{r-1} [n_{(i+1)j} \sum_{k=1}^{r-1} n_{k.} - n_{(i+1).} \sum_{k=1}^{r-1} n_{kj}] \quad j = 1, 2, \cdots, c \qquad (3)$$

为了简化计算，可用下式计算 Cpd_j：

$$Cpd_j = \sum_{i=1}^{r} n_{ij} Y_i, \quad j = 1, 2, \cdots, c \qquad (4)$$

其中，Y_i 由下式得到：

$$Y_i = \begin{cases} N - n_1. & i = 1 \\ Y_{i-1} - (n_{i-1} + n_i) & i = 2,3,\cdots r \end{cases}$$

(5)

Cpd 统计量的性质 *Cpd* 统计量与秩和检验中秩和统计量具有等价关系：

$$Cpd_j = 2T_j - n_{\cdot j}(N+1) = 2\left[T_j - \frac{n_{\cdot j}(N+1)}{2}\right]$$

$$j = 1,2,\cdots,c$$

(6)

可见 Cpd_j 等于第 j 组的实际秩和 T_j 与其理论秩和 $\dfrac{n_{\cdot j}(N+1)}{2}$ 差值的两倍，本质是秩和的"离均差"。

Cpd 统计量具有可加性：

各处理组的 Cpd_j 的合计等于零，即：

$$\sum_{j=1}^{c} Cpd_j = 0$$

(7)

几个处理组合并后所得的 *Cpd* 统计量等于合并前各组 *Cpd* 统计量之和，即：

$$Cpd_{j+k} = Cpd_j + Cpd_k$$

(8)

相邻等级合并以后的 *Cpd* 统计量等于原 *r* 个等级的 *Cpd* 统计量与合并等级内计算的 *Cpd* 统计量之和，即：

$$Cpd_j(r - m + 1) = Cpd_j(r) + Cpd_j(m)$$

(9)

式中 $Cpd_j(r - m + 1)$、$Cpd_j(r)$ 和 $Cpd_j(m)$ 分别为合并后的 $r-m+1$ 行数据、原始 r 行数据以及相邻合并的 m 行数据计算的 Cpd 统计量值。

Cpd 统计量的评判 Cpd_j 是一种量化的中间统计量，第 j 组的 *Cpd* 值的均值为：

$$\overline{Cpd_j} = Cpd_j / n_{\cdot j}$$

(10)

该统计量可用来评价第 j 组等

级高低，如疗效的好坏。评定准则是：$\overline{Cpd_j}$ 越大，该组的等级越靠近 1；$\overline{Cpd_j}$ 越小，则越靠近 r（表1）。

Cpd 统计量的检验 对各组的 Cpd 的统计量的均值 $\overline{Cpd_j}$ 与零的差别作假设检验。

$H_0: \overline{Cpd_j} = 0$，即第 j 组的等级与其他各组相同；

$H_1: \overline{Cpd_j} \neq 0$，即第 j 组的等级与其他各组不同。

一般，在假设各组等级分布无差异的前提下，可以合计组作为"标准组"。

$\alpha = 0.05$。

检验公式为：

$$U_j = \frac{Cpd_j - 0}{\sqrt{\dfrac{n_{\cdot j}(N - n_{\cdot j})(N^3 - \sum_{i=1}^{r} n_{i\cdot}^3)}{3N(N-1)}}}$$

(11)

差别是否有统计意义，可按 U 服从标准正态分布处理：若 $U < 1.96$，则 $P > 0.05$，可认为差别无统计意义；若 $U \geq 1.96$，则 $P \leq 0.05$，可认为差别有统计意义。

例 某卫生主管部门聘请了 30 位专家对 4 所医院的综合效益进行评价，其结果见表2，请予以评价。

步骤1：计算各医院的 *Cpd* 统计量 Cpd_j。

首先，根据公式（5）计算 Y_i。如：

$$Y_1 = N - n_1. = 120 - 35 = 85$$
$$Y_2 = Y_1 - (n_1. + n_2.) = 85 - (35 + 42) = 8$$

余类推，列于表2右侧。

其次，根据公式（4）计算 Cpd_j。

$$Cpd_j = 11 \times 85 + 7 \times 8 + 9 \times (-60) + 3 \times (-103)$$
$$= 142$$

表1 R×C 列联表

等级	组 别						合 计
	A_1	A_2	⋯	A_j	⋯	A_c	
1	n_{11}	n_{12}	⋯	n_{1j}	⋯	n_{1c}	$n_1.$
2	n_{21}	n_{22}	⋯	n_{2j}	⋯	n_{2c}	$n_2.$
⋮	⋮	⋮		⋮		⋮	⋮
i	n_{i1}	n_{i2}	⋯	n_{ij}	⋯	n_{ic}	$n_i.$
⋮	⋮	⋮		⋮		⋮	⋮
r	n_{r1}	n_{r2}	⋯	n_{rj}	⋯	n_{rc}	$n_{\cdot r}$
合计	$n_{\cdot 1}$	$n_{\cdot 2}$	⋯	$n_{\cdot j}$	⋯	$n_{\cdot c}$	N

表2 30位专家对4所医院的评价结果

评价等级	医院1	医院2	医院3	医院4	合计	Y_i
优	11	10	8	6	35	85
良	7	9	18	8	42	8
一般	9	6	2	9	26	−60
合格	3	5	2	7	17	−103
合计	30	30	30	30	120	
Cpd_j	142	47	498	−687		
U_j	0.45	0.15	1.57	−2.17		

余类推，列于表 2 倒数第 2 行。

步骤 2：进行假设检验。

$H_0 : \overline{Cpd_j} = 0$，即第 j 组来自"标准组"总体；

$H_1 : \overline{Cpd_j} \neq 0$，即第 j 组不是来自"标准组"总体。

$\alpha = 0.05$。

根据公式（11）计算 U_j。得：$U_j = 0.45$

余类推，列于表 2 下方最后一行。

根据 U 值大小，可知，医院 3 综合效益最好，其次为医院 1，医院 2，医院 4 最差。从假设检验的结果看，仅医院 4 与其他医院有差异。四个医院分成两组，医院 3、1、2 为一组，综合效益中等；而医院 4 单独为另一组，综合效益较差。

优缺点　秩和 CPD 分析用于综合评价的优点是：① 基本思想与秩和检验、ridit 分析相通，应用面较广。② Cpd 统计量是一综合值，便于排序比较，符合综合评价的要求。③ 简单、易操作，适合基层医院工作人员使用。缺点是：① 在各组等级无差异的假设下，对每一组与"合计组"都进行了比较，分别计算 Cpd 统计量，并检验之。忽略了对 I 类错误错误率的控制。② 虽适用面广，但是在绝大部分情形下，都可以被其他方法取代（如对于等级资料的 CPD 分析可以用秩和检验取代；对于定量资料的 CPD 方差分析，可以用秩变换检验代之），故从方法学自身的独立地位来说，优势不十分明显。

应用　① 当进行多指标综合评价时，需注意低优指标、高优指标及适度指标并存时指标的同向化。② 考虑到该方法英文文献极其罕见乃至缺如，故在国际上报告科研成果时，目前尽量采用国际同行公认的方法。

（苟鹏程）

céngcì fēnxīfǎ

层次分析法（analytic hierarchy process，AHP）　通过将复杂问题中包含的各组成因素分解为具有支配关系的递阶层次结构；并在此基础上，综合决策者的判断，通过两两比较的方式给出每一层元素间的相对重要性；然后用数学的方法确定每一层全部元素相对于目标问题的相对重要性权值，从而导出各决策方案对于目标问题的组合权重，并据此作出决策的方法。又称层次解析法或解析递阶过程，简称 AHP 法。是由美国数学家、运筹学家，匹兹堡大学萨迪（Saaty T. L.）教授于 20 世纪 70 年代初提出的一种多准则决策分析方法。AHP 法操作虽不复杂，但其理论基础深厚，其分析过程包括了测度理论、递阶结构原理、两两比较标度原理和排序原理。

基本步骤　AHP 法应用于综合评价，包括 6 个基本步骤。

构建递阶层次结构　①将复杂问题分解为各组成元素。②将众多元素按属性分组：最顶层的元素，即决策目标，一般是明确的、唯一的，该层称为"目标层"；中间层次的元素是达到目标的各中间环节，包含准则、子准则、子子准则等，称为"准则层"，准则层的层次个数不受限制，但同一层次的元素原则上不超过 9 个，且地位平等；最底层的元素，为各种措施、实施方案，称为"方案层"。③分组的元素自然形成不同的层次，且各层次间具有自上而下的支配关系，即所谓的递阶层次结构。这种支配关系并不是完全的，即允许存在一些并不完全支配下层所有元素的上层元素。一个典型的递阶层次结构，如图 1 所示。

递阶层次结构是 AHP 方法中最简单、最基本的层次结构。对于复杂问题，有时需扩展成更复杂的结构，如循环层次结构、反馈层次结构等。

构造判断矩阵　在递阶层次结构确定了上下层次之间元素的支配关系后，就需要以上一层次元素 C_k 作为准则，对下一层次的元素 A_1，A_2，$\cdots$，A_n 的相对重要性赋予相应的权重了，以建立两

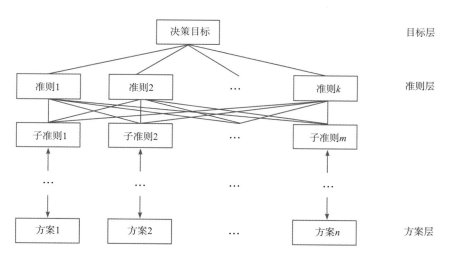

图 1　"递阶层次"结构示意

两比较的判断矩阵。如果对于准则 C_k，下层元素是可以定量的，其权重可以直接确定。如果此重要性无法定量，只能定性，那么通常采用萨迪教授提出的 1~9 级标度法确定各因素的相对重要程度（表1）。

对于 n 个元素来说，通过 $n(n-1)/2$ 次比较，则可得判断矩阵 A：

$$A = (a_{ij})_{n \times n} \tag{1}$$

判断矩阵 A 中元素具有正反性，即对称元素互为倒数，即 $a_{ij} = 1/a_{ji}$。同时，$a_{ij} > 0$，$a_{ii} = 1$。然而，A 中的元素未必有传递性，即未必有：

$$a_{ij} = a_{ik} \cdot a_{kj} \tag{2}$$

但若（2）式成立，则称 A 为一致性矩阵。

估计相对权重向量　得到判断矩阵后，需要对判断矩阵 A 计算最大特征根 λ_{max} 及其对应的最大特征向量 w，从而得相应的相对权重。方法有和法、方根法、特征根法、最小二乘法、对数最小二乘法、上三角元素法等。这里只介绍常用的和法与方根法。

和法　将矩阵 A 按列归一化。将归一化的各行相加。将相加后的向量再归一化，即除以 n，即得相对权重向量。以上三步用公式表示为：

$$w_i = \frac{1}{n} \sum_{j=1}^{n} \frac{a_{ij}}{\sum_{k=1}^{n} a_{kj}} \quad i = 1, 2, \cdots, n \tag{3}$$

根据下式求 λ_{max} 的近似估计：

$$\lambda_{max} = \sum_{i=1}^{n} \frac{(Aw)_i}{n w_i} \tag{4}$$

式中 w_i 和 $(Aw)_i$ 分别为矩阵 w 和 (Aw) 的第 i 个元素。

方根法　① 将矩阵 A 按行求几何均数。② 将几何均数组成的向量，归一化，即得相对权重向量。用公式表示为：

$$w_i = \frac{\overline{w_i}}{\sum_{i=1}^{n} \overline{w_i}} \tag{5}$$

式中 $\overline{w_i} = \sqrt[n]{\prod_{j=1}^{n} a_{ij}}$。③ 同样根据公式（4）求 λ_{max} 的近似估计。

一致性检验　由于客观事物的复杂性和人的认识的多样性，所以在构建判断矩阵 A 时，并不要求其具有严格的一致性，即不要求（2）式成立；但是，要求矩阵 A 具有大体的一致性又是必要的。若其偏离一致性过大，则排序权向量作为决策依据将会出现问题。一致性检验包括三个基本步骤。

计算一致性指标（consistency index，CI）：

$$CI = \frac{\lambda_{max} - n}{n - 1} \tag{6}$$

式中 n 为判断矩阵 A 的阶数。

计算一致性比率（consistency rate，CR）：

$$CR = CI / RI \tag{7}$$

式中 RI 为平均随机一致性指标，由统计随机试验获得。表2给出了 1~10 阶判断矩阵的 RI 值。

判断：当 $CR < 0.1$ 时，则认为判断矩阵 A 具有大体一致性。否则，需重新调整其赋值，直至达到满意的一致性为止。

估计组合权重向量　即计算最下层对目标的权重。简言之，就是按照概率的乘法原理，自上而下将各个层次的权重连乘，便可计算最终方案层的组合权重。具体步骤如下：

表1　基本标度及其含义

标度	含义	解释
1	同等重要（equal importance）	两元素相比，经验和判断认为两者具有同等重要性
3	稍为重要（moderate importance）	两元素相比，经验和判断略微支持其中之一
5	较为重要（strong importance）	两元素相比，经验和判断强烈支持其中之一
7	非常重要（very strong or demonstrated importance）	两元素相比，其中之一被非常强烈支持，且在实践中得到很好验证
9	极度重要（extreme importance）	两元素相比，其中之一得到最高可能级别的证据支持

2，4，6，8 表示介于上述标度等级间的中间值

表2　平均随机一致性指标（RI)

阶数	1	2	3	4	5	6	7	8	9	10
RI	0	0	0.52	0.89	1.11	1.25	1.35	1.40	1.45	1.49

假设已知第 k 层 m 个元素对于总目标的组合权重向量为：

$$\alpha_k = (\alpha_1^k, \alpha_2^k, \cdots, \alpha_m^k)' \quad (8)$$

第 $k+1$ 层对第 k 层的第 j 个元素的相对权重向量为：

$$b_j^k = (b_{1j}^k, b_{2j}^k, \cdots, b_{nj}^k)' \, 'j = 1, 2, \cdots, m \quad (9)$$

并规定与第 k 层的第 j 个元素无关者的相对权重为 0，令矩阵：

$$\beta^{k+1} = (b_1^{k+1}, b_2^{k+1}, \cdots, b_m^{k+1})_{n \times m} \quad (10)$$

则，对第 $k+1$ 层的 n 个元素对于总目标的组合权重向量为：

$$\alpha^{k+1} = \beta^{k+1} \alpha^k \quad (11)$$

组合一致性检验 对于递阶组合的一致性检验需要计算上述的 CI、RI 及 CR 等指标。若已知第 k 层的 3 个指标依次为 CI^k、RI^k、CR^k，且已知第 k 层上第 j 个准则下的一致性指标 CI_j^k 和平均随机一致性 RI_j^k，则第 $k+1$ 层的相应指标为：

$$CI^{k+1} = (CI_1^k, CI_2^k, \cdots, CI_m^k)' \alpha^k \quad (12)$$

$$RI^{k+1} = (RI_1^k, RI_2^k, \cdots, RI_m^k)' \alpha^k \quad (13)$$

$$CR^{k+1} = CR^k + \frac{CI^{k+1}}{RI^{k+1}} \quad (14)$$

当 $CR^k < 0.10$ 时，则可认为递阶层次结构在 k 层水平上具有大体的整体一致性。否则，需重新调整 k 层以上的判断矩阵的赋值，直至满意为止。

最终，根据相对于总目标的各方案组合权重大小，来确定各方案的优劣顺序，并给出整体的总一致性指标，据此作出评价决策。

实例 具体如下。

例 某高校面向社会招聘副校长 1 名，上级组织部门拟从 3 名经过层层选拔最终进入复试的候选人中选拔 1 人担任此职位。要求在决策时综合考虑候选人的品德、才能、资历、年龄及群众关系等 5 个因素。试采用层次分析法进行分析。

步骤 1：构建递阶层次结构（图 2）。

步骤 2：构造判断矩阵。以目标层（即选拔干部）作为准则，对元素 A_1，A_2，A_3，A_4，A_5 的相对重要性赋予相应的权重，以建立判断矩阵 A：

$$A = \begin{bmatrix} 1 & 2 & 7 & 5 & 3 \\ \frac{1}{2} & 1 & 4 & 3 & 2 \\ \frac{1}{7} & \frac{1}{4} & 1 & \frac{1}{2} & \frac{1}{2} \\ \frac{1}{5} & \frac{1}{3} & 2 & 1 & \frac{1}{3} \\ \frac{1}{3} & \frac{1}{2} & 2 & 3 & 1 \end{bmatrix}$$

同样以 A_1，A_2，A_3，A_4，A_5 五个元素为准则，赋予方案层（即候选人）相应权重，建立相应的判断矩阵 $A_1 \sim A_5$，见表 3。

步骤 3：估计相对权重。以判断矩阵 A 为例，采用方根法得 A 的归一化相对权重向量为：

$$w = (0.449, 0.254, 0.060, 0.083, 0.154)'$$

根据公式（4），求最大特征根求得 $\lambda_{\max} = 5.101$。

同样，可构建分别以 A_1，A_2，A_3，A_4，A_5 为准则，三个候选人的两两比较判断矩阵，求得其归一化权重向量，并计算最大特征根，结果见表 3。

步骤 4：一致性检验。仍以判断矩阵 A 为例，按式（6）计算：

$$CI = \frac{5.101 - 5}{5 - 1} = 0.025$$

查表 2 得 $RI = 1.11$，则公式（7）得：$CR = CI/RI = 0.025/1.11 = 0.023 < 0.1$。故可认为，该层判断矩阵具有满意的一致性。同样，对判断矩阵 $A_1 \sim A_5$ 进行一致性检验，均取得了满意的一致性，结果见表 3。

步骤 5：计算方案层对于目标层的总的组合权重。结合公式（9）（10）（11），可得三个方案对目标层总组合权重为：

$$\begin{pmatrix} 0.433 \\ 0.286 \\ 0.282 \end{pmatrix}$$

据此权重向量，可见 X 对目标的权重最大，为最佳人选。

步骤 6：总的组合一致性检验。总排序的一致性检验：准则层的判断矩阵的一致性指标依次

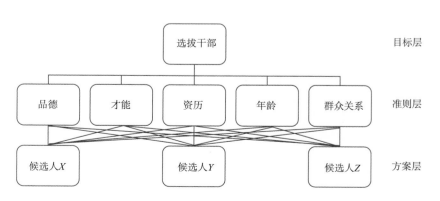

图 2 "选拔干部"问题的递阶层次结构

表3 第二层次上的成对比较判断矩阵

品德	X	Y	Z	归一化权重	年龄	X	Y	Z	归一化权重
X	1	1/2	1/2	0.200	X	1	2	6	0.588
Y	2	1	1	0.400	Y	1/2	1	4	0.323
Z	2	1	1	0.400	Z	1/6	1/4	1	0.089
$\lambda_{max} = 3.000\ CI = 0.000\ CR = 0.000$					$\lambda_{max} = 3.009\ CI = 0.005\ CR = 0.009$				
才能	X	Y	Z	归一化权重	群众关系	X	Y	Z	归一化权重
X	1	3	4	0.634	X	1	8	5	0.733
Y	1/3	1	1	0.192	Y	1/8	1	1/4	0.068
Z	1/4	1	1	0.174	Z	1/5	4	1	0.199
$\lambda_{max} = 3.009\ CI = 0.005\ CR = 0.009$					$\lambda_{max} = 3.094\ CI = 0.047\ CR = 0.090$				
资历	X	Y	Z	归一化权重					
X	1	1	1	0.333					
Y	1	1	1	0.333					
Z	1	1	1	0.333					
$\lambda_{max} = 3.000\ CI = 0.000\ CR = 0.000$									

为 0.000，0.005，0.000，0.005，0.047。相应的平均随机一致性均为 0.52。由于准则层的权重向量为：$w = (0.449，0.254，0.060，0.083，0.154)$，则总的一致性比率为：

$$CR = 0.017 < 0.10$$

所以，总的组合权重向量具有满意的一致性，可作为决策依据。选候选人 X 为副校长。

优缺点 AHP 法用于综合评价优点主要体现在：①系统、简约。符合人的"分解—判断—综合"的思维决策过程，在决策者和决策分析者间建立了沟通的桥梁，达到了将复杂问题简约化（系统化和模型化）的目的。②实用、灵活。对数据定量信息要求较少，故可将定量分析和定性分析相结合，能处理传统综合评价方法不能解决的问题，且对两两比较标度形式比较灵活，既适用于绝对尺度（如定量值），也适用于相对尺度。故应用广泛。方法的缺点主要表现在：①主观性强。②结果粗糙。③只能从备选方案中选择，不能产生新方案。

应用 ①因 AHP 法主观性较强，对于各层要素的提炼要做到合理、不漏、不多。考虑到人在心理测评时的心理限制，Saaty 教授建议判断矩阵的维数不超过 9。②注意相比较元素间的强度关系，相差太悬殊的要素不能在同一层比较。

（苟鹏程）

héxié fēnxī

和谐分析（concordance correlation） 以和谐系数作为度量，用于分析 k 个评价者对 n 个对象等级评价之间是否一致或检验 k 个等级相关资料的样本是否来自同一分布的总体的一种非参数统计方法。

和谐系数 包括以下几种。

肯德尔（Kendall）和谐系数 由肯德尔（M. G. Kendall）和史密斯（B. B. Smith）在 1939 年提出，又称肯德尔 W 系数。W 系数取值在 $0 \sim 1$，越接近 1，表示一致性越强。基本公式表示为：

$$W = \frac{S}{\frac{1}{12}k^2(n^3 - n)} \quad (1)$$

式中 $S = \sum_{i=1}^{n} R_j^2 - \frac{\left(\sum_{i=1}^{n} R_j\right)^2}{n}$；$k$ 为评价者个数（列）；n 为被评对象个数（行）；R_j 为每个被评对象的秩和。

如果同一评价者对不同对象得到了相同的等级分数，此时和谐系数 W 的校正公式为：

$$W = \frac{S}{\frac{1}{12}[k^2(n^3 - n)] - k\sum T} \quad (2)$$

式中 $T = \frac{\sum (t^3 - t)}{t}$ 为校正系数，其中 t 为相同等级数；其余字母意义同上。

RSR 和谐系数 田凤调在创立秩和比法（rank-sum ratio, RSR）时，以其核心公式 $RSR = \dfrac{\sum R}{mn}$（见秩和比法）为统计量，在肯德尔和谐系数的基础上，得到了 RSR 和谐系数 W_R，计算公式为：

$$W_R = \frac{n\left\{\sum_{i=1}^{n}(RSR)^2 - \dfrac{1}{n}\left[\sum_{i=1}^{n}(RSR)\right]^2\right\}}{\dfrac{1}{12}(n^2-1)}$$

$$(3)$$

式中 $RSR = \dfrac{\sum R}{mn}$；m 为列数［等同式（1）中的 k］；n 为行数。

等级相关和谐系数 基于和谐分析的基本原理，田凤调将等级相关的斯皮尔曼相关系数 r_s 作为统计量，得到等级相关和谐系数 W_{r_s}，计算公式为：

$$W_{r_s} = \frac{(n-1)\bar{r}_s + 1}{n} \quad (4)$$

式中 $\bar{r}_s$ 是斯皮尔曼相关系数 $r_s = 1 - \dfrac{6\sum d^2}{n(n^2-1)}$ 的均值；d 为评价者间对同一对象评价的秩次之差。

和谐系数的假设检验 当 $k > 20$ 或 $n > 7$ 时，$k(n-1)W$ 近似服从自由度为 $n-1$ 的 χ^2 分布。

若 $k(n-1)W$ 计算值大于或等于 χ^2 分布给定的显著性水平临界值，认为各评价者对 n 个对象的评价呈和谐状态（一致），否则认为各评价间不和谐。

实例 具体如下。

例 四位评价者对八家医院工作情况汇总评分的秩次如表 1 第（2）～（5）列，为考察这四名评价者对八家医院评价的一致性，分别用肯德尔和谐系数、RSR 和谐系数、等级相关和谐系数进行和谐分析。

表 1 数据计算得到：

$k = 4$，$n = 8$，$\sum R = 144$，$\sum R^2 = 3192$，$\sum(RSR) = 4.5002$，$\sum(RSR)^2 = 3.1174$，代入公式（1），计算得到 $W = 0.8929$；代入公式（3），计算得到 $W_R = 0.8878$。

表 2 为本例对评价者进行两两组合得到的相关系数 r_s 及 r_s 的均值 $\bar{r}_s = 0.8571$。代入公式（4），计算得到 $W_{r_s} = 0.8750$。上述 3 种方法计算的和谐系数基本接近。

本例 $n > 7$，$k(n-1)W \sim \chi^2_{(7)}$，将 $W_R = 0.8878$ 代入计算得 $k(n-1)W = 25$，$\chi^2_{0.05(7)} = 14.07$，$p < 0.05$。认为四名评价者对这八家医院的评价呈和谐状态。

表 2 评价者不同组合间 r_s 的计算

评价者组合	$\sum d^2$	r_s
1 与 2	10	0.8810
1 与 3	16	0.8095
1 与 4	10	0.8810
2 与 3	10	0.8810
2 与 4	4	0.9524
3 与 4	22	0.7381

和谐分析除了用于 k 个评价者对 n 个对象等级评价之间一致性的分析外，可进一步发展为多因素综合作用的 RSR 和谐分析。因数据结构不同，可以对具有多个 X_i 变量的资料利用 RSR 进行并列 X_i 的因素分析；以及具有一类应变量 Y（研究因子）与一个（或一类）影响因素（或制约因子）的集合体资料的 RSR 和谐分析等方法。

（康晓平　董冲亚）

Meta fēnxī

Meta 分析 （meta-analysis）

对同一主题下多个独立研究结果进行系统合并的文献定量综合评价方法。又称荟萃分析、集成分析。"Meta"是希腊语中的前缀，意为"after"或"beyond"。Meta 分析的概念由心理学家格拉斯（G. V. Glass）于 1976 年正式提出，但其思想可溯源至 1904 年卡

表 1 四位评价者对八家医院工作情况汇总评分的秩次

医院 (1)	评价者 1 (2)	评价者 2 (3)	评价者 3 (4)	评价者 4 (5)	R_j (6)=(2)+(3)+(4)+(5)	RSR (7)=(6)/4×8
A	1	3	3	2	9	0.2813
B	6	6	8	5	25	0.7813
C	2	1	2	1	6	0.1875
D	3	2	1	3	9	0.2813
E	7	8	7	8	30	0.9375
F	4	5	4	6	19	0.5938
G	8	7	6	7	28	0.8750
H	5	4	5	4	18	0.5625

尔·皮尔逊（K. Pearson）对伤寒免疫接种与死亡率关系的研究，以及 1932 年罗纳德．费希尔（R. Fisher）对多研究 P 值的综合。

步骤 一个完整的 Meta 分析，至少应包括：科研假设的提出、文献搜索、信息提取、效应尺度的计算、模型选择、异质性考察、模型诊断、结果的展示与解释等步骤。本条目仅介绍与统计学紧密相关的内容。

效应尺度（effect size，ES） 又称效应统计量、合并统计量（summary statistics），用 θ 表示。其选择要求与量纲无关、对于样本含量的敏感性低、一致性好、有可靠的方差估计、可解释性强等。常用效应尺度及其误差估计，见表 1。

模型的选择 Meta 分析中包括两大类模型，即固定效应模型与随机效应模型。但是这两种模型并没有考虑协变量，若考虑协变量的影响，则可推广至 Meta 回归模型。

固定效应模型 设总体平均效应为 θ，每个研究的效应统计量为 T_i，方差为 σ_i^2，则模型为：

$$T_i \sim N(\theta, \sigma_i^2) \ i = 1, 2, \cdots, k \quad (1)$$

模型中有关参数的估计，见表 2。

二分类资料适用于固定效应模型的方法还有曼特尔–亨塞尔（Mantel-Haenszel）法（简称 MH 法）、皮托（Peto）方法、弗莱斯（Fleiss）法、总方差分析法等。本条仅介绍 MH 方法和皮托方法，两者的思路与传统的方差倒数法略有不同。

MH 法：最初用于病例对照研究中，估计分层四格表合并 OR 值，后被推广至率比、率差。三种常用尺度的 MH 估计见表 3。

皮托（Peto）法：此法是对 MH 法的改进，主要用于大型随机临床试验资料合并 OR 的估计。

该法是分布自由的方法，不再假设 $\ln(OR)$ 服从任何分布。假设 $\hat{\theta}$ 为 OR 的估计值，则 OR 的 Peto 估计为：

$$\hat{\theta}_{\text{Peto}} = \exp\left\{\sum_{i=1}^{k} [a_i - E(a_i)] \Big/ \sum_{i=1}^{k} V_i\right\} \quad (2)$$

式中 $E(a_i)$ 为 a_i 的理论数，V_i 为超几何分布下 "$a_i - E(a_i)$" 的方差估计：

$$V_i = \frac{n_{1i} n_{2i} (a_i + c_i)(b_i + d_i)}{N_i^2 (N_i - 1)} \quad (3)$$

$\hat{\theta}_{\text{Peto}}$ 的 $1 - \alpha$ 的可信限为：

$$\exp\left\{\frac{\sum_{i=1}^{k} [a_i - E(a_i)] \pm z_{\alpha/2} \sqrt{\sum_{i=1}^{k} V_i}}{\sum_{i=1}^{k} V_i}\right\} \quad (4)$$

随机效应模型 设总体的平均效应为 θ，每个研究的效应估计值为 θ_i，方差为 σ_i^2，每个研究的样本效应统计量为 T_i，则模型为：

表 1　常见效应尺度及其误差估计

分类	效应统计量	效应估计值	效应估计值的标准误
基于均数	Cohen's d	$d = (\bar{X}_1 - \bar{X}_2) \Big/ \sqrt{\dfrac{(n_1 - 1)S_1^2 - (n_2 - 1)S_2^2}{n_1 + n_2}}$	$S_d = \sqrt{\left[\dfrac{n_1 + n_2}{n_1 n_2} + \dfrac{d^2}{2(n_1 + n_2 - 2)}\right]\left[\dfrac{n_1 + n_2}{n_1 + n_2 - 2}\right]}$
	Hedge's g	$g = (\bar{X}_1 - \bar{X}_2) \Big/ \sqrt{\dfrac{(n_1 - 1)S_1^2 - (n_2 - 1)S_2^2}{n_1 + n_2 - 2}}$	$S_g = \sqrt{\dfrac{n_1 + n_2}{n_1 n_2} + \dfrac{g^2}{2(n_1 + n_2 - 2)}}$
	Glass's δ	$\delta = \dfrac{\bar{X}_1 - \bar{X}_2}{S_2}$	$S_\delta = \sqrt{\dfrac{n_1 + n_2}{n_1 n_2} + \dfrac{\delta^2}{2(n_2 - 1)}}$
基于率/比例	率差（risk difference, RD）	$RD = p_1 - p_2$	$S_{RD} = \sqrt{\dfrac{p_1(1 - p_1)}{n_1} + \dfrac{p_2(1 - p_2)}{n_2}}$
	率比（risk ratio, RR）	$RR = p_1/p_2$	$S_{\ln RR} = \sqrt{\dfrac{1 - p_1}{n_1 p_1} + \dfrac{1 - p_2}{n_2 p_2}}$
	优势比（odds ratio, OR）	$OR = \dfrac{p_1/(1 - p_1)}{p_2/(1 - p_2)}$	$S_{\ln OR} = \sqrt{\dfrac{1}{n_1 p_1} + \dfrac{1}{n_1(1 - p_1)} + \dfrac{1}{n_2 p_2} + \dfrac{1}{n_2(1 - p_2)}}$
基于相关系数	相关系数 r	—	$S_r = (1 - r^2)\Big/\sqrt{n - 3}$
	Fisher's z	$z = \dfrac{1}{2}\left[\ln\dfrac{1 + r}{1 - r}\right]$	$S_z = 1\Big/\sqrt{n - 3}$

注：n_1、$\bar{X}_1$ 和 S_1^2 分别为试验组的样本含量、均数和方差；n_2、$\bar{X}_2$ 和 S_2^2 为对照组者的样本含量、均数和方差。p_1、p_2 为两组的样本率

表 2　固定效应模型与随机效应模型中的参数估计

模 型	估计方法	待估参数	估计值	估计值的方差	说明
固定效应模型	ML	θ	$\hat{\theta} = \sum\limits_{i=1}^{k} w_i T_i / \sum\limits_{i=1}^{k} w_i$	$\sigma_{\hat{\theta}}^2 = 1/\sum\limits_{i=1}^{k} w_i$	T_i 为每个研究的样本效应统计量；$w_i = 1/\sigma_i^2$
	Bayesian	θ	$\hat{\theta}_B = \sum\limits_{i=1}^{k} w_i T_i / \sum\limits_{i=1}^{k} (w_i + 1/\sigma_0^2)$	$\sigma_{\hat{\theta}_B}^2 = 1/\sum\limits_{i=1}^{k} (w_i + 1/\sigma_0^2)$	先验分布：$\theta \sim N(0, \sigma_0^2)$；$w_i = 1/\sigma_i^2$；当时 $\sigma_0^2 \to \infty$，Bayes 估计 $\to$ ML 估计
随机效应模型	ML	θ	$\hat{\theta} = \sum\limits_{i=1}^{k} w'_i T_i / \sum\limits_{i=1}^{k} w'_i$	$\sigma_{\hat{\theta}}^2 = 1/\sum\limits_{i=1}^{k} w'_i$	假设研究间方差 τ^2 已知；$w'_i = 1/(\sigma_i^2 + \tau^2)$
	MM	τ^2	$\hat{\tau}_{DL}^2 = \max\left\{0, \dfrac{Q_w - (k-1)}{\sum w_i - \dfrac{\sum w_i^2}{\sum w_i}}\right\}$	—	$w_i = 1/\sigma_i^2$；Q_w 为异质性检验中的 Q 统计量
		θ	$\hat{\theta}_{DL} = \sum\limits_{i=1}^{k} w''_i T_i / \sum\limits_{i=1}^{k} w''_i$	$\sigma_{\hat{\theta}}^2 = 1/\sum\limits_{i=1}^{k} w''_i$	$w''_i = 1/(\sigma_i^2 + \hat{\tau}_{DL}^2)$，假设为已知
	REML	τ^2	$\hat{\tau}_R^2 = \dfrac{\sum (w'_i)^2 \left(\dfrac{k}{k-1}(T_i - \hat{\theta}_R)^2 - \sigma_i^2\right)}{\sum (w'_i)^2}$	Fisher 信息	方差 τ^2 即为方差成分模型的方差成分
		θ	$\hat{\theta}_R = \sum\limits_{i=1}^{k} w'''_i T_i / \sum\limits_{i=1}^{k} w'''_i$	$\sigma_{\hat{\theta}}^2 = 1/\sum\limits_{i=1}^{k} w'''_i$	$w'''_i = 1/(\sigma_i^2 + \hat{\tau}_R^2)$，假设为已知
	经验 Bayes	θ_i	$\theta_i = B_i \theta + (1 - B_i) T_i$	$\sigma_{\hat{\theta}_i}^2 = \sigma_i^2 (1 - \hat{B}_i)$	$\hat{B}_i = \dfrac{\sigma_i^2}{\sigma_i^2 + \tau^2}$，假设为已知
	Bayesian	τ^2	$\hat{\tau}_B^2 = \int \tau^2 \hat{p}(V\|X, \sigma) \mathrm{d}\theta_i \mathrm{d}\theta \mathrm{d}\tau^2$	来自经验分布	先验分布：$\theta \sim N(0, \sigma_0^2)$，$\tau^{-2} \sim gamma(\alpha, \beta)$ 对于 $V = \{\theta, \theta_1, \theta_2, \cdots \theta_k, \tau^2\}$ 的联合后验分布为：$p(V\|X, \sigma) \propto \prod_i p(\theta_i\|T_i, S_i^2) p(\theta_i\|\theta, \tau^2) p(\theta) p(\tau^2)$ X 为样本信息，$\sigma = (\sigma_1^2, \sigma_2^2, \cdots, \sigma_k^2)$
		θ	$\hat{\theta}_B = \int \hat{\theta} \hat{p}(V\|X, \sigma) \mathrm{d}\theta_i \mathrm{d}\tau^2 \mathrm{d}\theta$		
		θ_i	$\hat{\theta}_i^B = \int \theta_i \hat{p}(V\|X, \sigma) \mathrm{d}\theta_j \mathrm{d}\tau^2 \mathrm{d}\theta_i$		

注：ML＝maximum likelihood，极大似然；MM＝Methods of Moments，矩法；REML＝Restricted maximum likelihood，限制性极大似然

表 3　二分类资料常用效应尺度的曼特尔-亨塞尔估计

效应统计量	效应的 MH 估计	权重	估计值的方差
优势比 OR		$w_i = b_i c_i / N_i$	$\sigma_{\hat{\psi}_{MH}}^2 = \dfrac{1}{2} \sum\limits_{i=1}^{k} \left(\dfrac{P_i R_i}{R^2} + \dfrac{P_i S_i + Q_i R_i}{RS} + \dfrac{Q_i S_i}{S^2}\right)$
率比 RR	$\hat{\theta}_{MH} = \sum\limits_{i=1}^{k} w_i T_i / \sum\limits_{i=1}^{k} w_i$	$w_i = n_{1i} c_i / N_i$	$\sigma_{\hat{\psi}}^2 = \sum\limits_{i=1}^{k} P_i / (RS)$
率差 RD		$w_i = n_{1i} n_{2i} / N_i$	$\sigma_{\hat{\psi}}^2 = \dfrac{\sum\limits_{i=1}^{k} (a_i b_i n_{2i}^3 + c_i d_i n_{1i}^3)/(n_{1i} n_{2i} N_i^2)}{\left[\sum\limits_{i=1}^{k} (n_{1i} n_{2i}/N_i)\right]^2}$

注：T_i 为每个研究的样本效应统计量。a_i 和 b_i 为第 i 个研究中试验组某事件发生数和未发生数，c_i 和 d_i 为对照组中该事件发生数和未发生数。$n_{1i} = a_i + b_i$，$n_{2i} = c_i + d_i$，$N_i = n_{1i} + n_{2i}$。$P_i = (a_i + d_i)/N_i$，$Q_i = (b_i + c_i)/N_i$，$R_i = a_i d_i / N_i$，$S_i = b_i c_i / N_i$。$R = \sum\limits_{i=1}^{k} R_i$，$S = \sum\limits_{i=1}^{k} S_i$

$$T_i \sim N(\theta_i, \sigma_i^2)$$
$$\theta_i \sim N(\theta, \tau^2)$$, $i = 1, 2, \cdots, k$ (5)

式中 θ 及其在研究间的方差 τ^2 称为超参数。模型中有关参数的估计，见表 2。

Meta 回归模型 以单协变量为例，固定效应 Meta 回归模型可表示为：

$$T_i \sim N(\theta + \beta x_i, \sigma_i^2) i = 1, 2, \cdots, k$$ (6)

式中 x_i 为协变量。

同样，单协变量的随机效应 Meta 回归模型为：

$$T_i \sim N(\theta_i, \sigma_i^2)$$
$$\theta_i \sim N(\theta + \beta x_i, \tau^2)$$, $i = 1, 2, \cdots, k$ (7)

或写成：

$$T_i \sim N(\theta + \beta x_i, \sigma_i^2 + \tau^2),$$
$$i = 1, 2, \cdots, k$$ (8)

对 ML 估计中的权重 $w'_i = 1/(\sigma_i^2 + \tau^2)$ 进行归一化：$\lambda_i = w'_i / \sum w_i'$，则对于 β 和 θ 的加权最小二乘 (weighed least square, WLS) 估计为：

$$\hat{\beta} = \frac{\sum \lambda_i x_i T_i - \sum \lambda_i x_i \sum \lambda_i T_i}{\sum \lambda_i x_i^2 - (\sum \lambda_i x_i)^2}$$ (9)

$$\hat{\theta} = \sum \lambda_i T_i - \hat{\beta} \sum \lambda_i x_i$$ (10)

相应的方差与协方差估计为：

$$Var(\hat{\theta}) = [\sum w_i' - (\sum w_i' x_i)^2 / \sum w_i' x_i^2]^{-1}$$ (11)

$$Var(\hat{\beta}) = [\sum w_i' x_i^2 - (\sum w_i' x_i)^2 / \sum w_i']^{-1}$$ (12)

$$COV(\hat{\theta}, \hat{\beta}) = \frac{-\sum w_i' x_i}{\sum w_i' \sum w_i' x_i^2 - (\sum w_i' x_i)^2}$$ (13)

研究间的方差 τ^2 的 MM 估计：

$$\tau_{MM}^2 = \max \left\{ 0, \frac{\sum_{i=1}^k w_i^*(T_i - \hat{T}_i) - (k-2)}{F(w^*, x)} \right\}$$ (14)

式中 $w_i^* = 1/\sigma_i^2$，$F(w^*, x)$ 为公式（15）。

另亦可采用 ML、REML、经验贝叶斯（Bayes）（empirical bayes, EB）等方法估计 τ^2。Meta 分析可推广至考虑多个效应尺度的多元 Meta 分析模型、考虑层次结构的多水平 Meta 分析模型等。

模型诊断 主要包括敏感性分析与发表偏倚检测。

敏感性分析 敏感性分析主要包括：①合并效应估计对每个研究的敏感性：用"弃一法"。②合并的效应估计对研究效应从属分布指定的敏感性：可通过指定不同的分布，比较不同分布下总的合并效应的估计。如指定效应统计量服从 t 分布，并与指定其服从正态分布的结果比较。③对选择随机效应模型或固定效应模型的敏感性：比较两模型的

结果。

实例 具体如下。

例 在一项关于脂联素与冠心病关系的研究中，研究人员收集了七项前瞻性研究资料，数据见表 4 的第（1）~（5）栏，试对其进行 Meta 分析。

效应尺度：以 ln（OR）作为效应尺度，列于表 4 第（6）栏。

按固定效应模型估计总平均效应：首先，根据 $SE = [\ln(OR_u) - \ln(OR_L)]/3.92$ 估计标准误，并以方差的倒数作为权重，分别列于表 4 第（7）（8）两栏；其次，根据表 2 中的公式，估计平均效应 θ 的点估计为 -0.1693，95% 可信区间为（-0.3469，0.0082）；最后，经指数变换，得合并 $OR(95\%CI) = 0.84(0.71, 1.01)$。并根据正态分布原理，进行 U 检验：$U = 1.87$，$P = 0.061$。

异质性考察：参照模型的异质性中式（1），得 $Q = 8.54$，按自由度为 $7 - 1 = 6$ 的 χ^2 分布，得 $P = 0.201 > 0.20$，故可确定同质性。据式（3），得 $I^2 = 29.7\%$，说明异质性仅解释了研究间效应

$$F(w^*, x) = \sum_{i=1}^k w_i^* - \frac{\sum w_i^{*2} \sum w_i^* x_i^2 - 2 \sum w_i^{*2} x_i \sum w_i^* x_i + \sum w_i^* \sum w_i^{*2} x_i^2}{\sum w_i^* \sum w_i^* x_i^2 - (\sum w_i^* x_i)^2}$$ (15)

表 4 脂联素与冠心病关系的 7 项前瞻性研究

研究编号	样本含量	OR	OR_L	OR_U	T_i	SE_i	W_i
(1)	(2)	(3)	(4)	(5)	(6)	(7)	(8)
1	1820	0.89	0.67	1.18	−0.12	0.14	47.97
2	798	0.65	0.44	0.98	−0.43	0.20	23.96
3	502	0.81	0.55	1.20	−0.21	0.20	25.25
4	499	0.86	0.54	1.37	−0.15	0.24	17.73
5	336	2.89	1.11	7.50	1.06	0.49	4.21
6	242	0.55	0.13	2.34	−0.60	0.74	1.84
7	70	0.89	0.12	6.90	−0.12	1.03	0.94

变异的 29.7%。结合两方面的结果，选用固定效应模型。

模型诊断：首先，进行敏感性分析。① 计算去除每一项研究后，采用固定效应模型估计合并效应，结果见表 5。由表 5 可见，合并效应对研究 1、2、3、4、6、7 的稳健性较好，对研究 5 的稳健性略差，这与研究 5 的效应与其他研究的效应反向有关。② 若假设 $\ln(OR)$ 服从 t 分布，则合并 $OR(95\% CI) = 0.84(0.68, 1.05)$，与正态假设下结果相比，区间略宽。③ 若选随机效应模型，则合并 $OR(95\% CI) = 0.86(0.67, 1.09)$，与固定效应模型结果基本一致。其次，发表偏倚检测。本例结论：无发表偏倚。

结果展示。森林图（Forest plot）为 Meta 分析主要结果的经典展示，见图。图形的最左边为研究编号。图中央竖实线为无效线，竖虚线为合并效应线。横线表示各研究可信区间上下限的连线，中央小菱形方块为 OR 的点估计，灰色阴影方块表示权重的相对大小。图中所列权重已经归

一化处理。图形左下方为异质性考察的结果，下方中央为合并效应的估计结果。

表5　表4资料的敏感性分析结果（固定效应模型）

略去的研究号	OR	OR_L	OR_U
1	0.82	0.65	1.02
2	0.90	0.74	1.10
3	0.85	0.70	1.04
4	0.84	0.69	1.02
5	0.81	0.67	0.97
6	0.85	0.71	1.02
7	0.84	0.71	1.01

本例采用固定效应模型，得合并 $OR(95\% CI) = 0.84(0.71, 1.01)$。因 $P = 0.061$，略大于 0.05，故"脂联素与冠心病的负关联"是否存在，尚需新研究证据的支持方可下结论。

优缺点　Meta 分析的优点主要体现在：① 对现有数据资源的最充分利用。② 相对于单一研究，扩大了样本量，提高了统计学效能。③ 通过异质性探索，可发现一些潜在的效应修饰因子，从而

加深了对研究问题的认识。主要缺点及争议为：① 由于纳入、排除标准的制定，文献检索手段和方法、研究者认识等的限制，所以任何 Meta 分析都不可避免地带有对"样本"的选择性偏倚。② 因过分强调某研究因素对结果变量的单独效应，因而不可避免地损失了一些信息。③ 往往忽略了研究间的非独立性，如同一研究小组利用不同的数据库对同一研究主题所发的多篇文章的结论往往是非独立的。④ 各研究虽然回答的是相同或相似的研究问题，但有时在结果变量、研究因素的测量等方面，乃至研究设计上存在很大的差异，甚至采取了不同的抽样单元，因类似于将苹果和橘子混在一起而被称为"Apples and oranges argument"。一个好的 Meta 分析可以通过设置协变量，不但达到了以将这种差异考虑在内的目的，而且客观上有助于研究结论的外推。⑤ 将研究质量优劣不等的研究混在一起分析是不合适的，这一批评被称为"Garbage in and garbage out issue"。而

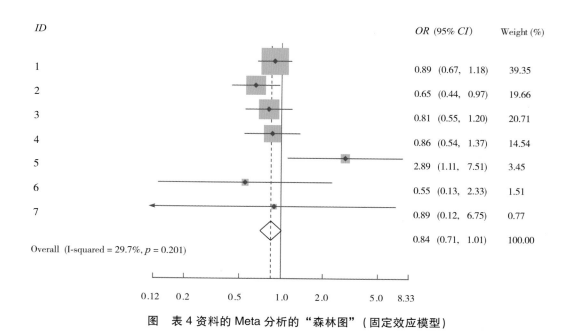

图　表4资料的 Meta 分析的"森林图"（固定效应模型）

一个好的 Meta 分析应可以对研究的质量进行合理评估,通过设置协变量去探讨研究质量对效应的影响。

应用 ① 选题应具有明晰性(即明确的目标人群、结果变量、研究因素等)和创新性。② 文献检索应具有全面性。应尽量包括未发表的文献。如可采用临床研究、临床试验等登记系统追踪文献等。检索应由两个或两个以上的研究者在同一标准下独立进行,以保证研究的重现性。③ 信息提取应注意保真性、科学性。文字、图、表中的数据应互为印证,若有矛盾,则提示可能有错误。可以利用数据间的内在逻辑关系(如可信区间的对称性)验证数据是否有误(包括舍入误差、录入错误等)。如果文献中没有直接报告效应尺度及其标准误,那么推算需谨慎。④ 效应尺度应有可靠的方差估计和较强的可解释性。费希尔(Fisher)对多研究 P 值的综合可与卡尔·皮尔逊(K. Pearson)的研究并列作为 Meta 分析的思想源泉。然而,因 P 值并不是效应尺度,故无法刻画效应的大小和方向,也无法分析研究间的异质性,所以,除特殊情形外(如单一研究用的是非参数分析方法或没有提供 P 值以外的信息),不建议采用。⑤ 模型选择。设计的初衷才是模型选择的决定性依据。若仅希望将结论推至样本所来自的人群,则可用固定效应模型;若希望结论外推至其他人群,则可选择随机效应模型。⑥ 结果报告。近年来国际上提出的 PRISMA 声明提供了系统综述或 Meta 分析报告标准,而 QUOROM 和 MOOSE 声明分别为随机对照临床试验的 Meta 分析以及流行病学观察研究的 Meta 分析的规范化报告提供了结构式指导。⑦ 科克伦(Cochrane)协作网。于 1993 年成立的国际科克伦协作网已成为公认有关临床疗效证据最好的二次加工信息源泉。该网倡导临床试验的登记制度,其科克伦(Cochrane)图书馆以光盘形式一年四期向全世界发行其资料。⑧ 方法进展。截至目前,两组均数的比较、两组率的比较(RD、RR、OR)、诊断试验的 Meta 分析、Meta 回归等方法已相对成熟,而多组均数或率的比较、等级的比较、罕见事件的比较、Network Meta 分析等尚处于方法探索、发展阶段,方法相对欠成熟。如罕见事件的比较,方法众多,而所选方法不同,结果则会大相径庭。此时,应用需慎重,研究的性质亦应定位于探索性。

(荀鹏程)

móxíng de yìzhìxìng

模型的异质性 (heterogeneity)

指 Meta 分析中所纳入的研究在估计效应上的差异性。又称研究间异质性。差异性越大,研究间效应值的可合并性越差。因此,合并效应值时应明确研究间是否存在异质性及异质性的大小。对异质性的考察,主要包括异质性检验和异质性估计。

异质性检验 固定效应模型的假设是 k 个研究总体效应相同。对此假设的检验,称为异质性检验,通常采用 Q 检验。

H_0:$\theta_1 = \theta_2 = \cdots = \theta_k = \theta$;

H_1:至少有两个 θ_i 间不等。

$\alpha = 0.05$。

$$Q = \sum_{i=1}^{k} \frac{(T_i - \hat{\theta})^2}{S_i^2} \sim \chi_{k-1}^2 \quad (1)$$

式中 T_i、S_i^2 分别为各研究的样本效应统计量及方差,$\hat{\theta}$ 为在 H_0 假设成立时得到的 θ 的极大似然估计,见 Meta 分析即:

$$\hat{\theta} = \sum_{i=1}^{k} w_i T_i / \sum_{i=1}^{k} w_i \quad (2)$$

若 $P \leq 0.05$,则认为研究间效应有异质性,建议用随机效应模型,或按某协变量进行分层,层内同质时,进行分层分析;若 $P > 0.20$,方可确认同质性,建议用固定效应模型;若 P 值在 0.05 与 0.20 之间,则认为有"边缘异质性",此时应综合考虑两模型的结果和异质性的大小,慎选慎定。另尚有 Welch 检验、Brown-Forsythe(BF)检验、近似方差分析用 F 检验等。

异质性估计 效应尺度在研究间的方差是对研究间变异的最直接估计,但因其不便于在不同 Meta 分析间比较,而很少被采用。希金斯(Higgins)和汤普森(Thompson)提出了几个度量异质性的指数,如 I^2、H、R 等。其中较常用的是 I^2,定义如下:

$$I^2 = \begin{cases} \dfrac{Q - (k-1)}{Q} \times 100\%, & Q \geq k-1 \\ 0 & , Q < k-1 \end{cases} \quad (3)$$

式中 Q 为 Cochran Q 检验的统计量,$k-1$ 为相应的自由度,当研究间无异质性时,Q 的期望值为 $k-1$。

I^2 是指在研究间效应的总变异中,可以用研究间异质性解释的比例。其取值在 0~100%。0 表示没有异质性,取值越大,说明异质性程度越高。

应用 ① Meta 分析中的异质性,包括临床异质性(研究对象、暴露变量/干预措施、结局变量等的差异性)、方法异质性(研究设计上的不同)和统计异质性(研究效应间的差异)。统计异质性往往往是由前两者引起的。本条目是对统计异质性的检验。② 需结合异质性检验与异质性指数的大小来考察异质性。在研究数较少时，异质性检验的效能较低；在研究数过多时，易得出有异质性的结论；有"边缘异质性"时，难以下结论。异质性检验一般要求研究数不低于 10。异质性指数给出了异质性的定量刻画，但其意义取决于效应的大小、方向及证据的强弱（如 P 值大小）。因此对 I^2 的人为主观分组仅具有相对的意义。③ 当研究间异质性较大时，Meta 分析采用固定效应模型所得的合并效应估计往往不太可靠，此时可采用随机效应模型，同时应探究原因，如用 Meta 回归探索可解释异质性的协变量、亚组分析等；如果异质性过大，则可考虑不进行定量合并。④ 效应尺度选择不当（如选取均数的差值）、不统一（如将 OR、RR、HR 等直接合并）等均会成为导致异质性的原因之一。

(苟鹏程)

fābiǎo piānyǐ

发表偏倚 (publication bias)

指 Meta 分析中关于某主题的已发表文献对该主题下所有研究全貌的系统性偏离。究其原因主要是有统计学意义的或有方向性的阴性研究结果更易被发表。

分类 发表偏倚的检测方法既有形象、直观的"漏斗图"(Funnel plot) 法；亦有贝格 (Begg) 检验、埃格 (Egger) 检验、麦卡斯基尔 (Macaskill) 检验等假设检验方法。

漏斗图法 以效应尺度 θ 作为横轴，以 θ 的估计精度或其他相关指标（如估计方差的倒数、估计误差的倒数和样本含量等）为纵轴，画散点图。理论上，估计的精度与样本量呈正比（见样本量估计）。对于单一研究而言，样本含量越小，精度越小且分布越分散，集中在底部；样本含量越大，精度越大且分布越集中，往顶部靠拢。且样本含量大的研究相对于含量小的研究要少得多。若无发表偏倚，则散点图理应呈现倒置的"漏斗形"，故称"漏斗图"。若图形不对称，则说明可能有发表偏倚。该法形象直观，缺点是主观性强、不适用于研究数太少的情形。

贝格 (Begg) 检验 又称贝格 (Begg) 秩相关检验。其基本思路是用肯德尔 (Kendall's) tau 检验标准化的效应尺度 (T_i^*) 与其方差 (V_i) 间的相关性。理论上，漏斗图对称，相关系数为 0。故可通过对相关系数是否为 0 的检验来判断漏斗图的对称性。具体步骤如下。

定义标准化效应尺度 T_i^*：

$$T_i^* = (T_i - \hat{\theta})/\sigma_i \qquad (1)$$

对 T_i^* 和 V_i 编秩，得 $R(T_i^*)$ 和 $R(V_i)$。

定义：

$$S_{ij} = \text{sign}[R(T_i^*) - R(T_j^*)] \cdot \text{sign}[R(V_i) - R(V_j)], \quad 1 \le i < j \le k \qquad (2)$$

式中 sign (·) 为符号函数。

计算贝格 Z 值：

$$Z = \frac{\sum_{1 < i < j \le k} S_{ij} - 0}{\sqrt{k(k-1)(2k+5)/18}} \qquad (3)$$

按 Z 服从 $N(0,1)$ 进行推断。在无发表偏倚的情况下，S_{ij} 的理论和应该为零。

若有相同秩次（见配对资料的威尔科克森符号秩检验），则尚需对误差估计进行校正。

埃格 (Egger) 检验 又称埃格 (Egger) 回归法。其基本思路以标准化的效应尺度作为应变量，以其估计误差的倒数作为自变量，进行回归分析（见直线回归）。理论上，漏斗图对称，回归截距为 0。故该检验通过检验截距是否等于 0，来判断漏斗图是否对称。该法等价于以标准化离差"$T_i - \hat{\theta}$"为应变量，$1/\sigma_i$ 为自变量，同时以 $1/\sigma_i^2$ 为权重的加权回归分析。

该法检验效能高于贝格检验，但对 I 类错误率的控制相对较弱。尤其当考察 OR 时，因效应尺度 $\ln(OR)$ 与其传统的误差估计间存在相关性，导致漏斗图本身偏离对称性，此时用该法检验发表偏倚的 I 类错误（见两类错误）较大。为了克服此缺陷，2006 年哈罗德 (Harold)、埃格 (Egger) 等提出了改进方法，即基于计分检验的统计量 Z (Efficient score，有效统计量)，其方差即费希尔 (Fisher's) 信息量用 V 表示，以 Z/V 对 $\sqrt{V}$ 作回归分析。

麦卡斯基尔 (Macaskill) 检验 又称麦卡斯基尔 (Macaskill) 回归法。其基本思路类似埃格检验。只是以效应尺度为应变量，以样本含量为自变量，并以两组合并方差的倒数为权重，进行加权回归分析。亦通过检验截距是否为 0，来判断漏斗图是否对称。用此法考察 OR 时，$\ln(OR)$ 与样本含量并不相关，克服了埃格方法在处理此问题上的缺陷。后来有人用样本含量之倒数作为自变量，对麦卡斯基尔回归法作了些微改进。

发表偏倚的检验方法很多，有剪补法、里希 (Richy) 法等。

实例 具体如下。

例 在一项关于脂联素与冠心病关系的研究中，研究人员收集了七项前瞻性研究资料，数据见表的第（1）～（5）栏，试考察是否存在发表偏倚？

以 $\ln(OR)$ 作为效应尺度，列出表中第（6）栏，根据 $SE = [\ln(OR_u) - \ln(OR_L)]/3.92$ 估计标准误，并计算其倒数，列于表中第（7）栏。

以 $\ln(OR)$ 为横轴，其误差倒数为纵轴，绘制漏斗图，见图1。

由图可见，图形对称性尚可。

假设检验结果：埃格检验 $P = 0.588$；贝格检验校正相同秩次后 $P = 1.000$；麦卡斯基尔检验 $P = 0.460$。可见，本例无发表偏倚。

应用 ① 检测发表偏倚时，应采用漏斗图与假设检验相结合。如几种常用方法，检验结论一致，则更可信。② 采用回归思路的检验方法，要求研究数 ≥ 3。③ 除了发表偏倚，其他原因如研究间的异质性、小研究效应（Small-study effect）等亦可导致漏斗图不对称。当研究间异质性较大时，目前尚无可靠的方法检验发表偏倚的存在。

（苟鹏程）

yánjiū shèjì fāngfǎ
研究设计方法（research design method）

作为医学统计学中极其重要的组成部分，良好的研究设计是顺利进行科学研究和数据统计分析的先决条件，也是获得预期结果的重要保证。一个完整的医学研究设计应包括专业设计和统计设计两方面，且应为两者的有机结合。专业设计包括选题、建立假设、确定研究对象和技术方法等，是研究设计的基础。统计设计包括确定设计类型与设计方案、确定研究总体、抽样方法和样本含量、拟定观察指标及测量方法、数据的管理、质量控制与统计分析方法等。

医学研究设计的首要任务是确定设计类型，不同的分类标准有不同的设计类型。根据医学研究过程的不同发展阶段，联合国教科文组织把医学研究分为三大类：即基础研究、应用研究和发展研究。按研究目的可分为探索性研究与验证性研究；按研究对象可分为以正常人群为基础的社区研究、以患者为基础的临床研究和以动物或其他实验材料为基础的动物实验；按研究时限可分为前瞻性研究、回顾性研究和横断面研究；按是否对研究对象施加干预，分为观察性研究和实验性研究。

观察性研究是对研究对象不施加任何干预措施，在完全"自然状态"下观察、记录各研究对象的特征，描述现象的本质，比较不同条件下疾病的发生、发展。这类资料主要有难以实现随机化分组和不予干预等特点，从而导致其偏倚较多。根据偏倚的来源，一般分为选择偏倚、信息偏倚和混杂偏倚等类型。为更好反映真实情况，一般采用严格遵守随机化原则、采取适当调查方式、培训调查员、严格做好质量控制、限制、配比、分层或多元分析等方法来控制以上偏倚。根据已有的知识背景和研究目的，观察性研究分为描述性研究和分析性研

表　脂联素与冠心病关系的 7 项前瞻性研究

研究编号	样本含量	OR	OR_L	OR_U	T_i	$1/SE_i$
(1)	(2)	(3)	(4)	(5)	(6)	(7)
1	1 820	0.89	0.67	1.18	−0.12	6.93
2	798	0.65	0.44	0.98	−0.43	4.90
3	502	0.81	0.55	1.20	−0.21	5.02
4	499	0.86	0.54	1.37	−0.15	4.21
5	336	2.89	1.11	7.50	1.06	2.05
6	242	0.55	0.13	2.34	−0.60	1.36
7	70	0.89	0.12	6.90	−0.12	0.97

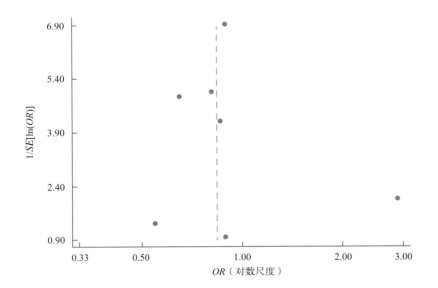

图　表资料发表偏倚检测的"漏斗图"

究两类。描述性研究包括生态学研究和横断面研究（又称现况研究）。分析性研究包括病例-对照研究和队列研究（见观察性研究设计）。

实验性研究与观察性研究的主要区别是：在实验中，研究者能较主动地安排实验因素，控制实验条件，排除非实验因素的干扰，如动物实验及以人作为作研究对象的临床试验。研究者按随机分配原则或其他方法将研究对象分为具有可比性的实验组与对照组，实验组人为地给予或控制某种研究因素，对照组则不给予任何处理因素或给予对照措施（如安慰剂），观察一定时间后，分析比较实验组和对照组的结果，以判定研究因素的作用效应（见实验设计）。

（李晓松　沈卓之）

duìzhàozǔ

对照组（control）　指在医学科学的比较研究中，作为研究组（研究试验组）参照而设立的试验中的与研究组除研究因素外具有相同或相近的非研究因素一个（些）组。比较研究是医学科学研究的重要方法。一个研究中对照组可以是一组，也可以若干组，对照组形式有多种，有些研究试验中根据研究目的不同实验组与对照组是相对的。研究试验中设立对照组的目的和意义是排除或抵消非研究因素对实验结果的干扰和影响，突显研究因素的作用，有时还起到监控实验条件的作用。

条件与要求　在研究中设立对照组要求均衡、同期和专设。均衡性是指在研究组与对照组（比较各组间）除研究因素外对试验有影响的非研究因素和试验条件均应相同或相近。在动物实验中，各比较组在实验动物的种属、品系、窝别、性别、体重、健康状况等方面尽可能相同；临床试验中要使试验组与对照组在患者的性别、年龄、病情等尽可能一致，观察的指标、方法、仪器、人员也应相同，并克服医师和患者在组别产生心理偏性。在研究设计与试验过程中研究组与对照组（比较各组间）应在研究对象的性质、试验条件、研究者和操作者与研究的时间或试验次序上要一致。可通过同质研究对象选取、随机化分组、配对或分层、盲法等方法和手段达到组间的均衡性。同时要求研究组与对照组设立后，在整个研究过程中始终处于同一空间与同一时间。任何一个对照组都是为相应的研究试验组专门设立的，不得借用文献上资料、以往研究或其他研究资料作为本研究的对照组。

形式　根据研究的具体情况，对照可以选择下列不同的形式。

空白对照　指在不加任何处理的"空白"条件下进行观察的对照。例如在做某可疑致癌物的动物诱癌实验时，需设立与实验组在动物种属、窝别、性别、体重等均相同的动物空白对照组，以排除动物本身可能自发肿瘤的影响。又如在新疫苗的预防接种效果观察时，要设立接种组与空白对照组，对比观察接种效果。

自身对照　指对照与实验处理在同一实验对象身上实施。有3种情况：①受试对象在实验前后的自身对比观察。如观察药物的疗效时，以用药前观察数据作为对照，实质上也是一种空白对照。②同一批患者同时用两种方法进行诊断，或同一批样品用两种方法进行检测，或在某些只有局部反应的实验中，同一批患者身上同时实施实验和对照的处理。③受试对象在两个不同时期的对比观察，如前时期用 A 药，后一时期用 B 药，对比两药的疗效（见交叉实验）。

标准对照　指以标准值、正常值或标准疗效作为对照，以及在所谓标准条件下进行观察的对照。临床上研究药物的疗效时，可用现有的标准治疗方法为对照组。在动物实验中，如研究维生素 E 缺乏对肝脏中维生素 A 含量的影响，可以正常饲料喂养动物的肝中维生素 A 含量作为对照，这里正常饲料组就是标准对照组。

实验对照　在对实验组实施处理因素时必须伴随一个对实验有影响的因素，此因素称为实验因素，对照组必须施加实验因素。如研究中草药烟熏剂的空气灭菌作用，在实验中只设立空白对照，不能说明中草药烟熏的作用，还是烟本身的作用，这里烟是一个实验因素，应设立不加中草药的单纯烟熏对照组。

相互对照　指各研究组间互为对照。在比较几种药物对某种疾病的疗效时，若研究目的只比较其疗效差别，就不必另设对照组，各实验组间可以互为对照。

另外，还有安慰剂对照、阳性对照、阴性对照等。安慰剂对照是指对照组放加安慰剂；阳性对照是采用已肯定疗效的药物为对照，如标准对照也是阳性对照；阴性对照指对照组不施加研究中的处理，如空白对照，安慰剂对照。这些对照形式或名称只是特指或从另一角度表述，与上面介绍的对照形式并不矛盾，也不是平行的对照形式。

（沈其君）

样本量估计

yàngběnliàng gūjì

样本量估计（sample size determination） 指应用一定的统计方法在保证研究结论具有一定可靠性（精度与检验效能）的前提下所确定的最小样本例数。实际研究中的样本量是根据样本量估算的结果并需考虑下列两个因素：一是研究结论所推论的总体和应用范围，如果研究结论所推论的总体与应用范围广，样本量应大一些；二是支撑研究的人力、物力和财力，如果人力、物力和财力容许，样本量可大一些；同时还应考虑研究过程中研究对象的失效。

目的 样本量估计是反映研究设计中的重复原则，其目的是估计研究中误差与降低研究中的抽样误差。同时，足够的样本量也是实验研究中保证组间均衡性的基础。样本量过小，观察指标值不稳定，抽样误差大，推论总体的精密性与准确性都比较差，统计检验的功效低，实际存在的差别不能显示出来，难以获得正确的研究结论；但样本量也不是越大越好，样本量过大，会增加实际工作的困难，浪费人力物力和时间，虽然能减少抽样误差，增加试验的精度和样本的代表性，但因研究的组织工作、调查员和实验人员的增加、研究实验室的增加等原因，使得研究中非抽样误差会增加。因此，研究中必须正确估计和确定样本量，用较少的人力、物力和财力获得丰富可靠的资料。

影响因素 又称样本量估计的已知条件或先决条件，在样本量估计前应首先确定，样本量估计的影响因素包含下列5个方面。

Ⅰ类错误概率大小 α α 越小所需样本量越大；一般取 0.05，也可根据研究问题的性质和研究目的决定更大或更小的第Ⅰ错误的概率值。α 的取值有单双侧之分，双侧检验比单侧检验所需样本量更多。

Ⅱ类错误概率大小 β 或检验的效能（1−β） β 越小，检验的效能 1−β 越大，所需样本量也越大；一般要求检验功效在 0.80 以上。β 一般只取单侧。在参数估计的样本量估计时不涉及 β。

容许误差 δ 指研究者要求的或客观实际存在的样本统计量与总体参数间或样本统计量间的差值。容许误差既可以用绝对误差（如 $|\overline{X} - \mu|$，$|p - \pi|$ 等），也可用相对误差（如 $|\overline{X} - \mu|/\mu$，$|p - \pi|/\pi$ 等）表示。容许误差值越小，所需样本越大。

总体标准差 σ 或总体率 π σ 反映了数据的变异度，其值越大，所需样本量也越大。总体率 π 越接近 0.5，则所需的样本量越多。

单双侧检验与设计类型 在其他条件相同时，单侧与双侧检验所需的样本量不同，一般地说双侧检验所需样本量较大。同时，不同设计类型时，样本量也不同，因此不同的设计类型样本量估计的方法也不同。

由于样本量估算是研究之前，而样本量估算中又要已知总体标准差、总体率和容许误差的估计值，因此这些值需要根据前人的研究结果、预试验结果或统计理论进行估计。

参数估计时样本量的估计 在单纯随机抽样调查中对总体均数、总体率进行估计时的样本量估计方法。

对平均数作抽样调查时的样本量 在应用单纯随机抽样对总体均数进行估计的抽样调查中，样本量估算可根据正态分布原理 $u_\alpha = |\overline{X} - \mu| / \sqrt{\sigma^2/n}$ 解出估算公式：

$$n = \left(\frac{u_\alpha \sigma}{\delta}\right)^2 \qquad (1)$$

式中 n 为所需样本量；u_α 为标准正态分布中自左至右的累计概率为 $1-\alpha$（单侧）或 $1-\frac{\alpha}{2}$（双侧）时的 u 值（图）[$u_{0.05}$（双）= 1.960]；σ 为标准差；δ 为允许误差，即样本均数与总体均数相差所允许的限度，一般取总体均数的可信区间宽度的一半。标准差 σ 需用文献资料或预试验结果进行估计。

例1 在某项工作中，需要调查血吸虫病人血红蛋白含量（g/L），根据以往经验，标准差为 30，这次希望误差不超过 5（即

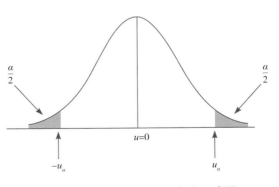

图 α =0.05（双侧）u_α 部位示意图

可信区间的上限与下限之差为10），并定 $\alpha = 0.05$，在这些条件下，要估计病人的血红蛋白量，问需调查多少病人？

据题意：$\alpha = 0.05$，$u_\alpha = u_{0.05} = 1.960$，$\sigma = 30$，$\delta = 5$

$$n = \left(\frac{u_\alpha \sigma}{\delta}\right)^2 = \left(\frac{1.960 \times 30}{5}\right)^2 = 139$$

所以在本例中认为需调查140人左右，才能在可信度为95%的前提下估计病人的平均血红蛋白量，误差不超过5%。

对平均数作抽样调查时所需样本量 n，也可从附表中查得。本例以 $\alpha = 0.05$，$\frac{\sigma}{\delta} = \frac{30}{5} = 6$，查附表"对平均数作抽样调查，$s/\delta$ 取不同的数值时所需样本大小"，得 $n = 140$。因表中是取样本标准差与 δ 的比值以尝试法算得的 n，故比用公式算得 n 略大。

对比例作抽样调查时的样本量　在调查研究中需对总体率进行区间估计，且又采用单纯随机抽样方法时，设总体率为 π，样本率为 p，δ 为区间长度的一半，所需样本量为 n，由于 $|p - \pi| = \delta = u_{\alpha/2}\sqrt{\pi(1-\pi)/n}$，则：

$$n = \frac{u_{\alpha/2}^2 \pi(1-\pi)}{\delta^2} \qquad (2)$$

由于 $0 \leq \pi \leq 1$，故 $\pi(1-\pi)$ 的最大值为 0.25（此时 $\pi = 0.5$），因此可记为：

$$n = \frac{u_{\alpha/2}^2(0.25)}{\delta^2} \qquad (3)$$

这里取 $\alpha = 0.05$，$\alpha = 0.01$ 时的 u 值（即 $u_{0.05} = 1.960$，$u_{0.01} = 2.576$，双侧），以及不同的 δ 值和不同的 p 值，用公式（2）算出所需样本量 n。

例2　为研究某地农民钩虫感染率（性质上是比例），定 $\alpha = 0.05$，在 $\delta = \pm 2\%$ 的范围内估计总体率，问需调查多少人？

据 $\alpha = 0.05$，$u_\alpha = u_{0.05} = 1.960$，$\delta = 2\% = 0.02$

假定对总体率一无所知（总体率 π 有可能为50%），那么取 $p = 0.50$ 代入公式（2）得：

$$n = \left[\frac{u_\alpha \sqrt{p(1-p)}}{\delta}\right]^2$$
$$= \left[\frac{1.96\sqrt{0.5(0.5)}}{0.02}\right]^2$$
$$= 2\,401$$

以上公式是基于二项分布的近似正态原理，因此一般至少应同时满足 $n\pi > 5$ 和 $n(1-\pi) > 5$，对于正态性比较理想的情况应满足 $n\pi(1-\pi) > 5$。当所调查的率偏向两侧时（如 $0.3 > p$ 或 $p > 0.7$），即过低或过高时，往往不满足上述条件，故正态性较差，往往需要对样本率 p 作以弧度为单位的 $\sin^{-1}(\sqrt{p})$ 变换，可得到相应的可信区间估计 $\sin^2\left(\sin^{-1}(\sqrt{p}) \pm \frac{u_{\alpha/2}}{2\sqrt{n}}\right)$，因此相应的样本量估计公式为：

$$n = \left[\frac{57.3 u_{\alpha/2}}{\sin^{-1}\left(\frac{\delta}{\sqrt{\pi(1-\pi)}}\right)}\right]^2 \qquad (4)$$

式中 $\sin^{-1}$ 为反正弦函数，其他符号同上。

对均数做假设检验时样本量估计　下面分别介绍单样本设计、配对设计、完全随机设计、完全随机区组设计、交叉设计和重复测量研究设计条件下对均数做假设检验时样本量的估计方法。

单样本与配对设计均数假设检验时所需样本量　设已知总体均数为 μ_0，检验总体均数为 μ。当 $H_0: \mu = \mu_0$，$H_1: \mu > \mu_0$ 时，样本量的估计公式为：

$$n = \frac{(t_\alpha + t_\beta)^2 \sigma^2}{\delta^2} \qquad (5)$$

公式（5）同样适用于 $H_0: \mu = \mu_0$，$H_1: \mu < \mu_0$ 的情况。当 $H_0: \mu = \mu_0$，$H_1: \mu \neq \mu_0$ 时，样本量估算公式为公式（5）中 t_α 改为 $t_{\alpha/2}$（双侧）。

公式（5）中 n 为样本量，在配对设计中为样本对子数；$\delta = \mu - \mu_0$ 为研究者提出的差别或由预试验的样本信息进行估计 $\delta = \bar{X} - \mu_0$，在配对设计中为差数的均数；σ 在配对设计中为 σ_d，可用差值的标准差 S_d 估计。t_α 和 $t_{\alpha/2}$ 分别为在一定自由度下的单侧和双侧 t 值，t_β 无论用单侧还是双侧检验均取单侧界值。然而，样本量未知时，如何确定 t 的界值？通常是以自由度 $\nu = \infty$ 时的 t 界值（即 u 值）代入公式（5）中求 n_1，再以 $\nu = n_1 - 1$ 确定 t 界值，代入公式求 n_2，重复上述过程，直至前后两次求得的结果趋于稳定为止。

例3　某医师试验某种升白细胞药的疗效，9例病人的预试验结果为用药前后白细胞差值的标准差为 $2.5 \times 10^9/\text{L}$，现进行正式临床试验，且要求白细胞平均上升 $1 \times 10^9/\text{L}$ 才算该药临床实际有效，问需多少病人进行临床试验？

本例 $\delta = 1$，$S = 2.5$，$\alpha = 0.05$，$\beta = 0.10$ 先以单侧 $u_{0.05} = 1.645$，$u_{0.10} = 1.282$ 代入公式（5），得：

$$n_1 = \left[\frac{(1.645 + 1.282) \times 2.5}{1}\right]^2$$
$$= 53.5，取54$$

再以 $\nu = 54 - 1 = 53$ 查附表"t 界值表"，得 $t_{0.05(53)} = 1.674$，$t_{0.10(53)} = 1.298$ 代入公式（5），得：

$$n_2 = \left[\frac{(1.674 + 1.298) \times 2.5}{1}\right]^2$$

$$= 55.2 , 取56$$

再以 $\nu = 56 - 1 = 55$ 查附表"t 界值表",得 $t_{0.05(55)} = 1.673$,$t_{0.10(55)} = 1.297$ 代入公式(5),得:

$$n_3 = \left[\frac{(1.673 + 1.297) \times 2.5}{1}\right]^2$$

$$= 55.1 , 取56$$

这时 n 趋于稳定,故认为需 56 个病人进行正式临床试验,才有 90% 的把握得出该药临床实际有效。实际样本量估算中不必进行循环计算,一般在用 u 值代替 t 值第一次算出 n 的基础上再加 2~3 例即可。

样本均数与总体均数比较(或配对设计)样本量的估计也可用查表法。本例 $\delta/S = 1/2.5 = 0.40$,单侧 $\alpha = 0.05$,$\beta = 0.10$ 查附表"样本均数与总体均数比较所需样本含量",得样本量 $n = 55$,结果相同。

完全随机设计的两总体均数假设检验时的样本量 两个总体的均数、方差分别以 μ_1、σ_1^2 和 μ_2、σ_2^2 表示,并以 $\overline{X}_1$、S_1、n_1 和 $\overline{X}_2$、S_2、n_2 代表分别来自该两个总体的样本均数、标准差和样本量。

单侧检验时 $H_0: \mu_1 = \mu_2$,$H_1: \mu_1 > \mu_2$,或记为 $H_0: \mu_1 - \mu_2 = 0$,$H_1: \mu_1 - \mu_2 > 0$。根据 H_0 和 H_1 下的抽样分布,即能得出 n 估计公式。

$$n = \frac{2\sigma^2(t_\alpha + t_\beta)^2}{(\mu_1 - \mu_2)^2} \quad (6)$$

公式(6)同样可用假设检验 $H_0: \mu_1 = \mu_2$;$H_1: \mu_1 < \mu_2$ 的样本量估计。

在双侧检验时,$H_0: \mu_1 = \mu_2$;$H_1: \mu_1 \neq \mu_2$。或记为 $H_0: \mu_1 - \mu_2 = 0$;$H_1: \mu_1 - \mu_2 \neq 0$。样本量估算公式

为公式(6)中 t_α 改为 $t_{\alpha/2}$ 即可。

在公式(6)中,σ 为两总体标准差,用样本标准差估计,一般取合并方差的平方根,或两个样本标准差中大的一个;$\mu_1 - \mu_2 = \delta$ 可用两样本均数差进行估计。

例 4 为了研究对血吸虫病人用新的 A 药治疗后升高血红蛋白含量(g/L)的作用是否更好,把一批合格的血吸虫病病人随机分成两组,一组以 A 药治疗,另一组以传统方法治疗。研究者指定,若 A 药治疗与传统方法治疗后的血红蛋白含量平均数相等(称为疗效相仿),在统计分析中却判断为 A 药治疗疗效更好的概率是 0.05;若治疗后 A 药治疗组与传统方法治疗组的血红蛋白含量平均数相比,升高值 ≥ 20(g/L),而在研究分析中却判断为疗效相仿的概率是 0.10,估计的血红蛋白含量标准差都为 25,问在试验中两组的样本含量应该是多少?

据题意,$S = 25$,$\alpha = 0.05$,$\beta = 0.10$,$\delta = 20$,作单侧检验,代入公式得:

$$n_1 = n_2 = 2\left[\frac{(t_{0.05} + t_{0.10})25}{20}\right]^2$$

仍用尝试法,以自由度为 ∞ 时之单侧 $t_{0.05}$ 及单侧 $t_{0.10}$ 值代入公式得:

$$n_{1(1)} = n_{2(1)} = 2\left[\frac{(1.645 + 1.282)25}{20}\right]^2$$

$$= 27$$

自由度为 $2 \times 27 - 2 = 52$ 时,$t_{0.05} = 1.676$,$t_{0.10} = 1.299$,代入公式得:

$$n_{1(1)} = n_{2(1)} = 2\left[\frac{(1.676 + 1.299)25}{20}\right]^2$$

$$= 28$$

自由度为 $2 \times 28 - 2 = 54$ 时,$t_{0.05} = 1.675$,$t_{0.10} = 1.298$,代入公

式得:

$$n_{1(3)} = n_{2(3)} = 2\left[\frac{(1.675 + 1.298)25}{20}\right]^2$$

$$= 28$$

算得的样本量不再变化,所以试验组与对照组的样本量各为 28 例。本例以 $\alpha = 0.05$,$\beta = 0.10$,$\frac{\delta}{\sigma} = \frac{20}{25} = 0.8$,查附表"两样本均数比较所需样本含量"表得单侧检验的样本含量 $n_1 = n_2 = 28$,结果相同。

完全随机设计多个总体均数假设检验时的样本量 记 μ_1,μ_2,$\cdots$,μ_k,σ_1^2,σ_2^2,$\cdots$,σ_k^2 为多个总体均数、方差,$\overline{X}_1$,$\overline{X}_2$,$\cdots$,$\overline{X}_k$,S_1,S_2,$\cdots$,S_k,k 为各组样本均数、标准差和组数。完全随机设计多个均数比较时的样本量估计公式为:

$$n = \frac{\psi^2(\sum S_i^2/k)}{\sum(\overline{X}_i - \overline{X})/(k-1)} \quad (7)$$

式中 $\overline{X} = \sum \overline{X}_i/k$,$\psi$ 为附表"φ 值表"中的界值。

例 5 某单位拟用四种方法治疗贫血患者,预试验结果为治疗后四组血红蛋白(g/L)增加的均数分别为 18,13,16,8,标准差分别为 8,7,6,6,设 $\alpha = 0.05$,$\beta = 0.10$,若要得出有差别的结论,问每组需观察多少例?

先用自由度 $\nu_1 = k - 1$,$\nu_2 = \infty$ 查 ψ 界值,代入公式(7)求 n_1,再以 $\nu_1 = k - 1$,$\nu_2 = k(n_1 - 1)$ 查 ψ 值代入公式求 n_2,重复上述计算,直至前后两次求得的结果趋于稳定为止,即为所求的样本量。

本例 $\overline{X} = (18+13+16+8)/4 = 13.75$,$\sum S_i^2/k = (8^2 + 7^2 + 6^2 + 6^2)/4 = 46.25$,$\sum(\overline{X}_i - \overline{X})^2 =$

$(18 - 13.75)^2 + (13 - 13.75)^2 +$
$(16 - 13.75)^2 + (8 - 13.75)^2 =$
56.75 以 $\nu_1 = 4 - 1 = 3$, $\nu_2 = \infty$,
查附表"φ 值表",得
$\psi_{0.05, 0.10(3, \infty)} = 2.17$,代入公式
（7），得：

$$n_1 = 2.17^2 \times 46.25/(56.75/3)$$
$$= 11.51, 取12。$$

再以 $\nu_1 = 4 - 1 = 3$, $\nu_2 =$
$4(12 - 1) = 44$,查附表"φ 值
表",得 $\psi_{0.05, 0.10(3, 44)} = 2.27$,代
入公式（7）

$$n_2 = 2.27^2 \times 46.25/(56.75/3)$$
$$= 12.60, 取13。$$

再以 $\nu_1 = 4 - 1 = 3$, $\nu_2 =$
$4(13 - 1) = 48$,查附表"φ 值
表",得 $\psi_{0.05, 0.10(3, 48)} = 2.26$,代
入公式（7）

$$n_3 = 2.26^2 \times 46.25/(56.75/3)$$
$$= 12.49, 取13$$

两次计算结果接近，故可认
为每组需要观察 13 例。

随机区组设计的多个总体均
数假设检验时的样本量 在计量
资料的随机区组设计中，样本量
估算的公式为：

$$n = \frac{2 \times MS_e \times (Q + u_\beta)^2}{D^2} \quad (8)$$

式中 MS_e 为误差均方，D 为处理
组间差值（取差值最小者），在
$\alpha = 0.05$ 水平时，Q 值查表。

例6 某单位欲比较四种不同
药物降低血清谷草转氨酶的疗效。
从预试验已知误差均方为 30U/dl，
处理组间最小差值达 8U/dl，取

$\alpha = 0.05$, $\beta = 0.10$,试估计每组
所需病例数。

查表，得 $Q = 3.8$,将 $MS_e =$
30，$D = 8$，$u_{0.10} = 1.282$ 代入公式
（8），得：

$$n = \frac{2 \times 30 \times (3.8 + 1.282)^2}{8^2} = 24.21$$

每组需观察 25 例，四组共需
100 例。

交叉试验设计时的样本量
计量资料两组完全随机设计研究
中（双侧）样本量估计公式［公
式（6）］可以适用于 2×2 交叉
试验设计样本量的估计。由于 2×
2 交叉试验中每个对象接受了两
种处理，故两倍的使用了每一个
对象，因此公式（6）中的 2 可以
省略。2×2 交叉试验设计样本量
估计公式为：

$$n = \frac{\sigma^2 (t_{\alpha/2} + t_\beta)^2}{(\mu_1 - \mu_2)^2} \quad (9)$$

式中 $\mu_1 - \mu_2 = \delta$ 为两处理均数的差
值，σ^2 为总体方差，两者均可通
过预试验结果进行估计。

重复测量研究设计时的样本
量 在重复测量研究中，由于每
个研究对象被测量了多次，且测
量值之间有一定的相关性，样本量
估计就不同于一个没有重复测量的
研究，又不能将一个重复测量值当
成一个独立的观察值，需考虑观
察值间的相关性，比较复杂。

当研究目的是比较两组的测
量值随时间变化的趋势，样本量
估计公式为：

$$n = \frac{2 \times (u_{\alpha/2} + u_\beta)^2 \times \sigma^2 \times (1 - \rho)}{m \times s^2 \times (\beta_{1A} - \beta_{1B})^2}$$
$$(10)$$

式中 m 是重复数，n 为每一组所
需要的例数，ρ 是对称相关系数，
σ^2 是重复测量值之间的方差，$s^2 =$
$\sum (t_j - \bar{t})^2/m$, $(t_j$ 为重复测量时
间)，β_{1A}, β_{1B} 分别为两组的斜率，
即单位时间的变化量，可用下列
公式表示。

$$Y_{ij} = \beta_{0A} + \beta_{1A} t_{ij} (A)$$
$$Y_{ij} = \beta_{0B} + \beta_{1B} t_{ij} (B)$$
$$(i = 1, 2, \cdots, n, j = 1, 2, \cdots, m)$$

如果研究目的是比较两组在
不同时间上均值的差，样本量估
计公式为：

$$n = \frac{2 \times (u_{\alpha/2} + u_\beta)^2 \times \sigma^2 \times (1 + (m - 1) \times \rho)}{m \times d^2}$$
$$(11)$$

式中 d 是两组平均值的差，其他
符号同公式（10）。

例7 在一个新药治疗动脉粥
样硬化的临床试验中，计划每年
测定一次颈内膜厚度，连续四年。
预试验结果已知 $\rho = 0.5$, $\sigma^2 =$
0.02, $\beta_{1A} - \beta_{1B} = 0.015$,因为 $t =$
$(0, 1, 2, 3, 4)$,所以 $s^2 = 2$, $m = 5$,
并要求 $\alpha = 0.05$, $\beta = 0.10$,试估
计每组的样本量。

将上述各值代入公式（10），
得：$n = 93.43$。

若比较两组不同时间上的均
值，预试验得平均差为 0.04，则
所需的样本量为：$n = 157.66$。

**对率做假设检验时的样本量
估计** 以下分别介绍在单样本设
计、配对设计、完全随机设计条
件下对率进行假设检验时样本量
的估计方法。

单个总体率的假设检验时的
样本量 单个总体率的假设检验
为样本率与总体率比较，设已知
总体率为 π_0, H_0: $\pi = \pi_0$,单侧
H_1: $\pi > \pi_0$。则单个总体率假设
检验时样本量的估计公式为：

表 随机区组设计样本量估计的 Q 值表 （$\alpha = 0.05$）

组数	3	4	5	6	7	8	9	10
Q 值	3.4	3.8	4.0	4.2	4.4	4.5	4.6	4.7

$$n = \frac{[u_\alpha \sqrt{\pi_0(1-\pi_0)} + u_\beta \sqrt{\pi(1-\pi)}]^2}{\delta^2} \tag{12}$$

上述公式同样适用于 H_0：$\pi = \pi_0$，H_1：$\pi < \pi_0$ 的检验。公式（12）中的 u_α 和 u_β 均取单侧的标准正态离差。当 H_0：$\pi = \pi_0$，H_1：$\pi \neq \pi_0$（双侧）时，只要将公式（12）中 u_α 改为 $u_{\alpha/2}$ 即可。

例8 在新生儿的某种病毒暴发期间，某地区发现 1 000 名活婴中有 150 名感染，现经一段时间治疗，卫生工作者希望知道目前感染率是否降至 $\pi = 0.10$，取 $\alpha = 0.05$，$\beta = 0.10$，问需抽取多大的样本？

已知 $\alpha = 0.05$，$\beta = 0.10$，则 $u_\alpha = 1.645$，$u_\beta = 1.282$；$\pi_0 = 0.15$，$\pi = 0.10$，代入公式（40-13），得：

$$n = 377.90$$

因此至少需 378 例新生儿。

公式（12）是基于二项分布的近似正态原理，当率偏向两侧时（如 $0.3 > p$ 或 $p > 0.7$），正态性较差，对样本率 p 作以弧度为单位的 $\sin^{-1}(\sqrt{p})$ 变换，由此可得 $u = 2\sqrt{n}(\sin^{-1}\sqrt{\pi} - \sin^{-1}\sqrt{\pi_0})$。在 H_0 为真时，u 服从标准正态分布；H_1 为真时，u 服从均数不为 0，标准差为 1 的正态分布。由此可推导出样本量 n 的计算公式：

$$n = \left[\frac{(u_\alpha - u_\beta)}{2(\sin^{-1}\sqrt{\pi} - \sin^{-1}\sqrt{\pi_0})}\right]^2 \tag{13}$$

完全随机设计两个总体率检验的样本量 这种样本量估计方法适用于完全随机设计两组比较，反应变量为两分类的研究。设两总体率为 π_1 和 π_2，两样本率为 p_1 和 p_2。当 H_0：$\pi_1 = \pi_2$，H_1：

$\pi_1 > \pi_2$ 时（单侧）。样本量的计算公式为公式（14）。

公式（14）中规定两样本为相同大小，p_1、p_2 为样本率，$\bar{p} = (p_1 + p_2)/2$ 为样本平均率，u_α 和 u_β 分别取单侧标准正态离差值。

当 H_0：$\pi_1 = \pi_2$，H_1：$\pi_1 \neq \pi_2$ 时（双侧）。样本量的估计为公式（15）。

例9 单位研究甲、乙两药对某病的疗效，预试验得甲药有效率为 60%，乙药为 85%。现拟进一步作治疗试验，设 $\alpha = 0.05$，$\beta = 0.10$，问每组最少需要观察多少病例？

本例用双侧检验，$p_1 = 0.60$，$p_2 = 0.85$，$u_{0.05/2} = 1.96$，$u_{0.10} = 1.282$，代入公式（15），得：

$$n_1 = n_2 = (1.96\sqrt{2 \times 0.725 \times 0.275} + 1.282$$
$$\sqrt{0.60 \times 0.40 + 0.85 \times 0.15})^2 /$$
$$(0.60 - 0.85)^2 = 64.96$$

故各需 65 例受试者。

公式（14）和公式（15）是利用二项分布近似正态的原理而得出的。当两个率都很小时，正态性较差，可对每个样本率 p 作以弧度为单位的 $\sin^{-1}(\sqrt{p})$ 变换，相应的样本量估计公式如下：

$$n = \frac{(u_{\alpha/2} + u_\beta)^2}{2(\sin^{-1}\sqrt{p_2} - \sin^{-1}\sqrt{p_1})^2} \tag{16}$$

式中 $\sin^{-1}\sqrt{p_2}$ 或 $\sin^{-1}\sqrt{p_1}$ 采取弧度值，如取度数时分母部分需乘以 $\pi/180$，这时公式为：

$$n = 1641.4032 \times \frac{(u_{\alpha/2} + u_\beta)^2}{(\sin^{-1}\sqrt{p_2} - \sin^{-1}\sqrt{p_1})^2} \tag{17}$$

例10 利用公式（16）或（17）算得的每组例数为 64，相差不大。在率较小时两类公式算得的结果有较大差别。

两样本率比较的样本量估计也可用查表法。用两样本率中的较小率和两样本率差及两类误差直接查附表"两样本率比较所需样本含量"，当样本率大于 50% 时，先计算 $q = 1 - p$，再用 q_1 和 q_2 中的较小率查表。例9中，$\alpha = 0.05$（双侧），$\beta = 0.10$，$q_1 = 1 - 0.60 = 0.40$，$q_2 = 1 - 0.85 = 0.15$，$\delta = |0.60 - 0.85| = 0.25$，查附表"两样本率比较所需样本含量"表，得每组样本量为 64 例。

完全随机设计的多个总体率假设检验时样本量 这种样本量估计方法适用于反应变量为两分类的多组完全随机设计。设总体率为 π_1，π_2，$\cdots$，π_k，样本率为 p_1，p_2，$\cdots$，p_k，当 H_0：$\pi_1 = \pi_2 = \cdots = \pi_k$，$H_1$：为多个总体率不完全相等。则样本量的估算公式为：

$$n = \frac{2\lambda}{(2\sin^{-1}\sqrt{p_{max}} - 2\sin^{-1}\sqrt{p_{min}})^2} \tag{18}$$

式中 λ 为自由度 $\nu = k - 1$ 时的界值，查附表"λ 值表"，k 为组数，平方根反正弦变换角度单位以弧度计算。p_{max} 和 p_{min} 为所有总体率估计值（样本率）中的最大率和最小率，通过预试验获得，

$$n_1 = n_2 = \frac{[u_\alpha \sqrt{2\bar{p}(1-\bar{p})} + u_\beta \sqrt{p_1(1-p_1) + p_2(1-p_2)}]^2}{(p_1 - p_2)^2} \tag{14}$$

$$n = \frac{[u_{\alpha/2} \sqrt{2\bar{p}(1-\bar{p})} + u_\beta \sqrt{p_1(1-p_1) + p_2(1-p_2)}]^2}{(p_1 - p_2)^2} \tag{15}$$

也可规定最大率与最小率之差 p_d，通过 p_d 推算 p_{max} 和 p_{min}。

$$p_{max} = 0.5 + p_d/2$$
$$p_{min} = 0.5 - p_d/2 \qquad (19)$$

例11 某单位拟观察三种疗法治疗消化性溃疡的效果，预试验结果为甲法有效率为40%，乙法有效率为50%，丙法有效率为65%，设 $\alpha = 0.05$，$\beta = 0.10$，试估计所需样本量。

本例 $p_{max} = 0.65$，$p_{min} = 0.40$，$\nu = 3 - 1 = 2$，$\alpha = 0.05$，$\beta = 0.10$，查附表"λ 值表"，得 $\lambda_{0.05, 0.10(2)} = 12.65$，代入公式（18），得：

$$n = 2 \times 12.65/(2\sin^{-1}\sqrt{0.65} - 2\sin^{-1}\sqrt{0.40})^2$$
$$= 98.8$$

即每组需 99 例，三组共 297 例。

本例是对样本率作 $\sin^{-1}\sqrt{p}$ 变换的情况下估计样本量，但在实际统计分析时，往往还是用 χ^2 统计量进行检验，因此对于用 χ^2 统计量进行检验，本例所估计的这个样本量可能有些误差，但误差不会太大，故上述的多组样本率比较的样本量估计公式仍被广泛应用。

配对设计的总体率假设检验时样本量　在反应变量为两分类的配对设计研究中，样本量估计公式为：

$$n = \left[\frac{u_{\alpha/2}\sqrt{2\bar{p}} + u_{\beta}\sqrt{2(p_1-p)(p_2-p)/\bar{p}}}{p_1 - p_2}\right]^2 \qquad (20)$$

式中 p_1 和 p_2 分别为两法的阳性率，p 为两法阳性一致率，$\bar{p} = (p_1 + p_2 - 2p)$。

例12 欲比较甲、乙两药治疗过敏性鼻炎的疗效，采用配对设计，预试验结果为甲药有效率

为65%，乙药有效率为50%，甲、乙两药阳性一致率为40%，试估计所需样本量。

本例 $p_1 = 0.65$，$p_2 = 0.50$，$p = 0.40$，$\bar{p} = (0.65 + 0.50 - 2 \times 0.40) = 0.175$ 取 $\alpha = 0.05$，$\beta = 0.10$，代入公式（20），得：

$$n = 151$$

本研究至少需要观察 151 例（对）。

抽样调查中样本量估算　抽样调查中，抽样的方法有多种，如简单随机抽样、系统抽样、分层随机抽样、整群抽样等。大规模调查时常采用多个阶段的抽样。不论采用何种抽样方法，抽样调查的目标之一是以一定的精度（或可靠度）对未知总体的参数作出估计。

简单随机抽样和系统抽样　简单随机抽样条件下对总体率和均数进行估计时的样本量的估计在前面已介绍。系统抽样是将总体中 N 个体按某一特征顺序编号，先随机抽取第一个个体，再依次按一定的间隔抽取其他个体。如果调查的变量值或特定的属性与编号之间没有确定的上升、下降或周期性关系，那么，系统抽样的结果比简单随机抽样具有更好的代表性，这时可按简单随机抽样样本量估计公式进行估计。如果个体间不具有随机性，就应考虑采用其他的抽样设计。

在有限总体时，无限总体条件下所估计的样本量需进行调整。

$$n_c = n(1 - n/N) \qquad (21)$$

式中 n 为无限总体条件估计的样本量，N 为有限总体内单位数。

分层随机抽样　采用分层随机抽样对总体参数进行估计时，样本量的估算可先对各层的参数估计值进行加权平均（权重为各

层在总体中所占比例），再按单纯随机抽样样本量估计公式进行样本量的估算。

设含 N 个个体的总体，分成 L 层，第 i 层大小为 N_i，该层的率和均数为 π_i、μ_i，则总体率 π、总体均数 μ 和总体方差 σ^2 为：

$$\pi = \sum_{i=1}^{L} \pi_i N_i/N$$
$$\bar{\mu} = \sum_{i=1}^{L} \mu_i N_i/N$$
$$\sigma^2 = \sum_{i=1}^{L} \sigma^2_i N_i/N$$

如果从第 i 层中抽取样本量为 n_i 的样本，第 i 层的样本率、样本均数和方差分别为 p_i，$\bar{X}_i$，S_i^2，则总的样本率 p、样本均数 $\bar{X}$ 和方差 S^2 可通过各层的统计量进行加权平均求得。

在有限总体时，估计总体率所需样本量估计公式为：

$$n = \frac{(\sum N_i \sqrt{p_i q_i}/N)^2}{(V + \sum N_i p_i q_i/N^2)} \qquad (22)$$

式中 $q_i = 1 - p_i$ 第 i 层的阴性率；$V = (\delta/u_{\alpha/2})^2$。

在估计总体均数时所需样本量的估算公式为：

$$n = \frac{[\sum (N_i/N)^2 S_i^2/w_i]}{[V + \sum (N_i/N) S_i^2/N]} \qquad (23)$$

式中 $w_i = N_i S_i / \sum N_i S_i$，其他符号意义同前。各层样本量 n_i 的估计可根据各层的大小按比例分配，也可根据下列公式进行最优分配。

$$n_i = n N_i \sqrt{p_i q_i} / \sum N_i \sqrt{p_i q_i}$$
$$n_i = n N_i S_i / \sum N_i S_i$$

例13 为调查某小学的学生无麻疹免疫力的概率，决定按年级作分层随机抽样。已知该校共有学生 $N = 1\,325$ 名，6 个年级的

学生总数分别为 $N_1 = 290$，$N_2 = 210$，$N_3 = 230$，$N_4 = 184$，$N_5 = 193$，$N_6 = 218$。据当地另一所学校报告的资料，6 个年级无麻疹免疫力者的比例分别为 $p_1 = 0.042$，$p_2 = 0.035$，$p_3 = 0.072$，$p_4 = 0.178$，$p_5 = 0.195$，$p_6 = 0.188$。要求相对容许误差不超过 20%，取 $\alpha = 0.05$。试估计各年级需抽取的学生数。

先按无限总体估计。先求各层加权平均率：

$$p = (290 \times 0.042 \times 0.958 + 210 \times 0.035 \times 0.965 + 230 \times 0.072 \times 0.928 + 184 \times 0.178 \times 0.822 + 193 \times 0.195 \times 0.805 + 218 \times 0.188 \times 0.812)/1325$$

$$= \frac{147.461}{1325} = 0.111\,3$$

将 $p = 0.111\,3$，$\varepsilon = \delta/p = 0.20$，$u_{0.05/2} = 1.96$ 代入公式（2），得：

$$n = \frac{1.96^2(1 - 0.111\,3)}{0.2^2(0.111\,3)} = 766.9 \approx 767$$

按比例分配，各年级应抽取的人数为：$n_1 = 168$，$n_2 = 122$，$n_3 = 133$，$n_4 = 107$，$n_5 = 112$，$n_6 = 126$。

再按有限总体估计。根据上述估计的样本量和总体特性应按有限总体估计样本量。

$$n = [(290\sqrt{0.042 \times 0.958} + 210\sqrt{0.035 \times 0.965} + 230\sqrt{0.072 \times 0.928} + 184\sqrt{0.178 \times 0.822} + 193\sqrt{0.195 \times 0.805} + 218\sqrt{0.188 \times 0.812})/1\,325]^2/[(0.2 \times 0.111\,3/1.96)^2 + (290 \times 0.042 \times 0.958 + 210 \times 0.035 \times 0.965 + 230 \times 0.072 \times 0.928 + 184 \times 0.178 \times 0.822 + 193 \times 0.195 \times 0.805 + 218 \times 0.188 \times 0.812)/1\,325]^2 = 429.5$$

应抽取 430 人进行调查。

整群抽样 整群抽样先将总体按某种特征，例如同一学校、同一班级、同一车间等，分成若干群体，从这些群体中随机抽取若干个整群，所抽得的群体中的每一个观察单位都是样本中的个体。整群抽样的好处是易于组织，比简单随机抽样花费较少，但是其方差较大。如果整群抽样的方差是简单随机抽样的方差的 k 倍，就可说设计效率为 k。

整群抽样的样本量的估计方法为：先使用简单随机抽样的方法估计出 n，然后乘以设计效率 k 即可。至于抽取的群的数目，以及每群的平均大小，还涉及群间的变异与费用大小，下面通过一个实例说明。

例 14 从生活在某地区的 4 000 名儿童中随机抽取 50 名作初步调查，发现 30 人有蛔虫。欲以 95% 的信度，估计与总体患蛔虫率的相差不大于 ±5%，如系整群抽样，且已知设计效率为 2，问应如何安排样本？

已知 $N = 4\,000$，$p = 0.60$，$\alpha = 0.05$，$\delta = 0.05$，作为简单随机抽样，估计得 $n = 338$，由于设计效率为 2，故整群抽样时需抽取 $2 \times 338 = 676$ 名儿童受试者。

在具体抽取这 676 名儿童时，涉及抽取的群的数目。如准备抽取 10 个群，则每群体平均有 68 名儿童，如抽取 15 群，则每群平均有 45 名儿童。

究竟采取多少群，取决于两个因素：①群间的变异。如果群间的变异较大，则应取较大的群数；如果群内的变异较大，则应取较小的群数。②费用的大小。整群抽样的费用可大致分成两个部分，即涉及选择群体的费用 C_1（如租办公室、汽车、派工作人员去群的集中地调查等），以及在群体内部对于每个抽样单位调查的费用 C_2，如检查（调查）每个个体。总的费用为两部分的和。当 C_1 较大时，应取较小的群；当 C_2 较大时，应取较大的群。

（沈其君）

hǔnzá yīnsù

混杂因素（confounding factor, confounding variable, confounder）

引起混杂偏倚的因素。又称混杂变量。在医学研究中，由于一个或多个与暴露因素和疾病均关联的非研究因素的影响，掩盖或夸大了研究因素与疾病（或事件）之间的联系，从而使两者间的真正联系被错误地估计，该现象称为混杂。混杂因素应满足以下两个条件：①该因素影响阳性结果。②该因素在对比组中的分布不同。如在关于吸烟与肺癌关系的病例对照研究中，如果病例组与对照组年龄分布不均衡，即可导致对吸烟与肺癌关系的错误估计。

在资料分析阶段未对混杂因素加以控制或未能进行正确的校正，使结果发生偏倚称为混杂偏倚（confounder bias）。这种偏倚将影响病因研究的因果关系、疾病治疗效果和预后因素评价。可采用医学统计学方法对混杂因素进行控制和处理，以得到符合真实情况的结论，如曼特尔-亨塞尔（Mantel-Haenszel）分层分析方法或多因素分析如多重线性回归、协方差分析等方法。必须强调，混杂的控制应在设计阶段严格控制，统计分析方法仅能起到有限的作用。

（贺佳 何倩）

jiāohù zuòyòng

交互作用（interaction）

指两个或多个实验因素间存在相关关系。即一个因素的水平有改变时，另一个或几个因素的效应也发生相应的变化，反之，如不存在交互作用，则表示各因素的处理效应具有独立性。

如果两个因素同时作用的效应强度大于两者单独作用时的效应强度之和，称为协同作用；如果两个因素同时作用的效应强度小于两者单独作用时的效应强度之和，称为拮抗作用。多中心临床试验中，中心与处理组间的交互作用，又分为定量的交互作用（各中心试验组与对照组效应之差方向一致）和定性的交互作用（至少一个中心的处理组与对照组的效应之差与其他中心方向不一致。）

析因设计、正交设计及一些多元统计方法可以对交互作用予以分析。当存在交互作用时，单纯研究某个因素的作用是没有意义的，必须按因素的不同水平研究因素的作用大小（见析因实验、析因设计的方差分析）。

由于混杂和交互作用均表现为多个因素同时存在时使得某一因素的作用强度发生改变，因此往往难以区分。一般可以从以下三点来区分：①交互作用是研究因素所固有的一种属性，与研究设计无关，是客观存在的；而混杂是由于研究者在研究设计过程中的疏漏所造成的，是可以消除的。②交互作用与研究的真实性无关，作为一种客观效应，是研究者希望报告的，应准确而详尽描述；而混杂是对研究真实性的一种歪曲，是研究中应极力避免并防止发生的。③交互作用可以通过统计学方法进行定量描述和评价，但不可能去除其影响；混杂则可以在资料分析阶段通过适当的统计学分析方法控制其对研究因素效应估计的干扰。

（贺 佳 何 倩）

观察性研究设计（observational study design） 在没有任何干预措施的条件下，客观地观察和记录研究对象的现状及其相关特征的过程。主要特点是：①研究过程中没有人为施加的干预措施，研究对象及其相关特征（包括研究因素和非研究因素）是客观存在的。②不能将研究因素随机地分配到研究对象中。

分类 观察性研究可从不同角度进行分类：按研究目的可分为描述性研究和分析性研究；按调查时间顺序可分为横断面研究、回顾性研究（如病例-对照研究）和前瞻性研究（如队列研究）；按调查涉及的对象多少可分为普查、抽样调查和典型调查；按抽取样本的方式可分为概率抽样调查和非概率抽样调查；按调查项目性质和分析方法可分为定性调查和定量调查等。

横断面研究 又称现况研究，是医学领域常见的研究方法，通过收集特定时间、空间和人群中疾病或卫生事件及相关因素，描述疾病或卫生事件在该时间、空间和人群中的分布状况及初步探讨与之相关联的因素。由于它是在一时点上同时观察特定人群的患病状况和接触与疾病有关危险因素的状况，因此又称为现况调查。在进行横断面调查时，疾病的状况和与患病有关的危险因素是在同一时间收集的，研究者很难判断何者为因（发生在前），何者为果（发生在后），因此横断面研究只能提供疾病可能病因的线索，不能得出病因因果关系的结论。通常是在对研究事物或现象不太了解时进行，可为进一步的相关因素研究打下基础和提供线索。

横断面研究的目的一般有三种：①探索疾病或健康状况的有关危险因素，发现疾病病因的线索，如调查某地区特定人群中，在一定时间内的高血压、冠心病、结核病、糖尿病或某些癌症的患病率及其相关危险因素。②早期发现疾病，并做出早期诊断和给予早期治疗，鉴别高危人群，为疾病监测重点和开展进一步流行病学研究提供依据。③描述疾病或健康状况的人群分布和地理分布，了解目标人群的卫生需求和疾病控制重点，为当地卫生部门制定卫生政策和区域卫生规划提供依据。

病例-对照研究 是20世纪50年代发展起来的一种设计方法，是一种通过回顾性调查实现"从果到因"的研究。其原理为，以现有已确诊患某病的一组病人为病例组，再配以条件尽可能相同但无某病的对照组（可用成组设计或匹配设计，后者较常用），通过回顾性调查过去某段时间内各种可能的研究因素的暴露史，测量并比较其差异，判断研究因素与疾病间存在的统计学联系及联系强度，得到比值，探索可能导致发病的原因。

病例-对照研究一般用于罕见疾病、"潜伏期"较长的疾病的病因学研究，较为节省成本且容易实施。可得到与结局有关的多个病因因素的资料，是探索可疑影响因素的快捷途径。但当研究人群中暴露的比例很低时，往往需要较大的样本才能得到比较稳定的结果；暴露与疾病的时间关系难以判断，不能得到"因果联系"的结论，检验病因假说的能力不如队列研究；在选择对象时容易产生选择偏倚，使病例组和对照组可比性差；在收集整理信息时容易产生信息偏倚，使结果不真实。如果条件允许，进一步的队列研究和实验研究是必不可少的。

队列研究　又称定群研究、随访研究，是一种通过前瞻性调查实现"从因到果"的研究，在验证疾病病因方面有重要的应用。其原理为，将研究人群按是否暴露于某个待研究的因素（或其不同的暴露水平）而将研究对象分成不同的组，如暴露组和非暴露组（或高剂量、中剂量、低剂量组），各组除暴露因素外，其他方面的条件应基本接近。对各组中的所有观察对象均随访一定时期，观察并记录这个时期内所研究的结局（如发病、死亡等），比较两组在观察期内该结局的发生率，判断研究因素与疾病间存在的统计学联系及联系程度，得到相对危险度值，从而进一步推断暴露因素与疾病的联系。

普查　即全面调查，即对目标总体中所有的观察对象进行调查，如中国的人口普查。理论上普查没有抽样误差，可以直接得到总体参数。但如普查规模太大，往往非抽样误差较大。因普查成本较高，应用时应注意其成本效益和社会影响（见普查）。

抽样调查　从总体中随机抽取一定数量且具有代表性的观察单位组成样本，对样本进行调查，然后用样本信息来推断总体特征，是一种非全面调查，为医学研究中最常见的调查研究方法（见群体健康抽样调查）。

典型调查　它是根据调查目的，在对事物进行全面分析的基础上，选择有代表性的典型观察单位进行调查，观察单位可以是人、家庭、组织或社区等。又称案例调查。典型常常是同类事物特征的集中表现，调查结果有利

于对事物特征进行深入细致的研究，若与普查相结合，则可分别从深度和广度说明问题。典型调查不能对总体作统计推断，但可结合专业知识和典型观察单位对总体的代表性等信息对总体特征进行经验推论。

基本步骤　观察性研究设计是观察性研究取得真实和可靠结果的重要保证，包括：明确研究目的和指标，确定研究对象和观察单位，确定研究方法和调查方式，设计调查项目和调查表，制订调查组织计划及资料整理分析计划。以下举例说明横断面研究设计的基本步骤与内容：2002年中国进行了全国居民营养与健康状况的抽样调查，目的是掌握中国城乡居民的营养状况与差异，掌握城乡居民肥胖、高血压、糖尿病及血脂异常患病状况与差异，以及与营养状况的关系。

明确研究目的和指标　首先应根据研究工作的需要，明确研究目的，此为观察性研究中最核心的问题。虽然各种观察性研究的具体目的不同，但从统计学角度来说，进行参数估计用以说明总体特征，或是研究事物或现象间的相关联系用以探索病因或相关因素，这些都需要通过具体指标来说明。研究者应在设计中将研究目的转化为具体的观察指标，尽量选用客观、灵敏、精确的定量指标，且应紧扣研究目的，做到少而精。如果纳入与研究目的无关的内容，既增加调查成本，也可能影响资料的准确性和可靠性。

本例中的横断面研究有两个目的，一是调查居民营养状况，二是了解居民的健康状况（与营养有关的疾病如高血压、糖尿病和高血脂患病率）。因此分析指标

主要有24小时食物与营养素摄入量，血红蛋白、血糖、血脂、血浆维生素A及血浆铁蛋白等检测指标，高血压、糖尿病和高血脂患病率等。

确定研究对象和观察单位　根据研究目的确定调查对象，即明确调查总体的同质范围。按调查目的所确定的总体称为目标总体（见目标人群）。目标总体中组成调查对象的每个"个体"即为观察单位。调查对象要具体，明确时间、地点、人物。观察单位是组成总体或样本的个体，不在总体范围内的个体不应作为观察单位。本例的调查对象确定为全国31个省、自治区、直辖市（不含港、澳、台地区）抽中样本单位（住户）的常住人口。该研究中，观察单位是每个人，而抽样单位是户。

确定调查方法和资料收集方式　根据研究目的、研究对象范围和现有调查条件确定调查方法。若目的在于了解总体特征和早期发现疾病，可采用普查；若目的在于研究事物之间相互关系和探索病因可采用抽样调查方法；调查总体不大时可采用普查，调查总体很大时可采用抽样调查；有足够调查人员和费用时可采用面对面的问卷调查，否则可采用邮寄问卷调查或电话调查等；需要快速得到结果时可采用集中在一起的小组调查方法（如核心小组法、集体填表法）等。资料收集方式主要有直接观察法、直接采访法和间接采访法等，各有特定的适用条件，有时可结合使用。一般来说对于客观指标的测量、临床检查等可采取直接观察法，如儿童身高、体重的测量，粪便蛔虫卵检查等。询问法是通过一定形式的问话来得到结果，可以

是直接访问，如现场问卷调查（自填、他填）、采访、开会调查，也可以是间接访问，如信访、电话访问、电子邮件访问等。本例可采用多阶段分层整群抽样调查方法，资料收集方式包括询问式的问卷调查方法、医学体检、实验室检测和膳食调查四种。

样本含量估计　若采用抽样调查，为提高总体特征的估计精度，在设计中需要规定详细的抽样原则和抽样方法，包括每阶段的抽样框架和抽样单位、随机抽样的具体方法及其样本含量。即在保证一定推断精度和检验效能的前提下，确定最少的观察单位数。样本含量估计保证了研究具有足够的效能发现疾病与各种影响因素的关联，保证结果指标具有足够的可靠性，这是观察性研究的统计设计的重要内容（见样本量估计）。

拟定研究项目和调查表　根据研究指标确定研究项目，包括分析项目和备查项目。分析项目是直接用于计算研究指标及分析相关因素所必须的内容，如身高、体重、每日脂肪摄入量等。备查项目是为了便于核查、填补和更正而设置的，通常不直接用于分析，如姓名、地址、编号等。把研究项目按逻辑顺序列成表格形式供调查使用即为调查表。以下给出了本例中一个调查表的部分项目（问卷设计方法及考评见健康测量工具）。

制订研究的组织计划　观察性研究是一项社会性很强的研究工作，其组织计划十分重要，具体应包括组织领导、宣传发动、时间进度、地域划分、调查员培训、分工协调、经费预算、调查表格准备、调查资料的检查制度以及资料的汇总要求等（见统计调查计划）。

质量控制　在调查研究的各个阶段均要采取有效的质量控制措施，防止或消除各种非抽样误差。在研究设计方案中必须规定质量控制的具体措施和监督机制，包括质量控制的组织机构设置，

个人健康情况调查表

(15 岁及以上的家庭成员填写)

一、一般情况

家庭编码：　　　　　　　　　　　　　　　　　　　　　　　　　ID　　[贴编码处]

　　姓名：　　　　　　　　　　　　　　　　　　　　　　　个人编码：□□ A1

二、目前健康状况

　　（一）体重

　　1. 你最近一次测量体重的时间是：　　　　　　　　　　　　　　　　　□ B1
　　①1 个月内　②1~6 个月　③6~12 个月　④12 个月前　⑤从未量过　⑥不清楚
　　2. 同一年前相比，你的体重是：　　　　　　　　　　　　　　　　　　□ B2
　　①增加　②基本保持不变　③下降　④不清楚
　　3. 在近一年内你曾试图减重吗？　　　　　　　　　　　　　　　　　　□ B3
　　①否　②是

　　（二）高血压

　　4. 你最近一次测量血压的时间是？（在本次调查之前）　　　　　　　　□ B4
　　①3 个月内　②3~6 个月　③6~12 个月　④12 个月前　⑤未查过
　　5. 你是否患有高血压？　　　　　　　　　　　　　　　　　　　　　　□ B5
　　①否　②是　③不知道
　　6. 若 5 选"是"，则诊断年月（年/月）　　　　　　　　　　□□□□/□□ B6

　　（三）糖尿病

　　7. 你测过血糖吗？（本次调查前）　　　　　　　　　　　　　　　　　□ B7
　　①未测过　②测过　③不知道
　　8. 你患有糖尿病吗？　　　　　　　　　　　　　　　　　　　　　　　□ B8
　　①否　②是　③不知道
　　9. 若 8 选"是"，则诊断年月（年/月）　　　　　　　　　　□□□□/□□ B9
　　10. 您曾经因为糖尿病而采取下列措施吗？
　　10a 控制饮食　①否　②是　　　　　　　　　　　　　　　　　　　□ B10a
　　10b 增加体力活动或锻炼身体　①否　②是　　　　　　　　　　　　□ B10b
　　10c 接受药物治疗　①否　②是　　　　　　　　　　　　　　　　　□ B10c

如质量控制小组、质量监督员等；统一质量控制方法，如抽样的质量控制、询问调查的质量控制、检测的质量控制、数据管理的质量控制等；建立质量控制的监督机制，如调查员统一培训和抽样核查方法等。

资料的整理与分析计划　资料整理是将原始资料进行科学加工，去粗取精，去伪存真，使之系统化、条理化，便于进一步分析。整理计划在研究设计阶段就应制订好，包括调查表或问卷接收和核查、数据编码、数据录入、拟定整理表、归纳汇总等。资料分析是根据调查目的与收集所获资料的类型选择合适的统计分析方法，分析及解决实际问题或发现事物间的内在联系，得出结论。分析计划包括主要的描述性统计指标、参数估计方法和危险因素与疾病关系的假设检验方法等。

由于队列研究能很好地避免回忆偏倚和选择偏倚，国内外纷纷加大研究投入，开展大规模人群的队列研究，并进行长期的随访。与此同时，传统病例-对照研究产生了许多新的衍生设计，如巢式病例对照研究、病例队列研究、病例交叉设计、病例－时间-对照设计等。观察性研究作为流行病学最基本、应用最广泛的一大类研究方法，容易受各种偏倚的影响；而实验研究被认为是具有较高参考价值的研究设计。但大规模的随机对照试验因其需要的经费较多，通常较难开展，也不可能随时随地开展。对于某个暴露因素的观察性研究和临床试验，如果其研究人群具有可比性，通过两者联合分析能直接评价研究设计中的残余混杂，为大规模观察性研究（如大人群的长期随访研究）的设计和分析提供参考。因此，实验研究和观察性研究的结合将是未来几十年研究设计和分析方法的一种新趋势。

（李晓松　沈卓之）

shíyàn shèjì

实验设计（experimental design）　将实验对象随机分配到两个或多个处理组，通过比较不同处理的效应（或结果）是否有差别，说明处理因素是否对受试对象产生效应的过程。这是最常见的实验设计类型。实验研究的特点是研究者根据研究目的主动施加干预措施，控制非处理因素的干扰，并观察干预结果，回答研究假设所提出的问题。与调查研究相比，实验研究不但可使组间比较具有可比性，研究结论更具科学性，还能将多种实验因素包括在较少次数的实验中，更有效地控制误差。根据受试对象不同，实验可以分为动物实验、临床试验和现场试验三类。动物实验以实验动物或实验样品为受试对象，临床试验通常以患者为受试对象，现场试验以社区人群为受试对象，它们所遵循的基本原则是一致的。

20世纪30年代，现代统计学奠基人罗纳·费希尔（Ronald A. Fisher）首先提出随机化的概念并将之应用在农业实验中。随后英国临床医学研究理事会进行了第一项真正意义上的现代随机化双盲临床试验——链霉素治疗肺结核的有效性，该试验由英国著名生物统计学家奥斯汀·布拉德弗德·希尔（Austin Bradford Hill）设计进行。1938年，明尼苏达大学开展的感冒疫苗研究，以及20世纪70年代初期美国加利福尼亚州和芬兰北卡开展的社区试验分别揭开了现场试验和社区试验的序幕。1948年，世界上第一篇应用随机对照设计方案的论文发表在《英国医学杂志》上。1954年，美国实施了人类历史上最大规模、花费最多的临床试验，旨在评价索尔克（Salk）疫苗预防小儿麻痹或脊髓灰质炎的效果。尽管开始在随机化分组时遇到阻力，但仍有约1/4参与者得到了随机化。这项试验最终肯定了索尔克疫苗的效果。伴随着对照、随机化、盲法和安慰剂等概念的逐步引入，实验设计得以逐步发展完善起来。

基本原则　在实验设计时，为更好地控制非处理因素对结果的影响，以较少的受试对象取得较为可靠的信息，达到经济高效的目的，必须遵循随机化、对照和重复的原则。

随机化原则　是指采用随机的方式，使每个受试对象均有同等的机会被抽取或分配到实验组或对照组。随机化使大量难以控制的非处理因素对实验组和对照组的影响相当，并可归于实验误差之中；随机化也是对样本数据进行统计推断的前提，各种统计分析方法都是建立在随机化基础之上的。随机化应贯穿于实验研究的全过程，在受试对象的抽取、分组及实验实施过程中均应严格遵循。随机化主要体现在以下3个方面：①随机抽样，保证抽取的样本对总体具有代表性，是统计推断的基础。②随机分配，即每个受试对象被分配到各组的机会相等。它保证受试对象的其他情况在对比组间尽可能均衡，以提高组间的可比性。③实验顺序随机，指每个受试对象先后接受处理的机会相等，它使实验顺序对各组效应的影响达到均衡（见随机数字表、随机排列表、随机分组方法）。

对照原则　在实验研究中，

只有正确设立对照，才能较好地控制非处理因素对实验结果的影响，从而将处理因素的效应充分显现出来。不设立对照往往会误将非处理因素的效应当成处理效应，从而得出错误结论。例如，研究某药对上呼吸道感染的疗效，由于上呼吸道感染有自愈的可能，如果不设立对照，即使该药物没有疗效或者疗效甚微，也有可能得到疗效较好的结论。

设立对照应满足均衡性。均衡是指对照组和实验组除给予的处理不同外，其他重要的非处理因素应保持一致。在整个实验过程中，对照组和实验组应始终处于同时同地，即应设立同期对照或平行对照。对照的形式有多种，可根据研究目的和内容加以选择。常用的对照形式主要有：空白对照、安慰剂对照、实验对照、标准对照以及自身对照等（见对照组）。

重复原则 是指在相同实验条件下进行多次观察，以提高实验的可靠性和科学性。遵循重复的原则，就是必须保证实验有足够的样本含量。

基本要素 实验研究旨在阐明处理因素对受试对象产生的效应，因此受试对象、处理因素和实验效应为实验设计的三个基本要素，缺一不可。任何一项实验研究在进行设计时，首先应明确这三个要素，再制订详细的研究计划。

受试对象 是处理因素作用的客体。医学研究的对象一般分为人和动物（或其他标本）两类，在实验进行前必须对研究对象作严格的规定，即明确纳入标准与排除标准以保证他（它）们的同质性。首先受试对象应满足两个基本条件：①对处理因素敏感；

②反应必须稳定。例如观察某药物对高血压的疗效，一般情况下Ⅲ级高血压患者对药物不够敏感，而Ⅰ级患者本身血压波动较大，因此宜选择Ⅱ级高血压患者为受试对象。同时受试对象还应具有明确的选择标准，例如，动物实验时，要求受试动物均为同种属、同性别、同体重、同窝别者，因为这些条件可能影响实验结果，必须控制一致。

处理因素 研究者根据研究目的欲施加或欲观察的能作用于受试对象并引起直接或间接效应的因素，称为处理因素。在确定处理因素时应当注意以下两点：①分清处理因素和非处理因素。与处理因素相对应并同时存在的是非处理因素。某些非处理因素可干扰处理因素与实验效应间关系的观察和分析。例如研究某药物对小鼠胰腺炎的疗效，若对照组与实验组小鼠的周龄不一样，则小鼠周龄会影响该药物的疗效评价。②处理因素应当标准化。在实验过程中同一处理组的处理应始终保持不变，包括处理的施加方法、强度、频率和持续时间等。

实验效应 是处理因素作用于受试对象的客观反应和结果，它通过观察指标来表达。如果指标选择不当，未能准确的反映处理因素的作用，那么获得的研究结果就缺乏科学性，因此能否恰当选择观察指标将是关系研究成败的重要环节。选择指标的依据是：指标应满足实验设计所要求的有效性、精确性和敏感性。

常用实验设计方法 研究者使用何种实验设计方法，可根据研究目的、处理因素的具体情况以及专业要求等进行选择。常用的实验设计方法见完全随机设计、

完全随机区组设计、配对设计、拉丁方设计、交叉设计、析因设计、重复测量设计、正交设计、裂区设计等。

统计调查计划 是调查开始前所设计和制订的进行统计调查的计划，是全部调查过程的指导性文件。又称统计调查方案。统计调查计划的主要内容包括：①确定调查目的。②确定目标人群、研究人群、抽样方法和调查对象。方案中要规定调查对象总体的时间和空间范围（见目标人群），确定抽样方法（见普查、概率抽样、非概率抽样），调查对象可以是个体、家庭或团体、机构，是调查过程中具体的访问对象。③确定调查项目和设计调查表。调查项目是准备调查的详细内容，包括问询、检查和评估的内容。调查表是将调查项目有次序地排列起来的一种表格形式，每个调查项目的答案尽量采用封闭式的备选项目编码，以便准确填写和统计汇总。④确定调查方法，如调查对象接触采用集中调查方式还是入户调查方式，数据记录采用邮件方式还是现场记录、计算机辅助记录的方式（见群体健康抽样调查）。⑤制订调查的组织计划，即明确调查的组织者和人员分工、调查员培训、调查经费、调查步骤、调查工作起止时间、统计分析计划等。对于政府组织的调查，《中华人民共和国统计法实施细则》（见中华人民共和国统计法）第二章中规定，县以上各级人民政府统计机构和有关部门按照国家、部门和地方三种统计调查，分别建立统计制度，编制统计调查计划。其中，国家统计调查计划中新的、重大的统计调查项目，由国家统计局报国务院审批，经常性的、一般性的统计

调查项目，由国家统计局审批；部门统计调查计划由该部门统计机构组织本部门职能机构编制；地方统计调查计划的报批方法由省、自治区、直辖市人民政府统计机构规定，报国家统计局备案。

（李晓松　沈卓之）

suíjī shùzìbiǎo

随机数字表（random number table）　统计研究中用于随机化的工具表，是依据随机抽样原理编制的。随机数字表（表 1）常用于随机抽样、对实验对象或单位进行随机分组、对处理因素进行随机排列等。表 1 中数字为 0~9，随机排列，是无序的。表中以每 5 行 10 列构成一数字方阵，是为了确定抄录随机数起点和抄录随机数方便。

用法　根据抽样或分组研究对象的数量，从表中查录随机数可一位、两位或多位，查取方向可向下或向上，也可向左或向右。从任一行、列开始依次抄录即可。随机数字表用于随机分组和随机抽样分别见完全随机设计和简单随机抽样。这里以处理因素的随机排列（分配）举例说明随机数字表的用法。

实例　具体如下。

例　在拉丁方设计中，需将 5 种防护服随机指定给 ABCDE 5 个字母。

处理因素随机排列的方法为：①编号。对 5 种防护服进行编号 1，2，3，4，5。②抄录随机数。从随机数字表任意指定位置开始向右抄录 5 个两位（可以是一位，为避免重复）的随机数，如从

表 1　随机数字表

编号	1~10					11~20					21~30					31~40					41~50				
1	03	47	43	73	86	36	96	47	36	61	46	98	63	71	62	33	26	16	80	45	60	11	14	10	95
2	97	74	24	67	62	42	81	14	57	20	42	53	32	37	32	27	07	36	07	51	24	51	79	89	73
3	16	76	62	27	66	56	50	26	71	07	32	90	79	78	53	13	55	38	58	59	88	97	54	14	10
4	12	56	85	99	26	96	96	68	27	31	05	03	72	93	15	57	12	10	14	21	88	26	49	81	76
5	55	59	56	35	64	38	54	82	46	22	31	62	43	09	90	06	18	44	32	53	23	83	01	30	30
6	16	22	77	94	39	49	54	43	54	82	17	37	93	23	78	87	35	20	96	43	84	26	34	91	64
7	84	42	17	53	31	57	24	55	06	88	77	04	74	47	67	21	76	33	50	25	83	92	12	06	76
8	63	01	63	78	59	16	95	55	67	19	98	10	50	71	75	12	86	73	58	07	44	39	52	38	79
9	33	21	12	34	29	78	64	56	07	82	52	42	07	44	38	15	51	00	13	42	99	66	02	79	54
10	57	60	86	32	44	09	47	27	96	54	49	17	46	09	62	90	52	84	77	27	08	02	73	43	28
11	18	18	07	92	45	44	17	16	58	09	79	83	86	19	62	06	76	50	03	10	55	23	64	05	05
12	26	62	38	97	75	84	16	07	44	99	83	11	46	32	24	20	14	85	88	45	10	93	72	88	71
13	23	42	40	64	74	82	97	77	77	81	07	45	32	14	08	32	98	94	07	72	93	85	79	10	75
14	52	36	28	19	95	50	92	26	11	97	00	56	76	31	38	80	22	02	53	53	86	60	42	04	53
15	37	85	94	35	12	83	39	50	08	30	42	34	07	96	88	54	42	06	87	98	35	85	29	48	39
16	70	29	17	12	13	40	33	20	38	26	13	89	51	03	74	17	76	37	13	04	07	74	21	19	30
17	56	62	18	37	35	96	83	50	87	75	97	12	55	93	47	70	33	24	03	54	97	77	46	44	80
18	99	49	57	22	77	88	42	95	45	72	16	64	36	16	00	04	43	18	66	79	94	77	24	21	90
19	16	08	15	04	72	33	27	14	34	09	45	59	34	68	49	12	72	07	34	45	99	27	72	95	14
20	31	16	93	32	43	50	27	89	87	19	20	15	37	00	49	52	85	66	60	44	38	68	88	11	80
21	68	34	30	13	70	55	74	30	77	40	44	22	78	84	26	04	33	46	09	52	68	07	97	06	57
22	74	57	25	65	76	59	29	97	68	60	71	91	38	67	54	13	58	18	24	76	15	54	55	95	52
23	27	42	37	86	53	48	55	90	65	72	96	57	69	36	10	96	46	92	42	45	97	60	49	04	91
24	00	39	68	29	61	66	37	32	20	30	77	84	57	03	29	10	45	65	04	26	11	04	96	67	24
25	29	94	98	94	24	68	49	69	10	82	53	75	91	93	30	34	25	20	57	27	40	48	73	51	92
26	16	90	82	66	59	83	62	64	11	12	67	19	00	71	74	60	47	21	29	68	02	02	37	03	31
27	11	27	94	75	06	06	09	19	74	66	02	94	37	34	02	76	70	90	30	86	38	45	94	30	38
28	35	24	10	16	20	33	32	51	26	38	79	78	45	04	91	16	92	53	56	16	02	75	50	95	98
29	38	23	16	86	38	42	38	97	01	50	87	75	66	81	41	40	01	74	91	62	48	51	84	08	32
30	31	96	25	91	47	96	44	33	49	13	34	86	82	53	91	00	52	43	48	85	27	55	26	89	62
31	66	67	40	67	14	64	05	71	95	86	11	05	65	09	68	76	83	20	37	90	57	16	00	11	66
32	14	90	84	45	11	75	73	88	05	90	52	27	41	14	86	22	98	12	22	08	07	52	74	95	80
33	68	05	51	18	00	33	96	02	75	19	07	60	62	93	55	59	33	82	43	90	49	37	38	44	59

表1第5行第15列开始，分别抄录 82，46，22，31，62 于编号下。③随机数编秩。按随机数的大小进行编秩。④确定因素排列。可预先确定随机数秩次1至5号分别指定为ABCDE字母，结果见表2。

表2　随机数字表用于处理因素随机排列

编号	1	2	3	4	5
随机数	82	46	22	31	62
随机数秩次	5	3	1	2	4
分配字母	E	C	A	B	D

（沈其君）

suíjī páilièbiǎo

随机排列表（random permutations table）　统计研究中依据随机抽样原理编制的用于随机化的工具表。随机排列表（表1）常用于实验对象的分组，实验对象、研究者或操作者和处理的排序等的随机化，较随机数字表更为简便，但不适用于随机抽样。

用法　随机排列表有 $n=10$，$n=20$，$n=30$，…，$n=60$ 等多种，表2为 $n=20$ 的随机排列表。表中的 n 表示表中每一行随机数的个数，如 $n=20$ 表示每一行均为 $0\sim19$ 的20个随机数，$n=60$ 表示每一行为 $0\sim59$ 的60个随机数，同时也表示用于随机分组或排列的最多对象或单位数。随机排列表的每一行数字及个数均相同，各行的数字排列均为随机的，非有序，各行数字间及与表中纵表目中数字编号（自然序列）间均没有相关性，表中最后一列 r_k 是表示该行数字与纵表目中自然序列 1，2，3，…，n 的 Kendall 等级相关系数。r_K 绝对值越小，表示随机性越好。使用时可指定任一行，抄录该行随机数，不能按列查。举例说明。

实例　具体如下。

例　设有15只动物，试用随机排列表将它们分成三组。

先将动物编号1，2，…15，然后在随机排列表中任意确定一行，如表1中第8行，抄录 $0\sim14$，舍取 $15\sim19$，依次录于动物编号下面。按预先规定，随机数 $0\sim4$ 者分为A组，$5\sim9$ 者分为B组，$10\sim14$ 者分为C组，结果列于表2。

最后各组动物的编号为：

A组：1　2　4　8　12

B组：3　6　9　11　14

C组：5　7　10　13　15

（沈其君）

表1　随机排列表（n=20）

编号	1	2	3	4	5	6	7	8	9	10	11	12	13	14	15	16	17	18	19	20	r_k
1	8	6	19	13	5	18	12	1	4	3	9	2	17	14	11	7	16	15	10	0	-0.063 2
2	8	19	7	6	11	14	2	13	5	17	9	12	0	16	15	1	4	10	18	3	-0.063 2
3	18	0	1	10	13	17	2	0	3	8	15	7	4	19	12	5	14	9	11	6	16	0.105 3
4	6	19	1	5	18	12	4	0	13	10	16	17	7	14	11	15	8	3	9	2	-0.084 2
5	1	2	7	4	18	0	15	13	5	12	19	10	9	14	16	8	6	11	3	17	0.200 0
6	11	19	2	15	14	10	8	12	1	17	0	9	0	13	7	18	5	16	3		-0.105 3
7	14	3	16	7	9	2	15	12	4	13	19	1	18	6	0	5	17	10			-0.052 6
8	3	2	16	6	1	13	17	9	8	4	0	15	9	18	11	5	14	7	12		0.052 6
9	16	9	10	3	15	0	11	2	1	5	18	4	19	13	6	12	17	4	14		0.094 7
10	4	11	18	6	0	8	12	16	17	3	2	5	7	19	10	15	13	14	1		0.094 7
11	5	15	18	13	7	3	0	14	6	2	17	6	4	0	12	19	11				-0.052 6
12	0	18	10	15	11	12	3	13	14	1	17	2	6	9	16	4	7	8	19	5	-0.010 5
13	10	9	14	18	12	17	15	3	5	2	11	19	0	0	7	13	6	16		-0.157 9
14	11	9	13	0	14	12	18	7	2	10	4	17	19	16	5	8	1			-0.052 6
15	17	1	2	12	2	14	1	14	7	19	8	11	4	10	13						0.105 3
16	17	1	5	2	8	0	15	13	19	14	7	16	6	3	9	10	4	11	18		0.010 5
17	5	16	15	7	18	10	12	9	11	6	13	17	14	1	4	3	2	19	8		-0.200 0
18	16	19	0	8	6	10	13	17	3	15	11	12	9	5	2	7	14				-0.136 8
19	0	17	12	19	5	4	3	1	14	2	10	18	8	6	7	1	149	11	0	5	-0.126 3
20	11	12	8	16	3	19	14	7	9	7	4	1	10	0	18	15	6	13	2		-0.210 5
21	19	12	13	8	4	15	16	0	11	1	5	14	18	2	17						-0.136 8
22	2	18	8	14	6	11	19	15	0	17	10	2	13	7	19	16	19				0.115 8
23	15	3	9	17	7	16	10	2	5	11	1	12	7	13							-0.063 2
24	15	0	14	6	1	2	9	18	10	3	16	13	11	8	12	13	7	5			0.178 9
25	14	0	9	18	19	16	10	4	5	1	6	2	12	3	11	13	7	8	17	15	0.052 6

表2　15只动物随机分化分组

编号	1	2	3	4	5	6	7	8	9	10	11	12	13	14	15
随机数	3	2	6	1	13	8	14	0	9	11	5	4	10	7	12
归组	A	A	B	A	C	B	C	A	B	C	B	A	C	B	C

suíjī fēnzǔ fāngfǎ

随机分组方法（random allocation）

实验研究中研究对象随机分配到各处理组的方法。随机分组的方法很多，抽签法、抛硬币或掷骰子法就是最简单的随机化方法。在医学科学研究中随机化是通过随机数实现的。

随机数　通过一定方法随机产生的由 0～9 构成的一位、两位或多位自然数。获得随机数的方法一般有两种，即随机数字表和计算机的随机数发生器。

随机数字表　如条目随机数字表，是一个由 0～9 十个数字组成的 50 行 50 列的数字表。表中数字是随机的，是因为十个数字出现的频率近似相同，且出现的次序也没有规律（见随机数字表）。

在随机抽样、随机分组和随机排序中若要获得随机数，则事先根据抽样或分组的对象数量确定随机数的位数，然后在随机数字表中任意指定行和列，按事先确定的方向和方法读取随机数。如需产生 10 个 0～999 的随机数，则取 3 位数，按从上往下的方法读取随机数。指定 20 行 26 列，依次读取的数字为：762，200，208，047，807，548，759，376，354，895。

计算机随机数发生器　大多数具有编程功能或数字计算功能的软件都可以获得计算机随机数发生器产生的随机数。计算机产生的随机数是通过（0，1）上均匀分布的随机变量而产生，即取值在 0 到 1 之间（不包括 0 和 1 本身），在一次抽样中每个 0～1 的所有实数均有相同机会被抽到。

获得随机数，事先应指定一个种子数，相当于在随机数字表上指定行和列。如在 SAS（8.2 版本）中指定种子数为本章写作的日期：20110425，产生 20 个随机数：0.888 21，0.002 95，0.938 18，0.643 48，0.283 84，0.926 50，0.508 23，0.776 39，0.134 89，0.403 78，0.523 36，0.077 07，0.528 62，0.175 94，0.503 43，0.272 45，0.935 72，0.425 50，0.351 57，0.197 94。因计算机产生的随机数为 0～1，若要得到 0～999 的随机数，则将每个数乘以 1000 并取整即可：888，003，938，643，284，927，508，776，135，404，…同一软件用相同种子数所产生的随机数是一样的（统计学上称为重现性），不同软件所得结果可能不同，因此需要保存产生随机数的统计软件和种子数。这种随机数是用数学方法计算出来的，因而称为伪随机数。

伪随机数具有随机数的性质。

分类　随机分组就是将实验对象按相同的概率分配到预先设定的几个处理组中。其目的是保证各处理组的实验对象性质和特征相同或相近，避免研究者或操作者在各处理组间的偏性。常用的随机化分组方法有：

完全随机分组　完全随机分组是通过随机数指定直接将研究对象分到各处理组或比较组。举例如下：

实例　具体如下。

例　将符合实验要求的 20 只动物随机分配到 A，B 两组。

随机分组的步骤为：①编号。将动物从 1 至 20 编号；②抄录随机数。按附表 1，任意指定 10 行 15 列，从左到右依次读取 20 个两位的随机数字于动物编号下；③随机数编秩。按随机数的大小顺序编秩，如果随机数相同，按先后顺序，先出现的为小；④归组。根据随机数的秩次，确定序号为 1～10 号对应的实验动物分为 A 组，11～20 号对应的实验动物分为 B 组，即得分配方案。具体分配结果见表。

当研究对象样本量较大且个体差异也较大时，可将研究对象先按其特征分成若干层（类），每层（类）按照上述方法将研究对象分配到各处理组。例如，为了保证实验组与对照组动物的性别比例相同，分别对雄性动物和雌性动物施行随机化分组。又如在多中心临床试验中，应保证每个

表　20个实验对象的随机分组

编号	1	2	3	4	5	6	7	8	9	10	11	12	13	14	15	16	17	18	19	20
随机数	23	34	27	85	13	99	24	44	49	18	09	79	49	74	16	32	23	02	57	35
秩次	6	11	9	19	3	20	7	13	14	5	2	18	15	17	4	10	7	1	16	12
组别	A	B	A	B	A	B	A	B	A	B	A	B	B	A	A	A	A	A	B	B

中心的试验组和对照组的人数相等的，因此受试者是按中心分层进行随机化分组，提高试验组与对照组的均衡性。

随机化区组分组 先将研究对象按若干特征（主要的非处理因素）相同的原则组成配伍组（区组）（Block），再将区组内的对象随机分配到各处理。如动物实验中，将同一窝的动物，性别相同，体重相近的原则组成配伍组。在区组设计中，实验对象是按区组进行随机化的（见完全随机区组设计）。

(沈其君)

wánquán suíjī shèjì

完全随机设计（completely randomized design）

在一个试验中只安排一个研究因素，可以是两水平（两组），也可以是多水平（多组），将同质受试对象随机地分配到各处理组中进行实验观察，或从不同总体中随机抽样进行对比研究，是医学科研中最常用的一种研究设计方法。又称单因素设计，或成组设计。

设计方法和步骤 包括以下几步。

确定研究因素与水平 根据研究目的确定所研究的因素及研究因素的水平数，水平数可以两水平（两组），也可以多水平（多组），即设立研究中相互比较的处理组。

确定研究对象和实验效应指标 根据研究问题的专业和研究目的选定研究对象，一般研究对象要求有较好的同质性。同时要确定研究因素作用于研究对象后的实验效应指标，根据专业选择针对性强、客观的、有效的和准确的指标。

随机化分组 应用随机数字表或计算机软件产生随机数等方法随机地对所选取的研究对象分配到各处理组。举例说明如下。

例 设有小白鼠15只，试用随机数字表将它们分成3组。

随机分组的步骤为：①编号，先将这批小白鼠编号为1，2，…，15（表1）。②抄随机数，然后在随机数字表内（附表×）随意确定一行，譬如说从附表×第5行第一个数字开始，横向依次抄录15个两位的随机数字。③随机数编号，按随机数由小到大编秩。若遇相同随机数，按其出现的先后顺序，先出现的为小。④归组，秩次为1~5分入A组、6~10分入B组、11~15分入C组。结果列入表2中。

表1 各组内小白鼠的编号情况

组别	小白鼠编号				
A组	4	6	10	11	14
B组	1	3	7	9	13
C组	2	5	8	12	15

数据统计分析 完全随机设计的资料当反映实验效应的指标为计量资料，且数据服从正态分布、各组间方差齐性时，两组比较应用 t 检验或 u 检验，多组比较可用完全随机设计的方差分析；当数据不服从正态分布和/或各组间方差不齐时，就应对数据进行变量变换后再进行 t 检验或方差分析，或做 t' 检验，或直接做两组或多组的秩和检验；当资料为计数资料时，可直接做四格表资料的 χ^2 检验或行×列表 χ^2 检验，两率比较条件满足时也可做两样本率的 u 检验，当资料服从 Poisson 分布时，应做 Poisson 分布的 u 检验；当资料为等级分组资料时，应做两组或多组资料的秩和检验。

优缺点与应用范围 完全随机设计方法简单、灵活性强、适用面广，处理组数和各组样本量都不受限制，各组的样本量可以相等，也可以不相等，但在总样本含量不变的情况下，各组样本量相同时设计效率最高。统计分析方法也相对简单；在实验过程中，如果某实验对象发生意外，信息损失将小于其他设计，对数据处理的影响不大。

设计和试验中各处理组（比较组）同样应达到均衡一致，且应同期平行进行。由于本设计对非研究因素，单纯依靠对研究对象的随机化分组来对各处理组进行平衡，缺乏其他的有效的控制，因而其实验误差往往较高，精确度较低。所以该设计一般只用于实验对象同质性较好的实验。当实验对象的变异较大时，可采用分层完全随机设计，既将研究对象先按照某个特征进行分层，然后对各层进行随机化分组，或采用后述的其他设计方法。设计中对照组可以不止一个，例如同时设阳性对照和空白对照，多剂量对照等。

(沈其君)

wánquán suíjī qūzǔ shèjì

完全随机区组设计（randomized complete blocks designs）

对一些已知的非处理因素进行控

表2 15只小白鼠随机化分组情况

小白鼠编号	1	2	3	4	5	6	7	8	9	10	11	12	13	14	15
随机数字	55	59	56	35	64	38	54	82	46	22	31	62	43	9	90
秩次	9	11	10	4	13	5	8	14	7	2	3	12	6	1	15
归组	B	C	B	A	C	A	B	C	B	A	A	C	B	A	C

制，以提高组间的均衡性，减少实验误差的设计方法。又称配伍组设计，是配对设计的扩展。用来进行区组匹配的研究对象的某些特征称为匹配条件，与配对设计一样匹配条件主要考虑主要的非处理因素。本设计首先是在农业试验中应用，认为小麦的产量不仅受其品种（处理因素）的影响，还受田块（区组因素）的影响，因此，将每个田块分成若干个单元，每个单元所接受的处理是随机的，这样的设计既可分析处理因素的作用，也可分析区组因素的影响，提高了试验效率。

应用到医学研究领域，通常是先将研究对象按其某些特征或性质（如动物的种属、性别、体重、年龄等非研究因素）相同或相近原则配成一个组，称为区组或配伍组，区组内研究对象的个数等于处理组数，区组内的对象再随机分配到处理组，一个试验由若干个区组组成。当处理组 $k = 2$ 时，本设计就是配对设计。

设计步骤 包括以下几个步骤。

确定研究因素与水平 根据研究目的确定所要研究的因素，随机区组设计一般只能安排一个研究因素，然后确定研究因素的水平，即确定试验中的处理组数，如下例中需研究不同营养素对小鼠体重的增加的影响，该研究因素确定为三个水平。

例如欲研究 A、B、C 三种营养素的效果。今用小鼠作试验，观察喂养不同营养素一段时间后各组小鼠体重的增加是否有差异。

确定研究对象与匹配条件，组成区组 本试验选用小鼠作为研究对象，将品系、性别、体重和窝别作为匹配条件。取 24 只同品系同性别同体重的小鼠，这 24 只小鼠来自 8 个不同的窝别，每窝 3 只。尽管试验前它们是同品系同性别同体重，但来自同一窝的小鼠具有相同的遗传背景，其体重的增加可能有一定的相关性。采用区组设计，这样既保证了组间的均衡性，同时又能将不同窝别小鼠间的变异从总变异中分解出来，提高了设计效率。

随机化分组 在本试验中就是要将每个区组内的三个对象随机分配到各处理组，随机化分组如下。

首先将第一区组内的动物编为 1，2，3 号，第二区组的动物编为 4，5，6 号，依此类推，第八区组的动物编为 22，23，24号。然后查随机数字表，随机指定第 4 行第 1 列，依次抄录 24 个两位数随机数，标于各配伍组的受试者编号下。对每个区组内的随机数编秩（随机数相同时，按出现的先后顺序），然后秩次由小到大分别归入 A 组、B 组和 C组，分配结果见表。

数据统计分析方法 对试验数据分析当为计量资料且服从正态分布时，应用随机区组设计的方差分析，不服从正态分布时，应用数据变换方法转换成正态分布或直接应用随机区组设计的秩和检验；当数据为等级分组资料时，也可直接应用随机区组的秩和检验；当数据为计数资料时，就应作变量变换后再作方差分析。

优缺点 随机区组设计适用于三组以上的实验。其优点是把条件一致的实验对象归入同一区组并随机分配到各处理组，提高了组间均衡性，同时又把研究对象间的部分差异体现在各区组间，减少了试验中的误差，提高了试验的效率。这种设计的另一优点是可以同时分析处理因素和区组间的两因素对试验的影响，又提高了试验效率。在实验室研究中较为常用。

配伍组设计的缺点是对研究对象的要求较高，且区组内对象数与处理组数要求相等，当实验结果中有观察值缺失时，信息损失较大，统计处理较麻烦，因为一个数据缺失该区组的其他数据也就无法利用了。虽然统计学上有估计缺失值的统计方法，但缺失时信息的损失是较大的，缺失后的信息是无法弥补的。

(沈其君)

pèiduì shèjì

配对设计（paired design） 根据试验中各组间均衡性的要求，常将实验对象（单位）按研究对

表 24 头动物区组内随机化分配结果

动物编号	1	2	3	4	5	6	7	8	9	10	11	12	13	14	15	16	17	18	19	20	21	22	23	24
区组	1	1	1	2	2	2	3	3	3	4	4	4	5	5	5	6	6	6	7	7	7	8	8	8
随机数	78	43	76	71	61	20	44	90	32	64	97	67	63	99	61	46	38	03	93	22	69	81	21	99
秩次	3	1	2	3	2	1	2	3	1	1	3	2	2	3	1	2	1	3	2	1	3	2	1	3
处理	C	A	B	C	B	A	B	C	A	A	C	B	B	C	A	B	A	C	B	A	C	B	A	C

象的某些特征或条件相同或相近原则配成对子，再将每对中的两个研究对象（单位）随机分配到实验组和对照组（或两个不同的处理组），给予不同的处理的设计方法。一个试验由若干个对子组成。实际工作中将同一实验对象（单位）分别接受两种不同的处理视作配对设计（自身配对），如有些局部反应的试验中在患者身上两侧对称部位用两种不同的处理方法，一侧用研究因素（试验药物），另一侧相同部位使用对照药物进行比较。

配对条件 用于实验对象配对的特征或条件称为配对条件，从影响研究结果的主要非研究因素（非处理因素，混杂因素）考虑。动物实验中，常将种属、品系、窝别、性别相同，年龄、体重相近的两只动物配成对子；临床试验中，常将性别相同，年龄、职业相近，病情、病型（期）相同或相近的两个患者配成对子。配对的条件越严格，对非研究因素的综合能力越强，配对的质量越高，但对配对的研究对象的要求也越高。这种设计的结果是"对子间可不一致，对子内尽可能一致"，从而满足组间均衡的设计要求。

随机化分组 将每对中的两个对象随机分配到实验组与对照组，实际操作中只要将每对中一个对象随机分到实验组或对照组，另一个对象的组别也就确定了，因此其随机化分组方法与完全随机设计的分组相同。

实例 具体如下。

例 若有 16 只大白兔，已按性别相同，年龄、体重相近等要求配成 8 对，试将这 8 对兔子随机分至甲乙两组之中。

先将这 16 只兔子编号，第一对兔子中的第一只编为 1.1，第二只编为 1.2，余类推（表 1）；再从随机数字表中任意指定一行，譬如说第 2 行，横向抄录 8 个两位的随机数字于兔子编号下方；第三步为对随机数进行编号，并规定随机数秩次遇偶数取甲乙顺序，遇奇数取乙甲顺序。结果列入表 2 中。

表 1 两组兔子的分配情况

组别	兔子编号
甲组	1.1 2.1 3.1 4.2 5.2 6.1 7.2 8.2
乙组	1.2 2.2 3.2 4.1 5.1 6.2 7.1 8.1

数据的统计分析 当配对设计资料为计量资料、且服从正态分布时，可用配对 t 检验，不服从正态分布时，可用配对资料的威尔科克森（Wilcoxon）符号秩和检验；当资料为计数资料时，应用配对四格表 χ^2 检验；当为等级分组资料时，仍可配对资料的威尔科克森符号秩和检验。

优缺点与应用范围 这种设计的主要优点是严格控制非处理因素对实验结果的影响，增大组间均衡性，减少实验误差，提高实验效率。它与两组完全随机设计相比，可缩小研究对象（单位）间的个体差异，还可减少样本量。因此，这种设计在动物试验、现场调查以及临床试验中有广泛的应用。配对设计的主要缺点对研究对象有较高的要求，在临床试验中有时会出现部分对象难以配成对子；同时当配对条件控制和使用不当时，可造成配对失败或配对不完全，或者当引入与研究疾病和研究因素均有关的非研究因素为配对条件时，还可能引入新的偏性。

需要指出的是，从消除个体差异出发，常把自身前后比较视作配对设计。近年来有学者指出，自身前后比较与配对设计是有区别的，配对设计是同时观察对照与处理，而自身前后比较总是将实验前测定值作为对照；配对设计的两个对象接受实验和对照两种处理是随机，自身前后比较的对照与处理分配谈不上有任何随机化。因此，在自身前后比较的实验中，如无法保证前后两次测量均能在大致相同条件下进行，就有必要设立实验内平行对照，然后进行两组用药前后差值的对比分析。

（沈其君）

pínghéng bùwánquán pèiwǔzǔ shèjì

平衡不完全配伍组设计（balanced incomplete block designs） 当配伍组内实验对象有计划地安排到各处理组，使全部试验（实验）中每种处理的重复数相等，每两种处理同时出现在一个配伍组中的次数相等，这样，

表 2 8 对大白兔随机分入甲乙两组

兔子编号	1.1	1.2	2.1	2.2	3.1	3.2	4.1	4.2	5.1	5.2	6.1	6.2	7.1	7.2	8.1	8.2
随机数字	97		74		24		67		62		42		81		14	
秩次	8		6		2		5		3		4		7		1	
归组	甲	乙	甲	乙	甲	乙	乙	甲	乙	甲	甲	乙	乙	甲	乙	甲

可将包含在处理间的配伍组影响，包含在配伍组间的处理影响消除掉，使处理组间的差别不受到配伍组差别的影响的方法。又称平衡不完全区组设计。当评价处理因素的效应时，在完全随机配伍组设计中，配伍组内每一个实验对象随机分配到各处理组，且处理组数等于配伍组内的实验对象数。但在某些情况下，试验的处理数大于配伍组内实验对象数，完全随机配伍组设计就不可能应用。有许多自然产生的包含有限实验对象数的配伍组：如用双胞胎作为区组限制了区组内只有两个试验对象；在研究动物生长率实验中用同一胎产下的小崽作为配伍组，在部分动物同一胎产下的小崽是有限的。随机配伍组设计当配伍组内的实验对象数小于实验处理组数时称为不完全随机配伍组设计。

设计方法 平衡不完全随机配伍组设计最早由耶茨（Yates）于1936提出的。设实验（试验）的总处理数为 t，那么处理对总数为 $t(t-1)/2$，当配伍组由两个实验单位组成时，则每一个处理对随机指定到配伍组，所需配伍组数为 $t(t-1)/2$ 的倍数。当配伍组内的实验单位数为 $t-2$ 时，实验对象分配时可每次去掉各处理组中的一对，然后随机分配，实验所需的配伍组数为 $t(t-1)/2$ 的倍数。耶茨提供了处理组为10的配伍组实验对象分配方法，同时概括了资料的分析方法。

平衡不完全随机配伍组设计参数的标准符号为：t 为处理（组）数，k 为每个配伍组实验单位数（实验对象数），$t>k$，b 为实验中配伍组数，r 为实验中每种处理的重复数，λ 为实验中每两种处理同时出现的配伍组数（或

称为实验中处理对的重复数）。在一个实验中，实验单位（对象）总数为 bk 或 rt。为了在设计中达到平衡（实验中每种处理的重复数相等和每两种处理同时出现在一个配伍组中的次数相等），λ 必须为整数，且同时要求满足下列等式：

$$\lambda = \frac{r(k-1)}{t-1}$$

在设计中需要根据实验设计的配伍组内对象数 k 和处理数 t，求得实验所需的配伍组数 b 和每种处理的重复数 r，同时需确定每个配伍组安排处理的方法。这部分不再详述，可参考相应的文献资料。

数据分析 平衡不完全随机配伍设计的实验数据可用方差分析。在这种设计中，由于各处理组间对比具有同等的效率，当研究者对各处理组间对比研究有等同兴趣时，这是一种理想的设计。

（沈其君）

lādīngfāng shèjì

拉丁方设计（latin square design）

从行和列两个方面来控制非处理因素对实验结果的影响的一种方法。可用来考察一个实验因素和多个区组因素对观察结果的影响。拉丁方设计与配伍组设计相比较，配伍组设计从一个方面（行，即区组）来控制非处理因素对实验结果的影响，因此，

拉丁方设计是配伍组设计思想的进一步扩展。

倘若实验研究涉及一个处理因素和两个控制因素，每个因素的类别数或水平数相等，此时可采用拉丁方设计来安排实验。用拉丁字母安排处理因素，行和列安排控制因素，这样的实验称为拉丁方实验。拉丁方设计用 r 个拉丁字母排成 r 行 r 列的方阵，使实验因素的任何一个水平在任何一行和任何一列中出现 1 次，这样的方阵叫 r 阶拉丁方或 $r \times r$ 拉丁方。如图 1，即 3×3 拉丁方；图2，即 4×4 拉丁方。

设计要求 基本拉丁方设计要求：①必须是三因素同水平的实验。设计时将拉丁字母安排处理因素，行和列安排控制因素，并使行数、列数与处理数都相等。②任意两因素间均无交互作用。③各行、列、处理的方差相等。

步骤 下面通过例子介绍拉丁方设计的基本步骤。

例 某研究者为了比较甲、乙、丙、丁、戊五种不同药物给家兔注射后产生的皮肤疱疹大小（mm^2），采用拉丁方设计，选用 5 只家兔，并在每只家兔的 5 个不同部位进行注射，试比较 5 种药物对家兔产生疱疹的影响是否相同。

步骤 1： 本研究药物是处理因素，家兔和部位是减少实验误差的控制因素，这三个因素的水平

A	B	C
B	C	A
C	A	B

图 1　3×3 拉丁方

A	B	C	D
B	C	D	A
C	D	A	B
D	A	B	C

图 2　4×4 拉丁方

数都是5，从专业上判断因素间互相作用的影响可忽略，可选择5×5基本拉丁方。

步骤2：行区组代表不同的家兔，列区组代表不同的注射部位，拉丁字母代表不同的药物。

步骤3：为了达到随机化的目的，即获得随机排列的拉丁方，需对5×5基本拉丁方做行列变换。先做行变换，如读取4个随机数81、94、78、70，则排序得 $R=3$、4、2、1，即先将第3行和第4行对调，然后第2行和第1行对调，见图3。再做列变换，如读取4个两位数的随机数41、10、76、47，则排序得 $R=2$、1、4、3，即先将第2列和第1列对调，然后第4列和第3列对调（图3）。

步骤4：随机分配处理水平。事先假定 $R=1$、2、3、4、5分别对应不同的处理水平，即甲、乙、丙、丁、戊五种不同药物；为拉丁方表中的字母A、B、C、D、E读取5个两位数的随机数85、13、99、24、44，则排序得 $R=4$、1、5、2、3，即得字母与处理之间对应关系 A→丁、B→甲、C→戊、D→乙、E→丙。

由此可得到本例的拉丁方设计，即上述最后一个拉丁方，研究者依此安排实验。拉丁方设计是一种比较特殊的设计，考虑三个处理因素，并且处理因素的水平数均相等，通常得到的是计量资料，原始资料或者经过数据转换后的数据方差齐，采用三因素的方差分析进行统计学检验。

分析 见拉丁方设计的方差分析。

优缺点 优点：①拉丁方的行与列皆为配伍组，可用较少的重复次数获得较多的信息。②双向误差控制，使观察单位更加区组化和均衡化，进一步减少实验误差，比配伍组设计优越。缺点：要求三因素的水平数相等且无交互作用。虽然当三因素的水平数不等时，可以通过调整次要因素的水平数以满足设计的要求，但有时无法达到况且因素间可能存在交互作用，故在实际工作中有一定的局限性。当因素的水平数（r）较少时，为了提高精确度，可应用 m 个 $r×r$ 拉丁方设计。

（贺　佳　赵艳芳）

lièqū shèjì

裂区设计（split plot designs, split unit designs） 是析因设计的一种特殊形式，将一个或多个完全随机实验，随机区组实验，或拉丁方实验结合起来的实验方法。又称分割设计。采用分割设计（裂区设计）的实验称为分割实验，又称裂区实验。当实验受到实验单位的自然属性限制或为方便实验操作起见时，全部析因处理不能在同一区组内安排完毕，需要两个或更多的区组才能安排完全部处理时，裂区设计可将全区设计分解成多个裂区组安排析因处理。

设计步骤 先选定受试对象作一级单位分成几组，分别用一级因素的不同水平（一级处理）作完全随机、随机区组或拉丁方设计。每个一级单位再分成几个二级单位，分别接受二级因素的不同水平（二级处理）。因此，设计时宜用最感兴趣的或较主要因素、差异较小或要求精确度较高的因素作为二级因素；若因素 A 需要实验材料较多，因素 B 需要实验材料较少，则将因素 A 列为

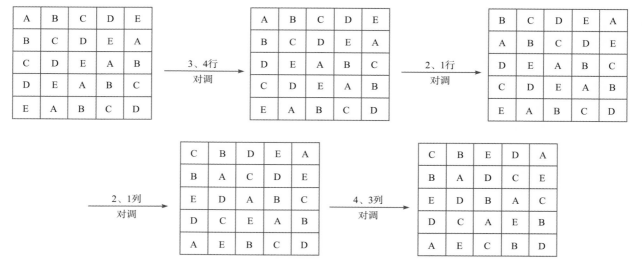

图3　基本拉丁方行列随机变换流程图

一级因素，因素 B 列为二级因素；如在实验中有些工序较难改变，另一些工序较易改变，则把前者作为一级因素，后者作为二级因素。

分析 裂区设计可采用方差分析（见裂区设计的方差分析），将总变异的离均差平方和自由度分为六个部分。先按一级单位和二级单位分为两个部分。一级单位包括区组、一级处理、区组与一级处理的交互作用（即一级单位误差）；二级单位包括二级处理、一级处理与二级处理的交互作用、区组与一级处理与二级处理的交互作用。

特点 实验需分两个（甚至多个）阶段来完成；不仅可以考察实验因素对观测结果的影响，还可以通过引入区组因素，消除或降低重要非实验因素对观测结果的影响，以便更好地评价实验因素不同水平以及实验因素之间的交互作用所产生的效应大小。

（贺佳 何倩）

chóngfù cèliáng shèjì

重复测量设计

（repeated measurement design） 对同一研究对象的同一观察指标在不同水平（如不同时间点）上进行多次测量的设计形式，常用来分析观察指标在不同水平（如不同时间点）上的变化。该设计被广泛应用于生物、医学、环境等几乎所有科学研究领域。例如，在生物学中，为了研究某种生物生长发育规律，对其生长过程进行追踪观察；在临床医学研究中，对病人治疗或手术后多个时间点进行连续观察；在环境科学中，对同一个地区在不同时间点上的污染物进行测量。

当实验中涉及两个实验因素，其中一个因素是重复测量因素

（如时间）时，资料格式见表 1。将受试者按处理因素的不同水平（水平数 $m \geqslant 2$）分组，对这些组内的每一受试者，都在不同时间点上对他们的反应变量进行测量。

该重复测量数据与随机区组设计数据很相似，它们的区别在于：①重复测量设计中处理因素在区组（受试者）间随机分配，区组内的各时间点往往是固定的，不能随机分配。每个受试者测量的时间是相同的。随机区组设计则要求每个区组内实验单位彼此独立，处理只能在区组内随机分配，每个实验单位接受处理是不相同的。②重复测量设计区组内实验单位彼此不独立，每个受试者个体特征是用 g 个时间点的测量值刻画的，同一受试者的重复测量结果高度相关。随机区组的数据不具有这一特点。

鉴于重复测量数据存在自相关性，如果用随机区组设计的方差分析比较处理组间差异，要求资料必须满足 H 型协方差矩阵，需通过莫奇利（Mauchly）"球对称"检验来考察。为了降低自相关性的影响，可用多元方差分析来检验时间及其有关的交互作用的效应大小；若只用一元方差分析，则可采取 Greenhouse-Geisser（G-G）法或 Huynh-Feldt（h-f）法对算出的概率进行校正。校正的方法是用"球对称"系数 ε 乘处理组间效应 F 界值的自由度 ν_1 和 ν_2，得 $\tau_1 = \nu_1 \varepsilon$，$\tau_2 = \nu_2 \varepsilon$，用 $F_{\alpha, (\tau_1, \tau_2)}$ 作为检验界值。当重复测量数据不满足"球对称"假设时，采用随机区组设计方差分析，会增大 I 类错误的概率。

统计处理 重复测量数据的统计分析有许多统计方法，可用单变量方差分析（ANOVA），也可用多变量方差分析（MANOVA），其中 ANOVA 是比较容易掌握、统计分析结论比较明确的一种方法。设将研究对象随机等分成 m 个干预组，每组例数为 n，重复测量次数为 g，每个观察对象测量值合计为 G_i；m 个干预组，每组的测量值合计为 A_i。重复测量数据的方差分析表见表 2。B_j

表 1 重复测量的资料格式

分组因素的水平	受试者编号	测量时间点			
		1	2	⋯	g
1	1	y_{111}	y_{112}	⋯	y_{11g}
1	2	y_{121}	y_{122}	⋯	y_{12g}
⋮	⋮	⋮	⋮		⋮
1	n_1	y_{1n_11}	y_{1n_12}	⋯	y_{1n_1g}
2	1	y_{211}	y_{212}	⋯	y_{21g}
2	2	y_{221}	y_{222}	⋯	y_{22g}
⋮	⋮	⋮	⋮		⋮
2	n_2	y_{2n_21}	y_{2n_22}	⋯	y_{2n_2g}
⋮	⋮	⋮	⋮		⋮
m	1	y_{m11}	y_{m12}	⋯	y_{m1g}
m	2	y_{m21}	y_{m22}	⋯	y_{m2g}
⋮	⋮	⋮	⋮		⋮
m	n_m	y_{mn_m1}	y_{mn_m2}	⋯	y_{mn_mg}

表2 重复测量数据方差分析表

变异来源	自由度	SS	MS	F	P
组间合计（观察对象）	$mn-1$	$SS_{组间} = \dfrac{1}{g}\left(\sum G_j^2\right) - C$			
干预分组（A）	$m-1$	$SS_A = \dfrac{1}{ng}\sum A_i^2 - C$	SS_A/v_A	F_A	
组间误差	$m(n-1)$	$SS_{组间} - SS_A$	$SS_{组间误差}/v_{组间误差}$		

注：$C = \dfrac{\left(\sum X\right)^2}{N}$

表示第 j 个时间的测量值合计，T_{ij} 表示第 i 个干预、第 j 个时间的点测量值合计，多个时间点测量前后与交互作用的方差分析见表3。

例　某研究者欲研究两种抑郁药 A 和 B 对抑郁患者生命质量的影响，10 位患者服用 A 药，10 位患者服用 B 药，在服药前、服药 3 个月和服药 6 个月时，采用生命质量调查表（SF-36）对生命质量进行调查，收集到 20 位抑郁患者生命质量得分见表4。试进行方差分析。

"球对称"检验需借助 SPSS、SAS、或 Stata 统计软件来完成，表5是 SAS "球对称"检验结果。

得到协方差矩阵莫奇利（Mauchly）"球对称"检验的结果，不拒绝"球对称"假设（表5）。

将表4数据按表2的公式计算各离均差平方和 SS、自由度、均方 MS 和 F 值，得方差分析表，见表6。

按 $\alpha = 0.05$ 水准，两组生命质量评分的差别没有统计学意义。即不考虑测量时间，尚不能认为两种抑郁药 A 和 B 对抑郁患者生命质量的影响有差别。

将表4数据按表3中的公式计算各离均差平方和 SS、自由度、均方 MS 和 F 值，得方差分析表，见表7。

时间及时间和组别间的交互作用分析显示 P 值均小于 0.05，说明时间和两者的交互作用均有统计学意义。此时如果要比较组间差别，则需在每个时间点上进行。

优缺点　优点是每一个体作为自身的对照，克服了个体间的变异。分析时可更好地集中于处理效应，同时受试者间自身差异

的问题不再存在。重复测量设计的研究所需的个体相对较少，因此更加经济。缺点是：①滞留效应（carry-over effect）。前面的处理效应有可能滞留到下一次的处理。②潜隐效应（latent effect）。前面的处理效应有可能激活原本以前不活跃的效应。③学习效应（learning effect）。由于逐步熟悉实验，研究对象的反应能力有可能逐步得到提高。

（贺　佳　赵艳芳）

jiāochā shèjì
交叉设计（cross-over design）

一种特殊的自身前后对照设计，它是将受试对象随机分为两组（以两组设计为例），一组先给予 A 处理，后给予 B 处理（即 A—B 顺序），另一组先 B 后 A（即 B—A 顺序）；或者一组先 A 后 B 再 A（即 A—B—A 顺序），另一组 B—A—B 顺序，这两种处理方式在全部实验过程中交叉进行。前者交叉一次，称为一次交叉设计，又称两阶段交叉设计，如图1所示；后者交叉两次，称为二次交叉设计，又称三阶段交叉设计，如图2所示。

该设计有一个较为严格的限制条件是各种处理方式不能互相影响，即前一个实验阶段的处理效应不能持续作用到下一个实验

表3 多个时间点测量前后与交互作用的方差分析表

变异来源	自由度	SS	MS	F	P
组内合计（重复测量）	$mn(g-1)$	$SS_{组内} = \sum X^2 - \dfrac{1}{g}\left(\sum G_j^2\right)$			
测量前后（B）	$g-1$	$SS_B = \dfrac{1}{mn}\sum B_i^2 - C$	SS_B/v_B	F_B	
AB	$(m-1)(g-1)$	$SS_{AB} = \dfrac{1}{n}\sum\sum T_{ij}^2 - SS_B - SS_A - C$	SS_{AB}/v_{AB}	F_{AB}	
组内误差	$m(n-1)(g-1)$	$SS_{组内} - SS_B - SS_{AB}$	$SS_{组内误差}/v_{组内误差}$		

注：$g>2$，且拒绝"球对称"假设时，F_B 和 F_{AB} 的自由度必须进行 ε 系数校正

表4　20位抑郁患者服药前、服药3个月和服药6个月的生命质量得分

药的种类	患者序号	服药时间		
		服药前	服药3个月	服药6个月
A	1	50	60	78
A	2	53	70	85
A	3	43	68	81
A	4	40	65	75
A	5	52	68	78
A	6	41	60	75
A	7	36	66	79
A	8	47	73	81
A	9	38	69	79
A	10	45	60	83
B	11	46	68	73
B	12	39	70	78
B	13	40	75	79
B	14	41	68	85
B	15	43	74	84
B	16	40	70	86
B	17	39	71	83
B	18	38	78	80
B	19	41	72	76
B	20	44	77	80

表5　表4数据的Mauchly "球对称" 检验结果

χ^2	自由度	P	"球对称" 系数 ε	
			Greenhouse-Geisse	Huynh-Feldt
0.700 6	2	0.704 5	0.961 2	1.133 5

表6　A组与B组比较的方差分析表

变异来源	自由度	SS	MS	F	P
组间合计	19	407.733 4			
处理	1	26.666 7	26.666 7	1.26	0.276 5
组内误差	18	381.066 7	21.170 4		

表7　表4的服药前后比较与交互作用的方差分析表

变异来源	自由度	SS	MS	F	P（校正后）
患者内合计	40	15 347.999 9			
服药前后（B）	2	14 564.933 3	7 282.466 7	483.59	<0.000 1
AB	2	240.933 3	120.466 7	8.00	0.001 3
患者内误差	36	542.133 3	15.059 3		

阶段。为此，有必要在两个阶段之间设一个洗脱阶段，即洗脱期，以消除上一阶段残留效应的影响。洗脱期指受试对象不接受任何处理，确认前一个处理作用已经消失，受试对象又回到自然状态，以保证后一时期的处理不受前一时期处理的影响，随后再接受另一种处理。一次交叉设计，在两个阶段之间有一个洗脱期；二次交叉设计，在第一阶段与第二阶段之间有一个洗脱期，在第二阶段与第三阶段之间还有一个洗脱期。洗脱期的长短需根据试验药物的半衰期、药物效应或血中药物浓度监测来决定。值得指出的是，在实验过程中应注意药效的连锁反应，有的药物虽然在血中已测不出，或血药浓度已恢复至第一阶段前的水平，但仍可保持疗效，遇此情形应延长洗脱期。洗脱期可给予安慰剂，以消除主观因素的影响。

分组方法　当实验中仅涉及一个具有两水平的实验因素，根据专业需要，希望实验因素的两个水平先后作用于每一个受试对象，此时适宜选用一次交叉设计。一次交叉设计的分组方法：受试对象的例数要求为偶数，并编号。尽量使相邻的第1、2号条件相近，第3、4号条件相近，以此类推。然后再用随机分配的方法决定，条件相近的两个受试对象中若前一个为A—B顺序，则后一个即为B—A顺序，反之亦然。结果有一半受试对象接受A—B顺序，另一半受试对象接受B—A顺序，当实验中仅涉及一个具有两水平的实验因素，根据专业需要，希望实验因素的两个水平在3个时期作用于每一个受试对象，此时适宜选用二次交叉设计。二次交叉设计的分组方法是在一次

交叉设计的基础上，再增加一个第Ⅲ阶段，受试者在一、二、三阶段随机安排 ABA 或 BAB 处理顺序，方法同上（表）。

统计处理　交叉设计的数据统计处理采用方差分析法，所观察到数据包括：处理组间效应、阶段效应、顺序效应和受试对象的个体差异。其中处理效应是希望研究的主要因素；个体差异和阶段效应是影响研究结果的因素；顺序效应是交叉设计能够实施的前提条件，在方差分析中不予考虑。保证顺序效应可被忽略的方法是在两个阶段间设一个洗脱期，具体分析方法见交叉设计的方差分析。

优缺点　优点：①样本量少。由于每个受试对象均接受多次处理，故多倍地使用了受试对象，节省了样本量。②可分析多种效应。该方法将个体差异从处理中分离出来，能同时分析比较处理组间效应和阶段效应。缺点：①处理时间不能过长。因为在同一受试对象上施加多种处理，处理和洗脱期过长会导致整个实验周期过长，受试对象可能无法坚持到底而中断实验。②必须安排洗脱期。如果某因素的作用没有清除，则会直接影响到对另一个因素的作用效果的正确评估。③受试对象的结局可能影响实验的进程。如果受试对象出现治愈、死亡等现象，则后一时期的处理将无法实施。受试对象一旦在某一阶段退出实验，则会造成该阶段及其以后的数据缺失，增加统计分析的困难。

注意事项　虽然交叉试验的处理是单因素，但影响试验结果的因素还有非人为控制的受试者的个体差异和试验阶段这两个因素。一次交叉设计相当于两个平

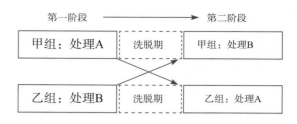

图 1　一次交叉设计示意图

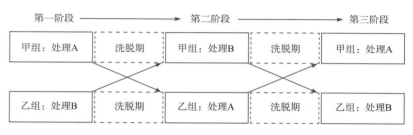

图 2　二次交叉设计示意图

表　16 名受试对象一次交叉试验的分组方法

受试者号	1 2	3 4	5 6	7 8	9 10	11 12	13 14	15 16
随机数字	9	6	3	0	2	4	1	8
用药顺序	AB	AB	AB	AB	AB	AB	AB	AB
	BA	BA	BA	BA	BA	BA	BA	BA

注：用药顺序事先指定双数为 AB 顺序，单数为 BA 顺序

行对照设计；二次交叉设计相当于三个平行对照设计，且采用了同一受试对象自身前后对照，可以消除个体间变异，不但节省样本，而且两组均衡性好。由于 A 和 B 处于先后两个试验阶段的机会是相等的，因此平衡了试验顺序的影响。所以，该设计能把处理方法间的差别、时间先后之间的差别和受试者之间的差别分开来分析，使统计效率大大提高。

交叉设计只适用于病情较稳定的慢性迁延性疾病疗效观察，如支气管哮喘、原发性高血压、良性心律失常等，不宜用于具有自愈倾向或病程较短的疾病研究。

在医学研究中，交叉设计多用于镇痛、镇静、降压等药物或治疗方法间疗效的比较。根据交叉设计要求，凡有蓄积作用、排泄缓慢、不良反应大的药物进行疗效观察时，不宜选用本设计。为了避免产生来自病人和研究者的偏倚，交叉试验应当采用盲法。

（贺　佳　赵艳芳）

xīyīn shèjì

析因设计（factorial design）将两个或多个处理因素的各个水平进行全面组合、交叉分组，对各种可能的组合都进行实验，从而探讨各处理因素的主效应及各处理因素间的交互作用的设计方

法。又称完全交叉分组实验设计。该设计考虑各个因素所有水平的全面组合。

在医学科学研究中，许多因素之间是相互联系、相互制约的，当要考察几个因素之间的交互作用时，析因设计是一种非常理想的设计。它的实验结果可运用方差分析，把总变异分解为多个因素变异、因素间交互作用的变异及误差变异。因此，它不仅可以做每个因素各水平间的比较，而且还可以进行各因素间交互作用的分析及因素间不同水平组合下的平均效应的比较。

特点 析因设计有如下特点：实验中设计的实验因素的个数不少于 2 个；实验中的实验条件是全部实验因素水平的全部组合；在每个实验条件下至少要做两次独立重复实验；各实验因素同时施加且地位平等。

常见的析因设计是完全随机两因素析因设计，其实验设计形式为设 A 因素有 $I(\geq 2)$ 个水平，B 因素 $J(\geq 2)$ 个水平，共有 $g=IJ$ 个处理组。其中最为常见的是两因素两水平的析因设计，也称 2×2 析因设计，共有四个组合。如以 A_1 表示 A 因素 1 水平，A_2 表示 A 因素 2 水平，B_1 表示 B 因素 1 水平，B_2 表示 B 因素 2 水平，各因素之间相互交叉，组成 2×2 交互作用的实验设计。资料格式见表 1。

表 1 2×2 析因设计的资料格式

B	A	
	A_1	A_2
B_1	A_1B_1	A_2B_1
B_2	A_1B_2	A_2B_2

表 2 为两因素多水平的析因设计资料格式，共有 $I\times J$ 个组合。

表 2 $I\times J$ 析因设计的资料格式

B	A			
	A_1	A_2	$\cdots$	A_I
B_1	A_1B_1	A_2B_1	$\cdots$	A_IB_1
B_2	A_1B_2	A_2B_2	$\cdots$	A_IB_2
$\vdots$	$\vdots$	$\vdots$	$\vdots$	$\vdots$
B_J	A_1B_J	A_2B_J	$\cdots$	A_IB_J

分析 析因实验的结果可用方差分析进行假设检验，推断各因素的主效应及其交互作用。在析因设计的方差分析中，首先应当重点考察各因素间是否存在交互作用，如果存在交互作用，表示各因素不是各自独立的，而是一个因素的水平有改变时，另一个或几个因素的效应也随之变化，此时各因素的主效应检验结果已无实际意义，应当按各因素各水平的组合来分析其单独效应；反之，则表示各因素具有独立性，一个因素的水平有改变时，其他因素的效应不受影响（见析因设计的方差分析）。

优缺点 优点是其全面、高效性。它可以均衡地对各因素的不同水平全面进行组合，分组进行实验，探讨全部的主效应，即各个单因素的作用，同时可以分析因素之间交互作用的效应的大小；而且通过比较能寻求最佳组合。缺点是处理数（各水平的组合数）为各因素水平数的乘积，当因素过多或因素的水平数过多时，所需要的实验次数太多，工作量较大，研究者常无法承受。另外，统计分析计算较复杂，而且给众多交互作用的解释带来困难。所以，含有较多因素和水平时一般不宜采用析因设计。

（贺 佳 赵艳芳）

正交试验（orthogonal design）

在一些领域，包括医学方面的科学研究中，经常需要评价多个因素不同水平对试验结果的影响。若进行全面试验，可采用多因素多水平完全交叉分组的析因设计。然而在实际工作中，当因素个数 ≥ 3 个时，全面试验所需要的实验次数太多，往往难以实现，此时可采用非全面试验的正交设计。正交试验是从全面试验中挑选出部分有代表性的点，根据"正交表"合理安排试验的一种科学方法。与析因设计相比，它具有试验次数少、设计简便等优点。

原理 在试验安排中，每个因素在研究的范围内选几个水平，就好比在选优区内打上网格，如果网上的每个点都做试验，就是全面试验。例如 3 个因素的选优区可以用一个立方体表示（图），3 个因素各取 3 个水平，把立方体划分成 27 个格点，反映在图上就是立方体内的 27 个 "·"。若 27 个网格点都试验，就是全面试验。

正交设计就是从选优区全面试验点（水平组合）中挑选出有代表性的部分试验点（水平组合）来进行试验。图中标有试验号的九个 "（·）"，就是利用正交表 $L_9(3^4)$ 从 27 个试验点中挑选出来的 9 个试验点。即：①A1B1C1。②A2B1C2。③A3B1C3。④A1B2C2。⑤A2B2C3。⑥A3B2C1。⑦A1B3C3。⑧A2B3C1。⑨A3B3C2。

上述选择，保证了 A 因素的每个水平与 B 因素、C 因素的各个水平在试验中各搭配一次。对于 A、B、C 三个因素来说，是在 27 个全面试验点中选择 9 个试验点，仅是全面试验的 1/3。从图中可以看到，9 个试验点在选优区中分布是均衡的，在立方体的每个平面上，都恰是3个试验点；在立方体的每条线上也恰有一个试验点。9个试验点均衡地分布于整个立方体内，有很强的代表性，能够比较全面地反映选优区内的基本情况。

步骤 具体包括：①明确试验目的，确定考核指标。②挑选试验因素，确定各因素水平。③选取正交表，进行表头设计。④明确试验方案，进行试验，记录结果。⑤对结果进行直观分析和方差分析。⑥作验证试验，验证选取的最佳条件是否合理可行。

正交表符号意义 正交表往往用符号 $L_N(m^k)$ 表示。其中，字母 L 表示正交表；N 表示试验次数；指数 k 表示表的列数，也是最多可安排的因素个数；m 表示各因素的水平数。

正交表的特性 任何一张正交表都具有以下两个特性：①任一列中，各水平出现的次数相同。②在任两列所构成的水平对中，每个水平对出现的次数相等。由上述两个正交表的特性也反映了正交表具有"搭配均匀性、组合代表性和综合可比性等"特点。

正交表的种类 正交表的种类一般包括2种：①标准正交表。各列中水平数相同的正交表称为标准正交表。如 L_4（2^3）、L_8（2^7）、L_{12}（2^{11}）、L_9（3^4）、L_{27}（3^{13}）等。②混合正交表。各列水平数不完全相同的正交表称为混合正交表。如 L_8（4×2^4）表示该正交表中有一列的水平数为4，有4列水平数为2。

正交表的构造方法 正交表种类繁多，各类型之间构造原理不同且构造复杂。常用的正交表构造方法有哈达玛（Harlamard）矩阵方法、正交拉丁方法、并列法等。

正交表的选用 为了充分利用正交表的均衡性与对比性特点，力求达到实验次数最少且结果可信的优化设计。选择正交表时要尽量满足下面条件：①水平数相符：选择标准正交表等水平试验设计，满足水平相符，不等水平试验设计，可选用混合正交表。②列数容限要求：每一个因素占一列位置。因此选用表的列数必须能容纳全部因素，即在水平确定后选择列数最少的正交表。③满足行数要求。

正交表的表头设计 当考虑因素间的交互作用时，除正交表外，还需要一个表，即正交表的表头设计。表头设计时，有以下几个原则：①避免混杂的原则，应优先考虑交互作用不可忽略的处理因素，将它们及交互作用首先在表头排妥，而后再将剩余各因素任意安排在各列上。②在满足因素之间没有一阶或是多阶交互作用的条件下，分析一阶或多阶交互作用的列才能用来安排处理因素；否则，该列不能安排处理因素。③正交表的表头设计并不是唯一的，需根据实际情况结合正交表进行表头设计。

分析 常用的正交试验设计分析方法是直观分析法和方差分析法。直观分析法也称极差分析法，可根据各种试验组合的效应大小筛选最佳组合，用于验证试验；方差分析法也称统计分析法，主要是对试验结果进行统计检验。例如：研究雌螺产卵的最佳条件，在 $20cm^2$ 的泥盒里饲养同龄雌螺10只，以产卵数量为指标，选取温度（A）、含氧量（B）、含水量（C）和 pH 值（D）为考察因素，每个因素2个水平（表1），在考虑温度与含氧量对雌螺产卵存在交互作用的条件下安排正交试验。

根据要求，需分析因素 A、B、C、D 的主效应以及 AB 的交互作用，可选用 L_8（2^7）正交表，表头设计见表2。A、B、C、D 分别安排在 L_8（2^7）正交表的第1、2、4、7列，AB 交互作用安排在第3列，由于本试验未考虑 AC 的交互作用和 BC 的交互作用，因此第5列和第6列可作为误差列（空列），以计算误差均方 MS_E。

直观分析法 结果见表3，其中 T_{1k} 为第 k 列水平数为"1"时试验结果的合计，如 T_{11} 表示温度为5℃时的产卵数量，$T_{11} = 86+95+91+94 = 366$，同理可计算各因素各水平的产卵数量。各因素不同

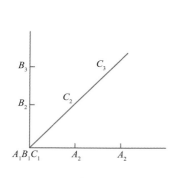

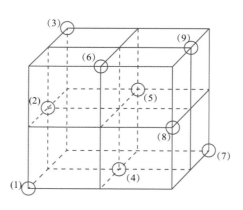

图 3因素3水平实验的均衡分散立体图

表 1 雌螺产卵条件因素与水平

因素水平	A 因素 温度（℃）	B 因素 含氧量（%）	C 因素 含水量（%）	D 因素 pH 值
1	5	0.5	10	6.0
2	25	5.0	30	8.0

表 2 L_8（2^7）正交设计表的表头设计

列号	1	2	3	4	5	6	7
因素	A	B	AB	C	AC	BC	D

水平对雌螺产卵的影响为 $T_{11} > T_{21}$，$T_{12} > T_{22}$，$T_{24} > T_{14}$，$T_{27} > T_{17}$，单因素结果表明最佳雌螺产卵条件为 $A_1B_1C_2D_2$，即温度为 5℃，含氧量为 0.5%，含水量为 30%，pH 值为 8.0。又由 $T_{23} > T_{13}$，说明温度和含氧量存在较大的交互作用。由于温度和含氧量存在交互作用，还需按 A、B 两因素水平搭配的各种组合分别计算产卵数量，本例中 T（A，B）共有四种组合，即 T（1，1）、T（1，2）、T（2，1）、T（2，2），可以算出 T（2，1）产卵数量最多。综合以上分析，确定最佳雌螺产卵条件为 $A_2B_1C_2D_2$，即温度为 25℃，含氧量为 0.5%，含水量为 30%，

pH 值为 8.0。

方差分析法 利用方差分析对雌螺产卵条件的 L_8（2^7）正交试验及结果进行统计推断，结果见表 4。其中 SS_k 为第 k 列试验结果的组间离均差平方和，可用下式计算：

$$SS_k = \frac{1}{N}(T_{1k} - T_{2k})^2$$

该公式仅适合因素为两个水平的情形，对于多水平的情形则应采用下面的公式进行计算：

$$SS_k = \frac{\sum_{i=1}^{m} T_{ik}^2}{m \times r} - \frac{(\sum x)^2}{N \times r}$$

式中 T_{ik} 为第 k 列中第 i 水平时试

验结果的合计；m 为因素的水平数；r 为每种试验组合重复试验的次数；N 为正交试验的次数；x 为试验结果测量值。

将表 3 中的计算结果代入表 5，得方差分析表。

为了计算表 5 中的 F 值和 P 值，研究者根据对试验因素的了解程度，必须制订方差分析表中某一或某几个交互作用项为误差项，以计算误差均方 MS_E。如假定 AD（BC）没有交互作用，则指定 $SS_E = SS_6$，$V_E = 1$，$MS_E = SS_6$。如假定 A、B、C、D 不存在一阶交互作用，则指定 $SS_E = SS_3 + SS_5 + SS_6$，$V_E = 3$，$MS_E = SS_E/3$。在雌螺产卵条件 L_8（2^7）正交试验中，假定只有 AB 存在一阶交互作用，则指定 $SS_E = SS_5 + SS_6 = 0.5 + 4.5 = 5.0$，$V_E = 2$，$MS_E = 5.0/2 = 2.5$。相应的方差分析表见表 6。结论：雌螺产卵条件主要与泥土含水量、温度与含氧量的交互作用有关。

最佳条件验证试验 由于正交试验不是全面的完全交叉试验，由此得到的效应值最高的最佳组合，是否为真正意义的最佳组合

表 3 雌螺产卵条件的 L_8（2^7）正交试验及结果

试验序号	L_8（2^7）正交表各列（试验因素）							试验结果
	1	2	3	4	5	6	7	
	(A)	(B)	(AB)	(C)			(D)	
1	1	1	1	1	1	1	1	86
2	1	1	1	2	2	2	2	95
3	1	2	2	1	1	2	2	91
4	1	2	2	2	2	1	1	94
5	2	1	2	1	2	1	2	91
6	2	1	2	2	1	2	1	96
7	2	2	1	1	2	2	1	83
8	2	2	1	2	1	1	2	88
T_{1k}	366	368	352	351	…	…	359	
T_{2k}	358	356	372	373	…	…	365	724

表 4 雌螺产卵条件的 L_8（2^7）正交试验的方差分析计算表

试验序号	L_8（2^7）正交表各列（试验因素）							试验结果 X	X^2
	1（A）	2（B）	3（AB）	4（C）	5	6	7（D）		
1	1	1	1	1	1	1	1	86	7 396
2	1	1	1	1	2	2	2	95	9 025
3	1	2	2	1	1	2	2	91	8 281
4	1	2	2	2	2	1	1	94	8 836
5	2	1	2	1	2	1	2	91	8 281
6	2	1	2	2	1	2	1	96	9 216
7	2	2	1	1	2	2	1	83	6 889
8	2	2	1	2	1	1	2	88	7 744
T_{1k}	366	368	352	351	361	359	359	724	65 668
T_{2k}	358	356	372	373	363	365	365		
SS_k	8	18	50	60.5	0.5	4.5	4.5		

表 5 L_8（2^7）正交试验的方差分析表

变异来源	自由度	SS	MS	F	P
总变异	7	$\sum X^2 - C$			
A（正交表第 1 列）	1	SS_1	MS_1	MS_1/MS_E	
B（正交表第 2 列）	1	SS_2	MS_2	MS_2/MS_E	
C（正交表第 4 列）	1	SS_4	MS_4	MS_4/MS_E	
D（正交表第 7 列）	1	SS_7	MS_7	MS_7/MS_E	
AB＝CD（第 3 列）	1	SS_3	MS_3		
AC＝BD（第 5 列）	1	SS_5	MS_5		
AD＝BC（第 6 列）	1	SS_6	MS_6		

表 6 雌螺产卵条件的 L_8（2^7）正交试验方差分析表

变异来源	自由度	SS	MS	F	P
总变异	7	146.0			
A（温度）	1	8.0	8.0	3.2	>0.05
B（含氧量）	1	18.0	18.0	7.2	>0.05
C（含水量）	1	60.5	60.5	24.2	<0.05
D（pH 值）	1	4.5	4.5	1.8	>0.05
AB	1	50.0	50.0	20.0	<0.05
误差	2	5.0	2.5		

还需通过必要的试验进行验证。在上面的例子中，可取有同龄雌螺 10 只的 $20cm^2$ 的泥盒共 3 份，按直观分析结果得到的最佳产卵条件进行验证试验，测定雌卵产卵数量，确定选取的最佳产卵条件重现性是否良好，可操作行如何，从而说明选取的最佳产卵条件是否合理可行。

（尹 平）

fēngē shíyàn

分割实验（split plot experiment，split unit experiment）

指采用分割设计的实验。又称裂区实验。（见裂区设计）

（贺 佳）

xìtǒng fēnzǔ shíyàn

系统分组实验（hierarchical classification experiment，nested classification experiment）

在系统分组实验中，有两个或两个以上的实验因素，每个因素又划分为若干水平，实验的处理为各因素按其隶属关系系统分组，各因素水平没有交叉。又称嵌套分组实验或组内分组又分组实验。

设计 在两因素的系统分组实验中，按照因素的隶属关系，A、B 两因素分别为一级和二级处理因素；在三因素系统分组实验中，A、B、C 三因素分别为一级、二级、三级处理因素；在更多因素的系统分组实验中，因素间的隶属关系依次类推。实验的处理组数为最小级别处理因素水平数的合计。以两因素的系统分组设计为例，假定 A 因素有 I 个水平，在 A 因素第 i 个水平下 B 因素有

J_i 个水平（$i=1,2,\cdots,I$），则二级处理因素共有 $g=\sum_{i=1}^{I}J_i$ 个水平，所有实验单位应随机等分为 g 组，每组有 n 例。如图所示：

分析 见系统分组试验设计的方差分析。

特点 实验因素对观测指标的影响有主次之分（以专业知识为依据，统计分析之前就应明确）；主要因素各水平下嵌套的次要因素的水平，可以取不同的值或取不同个数；统计分析时，不能分析因素之间的交互作用。

（贺 佳 何 倩）

xùguàn shìyàn

序贯试验（sequential trials）

以往的各种试验设计中都是先确定样本量 n，再将 n 个受试对象按不同方式随机分组，待获得 n 个受试对象的全部试验结果后再进行统计分析，这属于固定样本量的试验。如果事先不固定样本量 n，而是按照受试对象进入试验的次序，每获得一个受试对象的试验结果就进行一次统计分析，一旦得出拒绝 H_0 或不拒绝 H_0 的结论，即停止试验，这便是所谓的序贯试验。

适用范围 序贯试验多用于临床药物试验，也常用于动物实验，特别适用于急性大动物试验。序贯试验也可将急性小动物实验以小组为单位逐组进行，它与大动物实验一样，往往使实验收到节约动物、节省时间的效果。近年来，可用于中长期临床试验的团体序贯试验日益受到重视，但序贯试验不适于大规模的药物筛选。

设计步骤 序贯试验的设计包括如下的几个基本步骤。

确定试验类型。根据研究目的和现有的条件选择相应的序贯试验类型。

确定试验标准。实验时首先要规定实验标准，包括：①实验的灵敏度。②有效及无效水平。③Ⅰ类错误（即处理实际无效，错误地认为有效即假阳性）的概率（单向序贯实验和双向序贯实验分别以 α 和 2α 表示）及Ⅱ类错误（即处理实际有效，错误地认为无效即假阴性）的概率（β）。

利用公式或工具表绘出序贯实验图。然后逐一将实验结果在序贯图上绘实验线，根据实验线触及不同界限作出相应结论。

设计类型 其设计类型可按如下方式进行分类。

根据在设计时是否对样本量有所限制，序贯试验分为开放型和闭锁型。开放型序贯试验指在设计时对样本量不加任何限制，逐一试验直到取得统计推断结论为止。闭锁型序贯试验指在设计时预先规定最大样本量，研究者可以肯定在不超过规定的样本量就可取得统计推断结论使试验终止。

根据资料性质，序贯试验可分为质反应和量反应两类。质反应序贯试验的观察指标是以定性分类指标如阳性与阴性、有效与无效等表示。量反应序贯试验的观察指标是以计量指标如脉搏、体重、胆固醇含量等表示。

根据单侧检验和双侧检验（见假设检验）的原理，序贯试验可分为单向和双向两类。例如根据研究假设，欲了解试验组是否优于对照组，或试验药是否合格均为单向序贯试验，而欲了解两药的效果何者为优则为双向序贯试验。

上述 3 种分类可以互相结合应用而得到多种设计类型，如开放型单向质反应序贯试验，开放型单向量反应序贯试验；开放型双向质反应序贯试验，开放型双向量反应序贯试验；闭锁型质反应序贯试验，闭锁型量反应序贯试验等。对于闭锁型的序贯试验其检验与开放型基本一样，只是中界线与边界线相关而封闭，图形是一条楔形曲线。为此，这里结合例子只介绍 4 种开放型的序贯试验。

开放型单向质反应 举例说明。

例 1 现欲研究益多酯治疗酯血症的临床效果，并以血清胆固醇的含量作为观察指标，规定服药 10 天后血清胆固醇含量降低 20mg/100ml 以上为有效，不到 20mg/100ml 为无效反应，试验条件为：①以有效率 $\pi\geq\pi_1=70\%$ 作为药物有效。②以有效率 $\pi\leq\pi_0=30\%$ 作为药物无效。③$\alpha=0.05$，$\beta=0.05$。

首先规定试验标准，即总体率 π 的检验：①若有效率 $\pi\geq\pi_1$，结论为处理有效。②若有效率 $\pi<\pi_0$，$\pi_1>\pi_0$，结论为处理无效。③Ⅰ类错误的概率 α 及Ⅱ类错误的概率 β 的水准，根据上述条件，可以获得基于如下两个直线方程的有效和无效的两界限值：

上界（有效）U：$Y=a_1+bn$

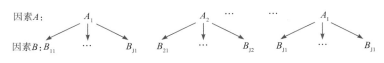

图 "递阶层次"结构示意

下界（无效）L：$Y = a_2 + bn$ 采用广义似然比方法有：

$$a_1 = \lg \frac{1 - \beta}{\alpha} / \lg \frac{\pi_1(1 - \pi_0)}{\pi_0(1 - \pi_1)}$$

$$a_2 = \lg \frac{\beta}{1 - \alpha} / \lg \frac{\pi_1(1 - \pi_0)}{\pi_0(1 - \pi_1)}$$

$$b = \lg \frac{1 - \pi_0}{1 - \pi_1} / \lg \frac{\pi_1(1 - \pi_0)}{\pi_0(1 - \pi_1)}$$

本例可求得：$a_1 = 1.738$，$a_2 = -1.738$，$b = 0.5$。

上界有效 U：$Y = 1.738 + 0.5n$

下界有效 L：$Y = -1.738 + 0.5n$

将两直线方程在方格坐标纸上作图，横轴 n 代表试验例数，纵轴 Y 代表有效例数（图1）。试验进程为：若第1例有效则从原点（0，0）起，划一格东北方向的斜对角线段，若无效则划一格正东方向的水平线段；第2例试验结束时则按相同规定紧接第一例线段的终点再划一线段，如此序贯进行，各线段可连成一条试验线。当试验线触及上界 U，试验结束，结论为该试验措施有效，当该线触及下界 L，结论为试验措施无效；当试验线不触及任一界限，表示结论尚不肯定，试验还需继续进行。

开放型双向质反应序贯试验举例说明。

例2　比较丙氯啦嗪与某对照药对精神忧郁症的治疗效果，患者一周服丙氯拉嗪（以 P 表示），一周服对照药（以 C 表示），次序随机安排。两周后由患者自己判断哪一周情况较好。

在序贯检验中只利用效果不同的对子。如果病人不能区别哪一种药疗效较好，则弃却这一个对子。

如 P 优于 C，则记为 SF（S 为有效，F 为无效）；如 P 差于 C，则记为 FS。具体检验步骤如下。

步骤1：规定检验标准。①规定 θ 值，θ 为 SF 数与总的对子数（$SF+FS$）的比值，即：

$$\theta = \frac{SF}{SF + FS}$$

这里规定 SF 是 FS 的4倍时（即 $SF : FS = 4 : 1$ 或 $FS : SF = 4 : 1$）可以认为其中一种优于另一种，则 $\theta = \dfrac{4}{1 + 4} = 0.80$。当 $SF : FS = 1 : 1$，则认为 C 与 P 相同。②规定检验的假阳性率 α 和假阴性概率 β。如规定 $\alpha = 0.05$，$\beta = 0.05$。假阳性概率 $\alpha = 0.05$ 表

示当 P 与 C 效果相同时错误地检验为 P 比 C 好或 C 比 P 好的概率是 0.05。

步骤2：由以下公式求四条边界线。

$$U : y = a_1 + bn$$

$$L : y = -a_1 + (-bn)$$

$$M : y = -a_2 + bn$$

$$M' : y = a_2 + (-bn)$$

其中：

$$a_1 = \frac{2\lg \dfrac{1 - \beta}{\alpha/2}}{\lg \dfrac{\theta}{1 - \theta}}$$

$$a_2 = \frac{2\lg \dfrac{1 - \alpha/2}{\beta}}{\lg \dfrac{\theta}{1 - \theta}}$$

$$b = -\frac{\lg[4\theta(1 - \theta)]}{\lg \dfrac{\theta}{1 - \theta}}$$

直线 U 也称上界，为 P 优于 C 界线；L 也称下界，为 C 优于 P 界线；M 与 M' 称中界，为 P 与 C 无区别界线。本例以 $\alpha = \beta = 0.05$，$\theta = 0.80$ 代入得：

$$a_1 = \frac{2 \times \lg \dfrac{0.95}{0.025}}{\lg \dfrac{0.80}{0.20}} = \frac{2 \times \lg 38}{\lg 4}$$

$$= \frac{2 \times 1.579\,78}{0.602\,06} = 5.248$$

$$a_2 = \frac{2 \times \lg \dfrac{1 - 0.025}{0.05}}{\lg \dfrac{0.8}{0.2}} = \frac{2 \times \lg 19.5}{\lg 4}$$

$$= \frac{2 \times 1.290\,03}{0.602\,06} = 4.285$$

$$b = -\frac{\lg(4 \times 0.8 \times 0.2)}{\lg \dfrac{0.8}{0.2}} = -\frac{\lg 0.64}{\lg 4}$$

$$= -\frac{-0.193\,82}{0.602\,06} = 0.322$$

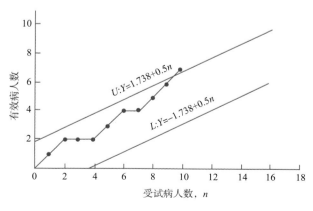

图1　开放型单向质反应序贯试验图

于是四条直线方程为：

$$U: y = 5.428 + 0.322n$$
$$M: y = -4.285 + 0.322n$$
$$M': y = 4.285 - 0.322n$$
$$L: y = -5.248 - 0.322n$$

步骤 3：由此四条直线方程作序贯检验图。

步骤 4：画实验线（图 2）。在实验中，凡获得一个"SF"，则将实验线向右上方移一斜对角线；凡获得一个"FS"，则将实验线往右下方移一斜对角线；当实验线触及 U 表示 P 优，触及 L 表示 C 优，触及 M 或 M' 则为 C 与 P 差别无统计意义。如实验线先后触及 M 与 M' 的两延长虚线，则 C 与 P 差别亦无统计意义。本例实验结果见表 1。

当实验至第 14 对时（不能区别优劣的对子不计），实验线触及 M 线，故结论为两药疗效无差别。

在计数资料的配对比较中，检验标准所规定的 θ 值是根据试验者对检验的要求来选定的。在临床药物试验中，一般将试药与已知对照药进行配对比较。如果已知对照药的有效率为 p_2，于是有公式：

$$\theta = \frac{p_2(1-p_1)}{p_2(1-p_1) + p_1(1-p_2)}$$

例如，已知对照药的有效率为 $p_1 = 60\%$，试验者用 $\theta = 0.8$ 进行检验，用上面的公式可得出 $p_2 = 85.7\%$。这意味着试验药丙氯拉嗪的有效率必须达到 85.7% 才认为优于对照药，否则为两药差别无统计意义。如果用 $\theta = 0.75$（即 $SF : FS = 3 : 1$）进行检验，则可得 $p_1 = 81.8\%$。

以上设计当 $\theta = 0.8$ 时，能鉴别 25.7%（$85.7\% \sim 60\%$）的疗效差别；当 $\theta = 0.75$，能鉴别 21.8%（$81.8\% \sim 60\%$）的疗效差别。由此可见，把 θ 规定得越大，检验的鉴别能力较低，得出结论平均所需的病例数可以减少；把 θ 规定得越小，检验的鉴别能力较高，得出结论平均所需的病例数要多。

开放型单向量反应序贯试验举例说明。

例 3 研究某新药治疗心绞痛的效果，以服药后持续运动至心电图出现异常的时间作为观察指标，资料见表 2。若能超过服硝酸甘油出现异常的时间 3 分钟，则认为该药有效，已知服用硝酸甘油后持续运动至心电图异常的时间为 8 分钟。估计新药的标准差约为 2 分钟。

规定试验标准：①当反应量（即接受处理措施后，使观察指标改变的量）$\theta \geqslant \theta_1$，结论为处理有效。②规定 α 及 β 的水准。由此，可见列出有效及无效两界限的直线方程。

上界（有效）$U: Y = a_1 + bn$
下界（无效）$L: Y = a_2 + bn$
式中的 a_1，a_2，b 计算公式如下：

$$a_1 = \frac{\sigma^2}{\theta_1 - \theta_0} \ln \frac{1-\beta}{\alpha}$$

$$a_2 = \frac{\sigma^2}{\theta_1 - \theta_0} \ln \frac{\beta}{1-\alpha}$$

$$b = \frac{\theta_1 + \theta_0}{2}$$

式中 σ 为观察量 θ 的总体标准差，因此试验者宜在试验前对 σ 作出估计。

根据以上规定的标准可知本题的具体标准如下：① $\theta_0 = 8$ 秒，结论为新药无推广价值，疗效与硝酸甘油相等。② $\theta_1 > \theta_0$，$\theta_1 = 11$ 秒，新药疗效优于硝酸甘油。③ $\alpha = \beta = 0.05$。④ 新药的标准差 $\sigma = 2$。

$$a_1 = \frac{(2)^2}{11-8} \ln \frac{1-0.05}{0.05} = 3.93$$

$$a_2 = \frac{(2)^2}{11-8} \ln \frac{0.05}{1-0.05} = -3.93$$

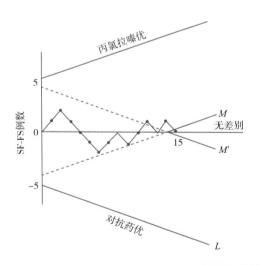

图 2 丙氯拉嗪与对照药抗忧郁症效果比较的序贯检验

表 1 丙氯拉嗪与对照药效果比较（不能区别者已除外）

实验例数	1	2	3	4	5	6	7	8	9	10	11	12	13	14
实验结果较优者	P	P	C	C	C	C	P	P	C	P	P	C	P	C

$$b = \frac{11 + 8}{2} = 9.5$$

$U : Y = 3.93 + 9.5n$，　新药优于硝酸甘油。

$U : Y = -3.93 + 9.5n$，　新药与硝酸甘油效果相同。

由此可以画出序贯试验图（图3）。

为利于作图，令 $b' = b - 8$，则每一观察值也应减8（表2）。则方程式为

$U : Y = 3.93 + 1.5n$

$U : Y = -3.93 + 1.5n$

开放型双向量反应序贯检验举例说明。

例4　肾型高血压狗在一定的间隔时间前后分别接受伊可里

（E）和胍乙啶（G），以比较哪一种药降压作用较强（两药次序随机安排）。

为了作这一序贯检验，首先要确定两药降压量相差多少才认为一药优于另一药，并以标准差为单位，以符号 θ 表示之。检验步骤如下。

步骤1：确定两药降压差数的标准差，本例经测定 $\sigma = 2.7\text{kPa}$。

步骤2：规定检验标准。①规定 θ 值。如 E 的降压量大于 G 的降压量达一个标准差（2.7kPa），可认为 E 优于 G；反之，E 的降压量少于 G 的降压量达一个标准差（-2.7kPa），则认为 G 优于 E；两药降压量一样，则认为 G

与 E 无差别，以符号表示之：$\theta = 1$ 时，结论为 E 优于 G；$\theta = -1$ 时，结论为 G 优于 E；$\theta = 0$ 时，E 与 G 无差别。②规定 α 及 β。本例规定 $\alpha = 0.05$，$\beta = 0.05$。

步骤3：由以下公式计算 a_1，a_2 及 b。

$$a_1 = \frac{2.3}{\theta} \lg \frac{1 - \beta}{\frac{\alpha}{2}}$$

$$a_2 = -\frac{2.3}{\theta} \lg \frac{\beta}{1 - \frac{\alpha}{2}}$$

$$b = \frac{\theta}{2}$$

如本例 $\theta = 1$，$\alpha = 0.05$，$\beta = 0.05$ 代入得：

$$a_1 = \frac{2.3}{1} \lg \frac{0.95}{0.025} = 2.3 \times 1.57978$$
$$= 3.633$$

$$a_2 = -\frac{2.3}{1} \lg \frac{0.05}{0.975} = -2.3 \times (1 - 1.29003)$$
$$= 2.967$$

$$b = \frac{\theta}{2} = \frac{1}{2} = 0.5$$

步骤4：据 a_1，a_2 及 b 作出以下四条界线方程。

$$U : y = a_1 \sigma + b \cdot \sigma \cdot n$$

$$M : y = -a_2 \sigma + b \cdot \sigma \cdot n$$

$$M' : y = a_2 \sigma - b \cdot \sigma \cdot n$$

$$L : y = -a_1 \sigma - b \cdot \sigma \cdot n$$

以上 U 为 E 优于 G 界线，L 为 G 优于 E 界线，M 与 M' 为 E 与 G 无差别界线。

本例数据代入得四条界线方程为：

$$U : y = 3.633 \times 2.7 + 0.5 \times 2.7 \times n$$
$$= 9.81 + 1.35$$

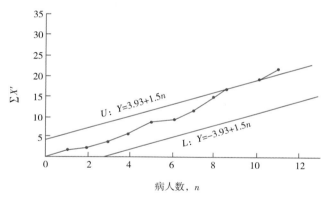

图3　开放型单向量反应序贯试验图

表2　某新药治疗慢性心绞痛的序贯分析

试验人次 n	运动持续时间 X	ΣX	$X' = X - 8$	$\Sigma X' = Y$
1	9.5	9.5	1.5	1.5
2	9	18.5	1	2.5
3	9.5	28	1.5	4
4	10	38	2	6
5	10.5	48.5	2.5	8.5
6	9	57.5	1	9.5
7	10.5	68	2.5	12
8	11.5	79.5	3.5	15.5
9	9.5	89	1.5	17
10	10.5	99.5	2.5	19.5
11	10.5	110	2.5	22

$$M: y = -2.967 \times 2.7 + 0.5 \times 2.7 \times n$$
$$= -8.01 + 1.35n$$

$$M': y = 2.967 \times 2.7 - 0.5 \times 2.7 \times n$$
$$= 8.01 - 1.35n$$

$$L: y = -3.633 \times 2.7 - 0.5 \times 2.7 \times n$$
$$= -9.81 - 1.35n$$

步骤 5：由此四条界线作出序贯检验图。

实验至第 7 只狗时差数的累计值 $y = \sum d$ 已达 19.99，触及 U 界线。结论为伊可里优于胍乙啶，降压效果平均至少比胍乙啶大 2.7kPa。

特点 ①在设计阶段将样本数 n 看作变数，不固定。②当处理组间确实存在差异时，序贯检验可以较早地得出结论，通常比固定样本量的试验节约样本例数，并可缩短试验周期。③序贯试验是边试验，边作统计分析，一旦发现处理组间有差别，即可立即停止试验，这在诸如安慰剂对照的临床试验中更符合伦理要求。

优缺点 优点：①适用于某些罕见疾病的临床试验，在较短时期内取得足够的观察例数以保证较高检验效能这方面有着明显的优点。②在某些临床试验中，某种药物的副作用不够清楚，或者虽然毒性较大，但目前尚无理想的药物代替，就必须对该药进行研究。这时若采用序贯试验对受试对象逐个进行试验，一旦发现毒性过大，有可能造成较大的损害时，则可立即停止试验。③序贯试验能够节约样本含量。缺点：①当试验者无法提供同期严格配对的治疗对象以及有效率及无效率水平时，无法采用序贯试验。②不太适用于远期随访研究或进行多变量分析。③对疗效差异中等或较小的资料等，序贯试验的显著性检验的效率往往低于配对或成组均数的显著性检验方法。

（尹 平）

línchuáng shìyàn shèjì
临床试验设计（ clinical trials design） 指任何在人体（病人或健康志愿者）进行药物的系统性研究。临床试验是新药研究开发过程中的重要环节，对评价新药的安全性具有关键作用。《药物临床试验质量管理规范》认为是一种前瞻性试验研究，以证实或揭示试验药物的作用、不良反应和（或）试验药物的吸收、分布、代谢和排泄，目的是确定试验药物的疗效与安全性。临床试验为比较两种或多种诊断或治疗措施提供基础；为诊断或治疗结果的正确性提供最大限度的可信性；为观察结果的差异提出有参考意义的结论。

特点 临床试验有以下 4 个特点：①以人为受试对象。②对干预措施进行前瞻性的追踪观察。③整个试验过程易受多种因素影响，试验结果可能存在程度不同的偏倚。④试验病例需一定时间的积累。

起源 医学科学领域首次引入观察性临床研究见于希波克拉底的著述，提出不仅要依靠合理的理论，也要依靠综合推理的经验，动物实验结果并不能证实其在人体内的效果，因此药物实验应当在人体进行。1898 年丹麦医师菲比格（Fibiger）发表了著名的血清治疗白喉的半随机对照临床试验。1948 年，在英国医学研究会领导下开展了世界上第一个随机对照临床试验，肯定了链霉素治疗肺结核的疗效。1955 年，特鲁洛夫（Truelove）进行了胃肠病方面的首项随机对照试验（randomized controlled trial，RCT）。此后 RCT 在临床各学科迅速开展，根据临床研究依据来处理患者的观念逐步形成，大样本、多中心 RCT 取代了以往分散、个别的观察性研究和临床经验总结。而 20 世纪 60 年代的反应停事件则促使美国药物修正法案的诞生，美国食品及药物管理局为临床试验建立了一整套制度，使随机对照试验成为公认的评价疗效的"金标准"。

世界药物临床试验管理发展简史 大致分为三个时期：

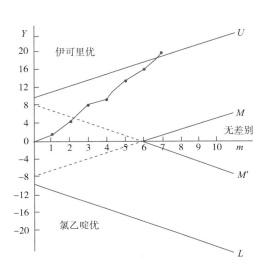

图 4 伊可里和胍乙啶抗高血压作用比较的序贯检验

药物临床试验和管理体系形成期 20世纪初至60年代，药物从无管理状态到药物临床试验管理体系逐步形成，其标志是20世纪60年代发生了一起震惊世界的反应停事件。反应停是一种镇静药物，被广泛用于治疗妊娠引起的呕吐，但实际上这一药物严重阻碍胎儿四肢的生长，导致婴儿出生时的严重形体缺陷，这种畸形被称为海豹肢畸形。由于当时欧洲各国对药物临床试验没有严格的要求和管理，所以该药未经临床试验就在欧洲和一些国家上市并被广泛使用，数千名服用这种药物的怀孕妇女生出相同的畸形胎儿时仍未能引起注意，致使20多个国家上万个这样的畸形胎儿出生。这一事件使世界各国政府充分认识到必须通过立法要求药物上市前经过安全性和有效性评价的临床试验，并赋予药物监督管理部门审批新药和行使强制性监督检查职能的权力。

药物临床试验规范化和法制化管理形成期 20世纪70年代，各国药物临床试验规范化和法制化管理逐步形成。这一时期，世界各国已十分重视药物上市前的临床试验和要求生产者提交药物安全性及有效性的证据，并赋予药物监督管理部门进行新药审评的权力。通过实施药物安全性和有效性临床试验及药物监督管理部门对药物申报的审核，世界一些发达国家逐步发现了药物临床试验中方法科学性、数据可靠性及伦理道德等方面所存在的各种问题。各国均先后制定和颁布了相应的药物临床试验管理规范。这些管理规范原则一致，但具体细节不尽相同。

药物临床试验管理规范国际统一标准形成期 20世纪90年代至今，药物临床试验管理规范的国际统一标准逐步形成。世界卫生组织根据各国药物临床试验管理规范，制定了适用于各成员国的《WHO药物临床试验规范指导原则》，并于1993年颁布。

随着全球经济一体化时代的到来和跨国制药公司的不断出现和发展，各国对新药研究开发的要求不断提高，所需研究经费和时间也不断增长。为了避免浪费，尽快使更多的患者及早使用更为安全有效的新药，同时制药公司也能尽快从国际市场中收回研制开发新药的投资，由美国FDA、美国制药工业协会、欧洲委员会、欧洲制药工业协会、日本厚生省（卫生福利部）和日本制药工业协会这六个成员发起的"人用药物注册技术要求国际协调会（International Conference on Harmonization of Technical Requirements for Registration of Pharmaceutical for Human Use，简称ICH）"于1991年在比利时的布鲁塞尔召开了第一次大会，其后每两年1次，共同商讨制订新药临床试验管理规范（Good Clinical Practice，GCP）的国际统一标准。

ICH一经发起，便得到来自世界各国的关注和积极响应，WHO对促进国际化标准形成也起了非常重要的作用。目前在全世界各国开展的药物临床试验，特别是多国多中心的临床试验，均以WHO和ICH的临床试验管理规范指导原则为参照标准，2017年6月，国家食品药品监督总局正式加入ICH，成为其全球第8个监督机构成员。

特殊问题 临床试验设计仍属实验设计的范畴，除必须遵循对照、随机、重复的基本原则外，由于受试对象是人，还需考虑一些特殊问题。

医学伦理 临床试验必须符合《赫尔辛基宣言》和国际医学科学组织委员会颁布的《人体生物医学研究国际道德指南》的道德原则，即公正、尊重人格、力求使受试者最大程度受益和尽可能避免伤害。参加临床试验的各方都必须充分了解和遵循上述原则，并遵守各国有关药物管理的法律法规。

进行药物临床试验必须有充分的科学依据。进行人体试验前，必须周密考虑该试验的目的、拟解决的问题、预期的治疗效果及可能产生的危害，受试者预期的受益应超过可能出现的损害，临床试验方法必须符合科学和伦理标准。

临床试验开始前，试验方案应当提请临床试验机构伦理委员会进行审查，审议同意并签署批准意见后方能实施。在试验进行期间，试验方案的任何修改均应经伦理委员会批准后方能执行。试验中发生任何严重不良事件，均应向伦理委员会报告。临床试验中设置应急信件就是从医学伦理角度考虑受试对象的利益。

在药物临床试验的过程中，必须对受试对象的个人权益给予充分的保障，并确保试验的科学性和可靠性。研究者必须向受试对象提供口头或书面的有关临床试验的详细材料，包括试验目的、预期的受益、受试对象被分配到不同处理组而可能发生的风险、因参加试验而受到损害或影响身体健康时能够获得的治疗和补偿。研究者不能强迫患者参加试验，经患者同意后，需由受试者或其法定代理人在知情同意书上签字并注明日期。执行知情同意过程的研究者或其代表也需在知情同意书上签名并注明日期。知情同意书应使用患者能够理解的语言和文字。受试对象保留在任何时候退出试验的权利。

盲法 是控制测量性偏倚的一种重要措施，其优点在于能够避免受试对象和研究者心理因素对试验结果可能产生的影响，使疗效和不良反应的评价尤其是一些主观指标的测量更为真实。盲法原则应自始至终地贯彻于整个临床试验过程（见盲法）。

随机化方法 临床试验可采用分层、区组随机化方法（见随机数字表、随机排列表、随机分组方法）。

多中心临床试验 指由一个单位的主要研究者总负责，多个单位的研究者合作，按同一试验方案同时进行的临床试验。通常情况下多中心临床试验的每个研究单位由一名研究者负责。多中心临床试验可以在较短的时间内入选所需数量的病例，搜集的病例范围广，用药的临床条件广泛，临床试验的结果对药物将来的应用更具代表性。这些优点使多中心临床试验备受推崇，但对于此类试验的设计也提出了更高的要求。

各中心试验组和对照组受试对象的比例应与总样本的比例相同，以保证各中心齐同可比。多中心试验要求各中心的研究人员采用相同的试验方法和病情判断标准，试验前对人员统一培训，试验过程中要有监控措施。当主要指标可能受主观因素影响时，需进行统一培训和一致性检验。当各中心实验室的检验结果有较大差异或参考值范围不同时，应采取相应的措施，如统一由中心实验室检验等。由此可以看出，多中心临床试验对试验设计、方案实施、数据分析和管理等方面提出了更多要求，影响因素亦更加复杂。

病例报告表 是新药临床试验中临床资料的记录方式，它是根据临床试验方案所设计的一种表格文件，用以记录每一名受试对象的试验数据。病例报告表的内容和格式应力求简明确切，其中观察项目应包括试验药物有效性和安全性的主要变量及其他重要相关信息。病例报告表应由事先经过培训，对效应的判断有统一认识和理解并直接接触受试对象的研究者填写，其原始的效应指标应按试验设计时的定义，准确而清晰地逐项记录。所有病例报告表的记录应与原始资料一致，新药临床试验中各种实验室数据均应记录。对明显偏离或在临床可接受范围以外的数据须加以核实，并由研究者作必要的说明。

优效性试验、非劣效性试验与等效性试验 根据比较的类型可将临床试验分为优效性试验、非劣效性试验和等效性试验。优效性试验（superiority trial）是显示试验药的治疗效果优于对照药（安慰剂或阳性对照药）的试验。如果已有疗效肯定的药物，采用安慰剂对照则会面临伦理方面的问题。随着越来越多有效药物的出现，在疗效方面有突破的药物越来越少，因而在阳性对照试验中，更多的情形是探索试验药物与标准药物相比疗效是否不差或相当，由此提出了非劣效性和等效性试验。非劣效性试验（non-inferiority trial）是显示试验药的治疗效果在临床上不劣于阳性对照药的试验（见非劣效检验）。等效性试验（equivalence trial）是确认两种药物治疗效果的差别在临床上为可接受限度之内的试验

（见生物等效性检验）。

适应性设计 具体内容参照适应性设计。

统计分析的数据集 一般主要包括以下 3 类分析集。

全分析集（full analysis set, FAS）。指尽可能接近符合处理意向分析原则的理想的受试者集。该数据集是从所有参与随机化分配的受试者中，以最少的和最合理的方法剔除受试者后得到。在选择全分析集进行统计分析时，对主要指标缺失值的估计，可以采用最接近的一次观察值进行结转。而处理意向分析（intention-to-treat analysis, ITT）原则是主要分析应包括所有随机化的受试者，即基于计划好的处理组进行分析，即分配到任一处理组的受试者都应作为该组成员被随访和分析，而不管其是否接受预先计划的处理。该原则在实际操作中常难以达到，因此，常用全分析集进行分析。

符合方案集（per protocol set, PPS） 是充分依从于试验方案的病例数据集，是全分析集的一个子集。又称有效样本、有效病例、可评价病例样本。纳入 PPS 的病例应接受试验分配的治疗、具有主要指标的测量值，以及未对试验方案有大的违反等。

安全性数据集（safety set, SS） 在安全性与耐受性评价时，用于汇总的受试者集。该数据集包括所有随机化后至少接受过一次治疗并有一次安全性评价的受试者。

临床试验统计分析内容 临床试验的统计分析主要包括可比性分析、疗效评价和安全性评价 3 个方面。

可比性分析 可比性分析是对不同处理组间受试对象的基线

资料进行分析，以明确所要比较的各处理组间的可比性及对结果的影响程度。可比性分析的指标包括人口学资料、症状、体征、病情严重程度、病程、病史、生命体征、体格检查等。应当注意的是，虽然在受试对象的分配上贯彻了随机化原则，但各组受试对象的基本情况可能并不完全相同，特别是在样本含量较小的情况下，仍可能出现不均衡。因此，在进行疗效评价前进行可比性分析仍是十分必要的。

疗效评价 临床试验的主要目的即在于确认药物具有某种治疗效果。药物的疗效评价应包括对主要指标、次要指标和全局评价指标的分析。对可比性分析中不均衡的指标，在疗效评价时应将其作为协变量，控制其对试验效应的影响。

安全性评价 在临床试验中安全性与疗效并重。从受试者中收集的安全性指标应尽可能全面，包括受试者出现的所有不良事件的类型、发生时间、严重程度、处理措施、持续时间、转归，以及与试验药物的关系等。药物安全性评价包括不良事件发生率、不良反应发生率、不良事件病例明细表等。

新药临床试验 为确保新药临床试验的科学性、严谨性和规范性，新药临床试验必须严格遵守《中华人民共和国药物管理法》《药物注册管理办法》《药物临床试验质量管理规范》，以及《化学药物和生物制品临床试验的生物统计学技术指导原则》等相关规定。在进入临床试验前，新药需要先经过实验室和动物实验阶段，再通过临床试验对其有效性和安全性加以确认，最后的结论必须以统计学原理为基础。新药的临床试验一般分为四期，即 I 期、II 期、III 期和 IV 期。新药在批准上市前，应当进行 I 期、II 期、III 期临床试验。经国家食品药物监督管理局批准后，有些情况下可只进行 II 期和 III 期临床试验或者仅进行 III 期临床试验。

I 期临床试验 初步的临床药理学及人体安全性评价试验。观察人体对于新药的耐受程度和药代动力学，为制定给药方案提供依据。

II 期临床试验 治疗作用初步评价阶段。其目的是初步评价药物对目标适应证患者的治疗作用和安全性，也包括为 III 期临床试验研究设计和给药剂量方案的确定提供依据。此阶段的研究设计可以根据具体的研究目的采用多种形式，包括随机盲法对照试验。

III 期临床试验 治疗作用确证阶段。其目的是进一步验证药物对目标适应证患者的治疗作用和安全性，评价利益与风险关系，最终为药物注册申请的审查提供充分的依据。试验一般应为具有足够样本量的随机盲法对照试验。

IV 期临床试验 新药上市后的应用研究阶段。其目的是考察在广泛使用条件下的药物的疗效和不良反应、评价在普通或者特殊人群中使用的利益与风险关系以及改进给药剂量等。

(李晓松 沈卓之)

mángfǎ

盲法（blinding or masking） 是避免研究者和受试者的主观因素对试验结果的干扰的重要措施。盲法试验常见有单盲（single blinding）和双盲（double blinding）两种，更严格的试验也会用到三盲。其中，单盲指受试者不知道自己用的是试验药还是对照药，但研究者清楚。单盲的优点是简单易行，但存在较大的缺陷，容易受到来自研究者偏倚的影响。双盲指受试者和研究者都不知道受试者的用药分组，而三盲指不仅对受试者和研究者设盲，而且统计人员等也不清楚治疗组分配的情况。

当观察指标是一个受主观因素影响较大的变量，例如神经功能缺损量表中的条目得分是由研究者主观判定后估计的，这时必须使用双盲试验。至于计量观察指标（如生化指标，血压测量值等），为了客观而准确地评价疗效也应该使用双盲临床试验设计。在对照药和试验药物剂型或外观不同时，还要用到双盲双模拟技术。它指由试验的申办者准备一个与试验药物外观相同的安慰剂，称为试验药的安慰剂；再制备一个与对照药外观相同的安慰剂，称为对照药品的安慰剂，按编码结果如果一个受试者为试验药组，则服用对照药加对照药的安慰剂；如为对照组，则服用对照药加上试验药的安慰剂。各要与其安慰剂的服用方法相同，从而保证双盲的实施。

在双盲临床试验中，盲态应自始至终地贯串于整个试验，从产生随机数、编制试验盲底、试验处理的随机分配、病人入组后的治疗、研究者记录试验结果并做出疗效评价、试验过程的监查、数据管理直至统计分析都必须保持盲态。统计分析前的揭盲，可采用一次或两次揭盲的方式，两次揭盲一般用于试验组与对照组按 1：1 设计，先在数据文件经过盲态审核（blind review）并认定可靠无误后将其锁定，进行第一次揭盲，此次揭盲只列出每个病例所属的处理组别（如 A 组或 B

组）而并不标明哪一个为试验组或对照组，交第三方进行统计分析。当统计分析结束后进行第二次揭盲，以明确各组所接受的治疗。

与盲法试验相反的是开放试验，即不设盲的试验，研究者和受试者都知道具体治疗方案。由于研究者或受试者对试验的信赖，或受试者对研究者的信任，在填写记录时某些受主观因素影响较大的指标值就可能出现先入为主的观念。如当一个研究者知道受试者所接受的是试验药物时，可能对受试者的治疗情况倍加关心，如增加检查的频度，甚至护理人员也会格外关心该受试者，他们的这种行为可能会影响受试者的态度，从而不知不觉地影响观察指标的真实性。而当受试者知道自己所用的是对照药物或安慰剂后，也会产生心理影响，妨碍或干扰与研究者在临床研究上的配合，造成偏倚。因此，即使在开放试验中，研究者和参与试验效应评价的研究人员最好不是同一个人。如果使参与评价的人员在评判过程中始终处于盲态，就能将偏倚控制到最低限度。

（夏结来）

shìyìngxìng shèjì
适应性设计（adaptive designs for clinical trials）

指在不损害试验完整性与正确性的前提下，利用已完成的试验数据为进一步试验进行适应性调整的多阶段设计，也可被称为可变性设计（flexible design）等。

特点 它具有 3 个特点：①灵活性。指与成组序贯设计相比，适应性设计不仅可以根据期中分析结果对是否提前得出试验结论终止试验做出决定，而且可以对进一步试验进行适应性调整以提高试验成功的可能性，比成组序贯设计具有更强的灵活性。②完整性。指试验在有意调整的基础上必须尽可能预先计划，并维持期中分析结果的盲态。③正确性。指提供正确的统计推断，保证研究不同阶段间的一致性。灵活性是适应性设计最大的优点，也是其在临床试验中被应用和受到研究者、申办者和生物统计人员青睐的主要原因。它不仅可以提高试验的效率，而且通过提前结束无效试验、增大优效处理组的随机化分配比例等手段使受试者更容易接受有效的处理方式，更加满足伦理学的要求。而试验的完整性和正确性是适应性设计试验质量的保证。在适应性设计的应用中，试验灵活性的增强不能以损害试验的完整性和正确性为代价，否则整个试验的质量不能得到保证，试验结果的可信度较低。试验的灵活性、完整性和正确性，三者缺一不可。

应用 适应性设计的内涵较为广泛，其主要应用于Ⅱ、Ⅲ期的新药临床试验中，具体可包括以下几个方面。

样本量再估计（sample size re-estimation，SSR） 样本量是决定试验成败的关键因素之一。由于一般临床试验的样本量估计中，通过文献查阅或预试验对总体参数的估计难免存在误差，以及试验的受试人群不同等其他不确定因素的影响，都会导致所估计的试验样本量往往过大或过小。因而，采用适应性设计的样本量再估计能够在试验进行过程中，根据期中分析的结果对试验样本量进行调整，从而增强了试验的灵活性，提高了试验成功的概率。

在适应性设计中，样本量再估计方法可分为基于冗余参数（nuisance parameter）的估计方法和基于处理效应的估计方法。在基于冗余参数的样本量再估计方法中，一般有两种情况：①盲态状况下，期中分析时所计算到的合并方差被直接用于 SSR，而不进行揭盲分组。②揭盲状态下，各组方差和组间效应大小根据已完成病例被重新估计，SSR 利用重新估计的试验组效应大小和总体方差完成。它的优点在于能够更准确的发现试验的实际情况，再估计样本量的同时，其他相关参数也可根据试验的实际情况适当的调整，使试验更趋合理。而基于处理效应的样本量估计方法则不同，它在期中分析中更关注基于现有数据的处理效应的大小，即各阶段 P 值或 Z 值的大小，而不是组间效应 δ 和方差 σ 的大小。它根据现有数据处理效应大小的估计对达到试验结果所需样本量进行再估计，与基于参数的样本量估计方法相比，一定程度上对数据分布状态的依赖程度较小。基于处理效应的样本量再估计方法中应用较广的有 Bauer-Köhne 法、逆正态 P 值合并法、条件误差函数法等。但是，无论是基于冗余参数还是基于处理效应的样本量再估计方法都是根据已完成试验阶段病例的信息实现的，各阶段试验并不完全独立，而是存在一定的相关性，会导致Ⅰ类错误的膨胀。因而，适应性设计中 SSR 过程必须严格控制Ⅰ类错误大小。

适应性随机化方法（adaptive randomization method） 在临床试验中，随机化的主要作用是保证各处理组间的均衡性，一般在试验开始前实施。而适应性随机化方法允许在试验进行过程中调整随机化方案。而其中，反应变量-适应性随机化（response-adaptive randomization）是其中最为常见的一种方法，它主要包括广义弗里德曼瓮模型（generalized Friedman Urn model）、PW 原则（play-the-winner，胜者优先原则）、RPW 原则（randomized play-the-winner，随机化胜者优先原则）、双重适应性偏币设计等。反应变量-适应性随机化方法根据期中分析结果提高受试者分配至优效组的概率，使受试者能够接受效果更好的处理，符合伦理学的要求。此外，效用-适应性随机化（utility-adaptive randomization）方法可以将反应变量-适应性随机化和处理变量-适应性随机化（treatment-adaptive randomization）方法有机地结合在一起，实现对多终点变量临床试验随机化分配方案的优化。

Ⅱ/Ⅲ期临床试验无缝连接设计（seamless phase Ⅱ/Ⅲ design）在传统新药临床试验中，Ⅱ期临床试验一般为剂量-反应试验，用于筛选和推荐临床给药剂量，Ⅲ期临床试验在已推荐临床给药剂量条件下进一步评价药物的有效性和安全性，两个阶段的试验数据单独使用，试验数据不能共用。而Ⅱ/Ⅲ期临床试验无缝连接设计允许将Ⅱ期临床试验中与Ⅲ期同剂量组数据合并分析，减少Ⅱ、Ⅲ期临床试验的总样本量，缩短试验周期，降低试验成本，提高试验的整体效率。Ⅱ/Ⅲ期临床试验无缝连接设计是多种适应性设计方法的综合应用，它在期中分析时综合了多种适应性调整方法，如舍弃劣效处理组、再次估计样本量、调整随机化分配方案等。施密特等还将贝叶斯预测效能法引入Ⅱ/Ⅲ期临床试验无缝连接设计以进一步提高试验在期中分析的决策效率。此外，两阶段无缝连接设计还可应用于Ⅰ/Ⅱ期临床试验，其中第一阶段主要用于观察生物标记物的发展，第二阶段的主要目的是观察药物的早期疗效。

适应性设计的涵义非常广泛，除上述最为常见的应用外，在临床试验中的应用还包括舍弃失败者设计（Drop-Loser Design）、适应性剂量反应设计（Adaptive Dose-Finding Design）、检验假设-适应性设计（Hypothesis-Adaptive Design）、生物标记物-适应性设计（Biomarker-Adaptive Design）、适应性变换处理组设计（Adaptive Treatment Switching Design）、多重适应性设计（Multiple Adaptive Design）等。

主要分析方法 由于适应性设计中的调整是根据已完成阶段的分析结果做出的，各阶段的数据间并不完全独立，而是存在一定的相关性，而且适应性设计中每次期中分析都要进行一次假设检验。所以，如果在完成整个临床试验后进行数据的全面分析（Overall analysis）时采用各阶段数据合并分析（Pooled data analysis）的方法，且仍取试验的总检验水准进行假设检验的话，数据之间的相关性和多重检验的问题必然会导致Ⅰ类错误的增大，即 α 膨胀问题。因而，在采用数据合并分析的方法时，必须在试验设计中为各阶段选取合适的检验水准以防止 α 膨胀。

在适应性设计的全面分析中，除可以采用数据合并分析的方法外，鲍尔（Bauer）等于 1989 年首次提出了各阶段 P 值合并分析的方法，它由于不受资料分布状态影响等优势被广泛应用于适应性设计的数据分析中。二十多年来，各阶段 P 值合并分析的方法也被不断地发展和完善，其中比较具有代表性的有以下几种。

鲍尔-克内（Bauer-Köhne）法 鲍尔（Bauer）和克内（Köhne）于 1994 年将费希尔结合检验（Fisher Combination Test）的思想引入适应性设计临床试验，该方法也被称为费希尔结合检验法。以两阶段适应性设计为例，假设 α_1、α_2 分别为试验第一阶段和第二阶段的检验水准，α_0 为试验在第一阶段得出无效结论提前终止试验的界值。则在两阶段试验完成后数据全面分析时，若：

$$P_1 P_2 \leq c_\alpha = \exp\left[-\frac{1}{2}\chi_4^2(1-\alpha)\right]$$
(1)

则 H_0 被拒绝，试验得到阳性结论。其中 P_1、P_2 分别代表试验第一阶段、第二阶段的 P 值，$\chi_4^2(1-\alpha)$ 代表自由度为 4 的 χ^2 分布的 $(1-\alpha)$ 分位数。

由于在两阶段适应性设计中存在多重检验和数据的相关性等问题，为了将总Ⅰ类错误控制在总检验水准 α 以内，试验中 α_1、α_2、α_0 需满足以下条件：

$$\alpha_1 + \int_{\alpha_1}^{\alpha_0}\int_0^{c_{\alpha_2}/P_1} dP_1 dP_2$$
$$= \alpha_1 + c_{\alpha_2}(\ln\alpha_0 - \ln\alpha_1) = \alpha$$
(2)

鲍尔-克内法由于计算简单、易于操作被广泛应用于两阶段适应性设计中。截至 2006 年 8 月，在已公开发表的适应性设计临床试验中，其中 80% 采用了费希尔（Fisher）结合检验的方法。近年来，一些学者提出了对费希尔结合检验的改进，如 TPM 法（Truncated Product Method，截断乘积法），并应用于适应形势及临床试验，但其在提高试验的检验效能和降低样本量方面并没有得到明显改善。

逆正态合并 P 值法（inverse

normal method）莱马赫（Leh-macher）和瓦斯纳（Wassmer）首先提出了将适应性设计中各阶段 P 值变换为其标准正态分布下的分位数后进行线性合并的思想。简称 INM 法。假设在 k 个阶段的适应性设计临床试验中，则统计量：

$$T_k = \sum_{i=1}^{k} w_{ki} \Phi^{-1}(1 - P_i) \qquad (3)$$

式中 P_i 代表试验第 i 阶段临床试验的 P 值，$\Phi^{-1}(\cdot)$ 表示标准正态分布的逆分布函数，权重系数 w_{ki} 满足 $\sum_{i=1}^{k} w_{ki}^2 = 1$，统计量 T_k 服从标准正态分布，从而可推导出试验的合并 P 值：

$$\begin{aligned} P_k &= 1 - \Phi(T_k) \\ &= 1 - \Phi\Big[\sum_{i=1}^{k} w_{ki} \Phi^{-1}(1 - P_i) \Big] \end{aligned} \qquad (4)$$

莱马赫和瓦斯纳认为各阶段 P 值合并可采用相等的权重系数，即 $w_{ki} = \dfrac{1}{\sqrt{k}}$。而 Cui 等则推荐在 INM 法中，权重系数可依据各阶段试验样本量确定，即 $w_{ki} = \sqrt{n_i \Big/ \sum_{i=1}^{k} n_i}$。其中，$n_i$ 代表试验各阶段的在设计阶段确定的初始样本量，权重系数不随适应性设计中再估计样本量的改变而改变，保持试验的完整性。当试验中样本量再估计值等同于方案设计中初始值时，该统计量等同于传统成组序贯试验。

P 值累加法（method based on sum of P-values，）简称 MSP 法。与前两种方法相比，MSP 法计算上更为简单。其检验统计量：

$$T_k = \sum_{i=1}^{k} w_i P_i, k = 1,2,3,\cdots,K \qquad (5)$$

在 MSP 法中，权重系数一般情况下可取 $w_i = 1$，各阶段检验统计量直接作为各阶段 P 值，即 $p_k = T_k$。

与鲍尔-克内法相同，为了防止 I 类错误的膨胀，采用 MSP 法时各阶段试验参数也必须满足一定的条件。以两阶段适应性设计为例，其试验参数 α_1、α_2、α_0 需满足：

$$\alpha = \begin{cases} \alpha_1 + \alpha_2(\alpha_0 - \alpha_1) - \\ \quad \dfrac{1}{2}(\alpha_0^2 - \alpha_1^2) & \text{当 } \alpha_0 < \alpha_2 \\ \alpha_1 + \dfrac{1}{2}(\alpha_2 - \alpha_1)^2 & \text{当 } \alpha_0 \geq \alpha_2 \end{cases}$$

$$(6)$$

此外，普罗斯尚（Proschan）和亨斯伯格（Hunsberger）还提出条件误差函数的方法对适应性设计试验数据进行全面分析和样本量再估计，但该方法会受到资料分布状态的影响，主要适用于正态分布资料，且检验效能和所需样本量大小与鲍尔-克内法并不存在明显差异。梅塔（Metha）等将成组序贯设计中重复可信区间的方法亦拓展至适应性设计中来，为适应性设计在非劣效和优效性试验中的应用提供了可能性，但该方法同样也会受到资料分布类型的限制。

在新药临床试验中的实施
适应性设计的灵活性是其最主要的优势，但它同样也是影响适应性临床试验最主要的问题。为保证适应性临床试验灵活性和完整性的平衡，适应性临床试验方案必须尽可能的预计划，期中分析时保证试验盲法的实施。具体来讲，适应性临床试验的实施应考虑以下几个方面。

独立的数据监察委员会（in-dependent data monitoring commit-tee，IDMC）独立的数据监察委员会的主要作用在于在适应性设计和成组序贯设计的临床试验中，在期中分析阶段完成对试验的揭盲、有效性和安全性评估以及对是否提前结束试验还是进入下一阶段试验的决策工作等，而保持试验本身申办者、研究者和生物统计人员盲法的实施。它一般由具有临床试验经验、与试验本身不存在利益关系、独立的临床医学专家、生物统计学专家及医学伦理学专家等组成。

计算机模拟试验 计算机模拟试验在适应性临床试验的设计阶段具有非常重要作用。由于适应性设计本身较强的灵活性，研究者和生物统计学家必须在试验的方案设计阶段即对试验中可能出现的各种情况及其需采取的适应性调整方法进行想定和计算机模拟，已选定最常用的 α 分配方案、样本量再估计方法和适应性随机化调整方案等，保证适应性设计在临床试验中的正确、有效实施。

常用适应性设计分析软件 在国外众多的临床试验模拟预测评价软件中，ADDPLAN 和 East^R 是其中最为优秀的两款。ADDP-LAN（adaptive design-plans and a-nalysis，适应性设计的设计与分析软件）是一款集适应性设计临床试验的模拟、设计、分析于一体的商业化软件。它最初由莱马赫和瓦斯纳开发将 INM 法应用于适应性设计临床试验，现在已发展成为具有强大功能的软件。现在，它不仅包括鲍尔-克内法、条件函数法等多种适应性设计分析方法，而且还纳入了 α 消耗函数、波科克（Pocock）设计和布赖因-弗莱明（O'Brein-Fleming）设计等成组序贯设计方法。East^R 是由 Cytel 统计软件与服务公司开发的用于设计和分析成组序贯设计的商业软件。而随着适应性设计的不断发展，该软件通过增加了 East-Adapt^R 模块增强了其在适应性设计临床试验中模拟、设计、监查等方面的功能。在某些大型统计软件中也包含着相应的模块，如 R 软件中的 2stgTest.R 和 SPLUS 软件中的 S+SeqTrial^{TM} 模块等都包含了适应性设计的模拟与分析方法。

（夏结来）

shìyìngxìng yǔ dòngtài fēnzū
适应性与动态分组 （adaptive and dynamic methods of treatment assignment）

指在临床试验过程中，病人随机分组的概率根据一定的条件而变化的方法。又称动态随机化（dynamic randomization）。它能有效的保证各试验组例数和某些重要的预后因素在组间分布接近一致。在一些样本量不可能很大但又不能不考虑基线预后因素对治疗结果影响的临床试验中，尤为必要。如在抗癌药物的临床试验中，病人的分期、病理、年龄、ECOG 评分等对治疗效果有较大的影响，此时采用分层区组随机化的方法很难保证各组例数和预后因素的均衡性，而采用动态随机化的方法恰可解决这一问题。

常用方法 动态随机化的方法有很多，主要有偏性掷币法（biased coin）、瓮法（Urn）、最小化法（minimization）和反应变量-适应性随机化法（response adaptive randomization）。其中偏性掷币法和瓮法是最简单的动态随机化方法，其目的仅是保证各组例数接近。反应变量-适应性调整随机化法是根据一些医学伦理研究发展而来，其原则是保证最多的病人接受较好的治疗，主要有 Play-the-winner 法和 RPW 法。

最小化法 最小化法最早由塔维斯（Taves）提出，其后波科克（Pocock）和西蒙（Simon）对其做了改进。其主要从 3 个方面来确定新病例的分组：①预后因素在各组间的差别。②各治疗组已有病例数。③新病例分配到目标组的概率 P。在随机化分组过程中，每增加一个新病例都计算一下新病例进入试验后预后因素在各组间的差异（d），然后按照指定的概率 P 将新病例分配到使组间差异 d 最小的那一组即目标组，以使预后因素分布的不均衡性达到最小。

最小化分组时衡量组间差异（d）有 4 种方法：极差法、方差法、符号法和上限法。近来还有人提出优度法，在以上方法中极差法和方差法计算简单而且平衡能力要强于符号法和上限法，极差法相对方差法计算要更为简单，因此为大多数研究所采用。极差法衡量组间差异的计算公式为 $M(t) = \sum_{i=1}^{f} W_i R_i$，其中，$M(t)$ 表示新受试者分到 t 组后两组各预后因素的差别总和，t 为组别，f 为考虑的预后因素个数，W_i 为各因素的权重，R_i 为新受试者分到试验组 t 后，两组病例在预后因素 i 上水平相同的例数之差的绝对值。

基本计算步骤如下：①事先确定要考虑的分层（预后）因素、各因素的权重和分配概率 P。如在全球多中心临床试验中，纳入新病例时要考虑入组病人的性别、年龄和种族的相关因素以达到基线的均衡性。同时根据各因素对结果的影响大小设定相应的权重，如性别为 1，年龄为 2，种族为 3。另设定分配概率 P，一般可取 0.8。P 值的大小由研究者预先确定，也可定为 1.0，即新病例总是

被分配到目标组内。②第 1 例病例按照完全随机化的方法分组，以后每个入组的新病例都采用最小化法进行分组。③第 2 例病例入组时，根据公式 $M(t) = \sum_{i=1}^{f} W_i R_i$ 来计算该新病例分别被分入两组后两组预后因素的差别。若 $M(A) > M(B)$，则 B 组为目标组，分配到 B 组可使组间差异达到最小。④若事先规定分配概率 P 为 0.8，则将新病例以 0.8 的概率分到目标组，以 0.2 的概率分到另一组。这个过程可通过完全随机化法实现，每次产生一个在 1~100 的随机数，若该随机数在 1~80 内则分入目标组，若在 81~100 内则分入另一组。若 P 为 1，则总是分到目标组，可省略此过程。若各组的 M 相同，则例数少的组为目标组。如果例数也相等，则按相同的概率（0.5/0.5）随机分配到任一组。⑤随着病例的序贯进入，每次有新病例入组都在已入组病例信息的基础上计算各组 $M(t)$ 的值，然后将新病例分配到使组间差异 $M(t)$ 最小的那组，直到入组结束。

例如，一项关于抗肿瘤药物的临床研究中，由于影响预后的因素有众多，在研究时选择主要预后因素进行控制使其在试验组和对照组的分布保持均衡。假如在这项研究中拟控制的预后因素为有无转移（有、无）和治疗情况（初治、复治），各自有两个水平，假定其权重分别为 $W_1 = 3$ 和 $W_2 = 2$。当 $M(A)$ 和 $M(B)$ 不等时以 $P = 0.8$ 作为分配概率。假定已有 30 名受试者进入试验，其各预后因素的分布情况见表。

如果第 31 例为有转移、初治的受试者，用最小化法对其进行随机分组，按 $M(t) = \sum_{i=1}^{f} W_i R_i$，

分别计算 $M(A)$ 和 $M(B)$。

$M(A)=(11-8)\times3+(9-7)\times2=13$

$M(B)=(9-10)\times3+(8-8)\times2=-3$（取绝对值）

$M(A)>M(B)$，说明第 31 例受试者分入 B 组会使不均衡性达到最小，因此应以 $P=0.8$ 的概率将其分到 B 组。

可见，和分层区组随机化相比，最小化法减少的是所有因素的总体不均衡性而不是考虑每一层的均衡性，其优点是在例数较少的情况下保证各组基线时预后因素和总例数的均衡，尤其适用于抗肿瘤药物的研究。由于能收集的病例数较少，影响结果的预后因素多，若使用分层区组随机化，分层因素太多，容易引起两组间预后因素分布和样本例数的不平衡，降低检验效能。动态随机化可弥补这一缺陷，即使在样本量小分层因素多的情况下仍能确保组间预后因素和例数平衡。有模拟试验证明样本量为 100、组别为 2 的临床试验中，使用最小化法进行随机分组，最多可容纳 20 个基线变量，可保证 20 个分层因素保持平衡。另外，很多学者通过计算机模拟试验表明最小化法由于保持了各组预后因素和例数的均衡，统计分析时通过校正可降低 I 型错误，提高检验效能。

虽然最小化法在纳入分层因素和保持均衡性上优于分层区组随机，但也有其缺点，主要是：最小化法分组过程烦琐，每纳入一个新受试者就需重新计算两组间的差异，还设定了不同的分配概率，样本量较多时工作量大，易出错。另外，由于其分配概率大于 0.5，有时甚至等于 1，当了解受试者的基线情况时，会导致其可预见性。最后是最小化的统计分析问题，由于最小化法并非真正的随机化，传统的统计分析方法是否同样适用于最小化法，也是人们争议的问题，但国外的很多模拟试验已经证明最小化法可以采用传统的协方差分析方法进行统计分析，但是要将分层因素作为协变量纳入到模型中。

偏性掷币法和瓮法 是最简单的动态随机化方法，其目标仅是保证各组例数相近。偏性掷币法的原理是在各组例数相等或相差不超过允许范围时，新病人分到各试验组（共有 k 组）的概率均为 $1/k$。一旦组间例数相差超过允许范围时，新病人分到例数较少组的概率增高，以纠正例数相差过大。研究者在试验前确定调整概率 P 值的大小，P 值越大纠正不平衡越快。因为在两组试验中 P 值不一定是 0.5，而是在 $0.5\sim1$ 中的一个数值，所以称为"偏性掷币"方法。

瓮法设计中有 α 和 β 两个参数，原理为在装有各 α 个两种颜色圆球的瓮中每次随机抽取 1 个圆球，根据球的颜色确定病人的分组，然后放回该球并加入 β 个另一颜色的球，继续重复抽样的过程。例如在 $\alpha=2$，$\beta=1$ 的瓮设计中，开始时红和黑球各 2 个（$\alpha=2$），随机分组概率为 0.5、0.5，假如随机抽取的第 1 个球为红色则分到 B 组，然后将红球放回瓮中，同时加入 1 个（$\beta=1$）黑球，这样第 2 次抽样前瓮里有 2 个红球、3 个黑球，抽得红、黑球的概率分别为 0.4、0.6。如果第 2 次又抽到红球，则再加入 1 个黑球，第 3 次抽得红、黑的概率为 0.33、0.67。通过这种调整随机抽样概率的方法，达到组间例数的接近。

在临床试验中，偏性掷币法和瓮法一般用于试验中心受试者例数的平衡，其中偏性掷币法更为常用，其需要事先设定组间最大相差例数或中心间最大相差例数，分组过程中一旦大于这个最大相差例数便使用偏性掷币进行纠正。

反应变量-适应性随机化法大体可分为两类：一类是基于一个最优分配目标而进行，即参数法；另一类是设计驱动型，其主要基于一些既定的原则，不依赖于参数和模型，故称为非参数法。其中，①参数法指依赖一定的参数分布使分配目标达到最优的一系列方法。在实际应用中需要对参数做估计方可应用。常用的分配目标有期望处理失败个数、期望分配到劣效处理组的个数、总样本量等。研究者可根据临床试验的目的与具体情况来选择一个所关注的最有意义的最优分配目标，然后再依据使得此目标达到最优的原则计算相应的最优分配比例及选择可以实现此分配比例的随机化分配方案。常用的最优分配比例计算方法有内曼（Neyman）分配法、罗森伯格（Rosen-

表　30 名受试者的预后因素分布情况

处理组	转移		治疗情况		合计
	有	无	初治	复治	
A	10	7	8	9	17
B	8	5	7	6	13
合计	18	12	15	15	30

berger）法、比瓦斯（Biwas）与曼达尔（Mandal）分配法、序贯最大似然法和双重适应性偏币设计法等。②非参数法是有别于参数法的一种设计驱动型反应变量-适应性随机化法。其中最为人们关注的是广义弗里德曼（Friedman's）瓮模型（Generalized Friedman's Urn Model）及其所扩展和简化的 PW、RPW 原则。

广义弗里德曼瓮模型。由阿思瑞亚（Athreya）和卡林（Karlin）于 1968 年提出，其基本思想为：矩阵 $Y_1 = (Z_{11}, \cdots, Z_{1k})$ 代表放在瓮中的 1，2，$\cdots$，K 种类型球（代表第 1，2，$\cdots$，K 种处理）的初始数目。试验开始后，患者依次进入试验，当某个受试者需要随机化分配处理时，随机从瓮中抽取一个球并放回，如果所抽得的球是第 i 类球，则此受试者接受第 i 种处理。设 ξ 为试验的反应变量，d_{ij} 为每个受试者完成试验并接受观察之后向瓮中所增加的第 1，$\cdots$，K 类球的数目，其中 d_{ij} 为反应变量 ξ 的函数。整个试验按照上述过程依次重复进行，直至所有受试者全部入组。

对于两个处理组、观测结果为两分类指标的试验，泽伦（Zelen）在 1969 年提出了胜者优先的原则（Play-the-Winner Rule，简称 PW 规则），又名乘胜追击法。其基本思想是：在临床试验中，某种处理的成功导致未来一新受试者分配于此处理，某种处理的失败导致未来一新受试者分配于另一处理。PW 原则最显然的缺点就是随机性不够，这一次的成败使人知晓下一对象分配的组别，因而会产生选择偏倚；其另一缺点就是每一位受试者的分配必须等待上一受试者的反应，如果反应延迟则在临床上不适用。

韦（Wei）在 1978 年将广义弗里德曼瓮模型和 PW 规则相结合，提出了 RPW（Randomized Play-the-Winner Rule），即随机化胜者优先规则。此原则的表达和解释如下：RPW（u, a, b）指试验开始时瓮中两类球数目均为 u，如果从瓮中抽得 A 类球，就将受试者分配给处理 A；如果抽得 B 类球，就将受试者分配给处理 B，然后将球重新放回。观察该受试者的结局情况，若该受试者分配到 A 处理且成功，则向瓮中增加 a 个 A 球；而如果该受试者分配到 A 处理且失败，则向瓮中增加 b 个 B 球；下一受试者进入试验时，再从瓮中随机取球，以决定该受试者分配给处理组 A 或处理组 B。RPW 规则具有较强的灵活性，允许受试者反应变量的获得存在一定的延迟，从而大大提高了反应变量适应性随机化方法的适用性。

应用 动态随机化的算法以及实施操作一般都较为复杂，在实际应用中宜采用中央随机化的方法。目前，中国已采用波科克（Pocock）和西蒙（Simon）的最小化算法建立了基于网络的中央随机化系统，研究者可以通过互联网登录系统，录入入组病人的重要预后因素信息后，由系统计算出病人应分配到哪一组，并告知研究者病人的应服用的药物编号。这样既加快了分组速度，又

减少了选择性偏倚，保证重要预后因素基线的均衡性。

（夏结来）

mùbiāo rénqún

目标人群（target population）

是研究者根据特定的研究需要或感兴趣的问题确定的调查总体（见总体）。又称目标总体。如中国学生体质健康调查的目标人群是除港澳台地区中国 31 个省（自治区、直辖市）6～22 岁在校学生，中国应征青年体格状况调查研究的目标人群是除港澳台地区中国 31 个省（自治区、直辖市）18～21 岁兵役适龄青年（见群体健康抽样调查）。在一项抽样调查中，实际获得的调查样本所代表的总体称为研究人群，又称研究总体、抽样总体或源总体。例如，调查者希望通过抽样调查评估某地 3~6 岁儿童的营养状况，但为了调查方便，调查实施时只选择入托儿童作为调查对象。所以，该研究的目标人群是该地所有 3~6 岁儿童，研究人群是该地所有 3~6 岁入托儿童，研究人群小于目标人群，见图（c）。图 1 中阴影部分表示研究总体。

任何一个用样本对总体特征进行推断的研究，必须界定研究总体和目标总体。一个样本只适合于对研究总体特征的推断，即内部效度，对目标总体推断属于推断的外延，即外部效度。外部效度评价不属于样本推论总体的

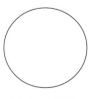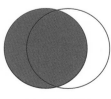

（a）研究人群与目标人群重合　　（b）研究人群与目标人群交叉　　（c）研究人群小于人群总体　　（d）研究人群包含目标人群

图　研究人群与目标人群的关系

问题，需要利用其他数据说明外延的合理性，如上述 3~6 岁儿童的营养状评价的例子，必须有数据说明入托儿童的比例，以及入托儿童与散居儿童的营养状况有无差异。

（徐勇勇　谭志军）

pǔchá

普查（census）
为了某种特定的目的而专门组织的全面调查，即针对总体中所有调查单元的调查。在国家统一规定的时间内，按照统一的方法、统一的项目、统一的普查表格和统一的标准时点，对全国人口普遍地、逐户逐人地进行一次性调查登记即为人口普查。人口普查工作包括对人口普查资料的搜集、数据汇总、资料评价、分析研究、公布出版等全部过程。人口普查的目的是全面掌握全国人口的基本情况，为研究制订人口政策和经济社会发展规划提供依据，为社会公众提供人口统计信息服务。

1787 年，美国成为世界上第一个在宪法中规定进行人口普查的国家。近代世界上第一次人口普查从 1790 年开始，此后，美国每 10 年进行一次人口普查。根据联合国人口与住房普查手册，人口普查的最根本目的是为政府制定政策、计划和管理提供基本的信息。国家人口普查的基本内容包括人口统计学信息，如年龄、性别、婚姻状况和居住地址。虽然普查的具体内容各个国家间略有差异，但大多数国家的人口普查都包含了社会经济学状况、教育、职业、行业、经济行为、住房条件和健康或残疾状况。少数国家还包括了民族、种族、宗教、语言等。人口普查在流行病学研究中的基本应用是健康风险测量、为居住环境及其他卫生学研究提供基础数据。在许多国家，住房普查与人口普查是一起进行的。

中国至今已进行了六次全国人口普查。第一次人口普查是在 1953 年。当时的中央人民政府国家统计局协同有关部门，根据中央人民政府政务院的指示，结合全国普选进行了人口普查。调查的标准时间是 1953 年 6 月 30 日 24 时。之后在 1964 年、1982 年、1990 年、2000 年和 2010 年分别进行了人口普查。

（徐勇勇　刘丹红　孙彩虹）

chōuyàng kuàngjià

抽样框架（sampling frames）
指对有限总体（见总体）抽样时，总体中所有基本抽样单元组成的名册或所在位置的地图，又称抽样框或抽样结构。抽样框架是概率抽样的基本依据。抽样框架有两种主要形式。一种是名单抽样框架，又称为目录抽样框架，指由总体中全部基本抽样单元的名称按自然位置、行政区划、经济或社会特征，以及首字笔画字母顺序等依次排列而成的列表，每个单位的主要特征如经济类型、规模大小等也要列入框架，以便分类或分层，如以自然村为基本抽样单元的整群抽样（见整群抽样），抽样框架是该地所有自然村名称的列表。抽样框架的另一种形式是面积抽样框架，又称地图抽样框架，指由总体所属基本抽样单元的地图册构成，图上以永久性地面标志分为若干面积单元，每个面积单元的自然条件、经济和社会特征也要在图上简要说明。无论是目录抽样框架还是面积抽样框架，都要用调查专用的 ID 号加以标识，便于按一定的随机化程序获取调查样本。抽样框还应包含基本抽样单元的辅助信息，如地理位置、人口规模、经济类型等。抽样框架应尽可能地与目标总体（见目标人群）保持一致，同时提供可能影响调查结果的辅助信息，以便调查者能够利用这些辅助信息进行合理的抽样设计，提高抽样调查的效度和效率。

（徐勇勇　谭志军）

suíjī yàngběn

随机样本（random sample）
指用概率抽样方法获得的调查样本及样本数据（见概率抽样）。设随机变量 X 具有总体分布 $F(X)$，随机抽取 n 个相互独立、服从总体分布 $F(X)$ 的观测值 x_1，x_2，…，x_n 则称 x_1，x_2，…，x_n 是一个样本量为 n 的简单随机样本（simple random sample）。通过一个随机样本对总体进行参数估计和假设检验，是卫生统计学中统计推论的基本方法。

（徐勇勇　谭志军）

chōuyàng fāng'àn

抽样方案（sampling scheme）
根据抽样调查的目的、要求和条件制订的从目标人群中（见目标人群）实施抽样的方案。抽样调查按时间的先后顺序大致分抽样设计、调查、参数估计三个阶段。抽样设计是对统计调查的抽样方法、样本量、参数估计方法等抽样细节的具体说明，主要内容包括：①调查目的，即要估计的目标量。目标量决定最小抽样单位，抽样方案设计一般依赖于调查目的和目标量。②抽样总体和抽样单位及抽样框架（见抽样框架）。③主要目标量的估计精度，估计精度一般包括抽样偏差和抽样误差。④抽样方法，即选择何种抽样方法选择抽样单位（见概率抽样、非概率抽样），是抽样方案的核心内容。⑤样本量，应根据目标量的估计精度及可用经费确定合适的调查人数。⑥参数估计方法，包括总体目标量的估计方法和抽样误差的估计方法。⑦实施方案的具体办法和步骤。⑧样本代表性评估标准。抽样方案的基本作用是描述如何抽取样本。设计抽样方案的过程就是筛选最优抽样方法的过程。下面以2005年全国1%人口抽样调查的抽样方案为例，说明抽样方案的主要内容。

总体 全国（除台湾地区、香港和澳门特别行政区）。

全国分层 各省、自治区、直辖市（以下简称省，不含台湾地区、香港和澳门特别行政区）。

样本量估计 1 300 万人，约占全国总人口的1%。全国样本在各省按各省总人口平方根的份额进行分配。在此基础上，样本量必须满足全国出生率的相对误差不高于0.6%，死亡率的相对误差不高于0.8%，各省出生率的相对误差不高于3.0%左右，死亡率的相对误差不高于4.0%。

步骤 多阶段抽样（见多阶段抽样）。各省可根据自身情况采用三阶段抽样或二阶段抽样。三阶段抽样步骤为：①由全国调查办公室在各省抽取乡级（指乡、镇、街道）单位作为初级抽样单元。②由省级调查办公室在抽中的初级抽样单元中抽取村级（指村委会和居委会）单位作为二级抽样单元。③由省级调查办公室在抽中的村级单位中抽取调查小区作为三级抽样单元。两阶段抽样步骤为：①由省级调查办公室抽取村级单位作为初级抽样单元。②由省级调查办公室在抽中的村级单位中抽取调查小区作为二级抽样单元。无论采用三阶段抽样还是二阶段抽样，调查小区为最终的抽样单元。调查小区确定后不得调换。

抽样框编制 乡级单位的抽样框（见抽样框架）由全国调查办公室编制，村级单位的抽样框由县级调查办公室组织被抽中的乡级单位编制，调查小区的抽样框由县级调查办公室组织被抽中的村级单位编制。乡级单位的抽样框包括被抽中的乡级单位的地图、隶属村级单位的清单和地址编码。调查小区的抽样框包括被抽中的村级单位的地图、隶属调查小区的住户清单和地址编码。

抽样方法 ①乡级单位的抽样框进行分层（见分层抽样），除自我代表层，分层的参考指标包括行政区划、居民成分构成（城乡人口比重或非农业人口占总人口的比重）、社会经济文化发达程度、地理地形标志等。分层时各层人数应大致相同，各层的抽样比例按照全省各层的人数比例进行 pps 抽样。②被抽中的乡级单位，在该乡的村级单位抽样框进行 pps 抽样。③被抽中的村级单位，在该村的调查小区抽样框内随机抽取 1~2 个调查小区。④按照被抽中调查小区住户清单和住户姓名底册，于 2005 年 11 月 1 日至 10 日采用入户调查和现场填报的方式填写调查表。

（徐勇勇 谭志军）

chōuyàng wùchā

抽样误差 （sampling error）

用随机样本的样本统计量（见概率抽样）对总体参数作出估计，由于样本是随机的，样本统计量是一个随机变量，不同样本得到的样本统计量完全相同的概率几乎为零，即使在同一总体中重复抽样，样本统计量之间，或样本统计量和对应总体参数也会存在差异。抽样调查的误差来源主要有两类。一类是抽样误差，另一类是非抽样误差。抽样误差的大

小用标准误度量（见标准误）。抽样误差是统计学的一个基本概念，当两个试验组的样本统计量（如样本均数、样本率）不同时，首先应该想到是抽样误差的影响，而不是简单地根据两个样本统计量的不同下"两总体有差别"的结论。在抽样调查中，抽样误差虽无法避免，但可以通过增加样本量的方法减少抽样误差（见样本量估计）。在其他条件相同的情况下，样本量越大，抽样误差越小。在有限总体中抽样，抽样误差与抽样比例呈反比，当抽样比例为100%时，即为普查，样本统计量等于总体参数，抽样误差为零。在无限总体中抽样，抽样误差与样本量的平方根大致呈反比关系，如图所示。由图可以看出，抽样误差在开始时随着样本量的增大而显著缩小，但样本量达到一定数量后便趋于稳定。也就是说，当样本量相当大时，再一直增大样本量也不能显著地减少抽样误差。因此，从节省调查成本和控制非抽样误差的角度看，并非样本量越大，误差越小。

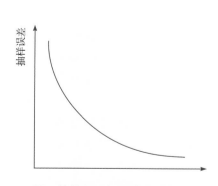

图 抽样误差与样本量的关系

（徐勇勇 谭志军）

fēi chōuyàng wùchā

非抽样误差 （nonsampling errors）

抽样调查中的调查对象只是目标人群的部分个体，不可避

免地存在抽样误差。调查过程中可以控制的主要是与抽样无关的错误。与抽样无关的错误称为非抽样误差。常见的非抽样误差有：①覆盖误差，即样本不能覆盖抽样设计规定的所有调查对象。②无应答误差，如选中的调查对象无法测量，如调查者无法找到被选为样本的调查对象或调查对象拒绝回答某些或全部调查的问题。③测量误差，如测量工具不够精确。④操作误差，如数据录入、编码、编辑和制表过程中的误差。当有非抽样误差存在时，统计分析需要调整常规的分析过程。

覆盖误差 指样本不能覆盖抽样设计规定的所有调查对象所造成的误差。覆盖误差是由于抽样框架的覆盖不全造成的。例如，1996 年有人利用 1990 年 10 年一次的人口普查户籍数据对美国家庭做调查，由于没有补充框架，这样的户籍名单中遗漏了普查后新建的家庭。所以，获得的样本估计量不具有代表性，而且会导致调查结果的偏倚，因为在新建房屋中的家庭可能与住在老房子中的家庭是不同的。即使有新建家庭的户籍信息作为补充框架，同样可能存在覆盖误差，如入户调查中可能因各种原因不能对调查对象访问，或调查对象无应答不能获得有关数据。

无应答误差 调查者无法找到被选为样本的调查对象，或调查对象拒绝回答某些或全部调查的问题所造成的误差。无应答或者无法对样本中的个别个体进行测量，是在调查中最常见的非抽样误差。几乎所有的调查都会有无应答的情况出现。在入户调查或对人的访问调查中，处理无应答的方法之一是重新联系失访者。在某些情况下，获得一个由失访

者组成的样本，可以得到无应答者相关信息的有效估计值。如果无应答的比例较大，如大于 5%，调查结果可能会由于数据不完整而产生偏倚。例如，在残疾调查中，调查对象被要求回答他们做日常活动的能力。研究发现日常活动困难越大的人越可能拒绝回答问题。因此，剔除无应答者，用完整数据获得的残障率，要低于对所有残障个体调查、并且都有应答的残障率。另外，由于失访减少了调查样本，标准误的估计也相应地变大，需要在设计阶段通过增大调查人数来修正。当样本中的个别个体测量数据不全时，可以用统计技术进行缺失值估计。

测量误差 指由于测量工具、测量方法不够精确所造成的误差。方差分析模型（见方差分析）可用于抽样调查的测量误差估计，最简单的模型假设是测量结果包括真值和测量误差两部分。用精确的方法对调查项目进行独立地重复测量，是确定真值的常用方法，如有经验的调查者对部分已经调查项目的项目重新测量，估计前一次调查结果的测量误差大小。

操作误差 指在数据录入、编码、编辑和制表过程中的误差。在许多调查中，统计人员在数据收集和管理过程中的作用很重要。最起码的要求是在数据收集和数据的系统管理的设计和实施中统计人员应该在场，这样，统计人员才能清楚他们分析的数据是怎么收集到的。在数据收集阶段所做的决定对分析过程的影响很大。

（徐勇勇 谭志军）

shèjì xiàolǜ

设计效率（design effects） 指某一抽样方案所得样本估计量的方差与相同样本量下无放回简单

随机抽样的估计量方差之比。又称设计效应。记特定抽样设计的样本估计量方差为 $V(\hat{\theta}_1)$，简单随机样本的方差为 $V(\hat{\theta}_0)$，则抽样设计效率或效应为：

$$Deff = \frac{V(\hat{\theta}_1)}{V(\hat{\theta}_0)}$$

若 $Deff < 1$，则表明所考虑的抽样效率高于简单随机抽样，反之，若 $Deff > 1$，则它的效率低于简单随机抽样。一般而言，在相同的样本量的情况下，分层抽样的设计效率小于 1，而整群抽样的抽样效率大于 1。设计效应主要用于比较复杂抽样的设计效应，确定某个复杂抽样方案的样本量（见样本量估计）。

（徐勇勇 谭志军）

gàilǜ chōuyàng

概率抽样（probability sampling） 指按照概率论原理和统计学抽样方法，按照一定的概率从总体中随机选择观察单位的抽样方法。又称统计抽样或随机抽样。从总体中选取部分观察单位组成一个样本的过程称为抽样，例如，一个村庄有 600 户，总人口 1 500 人，从中抽取 60 户作为样本，入户调查每户中每个家庭成员的健康状况。抽取样本的方法又分为非概率抽样和概率抽样。如以该村 600 户作为抽样框架，每一户赋予一个随机数字（见随机数字表），随机数排序后的序号 R 为 1，2，3，…，600，即每户被抽中的概率都是 1/600。设样本观察单位数与总体观察单位数的比例（又称抽样比例）为 5%，则选择 R 为 1~30 的户作为调查样本，如果抽样比例为 10%，则选择 R 为 1~60 的户作为调查样本。同理，也可以将该村 1 500 个居民作为抽样框架，每一个居民赋予一个

调查专业 ID 号和一个随机数字，随机数排序后的序号 R 为 1，2，3，…，1 500，即每个居民被抽中的概率都是 1/1 500。抽样比例为 5% 时，选择 R 为 1~75 的 ID 号居民作为调查样本，抽样比例为 10% 时，选择 R 为 1~150 的 ID 号居民作为调查样本。随机抽样方法抽取的样本称为随机样本，对一个随机样本进行调查后获取的数据称为随机样本数据。用随机样本数据计算的均值（如居民的平均年龄、高血压患病率）是总体参数的无偏估计（见参数估计），并且可以用统计学方法估计出抽样误差（见标准误）。概率抽样常用的抽样方法有简单随机抽样、系统抽样、分层抽样、整群抽样、多阶段抽样、二重抽样等。

优点是能保证样本的代表性，可以估计抽样误差大小。缺点是对随机样本进行抽样调查成本较高，容易导致失访，如上述将 1 500 个居民作为抽样框架的例子，如果被抽中的部分居民外出务工，要取得他们的调查数据需要更多的时间和调查成本，而且会因为没有一部分人具体的联系方式，完全不能获得他们的调查数据。

（徐勇勇）

jiǎndān suíjī chōuyàng

简单随机抽样（simple random sampling）

一般地，设一个总体含有 N 个个体，从中逐个不放回地抽取 n 个个体作为样本（$n \leqslant N$），如果每次抽取时总体内的各个个体被抽到的机会都相等，就把这种抽样方法叫做简单随机抽样。具体做法是，先将调查总体中的全部观察单位统一编号，再用随机数字表或抽签等方法随机抽取部分观察单位作为样本。

抽样方法 包括以下几种方法。

抽签法 一般地，抽签法就是把总体中的 N 个个体编号，把号码写在号签上，将号签放在一个容器中，搅拌均匀后，每次从中抽取一个号签（抽到的号签不再放回容器中），连续抽取 n 次，就得到一个容量为 n 的样本。

随机数法 随机抽样中，另一个经常被采用的方法是随机数法，即利用随机数表、随机数骰子或计算机产生的随机数进行抽样。

例 1 欲调查某学校 7 岁男童的平均体重，该校有 7 岁童 100 人，若取样本例数为 10 人，试做简单随机抽样设计。

具体方法是先将 100 名男童逐一记录姓名并顺次编号。用随机函数一次产生 100 个随机数，对应这 100 名男童的编号，然后取最小的 10 个随机数所对应编号的男童组成样本。

均数（或率）标准误的计算 具体如下。

均数的标准误：

$$s_{\bar{x}} = \sqrt{\left(1 - \frac{n}{N}\right) \frac{s^2}{n}} \qquad (1)$$

率的标准误：

$$s_p = \sqrt{\left(1 - \frac{n}{N}\right) \frac{p(1-p)}{n-1}} \qquad (2)$$

式中 s 为样本标准差，p 为样本率，N 为总体例数，n 为样本例数，n/N 为抽样比（sampling fraction），即总体中每个观察单位被抽取为样本的概率，（1 − n/N）为"有限总体校正数"（finite population correction），这是与无限总体计算标准误的不同之处，去掉"有效总体校正数"即可用于无限总体抽样误差的计算。

例 2 若例 1 中查得 7 岁男童的体重均数为 24.0kg，标准差为 4.0kg，求其标准误。现 N = 100，

n = 10，s = 4。

按式（1）$s_{\bar{x}} = 0.4$

优缺点 优点是简单直观，均数（或比率）及标准误的计算简便，也是其他抽样方法的基础；缺点是对抽样框架的代表性要求比较高，否则会产生选择性偏倚。特别对于个体比较多的总体，如果抽样框架的覆盖范围比较大时，样本分散，则很难组织；如果抽样框架的覆盖范围比较小时，抽样框架的代表性往往比较差。主要用于总体个数较少的情形。

（曾令霞）

xìtǒng chōuyàng

系统抽样（systematic sampling）

是按照某种顺序给总体中的各个个体编号，然后随机地抽取一个编号作为第一调查个体，其他的调查个体则按照某种确定的规则抽取。又称机械抽样。最简单也是最常用的系统抽样是等距抽样，即先将总体的全部个体按与研究现象无关的特征排序编号，根据需要的样本量大小，机械地依次每隔若干号码抽取一个个体组成样本。抽取的样本编号为：

$$i, i+k, i+2k, i+3k, \cdots, i+(n-1)k$$

式中 i 为随机抽取不大于抽样间隔的第一个编号；k 为抽样间隔；n 为样本量，$i \leqslant k$。

步骤 一般地，假设要从容量为 N 的总体中抽取含量为 n 的样本，可以按下列步骤进行系统抽样。①先将总体的 N 个个体编号。有时可直接利用个体自身所带的号码，如学号、准考证号、门牌号等。②确定分段间隔 k，对编号进行分段。当 N/n（n 是样本含量）是整数时，取 k = N/n。③在第一段用简单随机抽样确定第一个个体编号 $i(i \leqslant k)$。④按照一定的规则抽取样本。通常是将 i

加上间隔 k 得到第 2 个个体编号 $(i+k)$，再加 k 得到第 3 个个体编号 $(i+2k)$，依次进行下去，直到获取整个样本。

实例 欲调查某工厂育龄妇女的贫血患病情况，该厂共有育龄妇女 2 000 人，试按系统抽样方法，抽取例数为 200 的样本。

先将 2 000 名育龄妇女按某一特征的顺序编号，总体例数 $N = 2\ 000$，样本例数 $n = 200$，抽样间隔 $k = 2\ 000/200 = 10$，在 $1 \sim 10$ 之间随机确定一个数字，比如 6，每间隔 10 个观察单位抽取 1 个，即抽取编号为 6、16、26、36、…、996 组成样本。

抽样误差 可按简单随机抽样方法近似估计。

系统抽样的优点是易于理解，简便易行，容易得到一个按比例分配的有代表性的样本；样本中的观察单位在总体中分布均匀，其抽样误差一般小于简单随机抽样。缺点是当总体的观察个体按顺序有周期趋势或单调增（或减）趋势时，即抽样间隔与抽样对象的某特征分布吻合时，容易抽取明显偏倚的样本。系统抽样特别适合抽样对象已经有现成的抽样框架，例如学生有学号，职工有工作证号，居民有街道门牌号等。

(曾令霞)

fēncéng chōuyàng

分层抽样（stratified sampling）

按照与研究目的明显有关的因素（或某种特征）将总体中的全部个体分成若干层，再从每一层内随机抽取一定数量的个体组成样本。

合理的分层可以增加层内的同质性，使各层内观察值的变异度减小，从而减少各层内的抽样误差。为此，分层抽样时，要求层内的个体差异越小越好，层间的差异越大越好。如果分层变量选择不当，层内变异度较大，层间均数接近，分层抽样就失去了意义。

抽样方式 包括以下几种。

等比例分配（proportional allocation） 各层中抽取的比例与该层在总体中的比例相同，即

$$n_i/n = N_i/N \tag{1}$$

式中 n_i 为从各层中抽出的样本量，n 为总的样本量，N_i 为各层具有的个体数，N 为总的个体数。

例1 在 20 万人口的某县农村居民中调查某慢性病的现患率。按经济情况及地理位置将居民居住区分为 3 层，样本总量确定为 1 800 人，根据按比例分配的计算方法，问各层应抽取多少人？

按式（1）计算可得，各层分别抽取 630、495 和 675 人，合计 1 800 人，见表。

非等比例分配（non-proportional allocation） 比较常用的为最优分配（optimum allocation），即同时按总体各层观察单位数 N_i 的多少和标准差 σ_i 的大小分配，按式（2）式（3）计算，使抽样误差最小。

均数的抽样：

$$n_i = n \frac{N_i \sigma_i}{\sum N_i \sigma_i} \tag{2}$$

率的抽样：

$$n_i = n \frac{N_i \sqrt{\pi_i(1-\pi_i)}}{\sum N_i \sqrt{\pi_i(1-\pi_i)}} \tag{3}$$

式中 σ_i 和 π_i 一般根据经验、文献或预调查来估计。可见，按比例分配设计需对总体中各层的观察单位数有所了解；而按最优分配设计还需对 σ_i 或 π_i 有所了解。

分层抽样的均数（或率）标准误的计算 分层抽样中，若令 $W_i = N_i/N$，则样本均数 $\bar{X}$（或率 p）及其标准误的计算如下：

样本均数：

$$\bar{X} = \sum W_i \bar{X}_i \tag{4}$$

样本均数的标准误：

$$s_{\bar{x}} = \sqrt{\sum \left(1 - \frac{n_i}{N_i}\right) W_i^2 S_{\bar{x}_i}^2} \tag{5}$$

样本率：

$$p = \sum W_i p_i \tag{6}$$

样本率的标准误：

$$S_p = \sqrt{\sum \left(1 - \frac{n_i}{N_i}\right) W_i^2 S_{p_i}^2} \tag{7}$$

式中 $S_{\bar{x}_i}$ 或 S_{p_i} 为第 i 层所用随机抽样方法的标准误。对无限总体抽样，需去掉上式中的 $(1 - n_i/N_i)$。

优缺点 优点是样本具有较好的代表性，抽样误差一般小于相同样本含量时的简单随机抽样、系统抽样和整群抽样；对不同层可采用不同抽样方法；可以对不同层进行独立分析。缺点是需要掌握对抽样对象的分层特征，抽样工作量大。主要用于控制重要混杂因素的影响。

(曾令霞)

表 各层应抽取人数的分配

层	人口数（N_i）	抽样比例（N_i/N）	样本含量（n_i）
1	70 000	0.35	630
2	55 000	0.275	495
3	75 000	0.375	675
合计	200 000（N）		1 800（n）

整群抽样（cluster sampling）

先将总体按照某种与研究指标无关的特征划分成若干群体，形成一个抽样框，从中随机抽取几个群体组成样本，对抽中群体的全部个体进行调查的抽样方法。"群"的大小有一定的相对性，可以是居民小组、村、乡、镇、甚至区、县等自然区划，也可以是人为划分的一定人群。划分群时，每群的单位数可以相等，也可以不等，但一般相差不要太大，如较小的两个自然村可以合并为一个"群"，使各群的人数相差不太大。整群抽样的主要特点是以"群"为基本的抽样单位。因此，"群"间差异越小，抽取的"群"越多，抽样误差越小。

整群抽样的均数（或率）标准误的计算　包括以下两种。

群内观察单位 m_i 不等　这种情况的计算步骤如下。

样本均数：

$$\bar{X} = \frac{K}{Nk} \sum X = \frac{K}{Nk} \sum m_i \bar{X}_i \tag{1}$$

均数的标准误：

$$S_{\bar{X}} = \frac{K}{N} \sqrt{\left(1 - \frac{k}{K}\right)\left(\frac{1}{k(k-1)}\right) \sum_{i=1}^{k} (T_i - \bar{T})^2} \tag{2}$$

式中 N 为总体观察单位数，K 为总体中包含的群数，k 为样本中包含的群数，$\sum X$ 为样本中各群全部观察值之和，$\bar{X}_i$ 为样本第 i 群的均数，T_i 为样本第 i 群内观察值之和，$\bar{T}$ 为各 T_i 的均数，$\bar{T} = \sum T_i/k$。当 k/K 甚小时，$(1 - k/K)$ 可省去。

样本率：

$$p = \frac{K}{Nk} \sum a_i \tag{3}$$

率的标准误：

$$S_p = \frac{K}{N} \sqrt{\left(1 - \frac{k}{K}\right)\left(\frac{1}{k(k-1)}\right) \sum_{i=1}^{k} (a_i - \bar{a})^2} \tag{4}$$

式中 $\sum a_i$ 为样本中各群阳性数之和，$\bar{a}$ 为样本各群的平均阳性数，当 k/K 甚小时，$(1 - k/K)$ 可省去。

群内观察单位 m 相等　这种情况的计算步骤如下。

样本均数：

$$\bar{X} = \frac{\sum X}{km} = \frac{\sum \bar{X}_i}{k} \tag{5}$$

均数的标准误：

$$S_{\bar{X}} = \sqrt{\left(1 - \frac{k}{K}\right) \frac{\sum (\bar{X}_i - \bar{X})^2}{k(k-1)}} \tag{6}$$

样本率：

$$p = \frac{\sum a_i}{km} = \frac{1}{k} \sum p_i \tag{7}$$

率的标准误：

$$S_p = \sqrt{\left(1 - \frac{k}{K}\right) \frac{\sum (p_i - p)^2}{k(k-1)}} \tag{8}$$

式中 p_i 为样本中第 i 群的率。

优缺点　优点是便于组织，节省经费，容易控制调查质量。缺点是抽样误差较大；群间变异越大，抽样误差越大；样本例数一定时，一般抽样误差大于单纯随机抽样。整群抽样一般适合抽样总体很大的情况。

（曾令霞）

多阶段抽样（multistage sampling）

在大规模的抽样调查中，常是将整个抽样过程分成若干个阶段进行，各阶段采用不同的抽样方法。又称为复杂抽样（complex sampling）、多级随机抽样、分段随机抽样。

多阶段抽样步骤　分为三步：①确定抽样单位及各级抽样方法。②抽取各级样本。③对最后抽出的样本单位逐个进行调查。

例　"2002 年中国居民营养与健康状况调查"即采用多阶段抽样方案。首先将中国分成六类经济类型地区，即大城市、中小城市、一类农村、二类农村、三类农村、四类农村。抽样过程分四个阶段，第一阶段分层采用系统抽样，按等容量抽样，从每一类地区中随机抽取 22 个县/区，六类地区中共抽取 132 个样本县/区；第二阶段从每个样本县/区中用按比例整群抽样方法抽取 2 个乡镇/街道；第三阶段从抽取的乡镇/街道用按比例整群抽样方法抽取 2 个村/居委会；第四阶段从抽取的村/居委会中随机抽取 90 户家庭。

多阶段抽样分很多种情况，此处仅以二阶段抽样为例进行总体估计（表）。

二阶段抽样总体参数的估计　包括以下几种。

初级单元大小相等时　当初级单元包含相等二级单元的时候，情况比较简单。假设初级单元的

表　2002 年中国居民营养与健康状况调查多阶段抽样概率

抽样单位	全国总数	抽样样本数	抽样概率（大约）
县/区	2 860	132	1：22
乡镇/街道	44 850	264	1：170
家庭户	340 491 197	71 971	1：4 000
人	1 233 803 016	243 479	1：5 000

个数为 N，每个初级单元中都包含 M 个二级单元。每一阶段都可以采用简单随机抽样方式，第一阶段从总体的 N 个单元中抽取 n 个初级单元，第二阶段从每个抽中的初级单元中抽取二级单元，即从 M 个二级单元中抽取 m 个单元，因此抽取的二级单元总数是 mn 个。

总体均数的估计 包括以下几种情况。

点估计：如果二级抽样中的每一级抽样都是简单随机抽样，且对每个初级单元，第二级抽样是相互独立的，则总体均数估计量计算公式为：

$$\mu = \bar{x} = \frac{1}{mn} \sum_{i=1}^{n} \sum_{j=1}^{m} x_{ij} \qquad (1)$$

式中 $\bar{x}$ 是样本均数，n 是初级样本数，m 是二级样本数，x_{ij} 是第 i 个初级样本中的第 j 个二级单元值。

总体均数的区间估计：初级单元间的方差估计公式为：

$$s_1^2 = \frac{1}{n-1} \sum_{i=1}^{n} (\bar{x}_i - \bar{x})^2 \qquad (2)$$

式中 s_1^2 是初级单元间的样本方差；n 是初级样本数，$\bar{x}_i = \frac{1}{m} \sum_{j=1}^{m} x_{ij}$ 是第 i 个初级单元的均值；$\bar{x}$ 是样本均数。

二级单元单元间的方差估计量公式为：

$$s_2^2 = \frac{1}{n(m-1)} \sum_{i=1}^{n} \sum_{j=1}^{m} (x_{ij} - \bar{x})^2 \qquad (3)$$

式中 s_2^2 是二级单元间的样本方差；n 是初级样本数；m 是二级样本数；$\bar{x}_i = \frac{1}{m} \sum_{j=1}^{m} x_{ij}$ 是第 i 个初级单元均值；x_{ij} 是第 i 个初级样本中的第 j 个二级单元值。

总体均数的抽样误差估计公式为：

$$s_{\bar{x}} = \sqrt{\frac{1 - f_1}{n} s_1^2 + \frac{1 - f_2}{mn} s_2^2} \qquad (4)$$

式中 $f_1 = n/N$ 为初级抽样比；$f_2 = m/M$ 为二级抽样比。

总体均数的可信区间为：

$$\bar{x} \pm Z_{\alpha/2} s_{\bar{x}} \qquad (5)$$

总体率的估计 包括以下几种。

点估计：总体率的点估计公式为：

$$\pi = p = \frac{1}{mn} \sum_{i=1}^{n} \sum_{j=1}^{m} x_{ij} \qquad (6)$$

式中 p 是样本率；n 是初级样本数；m 是二级样本数；$\sum_{i=1}^{n} \sum_{j=1}^{m} x_{ij}$ 是样本中具有某种特质的单元的总数。

区间估计：总体率估计量的抽样误差为公式 (7)。式中 $p_i = \frac{1}{m} \sum_{j=1}^{m} x_{ij}$ 为第 i 个初级样本单元中各二级样本单元的率。

总体率的可信区间：

$$p \pm Z_{\alpha/2} s_p \qquad (8)$$

初级单元大小不等时的二级抽样 包括以下几步。

总体均数的估计 如果二级抽样中，每个阶段都采用简单随机抽样，并且每个初级阶段单元中的二级单元抽样是相互独立的，对于总体均数的估计可以采用比率估计。

点估计：总体均数估计量的计算公式为：

$$\mu = \bar{x} = \frac{1}{n\bar{M}} \sum_{i=1}^{n} M_i \bar{x}_i \qquad (9)$$

式中 N 是总体中初级单元数量；$\bar{M}$ 是每个初级单元平均包含的二级单元数；M_i 是第 i 个初级单元中的二级单元数量；$\bar{x}_i$ 是第 i 个初级单元的样本均数。

区间估计：总体均数抽样误差估计公式为公式 (10)。式中 M_i 是第 i 个初级单元中的基本单元数量；m_i 是第 i 个初级单元的样本单元数量；s_{2i}^2 是第 i 个初级单元内二级单元的样本方差。

总体均数的可信区间为：

$$\bar{x} \pm Z_{\alpha/2} s_{\bar{x}} \qquad (11)$$

总体率的估计 包括以下几种。

点估计：二级抽样中总体率的估计量为：

$$\pi = p = \frac{\sum_{i=1}^{n} m_i p_i}{M_0} \qquad (12)$$

式中 p_i 为第 i 个初级样本单元中具有某种特征的二级样本单元的率；m_i 为第 i 个初级单元中的二级样本数量；M_0 为总体包含的基本单元总数。

区间估计：总体率抽样误差估计公式为：

$$s_p = \frac{(1 - f_1)}{\bar{M}^2 n} \frac{\sum_{i=1}^{n} M_i^2 (p_i - p)^2}{n-1} + \frac{1}{nN} \sum_{i=1}^{n} \frac{M_i^2 (1 - f_{2i}) p_i (1 - p_i)}{\bar{M}^2 (m_i - 1)}$$

$$(13)$$

$$s_p = \sqrt{\frac{1 - f_1}{n(n-1)} \sum_{i=1}^{n} (p_i - p)^2 + \frac{f_1(1 - f_2)}{n^2(m-1)} \sum_{i=1}^{n} p_i (1 - p_i)} \qquad (7)$$

$$s_{\bar{x}} = \sqrt{\frac{1 - f_1}{n(n-1)} \sum_{i=1}^{n} (\bar{x}_i - \bar{x})^2 + \frac{1}{nN} \sum_{i=1}^{n} \frac{M_i^2}{\bar{M}^2} \left(\frac{1}{m_i} - \frac{1}{M_i} \right) s_{2i}^2} \qquad (10)$$

式中 N 是总体中初级单元数量；n 是初级样本数；$\overline{M}$ 是每个初级单元平均包含的二级单元数；M_i 是第 i 个初级单元中的基本单元数量；m_i 是第 i 个初级单元中的样本单元数量；$f_{2i} = \dfrac{m_i}{M_i}$ 是第 i 个初级单元的二级抽样比。

总体率的可信区间为：$p \pm Z_{\alpha/2} s_p$

优缺点 优点是当群具有同质性时，多阶段抽样的效率高于整群抽样；样本的分布比简单随机抽样集中，可以节约时间和费用；不需要整个总体的抽样框架。多阶段抽样的缺点是效率不如简单随机抽样；通常不能提前知道最终的样本量；调查的组织较整群抽样复杂；估计值与抽样误差的计算较为复杂。多阶段随机抽样存在多级抽样误差（多水平随机误差），在统计分析时需要用多水平理念和多水平统计方法进行分析。多阶段随机抽样对于调查某个疾病患病率而言，由于不同地区的患病率是不同的，一般需要考虑人口学资料进行加权估计患病率。

（曾令霞）

èrchóng chōuyàng

二重抽样（two-phase sampling） 对于一个大的总体，先从总体中随机抽取一个较大的样本 n（第一重样本 the first phase sample），由此估计有关总体的结构或辅助指标及其他有关信息，然后再从第一重样本中随机抽取一个较小样本（第二重样本），利用第二重样本对总体所调查的指标进行统计推断，这样的抽样方法称为二重抽样。在二重抽样中，第一重抽样的目的在于获取总体的某些辅助信息，而这些辅助信息对整个调查数据的精度至关重要，如各层的层权 ω_i；第二重抽

样的目的在于估计总体参数（如均数、率等）。二重抽样中，第一重样本 n 越大，则抽样误差越小，估计效果越好，此外，二重抽样也遵循一般分层抽样原理，即层内差异越小、层间差异越大，抽样效果越好；为减小抽样误差，必须使第一重样本大于第二重样本。二重抽样通过第一重抽样获得总体的相关信息作为辅助信息，再进行深入抽样，可以提高抽样的精度并节约调查费用，比较适用于经常性调查。

二重抽样估计量的计算相当复杂，仅以均数抽样为例，二重抽样可采用 π 估计、比估计和回归估计等方法来估计均数与方差。

π 估计 具体如下。
均数的点估计：

$$\hat{\bar{y}}_\pi = \frac{1}{N} \sum_{i=1}^{m} \frac{y_i}{\pi_{a'i} \pi_{i \mid s_a}} \tag{1}$$

式中 $\pi_{a'i}$ 为第一重样本抽样单元的入样概率；$\pi_{i \mid s_a}$ 为第二重样本的条件入样概率。完全随机抽样机制下，$\pi_{a'i} = n/N$，$\pi_{i \mid s_a} = m/n$，上式可简化为 $\hat{\bar{y}}_\pi = \dfrac{1}{m} \sum_{i=1}^{m} y_i$。

方差估计：

$$\hat{V}_{\hat{\bar{y}}_\pi} = \frac{s_{ys}^2}{m} \tag{2}$$

式中 s_{ys}^2 为第二重样本研究变量的方差；$s_{ys}^2 = \dfrac{1}{m} \sum_{i=1}^{m} (y_i - \bar{y}_s)^2$。

比估计 具体如下。
均数的点估计：

$$\hat{\bar{y}}_R = \frac{\bar{y}}{\bar{x}} \bar{x}' \tag{3}$$

式中 $\bar{y}$、$\bar{x}$ 分别为第二重样本研究变量和辅助变量的样本均数；$\bar{x}'$ 为第一重样本的样本均数。

方差估计：

$$\hat{V}_{\hat{\bar{y}}_R} = \frac{1}{m} s_y^2 + \left(\frac{1}{m} - \frac{1}{n} \right) \tag{4}$$
$$(r^2 s_x^2 - 2 r s_{yx})$$

式中 r、s_{yx} 分别为第二重样本研究变量与辅助变量的样本相关系数和协方差。

回归估计 具体如下。
均数的点估计：

$$\hat{\bar{y}}_{lr} = \bar{y} + \beta(\bar{x}' - \bar{x}) \tag{5}$$

式中 β 为第二重样本的回归系数。
方差估计：

$$\hat{V}_{\hat{\bar{y}}_{lr}} = \frac{s_y^2}{m} + \left(\frac{1}{m} - \frac{1}{n} \right) r^2 s_y^2 \tag{6}$$

式中 r 为第二重样本研究变量与辅助变量的相关系数；s_y^2 为第二重样本研究变量的方差。

二重抽样的优点是可以充分利用已有或易于调查的辅助信息（第一重样本），降低调查困难，减少调查费用，还可以在个体水平和样本水平减少调查时间，降低被调查者的回答负担，从而提高调查质量。当辅助信息已知时，二重抽样的效率更高。适用于某些调查指标的数据收集费用特别高或给被调查者带来较重负担的情况。二重抽样的缺点是整个调查的时间较长，调查费用比较高，调查的组织比较复杂，估计值和抽样误差的计算会相当复杂，应用过程中应综合考虑选择合适的方法。如在同样估计精度和抽样比例要求下，变量相关性高，则选择比估计或回归估计，变量相关性低，则选择 π 估计。

（曾令霞）

PPS chōuyàng

PPS 抽样（sampling with probability proportionate to size） 指按概率比例抽样。属于概率抽样中的一种。在社会、经济和人口调查中经常使用，是一种分层抽

样与简单随机抽样或不等比例抽样相配合的两阶段抽样，有时也进一步进行多阶段抽样。在多阶段抽样中，尤其是二阶段抽样中，初级抽样单位被抽中的概率取决于其初级抽样单位的规模大小，初级抽样单位规模越大，被抽中的机会就越大，初级抽样单位规模越小，被抽中的机会就越小。

抽样步骤：①首先确定初级抽样单位，初级抽样单位可以是固定的常规单位，确定初级抽样单位需要有这些初级抽样单位的具体名录以及每个初级抽样单位中调查对象的具体数目。②确定抽取哪些初级抽样单位，如果初级抽样单位比较少，可以全部抽取，如果初级抽样单位太多，则可以随机抽取部分的抽样单位。③在选取的初级抽样单位中按人数的多少，来决定在每个抽样单位中抽取多少人。

例　拟从 8 个县中采用 PPS 抽样法抽取 4 个县进行调查，结果见表。

表　对 8 个县进行 PPS 抽样结果

县编号	人口数 （万人）	累积人口数 （人）	是否 抽取
1	4.5	45 000	
2	10.6	151 000	
3	10.7	258 000	
4	17.5	433 000	√
5	20.2	635 000	√
6	24.0	875 000	
7	25.0	1 125 000	√
8	34.0	1 465 000	√

步骤：①统计各县人口数。②按县人口数多少计算累计人口数。③按总人口数计算县抽样间隔（抽样间隔＝总人口数/4）。④按照人民币尾数法抽取第一个县的随机数。⑤计算其他 3 个县

的随机数。⑥按随机数和累计人口数抽取另外 3 个县。

本例中：抽样间隔＝ 1 465 000/4 = 366 250。

确定第一个县：找一张任意面值人民币纸币，抄取尾数（若抽样间隔为 5 位数，则尾数抄 5 位，若抽样间隔为 4 位数，则尾数抄 4 位）这里抄 6 位数，为 632 154，那么第一抽样县随机号为 632 154−366 250 = 265 904。

计算其他三个县的随机号：第二抽样县随机号为 265 904 + 366 250 = 632 154；第三抽样县随机号为 632 154 + 366 250 = 998 404；第四抽样县随机号为 998 404 + 366 250 = 1 364 654。最终抽取的县为编号为 4、5、7、8 的县。

优缺点：优点是当研究的变量与单元大小有关时，由于使用了辅助信息，提高了样本的代表性并减少了抽样误差，可以提高抽样效率。但缺点是对辅助信息的要求较高，需要有高质量的抽样框，成本较高；且对于单元大小不相关的变量不适用；抽样误差估计比较复杂。

（曾令霞）

fēigàilǜ chōuyàng

非概率抽样（nonprobability sampling）指根据获取样本的便利性和研究者的主观判断和愿望，从总体中选取某些单位作为调查对象的抽样方法。又称非随机抽样。

在以下情况下，可选择采用非概率抽样：①严格的概率抽样几乎无法进行时，如调查对象的总体边界不清而无法获得抽样框架。此外，有些研究为了更有针对性，可以从总体中抽取少数有代表性的个体作为研究样本。②为了保证随机的原则，对抽样的操作过程要求严格，实施起来

费时费力，因此如果调查的目的仅是对问题的初步探索，或是为了获得今后研究的线索，或是为了提出假设，而不是由样本推论总体。③调查对象不确定或者根本无法确定。例如，对某一突发（偶然）事件进行现场抽样调查等。④总体具有较好的同质性，且调查有关人员具有丰富的抽样调查经验，即便是非概率样本，仍然可以通过样本数据获得经验性判断。

非概率抽样有多种方式，主要有判断抽样、便利抽样、滚雪球抽样、配额抽样、自愿抽样等。

判断抽样：是抽样者根据自己的意愿抽取样本。又称立意抽样。中国长期调查实践中的典型调查和重点调查中的取样方式即属于判断抽样。

典型调查：只对总体中的典型（有代表性的）单元进行特征测量的调查。"典型"的选取是调查者根据其主观经验和对调查对象的了解做出的，如调查一个地方农村经济发展情况时，根据调查者对当地情况的了解，选择只有代表性的村落进行调查。

重点调查：只对总体中的重点单元进行特征测量的调查。所谓"重点"是指虽然数量不大，但对总体的情况有决定性的影响的单元。

便利抽样：便利抽样是调查人员根据自己的方便，自行确定入样的单元。常见的街头采访就是便利抽样。

自愿抽样：指样本由自愿参加的受访者所构成的抽样。报刊、电视、互联网等媒体上进行的调查的受访者就大多是自愿参与的。

滚雪球抽样：滚雪球抽样是利用样本点（构成样本的单元）寻找样本点，即由目前的受访者

去寻找新的具有某一特征的受访者。如关于艾滋病携带者的调查，通常采用此种抽样方法。

配额抽样：先将总体中的所有单元按一定分类标志分为若干类，然后在每类中采用便利抽样或判断抽样的方式选取样本。样本的类别结构与总体大致成比例。在各类的配额内，调查员则根据自身经验或方便进行选取。

非概率抽样一般具有操作方便、成本低廉的特点，在统计分析方面通常也要比概率抽样简单，而且若能对调查总体和调查对象有较好的了解，非概率抽样同样具有应用价值。

（徐勇勇　谭志军）

zhěnduàn shìyàn

诊断试验 （diagnostic tests）

评价临床测量对疾病诊断作用大小的临床试验。诊断试验包括各种实验室检查诊断、影像诊断和仪器诊断（如 X 线、超声波、CT 扫描、核磁共振及纤维内镜等），各种方法的诊断价值如何，必须通过诊断试验确定。实验室检查诊断试验通常得到的是定量资料结果，而对于如影像学检查的诊断试验，由于其结果主要依靠试验者主观衡量，试验结果大多为等级资料。无论哪种类型的试验，都可以认为其结果由一个潜在的连续型变量离散化得到。

评价方法　用所谓的"金标准"，如组织活检、造影、手术探查、尸检、定期随访等手段确诊区分某病的病人和非病人，再应用待评价的诊断方法盲法测定这些研究对象，通过比较两者的一致性情况对新的测定方法进行评价。一般情况下，由于病人和非病人的测量指标（或潜在变量）分布有一定重叠（图1），必须按照某种原则选择一个诊断标准或阈值，据此判断检测对象是否患有某种疾病。诊断试验可能出现两类错误，一类是假阳性错误，即实际未患病但检测结果为阳性，发生的概率用 α 表示；另一类错误是假阴性错误，即实际患病但检测结果为阴性，发生的概率用 β 表示。显然，一个好的疾病诊断方法根据检测结果判定患者的真实情况，应该 α 和 β 都很小。诊断试验的统计评价可据此给出不同的指标。

在诊断试验的研究设计方面，需要注意样本的代表性、对照组的选择、数据结果记录的完整性、试验测量指标等几个方面的问题。第一，不同病人的诊断难易程度不同，应尽量选择能够代表目标人群的样本，而不能只选择易于诊断的病人，否则会使评价结果出现偏性。第二，对照组应选自与病例组相同的目标总体，如规定两者来自相同医院的就诊患者，如果病例来自医院而对照来自社区，则有可能夸大诊断试验的效果。第三，数据缺失有可能是非随机或部分数据缺乏金标准，如影像诊断阳性者更倾向于手术，在对照组中可能有更多的人未接受手术，从而使试验结果存在证实性偏倚。为了估计偏倚的大小，保持数据记录的完整性是非常重要的。第四，试验数据的收集需要考虑到足够的细节，仅仅报告试验的二分类结果（阳性或阴性）是不够的，应尽量给出定量的试验结果，至少要报告几个等级的分类情况；同时尽可能记录与诊断准确性相关联的数据，如研究目的不仅要检测是否患有肿瘤，还需定位病灶，则需要针对特定的解剖学位置做出记录。最后，关于诊断试验的样本含量也是一个必须考虑的问题。

诊断指标　包括以下几个。

灵敏度（sensitivity）　评价诊断试验最基本和最重要的指标之一。在诊断试验或者疾病筛检中，灵敏度指实际患有某一特定疾病的人试验结果为阳性的比例，即实际患病而被正确诊断为患病的概率（记作 Se）。若用表1表示测试结果与实际患病状况的一般情况，其中 a 表示实际患病且检测结果为阳性的受试人数，b 表示实际患病但检测结果为阴性的受试人数，c 表示实际未患病但检测结果为阳性的受试人数，d 表示实际未患病且检测结果为阴性的人数，则灵敏度的估计值为：

$$\hat{Se} = \frac{a}{a+b} \qquad (1)$$

标准误为：

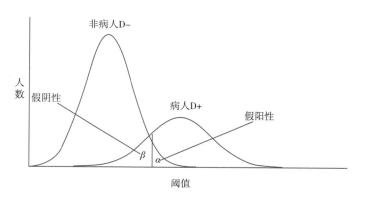

图 1　病人和非病人数据分布重叠

$$SE(\hat{Se}) = \sqrt{\frac{\hat{Se}(1-\hat{Se})}{a+b}} \qquad (2)$$

在大样本情况下（如 $a+b>50$），灵敏度在 $1-\alpha$ 可信度下的可信区间可以利用正态分布原理近似估计，即：

$$\hat{Se} \pm u_{\alpha/2}SE(\hat{Se}) \qquad (3)$$

容易看出，灵敏度越高诊断结果为假阴性的概率（$1-Se$）越小，即漏诊（实际患病却得到假阴性诊断结果）的可能性愈小，在实际中，如果疾病的发现较为重要，尤其是漏诊真实病例的潜在代价高于将非病例误诊为有病（即假阳性）时，具有较高的灵敏度非常重要。一般情况下，如果筛检试验被设定为具有较高的灵敏度，则假阳性率 $c/(c+d)$ 也会较高，同时试验的特异度 $d/(c+d)$ 会较低。临床上以排除可能疾病为目的时，具有高灵敏度的试验较为有用，此时的阴性试验结果意味着实际不患病的概率较大。

需要注意：上面所述的是关于诊断试验的灵敏度含义，不要与另外两个灵敏度概念相混淆。①对设备测量性能的描述，此时灵敏度指的是该设备所能探测到的最小信号，或提供适当输出所需要的最小输入量。这个概念常用于描述传感器，也可用于表示某种物质能被该设备检测到的最低浓度或数量，如生物化学测试。②用于描述数据分析稳定性，灵敏度指的是某种分析方法的结果对其特定假设（如回归中的正态性假设），或者数据特征（如离群点的存在及位置）的依赖程度，如果对这些方面缺乏灵敏度，则认为具有稳健性，对此称为灵敏度分析。

特异度（specificity）　评价诊断试验最基本和最重要的指标

之一。在诊断试验或者疾病筛检中，特异度指实际未患病的个体被正确诊断为阴性的概率（记作 Sp）。其同义词是真阴性率，以实际未患病例数为分母，计算其中阴性测试结果所占的比例。参见表1，特异度的估计值为：

$$\hat{Sp} = \frac{d}{c+d} \qquad (4)$$

标准误为：

$$SE(\hat{Sp}) = \sqrt{\frac{\hat{Sp}(1-\hat{Sp})}{c+d}} \qquad (5)$$

在大样本情况下（如 $c+d>50$），特异度在 $1-\alpha$ 可信度下的可信区间为

$$\hat{Sp} \pm u_{\alpha/2}SE(\hat{Sp}) \qquad (6)$$

特异度反映正确排除某病的能力，其值越大，诊断假阳性的概率越小，即误诊的可能性越小，具有高特异度的筛检试验方法临床上较为有用，这样的方法给出的阳性结果意味着实际患病的概率相对较高。一般情况下，如果筛检试验被设定为具有高特异度，则其假阳性率 $c/(c+d)$ 会较低。如果将真实非病例误诊为有病的潜在代价相对高于将真实病例误判为无病（即假阴性结果）时，具有高的特异度比较重要。例如，在对患病率很低的癌症进行人群筛查时，高特异度可以避免产生大量假阳性结果，免去为了确定其实际无病状态而进行的临床检

查。总之，特异度和灵敏度是反映诊断试验准确度的两个最基本的统计指标。同时提高两个指标值是诊断试验期望的目标，但在实际中两者同时提高比较困难，提高灵敏度往往以降低特异度为代价，反之亦然。如何根据临床测量选择诊断标准应根据具体情况进行，如对于疾病筛检通常希望灵敏度要高一些，而临床诊断上则可能希望特异度要更高一些。

尤登指数（Youden index）　评价诊断试验或筛检试验综合鉴别能力的指标（记作 J），即：

$$J = Se + Sp - 1 \qquad (7)$$

式中 Se 和 Sp 分别为灵敏度和特异度。理论上 $-1 \le J \le 1$，而实际应用中通常 $0 \le J \le 1$，J 值越大诊断价值越高，如果诊断完全没有价值，则 $J=0$。当将灵敏度和特异度视为同等重要时，可以使用这一指标（表1）。尤登指数估计的标准误为：

$$SE(\hat{J}) = \sqrt{\frac{\hat{Se}(1-\hat{Se})}{a+b} + \frac{\hat{Sp}(1-\hat{Sp})}{c+d}}$$
$$(8)$$

在大样本情况下（如 $a+b>50$，$c+d>50$），尤登指数在 $1-\alpha$ 可信度下的可信区间可以利用正态分布原理近似估计，即：

$$\hat{J} \pm u_{\alpha/2}SE(\hat{J}) \qquad (9)$$

预测值（predictive values）

表1　诊断试验结果

实际情况	检测结果		合计
	T_+	T_-	
D_+	a	b	$a+b$
D_-	c	d	$c+d$
合计	$a+c$	$b+d$	$a+b+c+d$

有阳性预测值（negative predictive value）和阴性预测值（positive predictive value）。阳性预测值记为 PV_+，表示预测阳性结果的正确率，即诊断结果为阳性者实际患病的概率；阴性预测值记为 PV_-，表示诊断结果为阴性者实际未患病的概率。在灵敏度条目的表格中（见灵敏度），如果是筛检试验，或诊断试验样本中患病与非患病的比例与真实情况相近，两者可以直接使用表格中的数据计算，即 $PV_+ = a/(a+c)$，$PV_- = d/(b+d)$。

在临床中，一种诊断方法的实用价值如何，主要根据 PV_+ 和 PV_- 判断。需要注意的是，PV_+ 和 PV_- 的大小不仅与灵敏度（Se）和特异度（Sp）有关，还与受试者中患者的比例大小有关。因此，一个诊断试验在确定了灵敏度和特异度后，在临床应用中通常还要根据检测人群的患病概率 P 调整 PV_+ 和 PV_-。P 称为先验概率，可根据临床经验做出估计，如受试者来自普通人群，P 则较小；受试者来自医院就诊患者，P 则稍大；受试者来自某病的可疑患者，P 则更大。根据 Bayes 原理，PV_+ 和 PV_- 的计算公式分别为：

$$PV_+ = P(D_+ | T_+)$$
$$= \frac{Se \cdot P}{Se \cdot P + (1-Sp)(1-P)} \quad (10)$$

$$PV_- = P(D_- | T_-)$$
$$= \frac{Sp(1-P)}{Sp(1-P) + (1-Se)P} \quad (11)$$

误诊率（misdiagnosis rate） 即假阳性率，指实际未患病而诊断试验或筛检试验结果为阳性、被诊断为患病的概率（表1），误诊率可表示为 $c/(c+d)$，误诊率=1−特异度，即特异度越高误诊率越低。

漏诊率（false negative rate） 即假阴性率，指实际患病而诊断试验或筛检试验结果为阴性、被诊断为非患者的概率（表1），漏诊率可表示为 $b/(a+b)$，漏诊率=1−灵敏度，即灵敏度越高漏诊率越低。

临界值（threshold value） 在诊断试验中，为了计算评价诊断试验的灵敏度、特异度、符合率和尤登指数等指标，需要先将定量结果按一定的临界阈值划分为阳性和阴性两类，如 24 小时空腹血糖高于 6.11mmol/L 定为阳性。临界值的选择对上述指标的计算结果会产生不同的影响，实际中可以根据临床意义选择，也可以从统计学角度确定（如信息量、ROC 曲线）。通常情况下，选择不同的临界值会导致灵敏度和特异度的改变，提高灵敏度往往以降低特异度为代价，反之亦然。如何根据临床测量选择截断值（诊断标准）应视具体情况进行，如对于疾病筛检通常希望灵敏度要高一些，而临床诊断上则可能希望特异度要更高一些。

似然比（likelihood ratio） 是一种评价诊断试验的指标。对于一个连续型的诊断结果 X，可以按照条件似然比（LR）进行定义：

$$LR(T) = \frac{\Pr(T | D_+)}{\Pr(T | D_-)} \quad (12)$$

常用的似然比有两类：一类为阳性似然比（positive likelihood ratio, LR_+），是真阳性率（灵敏度）与假阳性率（1−特异度）之比，其值越大诊断价值越高，即 $LR_+ = Se/(1-Sp)$；另一类为阴性似然比（negative likelihood ratio, LR_-），

是假阴性率（1−灵敏度）与真阴性率（特异度）之比，该值越小诊断价值越高，即 $LR_- = (1-Se)/Sp$。诊断过程最初的目的，是根据诊断试验的结果判断个体患病概率的大小，灵敏度和特异度可以反映出诊断试验的效果，但它们对后验概率的联合作用无法直观地显示出来。相比之下，似然比可以在先验比数（pre-test odds）的基础上直接增加一个乘积作用，使诊断试验结果对后验比数（post-test odds）的影响更为明显。可以利用简单的公式，通过合适的似然比实现从先验概率到后验概率的转换。设诊断试验目标人群的患病率的先验期望为 P，假阳性率为 α，假阴性率为 β，首先计算先验比数：

$$先验比数 = \frac{P}{1-P} \quad (13)$$

对于阳性诊断试验，可以计算后验比数：

$$后验比数 = \frac{P(1-\beta)/[P(1-\beta)+(1-P)\alpha]}{(1-P)\alpha/[P(1-\beta)+(1-P)\alpha]}$$
$$= \frac{P}{1-P} \times \frac{1-\beta}{\alpha} = \frac{P}{1-P} \times \frac{Se}{1-Sp}$$
$$= \frac{P}{1-P} \times LR_+ \quad (14)$$

对于阴性诊断试验，可以计算后验比数：

$$后验比数 = \frac{P}{1-P} \times LR_- \quad (15)$$

似然比综合了灵敏度和特异度的信息，在已知患病率和似然比的情况下，可以根据诊断中特定测量值计算后验比数，以帮助临床医生诊断决策。这种方法的最大优势是可以用于评价结果为有序资料和定量资料的诊断试验。通过贝叶斯理论，由定量资料类

型的诊断结果计算后验概率时，为计算灵敏度和特异度，需要先将定量结果按一定的截断阈值划分为阳性和阴性两类，其主要问题是诊断结果勉强高出截断阈值的患者与诊断结果远远超出截断阈值的患者具有相同的后验概率。在某些阶段，医生必须对患者是否确实患病做出明确判断，但这种判断理论上应当依照真实的后验概率，而不能仅仅参照中间过程的诊断试验结果。在有序和定量两种情况下，后验比数可以由先验比数和似然比计算出来，但此时的似然比并不是全部诊断结果的平均似然比，而是通过患者各自的诊断结果计算出的似然比。

由先验信息估计似然比　表2显示了根据有无心肌梗死（MI）患者的不同肌酸激酶（CK）水平范围计算似然比的过程。依照该研究得出的似然比，能够计算特定的后验概率。显然，相对于适度升高的 CK 值水平（如 150），CK 值水平严重过量（≥280）将带来更高的心肌梗死的后验概率。

连续型资料的似然比　对于结果为等级资料的诊断试验，上面的例子中是将相同 CK 水平范围的病人合并在一起，以便有足够的数据点来对似然比进行估计。图 2 表示连续型试验结果的分布情况，每一个患病和非患病个体的诊断结果构成了两个连续型分布，曲线任意一点上的高度为具有相应诊断结果的个体在患病或非患病人群中的频率。根据定义可知，任意一个试验结果 X 对应的似然比，应为患病人群中试验结果为 X 的个体相对频率（如概率密度），与非患病人群中试验结果为 X 的个体相对频率之比。

如果所选样本具有较好的代表性，诊断试验结果的数据也满足适宜的数学模型，那么关于每个 X 的似然比都可以用数学公式表示出来。例如，如果患病和非患病人群的诊断结果服从正态分布，并有不同的均数和方差，即患病人群有 $X \sim N(\mu_1, \sigma_1^2)$，非患病人群有 $X \sim N(\mu_2, \sigma_2^2)$，似然比可表示为：

$$LR(X) = \frac{(2\pi\sigma_1^2)^{-1/2} \exp\left[-\frac{(X-\mu_1)^2}{2\sigma_1^2}\right]}{(2\pi\sigma_2^2)^{-1/2} \exp\left[-\frac{(X-\mu_2)^2}{2\sigma_2^2}\right]}$$

（16）

设 Z_1，Z_2 分别为患病人群和非患病人群诊断试验结果 X 的标准正态变换，则上式可写作：

$$LR(X) = \frac{\sigma_2}{\sigma_1} \exp\left[-0.5(Z_1^2 - Z_2^2)\right]$$

（17）

史密斯（Smith）研究中的 CK 数据几乎完全服从对数正态分布，其中心肌梗死人群的 $\log(CK)$ 均数为 5.45，标准差为 0.737；非梗死人群的 $\log(CK)$ 均数为 3.19，标准差为 1.030。还可以构造一条连续的曲线来代替上述的拟合参数（图 3），从图上可以找到该诊断试验中，每一个 CK 测量结果对应的似然比。

似然比最基本的作用是，可以有效量化某一诊断试验提供了多少诊断信息。与灵敏度和特异度相比，似然比能够更好地体现诊断结果对后验患病概率的影响，同时也简化了计算过程，特别是当研究的关注点在于优势而不是概率的时候。更重要的是，似然比还可以用于结果为定量资料的诊断试验的评价，它可以反映试

表 2　有无心肌梗死患者（MI）的肌酸激酶（CK）水平

CK 值水平	心肌梗死患者内所占比例（A）	非心肌梗死患者内所占比例（B）	似然比（A/B）
< 40	2/230	88/130	0.013
	0.008 7	0.676 9	
40~119	43/230	34/130	0.71
	0.187 0	0.261 3	
120~199	51/230	5/130	5.8
	0.221 7	0.038 5	
200~279	37/230	2/130	10.5
	0.160 9	0.015 4	
≥ 280	97/230	1/130	54.8
	0.421 7	0.007 7	

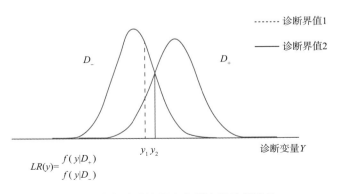

图 2　诊断试验结果为定量资料的似然比

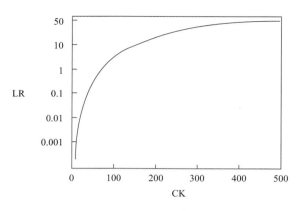

图3　不同肌酸激酶（CK）水平的似然比曲线

验结果的任何水平所表示的诊断信息。有了似然比，就可以根据真实的试验结果计算后验概率，而不必事先将试验结果分为"阳性"和"阴性"两类，再计算后验概率。计算每个 X 测量值对应的似然比，能够充分利用诊断试验中包含的诊断信息，针对个体具有更好的临床应用价值。

（李　康）

shòushìzhě gōngzuò tèzhēng qǔxiàn

受试者工作特征曲线（receiver operating characteristic curves）

是以 $1-Sp$ 为横坐标、Se 为纵坐标依照连续变化的诊断阈值，由不同灵敏度和特异度画出的曲线。又称 ROC 曲线。灵敏度、特异度等指标有一个共同点，即必须将诊断试验的检测分为"阳性"和"阴性"两种结果。对于具体问题，由于这些指标与所选择的诊断标准或阈值有关，评价结果可能出现不一致性情况。例如，同一项检测方法，采用不同的诊断阈值会有不同的灵敏度和特异度。为了全面和准确地评价检测方法的诊断价值，可以采用 ROC 分析方法。ROC 曲线的绘制可以采用两种不同的方法，一是由原始数据分组后直接绘制，即采用不同的诊断阈值，分别计算灵敏度和特异度绘制而成，曲线是不光滑的，称经验 ROC 曲线（empirical ROC curve）；二是利用适当的模型通过与原始数据拟合而形成的光滑曲线。

经验 ROC 曲线的计算方法具体如下。

例1　对糖尿病患者和非糖尿病者各 100 名检测 HbA1c 含量，频数分布结果列在表 1 的前 5 列中，试画出它的 ROC 曲线。

为便于理解，先将两个不同人群的 HbA1c 含量检测结果绘制直方图（图1），直观上可以看到，糖尿病患者和非糖尿病患者的 HbA1c 含量检测值分布虽有一定的重叠，但差异十分明显。为了完整评价其诊断价值，应计算所有的灵敏度和特异度，对此可以取各组段的下限作为诊断阈值，即测量值小于诊断阈值判为正常；测量值大于或等于诊断阈值判为异常，连续改变诊断阈值计算出

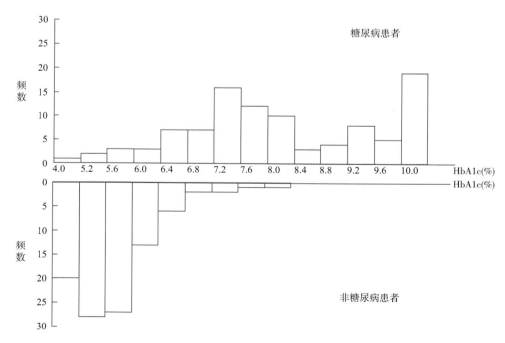

图1　糖尿病患者和非糖尿病者 HbA1c（%）的频数分布

相应的灵敏度和特异度。如选择诊断阈值 $c = 5.2$，相应有 $Se = (100-1)/100 = 0.99$，$Sp = 20/100 = 0.20$；选择诊断阈值 $c = 5.6$，相应有 $Se = (100-3)/100 = 0.97$，$Sp = 48/100 = 0.48$；其余类推。所有计算结果见表 1 的（7）~（8）列。若以 $1-Sp$ 为横坐标、Se 为纵坐标将算得的结果描点，相邻点之间用直线连接后便得到 ROC 曲线（图 2）。

结合表 1 可以看出，使用单一的灵敏度和特异度不能全面反映 HbA1c 对糖尿病诊断的准确度，用 ROC 曲线则可以完整的描述 HbA1c 对糖尿病诊断的特性和价值，ROC 曲线越偏向左上方，曲线下的面积越大，诊断的准确度越高。诊断阈值的选取可根据实际情况权衡后在 ROC 曲线上任一点获得，它与诊断人群的患病比率以及不同情况付出的代价有关，如有时需严格控制漏诊，有时需严格控制误诊，因此要兼顾考虑灵敏度和特异度。如果两者同等重要，应选取斜率为 45° 切点位置附近的诊断阈值，此时灵敏度和特异度均较好。从图 2 可以看出，切点位置在点（1，1）向左的第 4 点和第 5 点之间，即 HbA1c 的临床诊断阈值应在 6.4~6.8 之间选择。

ROC 曲线下面积：ROC 曲线下的面积可以用符号 A 表示，A 值可以用来综合评价诊断的准确性，可以将它理解为在所有特异度下的平均灵敏度或在所有灵敏度下的平均特异度，其取值范围为 $n.31\ 0 \le A \le 1$。在 $n.31\ A > 0.5$ 的情况下，A 越接近 1 说明诊断的准确性越高；在 $n.31\ A < 0.5$ 的情况下，A 越接近 0 说明诊断的准确性越高（可以使用 $1-A$ 衡量）；当 $A = 0.5$ 时说明诊断完全

不起作用。由于诊断或筛检试验问题不同，无法确切地给出 A 值的诊断价值判断方法，作为参考标准：$n.31\ 0.5 < A \le 0.7$ 表示诊断价值较低，$n.31\ 0.7 < A \le 0.8$ 表示有一定的诊断价值，$n.31\ 0.8 < A \le 0.9$ 表示有较高的诊断价值，$n.31\ A > 0.9$ 表示有很高的诊断价值。使用 ROC 分析方法对诊断试验数据进行分析与评价，其优点是评价结果比较客观和一致，它适合定量和等级资料分析。ROC 分析的结果主要包括 ROC 曲线的图形和估计 ROC 曲线

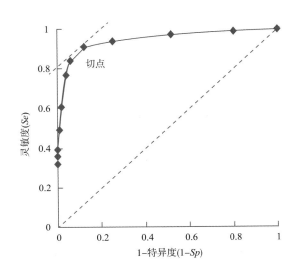

图 2 糖尿病患者 HbA1c 诊断的 ROC 曲线

表 1 糖尿病患者和非糖尿病者 HbA1c 含量（%）的频数分布及选择不同诊断阈值的灵敏度和特异度值

组段	非糖尿病者		糖尿病患者		诊断阈值 c	灵敏度 Se	特异度 Sp
	频数	累计频数	频数	累计频数			
（1）	（2）	（3）	（4）	（5）	（6）	（7）	（8）
4.0~	20	20	1	1	4.0	1.00	0.00
5.2~	28	48	2	3	5.2	0.99	0.20
5.6~	27	75	3	6	5.6	0.97	0.48
6.0~	13	88	3	9	6.0	0.94	0.75
6.4~	6	94	7	16	6.4	0.91	0.88
6.8~	2	96	7	23	6.8	0.84	0.94
7.2~	2	98	16	39	7.2	0.77	0.96
7.6~	1	99	12	51	7.6	0.61	0.98
8.0~	1	100	10	61	8.0	0.49	0.99
8.4~	0	100	3	64	8.4	0.39	1.00
8.8~	0	100	4	68	8.8	0.36	1.00
9.2~	0	100	8	76	9.2	0.32	1.00
9.6~	0	100	5	81	9.6	0.24	1.00
10.0~12.6	0	100	19	100	10.0	0.19	1.00

下面积 $n.31\,\hat{A}$，前者可以直观地描述诊断效果及灵敏度或特异度之间的变化关系，后者可以理解为在所有的特异度下的平均灵敏度或在所有的灵敏度下的平均特异度，由此可知，如果 ROC 曲线面积很大时（如 ROC 面积为 0.98，即平均灵敏度和平均特异度为 0.98），由于各个截断值的平均的灵敏度和平均特异度都很高，所以截断值对灵敏度和特异度的影响很小，以及测量误差对灵敏度和特异度的影响也很小。ROC 曲线下面积也可以理解为患病组测量值高于或低于非患病组测量值的概率。其计算方法有多种，主要有参数方法和非参数方法。

双正态模型参数法　假定病人（D_+）和正常人（D_-）所在总体的原始诊断变量分别用 Y_A 和 Y_N 表示，并且服从 $Y_N \sim N(\mu_N, \sigma_N^2)$ 和 $Y_A \sim N(\mu_A, \sigma_A^2)$ 的正态分布，选择不同的诊断阈值，将会有不同的灵敏度和特异度（图3）。

当诊断结果按 $n.31\,k$ 个分类给出时，相当于在 $n.3\,Y$ 轴上取 $n.31\,k-1$ 个不同的截断点 c，有

$$\begin{cases} Sp(c) = \Phi(c) \\ Se(c) = 1 - \Phi(bc - a) \\ c = 1, 2, \cdots, k-1 \end{cases} \quad (1)$$

式中 $Sp(c)$ 是在截断点为 c 时的特异度，$Se(c)$ 是在截断点为 c 时的灵敏度，Φ 是标准正态分布函数；$a = (\mu_A - \mu_N)/\sigma_A$ 和 $b = \sigma_N/\sigma_A$ 是两个参数，其估计值 $\hat{a}$ 和 $\hat{b}$ 可以用最大似然法估计出来。公式（1）为 ROC 的隐式曲线方程，由此可以获得 A 值，即 $A = \Phi[a/\sqrt{(1+b^2)}]$。双正态参数法在用于定量资料的 ROC 曲线下面积计算时，只需要计算两组的均数和标准差即可以得出其估计值和标准误，如例1数据在经过

对数转换后可以得出 $\hat{A} = 0.942$，$SE(\hat{A}) = 0.015$。在大样本情况下，ROC 曲线下面积在 $1-\alpha$ 可信度下的可信区间估计可利用 $\hat{A} \pm u_{\alpha/2}SE(\hat{A})$ 进行计算。

汉利－麦克尼尔（Hanley-McNeil）非参数法　$n.31\,y_A$ 和 $n.31\,y_N$ 表示 $n.31\,Y_A$ 和 $n.31\,Y_N$ 各自的取值，并假定检测值较大为异常。可以证明，ROC 曲线下的面积 A 是患病组检测值大于非患病组检测值的概率，即 $n.31\,A = P(Y_A > Y_N)$。$n.21\,A$ 的估计值可以利用下式计算：

$$\hat{A} = \frac{1}{n_A n_N} \sum_1^{n_A} \sum_1^{n_N} S(y_A, y_N) \quad (2)$$

式中：

$$S(y_A, y_N) = \begin{cases} 1, & y_A > y_N \\ 1/2, & y_A = y_N \\ 0, & y_A < y_N \end{cases} \quad (3)$$

式中 n_A 和 n_N 为患病组和非患病组的检测例数。其含义是将患病组所有的检测值分别与非患病组所有的检测值进行比较，如果 $y_A > y_N$ 得分为 1，二者相等得分

为 0.5，否则得分为 0，然后计算平均得分即为 $\hat{A}$。汉利（Hanley）给出了一种简便的 $\hat{A}$ 和 $SE(\hat{A})$ 的估计方法，德隆（Delong）则给出了更适合编程的非参数估计方法。可信区间估计同样可以利用 $\hat{A} \pm u_{\alpha/2}SE(\hat{A})$ 进行计算。

例2　为研究 X 线对纵隔淋巴结肿大的实际诊断效果，将 X 线平片资料的异常程度分为 5 级，追踪胸部 X 线平片检查过的 200 例就诊患者，经临床病理证实患有纵隔淋巴结肿大的有 110 人，资料如表2。经计算 ROC 曲线下面积和标准误分别为 $n.31\,\hat{A} = 0.874$ 和 $n.31\,SE(\hat{A}) = 0.025$。

方法选择　事实上，参数方法和非参数方法既适合定量资料，又适合等级资料，只是在具体计算方法上有所不同。双正态参数方法的特点是，对于定量资料可以在小样本情况下得到较好的结果，并能获得光滑的 ROC 曲线，但是需要近似服从正态分布，否则 ROC 曲线下面积的估计会有一定的偏差，必要时应作适当的变换。其他参数方法还有逻辑斯谛

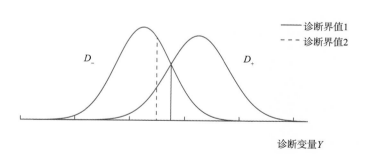

图3　正常人与病人的概率密度图

表2　纵隔淋巴结肿大的 X 线平片诊断

分组	例数	检查结果				
		－	－	±	＋	＋＋
D_+	110	6	10	15	35	44
D_-	90	46	20	14	8	2

模型、S-分布模型、有序模型等多种方法。理论上讲，使用哪种参数模型合适，与诊断变量 Y（显变量或潜变量）实际分布有关，但实际中对于有序诊断变量，并不需要这样的假定。ROC 曲线不能唯一决定诊断变量的分布，如果对诊断变量实施一些单调变换，将会有不同的基础分布，但 ROC 曲线的函数形式不改变。即使实际分布不是正态分布，如二项分布、泊松分布、伽马分布等，使用双正态分布模型拟合实际差别很小，仅仅是 ROC 曲线的函数形式不同，在形状上可能没有多大的差别。实际使用较多的是正态模型或逻辑斯谛模型。汉利-麦克尼尔非参数法的特点是，对数据分布没有任何限制，具有明确的概率意义，得到的结果稳健，实际应用更为广泛。

两样本 ROC 曲线下面积的成组比较 成组比较指在对两种诊断方式的准确度进行比较时，两条 ROC 曲线从不同观察对象身上获得，所用的两个样本完全独立。假设两种诊断的 ROC 曲线下面积分别为 A_1 和 A_2，则检验假设为 H_0: $A_1 = A_2$，H_1: $A_1 \neq A_2$，$\alpha = 0.05$。检验公式为：

$$u = \frac{\hat{A}_1 - \hat{A}_2}{\sqrt{SE^2(\hat{A}_1) + SE^2(\hat{A}_2)}} \quad (4)$$

式中 $SE(\hat{A}_1)$ 和 $SE(\hat{A}_2)$ 为两样本 ROC 曲线下面积的标准误，可以用德隆给出的非参数方法计算。在大样本情况下 u 可以近似看作服从标准正态分布。在检验水准 α 下，若 $u > u_{\alpha/2}$，则可以认为两种诊断方法不同。

例3 在纵隔淋巴结肿大的影像学诊断中将 CT 与 X 线平片相比较，选择了曾作过 CT 和 X 线平片

各 200 名有病理诊断的两组就诊患者，ROC 分析结果依次为 $\hat{A}_1 = 0.942$，$SE(\hat{A}_1) = 0.016$，$\hat{A}_2 = 0.874$，$SE(\hat{A}_1) = 0.025$。问两种诊断方法的准确性是否有差异？

$$u = \frac{0.942 - 0.874}{\sqrt{0.016^2 + 0.025^2}} = 2.259$$

式中 $u > 1.96$，$P < 0.05$。结果表明，两种诊断纵隔淋巴结肿大的准确度差别具有统计学意义，CT 诊断优于 X 线诊断。

两样本 ROC 曲线下面积的配对比较 配对比较指在对两种诊断方式进行比较时，两种诊断所用的为同一样本，每一观察对象同时进行两种方式的检测，然后对它们的诊断准确度作比较。假设两种诊断的 ROC 曲线下面积分别为 A_1 和 A_2，则检验假设为 H_0: $A_1 = A_2$，H_1: $A_1 \neq A_2$，$\alpha = 0.05$。检验公式为

$$u = \frac{\hat{A}_1 - \hat{A}_2}{\sqrt{SE^2(\hat{A}_1) + SE^2(\hat{A}_2) - 2Cov(\hat{A}_1, \hat{A}_2)}} \quad (5)$$

式中 $Cov(\hat{A}_1, \hat{A}_2)$ 为两样本面积估计的协方差，可以用德隆给出的非参数方法计算得到[3]。这种方法既可以用于等级资料，也可以用于定量资料，具体计算公式如下：

$$Cov(\hat{A}_1, \hat{A}_2) = \frac{S_{TA}}{n_A} + \frac{S_{TN}}{n_N} \quad (6)$$

$$S_{TA} = \frac{1}{n_A - 1} \sum_{i=1}^{n_N} (V_{1i}^{(A)} - \hat{A}_1)(V_{2i}^{(A)} - \hat{A}_2) \quad (7)$$

$$S_{TN} = \frac{1}{n_N - 1} \sum_{i=1}^{n_N} (V_{1i}^{(N)} - \hat{A}_1)(V_{2i}^{(N)} - \hat{A}_2) \quad (8)$$

$$V_{ki}^{(A)} = \frac{1}{n_N} \sum_{j=1}^{n_N} S(y_{Ai}, y_{Nj})$$

$$V_{ki}^{(N)} = \frac{1}{n_A} \sum_{j=1}^{n_A} S(y_{Aj}, y_{Ni}), k = 1, 2 \quad (9)$$

式中 y_A 和 y_N 分别表示患病组和非患病组各自的测量值，S 函数计算见公式（3），k 表示比较的两个组。由于 $Cov(\hat{A}_1, \hat{A}_2)$ 的计算较为复杂，通常采用计算机程序实现。

例4 为评价 CT 和 CT 增强对肝癌的诊断效果，共检查了 32 例患者，每例患者分别用两种方法检查，由医生盲态按 4 个等级诊断，最后经手术病理检查确诊其中有 16 例患有肝癌，结果见表3。试比较两种诊断方法是否有差别（$\alpha = 0.05$）。

由计算机程序算得结果见表4。$u = 2.110$ $u > 1.96$，$P < 0.05$，按 $\alpha = 0.05$ 水准，说明 CT 增强诊断肝癌的效果优于普通 CT 诊断的效果。

部分 ROC 曲线下面积 ROC 曲线下部分面积用于描述特殊情况下一种诊断方法的准确性。例如，在影像诊断评价时不希望被比较的两种诊断方法假阳性率超过 20%，即两试验的特异度不得低于 0.8，否则诊断将无实际意义，此时用假阳性率为 $0 \sim 0.2$ 的 ROC 曲线下部分面积对两种诊断的准确性进行比较，要比用 ROC 曲线下全面积比较更为合理和具有更高的灵敏性。另外也可以将 ROC 曲线下部分面积转换成人们熟悉的 $0 \sim 1$ 刻度比例。

相关结构数据的 ROC 分析 典型的问题是在影像学诊断试验中由多个阅片者和多种不同诊断方式得到的数据，处理这类问题最困难的是估计量的方差估计，对此有相应的非参数方法，但在

表 3　两种 CT 诊断方式对被怀疑患有肝癌的检测数据

肝癌				非肝癌			
编码	CT 增强	CT	频数	编码	CT 增强	CT	频数
1	2	4	1	0	1	1	9
1	3	1	1	0	1	2	3
1	3	3	1	0	1	4	2
1	4	2	2	0	2	2	1
1	4	3	4	0	4	4	1
1	4	4	7				

表 4　两种 CT 诊断方式的 ROC 曲线面积估计值及比较

诊断方式	$\hat{A}$	$SE(\hat{A})$	$Var(\hat{A})$	$Cov(\hat{A}_1, \hat{A}_2)$
CT 增强	0.960 94	0.037 304	0.001 391 6	0.001 422 1
CT	0.810 55	0.080 835	0.006 534 3	

考虑协变量的情况下，采用参数回归模型会使分析更加灵活；模型的参数估计可以使用 GEE（generalized estimation equation）方法，也可以采用 Jackknife 和 Bootstrap 估计方法。还有一个类似的问题是群集数据的问题，例如在乳腺 X 线照相研究中，乳腺分为 5 个区域，从而可以从每个患者双侧乳房平片中获得 10 个诊断数据，即以乳腺分区为基本观察单位，每一患者为一个群，1997 年奥巴哈斯基（Obuchwski）详细描述了其数据分析的非参数方法。

应用与展望　ROC 分析应用越来越广泛，1995 年美国临床试验室标准化委员会（NCCLS）将 ROC 曲线引入其标准和指南文件，颁布了《使用 ROC 曲线评价临床试验的准确度》（GP10-A）指南，将 ROC 分析作为实验室临床诊断试验统计分析的标准。此外，ROC 分析方法也可以用于 meta 分析（SROC）、质量控制、临床药物疗效评价、基因表达数据分析等多个方面。

（李　康）

Zhōnghuá Rénmín Gònghéguó Tǒngjìfǎ

《中华人民共和国统计法》（*Statistics Law of the People's Republic of China*）　是调整统计关系的法律规范的总称。简称统计法。统计关系是指国家机关、社会团体和公民在搜集、整理、分析、提供、公布、监督和保存统计资料的统计生活中所发生的社会关系。统计的基本任务是对经济社会发展情况进行统计调查、统计分析，提供统计资料和统计咨询意见，实行统计监督。《中华人民共和国统计法》于 1983 年 12 月 8 日第六届全国人民代表大会常务委员会第三次会议通过，1996 年 5 月 15 日第八届全国人民代表大会常务委员会第十九次会议通过了《关于修改〈中华人民共和国统计法〉的决定》修正，2009 年 6 月 27 日第十一届全国人民代表大会常务委员会第九次会议再次修订，自 2010 年 1 月 1 日起施行。2009 年修订的《统计法》全文共分 7 章 50 条，分别为总则、统计调查管理、统计资料的管理和公布、统计机构和统计人员、监督检查、法律责任、附则。制定统计法的目的是为了科学、有效地组织统计工作，保障统计资料的真实性、准确性、完整性和及时性，发挥统计在了解国情国力、服务经济社会发展中的重要作用，促进社会主义现代化建设事业发展。

（刘丹红　叶青）

Tǒngjì Cóngyè Zīgé Rèndìng Bànfǎ

《统计从业资格认定办法》（*Measures for the Qualifications Accreditation of Statistical Practitioners*）　统计从业资格指从事统计工作的一种法定资质。在国家机关、社会团体、企业事业单位和其他组织等统计调查对象中承担经常性政府统计调查任务的统计人员，必须取得统计从业资格，持有统计从业资格证书。1998 年国家统计局发布《统计人员持证上岗暂行规定》，2005 年 5 月 16 日国家统计局正式发布。2007 年 4 月 28 日国家统计局修订的《统计从业资格认定办法》共分 6 章 31 条，分别为总则、申请与受理、审查与决定、证书的使用与管理、法律责任、附则。

（刘丹红）

Bùmén Tǒngjì Diàochá Xiàngmù Guǎnlǐ Zànxíng Bànfǎ

《部门统计调查项目管理暂行办法》（*Interim Measures for the Administration of Departmental Statistical Investigations*）　该办法所称的统计调查，指部门搜集国民经济、社会和科技发展情况，用于政府管理目的的各类统计调查，包括以数字形式、文字形式或混合形式，以表格、问卷、电讯（电报、电话、传真等）、磁盘磁带、网络通讯（网络表格、电子邮件等）等为介质的普查、经常性调查、一次性调查、试点调查等。该办法适用于国家机关、具有行政管理职能的事业单位、经授权代主管部门行使统计职能的国家级集团公司和工商领域联合会或协会、经国务院授权具有一定行政职能的人民团体开展的统计调查，以及上述部门和单位与其他部门联合组织实施的统计调查。法院、检察院组织实施的统计调查，参照本办法执行。《部门统计调查项目管理暂行办法》于1999年10月27日由国家统计局令第4号公布，全文共分8章35条，分别为总则、部门统计调查项目的管理、制定统计调查项目的基本原则与要求、审批及备案程序、调查的法定标识和有效期、监督与处罚、管理部门提供的服务、附则。

（刘丹红　叶青）

Tǒngjì Diàochá Xiàngmù Shěnpī Guǎnlǐ Guīdìng

《统计调查项目审批管理规定》

（ Provisions on the Administration of Approval in Statistical Investigations ）　凡以国家统计局批准文件正式布置，由国家统计局的司、队、普查办公室等单位组织实施的统计调查，以及由国家统计局与国务院有关部门（包括具有行政职能的总会、总公司等单位）共同组织实施的统计调查，均属本规定的管理范围。《统计调查项目审批管理规定》于2001年3月15日在国家统计局网站公布，由管理范围、审查机构、审批原则、审批权限、审批程序、监督管理六个部分组成。

（刘丹红　叶青）

Tǒngjì Zhífǎ Jiǎnchá Guīdìng

《统计执法检查规定》

（ Provisions on the Statistics Law Enforcement Examination ）　统计执法检查指统计执法检查机关依照法定的权限、程序和方式，对公民、法人和其他组织贯彻执行统计法规和统计制度的情况进行监督检查，以及对统计违法行为进行查处等各种活动。2001年6月20日国家统计局制定《统计违法案件查处工作暂行规定》，2006年7月12日国家统计局修订《统计法规检查暂行规定》。现行《统计执法检查规定》共分7章42条，分别为总则、统计执法检查机构和统计执法检查员、统计执法检查的一般规定、统计违法案件的查处、备案与报告、法律责任、附则。

（刘丹红　叶青）

Quánguó Wèishēng Tǒngjì Gōngzuò Guǎnlǐ Bànfǎ

《全国卫生统计工作管理办法》

（ Measures for the Administration of National Health Statistics ）　1992年6月20日卫生部发布了《全国卫生统计工作管理办法》，简称《卫生统计管理办法》，1999年2月25日卫生部令第3号发布了新办法。《全国卫生统计工作管理办法》全文分8章33条，分别为总则、卫生统计机构、卫生统计机构职责、卫生统计人员、卫生统计调查和统计报表制度、卫生统计资料的管理和公布、奖惩、附则。

（刘丹红　叶青）

Guójiā Wèishēng Tǒngjì Diàochá Zhìdù

《国家卫生统计调查制度》

（ National Health Statistical Survey System ）　是国家建立的一套卫生统计数据收集和报告体系。

1996年卫生部制定《全国卫生统计报表制度》，2002年在此基础上进行全面修订，更名为《2002中国卫生统计调查制度》。2007年卫生部进一步进行修订，更名为《2007国家卫生统计调查制度》，2010年再次修订。2010年新修订的《国家卫生统计调查制度》由《全国卫生资源与医疗服务调查制度》《全国卫生监督调查制度》《全国疾病控制调查制度》《全国妇幼卫生调查制度》《全国新型农村合作医疗调查制度》五部分组成。

《全国卫生资源与医疗服务调查制度》的主要内容有：卫生机构基本情况，医疗卫生改革措施落实情况，医疗机构运营情况，卫生人力基本信息，医用设备配置情况，出院病人情况，采供血情况等，以了解全国卫生资源配置与医疗服务利用、效率和质量情况，为监测与评价医改进展和效果、加强医疗服务监管提供参考，为有效组织突发公共卫生事件医疗救治提供基础信息。

《全国卫生监督调查制度》的主要内容有：公共场所、生活饮用水、消毒产品、学校、职业病危害、放射工作单位的卫生管理、案件查处情况，传染病防治、医疗卫生、采供血案件查处情况，以了解各地公共场所、生活饮用水、消毒产品等生产、从业单位的基本信息及卫生管理状况，全面掌握各地依据相关法律法规实施行政处罚的相关情况，加强卫生监督管理。

《全国疾病控制调查制度》的主要内容有：结核病、血吸虫病、地方病和职业病发病及防治工作情况，居民病伤死亡原因等，以了解重大疾病发病及防治工作、免疫规划疫苗接种、居民死因情况，为制定疾病预防控制政策和规划提供依据。

《全国妇幼卫生调查制度》的主要内容有：孕产妇与儿童保健和健康、婚前保健、妇女常见病筛查、计划生育技术服务、孕产妇和5岁以下儿童死亡及出生缺陷监测，健康教育工作情况，以了解妇幼保健工作、孕产妇和儿童健康等情况，为制定妇女和儿童保健政策和规划提供依据。

《全国新型农村合作医疗调查制度》的主要内容有：开展新型农村合作医疗县（市、区）社会经济与参合情况、基金筹集情况、基金分配与支出情况、新型农村合作医疗补偿情况、新型农村合作医疗县（市、区）经办机构人员及收支情况，以了解新型农村合作医疗运行情况，为政府制定和完善新型农村合作医疗制度提供科学依据。

（刘丹红 叶青）

Guójiā Wèishēng Fúwù Diàochá

国家卫生服务调查（National Health Services Survey） 是中国政府掌握城乡居民健康状况、卫生服务利用及其影响因素的重要手段和主要信息来源。国家卫生服务调查的基本目的是提供人群健康状况及卫生服务需要量、有关卫生服务资源的筹集、分配、结构和卫生服务资源利用及其效率的资料，为卫生事业管理决策提供客观依据。早在20世纪50年代，美国等西方国家就开展了以健康询问调查为重点的卫生服务调查研究。70年代起，英国、加拿大、日本、荷兰等一些发达国家也相继建立了健康询问调查制度。近十多年来，一些发展中国家陆续开展了一系列的横断面卫生服务抽样调查。中国卫生服务调查研究起步较晚，但发展速度较快、调查研究的规模较大。到目前为止，已经在全国范围内开展了六次国家卫生服务调查，调查时间分别为1993年、1998年、2003年、2008年、2013年和2018年。下面以第四次国家卫生服务调查为例具体说明。

中国第四次国家卫生服务调查分为抽样调查和专题调查研究两部分。调查主要包括家庭健康询问调查、基层医疗卫生机构问卷调查、医务人员问卷调查、专题研究等。调查的抽样设计采用多阶段分层整群随机抽样法。第一阶段分层是以县（市或市区）为样本地区；第二阶段分层是以乡镇（街道）为样本地区；第三阶段分层以村为样本地区。调查样本涉及全国31个省，共有94个县（市、区）、470个乡镇（街道）、940个村（居委会）。家庭健康询问调查最终的抽样单位是户，在每个样本村（居委会）中随机抽取60户，全国共抽取56 400户（约20万人口）。

中国的国家卫生服务调查的调查内容和调查方法：①家庭健康询问调查，采用入户面对面访谈的方法收集数据。由经过培训合格的调查员按调查表的项目对调查户所有成员逐一进行询问。家庭健康询问调查设调查员和调查指导员。调查员负责入户调查，调查指导员负责调查的组织、指导、检查及验收工作。调查员和调查指导员应是乡镇卫生院或社区卫生服务中心及以上卫生机构的卫生人员。②基层医疗卫生机构问卷调查，采用统一设计的调查问卷，由卫生机构自我填报。调查对象为样本乡或街道中所有的乡镇（街道）卫生院、社区卫生服务中心（站）和村卫生室。机构调查由县（区、市）卫生局负责组织填写、收集和质量核查。调查问卷主要由基层卫生资源状况、医疗卫生服务功能及提供情况、医疗卫生服务质量及基层医疗卫生机构管理情况等调查表组成。调查研究充分利用统计年报资料等各种已有调查资料，对已有的数据不再作重复调查，以提高调查质量及效率。③医务人员问卷调查，调查对象为样本地区中部分二、三级医院、社区卫生服务中心、乡镇卫生院的医生和护理人员，调查问卷由被抽中人员按调查问卷的内容进行自我填报。由县（区、市）卫生局负责组织填写、收集和质量核查。④专题研究，采用定性和定量相结合的研究方法，着重研究基层卫生人力资源与服务提供能力、基层服务质量、基层卫生筹资与激励机制、基层卫生机构药品的使用、医患关系、居民卫生服务需求、流动人口卫生问题、新型农村合作医疗等内容。

通过国家卫生服务调查资料的统计分析，可以了解：①城乡居民卫生服务需要及主要健康问题，分析卫生服务需要的变化趋势及影响因素。②城乡居民医疗卫生服务需求和利用水平及特点，分析居民服务需求、利用的变化趋势及影响因素，分析居民服务利用的经济负担。③居民医疗保障水平，分析医疗保障制度对居民卫生服务利用产生的影响，对减轻居民医疗经济负担的作用，研究医疗保障制度对缓解居民"看病难、看病贵"的作用。④基层医疗卫生机构的服务提供能力、服务质量，分析基层医疗卫生机构存在的问题，发现服务提供与居民卫生服务需求之间的差距。⑤了解医疗服务提供和利用各方的期望，分析不同群体对医疗卫生服务认识的异同点，探讨医患关系和谐发展的有效途径。

（刘丹红 孙彩虹）

jiànkāng zhǐbiāo gàiniàn kuàngjià
健康指标概念框架（health indicators conceptual framework）

健康指标（health indicator）指反映人群健康状况、健康影响因素及卫生系统工作绩效的统计指标，并能表示上述三者在时间和地域上的差异，通常以定量方式表示。健康指标应在度量内容和度量目的方面保持一致，并以明确的概念框架进行表述。2004年，国际标准化组织通过了 ISO/TS 21667：2004（健康信息学健康指标概念框架），建立了健康信息学领域中通用的健康指标概念框架。2009年发布和实施的中国国家标准 GB/T 24465—2009（健康信息学 健康指标概念框架）等同采用 ISO/TS 21667：2004。健康指标概念框架包括健康状况、非医学健康决定因素、卫生系统绩效和社区与卫生系统4个维度，每个维度由若干子维度构成，同时考虑了健康指标比较时的公平性（表1）。

通过表1的健康指标概念框架的维度和子维度，可以对现有的健康统计指标进行归类（表2~表5）。

（刘丹红 李运明）

表1 健康指标概念框架

维度	子维度	
健康状况	良好状态、健康情况、人体功能、死亡	
非医学健康决定因素	健康行为、社会经济因素、社会和社区因素、环境因素、遗传因素	公平性
卫生系统绩效	可接受性、可及性、适宜性、可胜任性、连续性、效果、效率、安全性	
社区与卫生系统	资源、人口、健康系统	

表2 健康状况维度下的统计指标

子维度	统计指标	分组（分层）因素
良好状态	生命质量平均得分 自评健康满意率	按特殊人群分类
躯体健康	发病率 患病率 社区内主要就诊原因 主要健康问题	按当地流行的主要病种分类，如传染病、遗传病、地方病、意外伤害；传染病可按国家关注的重大传染病分类，如乙肝、结核、艾滋病等 主要是慢性病，可以按病种和年龄分类，如按病种分高血压、糖尿病、脑卒中、精神疾患、恶性肿瘤等，按年龄分五岁以下儿童、老年人等
人体功能	残疾（残障）率 新生儿出生缺陷率	按照残疾种类，如视力残疾、听说残疾、肢体残疾等
死亡	死亡率 死因构成	按照病种或特殊人群分类，如传染病、心血管病、孕产妇、新生儿等

表3 非医学健康决定因素维度下的统计指标

子维度	参考指标	分组（分层）因素
健康行为	吸烟率 酗酒率 体育锻炼比例 饮食偏好比例 母乳喂养率 健康性行为比例 药物依赖比例	按年龄、职业分类 按饮食偏好类型分类
社会经济因素	失业率 低收入率 社会救助比例 贫困线下家庭百分比 家庭人均收入（年）	按地域、城乡分类

续　表

子维度	参考指标	分组（分层）因素
社会和社区因素	社保参保比例 新农合参合比例 孤寡老人数	
环境因素	饮用水质量 地理特征 海拔 气温 主要农作物 家庭厨房卫生状况 家庭厕所卫生状况 垃圾处理 环境污染	按城乡分类
遗传因素	遗传病人数	

表 4　卫生系统绩效维度下的统计指标

子维度	参考指标	分组（分层）因素
可接受性	患者满意率	按医疗机构、卫生服务类型分类
可及性	计划免疫百分比 产后访视率 孕妇定期体检率 康复指导率 精神病人入院率 年体检人数 慢性病管理率 住院率 平均等待时间	按社区主要慢性病分类 按疾病分类 按门诊、住院分类
适宜性	门诊自费平均费用（元） 住院自费平均费用（元） 就诊率	按医疗机构分类 按医疗机构、病种分类
可胜任性	诊断符合率	按医疗机构、诊断对照方式分类
连续性	个人健康档案建档率 开设家庭病床数	
效果	治愈好转率	按医疗机构、病种分类
效率	平均住院天数	按医疗机构、病种分类
安全性	免疫接种不良反应率 药物不良反应率 医院感染率 医疗事故人发生率	按接种疫苗分类 按医疗卫生机构分类

表 5　社区与卫生系统维度下的统计指标

子维度	参考指标	分组（分层）因素
资源	人均医生数量 医疗保障覆盖率 基本药物使用率 电子健康档案建档率 信息系统建设	按地域、医疗机构分类 按国家、地区分类

子维度	参考指标	分组（分层）因素
人口	出生率 人口自然增长率 社区总人口数 社区总户数 社区平均每户人口规模 社区男女性别比 0~36 个月人口数 0~36 个月人口构成 65 岁以上人口数 65 岁以上人口构成 已婚育龄妇女数 当前孕产妇人口数 低体重新生儿百分比 儿童营养不良百分比	
卫生系统	卫生服务机构种类 医生人数 护士人数 职工总人数 医技人数 床位数 万元以上设备台数 年卫生经费（元）	按卫生机构、学历、职称分类

qúntǐ jiànkāng chōuyàng diàochá

群体健康抽样调查 （sample surveys in population health）

从抽样框架中抽取一部分单位，即抽样单元，组成样本（见样本），通过对样本的调查，对全部调查研究对象即总体做出估计和推断的调查方法称为抽样调查。抽样调查需要确定合理的样本量（见样本量估计）。群体健康抽样调查指为获得国家或地区人群健康状况及其影响因素所进行的抽样调查。

必要性　第一，在相同成本下，抽样调查的内容比普查更详细、更广泛，能够更快捷、更准确地获得国民健康及卫生服务相关信息。例如，小样本调查可以减少调查对象回答问题的偏倚、提高调查结果的精度，投入更多的资源去寻找和说服无应答者参与调查，减少无应答率。抽样调查还可以对更小样本进行重复调查，如对每个调查对象更详细地询问就诊和医疗费用支出情况，从而扩大调查内容和范围。由于抽样调查减少了数据搜集和统计分析的时间，从而强化了调查的时效性，更适用于重大卫生服务现实问题（如医疗卫生体制改革）的研究。第二，抽样调查切实可行。当目标人群非常大时，如中国国民的健康状况调查（14 亿人口）、中国卫生人力资源调查（1230 多万卫生技术人员）、中国卫生机构绩效调查（约 100 万卫生机构），只能采用抽样调查的方法。第三，抽样调查更具针对性。开展抽样调查的一个重要原因是研究特殊人群的健康状况，如新生儿、儿童、孕产妇、65 岁以上人口、农民工、西部农村居民等。设计针对这些人群的抽样调查时，可以通过抽样框架获得重要的分层因素进行分层抽样获得调查样本，确保他们健康状况特征描述的特异性。

简史　群体健康抽样调查始于美国人口普查局（the US Bureau of the Census）。20 世纪早期，美国人口普查局在早期调查中采用随机抽样（见概率抽样）并没有被普遍认可，概率理论尚未被应用。20 世纪 30 年代，费希尔（R. A. Fisher）对实验设计中随机化重要性的研究开始引起人们的注意。1934 年，内曼（J. Neyman）在英国皇家统计学会杂志上发表论文支持应用随机抽样，并建立了随机抽样的理论。随机抽样理论促进了决策研究中通过样本获得可靠估计的需求。1937 年美国人口普查局的失业人数调查对概率抽样的推广起了决定性作用。1940 年，美国在 10 年一次的人口（户籍）普查基础上，随机抽取 5% 的调查对象填报更详细的问卷，作为人口普查的补充内容，既减少了调查人数和调查成本，又为人口普查获取了更详细的调查信息。1942年，美国人口普查局在承担人力资源月度报告项目（MRLF）的过程中，建立了抽样调查的新理论，包括整群抽样、多阶段抽样等目前卫生服务入户调查常用的抽样方法。

20世纪20年代，人们认识到在社区中进行疾病和残障调查不仅重要而且可行。1935年到1936年，美国开展了一项大型的健康调查，了解普通人群的疾病、伤害和损伤状况。随后，又进行了一些社区发病率的研究。1949年，美国国家生命和健康统计委员会（US National Committee on Vital and Health Statistics，NCVHS）成立，并建议在国家层面对发病率进行持续调查，获得人群中疾病和损伤发生率的数据，研究导致残疾的疾病、伤害和损伤的原因、时间，以及卫生服务的数量、类型和质量。调查采用概率抽样，以家庭作为基本抽样单元，即美国目前的国家卫生服务调查（NHIS）。NHIS调查数据已经成为美国联邦政府制定政策和设立社会福利计划的主要依据。

调查设计　见实验设计。

数据采集　群体健康抽样调查通常通过调查问卷（见健康测量工具）采集数据。数据采集阶段有两个重要问题会直接影响统计数据质量：一是调查者与调查对象如何沟通和交流；二是调查者如何记录和转换数据。调查者与调查对象之间的沟通和交流主要有3种方式：①普通邮件或电子邮件。②电话访谈。③面对面访谈。每种方法都有各自的优点和缺陷。数据可以记录在纸质调查表上然后再录入电脑，也可以在调查时直接录入电脑。调查对象通过电话语音提示或通过网络提交调查数据也是当前常用的方法。

电子邮件调查　因为其简单经济的优点而被用于某些抽样调查中，但这种方法可能造成抽样偏倚。产生偏倚的主要原因：①电子邮箱拥有者作为抽样框架可能不能代表目标总体的全部，部分或全部调查项目应答率低，或因理解和填写问题导致数据不准确。②无法对某些健康问题进行现场观测，如测量血压，而通过邮件自报的血压不能作为高血压的判断依据。电子邮件问卷调查对于文化素养较高的人群比较可靠。有研究证实，针对公共健康的电子邮件问卷调查，医生和护士关于慢性病的调查，结果是可信的。此外，在某些长期研究中，可以用电子邮件对调查对象进行跟踪调查。

电话访谈　电话访谈调查避免了电子邮件问卷中的一些问题，直接对话可以帮助解答调查对象不清楚的问题。电话访谈可能产生偏倚是由于目标人群中某些特殊人群不使用电话，导致重要亚组间的应答率不一致，部分亚组缺乏代表性。另外，电话调查同样不能进行现场观测。在美国老年协会进行的一项对临终关怀的调查中，电话调查对提高应答率很有帮助，因为许多最近失去配偶或其他家人的调查对象都不愿意接受面对面访谈，但可以接受电话访谈，尽管电话访谈的时间会长达45~60分钟，还是有较高的应答率，而且整体数据质量也很好。

面对面访谈　是抽样调查使用最多的一种收集数据方式，包括面对面提问、填写问卷、现场测量、体检、评估和实验室检测等。中国国家卫生服务调查采用的就是面对面访谈的方式，又称入户调查。经过培训的调查员深入到每个调查对象的家庭，对每个家庭成员逐一进行问卷调查，评估每个家庭的社会经济状况和主要健康问题，最后由专门人员对调查结果进行复核。入户调查的缺陷是：①调查成本高。②入户调查可能侵犯家庭和个人隐私，导致部分调查对象不配合，参与率可能会降低。③建立一个合适的访谈框架比较困难，调查员必须经过严格培训。

数据记录与转换　数据记录与转换的关键步骤是记录数据并将其转换为计算机可处理的数据库。最简单的转换方法是将调查结果记录在预先打印好的纸质表单中，然后录入到电脑。如果在数据收集过程中无法对数据进行核查或对不真实的数据进行更正，可以通过计算机编程对一些数据进行逻辑核查，再由现场调查员核实更正。如果纸质调查问卷中的问题少且答案简单，可以由调查员或调查对象直接填写，调查问卷的设计要清楚、填写简单，填写结果尽可能采用数值编码，如职业、学历、主要疾病名称。调查问卷设计要有规范的标题、引导语、调查对象的标识、分组、以及数据录入机构、人员的相关信息。近些年，计算机辅助记录在现场调查及电话调查中得到了广泛的应用，尤其是时效性强的大规模调查，如中国应征公民的心理检测。调查者事先编好调查程序，调查对象直接将调查结果录入计算机，计算机核查数据的正确性，如果发现错误则调查对象不能进入到下一个调查项目。计算机辅助记录的方法要求调查者、编程人员、相关业务专家和问卷设计人员之间的紧密合作，并且需要基本的网络和通讯条件。主要缺点：①较高的设备以及维护费用。②调查对象需要培训，并能获得及时指导。③问卷内容需要及时更新，以免调查对象产生记忆，影响调查结果的准确性。

数据管理 是从数据录入系统到数据分析的过程。数据管理的目的是建立一个能够进行质量管理的系统，跟踪研究的过程以及能够把研究的各个部分联系起来进行统计分析。此外，数据管理系统要保护数据，防止丢失、损坏或非授权使用。在选择调查对象时，要给每个调查对象赋予一个专用的编号（ID 号），数据管理过程通过 ID 号进行数据链接和数据追加。不宜使用可能涉及个人和家庭隐私的标识作为 ID号，如姓名、家庭住址、身份证号码、社会保障号等。仅仅用于统计分析时，所有个体数据都要去标识。

质量控制 质量控制的目的是为了保证要分析的数据能够真实反映调查结果，任何在访谈、录入、上传及编程过程中的错误都要及时发现和更正。最严重的错误是出现错误的 ID 号。ID 号通常可以包括一个或多个核查位数，无效的 ID 号在数据录入时就可以发现；如果是计算机辅助记录，无效的 ID 号在调查时就可以杜绝。其他可以在计算机录入过程中进行的核查包括对象核查、逻辑核查、交叉核查等。质量控制过程还需要确认和更正错误的标准化流程。每次更正都要保存系统的更正日志，其中包括实施更正的工作人员标识。

数据管理 电脑中的数据都是以 ASCII 文件或平面数据库的形式储存的，即每一列为一个记录变量。目前更复杂的数据库包括电子制表软件、统计软件包以及其他软件产生的关联数据库。选择的数据库既要满足操作和分析需要，又要足够大并且灵活，这样才能满足处理一个研究中所有数据的需求。数据库管理的操作需求包括调查者的数据追加、调查过程监督、生成常规统计汇总表、为授权用户提供临时的登录权限等。对于统计分析者，数据要能与统计软件包建立友好链接。有些关联数据库允许统计软件包直接对数据进行操作，包括编辑变量标签。同样，所有参与者通过一个研究专用的 ID 号标识数据使用者信息。统计分析人员必须熟悉数据库中的所有表单、每个表单中的变量名、每个调查项目的对应结果和调查结果的意义、编码和值域范围，包括缺失值的赋值。所有结果的值域必须统一编码，最好能提供在线的编码帮助文档。数据维护和管理的另一个重要问题是数据文件备份。文件丢失对于调查者是灾难性损失，数据备份完全可以避免这种损失。

美国国家健康访谈调查（the National Health Interview Survey，NHIS） 是美国国民健康信息的主要来源，也是美国国家卫生统计中心（the National Center for Health Statistics，NCHS）的重要信息收集项目之一。该调查于1957 年以来连续进行，调查数据被美国卫生与人类服务部（DHH）广泛应用于疾病监测及国家卫生项目的进展评估。另外，公共卫生研究领域还用该调查数据进行疾病的流行病学研究及卫生服务的适宜性和可及性等方面的政策分析。DHH 的其他两个入户调查（家庭规模调查和医疗费用调查）也使用 NHIS 的抽样框架，国家死亡指数（NDI）将NHIS 数据与死亡认证相关联。

NHIS 调查的主要目的是通过收集和分析各种健康问题的数据，监测美国国民群体的健康水平，其主要优势在于能够通过很多人口统计学和社会经济学特征展示健康问题。NHIS 调查几乎覆盖居住在美国的所有人群。调查内容每 10～15 年更新一次，1982～1996 年使用的 NHIS 问卷包含 2部分：核心问卷（一组人口统计学信息和基本健康问题）；关于当前健康问题的一组或多组问题。核心问卷保持不变，当前健康问题根据数据的需求而变。核心问卷包括了健康状况和卫生服务利用，但不涉及健康保险、卫生服务可及性及健康行为，大部分调查时间用于就诊及住院等细节问题，相对忽视了个人特有信息的采集。经过全面修订的调查问卷于 1996 年进行了现场测试，1997年正式实施，核心问卷有了增补内容，旨在克服之前问卷的缺陷。核心问卷包含 4 个主要模块：家庭一般状况、家庭成员一般状况、样本成人和样本儿童。

NHIS 是横断面入户调查，抽样方案根据每次人口普查结果进行评估和修改。NHIS 抽样采用分多阶段概率抽样，第一阶段包含428 个初级抽样单元（PSU），从大约 1 900 个从地理上划分和定义的初级抽样单元（涵盖全美 50个州和哥伦比亚特区）产生，每个初级抽样单元包含一个县、相邻的几个县或城市的一个统计区域。每个初级抽样单元有两种类型的第二阶段抽样单元：区域地段和许可证地段，前者是地理上定义的，包含 8、12 或 16 个地址，后者涵盖 2000 年普查之后建造的住房单元，根据更新的 2000 年之后的房屋许可证定义，包含 4 个地址。

美国全国健康和营养调查 (the National Health and Nutrition Examination Survey, NHANES)

由 NCHS 负责调查，通过完整的调查设计与 NHIS 相联系。1999 年之前 NHANES 间断实施了 3 次。NHANES 调查的目的是测量美国人口的营养状况、监测之后的变化趋势，与 NHIS 的周期相同，目标人群是美国自然人群，但人口年龄限定在了 1~74 岁之间，调查对高风险人群进行过度抽样。数据收集包括问卷和体检。所有样本人群都接受既往史和饮食摄入调查。一个亚组样本接受额外的问卷调查，内容包括医疗状况、卫生服务需要和一般的健康状态。营养部分的检查包括全身检查和牙齿检查、皮肤和眼科检查、人体测量、手腕 X 线检查和实验室"套餐"检查。此外，样本人群的一个亚组接受深入的医学检查，包括主要关节的 X 线检查，听力检查，心电图检查，角度测定法、肺活量测定法、肺部扩散、结核菌素检测和额外的实验室确诊试验。完成一次 NHANES 调查需要两年，初级抽样单位限定在 65 个，体检总人数约 3 万人。从 1999 年开始，NHANES 开始连续进行。

美国出院病人调查 (the National Hospital Discharge Survey, NHDS) 由 NCHS 负责，从 1965 年开始成为年度调查。1988~2007 年，NHDS 从全国约 500 家样本医院的约 270 000 个住院记录中收集数据，从 2008 年开始，样本规模缩小至 239 家，只包括平均住院日小于 30 天的医院、综合医院及儿科综合医院，

不包括联邦政府、军队、退伍军人事务部、监狱的医院及床位数少于 6 的医院。

1988 年开始，调查采用 2 种数据采集方法。一种是手工方法，样本选择和病历记录的摘录由医院的员工或调查局的人员代 NCHS 完成。另一种是自动的收集系统，NCHS 从商业组织、州、医院或医院协会购买电子数据文件。医疗摘要表单及自动数据磁带包含患者个人特征的数据项，如年龄、性别、种族、宗教、婚姻状况、预期费用来源等，其他项目包括入院、出院日期（计算住院天数）、诊断和手术及操作的 ICD 及 ICD-9-CM 编码、出院状态等。NCHS 每年公布调查数据，用以检验和评估公众健康方面的重要问题，政府、研究人员及商业机构的各种活动都使用 NCHS 调查数据。目前，NHDS 已经与其他基于医疗记录的调查合并，扩展成为一个综合的卫生服务调查，包括急诊手术中心、医院出院部、急诊室和家庭健康机构。

1988 年 NHDS 的抽样框架包含 1987 年 4 月 SMG 医院市场数据库中列出，并且在 1987 年 8 月开始收治病人的医院。NHDS 采用改良的三阶段概率抽样：①初级抽样单元（PSU）。112 个，是 NHIS PSU 的亚样本。②医院。从 PSU 中采用概率比例抽样（PPS）（见概率抽样）方法抽取的随机医院样本。为了提高样本的代表性，医院按照地区、PSU 分层，在 12 个最大的 PSU，用数据收集的手段分层。最后，各专业的医院按照每年的出院病人数顺序排列，每个 PSU 至少有 3 家医院被抽中。2001 年共有 504 家医院被抽为调查样本，其中有 448 家医院有资质并参与了调查。③病例。每个

被抽中医院的调查患者采取系统随机抽样（见系统抽样）方法获取。2001 年的样本中病人的出院记录摘要接近 33 万份。

美国门急诊调查 (the National Ambulatory Medical Care Survey, NAMCS) 由 NCHS 负责，1973 年到 1990 年期间，在全美私营和合伙开业的非联邦机构医生中进行了门急诊医疗调查。这项调查的目的是对全国门急诊病人的人口学特征进行估计，其中绝大多数以门诊服务为主。采用多阶段概率抽样（见概率抽样）抽取调查对象，每年约 3 000 多位临床医生被抽中协助调查。调查设计的第一阶段通过地理位置选择初级抽样单位，与 NHIS 及其他调查一样。在每个 PSU 中，临床医生的样本从美国临床协会和美国骨病联合会提供的框架中选择，以专业分级。每年有 65 000 份病例会被抽到。收集的数据包括：患者就诊原因、相关诊断、实验室检查项目、所得到的治疗和医嘱信息。对全国每年的门急诊患者的估计，则是通过对样本医生每周接诊人数进行累积加权得到的。NAMCS 没有包括公立医院急诊和门诊的就诊患者，因此，1991 年 NCHS 开始在全国进行医院门诊医疗调查以弥补 NAMCS 的缺陷。NCHS 及其合作者的一系列努力最终形成了包括四阶段的抽样方案：第一阶段是在 NHIS 的初级抽样单位中选择亚样本进行抽样设计。在初级抽样单位中，首先选择医院样本，其次是诊室，最后是就诊病人。调查包括的条目有人口统计学信息、病人就诊原因和医生的诊断信息等。

中国国家卫生服务调查 见国家卫生服务调查。

中国居民营养调查　中国居民营养调查由卫生部、科技部和国家统计局共同负责，卫生部具体组织各省、自治区、直辖市相关部门开展的调查。从 1959 年开始，分别于 1982 年、1992 年和 2002 年中国分别进行了四次全国营养调查。在最近的 2002 的调查中，按经济发展水平及类型将全国各县（市、区）划分为大城市、中小城市、一类农村、二类农村、三类农村、四类农村，共 6 类地区。采用多阶段分层整群随机抽样，在全国 31 个省、自治区、直辖市的 132 个县（区、市）共抽取 71 971 户（城市 24 034 户、农村 47 937 户），243 479 人（城市 68 656 人、农村 174 823 人）。为保证孕妇、乳母、婴幼儿和 12 岁及以下儿童的调查人数，以满足各组样本量的要求，在样本地区适当补充调查人数，调查总计 272 023 人。调查内容包括询问调查、医学体检、血液检测和膳食调查 4 个部分，其中膳食调查 23 463 户，其中城市 7 683 户、农村 15 780 户，体检 221 044 人，血压测量 153 259 人，血脂测定 94 996 人，血红蛋白测定 211 726 人，血糖测定 98 509 人，血浆维生素 A 测定 13 870 人。

中国学生体质健康调查　是由教育部、国家体育总局、卫生部、国家民委和科技部共同负责完成的。1979 年中国对 16 个省市近 20 万汉族大、中、小学生进行了体质调查研究。为了进一步了解中国大、中、小学生的健康状况和体质发展变化状况，以及少数民族学生的体质与健康状况，自 1985 年开始，每 5～6 年开展一次全国学生体质健康调研。全国学生体质健康调研覆盖 31 个省、自治区、直辖市 6～22 岁在校大、中、小学生，还包括 20 多个少数民族的学生。调查采用整群抽样，即首先确定调研点校，再以年级分层，以班为单位随机整群抽样。历年调研点校原则上要求保持一致。检测指标包括形态、功能、素质、健康状况（视力、龋齿、血红蛋白、粪蛔虫卵）及青春期发育指标（男生首次遗精、女生月经初潮）等共 27 项指标。

中国全国应征青年体格状况调查　由国防部、卫生部、中国人民解放军总参谋部动员部、中国人民解放军总后勤部卫生部组织实施。分别于 1955 年、1974 年、2001 年对中国 18～21 岁兵役适龄青年的体格状况进行了抽样调查，其中 1955 年的调查对象来自全国 23 个省（市、自治区），1 301 个县（市），约 27 万调查对象；1974 年的调查对象来自全国 28 个省（市、自治区），120 个县（市），约 14 万调查对象；2001 年的调查对象来自全国除港澳台地区的 31 个省（市、自治区），100 个县（市），约 10 万名调查对象。2001 年的调查内容除了延续 1955 年和 1974 年的调查项目，还增加了形态（体型）测量指标、体能测量指标和精神心理指标。历次调查结果，对发现全国应征青年体格和疾病谱变化的长期趋势，分析影响中国应征公民健康的主要因素，科学制定中国兵役制度和定期制（修）订中国应征公民体格检查标准具有重要现实意义和历史意义。

（刘丹红　孙彩虹）

qīwàng shòumìng

期望寿命（life expectancy）

某一年龄的期望寿命是根据一个国家或地区的一般死亡率估计该年龄的人能够存活的平均年数，通过寿命表计算。又称预期寿命。最常用的是出生时的预期寿命。刚满 X 岁者的平均预期寿命受 X 岁以后各年龄组死亡率的综合影响。出生时的预期寿命简称平均寿命。婴儿生存率的提高对于预期寿命的提高有显著的影响。期望寿命是各年龄死亡率的综合，是反映人群健康状况的综合指标。但是，期望寿命只综合了有关死亡的信息，未包含疾病和伤残的情况，更未反映疾病伤残的严重性。在不同状态、不同人群中的寿命表中计算预期寿命，可以派生出健康期望寿命和无残疾期望寿命等健康指标。2010 年世界卫生组织统计各国期望寿命的比较见表。

（刘丹红　孙彩虹）

表　各国期望寿命比较

国家	期望寿命								
	男性			女性			全部		
	1990 年	2000 年	2008 年	1990 年	2000 年	2008 年	1990 年	2000 年	2008 年
阿富汗	42	41	40	44	44	44	43	42	42
阿尔巴尼亚	66	68	71	71	73	74	69	71	73
阿尔及利亚	65	67	70	68	71	72	66	69	71

续　表

国家	期望寿命								
	男性			女性			全部		
	1990 年	2000 年	2008 年	1990 年	2000 年	2008 年	1990 年	2000 年	2008 年
安道尔共和国	74	76	79	81	83	85	77	80	82
安哥拉	38	41	45	45	47	48	42	44	46
安提瓜和巴布达	69	71	73	71	74	75	70	72	74
阿根廷	69	71	72	76	78	79	73	75	76
亚美尼亚	62	67	66	70	73	73	66	70	70
澳大利亚	74	77	79	80	82	84	77	80	82
奥地利	72	75	78	79	81	83	76	78	80
阿塞拜疆	59	62	66	66	67	70	63	64	68
巴哈马	67	69	72	74	75	78	71	72	75
巴林	73	72	74	74	74	76	74	73	75
孟加拉共和国	55	61	64	54	61	65	54	61	65
巴巴多斯	70	70	71	77	77	77	74	74	74
白俄罗斯	66	63	64	75	74	76	71	69	70
比利时	73	75	77	79	81	82	76	78	80
伯利兹城	71	67	69	75	74	76	73	70	72
贝宁	50	54	57	51	55	58	51	55	57
不丹	53	58	61	56	62	65	55	60	63
玻利维亚	57	61	65	58	64	68	58	62	67
波黑	69	71	73	75	76	78	72	74	75
博茨瓦纳	65	51	60	69	53	62	67	52	61
巴西	63	67	70	70	74	77	67	70	73
文莱达鲁萨兰国	71	75	75	76	79	77	73	77	76
保加利亚	68	68	70	75	75	77	71	72	73
布基纳法索	48	49	51	49	50	52	49	49	51
布隆迪	48	45	49	51	49	51	50	47	50
柬埔寨	57	55	59	60	61	64	59	58	62
喀麦隆	54	52	53	55	53	53	55	52	53
加拿大	74	77	79	80	82	83	77	79	81
佛得角	65	66	66	70	72	74	67	69	71
中非共和国	51	49	49	51	48	48	51	49	48
乍得	48	46	46	50	48	47	49	47	46
智利	69	73	75	76	80	82	72	77	78
中国	68	70	72	69	73	76	68	71	74
哥伦比亚	66	68	72	72	77	79	69	72	75
科摩罗	56	56	58	59	61	62	57	58	60
刚果	58	53	54	61	54	55	60	54	54
库克群岛	67	69	72	71	74	76	69	71	74
哥斯达黎加	74	75	76	78	79	81	76	77	78
科特迪瓦	53	52	55	55	53	56	54	53	56
克罗地亚	69	70	72	76	78	79	72	74	76
古巴	72	75	76	76	79	79	74	77	77
塞浦路斯	74	75	78	78	79	82	76	77	80
捷克共和国	68	72	74	75	79	80	71	75	77
朝鲜	65	65	65	69	69	69	67	67	67
刚果	47	44	47	50	49	50	49	47	48
丹麦	72	75	77	78	79	81	75	77	79
吉布提	56	57	57	60	61	61	58	59	59

jiànkāng qīwàng shòumìng

健康期望寿命（healthy life expectancy，HALE）

指个人在完全健康的状态下可生存的平均年数。HALE 扣除了死亡、残疾和疾病对于健康的影响，衡量的是完全健康的期望寿命。HALE 与期望寿命的区别是：普通的期望寿命以死亡为终点，而健康期望寿命以丧失日常生活能力为终点。期望寿命是一个反映人群健康状况并得到普遍应用的健康测量指标，但是它只说明了生存时间的长短，而不反映生存质量的高低，因而不能确切、完整地反映人群健康水平，有一定的局限性。1983 年，卡茨（Kats）首先提出了健康期望寿命的概念，并用寿命表方法计算了老年人的 HALE。HALE 目前已得到广泛应用，它不仅能客观反映人群生存质量，而且有助于卫生政策与卫生规划制定。由于对健康的认识是多因素多层次的，没有一个统一的量化标准，故对它的计算和所用指标也不尽相同。计算 HALE 的常用方法是沙利文（Sullivan）法，即以生活自理能力（ADL）丧失率为基础而得。部分国家期望寿命比较见表。

（刘丹红　孙彩虹）

wúcánjí qīwàng shòumìng

无残疾期望寿命（life expectancy free of disability，LEFD）

传统的期望寿命是以死亡作为观察终点，无残疾期望寿命以残疾作为观察终点。LEFD 的计算采用简略寿命表方法（见寿命表），在寿命表基础上，计算如下指标：① 残疾状态的人年数（nL_{xd}）：$nL_{xd} = nL_x \times$ 残疾率，其中，nL_x 为普通寿命表生存人年数。② 残疾状态的期望寿命（e_{xd}）：$e_{xd} =$

表　部分国家健康期望寿命比较（2007 年）

国　家	健康期望寿命			国　家	健康期望寿命		
	男性	女性	全部		男性	女性	全部
阿富汗	36	36	36	安哥拉	44	47	45
阿尔巴尼亚	64	64	64	安提瓜和巴布达	65	66	66
阿尔及利亚	62	63	62	阿根廷	64	69	67
安道尔共和国	72	76	74	亚美尼亚	59	63	61
澳大利亚	72	75	74	柬埔寨	51	55	53
奥地利	70	74	72	喀麦隆	45	45	45
阿塞拜疆	59	60	59	加拿大	71	75	73
巴哈马	63	68	65	佛得角	59	64	61
巴林	66	66	66	中非共和国	43	42	42
孟加拉共和国	56	55	56	乍得	40	40	40
巴巴多斯	65	69	67	智利	67	72	70
白俄罗斯	58	66	62	中国	65	68	66
比利时	70	74	72	哥伦比亚	64	69	66
伯利兹城	57	63	60	科摩罗	55	58	56
贝宁	50	50	50	刚果	48	49	48
不丹	54	56	55	库克群岛	63		65
玻利维亚	57	59	58	哥斯达黎加	68	71	69
波黑	65	68	67	科特迪瓦	45	48	47
博茨瓦纳	49	48	49	克罗地亚	66	70	68
巴西	62	66	64	古巴	68	71	69
文莱达鲁萨兰国	66	67	66	塞浦路斯	69	71	70
保加利亚	63	69	66	捷克共和国	68	72	70
布基纳法索	42	43	43	朝鲜	57	61	59
布隆迪	42	43	43	刚果	44	46	45
丹麦	70	73	72	吉布提	47	50	48

T_{xD}/L_x，式中，T_{xD} 为残疾状态的总人年数；L_x 为普通寿命表生存人数。③无残疾期望寿命（$e_{x.HEL}$）为：$e_{x.HEL} = e_x - e_{xd}$，其中 e_x 为普通寿命表期望寿命。随着平均期望寿命的增长，寿命质量越来越受到重视。为评价寿命的质量，1983 年卡茨（Katz S）等提出了健康期望寿命的概念和定量化方法，并应用于人群的健康评价。无残疾期望寿命就是其中指标之一，用于反映在平均期望寿命中无残疾状态的期望寿命。人的平均期望寿命由相对健康的无残疾寿命和病伤残所致的残疾寿命组成。在 LEFD 计算中，年龄组残疾率若采用日常生活活动（Actives of Daily Living，ADL）丧失率，则 LEFD 转化为沙利文法的健康期望寿命。LEFD 是人生命过程中质量较高的部分，能更好地反映一个国家、一个地区社会、经济发展和人民生活质量的综合水平。但是 LEFD 只考虑了残疾的存在，未涉及残疾所致的结果；只考虑了健康的负向方面，未涉及健康的积极方面，仍然不是较为理想的定量化测量健康的指标。中美老年人无残疾期望寿命的比较见表，其中中国老年人无残疾期望寿命为 1987 年的研究数据，美国老年人无残疾期望寿命为 1974 年美国麻省的研究数据。

（徐勇勇　李运明）

qiánzài jiǎnshòu rénniánshù

潜在减寿人年数（potential years of life Lost，PYLL）是指某一人群在一定时间内（通常为一年），在目标生存年龄（通常定为 70 岁或出生期望寿命）内因死亡而使寿命损失的总人年数，即由死亡所造成的寿命损失。又称死亡损失健康生命年，常用计算公式为：

$$PYLL = \sum_{i=1}^{L} a_i d_i \qquad (1)$$

式中 i 代表年龄组（通常计算其年龄组中值）；L 为年龄域上限（一般定为 70 岁）；$a_i = L - (i + 0.5)$ 代表剩余年龄，其意义为：当死亡发生于某年龄组时，至活满 L 岁还剩余的年龄；d_i 为某年龄组的死亡人数。

PYLL 是人群疾病负担测量的一个直接指标，也是评价人群健康水平的一个重要指标（见健康指标概念框架）。它强调了过早死亡对健康的影响，定量地估计了疾病造成早死的程度。PYLL 的应用范围大致包括以下几个方面：①用于计算不同病因所引起的减寿年数，从而比较不同病因所导致的减寿年数差异。②用于比较不同地区之间人群健康状况。③用于衡量某种死因对一定年龄组人群的危害程度，即可在一定程度上反映出该死因对各年龄组人群危害的程度。④在卫生政策制定中，可作为选择重点卫生问题或重点疾病的指标，也可用于评价疾病预防和控制措施的效果。但 PYLL 存在以下局限性：①PYLL 无法评价超过期望寿命的死亡所造成的负担。②PYLL 假设的前提是相同年龄人群的生命价值是相等的；然而，从卫生经济学角度来看，不同年龄的人群，对于社会生产来说，其生命价值是有差异的。③PYLL 及由其衍生出的潜在工作损失的年数（WPYLL）和潜在价值损失的年数（VPYLL）只考虑了疾病所造成的死亡而产生的负担，而忽略了疾病引起的失能所造成的负担。

该指标主要用于比较特定人群中的不同死因导致早死的相对重要性，反映某死因对一定年龄的某人群寿命损失和危害程度。美国国家肿瘤研究所发布了 2006 年各种肿瘤的 PYLL（表 1），认为因肿瘤死亡 1 人将平均潜在减寿 15.5 人年。

表 1　2006 年美国潜在减寿人年数（PYLL）

死亡原因	人年数
肿瘤	8 628 000
心脏疾病及脑卒中	8 760 000
意外及损伤	5 873 000
其他原因	13 649 000

每年经济合作与发展组织（Organisation for Economic Co-operation and Development，OECD）按照性别发布其成员国的 PYLL（表 2）。

有研究调查 74 741 例肺尘病人，合计共 1 489 692 潜在减寿人年，平均为 19.9 人年；其中硅肺病平均潜在减寿 22.1 人年。

（徐勇勇　李运明）

表　中美老年人无残疾期望寿命

年龄	总人群		男性		女性	
（岁）	美国	中国	美国	中国	美国	中国
70~	14.1	9.1	11.9	8.5	15.9	9.5
75~	11.6	6.5	9.6	6.1	13.2	6.8
80~	8.9	4.5	7.4	4.3	9.8	4.6
85~	7.3	3.2	6.5	3.1	7.7	3.3

来源：马少芳，曹卫华. 中国老年人无残疾期望寿命研究. 海峡预防医学杂志，1999，5（3）：3-5.

表2 OECD全死因潜在减寿人年数（0~69岁，每10万人）

国家	女性 PYLL	男性 PYLL	年份
澳大利亚	2 289	3 946	2004
奥地利	2 068	4 143	2007
比利时	2 848	5 471	1999
加拿大	2 554	4 168	2004
丹麦	2 493	4 311	2006
芬兰	2 255	5 094	2007
法国	2 252	4 665	2006
德国	2 212	4 044	2006
希腊	2 017	4 562	2007
匈牙利	4 032	9 235	2005
冰岛	1 744	3 118	2007
爱尔兰	2 289	4 008	2007
意大利	1 887	3 605	2006
日本	1 831	3 397	2007
卢森堡	2 378	4 080	2005
墨西哥	5 027	8 528	2006
荷兰	2 266	3 259	2007
新西兰	2 747	4 540	2005
挪威	2 118	3 710	2006
波兰	3 211	7 962	2006
葡萄牙	2 858	6 024	2003
斯洛伐克	3 343	7 732	2005
韩国	2 227	4 568	2006
西班牙	2 000	4 399	2005
瑞典	2 011	3 191	2006
瑞士	2 100	3 488	2006
英国	2 564	4 220	2007
美国	3 633	6 291	2005

zhìliàng tiáozhěng shēngcúnnián

质量调整生存年（quality adjusted life years，QALY） 把生存时间按生存质量高低分为不同时期，每个时期给予不同的权重（0~1 取值），最佳的健康状况赋1分，0分相当于死亡，将生存时间用权重加权后求和，从而得到质量调整生存年（效用）。是一种健康状况的测量方法，质量调整生存年的思想可追溯至与之十分类似的健康生存年（health life years，HLY）或健康生存日（health life days，HLD）。1976年，托伦斯（Torrance）在效用分析（utility analysis）的基础上确立了基于生存质量测定的 QALY 法。

预期寿命（见期望寿命）是衡量人群健康状况及卫生水平的综合指标，但传统寿命表计算方法（见寿命表）把健康人的生存时间和病人的生存时间等同看待。在成本-效果、成本-效用等研究中，这是不合理的。长期带病的人的生存状态是不完善的，应进行适当的扣除才能和健康人处于同质状态。为此，提出了无残疾期望寿命、健康生存年等指标。其中，前者是将所有不正常功能状态下的生存年数从正常寿命中全部扣除，而后者把不正常功能状态下的生存年数通过效用值（功能状态权重）换算成有效用的生存年数，即：

$$HLY = \sum W_k Y_k$$

式中 W_k 和 Y_k 分别为处于 k 状态的权重值和生存年数。W 的确定有多种方法。较常用的有布什（Bush）设计的 F 功能效用值法。该法将功能按行动能力、身体活动和社会活动能力的不同组合成 31 种不同的状态，并按一定的评分标准得到各功能状态的权重系数。不同的功能状态生存质量不同，因此，按上述方法得到的健康生存年与用生存质量为权重调整的质量调整生存年有相同的内涵，两者常混合使用。但随着生存质量研究的广泛开展，越来越多地使用 QALY。QALY 主要用于卫生资源分配和卫生决策分析，如成本效果（cost effectiveness）和成本效用（cost utility）等方面。QALY 被用在成本-效用分析（cost-utility analysis）上来计算卫生干预措施的成本效用比（cost utility ratio，CUR）。CUR 表示项目获得每个单位的 QALY 所消耗或增加的成本量。CUR 值越高，表示项目效率越低；CUR 值越低，表示项目效率越高。2011 年杰尔索米诺（Gelsomino）以 QALY 作为评价指标对老年人心脏手术进行了成本-效果分析，结果发现老年人心脏手术的成本－效果为＄1 391/QALY，非老年人心脏手术成本－效果为＄516/QALY（*P* < 0.001 vs 老年人）。

（徐勇勇　李运明）

jíbìng fùdān

疾病负担（burden of disease, BOD）

指疾病造成的健康、经济、资源的损失与产生的生物、心理和对社会的危害，以及对疾病结局如死亡、失能和康复等所带来的后果和影响。1982 年以前疾病负担主要由死亡率来衡量，认为疾病造成的死亡越多，疾病负担就越大，此时期的评价指标主要有死亡率、死因位次、发病率等传统指标。1982 年美国疾病控制中心提出潜在减寿人年数，用疾病造成的寿命损失评价不同疾病造成负担的大小。传统指标和 PYLL 均存在较大的局限性：①单纯从死亡角度，伤害导致病人在 30 岁死亡和肺癌造成病人 60 岁死亡并无差异，而实际上，两者的意义却大不相同，前者的社会损失显然大于后者，可见，死亡率并不能反映疾病对人的社会价值即社会生产造成的影响。②PYLL 对超过期望寿命的死亡难以评价负担。③PYLL 指标应用的前提为相同年龄个体的社会、经济价值是等同的。④死亡率和 PYLL 仅考虑了一种疾病负担的形式和死亡结局，而忽视了患病期间造成的失能等负担。为了量化疾病所致的健康生命的全部损失，世界银行 1993 年组织专家提出了新的疾病负担指标——失能调整健康生命年（disability-adjusted life years，DALY），采用此指标评价全球疾病负担，研究疾病给人群健康造成的损失。DALY 将疾病造成的早死和失能合并考虑，由早死造成的损失——寿命损失年（YLL）以及残疾造成的损失——残疾生存人年（YLD）两部分构成，用一个指标来描述疾病的这两方面负担。这种评价方法赋予疾病负担的操作性定义是：疾病负担就是疾病造成死亡而引起的人群寿命的减少和疾病造成残疾的程度。1998 年，海德（Hyder）等人提出了另外一种将疾病的致死和失能结果结合在一起的指标——健康寿命年（healthy life years，HeaLY）。DALY 和 HeaLY 均属于人群健康综合测量方法（summary measures of population health，SMPH）。SMPH 就是使用一个单一的复合性指标综合测量特定人群的死亡和非致死性健康结局，可分为健康期望值法（health expectancies）和健康差距测量法（health gaps）。

（徐勇勇　李运明）

shòumìngbiǎo

寿命表（life table）

是根据某一人群的年龄别死亡率计算出来的一种统计表。又称生命表。根据编制目的和资料来源不同，可分为现时寿命表（current life table）与队列寿命表（cohort life table）两大类，前者用于分析横断面资料，属于死亡统计范畴，后者用于队列资料的分析。常用现时寿命表计算预期寿命来评价人群健康水平。

编制　现时寿命表依据年龄分组不同，可分为完全寿命表和简略寿命表。完全寿命表的年龄分组以 0 岁为起点，组距是一岁；简略寿命表中，0 岁作为一个独立组，组距习惯上是五岁。寿命表编制时，假定有同时出生的一代人（一般为 10 万人），按照一定的年龄别死亡率先后死去，计算出这一代人不同年龄组的"死亡概率""死亡人数"，刚满某一年龄时的"生存人数"及"期望寿命"等指标。由于寿命表是根据年龄别死亡率计算出来的，因此，它的各项指标不受人口年龄构成的影响，不同人群的寿命表指标具有良好的可比性。根据获得资料的范围，可以编制全国的、某一地区的寿命表；也可以编制城市的、农村的寿命表。因为不同性别的人口其年龄别死亡率和平均期望寿命有差异，应分别进行编制。编制寿命表一般以日历年度的人口资料为依据，统计数字的准确与否，直接影响到寿命表指标的准确性与可靠性。因此对于编制寿命表的人口、死亡基本资料，尤其是婴儿死亡率必须认真核查、补漏和校正。

分析指标及其意义　①死亡概率（$_nq_x$ 或 q_x）指同时出生的一代人死于 $X \sim (X+n)$ 岁年龄组的概率。②尚存人数（l_x）指同时出生的一代人刚满 X 岁时尚能生存的人数，亦称沿存人数。③死亡人数（$_nd_x$ 或 d_x）指同时出生的一代人在 $X \sim (X+n)$ 岁年龄组内的死亡人数。它与各年龄组的实际死亡人数（$_nD_x$ 或 D_x）是有区别的。④生存人年数（$_nL_x$ 或 L_x）指同时出生的一代人在 $X \sim (X+n)$ 岁期间生存的人年数，亦称寿命表人年数。⑤生存总人年数（T_X）指同时出生的一代人活满 X 岁时今后尚能生存的总人年数。⑥预期寿命（e_X）指同时出生的一代人活满 X 岁时今后尚能生存的平均年数（即岁数）。

编制步骤　具体如下。

计算死亡概率（$_nq_x$ 或 q_x）。当年龄组分得比较细时，死亡概率（$_nq_x$）与年龄组死亡率（$_nm_x$）之间呈直线关系，可按式（1）计算各年龄组的死亡概率。婴儿死亡概率可用婴儿死亡率代替。

$$q_x = \frac{2nm_x}{2 + nm_x} \quad (1)$$

计算死亡人数（$_n d_x$ 或 d_x）和尚存人数（l_x）。各年龄组死亡人数和尚存人数可按式（2）和式（3）分别计算：

$$d_x = l_x \times q_x \quad (2)$$

$$l_{x+n} = l_x - d_x \quad (3)$$

计算生存人年数（$_n L_x$ 或 L_x）。0 岁组生存人年数（L_0）可按下式计算：

$$l_0 = l_1 + a_0 \cdot d_0 \quad (4)$$

式中 a_0 为当地每个死亡婴儿的平均存活年数，一般用小数表示。根据中国部分地区的婴儿死亡资料计算得出 a_0 值，男性为 0.145，女性为 0.152。其他年龄组生存人

年数按下式计算：

$$_n L_x = \frac{n}{2}(l_x + l_{x+n}) \quad (5)$$

最后一个年龄组的生存人年数（L_ω）按式（6）计算：

$$L_\omega = \frac{l_\omega}{m_\omega} \quad (6)$$

式中 L_ω 和 l_ω 分别为最后年龄组的生存人年数及生存人数，m_ω 为死因统计中的最后一组死亡率，如 80 岁以上组死亡率为 m_{80}。

计算生存总人年数（T_x）及预期寿命（e_x）：x 岁的生存总人年数（T_x）及期望寿命（e_x）可按式（7）和式（8）计算：

$$T_x = \sum_{x}^{\omega} {_n L_x} \quad (7)$$

$$e_x = \frac{T_x}{l_x} \quad (8)$$

如果已有完整、准确的年龄组人口数与死亡人数资料，即可按上述方法先后计算各项寿命表指标，按男女分别编制寿命表。

例 以某地 2000 年男性居民为例说明寿命表各项指标的具体计算步骤与方法。

表中第（2）栏平均人口数与第（3）栏实际死亡人数是编制寿命表的基础资料，它来自死亡统计资料，其中婴儿死亡率对平均寿命的影响最大，必须经过严格核对后才能使用。

第（4）栏年龄组死亡率（$_n m_x$），由各年龄组死亡人数（$_n D_x$）除以相应年龄组的平均人口数（$_n P_x$）得到。

表 2000 年某市男性居民简略寿命表

年龄组	平均人口数	实际死亡数	年龄组死亡率	死亡概率	尚存人数	死亡人数	生存人年数	生存总人年数	期望寿命
$x \sim$	$_n P_x$	$_n D_x$	$_n m_x$	$_n q_x$	l_x	$_n d_x$	$_n L_x$	T_x	e_x
(1)	(2)	(3)	(4)	(5)	(6)	(7)	(8)	(9)	(10)
0 ~	18 753	246	0.013 118	0.013 118	100 000	1 312	98 878	6 994 280	69.94
1 ~	54 325	60	0.001 104	0.004 406	98 688	435	393 882	6 895 402	69.87
5 ~	64 063	46	0.000 718	0.003 584	98 253	352	490 385	6 501 520	66.17
10 ~	94 683	64	0.000 676	0.003 374	97 901	330	488 680	6 011 135	61.40
15 ~	114 332	90	0.000 787	0.003 928	97 571	383	486 898	5 522 455	56.60
20 ~	126 941	123	0.000 969	0.004 833	97 188	470	484 765	5 035 557	51.81
25 ~	118 930	127	0.001 068	0.005 325	96 718	515	482 303	4 550 792	47.05
30 ~	91 922	104	0.001 131	0.005 641	96 203	543	479 668	4 068 489	42.29
35 ~	62 290	92	0.001 477	0.007 358	95 661	704	476 545	3 588 821	37.52
40 ~	56 806	134	0.002 359	0.011 725	94 957	1 113	472 003	3 112 276	32.78
45 ~	65 863	239	0.003 629	0.017 981	93 844	1 687	465 000	2 640 273	28.13
50 ~	54 243	346	0.006 379	0.031 393	92 156	2 893	453 548	2 175 273	23.60
55 ~	43 355	528	0.012 179	0.059 093	89 263	5 275	433 128	1 721 725	19.29
60 ~	32 004	763	0.023 841	0.112 499	83 988	9 449	396 318	1 288 597	15.34
65 ~	24 445	972	0.039 763	0.180 837	74 539	13 479	338 998	892 279	11.97
70 ~	12 818	897	0.069 98	0.297 799	61 060	18 184	259 840	553 281	9.06
75 ~	5 813	647	0.111 302	0.435 368	42 876	18 667	167 713	293 441	6.84
80 ~	2 685	517	0.192 551	1.000 000	24 209	24 209	125 728	125 728	5.19

第（5）栏年龄组死亡概率（$_nq_x$）按式（1）求得，如：

$$_4q_1 = \frac{2 \times 4 \times {}_4m_1}{2 + 4 \times {}_4m_1} = \frac{2 \times 4 \times 0.001\,104}{2 + 4 \times 0.001\,104} = 0.004\,406$$

$$_5q_5 = \frac{2 \times 5 \times {}_5m_5}{2 + 5 \times {}_5m_5} = \frac{2 \times 5 \times 0.000\,718}{2 + 5 \times 0.000\,718} = 0.003\,584$$

其余各年龄组 $_nq_x$ 类推，第一组的死亡概率（q_0）可用婴儿死亡率来代替，本例为 0.013 118，最后一组的死亡概率为 $q_\omega = 1.000\,000$。

第（6）栏尚存人数与第（7）栏死亡人数分别按式（2）和式（3）计算如下：

$$_1d_0 = l_0 \cdot {}_1q_0 = 100\,000 \times 0.013\,118 = 1\,312$$

$$l_1 = l_0 - {}_1d_0 = 100\,000 - 1\,312 = 98\,688$$

$$_4d_0 = l_0 \cdot {}_4q_0 = 98\,688 \times 0.004\,406 = 435$$

$$l_5 = l_1 - {}_4d_1 = 98\,688 - 435 = 98\,253$$

余此类推。

第（8）栏生存人年数（$_nL_x$）按式（4）和式（5）求得：

$$_1l_0 = l_1 + a_0 \cdot d_0 = l_1 + 0.145 \cdot d_0$$
$$= 98\,688 + 0.145 \times 1\,312$$
$$= 98\,878$$

$$_4L_1 = \frac{4}{2}(l_1 + l_5) = \frac{4}{2}(98\,688 + 98\,253)$$
$$= 393\,882$$

余此类推。最后一个年龄组的生存人年数（L_{80}）按式（6）求得：

$$L_{80} = \frac{l_{80}}{m_{80}} = \frac{24\,209}{0.192\,551} = 125\,728$$

第（9）栏生存总人年数（T_x）按式（7）求得：

$$T_{80} = L_{80} = 125\,728$$

$$T_{75} = T_{80} + {}_5L_{75} = 167\,713 + 125\,728$$
$$= 293\,441$$

余此类推。

第（10）栏期望寿命按公式（8）求得：

$$e_0 = \frac{T_0}{l_0} = \frac{6\,994\,280}{100\,000} = 69.94$$

$$e_1 = \frac{T_1}{l_1} = \frac{6\,895\,402}{98\,688} = 69.87$$

余此类推。

寿命表指标 l_x、d_x、q、e_x 都可以用来评价居民健康状况，尤其是期望寿命（e_x），已成为国内外评价不同地区或不同时期居民健康水平的重要指标之一。它不仅可以评价社会卫生状况，而且可用于研究生育、发育及人口再生产情况。根据它的基本原理拓展的其他统计方法，也广泛应用于医学科研的各个方面。

（刘丹红　孙彩虹）

死因别死亡率（cause-specific death rate）

反映某地某年某种原因所致的死亡率（见粗死亡率），即某地区一定时期内（通常是一年）死于某种特定原因的人数与同期该地区平均人口总数之比，通常以 10 万作为比例基数。又称疾病别死亡率。计算公式为：

$$死因别死亡率 = \frac{某地某年某种原因死亡人数}{某地同期年均人口数} \times 100\,000/10万$$

死因别死亡率是死亡原因分析的主要指标，可以反映各类病伤对居民生命过程的危害程度及其变动趋势，还可用于确定居民的主要死亡原因（死亡疾病谱）。疾病、中毒、损伤等死亡原因的分类即死因分类，通常采用国际疾病分类（ICD）或国际疾病及健康相关问题的统计分类（ICD-10）表示。

（刘丹红　孙彩红）

死因构成比（proportional mortality ratio）

指某病死亡人数占全死因死亡人数的百分比。又称死因构成、比例死亡比、相对死亡比。

$$死于某病人数的死因构成比 = \frac{同期某病的死亡人数}{某时期全死因死亡人数} \times 100\%$$

式中死亡人数来自死因监测报告，包括：①医院死亡，由医院出具的《居民死亡医学证明书》。②居家死亡，由所在地区社区卫生服务中心（站）、乡镇卫生院、村卫生室医生通过死因调查填报的《居民死亡推断书》。③非正常死亡无异议，当地卫生机构填报的《居民死亡推断书》。④非正常死亡有异议，公安部门出具死亡鉴定后由当地卫生机构填报的《居民死亡推断书》。《居民死亡推断书》主要报告项目：姓名、性别、出生日期、死亡日期、身份证号码、死者户口所在地、联系人姓名及电话。公式中的全死因死亡人数指死因监测人员按《国际疾病分类》对疾病、损伤和中毒及死亡原因进行统计编码的标准分类后的死亡人数。依据《居民死亡医学证明书》和《居民死亡推断书》的相关信息，死因构成比和粗死亡率、死因顺位的分析有多种方式，如按地区分组、按城乡分组、按性别分组、按年龄段分组、按特殊人群分组等。表列出了未按性别、年龄段分组的中国部分地区城市前十位主要疾病的死因构成比。

生命统计和死因登记是死因

表　中国部分地区城市前十位主要疾病的死因构成比（2008 年）

死因顺位	死亡原因	死亡专率（1/10 万）	死因构成比（%）
1	恶性肿瘤	166.97	27.12
2	心脏病	121.00	19.65
3	脑血管疾病	120.79	19.62
4	呼吸系统疾病	73.02	11.86
5	损伤及中毒	31.26	5.08
6	内分泌、营养和代谢性疾病	21.09	3.43
7	消化系统疾病	17.60	2.86
8	泌尿生殖系统疾病	6.97	1.13
9	神经系统疾病	6.34	1.03
10	精神障碍	3.69	0.60

构成比中死亡数据的基本来源。世界上最早的死因登记可追溯到 1864 年英格兰和威尔士的出生、婚姻和死亡登记机构（General Register Office，GRO）。目前，许多发达国家都实现了全人口的死因登记制度。中国的生命统计试点始于 20 世纪 50 年代的部分大城市，如北京、上海、南京。1978 年，中国疾病预防控制中心在全国建立死因监测点，在监测点实现了覆盖全人口的死亡登记，并通过全国疾病监测系统收集死亡报告数据。

死因构成比仅仅是死亡人数之比，如果没有覆盖全人口的死亡登记支持，死因构成比提供的信息是不完全的。如医院出院病人的死因构成受到住院病人构成的影响，其死因顺位不能很好地代表全部当地人口的死因顺位。另外，死亡人数即使来自全人口的死亡报告，同样受到当地人口构成的影响。所以不同地区死因构成比的详细分析需要按城乡、性别、年龄段、特殊人群分层比较，或按照人口构成计算标准化死亡比。

（刘丹红　孙彩虹）

sǐyīn shùnwèi

死因顺位（rank of cause-specific death rate）　指按死因构成比（见死因构成比）的大小由高到低排列的死因的位次。即某年某地死因构成比的排序，说明各类死因的相对重要性，通常列出前 10 位主要死因。国际疾病分类（ICD）是科学地进行死因分类、筛选和编码的主要依据。不同国家、不同地区按照这一国际标准，对疾病、损伤中毒等死亡原因对健康问题进行编码与分类，获得的疾病与死因统计资料，如死因构成、死因顺位等可以相互比较（表）。

（刘丹红　孙彩虹）

cū sǐwánglǜ

粗死亡率（crude death rate）是某时期（一般是 1 年）某地平均每千人口中的死亡数。又称死亡率。如果用一年的资料计算年死亡率，分子是一年内的死亡数，分母是该年的平均或年中人口数。

表　2008 年中国部分市县前十位主要疾病顺位、死亡专率及死因构成

顺位	城市			农村		
	死亡原因	死亡专率 1/10 万	构成%	死亡原因	死亡专率 1/10 万	构成%
1	恶性肿瘤	166.97	27.12	恶性肿瘤	156.73	25.39
2	心脏病	121.00	19.65	脑血管疾病	134.16	21.73
3	脑血管疾病	120.79	19.62	呼吸系统疾病	104.20	16.88
4	呼吸系统疾病	73.02	11.86	心脏病	87.10	14.11
5	损伤及中毒	31.26	5.08	损伤及中毒	53.02	8.59
6	内分泌、营养和代谢性疾病	21.09	3.43	消化系统疾病	16.33	2.65
7	消化系统疾病	17.60	2.86	内分泌、营养和代谢性疾病	11.05	1.79
8	泌尿生殖系统疾病	6.97	1.13	泌尿生殖系统疾病	5.70	0.92
9	神经系统疾病	6.34	1.03	神经系统疾病	4.35	0.70
10	精神障碍	3.69	0.60	精神障碍	4.27	0.69

粗死亡率说明人群中总的死亡水平。

$$粗死亡率 = \frac{同年死亡人}{某年平均人口（或年中人口）} \times K$$

（K为比例系数，常用/千，/万，/10万）

粗死亡率在使用上的优点是资料收集容易，计算简单方便。但是它容易受到人口年龄、性别构成的影响，不适合进行直接比较。通常老人和婴儿的死亡率较高，男性的死亡率高于女性。当需要比较不同时期或不同地区的死亡率时，如果人口的性别、年龄构成相差悬殊，则不能直接进行比较，应采用按年龄别（性别）标化后再比较标准化死亡率，或直接比较年龄别（性别）死亡率。

标准化死亡率的计算方法为：对比组利用同一套标准的年龄别构成比与各组的年龄别死亡率乘积，然后把各年龄组乘积结果求和，该和为各组标准化死亡率。由于该方法使用了同样的年龄别构成，从而去除年龄的干扰，使各组具有可比性。标准常选用一个通用的、有代表性的、稳定的、来自数量较大人群的年龄别人口数或年龄别人口构成。计算出的两组标准化死亡率可以通过 u 检验来进行比较，u 检验公式如下：

$$u = (p'_1 - p'_2)/s_{p'_1 - p'_2}$$

式中分子为两个标准化死亡率的差，分母为两个标准化死亡率之差的标准误，计算公式如下：

$$s_{p'_1 - p'_2} = \sqrt{\sum N_i^2 p_{ci}(1 - p_{ci})\left(\frac{1}{n_{1i}} + \frac{1}{n_{2i}}\right) / \left(\sum N_i\right)^2}$$

式中 i 为各年龄组，p_{ci} 为第 i 组两样本的合并率，n_{1i} 和 n_{2i} 为两样本的第 i 组的人数，N_i 为第 i 组的标准人口数。

(党少农)

发病率（incidence rate，IR）

fābìnglǜ

指一定时期内，可能发生某病的一定人群中新发生某病的频率。计算为公式（1）。

$$发病率 = \frac{该期间新发生的某病病例数}{一定时期内可能发生某病的平均人口数} \times k \quad (1)$$

式中分母中的"一定时期"，可以用年、月、旬或周作为观察期间，通常用年或月；"平均人口数"可以用上期末（即本期初）人口数与本期末人口数的平均数，或用该时期的期中人口数。k 为比例基数，可以取 100%，1 000‰，10 000/万或 100 000/10 万，视具体情况和习惯采用，通常以能保持计算结果至少有 1 位整数的 k 值为宜。

发病率的分子和分母，其确切含义与具体疾病有关，故称某病发病率。分子中的"新发病例"是指新发生某种疾病的人，以首次发病确诊为准。如该病未治愈继续就诊者称为"旧病例"，不再算作新病例。对于急性疾病的发病率，其分子中新发病例的发病时间比较容易确定，如急性心肌梗死；若在观察期间内一个人发生几次同一疾病则应分别计为几个新发病例，如流行性感冒和急性胃肠炎等急性传染病。传染病是发病率最重要的适用疾病类别，中国传染病报告系统中，发病率是体现传染病流行情况的重要指标，表为 2018 年中国报告前十位的传染病发病率。慢性疾病或发病时间很难确定的疾病，其分子中新发病例的确定可以将初次诊断时间、疾病的报告时间或症状体征初发时间作为首次发病时间。分母中的"可能发生某病"，理论上是指对某病具有发病危险的人，即暴露人口，而不包括不可能发生某病的人。应根据疾病特征确定可能发生某病的人群，例如，计算麻疹发病率，分母只包括未曾患过麻疹的人口数；计算宫颈癌发病率，分母通常限于成年女性。

对于研究人群数量大、人口较稳定的资料，以开始观察时的人口作为分母，以整个观察期内发病的人数为分子，为某病某时间段的累积发病率（cumulative incidence）。对于研究对象少，人口不稳定的资料，则以人时作为

表 2018 年中国报告前十位的传染病发病率

顺位	疾病名称	发病率（1/100 000）
1	病毒性肝炎	92.15
2	肺结核	59.27
3	梅毒	35.63
4	淋病	9.59
5	细菌性和阿米巴性痢疾	6.56
6	猩红热	5.68
7	艾滋病	4.62
8	布鲁氏菌病	2.73
9	百日咳	1.59
10	流行性出血热	0.86

资料来源：《2019中国卫生健康统计年鉴》

分母计算发病率，称为发病密度（incidence density），又称人时发病率（person-time incidence rate）。

发病率指标常用于描述疾病分布，探讨疾病的危险因素、提出病因假设和评价预防措施的效果。发病率的准确性受很多因素影响，如疾病登记报告的数据质量、不同地区和年代的诊断标准等因素均应充分估计。对不同资料来源的某病发病率进行比较时，应注意人口构成不同造成的差异，必要时计算标化发病率，或按年龄、性别等特征分类计算，直接比较发病率。对于相同疾病发病率比较，应按照国际疾病分类（ICD）的统一标准（见死因顺位）定义疾病。

（康晓平）

huànbìnglǜ

患病率（prevalence）

指在某特定时间观察人口中的某病现患病例所占比例。又称现患率。计算公式为：

$$患病率 = \frac{该时间内某病现患病例数}{某一特定时间的观察人口数} \times k$$

式中 k 为比例基数，通常用 100%，根据疾病在人群中的患病水平也可以用 1000‰，10 000/万，或 100 000/10 万。

患病率通常是指时点患病率（point prevalence），此时计算公式分母中的"特定时间"是一次较短的调查时间，或观察时间，一般不超过一个月，应用时习惯称某病患病率，或某病时点患病率。若观察时间为一段时期（超过一个月），则称期间患病率（period prevalence），分母中的"特定时间"依据观察时间长短而定，通常以年为单位。患病率分子中的"现患病例数"是指调查时点或观察期间被检出的新旧病例，即包

括本次调查（或观察）之前得病尚未痊愈的旧病人，以及本次检查或在观察期内新发生的病例。时点患病率的数据一般是通过一次横断面调查（或检查）获得，期间患病率则是通过基层公共卫生服务网络的疾病登记报表获得数据。根据研究目的的不同，有许多类似于现患率的指标，如砂眼检出率，寄生虫感染率，带菌率，某指标阳性者的阴转率等。

患病率通常用于描述病程较长或发病时间不易确定的慢性病的存在或流行情况，如高血压、糖尿病等，是评价人群健康和疾病负担的常用指标之一，对规划医疗设施、评估医疗质量、分配医疗资源可提供有价值的信息。对于相同疾病患病率比较，应按照国际疾病分类（ICD）统一标准（见死因顺位）定义疾病。表为 2008 年第四次全国卫生服务调查结果中位于前 10 位慢性病的患病率。

表 2008 年第四次全国卫生服务调查中前 10 位疾病别慢性病患病率

顺位	疾病名称	患病率（‰）
1	高血压	54.9
2	胃肠炎	10.7
3	糖尿病	10.7
4	类风湿性关节炎	10.2
5	脑血管病	9.7
6	椎间盘疾病	9.5
7	慢性阻塞性肺病	8.3
8	缺血性心脏	7.7
9	胆结石及胆囊炎	5.1
10	消化性溃疡	3.3

（康晓平）

lǐxiǎng tǐzhòng

理想体重（ideal body weight）

指按年龄、性别和身高所决定

的期望的健康体重。又称标准体重。体重指身体所有器官重量的总和。体重的变化直接反映身体长期的热量平衡状态，在成长时期，体重会因体内的细胞生长而增加，在成年时期，体重增加的主要原因是体内的脂肪组织增多。体重过轻或过重可能都是不健康的，体重过重或肥胖可能会增加患病或死亡的风险，如心脑血管疾病、糖尿病以及血脂代谢异常等。

身体脂肪在现场工作时是很难测定的，世界卫生组织从健康角度推荐使用体重指数（BMI）来判定体重是否健康。体重指数为体重除以身高的平方 [BMI = 体重(kg)／身高(m)^2]。根据世界卫生组织的判定标准，成人 BMI < 18.5 为消瘦；BMI 在 18.5 ~ 24.9 为正常；BMI 在 25 ~ 29.9 为超重；BMI ≥ 30 为肥胖。体重过低和肥胖分别又可以分为轻、中、重三种类型。个体可以根据该标准判定体重是否有异常，而该标准还可以运用在群体评价中，以判定消瘦或肥胖的比例。BMI 与身体脂肪的分布关系可能在不同的人群中有所不同，不同亚洲人群观察到肥胖风险的 BMI 界值点在 22 ~ 25 kg/m^2 变动。中国肥胖问题工作组根据中国人群 BMI 的分布特点，提出中国人群超重和肥胖的判定标准：BMI 在 24 ~ 27.99 为超重；BMI ≥ 28 为肥胖（表）。

此外，腰围（waist circumference，WC）和腰围与臀围之比（waist hip ratio，WHR）也是检测肥胖的指标。腰围反映脂肪总量和脂肪分布的综合指标，男性 WC > 90 厘米，女性 > 80 厘米为肥胖。WHR 用来测定脂肪在腹部及腹部以上区域的堆积程度，理想的 WHR 为 0.8 或更小，当男性

表　成人体重过低、超重和肥胖判定的 BMI 分类标准

分类	BMI（kg/m²）		
	WHO 标准	中国人群参考标准	亚洲人群参考标准
体重过低	<18.50	<18.50	<18.50
中度消瘦	<16.00	—	—
中度消瘦	16.00~16.99	—	—
轻度消瘦	17.00~18.49	—	—
体重正常	18.50~24.99	18.50~23.99	18.50~22.99
超重	≥25.00	≥24.00	≥23.00
肥胖	≥30.00	≥28.00	
轻度肥胖	30.00~34.99	—	肥胖风险　23~24.99
中度肥胖	35.00~39.99	—	肥胖 I 度　25~29.99
重度肥胖	≥40.00	—	肥胖 II 度　≥30.00

WHR>0.9，女性 WHR>0.85 就可视为肥胖。WC 和 WHR 与 BMI 有很强的相关性。

（党少农）

niánlíng bié shēngāo

年龄别身高（height for age）

是把身高和年龄结合起来反映儿童生长发育的指标，是反映过去、长期、慢性营养变化的敏感指标。年龄别身高过低，超过一定的界值点称矮小或生长迟缓。生长迟缓是个病理过程，而矮小可能是病理性的也可能是正常的，在不发达地区，年龄别身高低的儿童比例较高时，矮小的儿童多数是生长迟缓所致，但在年龄别身高低的儿童比例较低时，对矮小的儿童使用生长迟缓是不恰当的。在生长迟缓比例较高的地区，该

比例通常从出生后 3 个月开始增加，这个增加的过程在 3 岁开始减慢，因此，对于小年龄组儿童（2~3 岁），低年龄别身高反映的是生长迟缓正在进行中，而对于大年龄组儿童，低年龄别身高则反映的是已经形成生长迟缓。低年龄别身高（生长迟缓）的比例在世界范围内有很大变动，从 5% 到 65% 不等。低年龄别身高常与社会经济条件紧密相关，过高的年龄别身高的公共卫生意义不大，从临床角度看，内分泌失调可能导致个体身高过分增加。

在测量时，三岁以内儿童宜仰卧测量身长，三岁以上儿童站立测量身高。需注意的是身长测量时由于儿童膝部不能或没有充分伸展而影响身长的准确性，特

别是对小年龄组儿童的测量。年龄别身高与年龄别体重一样，在使用时需要有准确的年龄，否则会导致错误分类，因为儿童的体重和身高随着日龄的增加而增加。因此，在收集数据时应当十分注意收集儿童的出生日期、户口登记、计划免疫登记、计划生育登记或由母亲陈述是经常采用的方式，以前两者的准确性为高。

群体评价时，常以世界卫生组织推荐的儿童生长参考为标准进行营养状况的评价。以年龄别身高的 Z 值［（身高值-标准身高的中位数）/标准身高的标准差］小于-2 判断为生长迟缓，进而可以估计儿童生长迟缓的比例，适合进行儿童群体的营养状况评价。

（党少农）

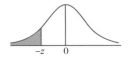

附表 1　标准正态分布曲线下的面积，$\Phi(-z)$ 值

z	0.00	0.01	0.02	0.03	0.04	0.05	0.06	0.07	0.08	0.09
−3.0	0.0013	0.0013	0.0013	0.0012	0.0012	0.0011	0.0011	0.0011	0.0010	0.0010
−2.9	0.0019	0.0018	0.0018	0.0017	0.0016	0.0016	0.0015	0.0015	0.0014	0.0014
−2.8	0.0026	0.0025	0.0024	0.0023	0.0023	0.0022	0.0021	0.0021	0.0020	0.0019
−2.7	0.0035	0.0034	0.0033	0.0032	0.0031	0.0030	0.0029	0.0028	0.0027	0.0026
−2.6	0.0047	0.0045	0.0044	0.0043	0.0041	0.0040	0.0039	0.0038	0.0037	0.0036
−2.5	0.0062	0.0060	0.0059	0.0057	0.0055	0.0054	0.0052	0.0051	0.0049	0.0048
−2.4	0.0082	0.0080	0.0078	0.0075	0.0073	0.0071	0.0069	0.0068	0.0066	0.0064
−2.3	0.0107	0.0104	0.0102	0.0099	0.0096	0.0094	0.0091	0.0089	0.0087	0.0084
−2.2	0.0139	0.0136	0.0132	0.0129	0.0125	0.0122	0.0119	0.0116	0.0113	0.0110
−2.1	0.0179	0.0174	0.0170	0.0166	0.0162	0.0158	0.0154	0.0150	0.0146	0.0143
−2.0	0.0228	0.0222	0.0217	0.0212	0.0207	0.0202	0.0197	0.0192	0.0188	0.0183
−1.9	0.0287	0.0281	0.0274	0.0268	0.0262	0.0256	0.0250	0.0244	0.0239	0.0233
−1.8	0.0359	0.0351	0.0344	0.0336	0.0329	0.0322	0.0314	0.0307	0.0301	0.0294
−1.7	0.0446	0.0436	0.0427	0.0418	0.0409	0.0401	0.0392	0.0384	0.0375	0.0367
−1.6	0.0548	0.0537	0.0529	0.0516	0.0505	0.0495	0.0485	0.0475	0.0465	0.0455
−1.5	0.0668	0.0655	0.0643	0.0630	0.0618	0.0606	0.0594	0.0582	0.0571	0.0559
−1.4	0.0808	0.0793	0.0778	0.0764	0.0749	0.0735	0.0721	0.0708	0.0694	0.0681
−1.3	0.0968	0.0951	0.0934	0.0918	0.0901	0.0885	0.0869	0.0853	0.0838	0.0823
−1.2	0.1151	0.1131	0.1112	0.1093	0.1075	0.1056	0.1038	0.1020	0.1003	0.0985
−1.1	0.1357	0.1335	0.1314	0.1292	0.1271	0.1251	0.1230	0.1210	0.1190	0.1170
−1.0	0.1587	0.1562	0.1539	0.1515	0.1492	0.1469	0.1446	0.1423	0.1401	0.1379
−0.9	0.1841	0.1814	0.1788	0.1762	0.1736	0.1711	0.1685	0.1660	0.1635	0.1611
−0.8	0.2119	0.2090	0.2061	0.2033	0.2005	0.1977	0.1949	0.1922	0.1894	0.1867
−0.7	0.2420	0.2389	0.2358	0.2327	0.2296	0.2266	0.2236	0.2206	0.2177	0.2148
−0.6	0.2743	0.2709	0.2676	0.2643	0.2611	0.2578	0.2546	0.2514	0.2483	0.2451
−0.5	0.3085	0.3050	0.3015	0.2981	0.2946	0.2912	0.2877	0.2843	0.2810	0.2776
−0.4	0.3446	0.3409	0.3372	0.3336	0.3300	0.3264	0.3228	0.3192	0.3156	0.3121
−0.3	0.3821	0.3783	0.3745	0.3707	0.3669	0.3632	0.3594	0.3557	0.3520	0.3483
−0.2	0.4207	0.4168	0.4129	0.4090	0.4052	0.4013	0.3974	0.3936	0.3807	0.3859
−0.1	0.4602	0.4562	0.4522	0.4483	0.4443	0.4404	0.4364	0.4325	0.4286	0.4247
−0.0	0.5000	0.4960	0.4920	0.4880	0.4840	0.4801	0.4761	0.4721	0.4681	0.4641

注：$\Phi(z) = 1 - \Phi(-z)$

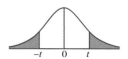

附表 2　t 界值表

自由度 ν		概率，P									
	单侧	0.25	0.20	0.10	0.05	0.025	0.01	0.005	0.0025	0.001	0.0005
	双侧	0.50	0.40	0.20	0.10	0.05	0.02	0.01	0.005	0.002	0.001
1		1.000	1.376	3.078	6.314	12.706	31.821	63.657	127.321	318.309	636.619
2		0.816	1.061	1.886	2.920	4.303	6.965	9.925	14.089	22.327	31.599
3		0.765	0.978	1.638	2.353	3.182	4.541	5.841	7.453	10.215	12.924
4		0.741	0.941	1.533	2.132	2.776	3.747	4.604	5.598	7.173	8.610
5		0.727	0.920	1.476	2.015	2.571	3.365	4.032	4.773	5.893	6.869
6		0.718	0.906	1.440	1.943	2.447	3.143	3.707	4.317	5.208	5.959
7		0.711	0.896	1.415	1.895	2.365	2.998	3.499	4.029	4.785	5.408
8		0.706	0.889	1.397	1.860	2.306	2.896	3.355	3.833	4.501	5.041
9		0.703	0.883	1.383	1.833	2.262	2.821	3.250	3.690	4.297	4.781
10		0.700	0.879	1.372	1.812	2.228	2.764	3.169	3.581	4.144	4.587
11		0.697	0.876	1.363	1.796	2.201	2.718	3.106	3.497	4.025	4.437
12		0.695	0.873	1.356	1.782	2.179	2.681	3.055	3.428	3.930	4.318
13		0.694	0.870	1.350	1.771	2.160	2.650	3.012	3.372	3.852	4.221
14		0.692	0.868	1.345	1.761	2.145	2.624	2.977	3.326	3.787	4.140
15		0.691	0.866	1.341	1.753	2.131	2.602	2.947	3.286	3.733	4.073
16		0.690	0.865	1.337	1.746	2.120	2.583	2.921	3.252	3.686	4.015
17		0.689	0.863	1.333	1.740	2.110	2.567	2.898	3.222	3.646	3.965
18		0.688	0.862	1.330	1.734	2.101	2.552	2.878	3.197	3.610	3.922
19		0.688	0.861	1.328	1.729	2.093	2.539	2.861	3.174	3.579	3.883
20		0.687	0.860	1.325	1.725	2.086	2.528	2.845	3.153	3.552	3.850
21		0.686	0.859	1.323	1.721	2.080	2.518	2.831	3.135	3.527	3.819
22		0.686	0.858	1.321	1.717	2.074	2.508	2.819	3.119	3.505	3.792
23		0.685	0.858	1.319	1.714	2.069	2.500	2.807	3.104	3.485	3.768
24		0.685	0.857	1.318	1.711	2.064	2.492	2.797	3.091	3.467	3.745
25		0.684	0.856	1.316	1.708	2.060	2.485	2.787	3.078	3.450	3.725
26		0.684	0.856	1.315	1.706	2.056	2.479	2.779	3.067	3.435	3.707
27		0.684	0.855	1.314	1.703	2.052	2.473	2.771	3.057	3.421	3.690
28		0.683	0.855	1.313	1.701	2.048	2.467	2.763	3.047	3.408	3.674
29		0.683	0.854	1.311	1.699	2.045	2.462	2.756	3.038	3.396	3.659
30		0.683	0.854	1.310	1.697	2.042	2.457	2.750	3.030	3.385	3.646

自由度 ν	单侧	0.25	0.20	0.10	0.05	0.025	0.01	0.005	0.0025	0.001	0.0005
	双侧	0.50	0.40	0.20	0.10	0.05	0.02	0.01	0.005	0.002	0.001
31		0.682	0.853	1.309	1.696	2.040	2.453	2.744	3.022	3.375	3.633
32		0.682	0.853	1.309	1.694	2.037	2.449	2.738	3.015	3.365	3.622
33		0.682	0.853	1.308	1.692	2.035	2.445	2.733	3.008	3.356	3.611
34		0.682	0.852	1.307	1.691	2.032	2.441	2.728	3.002	3.348	3.601
35		0.682	0.852	1.306	1.690	2.030	2.438	2.724	2.996	3.340	3.591
36		0.681	0.852	1.306	1.688	2.028	2.434	2.719	2.990	3.333	3.582
37		0.681	0.851	1.305	1.687	2.026	2.431	2.715	2.985	3.326	3.574
38		0.681	0.851	1.304	1.686	2.024	2.429	2.712	2.980	3.319	3.566
39		0.681	0.851	1.304	1.685	2.023	2.426	2.708	2.976	3.313	3.558
40		0.681	0.851	1.303	1.684	2.021	2.423	2.704	2.971	3.307	3.551
50		0.679	0.849	1.299	1.676	2.009	2.403	2.678	2.937	3.261	3.496
60		0.679	0.848	1.296	1.671	2.000	2.390	2.660	2.915	2.232	3.460
70		0.678	0.847	1.294	1.667	1.994	2.381	2.648	2.899	3.211	3.435
80		0.678	0.846	1.292	1.664	1.990	2.374	2.639	2.887	3.195	3.416
90		0.677	0.846	1.291	1.662	1.987	2.368	2.632	2.878	3.183	3.402
100		0.677	0.845	1.290	1.660	1.984	2.364	2.626	2.871	3.174	3.390
200		0.676	0.843	1.286	1.653	1.972	2.345	2.601	2.839	3.131	3.340
500		0.675	0.842	1.283	1.648	1.965	2.334	2.586	2.820	3.107	3.310
1000		0.675	0.842	1.282	1.646	1.962	2.330	2.581	2.813	3.098	3.300
∞		0.6745	0.8416	1.2816	1.6449	1.9600	2.3263	2.5758	2.8070	3.0902	3.2905

概率，P

附表 3-1　二项分布参数 π 的置信区间表

$1-\alpha = 0.95$

X	$n-X$												
	1	2	3	4	5	6	7	8	9	10	12	14	16
0	0.975	0.842	0.708	0.602	0.522	0.459	0.410	0.369	0.336	0.308	0.265	0.232	0.206
	0.000	0.000	0.000	0.000	0.000	0.000	0.000	0.000	0.000	0.000	0.000	0.000	0.000
1	0.987	0.906	0.806	0.716	0.641	0.579	0.527	0.483	0.445	0.413	0.360	0.319	0.287
	0.013	0.008	0.006	0.005	0.004	0.004	0.003	0.003	0.003	0.002	0.002	0.002	0.001
2	0.992	0.932	0.853	0.777	0.710	0.651	0.600	0.556	0.518	0.484	0.428	0.383	0.347
	0.094	0.068	0.053	0.043	0.037	0.032	0.028	0.025	0.023	0.021	0.018	0.016	0.014
3	0.994	0.947	0.882	0.816	0.755	0.701	0.652	0.610	0.572	0.538	0.481	0.434	0.396
	0.194	0.147	0.118	0.099	0.085	0.075	0.067	0.060	0.055	0.050	0.043	0.038	0.034
4	0.995	0.957	0.901	0.843	0.788	0.738	0.692	0.651	0.614	0.581	0.524	0.476	0.437
	0.284	0.223	0.184	0.157	0.137	0.122	0.109	0.099	0.091	0.084	0.073	0.064	0.057

续　表

X	n-X												
	1	2	3	4	5	6	7	8	9	10	12	14	16
5	0.996	0.963	0.915	0.863	0.813	0.766	0.723	0.684	0.649	0.616	0.560	0.512	0.471
	0.359	0.290	0.245	0.212	0.187	0.167	0.151	0.139	0.128	0.118	0.103	0.091	0.082
6	0.996	0.968	0.925	0.878	0.833	0.789	0.749	0.711	0.677	0.646	0.590	0.543	0.502
	0.421	0.349	0.299	0.262	0.234	0.211	0.192	0.177	0.163	0.152	0.133	0.119	0.107
7	0.997	0.972	0.933	0.891	0.849	0.808	0.770	0.734	0.701	0.671	0.616	0.570	0.529
	0.473	0.400	0.348	0.308	0.277	0.251	0.230	0.213	0.198	0.184	0.163	0.146	0.132
8	0.997	0.975	0.940	0.901	0.861	0.823	0.787	0.753	0.722	0.692	0.639	0.593	0.553
	0.517	0.444	0.390	0.349	0.316	0.289	0.266	0.247	0.230	0.215	0.191	0.172	0.156
9	0.997	0.997	0.945	0.909	0.872	0.837	0.802	0.770	0.740	0.711	0.660	0.615	0.575
	0.555	0.482	0.428	0.386	0.351	0.323	0.299	0.278	0.260	0.244	0.218	0.197	0.180
10	0.998	0.979	0.950	0.916	0.882	0.848	0.816	0.785	0.756	0.728	0.678	0.634	0.595
	0.587	0.516	0.462	0.419	0.384	0.354	0.329	0.308	0.289	0.272	0.244	0.221	0.202
12	0.998	0.982	0.957	0.927	0.897	0.867	0.837	0.809	0.782	0.756	0.709	0.666	0.628
	0.640	0.572	0.519	0.476	0.440	0.410	0.384	0.361	0.340	0.322	0.291	0.266	0.245
14	0.998	0.984	0.962	0.936	0.909	0.881	0.854	0.828	0.803	0.779	0.734	0.694	0.657
	0.681	0.617	0.566	0.524	0.488	0.457	0.430	0.407	0.385	0.366	0.334	0.306	0.288
16	0.999	0.986	0.966	0.943	0.918	0.893	0.868	0.844	0.820	0.798	0.755	0.717	0.681
	0.713	0.653	0.604	0.563	0.529	0.498	0.471	0.447	0.425	0.405	0.372	0.343	0.319
18	0.999	0.988	0.970	0.948	0.925	0.902	0.879	0.857	0.835	0.814	0.773	0.736	0.702
	0.740	0.683	0.637	0.597	0.564	0.533	0.506	0.482	0.460	0.440	0.406	0.376	0.351
20	0.999	0.989	0.972	0.953	0.932	0.910	0.889	0.868	0.847	0.827	0.789	0.753	0.720
	0.762	0.708	0.664	0.626	0.593	0.564	0.537	0.513	0.492	0.472	0.437	0.407	0.381
22	0.999	0.990	0.975	0.956	0.937	0.917	0.897	0.877	0.858	0.839	0.803	0.768	0.737
	0.781	0.730	0.688	0.651	0.619	0.590	0.565	0.541	0.519	0.500	0.465	0.434	0.408
24	0.999	0.991	0.976	0.960	0.942	0.923	0.904	0.885	0.867	0.849	0.914	0.782	0.751
	0.797	0.749	0.708	0.673	0.642	0.614	0.589	0.566	0.545	0.525	0.490	0.460	0.433
26	0.999	0.991	0.978	0.962	0.945	0.928	0.910	0.893	0.875	0.858	0.825	0.794	0.764
	0.810	0.765	0.726	0.693	0.663	0.636	0.611	0.588	0.567	0.548	0.513	0.483	0.456
28	0.999	0.992	0.980	0.965	0.949	0.932	0.916	0.899	0.882	0.866	0.834	0.804	0.776
	0.822	0.779	0.743	0.710	0.681	0.655	0.631	0.609	0.588	0.569	0.535	0.504	0.478
30	0.999	0.992	0.981	0.967	0.952	0.936	0.920	0.904	0.889	0.873	0.843	0.814	0.786
	0.833	0.792	0.757	0.725	0.697	0.672	0.649	0.627	0.607	0.588	0.554	0.524	0.498
40	0.999	0.994	0.985	0.975	0.963	0.951	0.938	0.925	0.912	0.900	0.875	0.850	0.827
	0.871	0.838	0.809	0.783	0.759	0.737	0.717	0.698	0.679	0.662	0.631	0.602	0.578
60	1.000	0.996	0.990	0.983	0.975	0.966	0.957	0.948	0.939	0.929	0.911	0.893	0.874
	0.912	0.888	0.867	0.848	0.830	0.813	0.797	0.782	0.767	0.752	0.727	0.703	0.681
100	1.000	0.998	0.994	0.989	0.984	0.979	0.973	0.967	0.962	0.955	0.943	0.931	0.919
	0.946	0.931	0.917	0.904	0.892	0.881	0.870	0.859	0.849	0.838	0.820	0.802	0.786
200	1.000	0.999	0.997	0.995	0.992	0.989	0.986	0.983	0.980	0.977	0.970	0.964	0.957
	0.973	0.965	0.957	0.951	0.944	0.938	0.932	0.926	0.920	0.914	0.903	0.893	0.883
500	1.000	1.000	0.999	0.998	0.997	0.996	0.995	0.993	0.992	0.991	0.988	0.985	0.982
	0.989	0.986	0.983	0.980	0.977	0.974	0.972	0.969	0.967	0.964	0.960	0.955	0.950

附表 3-2　二项分布参数 π 的置信区间表

$1-\alpha = 0.95$

X	n−X											
	18	20	22	24	26	28	30	40	60	100	200	500
0	0.185	0.168	0.154	0.142	0.132	0.123	0.116	0.088	0.060	0.036	0.018	0.007
	0.000	0.000	0.000	0.000	0.000	0.000	0.000	0.000	0.000	0.000	0.000	0.000
1	0.260	0.238	0.219	0.203	0.190	0.178	0.167	0.129	0.088	0.054	0.027	0.011
	0.001	0.001	0.001	0.001	0.001	0.001	0.001	0.001	0.000	0.000	0.000	0.000
2	0.317	0.292	0.270	0.251	0.235	0.221	0.208	0.162	0.112	0.069	0.035	0.014
	0.012	0.011	0.010	0.009	0.009	0.008	0.008	0.006	0.004	0.002	0.001	0.000
3	0.363	0.336	0.312	0.292	0.274	0.257	0.243	0.191	0.133	0.083	0.043	0.017
	0.030	0.028	0.025	0.024	0.022	0.020	0.019	0.015	0.010	0.006	0.003	0.001
4	0.403	0.374	0.349	0.327	0.307	0.290	0.275	0.217	0.152	0.096	0.049	0.020
	0.052	0.047	0.044	0.040	0.038	0.035	0.033	0.025	0.017	0.011	0.005	0.002
5	0.436	0.407	0.381	0.358	0.337	0.319	0.303	0.241	0.170	0.108	0.056	0.023
	0.075	0.068	0.063	0.058	0.055	0.051	0.048	0.037	0.025	0.016	0.008	0.003
6	0.467	0.436	0.410	0.386	0.364	0.345	0.328	0.263	0.187	0.119	0.062	0.026
	0.098	0.090	0.083	0.077	0.072	0.068	0.064	0.040	0.034	0.021	0.011	0.004
7	0.494	0.463	0.435	0.411	0.389	0.369	0.351	0.283	0.203	0.130	0.068	0.028
	0.121	0.111	0.103	0.096	0.090	0.084	0.080	0.062	0.043	0.027	0.014	0.005
8	0.518	0.487	0.459	0.434	0.412	0.391	0.373	0.302	0.218	0.141	0.074	0.031
	0.143	0.132	0.123	0.115	0.107	0.101	0.096	0.075	0.052	0.033	0.017	0.007
9	0.540	0.508	0.481	0.455	0.433	0.412	0.393	0.321	0.233	0.151	0.080	0.033
	0.165	0.153	0.142	0.133	0.125	0.118	0.111	0.088	0.061	0.038	0.020	0.008
10	0.560	0.528	0.500	0.475	0.452	0.431	0.412	0.338	0.248	0.162	0.086	0.036
	0.186	0.173	0.161	0.151	0.142	0.134	0.127	0.100	0.071	0.045	0.023	0.009
12	0.594	0.563	0.535	0.510	0.487	0.465	0.446	0.369	0.273	0.180	0.097	0.040
	0.227	0.221	0.197	0.186	0.175	0.166	0.157	0.125	0.089	0.057	0.030	0.012
14	0.624	0.593	0.566	0.540	0.517	0.496	0.476	0.398	0.297	0.198	0.107	0.045
	0.264	0.247	0.232	0.218	0.206	0.196	0.186	0.150	0.107	0.069	0.036	0.015
16	0.649	0.619	0.592	0.567	0.544	0.522	0.502	0.422	0.319	0.214	0.117	0.050
	0.298	0.280	0.263	0.249	0.236	0.224	0.214	0.173	0.126	0.081	0.043	0.018
18	0.671	0.642	0.615	0.591	0.568	0.547	0.527	0.445	0.340	0.230	0.127	0.054
	0.329	0.310	0.293	0.277	0.264	0.251	0.240	0.196	0.143	0.093	0.050	0.021
20	0.690	0.662	0.636	0.612	0.589	0.568	0.548	0.467	0.359	0.245	0.137	0.059
	0.358	0.338	0.320	0.304	0.289	0.276	0.264	0.217	0.160	0.105	0.057	0.024
22	0.707	0.680	0.654	0.631	0.608	0.588	0.568	0.487	0.378	0.260	0.146	0.063
	0.385	0.364	0.346	0.329	0.314	0.300	0.287	0.237	0.177	0.117	0.063	0.027
24	0.723	0.696	0.671	0.648	0.626	0.605	0.586	0.505	0.395	0.274	0.155	0.067
	0.410	0.388	0.369	0.352	0.337	0.322	0.309	0.257	0.193	0.128	0.070	0.030
26	0.736	0.711	0.686	0.663	0.642	0.622	0.603	0.522	0.411	0.287	0.164	0.072
	0.432	0.411	0.392	0.374	0.358	0.343	0.330	0.276	0.208	0.140	0.077	0.033

续 表

X	$n-X$											
	18	20	22	24	26	28	30	40	60	100	200	500
28	0.749	0.724	0.700	0.678	0.657	0.637	0.618	0.538	0.426	0.300	0.172	0.076
	0.453	0.432	0.412	0.395	0.378	0.363	0.349	0.294	0.223	0.153	0.083	0.036
30	0.760	0.736	0.713	0.691	0.670	0.651	0.632	0.552	0.441	0.313	0.181	0.080
	0.473	0.452	0.432	0.414	0.397	0.382	0.368	0.311	0.237	0.162	0.090	0.039
40	0.804	0.783	0.763	0.743	0.724	0.706	0.689	0.614	0.503	0.368	0.220	0.099
	0.555	0.533	0.513	0.495	0.478	0.462	0.448	0.386	0.303	0.213	0.122	0.053
60	0.857	0.840	0.823	0.807	0.792	0.777	0.763	0.697	0.593	0.455	0.287	0.136
	0.660	0.641	0.622	0.605	0.589	0.574	0.559	0.497	0.407	0.300	0.181	0.083
100	0.907	0.895	0.883	0.872	0.860	0.847	0.838	0.787	0.700	0.571	0.395	0.199
	0.770	0.755	0.740	0.726	0.713	0.700	0.687	0.632	0.545	0.429	0.280	0.138
200	0.950	0.943	0.937	0.930	0.923	0.917	0.910	0.878	0.819	0.720	0.550	0.319
	0.873	0.863	0.854	0.845	0.836	0.828	0.819	0.780	0.713	0.605	0.450	0.253
500	0.979	0.976	0.973	0.970	0.967	0.964	0.961	0.947	0.917	0.862	0.747	0.531
	0.946	0.941	0.937	0.933	0.928	0.924	0.920	0.901	0.864	0.801	0.681	0.469

附表 4 威尔科克森（Wilcoxon）符号秩检验概率表

T	P	T	P	T	P	T	P	T	P	T	P
$n=5$		$n=8$		$n=10$		$n=11$		$n=12$		$n=13$	
0	0.0313	0	0.0039	0	0.0010	0	0.0005	0	0.0002	0	0.0001
1	0.0625	1	0.0078	1	0.0020	1	0.001	1	0.0005	1	0.0002
2	0.0938	2	0.0117	2	0.0029	2	0.0015	2	0.0007	2	0.0004
3	0.1563	3	0.0195	3	0.0049	3	0.0024	3	0.0012	3	0.0007
4	0.2188	4	0.0273	4	0.0068	4	0.0034	4	0.0017	4	0.0009
5	0.3125	5	0.0391	5	0.0098	5	0.0049	5	0.0024	5	0.0012
6	0.4063	6	0.0547	6	0.0137	6	0.0068	6	0.0034	6	0.0017
7	0.5000	7	0.0742	7	0.0186	7	0.0093	7	0.0046	7	0.0023
		8	0.0977	8	0.0244	8	0.0122	8	0.0061	8	0.0031
$n=6$		9	0.1250	9	0.0322	9	0.0161	9	0.0081	9	0.004
0	0.0156	10	0.1563	10	0.0420	10	0.021	10	0.0105	10	0.0052
1	0.0313	11	0.1914	11	0.0527	11	0.0269	11	0.0134	11	0.0067
2	0.0469	12	0.2305	12	0.0654	12	0.0337	12	0.0171	12	0.0085
3	0.0781	13	0.2734	13	0.0801	13	0.0415	13	0.0212	13	0.0107
4	0.1094	14	0.3203	14	0.0967	14	0.0508	14	0.0261	14	0.0133
5	0.1563	15	0.3711	15	0.1162	15	0.0615	15	0.032	15	0.0164
6	0.2188	16	0.4219	16	0.1377	16	0.0737	16	0.0386	16	0.0199
7	0.2813	17	0.4727	17	0.1611	17	0.0874	17	0.0461	17	0.0239
8	0.3438	18	0.5273	18	0.1875	18	0.103	18	0.0549	18	0.0287
9	0.4219	$n=9$		19	0.2158	19	0.1201	19	0.0647	19	0.0341
10	0.5000	0	0.0020	20	0.2461	20	0.1392	20	0.0757	20	0.0402
		1	0.0039	21	0.2783	21	0.1602	21	0.0881	21	0.0471

T	P	T	P	T	P	T	P	T	P	T	P
n = 7		2	0.0059	22	0.3125	22	0.1826	22	0.1018	22	0.0549
0	0.0078	3	0.0098	23	0.3477	23	0.2065	23	0.1167	23	0.0636
1	0.0156	4	0.0137	24	0.3848	24	0.2324	24	0.1331	24	0.0732
2	0.0234	5	0.0195	25	0.4229	25	0.2598	25	0.1506	25	0.0839
3	0.0391	6	0.0273	26	0.4609	26	0.2886	26	0.1697	26	0.0955
4	0.0547	7	0.0371	27	0.5000	27	0.3188	27	0.1902	27	0.1082
5	0.0781	8	0.0488			28	0.3501	28	0.2119	28	0.1219
6	0.1094	9	0.0645			29	0.3823	29	0.2349	29	0.1367
7	0.1484	10	0.0820			30	0.4155	30	0.2593	30	0.1527
8	0.1875	11	0.1016			31	0.4492	31	0.2847	31	0.1698
9	0.2344	12	0.1250			32	0.4829	32	0.311	32	0.1879
10	0.2891	13	0.1504			33	0.5171	33	0.3386	33	0.2072
11	0.3438	14	0.1797					34	0.3667	34	0.2274
12	0.4063	15	0.2129					35	0.3955	35	0.2487
13	0.4688	16	0.2480					36	0.425	36	0.2709
14	0.5313	17	0.2852					37	0.4548	37	0.2939
		18	0.6262					38	0.4849	38	0.3177
		19	0.3672					39	0.5151	39	0.3424
		20	0.4102							40	0.3677
		21	0.4551							41	0.3934
		22	0.5000							42	0.4197
										43	0.4463
										44	0.473
										45	0.5

T	P	T	P	T	P	T	P	T	P	T	P
n = 14		n = 14		n = 15		n = 16		n = 17		n = 17	
0	0.0001	50	0.2444	47	0.2444	39	0.0719	25	0.0064	74	0.4633
2	0.0002	51	0.4758	48	0.2622	40	0.0795	26	0.0075	75	0.4816
3	0.0003	52	0.5000	49	0.2807	41	0.0877	27	0.0087	76	0.5000
4	0.0004			50	0.2997	42	0.0964	28	0.0101		
5	0.0006	n = 15		51	0.3193	43	0.1057	29	0.0118	n = 18	
6	0.0009	1	0.0001	52	0.3394	44	0.1158	30	0.0133	6	0.0001
7	0.0012	3	0.0002	53	0.3599	45	0.1261	31	0.0153	10	0.0002
8	0.0015	5	0.0003	54	0.3808	46	0.1372	32	0.0174	12	0.0003
9	0.0020	6	0.0004	55	0.4020	47	0.1489	33	0.0198	14	0.0004
10	0.0026	7	0.0006	56	.0.4235	48	0.1613	34	0.0224	15	0.0005
11	0.0034	8	0.0008	57	0.4452	49	0.1742	35	0.0253	16	0.0006
12	0.0043	9	0.0010	58	0.4670	50	0.1877	36	0.0284	17	0.0008
13	0.0054	10	0.0013	59	0.4890	51	0.2019	37	0.0319	18	0.0010
14	0.0067	11	0.0017	60	0.5110	52	0.2166	38	0.0357	19	0.0012
15	0.0083	12	0.0021	n = 16		53	0.2319	39	0.0398	20	0.0014

续　表

T	P	T	P	T	P	T	P	T	P	T	P
16	0.0101	13	0.0027	3	0.0001	54	0.2477	40	0.0443	21	0.0017
17	0.0123	14	0.0034	5	0.0002	55	0.2641	41	0.0492	22	0.0020
18	0.0148	15	0.0042	7	0.0003	56	0.2809	42	0.0544	23	0.0024
19	0.0176	16	0.0051	8	0.0004	57	0.2983	43	0.0601	24	0.0028
20	0.0209	17	0.0062	9	0.0005	58	0.3161	44	0.0662	25	0.0033
21	0.0247	18	0.0075	10	0.0007	59	0.3343	45	0.0727	26	0.0038
22	0.0290	19	0.0090	11	0.0008	60	0.3529	46	0.0797	27	0.0045
23	0.0338	20	0.0108	12	0.0011	61	0.3718	47	0.0871	28	0.0052
24	0.0392	21	0.0128	13	0.0013	62	0.3910	48	0.0950	29	0.0060
25	0.0453	22	0.0151	14	0.0017	63	0.4104	49	0.1034	30	0.0069
26	0.0520	23	0.0177	15	0.0021	64	0.4301	50	0.1123	31	0.0080
27	0.0594	24	0.0206	16	0.0026	65	0.4500	51	0.1218	32	0.0091
28	0.0676	25	0.0240	17	0.0031	66	0.4699	52	0.1317	33	0.0104
29	0.0765	26	0.0277	18	0.0038	67	0.4900	53	0.1421	34	0.0118
30	0.0863	27	0.0319	19	0.0046	68	0.5100	54	0.1530	35	0.0134
31	0.0969	28	0.0365	20	0.0055			55	0.1645	36	0.0152
32	0.1083	29	0.0416	21	0.0065	$n=17$		56	0.1764	37	0.0171
33	0.1206	30	0.0473	22	0.0078	4	0.0001	57	0.1889	38	0.0192
34	0.1338	31	0.0535	23	0.0091	8	0.0002	58	0.2019	39	0.0216
35	0.1479	32	0.0603	24	0.0107	9	0.0003	59	0.2153	40	0.0241
36	0.1629	33	0.0677	25	0.0125	11	0.0004	60	0.2293	41	0.0269
37	0.1788	34	0.0757	26	0.0145	12	0.0005	61	0.2437	42	0.0300
38	0.1955	35	0.0844	27	0.0168	13	0.0007	62	0.2585	43	0.0333
39	0.2131	36	0.0938	28	0.0193	14	0.0008	63	0.2738	44	0.0368
40	0.2316	37	0.1039	29	0.0222	15	0.0010	64	0.2895	45	0.0407
41	0.2508	38	0.1147	30	0.0253	16	0.0013	65	0.3058	46	0.0449
42	0.2708	39	0.1262	31	0.0288	17	0.0016	66	0.3221	47	0.0494
43	0.2915	40	0.1384	32	0.0327	18	0.0019	67	0.3389	48	0.0542
44	0.3129	41	0.1514	33	0.0370	19	0.0023	68	0.3559	49	0.0594
45	0.3349	42	0.1651	34	0.0416	20	0.0028	69	0.3733	50	0.0649
46	0.3574	43	0.1796	35	0.0467	21	0.0033	70	0.3910	51	0.0708
47	0.3804	44	0.1947	36	0.0523	22	0.0040	71	0.4088	52	0.0770
48	0.4039	45	0.2106	37	0.0583	23	0.0047	72	0.4268	53	0.0837
49	0.4276	46	0.2271	38	0.0649	24	0.0055	73	0.4450	54	0.0907

T	P	T	P	T	P	T	P	T	P	T	P
$n=18$		$n=19$		$n=19$		$n=20$		$n=20$		$n=21$	
55	0.9820	30	0.0036	79	0.2706	48	0.0164	97	0.3921	61	0.0298
56	0.1061	31	0.0041	80	0.2839	49	0.0181	98	0.4062	62	0.0323
57	0.1144	32	0.0047	81	0.2974	50	0.0200	99	0.4204	63	0.0351
58	0.1231	33	0.0054	82	0.3113	51	0.0220	100	0.4347	64	0.0380
59	0.1323	34	0.0062	83	0.3254	52	0.0242	101	0.4492	65	0.0411

续　表

T	P	T	P	T	P	T	P	T	P	T	P
60	0.1419	35	0.0070	84	0.3397	53	0.0266	102	0.4636	66	0.0444
61	0.1519	36	0.0080	85	0.3543	54	0.0291	103	0.4782	67	0.0479
62	0.1624	37	0.0090	86	0.3690	55	0.0319	104	0.4927	68	0.0516
63	0.1733	38	0.0102	87	0.3840	56	0.0348	105	0.5073	69	0.0555
64	0.1846	39	0.0115	88	0.3991	57	0.0379	$n = 21$		70	0.0597
65	0.1964	40	0.0129	89	0.4144	58	0.0413	14	0.0001	71	0.0640
66	0.2086	41	0.0145	90	0.4298	59	0.0448	20	0.0002	72	0.0686
67	0.2211	42	0.0162	91	0.4453	60	0.0487	22	0.0003	73	0.0735
68	0.2341	43	0.0180	92	0.4609	61	0.0527	24	0.0004	74	0.0786
69	0.2475	44	0.0201	93	0.4765	62	0.0570	26	0.0005	75	0.0839
70	0.2613	45	0.0223	94	0.4922	63	0.0615	27	0.0006	76	0.0895
71	0.2754	46	0.0247	95	0.5078	64	0.0664	28	0.0007	77	0.0953
72	0.2899	47	0.0273			65	0.0715	29	0.0008	78	0.1015
73	0.3047	48	0.0301	$n = 20$		66	0.0768	30	0.0009	79	0.1078
74	0.3198	49	0.0331	11	0.0001	67	0.0825	31	0.0011	80	0.1145
75	0.3353	50	0.0364	16	0.0002	68	0.0884	32	0.0012	81	0.1214
76	0.3509	51	0.0399	19	0.0003	69	0.0947	33	0.0014	82	0.1286
77	0.3669	52	0.0437	20	0.0004	70	0.1012	34	0.0016	83	0.1361
78	0.3830	53	0.0478	22	0.0005	71	0.1081	35	0.0019	84	0.1430
79	0.3994	54	0.0521	23	0.0006	72	0.1153	36	0.0021	85	0.1519
80	0.4159	55	0.0567	24	0.0007	73	0.1227	37	0.0024	86	0.1602
81	0.4325	56	0.0616	25	0.0008	74	0.1305	38	0.0028	87	0.1688
82	0.4493	57	0.0668	26	0.0010	75	0.1387	39	0.0031	88	0.1777
83	0.4661	58	0.0723	27	0.0012	76	0.1471	40	0.0036	89	0.1869
84	0.4831	59	0.7820	28	0.0014	77	0.1559	41	0.0040	90	0.1963
85	0.5000	60	0.0844	29	0.0016	78	0.1650	42	0.0045	91	0.2060
		61	0.0909	30	0.0018	79	0.1744	43	0.0051	92	0.2160
$n = 19$		62	0.0978	31	0.0021	80	0.1841	44	0.0057	93	0.2262
9	0.0001	63	0.1051	32	0.0024	81	0.1942	45	0.0063	94	0.2367
13	0.0002	64	0.1127	33	0.0028	82	0.2045	46	0.0071	95	0.2474
15	0.0003	65	0.1206	34	0.0032	83	0.2152	47	0.0079	96	0.2584
17	0.0004	66	0.1290	35	0.0036	84	0.2262	48	0.0088	97	0.2696
18	0.0005	67	0.1377	36	0.0042	85	0.2375	49	0.0097	98	0.2810
19	0.0006	68	0.1467	37	0.0047	86	0.2490	50	0.0108	99	0.2927
20	0.0007	69	0.1562	38	0.0053	87	0.2608	51	0.0119	100	0.3046
21	0.0008	70	0.1660	39	0.0060	88	0.2729	52	0.0132	101	0.3166
22	0.0010	71	0.1762	40	0.0068	89	0.2853	53	0.0145	102	0.3289
23	0.0012	72	0.1868	41	0.0077	90	0.2979	54	0.0160	103	0.3414
24	0.0014	73	0.1977	42	0.0086	91	0.3108	55	0.0175	104	0.3540
25	0.0017	74	0.2090	43	0.0096	92	0.3238	56	0.0192	105	0.3667
26	0.0020	75	0.2207	44	0.0107	93	0.3371	57	0.0210	106	0.3796
27	0.0023	76	0.2327	45	0.0120	94	0.3506	58	0.0230	107	0.3927

续　表

T	P	T	P	T	P	T	P	T	P	T	P
28	0.0027	77	0.2450	46	0.0133	95	0.3643	59	0.0251	108	0.4058
29	0.0031	78	0.2576	47	0.0148	96	0.3781	60	0.0273	109	0.1491

T	P	T	P	T	P	T	P	T	P	T	P
$n=21$		$n=22$		$n=22$		$n=23$		$n=23$		$n=24$	
110	0.4324	67	0.0271	116	0.3751	68	0.0163	117	0.2700	62	0.0053
111	0.4459	68	0.0293	117	0.3873	69	0.0177	118	0.2800	63	0.0058
112	0.4593	69	0.0317	118	0.3995	70	0.0192	119	0.2902	64	0.0063
113	0.4729	70	0.0342	119	0.4119	71	0.0208	120	0.3005	65	0.0069
114	0.4864	71	0.0369	120	0.4243	72	0.0224	121	0.3110	66	0.0075
115	0.5000	72	0.0397	121	0.4368	73	0.0242	122	0.3217	67	0.0082
		73	0.0427	122	0.4494	74	0.0261	123	0.3325	68	0.0089
		74	0.0459	123	0.4620	75	0.0281	124	0.3434	69	0.0097
$n=22$		75	0.0492	124	0.4746	76	0.0303	125	0.3545	70	0.0106
18	0.0001	76	0.0527	125	0.4873	77	0.0325	126	0.3657	71	0.0115
23	0.0002	77	0.0564	126	0.5000	78	0.0349	127	0.3770	72	0.0124
26	0.0003	78	0.0603			79	0.0374	128	0.3884	73	0.0135
29	0.0004	79	0.0644	$n=23$		80	0.0401	129	0.3999	74	0.0146
30	0.0005	80	0.0687	21	0.0001	81	0.0429	130	0.4115	75	0.0157
32	0.0006	81	0.0733	28	0.0002	82	0.0459	131	0.4231	76	0.0170
33	0.0007	82	0.0780	31	0.0003	83	0.0490	132	0.4348	77	0.0183
34	0.0008	83	0.0829	33	0.0004	84	0.0523	133	0.4466	78	0.0197
35	0.0010	84	0.0881	35	0.0005	85	0.0557	134	0.4584	79	0.0212
36	0.0011	85	0.0935	38	0.0006	86	0.0593	135	0.4703	80	0.0228
37	0.0013	86	0.0991	38	0.0007	87	0.0631	136	0.4822	81	0.0245
38	0.0014	87	0.1050	39	0.0008	88	0.0671	137	0.4941	82	0.0263
39	0.0016	88	0.1111	40	0.0009	89	0.0712	138	0.5060	83	0.0282
40	0.0018	89	0.1174	41	0.0011	90	0.0755			84	0.0302
41	0.0021	90	0.1240	42	0.0012	91	0.0801	$n=24$		85	0.0323
42	0.0023	91	0.1308	43	0.0014	92	0.0848	25	0.0001	86	0.0346
43	0.0026	92	0.1378	44	0.0015	93	0.0897	32	0.0002	87	0.0369
44	0.0030	93	0.1451	45	0.0017	94	0.0948	36	0.0003	88	0.0394
45	0.0033	94	0.1527	46	0.0019	95	0.1001	38	0.0004	89	0.0420
46	0.0037	95	0.1604	47	0.0022	96	0.1056	40	0.0005	90	0.0447
47	0.0042	96	0.1685	48	0.0024	97	0.1113	42	0.0006	91	0.0475
48	0.0046	97	0.1767	49	0.0027	98	0.1172	43	0.0007	92	0.0505
49	0.0052	98	0.1853	50	0.0030	99	0.1234	44	0.0008	93	0.0537
50	0.0057	99	0.1940	51	0.0034	100	0.1297	45	0.0009	94	0.0570
51	0.0064	100	0.2030	52	0.0037	101	0.1363	46	0.0010	95	0.0604
52	0.0070	101	0.2122	53	0.0041	102	0.1431	47	0.0011	96	0.0640
53	0.0078	102	0.2217	54	0.0046	103	0.1501	48	0.0013	97	0.0678
54	0.0086	103	0.2314	55	0.0051	104	0.1573	49	0.0014	98	0.0717

T	P	T	P	T	P	T	P	T	P	T	P
55	0.0095	104	0.2413	56	0.0056	105	0.1647	50	0.0016	99	0.0758
56	0.0104	105	0.2514	57	0.0061	106	0.1723	51	0.0018	100	0.0800
57	0.0115	106	0.2618	58	0.0068	107	0.1802	52	0.0020	101	0.0844
58	0.0128	107	0.2723	59	0.0074	108	0.1883	53	0.0022	102	0.0890
59	0.0138	108	0.2830	60	0.0082	109	0.1965	54	0.0024	103	0.0938
60	0.0151	109	0.2940	61	0.0089	110	0.2050	55	0.0027	104	0.0987
61	0.0164	110	0.3051	62	0.0098	111	0.2137	56	0.0029	105	0.1038
62	0.0179	111	0.3164	63	0.0107	112	0.2226	57	0.0033	106	0.1091
63	0.0195	112	0.3278	64	0.0117	113	0.2317	58	0.0036	107	0.1146
64	0.0212	113	0.3394	65	0.0127	114	0.2410	59	0.0040	108	0.1203
65	0.0231	114	0.3512	66	0.0138	115	0.2505	60	0.0044	109	0.1261
66	0.0250	115	0.3631	67	0.0150	116	0.2601	61	0.0048	110	0.1322

T	P	T	P	T	P	T	P	T	P	T	P
n = 24		n = 25		n = 25		n = 25		n = 26		n = 26	
111	0.1384	50	0.0008	99	0.0452	148	0.3556	81	0.0076	130	0.1289
112	0.1448	51	0.0009	100	0.0479	149	0.3655	82	0.0082	131	0.1344
113	0.1515	52	0.0010	101	0.0507	150	0.3755	83	0.0088	132	0.1399
114	0.1583	53	0.0011	102	0.0537	151	0.3856	84	0.0095	133	0.1457
115	0.1653	54	0.0013	103	0.0567	152	0.3957	85	0.0102	134	0.1516
116	0.1724	55	0.0014	104	0.0600	153	0.4060	86	0.0110	135	0.1576
117	0.1798	56	0.0015	105	0.0633	154	0.4163	87	0.0118	136	0.1638
118	0.1874	57	0.0017	106	0.0668	155	0.4266	88	0.0127	137	0.1702
119	0.1951	58	0.0019	107	0.0705	156	0.4370	89	0.0136	138	0.1767
120	0.2031	59	0.0021	108	0.0742	157	0.4474	90	0.0146	139	0.1833
121	0.2112	60	0.0023	109	0.0782	158	0.4579	91	0.0156	140	0.1901
122	0.2195	61	0.0025	110	0.0822	159	0.4684	92	0.0167	141	0.1970
123	0.2279	62	0.0028	111	0.0865	160	0.4789	93	0.0179	142	0.2041
124	0.2366	63	0.0031	112	0.0909	161	0.4895	94	0.0191	143	0.2114
125	0.2454	64	0.0034	113	0.0954	162	0.5000	95	0.0204	144	0.2187
126	0.2544	65	0.0037	114	0.1001			96	0.0217	145	0.2262
127	0.2635	66	0.0040	115	0.1050	n = 26		97	0.0232	146	0.2339
128	0.2728	67	0.0044	116	0.1100	34	0.0001	98	0.2470	147	0.2417
129	0.2823	68	0.0048	117	0.1152	42	0.0002	99	0.2630	148	0.2496
130	0.2919	69	0.0053	118	0.1205	46	0.0003	100	0.0279	149	0.2577
131	0.3017	70	0.0057	119	0.1261	49	0.0004	101	0.0297	150	0.2658
132	0.3115	71	0.0062	120	0.1317	51	0.0005	102	0.0315	151	0.2741
133	0.3216	72	0.0068	121	0.1376	53	0.0006	103	0.0334	152	0.2826
134	0.3317	73	0.0074	122	0.1436	55	0.0007	104	0.0355	153	0.2911
135	0.3420	74	0.0080	123	0.1498	56	0.0008	105	0.0376	154	0.2998
136	0.3524	75	0.0087	124	0.1562	57	0.0009	106	0.0398	155	0.3085
137	0.3629	76	0.0094	125	0.1627	58	0.0010	107	0.0421	156	0.3174

续　表

T	P	T	P	T	P	T	P	T	P	T	P
138	0.3735	77	0.0101	126	0.1694	59	0.0011	108	0.0445	157	0.3264
139	0.3841	78	0.0110	127	0.1763	60	0.0012	109	0.0470	158	0.3355
140	0.3949	79	0.0118	128	0.1833	61	0.0013	110	0.0497	159	0.3447
141	0.4058	80	0.0128	129	0.1905	62	0.0015	111	0.0524	160	0.3539
142	0.4167	81	0.0137	130	0.1979	63	0.0016	112	0.0553	161	0.3633
143	0.4277	82	0.0148	131	0.2054	64	0.0018	113	0.0582	162	0.3727
144	0.4387	83	0.0159	132	0.2539	65	0.0020	114	0.0613	163	0.3822
145	0.4498	84	0.0171	133	0.2209	66	0.0021	115	0.0646	164	0.3918
146	0.4609	85	0.0183	134	0.2289	67	0.0023	116	0.0679	165	0.4014
147	0.4721	86	0.0197	135	0.2371	68	0.0026	117	0.0714	166	0.4111
148	0.4832	87	0.0211	136	0.2454	69	0.0028	118	0.0750	167	0.4208
149	0.4944	88	0.0226	137	0.2539	70	0.0031	119	0.0787	168	0.4306
150	0.5056	89	0.0241	138	0.2625	71	0.0033	120	0.0825	169	0.4405
		90	0.0258	139	0.2712	72	0.0036	121	0.0865	170	0.4503
n = 25		91	0.0275	140	0.2801	73	0.0040	122	0.0907	171	0.4602
29	0.0001	92	0.0294	141	0.2891	74	0.0043	123	0.0950	172	0.4702
37		93	0.0313	142	0.2983	75	0.0047	124	0.0994	173	0.4801
41		94	0.0334	143	0.3075	76	0.0051	125	0.1039	174	0.4900
43		95	0.0355	144	0.3169	77	0.0055	126	0.1086	175	0.5000
45		96	0.0377	145	0.3264	78	0.0060	127	0.1135		
47		97	0.0401	146	0.3360	79	0.0065	128	0.1185		
48		98	0.0426	147	0.3458	80	0.0070	129	0.1236		

T	P	T	P	T	P	T	P	T	P	T	P
n = 27		n = 27		n = 27		n = 28		n = 28		n = 28	
39	0.0001	105	0.0218	154	0.2066	74	0.0012	123	0.0349	172	0.2466
47	0.0002	106	0.0231	155	0.2135	75	0.0013	124	0.0368	173	0.2538
52	0.0003	107	0.0246	156	0.2205	76	0.0015	125	0.0387	174	0.2611
55	0.0004	108	0.0260	157	0.2277	77	0.0016	126	0.0407	175	0.2685
57	0.0005	109	0.0276	158	0.2349	78	0.0017	127	0.0428	176	0.2759
59	0.0006	110	0.0292	159	0.2423	79	0.0019	128	0.0450	177	0.2835
61	0.0007	111	0.0309	160	0.2498	80	0.0020	129	0.0473	178	0.2912
62	0.0008	112	0.0327	161	0.2574	81	0.0022	130	0.0496	179	0.2990
64	0.0009	113	0.0346	162	0.2652	82	0.0024	131	0.0521	180	0.3068
65	0.0010	114	0.0366	163	0.2730	83	0.0026	132	0.0546	181	0.3148
66	0.0011	115	0.0386	164	0.2810	84	0.0028	133	0.0573	182	0.3228
67	0.0012	116	0.0407	165	0.2890	85	0.0030	134	0.0600	183	0.3309
68	0.0014	117	0.0430	166	0.2972	86	0.0033	135	0.0628	184	0.3391
69	0.0015	118	0.0453	167	0.3055	87	0.0035	136	0.0657	185	0.3474
70	0.0016	119	0.0477	168	0.3138	88	0.0038	137	0.0688	186	0.3557
71	0.0018	120	0.0502	169	0.3223	89	0.0041	138	0.0719	187	0.3641
72	0.0019	121	0.0528	170	0.3308	90	0.0044	139	0.0751	188	0.3725

续　表

T	P	T	P	T	P	T	P	T	P	T	P
73	0.0021	122	0.0555	171	0.3395	91	0.0048	140	0.0785	189	0.3811
74	0.0023	123	0.0583	172	0.3482	92	0.0051	141	0.0819	190	0.3896
75	0.0025	124	0.0613	173	0.3570	93	0.0055	142	0.0855	191	0.3983
76	0.0027	125	0.0643	174	0.3659	94	0.0059	143	0.0801	192	0.4070
77	0.0030	126	0.0674	175	0.3748	95	0.0064	144	0.0929	193	0.4157
78	0.0032	127	0.0707	176	0.3838	96	0.0068	145	0.0968	194	0.4245
79	0.0035	128	0.0741	177	0.3929	97	0.0073	146	0.1008	195	0.4333
80	0.0038	129	0.0776	178	0.4020	98	0.0078	147	0.1049	196	0.4421
81	0.0041	130	0.0812	179	0.4112	99	0.0084	148	0.1091	197	0.4510
82	0.0044	131	0.0849	180	0.4204	100	0.0089	149	0.1135	198	0.4598
83	0.0048	132	0.0888	181	0.4297	101	0.0096	150	0.1180	199	0.4687
84	0.0052	133	0.0927	182	0.4390	102	0.0102	151	0.1225	200	0.4777
85	0.0056	134	0.0968	183	0.4483	103	0.0109	152	0.1273	201	0.4866
86	0.0060	135	0.1010	184	0.4577	104	0.0116	153	0.1321	202	0.4955
87	0.0065	136	0.1054	185	0.4670	105	0.0124	154	0.1370	203	0.5045
88	0.0070	137	0.1099	186	0.4764	106	0.0132	155	0.1421		
89	0.0075	138	0.1145	187	0.4859	107	0.0140	156	0.1473	$n=29$	
90	0.0081	139	0.1193	188	0.4953	108	0.0149	157	0.1526	50	0.0001
91	0.0087	140	0.1242	189	0.5047	109	0.0159	158	0.1580	59	0.0002
92	0.0093	141	0.1292			110	0.0168	159	0.1636	65	0.0003
93	0.0100	142	0.1343	$n=28$		111	0.0179	160	0.1693	68	0.0004
94	0.0107	143	0.1396	44	0.0001	112	0.0190	161	0.1751	71	0.0005
95	0.0115	144	0.1450	53	0.0002	113	0.0201	162	0.1810	73	0.0006
96	0.0123	145	0.1506	58	0.0003	114	0.0213	163	0.1870	75	0.0007
97	0.0131	146	0.1563	61	0.0004	115	0.0226	164	0.1932	76	0.0008
98	0.0140	147	0.1621	64	0.0005	116	0.0239	165	0.1995	78	0.0009
99	0.0150	148	0.1681	66	0.0006	117	0.0252	166	0.2059	79	0.0010
100	0.0159	149	0.1742	68	0.0007	118	0.0267	167	0.2124	80	0.0011
101	0.0170	150	0.1804	69	0.0008	119	0.0282	168	0.2190	81	0.0012
102	0.0181	151	0.1868	70	0.0009	120	0.0298	169	0.2257	82	0.0013
103	0.0193	152	0.1932	72	0.0010	121	0.0314	170	0.2326	83	0.0014
104	0.0205	153	0.1999	73	0.0011	122	0.0331	171	0.2395	84	0.0015

T	P	T	P	T	P	T	P	T	P	T	P
$n=29$		$n=29$		$n=29$		$n=30$		$n=30$		$n=30$	
85	0.0016	134	0.0362	183	0.2340	90	0.0013	139	0.0275	188	0.1854
86	0.0018	135	0.0380	184	0.2406	91	0.0014	140	0.0288	189	0.1909
87	0.0019	136	0.0399	185	0.2473	92	0.0015	141	0.0303	190	0.1965
88	0.0021	137	0.0418	186	0.2541	93	0.0016	142	0.0318	191	0.2022
89	0.0022	138	0.0439	187	0.2611	94	0.0017	143	0.0333	192	0.2081
90	0.0024	139	0.0460	188	0.2681	95	0.0019	144	0.0349	193	0.2140
91	0.0026	140	0.0482	189	0.2752	96	0.0020	145	0.0366	194	0.2200

续　表

T	P	T	P	T	P	T	P	T	P	T	P
92	0.0028	141	0.0504	190	0.2824	97	0.0022	146	0.0384	195	0.2261
93	0.0030	142	0.0528	191	0.2896	98	0.0023	147	0.0402	196	0.2323
94	0.0032	143	0.0552	192	0.2970	99	0.0025	148	0.0420	197	0.2386
95	0.0035	144	0.0557	193	0.3044	100	0.0027	149	0.0440	198	0.2449
96	0.0037	145	0.0603	194	0.3120	101	0.0029	150	0.0460	199	0.2514
97	0.0040	146	0.0630	195	0.3196	102	0.0031	151	0.0481	200	0.2579
98	0.0043	147	0.0658	196	0.3272	103	0.0033	152	0.0502	201	0.2646
99	0.0046	148	0.0687	197	0.3350	104	0.0036	153	0.0524	202	0.2713
100	0.0049	149	0.0716	198	0.3428	105	0.0038	154	0.0547	203	0.2781
101	0.0053	150	0.0747	199	0.3507	106	0.0041	155	0.0571	204	0.2849
102	0.0057	151	0.0778	200	0.3586	107	0.0044	156	0.0595	205	0.2919
103	0.0061	152	0.0811	201	0.3666	108	0.0047	157	0.0621	206	0.2989
104	0.0065	153	0.0844	202	0.3747	109	0.0050	158	0.0647	207	0.3060
105	0.0069	154	0.0879	203	0.3828	110	0.0053	159	0.0674	208	0.3132
106	0.0074	155	0.0914	204	0.3909	111	0.0057	160	0.0701	209	0.3204
107	0.0079	156	0.0951	205	0.3991	112	0.0060	161	0.0730	210	0.3277
108	0.0084	157	0.0988	206	0.4074	113	0.0064	162	0.0759	211	0.3351
109	0.0089	158	0.1027	207	0.4157	114	0.0068	163	0.0790	212	0.3425
110	0.0095	159	0.1066	208	0.4240	115	0.0073	164	0.0821	213	0.3500
111	0.0101	160	0.1107	209	0.4324	116	0.0077	165	0.0853	214	0.3576
112	0.0108	161	0.1149	210	0.4408	117	0.0082	166	0.0886	215	0.3652
113	0.0115	162	0.1191	211	0.4492	118	0.0087	167	0.0920	216	0.3728
114	0.0122	163	0.1235	212	0.4576	119	0.0093	168	0.0955	217	0.3805
115	0.0129	164	0.1280	213	0.4661	120	0.0098	169	0.0990	218	0.3883
116	0.0137	165	0.1326	214	0.4745	121	0.0104	170	0.1027	219	0.3961
117	0.0145	166	0.1373	215	0.4830	122	0.0110	171	0.1065	220	0.4039
118	0.0154	167	0.1421	216	0.4915	123	0.0117	172	0.1103	221	0.4118
119	0.0163	168	0.1471	217	0.5000	124	0.0124	173	0.1143	222	0.4197
120	0.0173	169	0.1521			125	0.0131	174	0.1183	223	0.4276
121	0.0183	170	0.1572	n = 30		126	0.0139	175	0.1225	224	0.4356
122	0.0193	171	0.1625	55	0.0001	127	0.0147	176	0.1267	225	0.4436
123	0.0204	172	0.1679	66	0.0002	128	0.0155	177	0.1311	226	0.4516
124	0.0216	173	0.1733	71	0.0003	129	0.0164	178	0.1355	227	0.4596
125	0.0228	174	0.1789	75	0.0004	130	0.0173	179	0.1400	228	0.4677
126	0.0240	175	0.1848	78	0.0005	131	0.0182	180	0.1447	229	0.4758
127	0.0253	176	0.1904	80	0.0006	132	0.0192	181	0.1494	230	0.4838
128	0.0267	177	0.1963	82	0.0007	133	0.0202	182	0.1543	231	0.4919
129	0.0281	178	0.2023	84	0.0008	134	0.0213	183	0.1592	232	0.5000
130	0.0296	179	0.2085	85	0.0009	135	0.0225	184	0.1642		
131	0.0311	180	0.2147	87	0.0010	136	0.0236	185	0.1694		
132	0.0328	181	0.2210	88	0.0011	137	0.0249	186	0.1746		
133	0.0344	182	0.2274	89	0.0012	138	0.0261	187	0.1799		

附表 5　二项分布表

n	y	P=0.05	0.10	0.15	0.20	0.25	0.30	0.35	0.40	0.45	0.50	0.55	0.60	0.65	0.70	0.75	0.80	0.85	0.90	0.95
1	0	0.9500	0.9000	0.8500	0.8000	0.7500	0.7000	0.6500	0.6000	0.5500	0.5000	0.4500	0.4000	0.3500	0.3000	0.2500	0.2000	0.1500	0.1000	0.0500
	1	1.0000	1.0000	1.0000	1.0000	1.0000	1.0000	1.0000	1.0000	1.0000	1.0000	1.0000	1.0000	1.0000	1.0000	1.0000	1.0000	1.0000	1.0000	1.0000
2	0	0.9025	0.8100	0.7225	0.6400	0.5625	0.4900	0.4225	0.3600	0.3025	0.2500	0.2025	0.1600	0.1225	0.0900	0.0625	0.0400	0.0225	0.0100	0.0025
	1	0.9975	0.9900	0.9775	0.9600	0.9375	0.9100	0.8775	0.8400	0.7975	0.7500	0.6975	0.6400	0.5775	0.5100	0.4375	0.3600	0.2775	0.1900	0.0975
	2	1.0000	1.0000	1.0000	1.0000	1.0000	1.0000	1.0000	1.0000	1.0000	1.0000	1.0000	1.0000	1.0000	1.0000	1.0000	1.0000	1.0000	1.0000	1.0000
3	0	0.8574	0.7290	0.6141	0.5120	0.4219	0.3430	0.2746	0.2160	0.1664	0.1250	0.0911	0.0640	0.0429	0.0270	0.0156	0.0080	0.0034	0.0010	0.0001
	1	0.9928	0.9720	0.9393	0.8960	0.8438	0.7840	0.7183	0.6480	0.5748	0.5000	0.4253	0.3520	0.2818	0.2160	0.1563	0.1040	0.0608	0.0280	0.0073
	2	0.9999	0.9990	0.9966	0.9920	0.9844	0.9730	0.9571	0.9360	0.9089	0.8750	0.8336	0.7840	0.7254	0.6570	0.5781	0.4880	0.3859	0.2710	0.1426
	3	1.0000	1.0000	1.0000	1.0000	1.0000	1.0000	1.0000	1.0000	1.0000	1.0000	1.0000	1.0000	1.0000	1.0000	1.0000	1.0000	1.0000	1.0000	1.0000
4	0	0.8145	0.6561	0.5220	0.4096	0.3164	0.2401	0.1785	0.1296	0.0915	0.0625	0.0410	0.0256	0.0150	0.0081	0.0039	0.0016	0.0005	0.0001	0.0000
	1	0.9860	0.9477	0.8905	0.8192	0.7383	0.6517	0.5630	0.4752	0.3910	0.3125	0.2415	0.1792	0.1265	0.0837	0.0508	0.0272	0.0120	0.0037	0.0005
	2	0.9995	0.9963	0.9880	0.9728	0.9492	0.9163	0.8735	0.8208	0.7585	0.6875	0.6090	0.5248	0.4370	0.3483	0.2617	0.1808	0.1095	0.0523	0.0140
	3	1.0000	0.9999	0.9995	0.9984	0.9961	0.9919	0.9850	0.9744	0.9590	0.9375	0.9085	0.8704	0.8215	0.7599	0.6836	0.5904	0.4780	0.3439	0.1855
	4	1.0000	1.0000	1.0000	1.0000	1.0000	1.0000	1.0000	1.0000	1.0000	1.0000	1.0000	1.0000	1.0000	1.0000	1.0000	1.0000	1.0000	1.0000	1.0000
5	0	0.7738	0.5905	0.4437	0.3277	0.2373	0.1681	0.1160	0.0778	0.0503	0.0313	0.0185	0.0102	0.0053	0.0024	0.0010	0.0003	0.0001	0.0000	0.0000
	1	0.9774	0.9185	0.8352	0.7373	0.6328	0.5282	0.4284	0.3370	0.2562	0.1875	0.1312	0.0870	0.0540	0.0308	0.0156	0.0067	0.0022	0.0005	0.0000
	2	0.9988	0.9914	0.9734	0.9421	0.8965	0.8369	0.7648	0.6826	0.5931	0.5000	0.4069	0.3174	0.2352	0.1631	0.1035	0.0579	0.0266	0.0086	0.0012
	3	1.0000	0.9995	0.9978	0.9933	0.9844	0.9692	0.9460	0.9130	0.8688	0.8125	0.7438	0.6630	0.5716	0.4718	0.3672	0.2627	0.1648	0.0815	0.0226
	4	1.0000	1.0000	0.9999	0.9997	0.9990	0.9976	0.9947	0.9898	0.9815	0.9688	0.9497	0.9222	0.8840	0.8319	0.7627	0.6723	0.5563	0.4095	0.2262
	5	1.0000	1.0000	1.0000	1.0000	1.0000	1.0000	1.0000	1.0000	1.0000	1.0000	1.0000	1.0000	1.0000	1.0000	1.0000	1.0000	1.0000	1.0000	1.0000
6	0	0.7351	0.5314	0.3771	0.2621	0.1780	0.1176	0.0754	0.0467	0.0277	0.0156	0.0083	0.0041	0.0018	0.0007	0.0002	0.0001	0.0000	0.0000	0.0000
	1	0.9672	0.8857	0.7765	0.6554	0.5339	0.4202	0.3191	0.2333	0.1636	0.1094	0.0692	0.0410	0.0223	0.0109	0.0046	0.0016	0.0004	0.0001	0.0000
	2	0.9978	0.9842	0.9527	0.9011	0.8306	0.7443	0.6471	0.5443	0.4415	0.3438	0.2553	0.1792	0.1174	0.0705	0.0376	0.0170	0.0059	0.0013	0.0001
	3	0.9999	0.9987	0.9941	0.9830	0.9624	0.9295	0.8826	0.8208	0.7447	0.6563	0.5585	0.4557	0.3529	0.2557	0.1694	0.0989	0.0473	0.0159	0.0022
	4	1.0000	0.9999	0.9996	0.9984	0.9954	0.9891	0.9777	0.9590	0.9308	0.8906	0.8364	0.7667	0.6809	0.5798	0.4661	0.3446	0.2235	0.1143	0.0328
	5	1.0000	1.0000	1.0000	0.9999	0.9998	0.9993	0.9982	0.9959	0.9917	0.9844	0.9723	0.9533	0.9246	0.8824	0.8220	0.7379	0.6229	0.4686	0.2649
	6	1.0000	1.0000	1.0000	1.0000	1.0000	1.0000	1.0000	1.0000	1.0000	1.0000	1.0000	1.0000	1.0000	1.0000	1.0000	1.0000	1.0000	1.0000	1.0000
7	0	0.6983	0.4783	0.3206	0.2097	0.1335	0.0824	0.0490	0.0280	0.0152	0.0078	0.0037	0.0016	0.0006	0.0002	0.0001	0.0000	0.0000	0.0000	0.0000
	1	0.9556	0.8503	0.7166	0.5767	0.4449	0.3294	0.2338	0.1586	0.1024	0.0625	0.0357	0.0188	0.0090	0.0038	0.0013	0.0004	0.0001	0.0000	0.0000
	2	0.9962	0.9743	0.9262	0.8520	0.7564	0.6471	0.5323	0.4199	0.3164	0.2266	0.1529	0.0963	0.0556	0.0288	0.0129	0.0047	0.0012	0.0002	0.0000
	3	0.9998	0.9973	0.9879	0.9667	0.9294	0.8740	0.8002	0.7102	0.6083	0.5000	0.3917	0.2898	0.1998	0.1260	0.0706	0.0333	0.0121	0.0027	0.0002
	4	1.0000	0.9998	0.9988	0.9953	0.9871	0.9712	0.9444	0.9037	0.8471	0.7734	0.6836	0.5801	0.4677	0.3529	0.2436	0.1480	0.0738	0.0257	0.0038
	5	1.0000	1.0000	0.9999	0.9996	0.9987	0.9962	0.9910	0.9812	0.9643	0.9375	0.8976	0.8414	0.7662	0.6706	0.5551	0.4233	0.2834	0.1497	0.0444
	6	1.0000	1.0000	1.0000	1.0000	0.9999	0.9998	0.9994	0.9984	0.9963	0.9922	0.9848	0.9720	0.9510	0.9176	0.8665	0.7903	0.6794	0.5217	0.3017
	7	1.0000	1.0000	1.0000	1.0000	1.0000	1.0000	1.0000	1.0000	1.0000	1.0000	1.0000	1.0000	1.0000	1.0000	1.0000	1.0000	1.0000	1.0000	1.0000
8	0	0.6634	0.4305	0.2725	0.1678	0.1001	0.0576	0.0319	0.0168	0.0084	0.0039	0.0017	0.0007	0.0002	0.0001	0.0000	0.0000	0.0000	0.0000	0.0000
	1	0.9428	0.8131	0.6572	0.5033	0.3671	0.2553	0.1691	0.1064	0.0632	0.0352	0.0181	0.0085	0.0036	0.0013	0.0004	0.0001	0.0000	0.0000	0.0000

续　表

n	y	P=0.05	0.10	0.15	0.20	0.25	0.30	0.35	0.40	0.45	0.50	0.55	0.60	0.65	0.70	0.75	0.80	0.85	0.90	0.95
	2	0.9942	0.9619	0.8948	0.7969	0.6785	0.5518	0.4278	0.3154	0.2201	0.1445	0.0885	0.0498	0.0253	0.0113	0.0042	0.0012	0.0002	0.0000	0.0000
	3	0.9996	0.9950	0.9786	0.9437	0.8862	0.8059	0.7064	0.5941	0.4770	0.3633	0.2604	0.1737	0.1061	0.0580	0.0273	0.0104	0.0029	0.0004	0.0000
	4	1.0000	0.9996	0.9971	0.9896	0.9727	0.9420	0.8939	0.8263	0.7396	0.6367	0.5230	0.4059	0.2936	0.1941	0.1138	0.0563	0.0214	0.0050	0.0004
	5	1.0000	1.0000	0.9998	0.9988	0.9958	0.9887	0.9747	0.9502	0.9115	0.8555	0.7799	0.6846	0.5722	0.4482	0.3215	0.2031	0.1052	0.0381	0.0058
	6	1.0000	1.0000	1.0000	0.9999	0.9996	0.9987	0.9964	0.9915	0.9819	0.9648	0.9368	0.8936	0.8309	0.7447	0.6329	0.4967	0.3428	0.1869	0.0572
	7	1.0000	1.0000	1.0000	1.0000	1.0000	0.9999	0.9998	0.9993	0.9983	0.9961	0.9916	0.9832	0.9681	0.9424	0.8999	0.8322	0.7275	0.5695	0.3366
	8	1.0000	1.0000	1.0000	1.0000	1.0000	1.0000	1.0000	1.0000	1.0000	1.0000	1.0000	1.0000	1.0000	1.0000	1.0000	1.0000	1.0000	1.0000	1.0000
9	0	0.6302	0.3874	0.2316	0.1342	0.0751	0.0404	0.0207	0.0101	0.0046	0.0020	0.0008	0.0003	0.0001	0.0000	0.0000	0.0000	0.0000	0.0000	0.0000
	1	0.9288	0.7748	0.5995	0.4362	0.3003	0.1960	0.1211	0.0705	0.0385	0.0195	0.0091	0.0038	0.0014	0.0004	0.0001	0.0000	0.0000	0.0000	0.0000
	2	0.9916	0.9470	0.8591	0.7382	0.6007	0.4628	0.3373	0.2318	0.1495	0.0898	0.0498	0.0250	0.0112	0.0043	0.0013	0.0003	0.0000	0.0000	0.0000
	3	0.9994	0.9917	0.9661	0.9144	0.8343	0.7297	0.6089	0.4826	0.3614	0.2539	0.1658	0.0994	0.0536	0.0253	0.0100	0.0031	0.0006	0.0001	0.0000
	4	1.0000	0.9991	0.9944	0.9804	0.9511	0.9012	0.8283	0.7334	0.6214	0.5000	0.3786	0.2666	0.1717	0.0988	0.0489	0.0196	0.0056	0.0009	0.0000
	5	1.0000	0.9999	0.9994	0.9969	0.9900	0.9747	0.9464	0.9006	0.8342	0.7461	0.6386	0.5174	0.3911	0.2703	0.1657	0.0856	0.0339	0.0083	0.0006
	6	1.0000	1.0000	1.0000	0.9997	0.9987	0.9957	0.9888	0.9750	0.9502	0.9102	0.8505	0.7682	0.6627	0.5372	0.3993	0.2618	0.1409	0.0530	0.0084
	7	1.0000	1.0000	1.0000	1.0000	0.9999	0.9996	0.9986	0.9962	0.9909	0.9805	0.9615	0.9295	0.8789	0.8040	0.6997	0.5638	0.4005	0.2252	0.0712
	8	1.0000	1.0000	1.0000	1.0000	1.0000	1.0000	0.9999	0.9997	0.9992	0.9980	0.9954	0.9899	0.9793	0.9596	0.9249	0.8658	0.7684	0.6126	0.3698
	9	1.0000	1.0000	1.0000	1.0000	1.0000	1.0000	1.0000	1.0000	1.0000	1.0000	1.0000	1.0000	1.0000	1.0000	1.0000	1.0000	1.0000	1.0000	1.0000
10	0	0.5987	0.3487	0.1969	0.1074	0.0563	0.0282	0.0135	0.0060	0.0025	0.0010	0.0003	0.0001	0.0000	0.0000	0.0000	0.0000	0.0000	0.0000	0.0000
	1	0.9139	0.7361	0.5443	0.3758	0.2440	0.1493	0.0860	0.0464	0.0233	0.0107	0.0045	0.0017	0.0005	0.0001	0.0000	0.0000	0.0000	0.0000	0.0000
	2	0.9885	0.9298	0.8202	0.6778	0.5256	0.3828	0.2616	0.1673	0.0996	0.0547	0.0274	0.0123	0.0048	0.0016	0.0004	0.0001	0.0000	0.0000	0.0000
	3	0.9990	0.9872	0.9500	0.8791	0.7759	0.6496	0.5138	0.3823	0.2660	0.1719	0.1020	0.0548	0.0260	0.0106	0.0035	0.0009	0.0001	0.0000	0.0000
	4	0.9999	0.9984	0.9901	0.9672	0.9219	0.8497	0.7515	0.6331	0.5044	0.3770	0.2616	0.1662	0.0949	0.0473	0.0197	0.0064	0.0014	0.0001	0.0000
	5	1.0000	0.9999	0.9986	0.9936	0.9803	0.9527	0.9051	0.8338	0.7384	0.6230	0.4956	0.3669	0.2485	0.1503	0.0781	0.0328	0.0099	0.0016	0.0001
	6	1.0000	1.0000	0.9999	0.9991	0.9965	0.9894	0.9740	0.9452	0.8980	0.8281	0.7340	0.6177	0.4862	0.3504	0.2241	0.1209	0.0500	0.0128	0.0010
	7	1.0000	1.0000	1.0000	0.9999	0.9996	0.9984	0.9952	0.9877	0.9726	0.9453	0.9004	0.8327	0.7384	0.6172	0.4744	0.3222	0.1798	0.0702	0.0115
	8	1.0000	1.0000	1.0000	1.0000	1.0000	0.9999	0.9995	0.9983	0.9955	0.9893	0.9767	0.9536	0.9140	0.8507	0.7560	0.6242	0.4557	0.2639	0.0861
	9	1.0000	1.0000	1.0000	1.0000	1.0000	1.0000	1.0000	0.9999	0.9997	0.9990	0.9975	0.9940	0.9865	0.9718	0.9437	0.8926	0.8031	0.6513	0.4013
	10	1.0000	1.0000	1.0000	1.0000	1.0000	1.0000	1.0000	1.0000	1.0000	1.0000	1.0000	1.0000	1.0000	1.0000	1.0000	1.0000	1.0000	1.0000	1.0000
11	0	0.5688	0.3138	0.1673	0.0859	0.0422	0.0198	0.0088	0.0036	0.0014	0.0005	0.0002	0.0000	0.0000	0.0000	0.0000	0.0000	0.0000	0.0000	0.0000
	1	0.8981	0.6974	0.4922	0.3221	0.1971	0.1130	0.0606	0.0302	0.0139	0.0059	0.0022	0.0007	0.0002	0.0000	0.0000	0.0000	0.0000	0.0000	0.0000
	2	0.9848	0.9104	0.7788	0.6174	0.4552	0.3127	0.2001	0.1189	0.0652	0.0327	0.0148	0.0059	0.0020	0.0006	0.0001	0.0000	0.0000	0.0000	0.0000
	3	0.9984	0.9815	0.9306	0.8389	0.7133	0.5696	0.4256	0.2963	0.1911	0.1133	0.0610	0.0293	0.0122	0.0043	0.0012	0.0002	0.0000	0.0000	0.0000
	4	0.9999	0.9972	0.9841	0.9496	0.8854	0.7897	0.6683	0.5328	0.3971	0.2744	0.1738	0.0994	0.0501	0.0216	0.0076	0.0020	0.0003	0.0000	0.0000
	5	1.0000	0.9997	0.9973	0.9883	0.9657	0.9218	0.8513	0.7535	0.6331	0.5000	0.3669	0.2465	0.1487	0.0782	0.0343	0.0117	0.0027	0.0003	0.0000
	6	1.0000	1.0000	0.9997	0.9980	0.9924	0.9784	0.9499	0.9006	0.8262	0.7256	0.6029	0.4672	0.3317	0.2103	0.1146	0.0504	0.0159	0.0028	0.0001
	7	1.0000	1.0000	1.0000	0.9998	0.9988	0.9957	0.9878	0.9707	0.9390	0.8867	0.8089	0.7037	0.5744	0.4304	0.2867	0.1611	0.0694	0.0185	0.0016
	8	1.0000	1.0000	1.0000	1.0000	0.9999	0.9994	0.9980	0.9941	0.9852	0.9673	0.9348	0.8811	0.7999	0.6873	0.5448	0.3826	0.2212	0.0896	0.0152
	9	1.0000	1.0000	1.0000	1.0000	1.0000	1.0000	0.9998	0.9993	0.9978	0.9941	0.9861	0.9698	0.9394	0.8870	0.8029	0.6779	0.5078	0.3026	0.1019
	10	1.0000	1.0000	1.0000	1.0000	1.0000	1.0000	1.0000	1.0000	0.9998	0.9995	0.9986	0.9964	0.9912	0.9802	0.9578	0.9141	0.8327	0.6862	0.4312
	11	1.0000	1.0000	1.0000	1.0000	1.0000	1.0000	1.0000	1.0000	1.0000	1.0000	1.0000	1.0000	1.0000	1.0000	1.0000	1.0000	1.0000	1.0000	1.0000

续　表

n	y	P=0.05	0.10	0.15	0.20	0.25	0.30	0.35	0.40	0.45	0.50	0.55	0.60	0.65	0.70	0.75	0.80	0.85	0.90	0.95
12	0	0.5404	0.2824	0.1422	0.0687	0.0317	0.0138	0.0057	0.0022	0.0008	0.0002	0.0001	0.0000	0.0000	0.0000	0.0000	0.0000	0.0000	0.0000	0.0000
	1	0.8816	0.6590	0.4435	0.2749	0.1584	0.0850	0.0424	0.0196	0.0083	0.0032	0.0011	0.0003	0.0001	0.0000	0.0000	0.0000	0.0000	0.0000	0.0000
	2	0.9804	0.8891	0.7358	0.5583	0.3907	0.2528	0.1513	0.0834	0.0421	0.0193	0.0079	0.0028	0.0008	0.0002	0.0000	0.0000	0.0000	0.0000	0.0000
	3	0.9978	0.9744	0.9078	0.7946	0.6488	0.4925	0.3467	0.2253	0.1345	0.0730	0.0356	0.0153	0.0056	0.0017	0.0004	0.0001	0.0000	0.0000	0.0000
	4	0.9998	0.9957	0.9761	0.9274	0.8424	0.7237	0.5833	0.4382	0.3044	0.1938	0.1117	0.0573	0.0255	0.0095	0.0028	0.0006	0.0001	0.0000	0.0000
	5	1.0000	0.9995	0.9954	0.9806	0.9456	0.8822	0.7873	0.6652	0.5269	0.3872	0.2607	0.1582	0.0846	0.0386	0.0143	0.0039	0.0007	0.0001	0.0000
	6	1.0000	0.9999	0.9993	0.9961	0.9857	0.9614	0.9154	0.8418	0.7393	0.6128	0.4731	0.3348	0.2127	0.1178	0.0544	0.0194	0.0046	0.0005	0.0000
	7	1.0000	1.0000	0.9999	0.9994	0.9972	0.9905	0.9745	0.9427	0.8883	0.8062	0.6956	0.5618	0.4167	0.2763	0.1576	0.0726	0.0239	0.0043	0.0002
	8	1.0000	1.0000	1.0000	0.9999	0.9996	0.9983	0.9944	0.9847	0.9644	0.9270	0.8655	0.7747	0.6533	0.5075	0.3512	0.2054	0.0922	0.0256	0.0022
	9	1.0000	1.0000	1.0000	1.0000	1.0000	0.9998	0.9992	0.9972	0.9921	0.9807	0.9579	0.9166	0.8487	0.7472	0.6093	0.4417	0.2642	0.1109	0.0196
	10	1.0000	1.0000	1.0000	1.0000	1.0000	1.0000	0.9999	0.9997	0.9989	0.9968	0.9917	0.9804	0.9576	0.9150	0.8416	0.7251	0.5565	0.3410	0.1184
	11	1.0000	1.0000	1.0000	1.0000	1.0000	1.0000	1.0000	0.9999	0.9998	0.9992	0.9978	0.9943	0.9862	0.9683	0.9313	0.8578	0.7176	0.4596	
	12	1.0000	1.0000	1.0000	1.0000	1.0000	1.0000	1.0000	1.0000	1.0000	1.0000	1.0000	1.0000	1.0000	1.0000	1.0000	1.0000	1.0000	1.0000	1.0000
13	0	0.5133	0.2542	0.1209	0.0550	0.0238	0.0097	0.0037	0.0013	0.0004	0.0001	0.0000	0.0000	0.0000	0.0000	0.0000	0.0000	0.0000	0.0000	0.0000
	1	0.8646	0.6213	0.3983	0.2336	0.1267	0.0637	0.0296	0.0126	0.0049	0.0017	0.0005	0.0001	0.0000	0.0000	0.0000	0.0000	0.0000	0.0000	0.0000
	2	0.9755	0.8661	0.6920	0.5017	0.3326	0.2025	0.1132	0.0579	0.0269	0.0112	0.0041	0.0013	0.0003	0.0001	0.0000	0.0000	0.0000	0.0000	0.0000
	3	0.9969	0.9658	0.8820	0.7473	0.5843	0.4206	0.2783	0.1686	0.0929	0.0461	0.0203	0.0078	0.0025	0.0007	0.0001	0.0000	0.0000	0.0000	0.0000
	4	0.9997	0.9935	0.9658	0.9009	0.7940	0.6543	0.5005	0.3530	0.2279	0.1334	0.0698	0.0321	0.0126	0.0040	0.0010	0.0002	0.0000	0.0000	0.0000
	5	1.0000	0.9991	0.9925	0.9700	0.9198	0.8346	0.7159	0.5744	0.4268	0.2905	0.1788	0.0977	0.0462	0.0182	0.0056	0.0012	0.0002	0.0000	0.0000
	6	1.0000	0.9999	0.9987	0.9930	0.9757	0.9376	0.8705	0.7712	0.6437	0.5000	0.3563	0.2288	0.1295	0.0624	0.0243	0.0070	0.0013	0.0001	0.0000
	7	1.0000	1.0000	0.9998	0.9988	0.9944	0.9818	0.9538	0.9023	0.8212	0.7095	0.5732	0.4256	0.2841	0.1654	0.0802	0.0300	0.0075	0.0009	0.0000
	8	1.0000	1.0000	1.0000	0.9998	0.9990	0.9960	0.9874	0.9679	0.9302	0.8666	0.7721	0.6470	0.4995	0.3457	0.2060	0.0991	0.0342	0.0065	0.0003
	9	1.0000	1.0000	1.0000	1.0000	0.9999	0.9993	0.9975	0.9922	0.9797	0.9539	0.9071	0.8314	0.7217	0.5794	0.4157	0.2527	0.1180	0.0342	0.0031
	10	1.0000	1.0000	1.0000	1.0000	1.0000	0.9999	0.9997	0.9987	0.9959	0.9888	0.9731	0.9421	0.8868	0.7975	0.6674	0.4983	0.3080	0.1339	0.0245
	11	1.0000	1.0000	1.0000	1.0000	1.0000	1.0000	1.0000	0.9999	0.9995	0.9983	0.9951	0.9874	0.9704	0.9363	0.8733	0.7664	0.6017	0.3787	0.1354
	12	1.0000	1.0000	1.0000	1.0000	1.0000	1.0000	1.0000	1.0000	1.0000	0.9999	0.9996	0.9987	0.9963	0.9903	0.9762	0.9450	0.8791	0.7458	0.4867
	13	1.0000	1.0000	1.0000	1.0000	1.0000	1.0000	1.0000	1.0000	1.0000	1.0000	1.0000	1.0000	1.0000	1.0000	1.0000	1.0000	1.0000	1.0000	1.0000
14	0	0.4877	0.2288	0.1028	0.0440	0.0178	0.0068	0.0024	0.0008	0.0002	0.0001	0.0000	0.0000	0.0000	0.0000	0.0000	0.0000	0.0000	0.0000	0.0000
	1	0.8470	0.5846	0.3567	0.1979	0.1010	0.0475	0.0205	0.0081	0.0029	0.0009	0.0003	0.0001	0.0000	0.0000	0.0000	0.0000	0.0000	0.0000	0.0000
	2	0.9699	0.8416	0.6479	0.4481	0.2811	0.1608	0.0839	0.0398	0.0170	0.0065	0.0022	0.0006	0.0001	0.0000	0.0000	0.0000	0.0000	0.0000	0.0000
	3	0.9958	0.9559	0.8535	0.6982	0.5213	0.3552	0.2205	0.1243	0.0632	0.0287	0.0114	0.0039	0.0011	0.0002	0.0000	0.0000	0.0000	0.0000	0.0000
	4	0.9996	0.9908	0.9533	0.8702	0.7415	0.5842	0.4227	0.2793	0.1672	0.0898	0.0426	0.0175	0.0060	0.0017	0.0003	0.0000	0.0000	0.0000	0.0000
	5	1.0000	0.9985	0.9885	0.9561	0.8883	0.7805	0.6405	0.4859	0.3373	0.2120	0.1189	0.0583	0.0243	0.0083	0.0022	0.0004	0.0000	0.0000	0.0000
	6	1.0000	0.9998	0.9978	0.9884	0.9617	0.9067	0.8164	0.6925	0.5461	0.3953	0.2586	0.1501	0.0753	0.0315	0.0103	0.0024	0.0003	0.0000	0.0000
	7	1.0000	1.0000	0.9997	0.9976	0.9897	0.9685	0.9247	0.8499	0.7414	0.6047	0.4539	0.3075	0.1836	0.0933	0.0383	0.0116	0.0022	0.0002	0.0000
	8	1.0000	1.0000	1.0000	0.9996	0.9978	0.9917	0.9757	0.9417	0.8811	0.7880	0.6627	0.5141	0.3595	0.2195	0.1117	0.0439	0.0115	0.0015	0.0000
	9	1.0000	1.0000	1.0000	1.0000	0.9997	0.9983	0.9940	0.9825	0.9574	0.9102	0.8328	0.7207	0.5773	0.4158	0.2585	0.1298	0.0467	0.0092	0.0004
	10	1.0000	1.0000	1.0000	1.0000	1.0000	0.9998	0.9989	0.9961	0.9886	0.9713	0.9368	0.8757	0.7795	0.6448	0.4787	0.3018	0.1465	0.0441	0.0042
	11	1.0000	1.0000	1.0000	1.0000	1.0000	1.0000	0.9999	0.9994	0.9978	0.9935	0.9830	0.9602	0.9161	0.8392	0.7189	0.5519	0.3521	0.1584	0.0301
	12	1.0000	1.0000	1.0000	1.0000	1.0000	1.0000	1.0000	0.9999	0.9997	0.9991	0.9971	0.9919	0.9795	0.9525	0.8990	0.8021	0.6433	0.4154	0.1530
	13	1.0000	1.0000	1.0000	1.0000	1.0000	1.0000	1.0000	1.0000	1.0000	0.9999	0.9998	0.9992	0.9976	0.9932	0.9822	0.9560	0.8972	0.7712	0.5123

续　表

n	y	P=0.05	0.10	0.15	0.20	0.25	0.30	0.35	0.40	0.45	0.50	0.55	0.60	0.65	0.70	0.75	0.80	0.85	0.90	0.95
14		1.0000	1.0000	1.0000	1.0000	1.0000	1.0000	1.0000	1.0000	1.0000	1.0000	1.0000	1.0000	1.0000	1.0000	1.0000	1.0000	1.0000	1.0000	1.0000
15	0	0.4633	0.2059	0.0874	0.0352	0.0134	0.0047	0.0016	0.0005	0.0001	0.0000	0.0000	0.0000	0.0000	0.0000	0.0000	0.0000	0.0000	0.0000	0.0000
	1	0.8290	0.5490	0.3186	0.1671	0.0802	0.0353	0.0142	0.0052	0.0017	0.0005	0.0001	0.0000	0.0000	0.0000	0.0000	0.0000	0.0000	0.0000	0.0000
	2	0.9638	0.8159	0.6042	0.3980	0.2361	0.1268	0.0617	0.0271	0.0107	0.0037	0.0011	0.0003	0.0001	0.0000	0.0000	0.0000	0.0000	0.0000	0.0000
	3	0.9945	0.9444	0.8227	0.6482	0.4613	0.2969	0.1727	0.0905	0.0424	0.0176	0.0063	0.0019	0.0005	0.0001	0.0000	0.0000	0.0000	0.0000	0.0000
	4	0.9994	0.9873	0.9383	0.8358	0.6865	0.5155	0.3519	0.2173	0.1204	0.0592	0.0255	0.0093	0.0028	0.0007	0.0001	0.0000	0.0000	0.0000	0.0000
	5	0.9999	0.9978	0.9832	0.9389	0.8516	0.7216	0.5643	0.4032	0.2608	0.1509	0.0769	0.0338	0.0124	0.0037	0.0008	0.0001	0.0000	0.0000	0.0000
	6	1.0000	0.9997	0.9964	0.9819	0.9434	0.8689	0.7548	0.6098	0.4522	0.3036	0.1818	0.0950	0.0422	0.0152	0.0042	0.0008	0.0001	0.0000	0.0000
	7	1.0000	1.0000	0.9994	0.9958	0.9827	0.9500	0.8868	0.7869	0.6535	0.5000	0.3465	0.2131	0.1132	0.0500	0.0173	0.0042	0.0006	0.0000	0.0000
	8	1.0000	1.0000	0.9999	0.9992	0.9958	0.9848	0.9578	0.9050	0.8182	0.6964	0.5478	0.3902	0.2452	0.1311	0.0566	0.0181	0.0036	0.0003	0.0000
	9	1.0000	1.0000	1.0000	0.9999	0.9992	0.9963	0.9876	0.9662	0.9231	0.8491	0.7392	0.5968	0.4357	0.2784	0.1484	0.0611	0.0168	0.0022	0.0001
	10	1.0000	1.0000	1.0000	1.0000	0.9999	0.9993	0.9972	0.9907	0.9745	0.9408	0.8796	0.7827	0.6481	0.4845	0.3135	0.1642	0.0617	0.0127	0.0006
	11	1.0000	1.0000	1.0000	1.0000	1.0000	0.9999	0.9995	0.9981	0.9937	0.9824	0.9576	0.9095	0.8273	0.7031	0.5387	0.3518	0.1773	0.0556	0.0055
	12	1.0000	1.0000	1.0000	1.0000	1.0000	1.0000	0.9999	0.9997	0.9989	0.9963	0.9893	0.9729	0.9383	0.8732	0.7639	0.6020	0.3958	0.1841	0.0362
	13	1.0000	1.0000	1.0000	1.0000	1.0000	1.0000	1.0000	1.0000	0.9999	0.9995	0.9983	0.9948	0.9858	0.9647	0.9198	0.8329	0.6814	0.4510	0.1710
	14	1.0000	1.0000	1.0000	1.0000	1.0000	1.0000	1.0000	1.0000	1.0000	1.0000	0.9999	0.9995	0.9984	0.9953	0.9866	0.9648	0.9126	0.7941	0.5367
	15	1.0000	1.0000	1.0000	1.0000	1.0000	1.0000	1.0000	1.0000	1.0000	1.0000	1.0000	1.0000	1.0000	1.0000	1.0000	1.0000	1.0000	1.0000	1.0000
16	0	0.4401	0.1853	0.0743	0.0281	0.0100	0.0033	0.0010	0.0003	0.0001	0.0000	0.0000	0.0000	0.0000	0.0000	0.0000	0.0000	0.0000	0.0000	0.0000
	1	0.8108	0.5147	0.2839	0.1407	0.0635	0.0261	0.0098	0.0033	0.0010	0.0003	0.0001	0.0000	0.0000	0.0000	0.0000	0.0000	0.0000	0.0000	0.0000
	2	0.9571	0.7892	0.5614	0.3518	0.1971	0.0994	0.0451	0.0183	0.0066	0.0021	0.0006	0.0001	0.0000	0.0000	0.0000	0.0000	0.0000	0.0000	0.0000
	3	0.9930	0.9316	0.7899	0.5981	0.4050	0.2459	0.1339	0.0651	0.0281	0.0106	0.0035	0.0009	0.0002	0.0000	0.0000	0.0000	0.0000	0.0000	0.0000
	4	0.9991	0.9830	0.9209	0.7982	0.6302	0.4499	0.2892	0.1666	0.0853	0.0384	0.0149	0.0049	0.0013	0.0003	0.0000	0.0000	0.0000	0.0000	0.0000
	5	0.9999	0.9967	0.9765	0.9183	0.8103	0.6598	0.4900	0.3288	0.1976	0.1051	0.0486	0.0191	0.0062	0.0016	0.0003	0.0000	0.0000	0.0000	0.0000
	6	1.0000	0.9995	0.9944	0.9733	0.9204	0.8247	0.6881	0.5272	0.3660	0.2272	0.1241	0.0583	0.0229	0.0071	0.0016	0.0002	0.0000	0.0000	0.0000
	7	1.0000	0.9999	0.9989	0.9930	0.9729	0.9256	0.8406	0.7161	0.5629	0.4018	0.2559	0.1423	0.0671	0.0257	0.0075	0.0015	0.0002	0.0000	0.0000
	8	1.0000	1.0000	0.9998	0.9985	0.9925	0.9743	0.9329	0.8577	0.7441	0.5982	0.4371	0.2839	0.1594	0.0744	0.0271	0.0070	0.0011	0.0001	0.0000
	9	1.0000	1.0000	1.0000	0.9998	0.9984	0.9929	0.9771	0.9417	0.8759	0.7728	0.6340	0.4728	0.3119	0.1753	0.0796	0.0267	0.0056	0.0005	0.0000
	10	1.0000	1.0000	1.0000	1.0000	0.9997	0.9984	0.9938	0.9809	0.9514	0.8949	0.8024	0.6712	0.5100	0.3402	0.1897	0.0817	0.0235	0.0033	0.0001
	11	1.0000	1.0000	1.0000	1.0000	1.0000	0.9997	0.9987	0.9951	0.9851	0.9616	0.9147	0.8334	0.7108	0.5501	0.3698	0.2018	0.0791	0.0170	0.0009
	12	1.0000	1.0000	1.0000	1.0000	1.0000	1.0000	0.9998	0.9991	0.9965	0.9894	0.9719	0.9349	0.8661	0.7541	0.5950	0.4019	0.2101	0.0684	0.0070
	13	1.0000	1.0000	1.0000	1.0000	1.0000	1.0000	0.9999	0.9994	0.9979	0.9934	0.9817	0.9549	0.9006	0.8029	0.6482	0.4386	0.2108	0.0429
	14	1.0000	1.0000	1.0000	1.0000	1.0000	1.0000	1.0000	1.0000	0.9999	0.9997	0.9990	0.9967	0.9902	0.9739	0.9365	0.8593	0.7161	0.4853	0.1892
	15	1.0000	1.0000	1.0000	1.0000	1.0000	1.0000	1.0000	1.0000	1.0000	1.0000	0.9999	0.9997	0.9990	0.9967	0.9900	0.9719	0.9257	0.8147	0.5599
	16	1.0000	1.0000	1.0000	1.0000	1.0000	1.0000	1.0000	1.0000	1.0000	1.0000	1.0000	1.0000	1.0000	1.0000	1.0000	1.0000	1.0000	1.0000	1.0000
17	0	0.4181	0.1668	0.0631	0.0225	0.0075	0.0023	0.0007	0.0002	0.0000	0.0000	0.0000	0.0000	0.0000	0.0000	0.0000	0.0000	0.0000	0.0000	0.0000
	1	0.7922	0.4818	0.2525	0.1182	0.0501	0.0193	0.0067	0.0021	0.0006	0.0001	0.0000	0.0000	0.0000	0.0000	0.0000	0.0000	0.0000	0.0000	0.0000
	2	0.9497	0.7618	0.5198	0.3096	0.1637	0.0774	0.0327	0.0123	0.0041	0.0012	0.0003	0.0001	0.0000	0.0000	0.0000	0.0000	0.0000	0.0000	0.0000
	3	0.9912	0.9174	0.7556	0.5489	0.3530	0.2019	0.1028	0.0464	0.0184	0.0064	0.0019	0.0005	0.0001	0.0000	0.0000	0.0000	0.0000	0.0000	0.0000
	4	0.9988	0.9779	0.9013	0.7582	0.5739	0.3887	0.2348	0.1260	0.0596	0.0245	0.0086	0.0025	0.0006	0.0001	0.0000	0.0000	0.0000	0.0000	0.0000
	5	0.9999	0.9953	0.9681	0.8943	0.7653	0.5968	0.4197	0.2639	0.1471	0.0717	0.0301	0.0106	0.0030	0.0007	0.0001	0.0000	0.0000	0.0000	0.0000
	6	1.0000	0.9992	0.9917	0.9623	0.8929	0.7752	0.6188	0.4478	0.2902	0.1662	0.0826	0.0348	0.0120	0.0032	0.0006	0.0001	0.0000	0.0000	0.0000

续 表

n	y	P=0.05	0.10	0.15	0.20	0.25	0.30	0.35	0.40	0.45	0.50	0.55	0.60	0.65	0.70	0.75	0.80	0.85	0.90	0.95
	7	1.0000	0.9999	0.9983	0.9891	0.9598	0.8954	0.7872	0.6405	0.4743	0.3145	0.1834	0.0919	0.0383	0.0127	0.0031	0.0005	0.0000	0.0000	0.0000
	8	1.0000	1.0000	0.9997	0.9974	0.9876	0.9597	0.9006	0.8011	0.6626	0.5000	0.3374	0.1989	0.0994	0.0403	0.0124	0.0026	0.0003	0.0000	0.0000
	9	1.0000	1.0000	1.0000	0.9995	0.9969	0.9873	0.9617	0.9081	0.8166	0.6855	0.5257	0.3595	0.2128	0.1046	0.0402	0.0109	0.0017	0.0001	0.0000
	10	1.0000	1.0000	1.0000	0.9999	0.9994	0.9968	0.9880	0.9652	0.9174	0.8338	0.7098	0.5522	0.3812	0.2248	0.1071	0.0377	0.0083	0.0008	0.0000
	11	1.0000	1.0000	1.0000	1.0000	0.9999	0.9993	0.9970	0.9894	0.9699	0.9283	0.8529	0.7361	0.5803	0.4032	0.2347	0.1057	0.0319	0.0047	0.0001
	12	1.0000	1.0000	1.0000	1.0000	1.0000	0.9999	0.9994	0.9975	0.9914	0.9755	0.9404	0.8740	0.7652	0.6113	0.4261	0.2418	0.0987	0.0221	0.0012
	13	1.0000	1.0000	1.0000	1.0000	1.0000	1.0000	0.9999	0.9995	0.9981	0.9936	0.9816	0.9536	0.8972	0.7981	0.6470	0.4511	0.2444	0.0826	0.0088
	14	1.0000	1.0000	1.0000	1.0000	1.0000	1.0000	1.0000	0.9999	0.9997	0.9988	0.9959	0.9877	0.9673	0.9226	0.8363	0.6904	0.4802	0.2382	0.0503
	15	1.0000	1.0000	1.0000	1.0000	1.0000	1.0000	1.0000	1.0000	1.0000	0.9999	0.9994	0.9979	0.9933	0.9807	0.9499	0.8818	0.7475	0.5182	0.2078
	16	1.0000	1.0000	1.0000	1.0000	1.0000	1.0000	1.0000	1.0000	1.0000	1.0000	1.0000	0.9998	0.9993	0.9977	0.9925	0.9775	0.9369	0.8332	0.5819
	17	1.0000	1.0000	1.0000	1.0000	1.0000	1.0000	1.0000	1.0000	1.0000	1.0000	1.0000	1.0000	1.0000	1.0000	1.0000	1.0000	1.0000	1.0000	1.0000
18	0	0.3972	0.1501	0.0536	0.0180	0.0056	0.0016	0.0004	0.0001	0.0000	0.0000	0.0000	0.0000	0.0000	0.0000	0.0000	0.0000	0.0000	0.0000	3.81E-24
	1	0.7735	0.4503	0.2241	0.0991	0.0395	0.0142	0.0046	0.0013	0.0003	0.0001	0.0000	0.0000	0.0000	0.0000	0.0000	0.0000	0.0000	0.0000	0.0000
	2	0.9419	0.7338	0.4797	0.2713	0.1353	0.0600	0.0236	0.0082	0.0025	0.0007	0.0001	0.0000	0.0000	0.0000	0.0000	0.0000	0.0000	0.0000	0.0000
	3	0.9891	0.9018	0.7202	0.5010	0.3057	0.1646	0.0783	0.0328	0.0120	0.0038	0.0010	0.0002	0.0000	0.0000	0.0000	0.0000	0.0000	0.0000	0.0000
	4	0.9985	0.9718	0.8794	0.7164	0.5187	0.3327	0.1886	0.0942	0.0411	0.0154	0.0049	0.0013	0.0003	0.0000	0.0000	0.0000	0.0000	0.0000	0.0000
	5	0.9998	0.9936	0.9581	0.8671	0.7175	0.5344	0.3550	0.2088	0.1077	0.0481	0.0183	0.0058	0.0014	0.0003	0.0000	0.0000	0.0000	0.0000	0.0000
	6	1.0000	0.9988	0.9882	0.9487	0.8610	0.7217	0.5491	0.3743	0.2258	0.1189	0.0537	0.0203	0.0062	0.0014	0.0002	0.0000	0.0000	0.0000	0.0000
	7	1.0000	0.9998	0.9973	0.9837	0.9431	0.8593	0.7283	0.5634	0.3915	0.2403	0.1280	0.0576	0.0212	0.0061	0.0012	0.0002	0.0000	0.0000	0.0000
	8	1.0000	1.0000	0.9995	0.9957	0.9807	0.9404	0.8609	0.7368	0.5778	0.4073	0.2527	0.1347	0.0597	0.0210	0.0054	0.0009	0.0001	0.0000	0.0000
	9	1.0000	1.0000	0.9999	0.9991	0.9946	0.9790	0.9403	0.8653	0.7473	0.5927	0.4222	0.2632	0.1391	0.0596	0.0193	0.0043	0.0005	0.0000	0.0000
	10	1.0000	1.0000	1.0000	0.9998	0.9988	0.9939	0.9788	0.9424	0.8720	0.7597	0.6085	0.4366	0.2717	0.1407	0.0569	0.0163	0.0027	0.0002	0.0000
	11	1.0000	1.0000	1.0000	1.0000	0.9998	0.9986	0.9938	0.9797	0.9463	0.8811	0.7742	0.6257	0.4509	0.2783	0.1390	0.0513	0.0118	0.0012	0.0000
	12	1.0000	1.0000	1.0000	1.0000	1.0000	0.9997	0.9986	0.9942	0.9817	0.9519	0.8923	0.7912	0.6450	0.4656	0.2825	0.1329	0.0419	0.0064	0.0002
	13	1.0000	1.0000	1.0000	1.0000	1.0000	1.0000	0.9997	0.9987	0.9951	0.9846	0.9589	0.9058	0.8114	0.6673	0.4813	0.2836	0.1206	0.0282	0.0015
	14	1.0000	1.0000	1.0000	1.0000	1.0000	1.0000	1.0000	0.9998	0.9990	0.9962	0.9880	0.9672	0.9217	0.8354	0.6943	0.4990	0.2798	0.0982	0.0109
	15	1.0000	1.0000	1.0000	1.0000	1.0000	1.0000	1.0000	1.0000	0.9999	0.9993	0.9975	0.9918	0.9764	0.9400	0.8647	0.7287	0.5203	0.2662	0.0581
	16	1.0000	1.0000	1.0000	1.0000	1.0000	1.0000	1.0000	1.0000	1.0000	0.9999	0.9997	0.9987	0.9954	0.9858	0.9605	0.9009	0.7759	0.5497	0.2265
	17	1.0000	1.0000	1.0000	1.0000	1.0000	1.0000	1.0000	1.0000	1.0000	1.0000	1.0000	0.9999	0.9996	0.9984	0.9944	0.9820	0.9464	0.8499	0.6028
	18	1.0000	1.0000	1.0000	1.0000	1.0000	1.0000	1.0000	1.0000	1.0000	1.0000	1.0000	1.0000	1.0000	1.0000	1.0000	1.0000	1.0000	1.0000	1.0000
19	0	0.3774	0.1351	0.0456	0.0144	0.0042	0.0011	0.0003	0.0001	0.0000	0.0000	0.0000	0.0000	0.0000	0.0000	0.0000	0.0000	0.0000	0.0000	0.0000
	1	0.7547	0.4203	0.1985	0.0829	0.0310	0.0104	0.0031	0.0008	0.0002	0.0000	0.0000	0.0000	0.0000	0.0000	0.0000	0.0000	0.0000	0.0000	0.0000
	2	0.9335	0.7054	0.4413	0.2369	0.1113	0.0462	0.0170	0.0055	0.0015	0.0004	0.0001	0.0000	0.0000	0.0000	0.0000	0.0000	0.0000	0.0000	0.0000
	3	0.9868	0.8850	0.6841	0.4551	0.2631	0.1332	0.0591	0.0230	0.0077	0.0022	0.0005	0.0001	0.0000	0.0000	0.0000	0.0000	0.0000	0.0000	0.0000
	4	0.9980	0.9648	0.8556	0.6733	0.4654	0.2822	0.1500	0.0696	0.0280	0.0096	0.0028	0.0006	0.0001	0.0000	0.0000	0.0000	0.0000	0.0000	0.0000
	5	0.9998	0.9914	0.9463	0.8369	0.6678	0.4739	0.2968	0.1629	0.0777	0.0318	0.0109	0.0031	0.0007	0.0001	0.0000	0.0000	0.0000	0.0000	0.0000
	6	1.0000	0.9983	0.9837	0.9324	0.8251	0.6655	0.4812	0.3081	0.1727	0.0835	0.0342	0.0116	0.0031	0.0006	0.0001	0.0000	0.0000	0.0000	0.0000
	7	1.0000	0.9997	0.9959	0.9767	0.9225	0.8180	0.6656	0.4878	0.3169	0.1796	0.0871	0.0352	0.0114	0.0028	0.0005	0.0000	0.0000	0.0000	0.0000
	8	1.0000	1.0000	0.9992	0.9933	0.9713	0.9161	0.8145	0.6675	0.4940	0.3238	0.1841	0.0885	0.0347	0.0105	0.0023	0.0003	0.0000	0.0000	0.0000
	9	1.0000	1.0000	0.9999	0.9984	0.9911	0.9674	0.9125	0.8139	0.6710	0.5000	0.3290	0.1861	0.0875	0.0326	0.0089	0.0016	0.0001	0.0000	0.0000
	10	1.0000	1.0000	1.0000	0.9997	0.9977	0.9895	0.9653	0.9115	0.8159	0.6762	0.5060	0.3325	0.1855	0.0839	0.0287	0.0067	0.0008	0.0000	0.0000

续　表

n	y	P=0.05	0.10	0.15	0.20	0.25	0.30	0.35	0.40	0.45	0.50	0.55	0.60	0.65	0.70	0.75	0.80	0.85	0.90	0.95
	11	1.0000	1.0000	1.0000	1.0000	0.9995	0.9972	0.9886	0.9648	0.9129	0.8204	0.6831	0.5122	0.3344	0.1820	0.0775	0.0233	0.0041	0.0003	0.0000
	12	1.0000	1.0000	1.0000	1.0000	0.9999	0.9994	0.9969	0.9884	0.9658	0.9165	0.8273	0.6919	0.5188	0.3345	0.1749	0.0676	0.0163	0.0017	0.0000
	13	1.0000	1.0000	1.0000	1.0000	1.0000	0.9999	0.9993	0.9969	0.9891	0.9682	0.9223	0.8371	0.7032	0.5261	0.3322	0.1631	0.0537	0.0086	0.0002
	14	1.0000	1.0000	1.0000	1.0000	1.0000	1.0000	0.9999	0.9994	0.9972	0.9904	0.9720	0.9304	0.8500	0.7178	0.5346	0.3267	0.1444	0.0352	0.0020
	15	1.0000	1.0000	1.0000	1.0000	1.0000	1.0000	1.0000	0.9999	0.9995	0.9978	0.9923	0.9770	0.9409	0.8668	0.7369	0.5449	0.3159	0.1150	0.0132
	16	1.0000	1.0000	1.0000	1.0000	1.0000	1.0000	1.0000	1.0000	0.9999	0.9996	0.9985	0.9945	0.9830	0.9538	0.8887	0.7631	0.5587	0.2946	0.0665
	17	1.0000	1.0000	1.0000	1.0000	1.0000	1.0000	1.0000	1.0000	1.0000	1.0000	0.9998	0.9992	0.9969	0.9896	0.9690	0.9171	0.8015	0.5797	0.2453
	18	1.0000	1.0000	1.0000	1.0000	1.0000	1.0000	1.0000	1.0000	1.0000	1.0000	1.0000	0.9999	0.9997	0.9989	0.9958	0.9856	0.9544	0.8649	0.6226
	19	1.0000	1.0000	1.0000	1.0000	1.0000	1.0000	1.0000	1.0000	1.0000	1.0000	1.0000	1.0000	1.0000	1.0000	1.0000	1.0000	1.0000	1.0000	1.0000
20	0	0.3585	0.1216	0.0388	0.0115	0.0032	0.0008	0.0002	0.0000	0.0000	0.0000	0.0000	0.0000	0.0000	0.0000	0.0000	0.0000	0.0000	0.0000	0.0000
	1	0.7358	0.3917	0.1756	0.0692	0.0243	0.0076	0.0021	0.0005	0.0001	0.0000	0.0000	0.0000	0.0000	0.0000	0.0000	0.0000	0.0000	0.0000	0.0000
	2	0.9245	0.6769	0.4049	0.2061	0.0913	0.0355	0.0121	0.0036	0.0009	0.0002	0.0000	0.0000	0.0000	0.0000	0.0000	0.0000	0.0000	0.0000	0.0000
	3	0.9841	0.8670	0.6477	0.4114	0.2252	0.1071	0.0444	0.0160	0.0049	0.0013	0.0003	0.0000	0.0000	0.0000	0.0000	0.0000	0.0000	0.0000	0.0000
	4	0.9974	0.9568	0.8298	0.6296	0.4148	0.2375	0.1182	0.0510	0.0189	0.0059	0.0015	0.0003	0.0000	0.0000	0.0000	0.0000	0.0000	0.0000	0.0000
	5	0.9997	0.9887	0.9327	0.8042	0.6172	0.4164	0.2454	0.1256	0.0553	0.0207	0.0064	0.0016	0.0003	0.0000	0.0000	0.0000	0.0000	0.0000	0.0000
	6	1.0000	0.9976	0.9781	0.9133	0.7858	0.6080	0.4166	0.2500	0.1299	0.0577	0.0214	0.0065	0.0015	0.0003	0.0000	0.0000	0.0000	0.0000	0.0000
	7	1.0000	0.9996	0.9941	0.9679	0.8982	0.7723	0.6010	0.4159	0.2520	0.1316	0.0580	0.0210	0.0060	0.0013	0.0002	0.0000	0.0000	0.0000	0.0000
	8	1.0000	0.9999	0.9987	0.9900	0.9591	0.8867	0.7624	0.5956	0.4143	0.2517	0.1308	0.0565	0.0196	0.0051	0.0009	0.0001	0.0000	0.0000	0.0000
	9	1.0000	1.0000	0.9998	0.9974	0.9861	0.9520	0.8782	0.7553	0.5914	0.4119	0.2493	0.1275	0.0532	0.0171	0.0039	0.0006	0.0000	0.0000	0.0000
	10	1.0000	1.0000	1.0000	0.9994	0.9961	0.9829	0.9468	0.8725	0.7507	0.5881	0.4086	0.2447	0.1218	0.0480	0.0139	0.0026	0.0002	0.0000	0.0000
	11	1.0000	1.0000	1.0000	0.9999	0.9991	0.9949	0.9804	0.9435	0.8692	0.7483	0.5857	0.4044	0.2376	0.1133	0.0409	0.0100	0.0013	0.0001	0.0000
	12	1.0000	1.0000	1.0000	1.0000	0.9998	0.9987	0.9940	0.9790	0.9420	0.8684	0.7480	0.5841	0.3990	0.2277	0.1018	0.0321	0.0059	0.0004	0.0000
	13	1.0000	1.0000	1.0000	1.0000	1.0000	0.9997	0.9985	0.9935	0.9786	0.9423	0.8701	0.7500	0.5834	0.3920	0.2142	0.0867	0.0219	0.0024	0.0000
	14	1.0000	1.0000	1.0000	1.0000	1.0000	1.0000	0.9997	0.9984	0.9936	0.9793	0.9447	0.8744	0.7546	0.5836	0.3828	0.1958	0.0673	0.0113	0.0003
	15	1.0000	1.0000	1.0000	1.0000	1.0000	1.0000	1.0000	0.9997	0.9985	0.9941	0.9811	0.9490	0.8818	0.7625	0.5852	0.3704	0.1702	0.0432	0.0026
	16	1.0000	1.0000	1.0000	1.0000	1.0000	1.0000	1.0000	1.0000	0.9997	0.9987	0.9951	0.9840	0.9556	0.8929	0.7748	0.5886	0.3523	0.1330	0.0159
	17	1.0000	1.0000	1.0000	1.0000	1.0000	1.0000	1.0000	1.0000	1.0000	0.9998	0.9991	0.9964	0.9879	0.9645	0.9087	0.7939	0.5951	0.3231	0.0755
	18	1.0000	1.0000	1.0000	1.0000	1.0000	1.0000	1.0000	1.0000	1.0000	1.0000	0.9999	0.9995	0.9979	0.9924	0.9757	0.9308	0.8244	0.6083	0.2642
	19	1.0000	1.0000	1.0000	1.0000	1.0000	1.0000	1.0000	1.0000	1.0000	1.0000	1.0000	0.9998	0.9992	0.9968	0.9885	0.9612	0.8784	0.6415	
	20	1.0000	1.0000	1.0000	1.0000	1.0000	1.0000	1.0000	1.0000	1.0000	1.0000	1.0000	1.0000	1.0000	1.0000	1.0000	1.0000	1.0000	1.0000	1.0000

附表 6　秩和检验用 T 界值表

			P(1)	P(2)
每组	1行		0.05	0.1
	2行		0.025	0.05
	3行		0.01	0.02
	4行		0.005	0.01

n_1（较小者）	0	1	2	3	4	5	6	7	8	9	10
2				3~13	3~15	3~17	4~18	4~20	4~22	4~24	5~25
							3~19	8~21	3~23	3~25	4~26

续 表

	每组		P（1）	P（2）
		1 行	0.05	0.1
		2 行	0.025	0.05
		3 行	0.01	0.02
		4 行	0.005	0.01

n_1（较小者）	0	1	2	3	4	5	6	7	8	9	10
3	6~15	6~18	7~20	8~22	8~25	9~27	10~29	10~32	11~34	11~37	12~39
		6~21	7~23	7~26	8~28	8~31	9~33	9~36	10~38	10~41	
			6~27	6~30	7~32	7~35	7~38	8~40	8~42		
				6~33	6~36	6~39	7~41	7~44			
4	11~25	12~28	13~31	14~34	15~37	16~40	17~43	18~46	19~49	20~52	21~55
	10~26	11~29	12~32	13~35	14~38	14~42	15~45	16~46	17~51	18~54	19~57
		10~30	11~33	11~37	12~40	13~43	13~47	14~50	15~53	15~57	16~60
			10~34	10~38	11~41	11~45	12~48	12~52	13~55	13~59	14~62
5	19~36	20~40	21~44	23~47	24~51	26~54	27~58	28~62	30~65	31~69	33~72
	17~38	18~42	20~45	21~49	22~53	23~57	24~61	26~64	27~68	28~72	29~76
	16~39	17~43	18~47	19~51	20~55	21~59	22~63	23~67	24~71	25~75	26~79
	15~40	16~44	16~49	17~53	18~57	19~61	20~65	21~69	23~73	22~78	23~82
6	28~50	29~55	31~59	33~63	35~67	37~71	38~76	40~80	42~84	44~88	46~92
	26~52	27~57	29~61	31~65	32~70	34~74	35~79	37~83	38~88	40~92	42~96
	24~54	25~59	27~63	28~68	29~73	30~78	32~82	33~87	34~92	36~96	37~101
	23~55	24~60	25~65	26~70	27~75	28~80	30~84	31~89	32~94	33~99	34~104
7	39~66	41~71	43~76	45~81	47~86	49~91	52~95	54~100	56~105	58~110	61~114
	36~69	38~74	40~79	42~84	44~89	46~94	48~99	50~104	52~109	54~114	56~119
	34~71	35~77	37~82	39~87	40~93	42~98	41~103	45~109	47~114	49~119	51~124
	32~73	34~78	35~84	37~89	38~95	40~100	41~106	43~111	44~117	46~122	47~128
8	51~85	54~90	56~96	59~101	62~106	64~112	67~117	69~123	72~128	75~133	77~139
	49~87	51~93	53~99	55~105	58~110	60~116	62~122	65~127	67~133	70~138	72~144
	45~91	47~97	49~103	51~109	53~115	56~120	58~126	60~132	62~138	64~144	66~150
	43~93	45~99	47~105	49~111	51~117	53~123	54~130	56~136	58~142	60~148	62~154
9	66~105	69~111	72~117	75~123	78~129	81~135	84~141	87~147	90~153	93~159	96~165
	62~109	65~115	68~121	71~121	73~134	76~140	79~146	82~152	84~159	87~165	90~167
	59~112	61~119	63~126	66~132	68~139	71~145	73~152	76~158	78~165	81~171	83~178
	56~115	58~122	61~128	63~135	65~142	67~149	69~156	72~162	74~169	76~176	78~183
10	82~128	86~134	89~141	92~148	96~154	99~161	103~167	106~174	110~180	113~187	117~193
	78~132	81~139	84~146	88~152	91~159	94~166	97~173	100~180	103~187	107~193	110~200
	94~136	77~143	79~151	82~158	85~165	88~172	91~179	93~187	96~194	99~201	102~208
	71~139	73~147	76~154	79~161	81~169	84~176	86~184	89~191	92~198	94~206	97~213

注： $n_2 - n_1$

附表 7　斯米尔诺夫（Smirnov）检验的临界值表（Dn_1、n_2、α）

	单侧						单侧				
$\alpha =$	0.1	0.05	0.025	0.01	0.005		0.1	0.05	0.025	0.01	0.005
	双侧						双侧				
$\alpha =$	0.2	0.1	0.25	0.01	0.01		0.2	0.1	0.25	0.01	0.01
$n=3$	2/3	2/3				$n=20$	6/20	7/20	8/20	9/20	10/20
4	3/4	3/4	3/4			21	6/21	7/21	8/21	9/21	10/21
5	3/5	3/5	4/5	4/5	4/5	22	7/22	8/22	8/22	9/22	10/22
6	3/6	4/6	4/6	5/6	5/6	23	7/23	8/23	9/23	10/23	10/23
7	4/7	4/7	5/7	5/7	5/7	24	7/24	8/24	9/24	10/24	11/24
8	4/8	4/8	5/8	5/8	6/8	25	7/25	8/25	9/25	10/25	11/25
9	4/9	5/9	5/9	6/9	6/9	26	7/26	8/26	9/26	10/26	11/26
10	4/10	5/10	6/10	6/10	7/10	27	7/27	8/27	9/27	11/27	11/27
11	5/11	5/11	6/11	7/11	7/11	28	8/28	9/28	10/28	11/28	11/28
12	5/12	5/12	6/12	7/12	7/12	29	8/29	9/29	10/29	11/29	12/29
13	5/13	6/13	6/13	7/13	8/13	30	8/30	9/30	10/30	11/30	12/30
14	5/14	6/14	7/14	7/14	8/14	31	8/31	9/31	10/31	11/31	12/31
15	5/15	6/15	7/15	8/15	8/15	32	8/32	9/32	10/32	12/32	12/32
16	6/16	6/16	7/16	8/16	9/16	34	8/34	10/34	11/34	12/34	13/34
17	6/17	7/17	7/17	8/17	9/17	36	9/36	10/36	11/36	12/36	13/36
18	6/18	7/18	8/18	9/18	9/18	38	9/38	10/38	11/38	13/38	14/38
19	6/19	7/19	8/19	9/19	9/19	40	9/40	10/40	12/40	13/40	14/40
						$n>20$ 时 近似值	$\dfrac{1.52}{\sqrt{n}}$	$\dfrac{1.73}{\sqrt{n}}$	$\dfrac{1.93}{\sqrt{n}}$	$\dfrac{2.15}{\sqrt{n}}$	$\dfrac{2.30}{\sqrt{n}}$
						n_1，$n_2>40$ $n1000$ 时 近似值	$1.07a$	$1.22a$	$1.36a$	$1.52a$	$1.63a$

附表 8　曼-惠特尼（Mann-Whitney）检验统计量分位数表

n_1	p	$n_2=2$	3	4	5	6	7	8	9	10	11	12	13	14	15	16	17	18	19	20
1	0.001	0	0	0	0	0	0	0	0	0	0	0	0	0	0	0	0	0	0	0
	0.005	0	0	0	0	0	0	0	0	0	0	0	0	0	0	0	0	0	1	1
2	0.01	0	0	0	0	0	0	0	0	0	0	0	1	1	1	1	1	1	2	2
	0.025	0	0	0	0	0	0	1	1	1	1	2	2	2	2	2	3	3	3	3
	0.05	0	0	1	1	1	1	2	2	2	3	3	4	4	4	4	5	5	5	5
	0.10	0	1	1	2	2	2	3	3	4	4	5	5	5	6	6	7	7	8	8
	0.001	0	0	0	0	0	0	0	0	0	0	0	0	0	0	0	0	1	1	1
	0.005	0	0	0	0	0	0	0	1	1	1	2	2	2	3	3	3	3	4	4
3	0.01	0	0	0	0	0	1	1	2	2	2	3	3	4	4	5	5	6		
	0.025	0	0	0	1	2	2	3	3	4	4	5	5	6	6	7	7	8	8	9
	0.05	0	1	1	2	3	3	4	5	5	6	6	7	8	9	10	10	11	12	
	0.10	1	2	2	3	4	5	6	6	7	8	9	10	11	11	12	13	14	15	16
	0.001	0	0	0	0	0	0	0	0	1	1	1	2	2	2	3	3	4	4	4

n_1	p	$n_2=2$	3	4	5	6	7	8	9	10	11	12	13	14	15	16	17	18	19	20
	0.005	0	0	0	0	1	1	2	2	3	3	4	4	5	6	6	7	7	8	9
4	0.01	0	0	0	1	2	2	3	4	4	5	6	6	7	9	8	9	10	10	11
	0.025	0	0	1	2	3	4	5	5	6	7	8	9	10	11	12	12	13	14	15
	0.05	0	1	2	3	4	5	6	7	8	9	10	11	12	13	15	16	17	18	19
	0.10	1	2	4	5	6	7	8	10	11	12	13	14	16	17	18	19	21	22	23
	0.001	0	0	0	0	0	0	1	2	2	3	3	4	4	5	6	6	7	8	8
	0.005	0	0	0	1	2	2	3	4	5	6	7	8	8	9	10	11	12	13	14
5	0.01	0	0	1	2	3	4	5	6	7	8	9	10	11	12	13	14	15	16	17
	0.025	0	1	2	3	4	6	7	8	9	10	12	13	14	15	16	18	19	20	21
	0.05	1	2	3	5	6	7	8	9	12	13	14	16	17	19	20	21	23	24	26
	0.10	2	3	5	6	8	9	11	13	14	16	18	19	21	23	24	26	28	29	31
	0.001	0	0	0	0	0	0	2	3	4	5	5	6	7	8	9	10	11	12	13
	0.005	0	0	1	2	3	4	5	6	7	8	10	11	12	13	14	16	17	18	19
6	0.01	0	0	2	3	4	5	7	8	9	10	12	13	14	16	17	19	20	21	23
	0.025	0	2	3	4	6	7	9	11	12	14	15	17	18	20	22	23	25	26	28
	0.05	1	3	4	6	8	9	11	13	15	17	18	20	22	24	26	27	29	31	33
	0.10	2	4	6	8	10	12	14	16	18	20	22	24	26	28	30	32	35	37	39
	0.001	0	0	0	0	1	2	3	4	6	7	8	9	10	11	12	14	15	16	17
	0.005	0	0	1	2	4	5	7	8	10	11	13	14	16	17	19	20	22	23	25
7	0.01	0	1	2	4	5	7	8	10	12	13	15	17	18	20	22	24	25	27	29
	0.025	0	2	4	6	7	9	11	13	15	17	19	21	23	25	27	29	31	33	35
	0.05	1	3	5	7	9	12	14	16	18	20	22	25	27	29	31	34	36	38	40
	0.10	2	5	7	9	12	14	17	19	22	24	27	29	32	34	37	39	42	44	47
	0.001	0	0	0	1	2	3	5	6	7	9	10	12	13	15	16	18	19	21	22
	0.005	0	0	2	3	5	7	8	10	12	14	16	18	19	21	23	25	27	29	31
8	0.01	0	1	3	5	7	8	10	12	14	16	18	21	23	25	27	29	31	33	35
	0.025	1	3	5	7	9	11	14	16	18	20	23	25	27	30	32	35	37	39	42
	0.05	2	4	6	9	11	14	16	19	21	24	27	29	32	34	37	40	42	45	48
	0.1	3	6	8	11	14	17	20	23	25	28	31	34	37	40	43	46	49	52	55
	0.001	0	0	0	2	3	4	6	8	9	11	13	15	16	18	20	22	24	26	27
	0.005	0	1	2	4	6	8	10	12	14	17	19	21	23	25	28	30	32	34	37
9	0.01	0	2	4	6	8	10	12	15	17	19	22	24	27	29	32	34	37	39	41
	0.025	1	3	5	8	11	13	16	18	21	24	27	29	32	35	38	40	43	46	49
	0.05	2	5	7	10	13	16	19	22	25	28	31	34	37	40	43	46	49	52	55
	0.1	3	6	10	13	16	19	23	26	29	32	36	39	42	46	49	53	56	59	63
	0.001	0	0	1	2	4	6	7	9	11	13	15	18	20	22	24	26	28	30	33
	0.005	0	1	3	5	7	10	12	14	17	19	22	25	27	30	32	35	38	40	43
10	0.01	0	2	4	7	9	12	14	17	20	23	25	28	31	34	37	39	42	45	48
	0.025	1	4	6	9	12	15	18	21	24	27	30	34	37	40	43	46	49	53	56
	0.05	2	5	8	12	15	18	21	25	28	32	35	38	42	45	49	52	56	59	63
	0.1	4	7	11	14	18	22	25	29	33	37	40	44	48	52	55	59	63	67	71

续　表

n_1	p	$n_2=2$	3	4	5	6	7	8	9	10	11	12	13	14	15	16	17	18	19	20
11	0.001	0	0	1	3	5	7	9	11	13	16	18	21	23	25	28	32	33	35	38
	0.005	0	1	3	6	8	11	14	17	19	22	25	28	31	34	37	40	43	46	49
	0.01	0	2	5	8	10	13	16	19	23	26	29	32	35	38	42	45	48	51	54
	0.025	1	4	7	10	14	17	20	24	27	31	34	38	41	45	48	52	56	59	63
	0.05	2	6	9	13	17	20	24	28	32	35	39	43	47	51	55	58	62	66	70
	0.1	4	8	12	16	20	24	28	32	37	41	45	49	53	58	62	66	70	74	79
12	0.001	0	0	1	3	5	8	10	13	15	18	21	24	26	29	32	35	38	41	43
	0.005	0	2	4	7	10	13	16	19	22	25	28	32	35	38	42	45	48	52	55
	0.01	0	3	6	9	12	15	18	22	25	29	32	36	39	43	47	50	54	57	61
	0.025	2	5	8	12	15	19	23	27	30	34	38	42	46	50	54	58	62	66	70
	0.05	3	6	10	14	18	22	27	31	35	39	43	48	52	56	61	65	69	73	78
	0.1	5	9	13	18	22	27	31	36	40	45	50	54	59	64	68	73	78	82	87
13	0.001	0	0	2	4	6	9	12	15	18	21	24	27	30	33	36	39	43	46	49
	0.005	0	2	4	8	11	14	18	21	25	28	32	35	39	43	46	50	54	58	61
	0.01	1	3	6	10	13	17	21	24	28	32	36	40	44	48	52	56	60	64	68
	0.025	2	5	9	13	17	21	25	29	34	38	42	46	51	55	60	64	68	73	77
	0.05	3	7	11	16	20	25	29	34	38	43	48	52	57	62	66	71	78	81	85
	0.1	5	10	14	19	24	29	34	39	44	49	54	59	64	69	75	80	85	90	95
14	0.001	0	0	2	4	7	10	13	16	20	23	26	30	33	37	40	44	47	51	55
	0.005	0	2	5	8	12	16	19	23	28	31	35	39	43	47	51	55	59	64	68
	0.01	1	3	7	11	14	18	23	27	31	35	39	44	48	52	57	61	66	70	74
	0.025	2	6	10	14	18	23	27	32	37	41	46	51	56	60	65	70	75	79	84
	0.05	4	8	12	17	22	27	32	37	42	47	52	57	62	67	72	78	83	88	93
	0.1	5	11	16	21	26	32	37	42	48	52	59	64	70	75	81	86	92	98	103
15	0.001	0	0	2	5	8	11	15	18	22	25	29	33	37	41	44	48	52	56	60
	0.005	0	3	6	9	13	17	21	25	30	34	38	43	47	52	56	61	65	70	74
	0.01	1	4	8	12	16	20	25	39	34	38	43	48	52	57	62	67	71	76	81
	0.025	2	6	11	15	20	25	30	35	40	45	50	55	60	65	71	76	81	86	91
	0.05	4	8	13	19	24	29	34	40	45	51	56	62	67	73	78	84	89	95	101
	0.1	6	11	17	23	28	34	40	46	52	58	64	69	75	81	87	93	99	105	111
16	0.001	0	0	3	6	9	12	16	20	24	28	32	36	40	44	49	53	57	61	66
	0.005	0	3	6	10	14	19	23	28	32	37	42	46	51	56	61	66	71	75	80
	0.01	1	4	8	13	17	22	27	32	37	42	47	52	57	62	67	72	77	83	88
	0.025	2	7	12	16	22	27	32	38	43	48	54	60	65	71	76	82	87	93	99
	0.05	4	9	15	20	26	31	37	43	49	55	61	66	72	78	84	90	96	102	108
	0.1	6	12	18	24	30	37	43	49	55	62	68	75	81	87	94	100	107	113	120
17	0.001	0	1	3	6	10	14	18	22	26	30	35	39	44	48	53	58	62	67	71
	0.005	0	3	7	11	16	20	25	30	35	40	45	50	55	61	66	71	76	82	87
	0.01	1	5	9	14	19	24	29	34	39	45	50	56	61	67	72	78	83	89	94
	0.025	3	7	12	18	23	29	35	40	46	52	58	64	70	76	82	88	94	100	106

续　表

n_1	p	$n_2=2$	3	4	5	6	7	8	9	10	11	12	13	14	15	16	17	18	19	20
	0.05	4	10	16	21	27	34	40	46	52	58	65	71	78	84	90	97	103	110	116
	0.1	7	13	19	26	32	39	46	53	59	66	73	80	86	93	100	107	114	121	128
18	0.001	0	1	4	7	11	15	19	24	28	33	38	43	47	52	57	62	67	72	77
	0.005	0	3	7	12	17	22	27	32	38	43	48	54	59	65	71	76	82	88	93
	0.01	1	5	10	15	20	25	31	37	42	48	54	60	66	71	77	83	89	95	101
	0.025	3	9	13	19	25	31	37	43	49	56	62	68	75	81	87	94	100	107	113
	0.05	5	10	17	23	29	36	42	49	56	62	69	76	83	89	96	103	110	117	124
	0.1	7	14	21	28	35	42	49	56	63	70	78	85	92	99	107	114	121	129	136
19	0.001	0	1	4	8	12	16	21	26	30	35	41	46	51	56	61	67	72	78	83
	0.005	1	4	8	13	18	23	29	34	40	46	52	58	64	70	75	82	88	94	100
	0.01	2	5	10	16	21	27	33	39	45	51	57	64	70	76	83	89	95	102	108
	0.025	3	8	14	20	26	33	39	46	53	59	66	73	79	86	93	100	107	114	120
	0.05	5	11	18	24	31	38	45	52	59	66	73	81	88	95	102	110	117	124	131
	0.1	8	15	22	29	37	44	52	59	67	74	82	90	98	105	113	121	129	136	144
20	0.001	0	1	4	8	13	17	22	27	33	38	43	49	55	60	65	71	77	83	89
	0.005	1	4	9	14	19	25	31	37	43	49	55	61	68	74	80	87	93	100	106
	0.01	2	6	11	17	23	29	35	41	48	54	61	68	74	81	88	94	101	108	115
	0.025	3	9	15	21	28	35	42	49	56	63	70	77	84	912	99	106	113	120	128
	0.05	5	12	19	26	33	40	48	55	65	70	78	85	93	101	108	116	124	131	139
	0.1	8	16	23	31	39	47	55	63	71	79	87	95	105	111	120	128	136	144	152

附表 9　霍兰德（Hollander）极端反应检验近似界值 C_α 表 （上行界值：$\alpha \approx 0.05$；下行值：$\alpha \approx 0.01$）

N	n_1								
	4	5	6	7	8	9	10	11	12
8	5.00	5.00							
	—	—							
9	5.00	10.00	17.50						
	—	—							
10	5.00	14.80	23.33	28.00	42.00				
	5.00	10.00	17.50	28.00	—				
11	8.75	14.80	26.83	39.43	49.88	60.00			
	5.00	10.00	17.50	28.00	42.00	—			
12	8.75	20.00	29.50	42.00	58.00	68.89	82.50		
	5.00	10.00	17.50	28.00	42.00	60.00	—		
13	10.00	21.20	34.00	48.42	63.88	80.00	100.10	110.00	
	5.00	10.00	23.33	34.86	49.88	68.89	82.50	—	
14	13.00	23.20	38.83	54.86	73.50	90.22	110.00	132.00	154.90
	5.00	14.80	23.33	39.43	55.50	75.56	92.40	110.00	—
15	14.00	26.80	42.83	61.43	79.50	101.60	122.10	144.90	168.70
	5.00	14.80	28.00	42.00	59.50	79.56	102.50	120.90	143.00
16	14.00	29.20	47.50	67.71	89.88	112.20	135.60	161.60	187.00

续　表

N	n₁								
	4	5	6	7	8	9	10	11	12
	5.00	17.20	30.83	47.71	67.88	88.89	110.40	136.20	164.70
17	17.00	33.20	53.33	74.86	98.88	124.00	150.00	176.90	205.70
	8.75	17.20	34.00	52.00	73.88	96.00	120.90	148.20	177.70
18	18.75	36.80	58.00	82.86	108.00	135.60	164.40	194.20	224.90
	8.75	20.00	37.33	56.00	79.50	104.00	131.60	161.60	190.90
19	20.00	40.00	64.00	90.86	118.90	148.90	180.10	212.60	246.00
	8.75	21.20	39.33	60.86	79.00	112.89	142.10	174.60	206.30
20	21.00	44.80	70.00	98.86	129.50	162.20	196.40	231.60	267.70
	8.75	23.20	42.00	66.86	91.88	122.20	153.60	188.00	222.90

附表 10　秩和检验用 H 界值表

n	n₁	n₂	n₃	P	
				0.05	0.01
7	3	2	2	4.71	
	3	3	1	5.14	
8	3	3	2	5.36	
	4	2	2	5.33	
	4	3	1	5.21	
	5	2	1	5.00	
9	3	3	3	5.60	7.20
	4	2	2	5.44	6.44
	4	4	1	4.97	6.67
	5	2	2	5.16	6.53
	5	3	1	4.97	
10	4	3	3	5.73	6.75
	5	4	2	5.45	7.04
	5	3	2	5.25	6.32
	5	4	1	4.99	6.95
11	4	4	3	5.60	7.14
	5	3	3	5.65	7.03
	5	4	2	5.72	7.12
	5	5	1	5.13	7.31
12	4	4	4	5.63	7.65
	5	4	3	5.63	7.44
	5	5	2	5.34	7.27
13	5	4	4	5.67	7.76
	5	5	3	5.71	7.54
14	5	5	4	5.64	7.79
15	5	5	5	5.78	7.98

附表 11 χ² 分布界值表

自由度 ν	概率，P												
	0.995	0.990	0.975	0.950	0.900	0.750	0.500	0.250	0.100	0.050	0.025	0.010	0.005
1					0.02	0.10	0.45	1.32	2.71	3.84	5.02	6.63	7.88
2	0.01	0.02	0.05	0.10	0.21	0.58	1.39	2.77	4.61	5.99	7.38	9.21	10.60
3	0.07	0.11	0.22	0.35	0.58	1.21	2.37	4.11	6.25	7.81	9.35	11.34	12.84
4	0.21	0.30	0.48	0.71	1.06	1.92	3.36	5.39	7.78	9.49	11.14	13.28	14.86
5	0.41	0.55	0.83	1.15	1.61	2.67	4.35	6.63	9.24	11.07	12.83	15.09	16.75
6	0.68	0.87	1.24	1.64	2.20	3.45	5.35	7.84	10.64	12.59	14.45	16.81	18.55
7	0.99	1.24	1.69	2.17	2.83	4.25	6.35	9.04	12.02	14.07	16.01	18.48	20.28
8	1.34	1.65	2.18	2.73	3.49	5.07	7.34	10.22	13.36	15.51	17.53	20.09	21.95
9	1.73	2.09	2.70	3.33	4.17	5.90	8.34	11.39	14.68	16.92	19.02	21.67	23.59
10	2.16	2.56	3.25	3.94	4.87	6.74	9.34	12.55	15.99	18.31	20.48	23.21	25.19
11	2.60	3.05	3.82	4.57	5.58	7.58	10.34	13.70	17.28	19.68	21.92	24.72	26.76
12	3.07	3.57	4.40	5.23	6.30	8.44	11.34	14.85	18.55	21.30	23.34	26.22	28.30
13	3.57	4.11	5.01	5.89	7.04	9.30	12.34	15.98	19.81	22.36	24.74	27.69	29.82
14	4.07	4.66	5.63	6.57	7.79	10.17	13.34	17.12	21.06	23.68	26.12	29.14	31.32
15	4.60	5.23	6.26	7.26	8.55	11.04	14.34	18.25	22.31	25.00	27.49	30.58	32.80
16	5.14	5.81	6.91	7.96	9.31	11.91	15.34	19.37	23.54	26.30	28.85	32.00	34.27
17	5.70	6.41	7.56	8.67	10.09	12.79	16.34	20.49	24.77	27.59	30.19	33.41	35.72
18	6.26	7.01	8.23	9.39	10.86	13.68	17.34	21.60	25.99	28.87	31.53	34.81	37.16
19	6.84	7.63	8.91	10.12	11.65	14.56	18.34	22.72	27.27	30.14	32.85	36.19	38.58
20	7.43	8.26	9.59	10.85	12.44	15.45	19.34	23.83	28.41	31.41	34.17	37.57	40.00
21	8.03	8.90	10.28	11.59	13.24	16.34	20.34	24.93	29.62	32.67	35.48	38.93	41.40
22	8.64	9.54	10.98	12.34	14.04	17.24	21.34	26.04	30.81	33.92	36.78	4.29	42.80
23	9.26	10.20	11.69	13.09	14.85	18.14	22.34	27.14	32.01	35.17	38.08	41.64	44.18
24	9.89	10.86	12.40	13.85	15.66	19.04	23.34	28.24	33.20	36.42	39.36	42.98	45.56
25	10.52	11.52	13.12	14.61	16.47	19.94	24.34	29.34	34.38	37.65	40.65	44.31	46.93
26	11.16	12.20	13.84	15.38	17.29	20.84	25.34	30.43	35.56	38.89	41.92	45.64	48.29
27	11.81	12.99	14.57	16.15	18.11	21.75	26.34	31.53	36.74	40.11	43.19	46.96	49.64
28	12.46	13.56	15.31	16.93	18.94	22.66	27.34	36.62	37.92	41.34	44.46	48.28	50.99
29	13.12	14.26	16.05	17.71	19.77	23.57	28.34	33.71	39.09	42.56	45.72	49.59	53.34
30	13.79	14.95	16.79	18.49	20.60	24.48	29.34	34.80	40.26	43.77	46.98	50.89	53.67
40	20.71	22.16	24.43	26.51	29.05	33.66	39.34	45.62	51.81	55.76	59.34	63.69	66.77
50	27.99	29.71	32.36	34.76	29.69	42.94	49.33	56.33	63.17	67.50	71.42	76.15	79.49

续　表

自由度 ν	概率，P												
	0.995	0.990	0.975	0.950	0.900	0.750	0.500	0.250	0.100	0.050	0.025	0.010	0.005
60	35.53	37.48	40.48	43.19	46.46	52.29	59.33	66.98	74.40	79.08	83.30	88.38	91.95
70	43.28	45.44	48.76	51.74	55.33	61.40	69.33	77.58	85.53	90.53	95.02	100.42	104.22
80	51.17	53.54	57.15	60.39	64.28	71.14	79.33	88.13	96.58	101.88	106.63	112.33	116.32
90	59.20	61.75	65.65	69.13	73.29	80.62	89.33	98.65	107.56	113.14	118.14	124.12	128.30
100	67.33	70.06	74.22	77.93	82.36	90.13	99.33	109.14	118.50	124.34	129.56	135.81	140.17

附表 12　伯恩鲍姆-哈尔（Birnbaum-Hall）检验统计量分位数表

n	P=0.80	0.90	0.95	0.98	0.99
4	3/4	3/4			
5	3/5	4/5	4/5		
6	4/6	4/6	5/6	5/6	5/6
7	4/7	5/7	5/7	6/7	6/7
8	5/8	5/8	5/8	6/8	6/8
9	5/9	5/9	6/9	6/9	7/9
10	5/10	6/10	6/10	7/10	7/10
11	5/11	6/11	7/11	7/11	8/11
12	6/12	6/12	7/12	8/12	8/12
13	6/13	7/13	7/13	8/13	8/13
14	6/14	7/14	8/14	8/14	9/14
15	6/15	7/15	8/15	9/15	9/15
16	7/16	7/16	8/16	9/16	9/16
17	7/17	8/17	8/17	9/17	10/17
18	7/18	8/18	9/18	9/18	10/18
19	7/19	8/19	9/19	10/19	10/19
20	7/20	8/20	9/20	10/20	11/20
22	8/22	9/22	10/22	11/22	11/22
24	8/24	9/24	10/24	11/24	12/24
26	9/26	10/26	10/26	11/26	12/26
28	9/28	10/28	11/28	12/28	13/28
30	9/30	10/30	11/30	12/30	13/30
32	10/32	11/32	12/32	13/32	14/32
34	10/34	11/34	12/34	13/34	14/34
36	10/36	11/36	12/36	14/36	14/36
38	10/38	12/38	13/38	14/38	15/38
40	11/40	12/40	13/40	14/40	15/40
当 n>40 时的近似值	$2.02/\sqrt{n}$	$2.18/\sqrt{n}$	$2.34/\sqrt{n}$	$2.53/\sqrt{n}$	$2.66/\sqrt{n}$

附表 13 单侧 k 样本斯米尔诺夫（Smirnov）统计量分位数表

n	K=2 P=0.90	0.95	0.975	0.99	0.995	K=3 P=0.90	0.95	0.975	0.99	0.995	K=4 P=0.90	0.95	0.975	0.99	0.995	K=5 P=0.90	0.95	0.975	0.99	0.995
2		2				2														
3	2	3	3			3														
4	3	3	4	4	4	3	3	4			3	3	4							
5	3	4	4	5	5	3	4	4	4	5	4	4	5	5	5	3	4	4		
6	3	4	5	5	5	4	4	5	5	5	4	4	5	5	6	4	5	5	5	5
7	4	4	5	6	6	4	5	5	5	6	4	5	5	6	6	4	5	6	6	6
8	4	5	5	6	6	4	5	5	6	6	5	6	6	6	6	5	5	6	6	6
9	4	5	6	6	7	5	5	6	6	7	5	6	6	6	7	5	6	6	7	7
10	4	5	6	7	7	5	6	6	7	7	5	6	6	7	7	5	6	7	7	7
12	5	6	7	7	8	5	6	7	7	8	6	7	7	8	8	6	7	7	8	8
14	5	6	7	8	9	6	7	7	8	8	6	7	8	8	9	7	7	8	8	9
16	6	7	8	9	9	6	7	8	9	9	7	8	8	9	9	7	8	8	9	10
18	6	7	8	9	10	7	8	8	9	10	7	8	9	9	10	8	8	9	10	10
20	6	8	9	10	11	7	8	9	10	10	8	8	9	10	11	8	9	9	10	11
25	7	9	10	11	12	8	9	10	11	12	8	9	10	11	12	9	10	11	12	12
30	8	10	11	12	13	9	10	11	12	13	9	10	11	12	13	10	11	12	13	14
35	8	10	12	13	14	10	11	12	13	14	10	11	12	14	14	11	12	13	14	15
40	9	11	12	14	15	10	12	13	14	15	11	12	13	15	15	12	13	14	15	16
45	10	12	13	14	16	11	12	14	15	16	12	12	14	15	16	12	13	15	16	17
50	10	12	13	15	16	12	13	14	16	17	13	13	15	16	17	13	14	15	17	18
n>50 时的近似值	$\dfrac{1.52}{\sqrt{n}}$	$\dfrac{1.73}{\sqrt{n}}$	$\dfrac{1.92}{\sqrt{n}}$	$\dfrac{2.15}{\sqrt{n}}$	$\dfrac{2.30}{\sqrt{n}}$	$\dfrac{1.73}{\sqrt{n}}$	$\dfrac{1.92}{\sqrt{n}}$	$\dfrac{2.09}{\sqrt{n}}$	$\dfrac{2.30}{\sqrt{n}}$	$\dfrac{2.45}{\sqrt{n}}$	$\dfrac{1.85}{\sqrt{n}}$	$\dfrac{2.02}{\sqrt{n}}$	$\dfrac{2.19}{\sqrt{n}}$	$\dfrac{2.39}{\sqrt{n}}$	$\dfrac{2.53}{\sqrt{n}}$	$\dfrac{1.92}{\sqrt{n}}$	$\dfrac{2.09}{\sqrt{n}}$	$\dfrac{2.25}{\sqrt{n}}$	$\dfrac{2.45}{\sqrt{n}}$	$\dfrac{2.59}{\sqrt{n}}$

续表

N=2

n	K=6					K=7					K=8					K=9					K=10				
	P=0.90	0.95	0.975	0.99	0.995	P=0.90	0.95	0.975	0.99	0.995	P=0.90	0.95	0.975	0.99	0.995	P=0.90	0.95	0.975	0.99	0.995	P=0.90	0.95	0.975	0.99	0.995
3	3																								
4	4	4				3	4				3														
5	4	5	4			4	4	4			4	4				4	4				4	4	5		
6	5	5	5	5	6	4	5	4	5		4	4	5	5		4	5	5	5		5	4	5	5	6
7	5	5	5	5	6	5	5	5	5	6	5	5	5	6	6	5	5	5	5	6	5	5	5	6	6
8	5	6	6	6	7	5	6	5	6	7	5	5	6	6	7	5	6	6	6	7	5	5	6	6	7
9	6	6	6	7	7	6	6	6	6	7	6	6	6	7	7	6	6	6	7	7	6	6	6	7	7
10	6	7	7	7	8	6	6	6	7	8	6	6	6	7	8	6	6	6	7	8	6	6	7	7	7
12	7	7	7	8	8	7	7	7	8	8	6	7	7	8	8	6	7	7	8	8	7	7	7	7	8
14	7	8	8	9	9	7	8	8	9	9	7	8	8	9	9	7	8	8	9	9	7	7	8	8	9
16	8	9	9	9	10	8	8	8	9	10	7	8	8	9	9	7	8	8	9	9	8	8	8	9	9
18	8	9	9	10	10	8	9	9	10	10	8	9	9	10	10	8	9	9	10	10	8	8	9	10	10
20	8	10	10	10	11	9	9	10	11	11	8	9	10	11	11	8	9	10	10	11	9	9	10	10	11
25	9	11	11	12	12	10	11	11	12	13	10	11	11	12	13	10	11	11	12	13	10	11	12	12	13
30	10	12	12	13	14	11	12	12	13	14	11	12	12	14	14	11	12	13	14	14	11	12	13	14	14
35	11	13	13	14	15	12	13	13	14	15	12	13	13	15	15	12	13	14	15	15	12	13	14	15	16
40	12	14	14	15	16	13	13	14	15	16	12	13	14	16	16	13	14	15	16	17	13	14	15	16	17
45	13	15	15	16	17	14	14	15	16	17	13	14	15	17	17	13	15	16	17	18	14	15	16	17	18
50	13	15	16	17	18	15	15	16	17	18	14	15	16	18	18	14	15	16	18	19	14	16	17	18	19
n>50 时的近似值	$\dfrac{1.97}{\sqrt{n}}$	$\dfrac{2.14}{\sqrt{n}}$	$\dfrac{2.30}{\sqrt{n}}$	$\dfrac{2.49}{\sqrt{n}}$	$\dfrac{2.63}{\sqrt{n}}$	$\dfrac{2.02}{\sqrt{n}}$	$\dfrac{2.18}{\sqrt{n}}$	$\dfrac{2.34}{\sqrt{n}}$	$\dfrac{2.53}{\sqrt{n}}$	$\dfrac{2.66}{\sqrt{n}}$	$\dfrac{2.05}{\sqrt{n}}$	$\dfrac{2.22}{\sqrt{n}}$	$\dfrac{2.37}{\sqrt{n}}$	$\dfrac{2.55}{\sqrt{n}}$	$\dfrac{2.69}{\sqrt{n}}$	$\dfrac{2.09}{\sqrt{n}}$	$\dfrac{2.25}{\sqrt{n}}$	$\dfrac{2.40}{\sqrt{n}}$	$\dfrac{2.58}{\sqrt{n}}$	$\dfrac{2.72}{\sqrt{n}}$	$\dfrac{2.11}{\sqrt{n}}$	$\dfrac{2.27}{\sqrt{n}}$	$\dfrac{2.42}{\sqrt{n}}$	$\dfrac{2.61}{\sqrt{n}}$	$\dfrac{2.74}{\sqrt{n}}$

附表 14　双侧 *k* 个样本斯米尔诺夫（Smirnov）统计量分位数表

	P=0.90	*P*=0.95	*P*=0.975	*P*=0.99	*P*=0.995
n=3	2 （*k*=2）				
n=4	3 （2≤*k*≤6）	3 （*k*=2）			
n=5	3 （*k*=2）	4 （2≤*k*≤10）	4 （2≤*k*≤4）	4 （*k*=2）	
	4 （3≤*k*≤10）				
n=6	4 （2≤*k*≤8）	4 （*k*=2, 3）	4 （*k*=2）	5 （2≤*k*≤6）	5 （*k*=2, 3）
	5 （*k*=9, 10）	5 （4≤*k*≤10）	5 （3≤*k*≤10）		
n=7	4 （2≤*k*≤4）	4 （*k*=2）	5 （2≤*k*≤5）	5 （*k*=2）	6 （2≤*k*≤10）
	5 （5≤*k*≤10）	5 （3≤*k*≤10）	6 （6≤*k*≤10）	6 （3≤*k*≤10）	
n=8	4 （*k*=2）	5 （2≤*k*≤6）	5 （*k*=2）	6 （2≤*k*≤7）	6 （*k*=2, 3）
	5 （3≤*k*≤10）	6 （7≤*k*≤10）	6 （3≤*k*≤10）	7 （8≤*k*≤10）	7 （4≤*k*≤10）
n=9	4 （*k*=2）	5 （*k*=2, 3）	6 （2≤*k*≤9）	6 （*k*=2, 3）	7 （2≤*k*≤10）
	5 （3≤*k*≤10）	6 （4≤*k*≤10）	7 （*k*=10）	7 （4≤*k*≤10）	
n=10	5 （2≤*k*≤6）	5 （*k*=2）	6 （2≤*k*≤5）	7 （2≤*k*≤10）	7 （2≤*k*≤4）
	6 （7≤*k*≤10）	6 （3≤*k*≤10）	7 （6≤*k*≤10）		8 （5≤*k*≤10）
n=12	5 （*k*=2, 3）	6 （2≤*k*≤4）	6 （*k*=2）	7 （*k*=2, 3）	8 （2≤*k*≤7）
	6 （4≤*k*≤10）	7 （5≤*k*≤10）	7 （3≤*k*≤10）	8 （4≤*k*≤10）	9 （8≤*k*≤10）
n=14	6 （2≤*k*≤7）	6 （*k*=2）	7 （*k*=2, 3）	8 （2≤*k*≤5）	8 （*k*=2）
	7 （8≤*k*≤10）	7 （3≤*k*≤10）	8 （4≤*k*≤10）	9 （6≤*k*≤10）	9 （3≤*k*≤10）
n=16	6 （*k*=2, 3）	7 （2≤*k*≤5）	8 （2≤*k*≤8）	8 （*k*=2）	9 （2≤*k*≤4）
	7 （4≤*k*≤10）	8 （6≤*k*≤10）	9 （*k*=9, 10）	9 （3≤*k*≤10）	10 （5≤*k*≤10）
n=18	6 （*k*=2）	7 （*k*=2）	8 （2≤*k*≤4）	9 （2≤*k*≤4）	10 （2≤*k*≤9）
	7 （3≤*k*≤10）	8 （3≤*k*≤10）	9 （5≤*k*≤10）	10 （5≤*k*≤10）	11 （*k*=10）
n=20	7 （2≤*k*≤6）	8 （2≤*k*≤7）	8 （*k*=2）	9 （*k*=2）	10 （*k*=2, 3）
	8 （7≤*k*≤10）	9 （8≤*k*≤10）	9 （3≤*k*≤10）	10 （3≤*k*≤10）	11 （4≤*k*≤10）
n=25	8 （2≤*k*≤8）	9 （2≤*k*≤8）	9 （*k*=2）	11 （2≤*k*≤8）	11 （*k*=2）
			10 （3≤*k*≤9）		
	9 （*k*=9, 10）	10 （*k*=9, 10）	11 （*k*=10）	12 （*k*=9, 10）	12 （3≤*k*≤10）
n=30	8 （*k*=2）	9 （*k*=2）	10 （*k*=2）	12 （2≤*k*≤8）	12 （*k*=2）
	9 （3≤*k*≤10）	10 （3≤*k*≤10）	11 （3≤*k*≤10）	13 （*k*=9, 10）	13 （3≤*k*≤10）
n=35	9 （4≤*k*≤4）	10 （*k*=2, 3）	11 （*k*=2）	13 （2≤*k*≤8）	13 （*k*=2）
	10 （（5≤*k*≤10）	11 （4≤*k*≤10）	12 （3≤*k*≤10）	14 （*k*=9, 10）	14 （3≤*k*≤10）
n=40	10 （2≤*k*≤8）	11 （2≤*k*≤5）	12 （*k*=2, 3）	13 （*k*=2）	12 （*k*=2）
	11 （*k*=9, 10）	12 （6≤*k*≤10）	13 （4≤*k*≤10）	14 （3≤*k*≤10）	15 （3≤*k*≤10）
n=45	10 （*k*=2, 3）	12 （2≤*k*≤8）	13 （2≤*k*≤5）	14 （*k*=2）	15 （*k*=2）
	11 （4≤*k*≤10）	13 （*k*=9, 10）	14 （6≤*k*≤10）	15 （3≤*k*≤10）	16 （3≤*k*≤10）
n=50	11 （2≤*k*≤6）	12 （*k*=2, 3）	14 （2≤*k*≤9）	15 （*k*=2, 3）	16 （*k*=2, 3）
	12 （7≤*k*≤10）	13 （4≤*k*≤10）	15 （*k*=10）	16 （4≤*k*≤10）	17 （4≤*k*≤10）
当 *n*>50 时的近似值	$\dfrac{1.52}{\sqrt{n}}$	$\dfrac{1.73}{\sqrt{n}}$	$\dfrac{1.92}{\sqrt{n}}$	$\dfrac{2.15}{\sqrt{n}}$	$\dfrac{1.30}{\sqrt{n}}$

附表 15-1　　F 分布界值表（方差分析用 $P=0.05$）

分母自由度	分子的自由度 ν_1											
ν_2	1	2	3	4	5	6	7	8	9	10	11	12
1	161	200	216	225	230	234	237	239	241	242	243	244
2	18.51	19.00	19.16	19.25	19.30	19.33	19.35	19.37	19.38	19.40	19.40	19.41
3	10.13	9.55	9.28	9.12	9.01	8.94	8.89	8.85	8.81	8.79	8.76	8.74
4	7.71	6.94	6.59	6.39	6.26	6.16	6.09	6.04	6.00	5.96	5.94	5.91
5	6.61	5.79	5.41	5.19	5.05	4.95	4.88	4.82	4.77	4.74	4.70	4.68
6	5.99	5.14	4.76	4.53	4.39	4.28	4.21	4.15	4.10	4.06	4.03	4.00
7	5.59	4.74	4.35	4.12	3.97	3.87	3.79	3.73	3.68	3.64	3.60	3.57
8	5.32	4.46	4.07	3.84	3.69	3.58	3.50	3.44	3.39	3.35	3.31	3.28
9	5.12	4.26	3.86	3.63	3.48	3.37	3.29	3.23	3.18	3.14	3.10	3.07
10	4.96	4.10	3.71	3.48	3.33	3.22	3.14	3.07	3.02	2.98	2.94	2.91
11	4.84	3.98	3.59	3.36	3.20	3.09	3.01	2.95	2.90	2.85	2.82	2.79
12	4.75	3.89	3.49	3.26	3.11	3.00	2.91	2.85	2.80	2.75	2.72	2.69
13	4.67	3.81	3.41	3.18	3.03	2.92	2.83	2.77	2.71	2.67	2.63	2.60
14	4.60	3.74	3.34	3.11	2.96	2.85	2.76	2.70	2.65	2.260	2.57	2.53
15	4.54	3.68	3.29	3.06	2.90	2.79	2.71	2.64	2.59	2.54	2.51	2.48
16	4.49	3.63	3.24	3.01	2.85	2.74	2.66	2.59	2.54	2.49	2.46	2.42
17	4.45	3.59	3.20	2.96	2.81	2.70	2.61	2.55	2.49	2.45	2.41	2.38
18	4.41	3.55	3.16	2.93	2.77	2.66	2.58	2.51	2.46	2.41	2.37	2.34
19	4.38	3.52	3.13	2.90	2.74	2.63	2.54	2.48	2.42	2.38	2.34	2.31
20	4.35	3.49	3.10	2.87	2.71	2.60	2.51	2.45	2.39	2.35	2.31	2.28
21	4.32	3.47	3.07	2.84	2.68	2.57	2.49	2.42	2.37	2.32	2.28	2.25
22	4.30	3.44	3.05	2.82	2.66	2.55	2.46	2.40	2.34	2.30	2.26	2.23
23	4.28	3.42	3.03	2.80	2.64	2.53	2.44	2.37	2.32	2.27	2.24	2.20
24	4.26	3.40	3.01	2.78	2.62	2.51	2.42	2.36	2.30	2.25	2.22	2.18
25	4.24	3.39	2.99	2.76	2.60	2.49	2.40	2.34	2.28	2.24	2.20	2.16
26	4.23	3.37	2.98	2.74	2.59	2.47	2.39	2.32	2.27	2.22	2.18	2.15
27	4.21	3.35	2.96	2.73	2.57	2.46	2.37	2.31	2.25	2.20	2.17	2.13
28	4.20	3.34	2.95	2.71	2.56	2.45	2.36	2.29	2.24	2.19	2.15	2.12
29	4.18	3.33	2.93	2.70	2.55	2.43	2.35	2.28	2.22	2.18	2.14	2.10
30	4.17	3.32	2.92	2.69	2.53	2.42	2.33	2.27	2.21	2.16	2.13	2.09
32	4.15	3.29	2.90	2.67	2.51	2.40	2.31	2.24	2.19	2.14	2.10	2.07
34	4.13	3.28	2.88	2.65	2.49	2.38	2.29	2.23	2.17	2.12	2.08	2.05
36	4.11	3.26	2.87	2.63	2.48	2.36	2.28	2.21	2.15	2.11	2.07	2.03
38	4.10	3.24	2.85	2.62	2.46	2.35	2.26	2.19	2.14	2.09	2.05	2.02
40	4.08	3.23	2.84	2.61	2.45	2.34	2.25	2.18	2.12	2.08	2.04	2.00
42	4.07	3.22	2.83	2.59	2.44	2.32	2.24	2.17	2.11	2.06	2.03	1.99
44	4.06	3.21	2.82	2.58	2.43	2.31	2.23	2.16	2.10	2.05	2.01	1.98
46	4.05	3.20	2.81	2.57	2.42	2.30	2.22	2.15	2.09	2.04	2.00	1.97
48	4.04	3.19	2.80	2.57	2.41	2.29	2.21	2.14	2.08	2.03	1.99	1.96
50	4.03	3.18	2.79	2.56	2.40	2.29	2.20	2.13	2.07	2.03	1.99	1.95

分母自由度 ν_2	分子的自由度 ν_1											
	1	2	3	4	5	6	7	8	9	10	11	12
60	4.00	3.15	2.76	2.53	2.37	2.25	2.17	2.10	2.04	1.99	1.95	1.92
70	3.98	3.13	2.74	2.50	2.35	2.23	2.14	2.07	2.02	1.97	1.93	1.89
80	3.96	3.11	2.72	2.49	2.33	2.21	2.13	2.06	2.00	1.95	1.91	1.88
100	3.94	3.09	2.70	2.46	2.31	2.19	2.10	2.03	1.97	1.93	1.89	1.85
125	3.92	3.07	2.68	2.44	2.29	2.17	2.08	2.01	1.96	1.91	1.87	1.83
150	3.90	3.06	2.66	2.43	2.27	2.16	2.07	2.00	1.94	1.89	1.85	1.82
200	3.89	3.04	2.65	2.42	2.26	2.14	2.06	1.98	1.93	1.88	1.84	1.80
400	3.86	3.02	2.63	2.39	2.24	2.12	2.03	1.96	1.90	1.85	1.81	1.78
1000	3.85	3.00	2.61	2.38	2.22	2.11	2.02	1.95	1.89	1.84	1.80	1.76
∞	3.84	2.99	2.60	2.37	2.21	2.09	2.01	1.94	1.88	1.83	1.79	1.75

分母自由度 ν_2	分子的自由度 ν_1											
	14	16	20	24	30	40	50	75	100	200	500	∞
1	245	246	248	249	250	251	252	253	253	254	254	254
2	19.42	19.43	19.45	19.45	19.46	19.47	19.48	19.48	19.49	19.49	19.49	19.50
3	8.71	8.69	8.66	8.64	8.62	8.59	8.58	8.56	8.55	8.54	8.53	8.53
4	5.87	5.84	5.80	5.77	5.75	5.72	5.70	5.68	5.66	5.65	5.64	5.63
5	4.64	4.60	4.56	4.53	4.50	4.46	4.44	4.42	4.41	4.39	4.37	4.36
6	3.96	3.92	3.87	3.84	3.81	3.77	3.75	3.73	3.71	3.69	3.68	3.67
7	3.53	3.49	3.44	3.41	3.38	3.34	3.32	3.29	3.27	3.25	3.24	3.23
8	3.24	3.20	3.15	3.12	3.08	3.04	3.02	2.99	2.97	2.95	2.94	2.93
9	3.03	2.99	2.94	2.90	2.86	2.83	2.80	2.77	2.76	2.73	2.72	2.71
10	2.86	2.83	2.77	2.74	2.70	2.66	2.64	2.60	2.59	2.56	2.55	2.54
11	2.74	2.70	2.65	2.61	2.57	2.53	2.51	2.47	2.46	2.43	2.42	2.40
12	2.64	2.60	2.54	2.51	2.47	2.43	2.40	2.37	2.35	2.32	2.31	2.30
13	2.55	2.51	2.46	2.42	2.38	2.34	2.31	2.28	2.26	2.23	2.22	2.21
14	2.48	2.44	2.39	2.35	2.31	2.27	2.24	2.21	2.19	2.16	2.14	2.13
15	2.42	2.38	2.33	2.29	2.25	2.20	2.18	2.14	2.12	2.10	2.08	2.07
16	2.37	2.33	2.28	2.24	2.19	2.15	2.12	2.09	2.07	2.04	2.02	2.01
17	2.33	2.29	2.23	2.19	2.15	2.10	2.08	2.04	2.02	1.99	1.97	1.96
18	2.29	2.25	2.19	2.15	2.11	2.06	2.04	2.00	1.98	1.95	1.93	1.92
19	2.26	2.21	2.16	2.11	2.07	2.03	2.00	1.96	1.94	1.91	1.89	1.88
20	2.22	2.18	2.12	2.08	2.04	1.99	1.97	1.93	1.91	1.88	1.86	1.84
21	2.20	2.16	2.10	2.05	2.01	1.96	1.94	1.90	1.88	1.84	1.83	1.81
22	2.17	2.13	2.07	2.03	1.98	1.94	1.91	1.87	1.85	1.82	1.80	1.78
23	2.15	2.11	2.05	2.01	1.96	1.91	1.88	1.84	1.82	1.79	1.77	1.76
24	2.13	2.09	2.03	1.98	1.94	1.89	1.86	1.82	1.80	1.77	1.75	1.73
25	2.11	2.07	2.01	1.96	1.92	1.87	1.84	1.80	1.78	1.75	1.73	1.71
26	2.09	2.05	1.99	1.95	1.90	1.85	1.82	1.78	1.76	1.73	1.71	1.69
27	2.08	2.04	1.97	1.93	1.88	1.84	1.81	1.76	1.74	1.71	1.69	1.67

续 表

分母自由度 ν_2	分子的自由度 ν_1											
	14	16	20	24	30	40	50	75	100	200	500	∞
28	2.06	2.02	1.96	1.91	1.87	1.82	1.79	1.75	1.73	1.69	1.67	1.65
29	2.05	2.01	1.94	1.90	1.85	1.81	1.77	1.73	1.71	1.67	1.65	1.64
30	2.04	1.99	1.93	1.89	1.84	1.79	1.76	1.72	1.70	1.66	1.64	1.62
32	2.01	1.97	1.91	1.86	1.82	1.77	1.74	1.69	1.67	1.63	1.61	1.59
34	1.99	1.95	1.89	1.84	1.80	1.75	1.71	1.67	1.65	1.61	1.59	1.57
36	1.98	1.93	1.87	1.82	1.78	1.73	1.69	1.65	1.62	1.59	1.56	1.55
38	1.96	1.92	1.85	1.81	1.76	1.71	1.68	1.63	1.61	1.57	1.54	1.53
40	1.95	1.90	1.84	1.79	1.74	1.69	1.66	1.61	1.59	1.55	1.53	1.51
42	1.94	1.89	1.83	1.78	1.73	1.68	1.65	1.60	1.57	1.53	1.51	1.49
44	1.92	1.88	1.81	1.77	1.72	1.67	1.63	1.59	1.56	1.52	1.49	1.48
46	1.91	1.87	1.80	1.76	1.71	1.65	1.62	1.57	1.55	1.51	1.48	1.46
48	1.90	1.86	1.79	1.75	1.70	1.64	1.61	1.56	1.54	1.49	1.47	1.45
50	1.89	1.85	1.78	1.74	1.69	1.63	1.60	1.55	1.52	1.48	1.46	1.44
60	1.86	1.82	1.75	1.70	1.65	1.59	1.56	1.51	1.48	1.44	1.41	1.39
70	1.84	1.79	1.72	1.67	1.62	1.57	1.53	1.48	1.45	1.40	1.37	1.35
80	1.82	1.77	1.70	1.65	1.60	1.54	1.51	1.45	1.43	1.38	1.35	1.32
100	1.79	1.75	1.68	1.63	1.57	1.52	1.48	1.42	1.39	1.34	1.31	1.28
125	1.77	1.73	1.66	1.60	1.55	1.49	1.45	1.40	1.36	1.31	1.27	1.25
150	1.76	1.71	1.64	1.59	1.54	1.48	1.44	1.38	1.34	1.29	1.25	1.22
200	1.74	1.69	1.62	1.57	1.52	1.46	1.41	1.35	1.32	1.26	1.22	1.19
400	1.72	1.67	1.60	1.54	1.49	1.42	1.38	1.32	1.28	1.22	1.17	1.13
1000	1.70	1.65	1.58	1.53	1.47	1.41	1.36	1.30	1.26	1.19	1.13	1.08
∞	1.69	1.64	1.57	1.52	1.46	1.40	1.35	1.28	1.24	1.17	1.11	1.00

附表 15-2　F 分布界值表（方差分析用 $P=0.01$）

分母自由度 ν_2	分子的自由度 ν_1											
	1	2	3	4	5	6	7	8	9	10	11	12
1	4052	4999	5403	5625	5764	5859	5928	5981	6022	6056	6083	6106
2	98.50	99.00	99.17	99.25	99.30	99.33	99.36	99.37	99.39	99.40	99.41	99.42
3	34.12	30.82	29.46	28.71	28.24	27.91	27.67	27.49	27.35	27.23	27.13	27.05
4	21.20	18.00	16.69	15.98	15.52	15.21	14.98	14.80	14.66	14.55	14.45	14.37
5	16.26	13.27	12.06	11.39	10.97	10.67	10.46	10.29	10.16	10.05	9.96	9.89
6	13.75	10.92	9.78	9.15	8.75	8.47	8.26	8.10	7.98	7.87	7.79	7.72
7	12.25	9.55	8.45	7.85	7.46	7.19	6.99	6.84	6.72	6.62	6.54	6.47
8	11.26	8.65	7.59	7.01	6.63	6.37	6.18	6.03	5.91	5.81	5.73	5.67
9	10.56	8.02	6.99	6.42	6.06	5.80	5.61	5.47	5.35	5.26	5.18	5.11
10	10.04	7.56	6.55	5.99	5.64	5.39	5.20	5.06	4.94	4.85	4.77	4.71
11	9.65	7.21	6.22	5.67	5.32	5.07	4.89	4.74	4.63	4.54	4.46	4.40
12	9.33	6.93	5.95	5.41	5.06	4.82	4.64	4.50	4.39	4.30	4.22	4.16
13	9.07	6.70	5.74	5.21	4.86	4.62	4.44	4.30	4.19	4.10	4.02	3.96
14	8.86	6.51	5.56	5.04	4.69	4.46	4.28	4.14	4.03	3.94	3.86	3.80

分母自由度 ν_2	分子的自由度 ν_1											
	1	2	3	4	5	6	7	8	9	10	11	12
15	8.68	6.36	5.42	4.89	4.56	4.32	4.14	4.00	3.89	3.80	3.73	3.67
16	8.53	6.23	5.29	4.77	4.44	4.20	4.03	3.89	3.78	3.69	3.62	3.55
17	8.40	6.11	5.18	4.67	4.34	4.10	3.93	3.79	3.68	3.59	3.52	3.46
18	8.29	6.01	5.09	4.58	4.25	4.01	3.84	3.71	3.60	3.51	3.43	3.37
19	8.18	5.93	5.01	4.50	4.17	3.94	3.77	3.63	3.52	3.43	3.36	3.30
20	8.10	5.85	4.94	4.43	4.10	3.87	3.70	3.56	3.46	3.37	3.29	3.23
21	8.02	5.78	4.87	4.37	4.04	3.81	3.64	3.51	3.40	3.31	3.24	3.17
22	7.95	5.72	4.82	4.31	3.99	3.76	3.59	3.45	3.35	3.26	3.18	3.12
23	7.88	5.66	4.76	4.26	3.94	3.71	3.54	3.41	3.30	3.21	3.14	3.07
24	7.82	5.61	4.72	4.22	3.90	3.67	3.50	3.36	3.26	3.17	3.09	3.03
25	7.77	5.57	4.68	4.18	3.85	3.63	3.46	3.32	3.22	3.13	3.06	2.99
26	7.72	5.53	4.64	4.14	3.82	3.59	3.42	3.29	3.18	3.09	3.02	2.96
27	7.68	5.49	4.60	4.11	3.78	3.56	3.39	3.26	3.15	3.06	2.99	2.93
28	7.64	5.45	4.57	4.07	3.75	3.53	3.36	3.23	3.12	3.03	2.96	2.90
29	7.60	5.42	4.54	4.04	3.73	3.50	3.33	3.20	3.09	3.00	2.93	2.87
30	7.56	5.39	4.51	4.02	3.70	3.47	3.30	3.17	3.07	2.98	2.91	2.84
32	7.50	5.34	4.46	3.97	3.65	3.43	3.26	3.13	3.02	2.93	2.86	2.80
34	7.44	5.29	4.42	3.93	3.61	3.39	3.22	3.09	2.98	2.89	2.82	2.76
36	7.40	5.25	4.38	3.89	3.57	3.35	3.18	3.05	2.95	2.86	2.79	2.72
38	7.35	5.21	4.34	3.86	3.54	3.32	3.15	3.02	2.92	2.83	2.75	2.69
40	7.31	5.18	4.31	3.83	3.51	3.29	3.12	2.99	2.89	2.80	2.73	2.66
42	7.28	5.15	4.29	3.80	3.49	3.27	3.10	2.97	2.86	2.78	2.70	2.64
44	7.25	5.12	4.26	3.78	3.47	3.24	3.08	2.95	2.84	2.75	2.68	2.62
46	7.22	5.10	4.24	3.76	3.44	3.22	3.06	2.93	2.82	2.73	2.66	2.60
48	7.19	5.08	4.22	3.74	3.43	3.20	3.04	2.91	2.80	2.71	2.64	2.58
50	7.17	5.06	4.20	3.72	3.41	3.19	3.02	2.89	2.78	2.70	2.63	2.56
60	7.08	4.98	4.13	3.65	3.34	3.12	2.95	2.82	2.72	2.63	2.56	2.50
70	7.01	4.92	4.07	3.60	3.29	3.07	2.91	2.78	2.67	2.59	2.51	2.45
80	6.96	4.88	4.04	3.56	3.26	3.04	2.87	2.74	2.64	2.55	2.48	2.42
100	6.90	4.82	3.98	3.51	3.21	2.99	2.82	2.69	2.59	2.50	2.43	2.37
125	6.84	4.78	3.94	3.47	3.17	2.95	2.79	2.66	2.55	2.47	2.39	2.33
150	6.81	4.75	3.91	3.45	3.14	2.92	2.76	2.63	2.53	2.44	2.37	2.31
200	6.76	4.71	3.88	3.41	3.11	2.89	2.73	2.60	2.50	2.41	2.34	2.27
400	6.70	4.66	3.83	3.37	3.06	2.85	2.68	2.56	2.45	2.37	2.29	2.23
1000	6.66	4.63	3.80	3.34	3.04	2.82	2.66	2.53	2.43	2.34	2.27	2.20
∞	6.64	4.60	3.78	3.32	3.02	2.80	2.64	2.51	2.41	2.32	2.24	2.18

分母自由度 ν_2	分子的自由度 ν_1											
	14	16	20	24	30	40	50	75	100	200	500	∞
1	6142	6169	6208	6234	6258	6286	6302	6323	6334	6352	6361	6366
2	99.43	99.44	99.45	99.46	99.47	99.47	99.48	99.49	99.49	99.49	99.50	99.50
3	26.92	26.83	26.69	26.60	26.50	26.41	26.35	26.28	26.24	26.18	26.15	26.12
4	14.25	14.15	14.02	13.93	13.84	13.75	13.69	13.61	13.58	13.52	13.49	13.46
5	9.77	9.68	9.55	9.47	9.38	9.29	9.24	9.17	9.13	9.08	9.04	9.02

续　表

分母自由度 ν_2	分子的自由度 ν_1											
	14	16	20	24	30	40	50	75	100	200	500	∞
6	7.60	7.52	7.40	7.31	7.23	7.14	7.09	7.02	6.99	6.93	6.90	6.88
7	6.36	6.28	6.16	6.07	5.99	5.91	5.86	5.79	5.75	5.70	5.67	5.65
8	5.56	5.48	5.36	5.28	5.20	5.12	5.07	5.00	4.96	4.91	4.88	4.86
9	5.01	4.92	4.81	4.73	4.65	4.57	4.52	4.45	4.41	4.36	4.33	4.31
10	4.60	4.52	4.41	4.33	4.25	4.17	4.12	4.05	4.01	3.96	3.93	3.91
11	4.29	4.21	4.10	4.02	3.94	3.86	3.81	3.74	3.71	3.66	3.62	3.60
12	4.05	3.97	3.86	3.78	3.70	3.62	3.57	3.50	3.47	3.41	3.38	3.36
13	3.86	3.78	3.66	3.59	3.51	3.43	3.38	3.31	3.27	3.22	3.19	3.16
14	3.70	3.62	3.51	3.43	3.35	3.27	3.22	3.15	3.11	3.06	3.03	3.00
15	3.56	3.49	3.37	3.29	3.21	3.13	3.08	3.01	2.98	2.92	2.89	2.87
16	3.45	3.37	3.26	3.18	3.10	3.02	2.97	2.90	2.86	2.81	2.78	2.75
17	3.35	3.27	3.16	3.08	3.00	2.92	2.87	2.80	2.76	2.71	2.68	2.65
18	3.27	3.19	3.08	3.00	2.92	2.84	2.78	2.71	2.68	2.62	2.59	2.57
19	3.19	3.12	3.00	2.92	2.84	2.76	2.71	2.64	2.60	2.55	2.51	2.49
20	3.13	3.05	2.94	2.86	2.78	2.69	2.64	2.57	2.54	2.48	2.44	2.42
21	3.07	2.99	2.88	2.80	2.72	2.64	2.58	2.51	2.48	2.42	2.38	2.36
22	3.02	2.94	2.83	2.75	2.67	2.58	2.53	2.46	2.42	2.36	2.33	2.31
23	2.97	2.89	2.78	2.70	2.62	2.54	2.48	2.41	2.37	2.32	2.28	2.26
24	2.93	2.85	2.74	2.66	2.58	2.49	2.44	2.37	2.33	2.27	2.24	2.21
25	2.89	2.81	2.70	2.62	2.54	2.45	2.40	2.33	2.29	2.23	2.19	2.17
26	2.86	2.78	2.66	2.58	2.50	2.42	2.36	2.29	2.25	2.19	2.16	2.13
27	2.82	2.75	2.63	2.55	2.47	2.38	2.33	2.26	2.22	2.16	2.12	2.10
28	2.79	2.72	2.60	2.52	2.44	2.35	2.30	2.23	2.19	2.13	2.09	2.06
29	2.77	2.69	2.57	2.49	2.41	2.33	2.27	2.20	2.16	2.10	2.06	2.03
30	2.74	2.66	2.55	2.47	2.39	2.30	2.25	2.17	2.13	2.07	2.03	2.01
32	2.70	2.62	2.50	2.42	2.34	2.25	2.20	2.12	2.08	2.02	1.98	1.96
34	2.66	2.58	2.46	2.38	2.30	2.21	2.16	2.08	2.04	1.98	1.94	1.91
36	2.62	2.54	2.43	2.35	2.26	2.18	2.12	2.04	2.00	1.94	1.90	1.87
38	2.59	2.51	2.40	2.32	2.23	2.14	2.09	2.01	1.97	1.90	1.86	1.84
40	2.56	2.48	2.37	2.29	2.20	2.11	2.06	1.98	1.94	1.87	1.83	1.81
42	2.54	2.46	2.34	2.26	2.18	2.09	2.03	1.95	1.91	1.85	1.80	1.78
44	2.52	2.44	2.32	2.24	2.15	2.07	2.01	1.93	1.89	1.82	1.78	1.75
46	2.50	2.42	2.30	2.22	2.13	2.04	1.99	1.91	1.86	1.80	1.76	1.72
48	2.48	2.40	2.28	2.20	2.12	2.02	1.97	1.89	1.84	1.78	1.73	1.70
50	2.46	2.38	2.27	2.18	2.10	2.01	1.95	1.87	1.82	1.76	1.71	1.68
60	2.39	2.31	2.20	2.12	2.03	1.94	1.88	1.79	1.75	1.68	1.63	1.60
70	2.35	2.27	2.15	2.07	1.98	1.89	1.83	1.74	1.70	1.62	1.57	1.53
80	2.31	2.23	2.12	2.03	1.94	1.85	1.79	1.70	1.65	1.58	1.53	1.49
100	2.27	2.19	2.07	1.98	1.89	1.80	1.74	1.65	1.60	1.52	1.47	1.43
125	2.23	2.15	2.03	1.94	1.85	1.76	1.69	1.60	1.55	1.47	1.41	1.37
150	2.20	2.12	2.00	1.92	1.83	1.73	1.66	1.57	1.52	1.43	1.38	1.33
200	2.17	2.09	1.97	1.89	1.79	1.69	1.63	1.53	1.48	1.39	1.33	1.28
400	2.13	2.05	1.92	1.84	1.75	1.64	1.58	1.48	1.42	1.32	1.25	1.19
1000	2.10	2.02	1.90	1.81	1.72	1.61	1.54	1.44	1.38	1.28	1.19	1.11
∞	2.08	2.00	1.88	1.79	1.70	1.59	1.52	1.42	1.36	1.25	1.15	1.00

附表 15-3　*F* 界值表（双尾面积，方差齐性检验用）

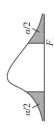

$\alpha = 0.05$

ν_2	ν_1																		
	1	2	3	4	5	6	7	8	9	10	12	15	20	24	30	40	60	120	∞
1	647.8	799.5	864.2	899.6	921.8	937.1	948.2	956.7	963.3	968.6	976.7	984.9	993.1	997.1	1001	1006	1010	1014	1018
2	38.51	39.00	39.17	39.25	39.30	39.33	39.36	39.37	39.39	39.40	39.41	39.43	39.45	39.46	39.46	39.47	39.48	39.49	39.50
3	17.44	16.04	15.44	15.10	14.88	14.73	14.62	14.54	14.47	14.42	14.34	14.25	14.17	14.12	14.08	14.04	13.99	13.95	13.90
4	12.22	10.65	9.98	9.60	9.36	9.20	9.07	8.98	8.90	8.84	8.75	8.66	8.56	8.51	8.46	8.41	8.36	8.31	8.26
5	10.01	8.43	7.76	7.39	7.15	6.98	6.85	6.76	6.68	6.62	6.52	6.43	6.33	6.28	6.23	6.18	6.12	6.07	6.02
6	8.81	7.26	6.60	6.23	5.99	5.82	5.70	5.60	5.52	5.46	5.37	5.27	5.17	5.12	5.07	5.01	4.96	4.90	4.85
7	8.07	6.54	5.89	5.52	5.29	5.12	4.99	4.90	4.82	4.76	4.67	4.57	4.47	4.42	4.36	4.31	4.25	4.20	4.14
8	7.57	6.06	5.42	5.05	4.82	4.65	4.53	4.43	4.36	4.30	4.20	4.10	4.00	3.95	3.89	3.84	3.78	3.73	3.67
9	7.21	5.71	5.08	4.72	4.48	4.32	4.20	4.10	4.03	3.96	3.87	3.77	3.67	3.61	3.56	3.51	3.45	3.39	3.33
10	6.94	5.46	4.83	4.47	4.24	4.07	3.95	3.85	3.78	3.72	3.62	3.52	3.42	3.37	3.31	3.26	3.20	3.14	3.08
11	6.72	5.26	4.63	4.28	4.04	3.88	3.76	3.66	3.59	3.53	3.43	3.33	3.23	3.17	3.12	3.06	3.00	2.94	2.88
12	6.55	5.10	4.47	4.12	3.89	3.73	3.61	3.51	3.44	3.37	3.28	3.18	3.07	3.02	2.96	2.91	2.85	2.79	2.72
13	6.41	4.97	4.35	4.00	3.77	3.60	3.48	3.39	3.31	3.25	3.15	3.05	2.95	2.89	2.84	2.78	2.72	2.66	2.60
14	6.30	4.86	4.24	3.89	3.66	3.50	3.38	3.29	3.21	3.15	3.05	2.95	2.84	2.79	2.73	2.67	2.61	2.55	2.49
15	6.20	4.77	4.15	3.80	3.58	3.41	3.29	3.20	3.12	3.06	2.96	2.86	2.76	2.70	2.64	2.59	2.52	2.46	2.40
16	6.12	4.69	4.08	3.73	3.50	3.34	3.22	3.12	3.05	2.99	2.89	2.79	2.68	2.63	2.57	2.51	2.45	2.38	2.32
17	6.04	4.62	4.01	3.66	3.44	3.28	3.16	3.06	2.98	2.92	2.82	2.72	2.62	2.56	2.50	2.44	2.38	2.32	2.25
18	5.98	4.56	3.95	3.61	3.38	3.22	3.10	3.01	2.93	2.87	2.77	2.67	2.56	2.50	2.44	2.38	2.32	2.26	2.19
19	5.92	4.51	3.90	3.56	3.33	3.17	3.05	2.96	2.88	2.82	2.72	2.62	2.51	2.45	2.39	2.33	2.27	2.20	2.13
20	5.87	4.46	3.86	3.51	3.29	3.13	3.01	2.91	2.84	2.77	2.68	2.57	2.46	2.41	2.35	2.29	2.22	2.16	2.09
21	5.83	4.42	3.82	3.48	3.25	3.09	2.97	2.87	2.80	2.73	2.64	2.53	2.42	2.37	2.31	2.25	2.18	2.11	2.04
22	5.79	4.38	3.78	3.44	3.22	3.05	2.93	2.84	2.76	2.70	2.60	2.50	2.39	2.33	2.27	2.21	2.14	2.08	2.00
23	5.75	4.35	3.75	3.41	3.18	3.02	2.90	2.81	2.73	2.67	2.57	2.47	2.36	2.30	2.24	2.18	2.11	2.04	1.97

续 表

ν_2	\multicolumn{18}{c}{ν_1}	
	1	2	3	4	5	6	7	8	9	10	12	15	20	24	30	40	60	120	∞
24	5.72	4.32	3.72	3.38	3.15	2.99	2.87	2.78	2.70	2.64	2.54	2.44	2.33	2.27	2.21	2.15	2.08	2.01	1.94
25	5.69	4.29	3.69	3.35	3.13	2.97	2.85	2.75	2.68	2.61	2.51	2.41	2.30	2.24	2.18	2.12	2.05	1.98	1.91
26	5.66	4.27	3.67	3.33	3.10	2.94	2.82	2.73	2.65	2.59	2.49	2.39	2.28	2.22	2.16	2.09	2.03	1.95	1.88
27	5.63	4.24	3.65	3.31	3.08	2.92	2.80	2.71	2.63	2.57	2.47	2.36	2.25	2.19	2.13	2.07	2.00	1.93	1.85
28	5.61	4.22	3.63	3.29	3.06	2.90	2.78	2.69	2.61	2.55	2.45	2.34	2.23	2.17	2.11	2.05	1.98	1.91	1.83
29	5.59	4.20	3.61	3.27	3.04	2.88	2.76	2.67	2.59	2.53	2.43	2.32	2.21	2.15	2.09	2.03	1.96	1.89	1.81
30	5.57	4.18	3.59	3.25	3.03	2.87	2.75	2.65	2.57	2.51	2.41	2.31	2.20	2.14	2.07	2.01	1.94	1.87	1.79
40	5.42	4.05	3.46	3.13	2.90	2.74	2.62	2.53	2.45	2.39	2.29	2.18	2.07	2.01	1.94	1.88	1.80	1.72	1.64
60	5.29	3.93	3.34	3.01	2.79	2.63	2.51	2.41	2.33	2.27	2.17	2.06	1.94	1.88	1.82	1.74	1.67	1.58	1.48
120	5.15	3.80	3.23	2.89	2.67	2.52	2.39	2.30	2.22	2.16	2.05	1.94	1.82	1.76	1.69	1.61	1.53	1.43	1.31
∞	5.02	3.69	3.12	2.79	2.57	2.41	2.29	2.19	2.11	2.05	1.94	1.83	1.71	1.64	1.57	1.48	1.39	1.27	1.00

附表 16　*M* 界值表（随机区组比较的秩和检验用）

（*P* = 0.05）

区组数（*n*）	2	3	4	5	6	7	8	9	10	11	12	13	14	15
2	—	—	20	38	64	96	138	192	258	336	429	538	664	808
3	—	18	37	64	104	158	225	311	416	542	691	865	1063	1292
4	—	26	52	89	144	217	311	429	574	747	950	1189	1460	1770
5	—	32	65	113	183	277	396	547	731	950	1210	1512	1859	2254
6	18	42	76	137	222	336	482	664	887	1155	1469	1831	2253	2738
7	24.5	50	92	167	272	412	591	815	1086	1410	1791	2233	2740	3316
8	32	50	105	190	310	471	676	931	1241	1612	2047	2552	3131	3790
9	24.5	56	118	214	349	529	760	1047	1396	1813	2302	2871	3523	4264
10	32	62	131	238	388	588	845	1164	1551	2014	2558	3189	3914	4737
11	40.5	66	144	261	427	647	929	1280	1706	2216	2814	3508	4305	5211
12	32	72	157	285	465	706	1013	1396	1862	2417	3070	3827	4697	5685
13	40.5	78	170	309	504	764	1098	1512	2017	2618	3326	4146	5088	6159
14	50	84	183	333	543	823	1182	1629	2172	2820	3581	4465	5479	6632
15	40.5	90	196	356	582	882	1267	1745	2327	3021	3837	4784	5871	7106

附表 17　安萨里-布拉德利（Ansari-Bradley）*W* 统计量概率表

$2 \leqslant n_1 \leqslant n_2$，$(n_1 + n_2) \leqslant 20$

$n_1 = 2$

x	$n_2=2$	$n_2=3$	$n_2=4$	$n_2=5$	$n_2=6$	$n_2=7$	$n_2=8$	$n_2=9$	$n_2=10$	$n_2=11$	$n_2=12$	$n_2=13$	$n_2=14$	$n_2=15$	$n_2=16$	$n_2=17$	$n_2=18$
2	1	1	1	1	1	1	1	1	1	1	1	1	1	1	1	1	1
3	0.8333	0.9	0.9333	0.9524	0.9643	0.9722	0.9778	0.9818	0.9848	0.9872	0.989	0.9905	0.9917	0.9926	0.9935	0.9942	0.9947
4	0.1667	0.5	0.6667	0.7619	0.8214	0.8611	0.8889	0.9091	0.9242	0.9359	0.9451	0.9524	0.9583	0.9632	0.9673	0.9708	0.9737
5		0.2	0.3333	0.5238	0.6429	0.7222	0.7778	0.8182	0.8485	0.8718	0.8901	0.9048	0.9167	0.9265	0.9346	0.9415	0.9474
6			0.0667	0.2381	0.3517	0.5	0.6	0.6727	0.7273	0.7692	0.8022	0.8286	0.85	0.8676	0.8824	0.8974	0.9053
7				0.0952	0.1786	0.3056	0.4	0.5091	0.5909	0.6538	0.7033	0.7429	0.775	0.8015	0.8235	0.8421	0.8579
8					0.0357	0.1389	0.2222	0.3273	0.4091	0.5	0.5714	0.6286	0.675	0.7132	0.7451	0.7719	0.7949
9						0.0556	0.1111	0.2	0.2727	0.359	0.4286	0.5048	0.5667	0.6176	0.6601	0.6959	0.7263
10							0.0222	0.0909	0.1515	0.2308	0.2967	0.3714	0.4333	0.5	0.5556	0.6023	0.6421

续　表

$n_1 = 2$

x	$n_2=2$	$n_2=3$	$n_2=4$	$n_2=5$	$n_2=6$	$n_2=7$	$n_2=8$	$n_2=9$	$n_2=10$	$n_2=11$	$n_2=12$	$n_2=13$	$n_2=14$	$n_2=15$	$n_2=16$	$n_2=17$	$n_2=18$
11								0.0364	0.0758	0.141	0.1978	0.2667	0.325	0.3897	0.4444	0.5029	0.5526
12									0.0152	0.0641	0.1099	0.1714	0.225	0.2868	0.3399	0.3977	0.4474
13										0.0256	0.0549	0.1048	0.15	0.2059	0.2549	0.3099	0.3579
14											0.011	0.0476	0.0833	0.1324	0.1765	0.2281	0.2737
15												0.019	0.0417	0.0809	0.1176	0.1637	0.2053
16													0.0083	0.0368	0.0654	0.1053	0.1421
17														0.0147	0.0327	0.0643	0.0947
18															0.0065	0.0292	0.0526
19																0.0117	0.0053
20																	

$n_1 = 3$

x	$n_2=3$	$n_2=4$	$n_2=5$	$n_2=6$	$n_2=7$	$n_2=8$	$n_2=9$	$n_2=10$	$n_2=11$	$n_2=12$	$n_2=13$	$n_2=14$	$n_2=15$	$n_2=16$	$n_2=17$
4	1	1	1	1	1	1	1	1	1	1	1	1	1	1	1
5	0.9	0.9429	0.9643	0.9726	0.9833	0.9879	0.9909	0.993	0.9945	0.9956	0.9964	0.9971	0.9975	0.9979	0.9982
6	0.7	0.8286	0.8929	0.9288	0.95	0.9636	0.9727	0.9727	0.979	0.9835	0.9868	0.9912	0.9926	0.9938	0.9947
7	0.3	0.5714	0.7143	0.8095	0.8667	0.903	0.9273	0.9441	0.956	0.9648	0.9714	0.9765	0.9804	0.9835	0.986
8	0.1	0.3429	0.5	0.6548	0.75	0.8182	0.8836	0.8915	0.9176	0.9341	0.9464	0.9559	0.9632	0.969	0.9737
9		0.1429	0.2857	0.4643	0.5833	0.6909	0.7636	0.8182	0.8571	0.8857	0.9071	0.9235	0.9363	0.9463	0.9544
10		0.0286	0.107	0.2857	0.4167	0.5455	0.6364	0.7168	0.7747	0.8198	0.8536	0.8794	0.8995	0.9154	0.9281
11			0.0357	0.1429	0.25	0.3939	0.5	0.5979	0.6703	0.7341	0.7821	0.8206	0.8505	0.8741	0.893
12				0.0595	0.1333	0.2606	0.3636	0.4755	0.5604	0.6374	0.6964	0.7485	0.7892	0.8225	0.8491
13				0.0119	0.05	0.1455	0.2364	0.3497	0.4396	0.5297	0.6	0.6632	0.7132	0.7575	0.793
14					0.0167	0.0727	0.1364	0.2413	0.3297	0.4242	0.5	0.5735	0.6324	0.6852	0.7281
15						0.0303	0.0727	0.1503	0.2253	0.3209	0.4	0.4797	0.5441	0.6058	0.6561
16						0.0061	0.0273	0.0839	0.1429	0.2286	0.3036	0.3868	0.4559	0.5232	0.5789
17							0.0091	0.042	0.0824	0.1516	0.2179	0.2985	0.3676	0.4396	0.5
18								0.0175	0.044	0.0945	0.1464	0.2206	0.2868	0.3591	0.4211
19								0.0035	0.0165	0.0527	0.0929	0.1529	0.2108	0.2817	0.3439
20									0.0055	0.0264	0.0536	0.1015	0.1495	0.2136	0.2719
21									0.011	0.0286	0.0632	0.1005	0.1548	0.207
22									0.0022	0.0107	0.0353	0.0637	0.1073	0.1509
23										0.0036	0.0176	0.0368	0.0712	0.107

$n_1 = 3$

x	$n_2=3$	$n_2=4$	$n_2=5$	$n_2=6$	$n_2=7$	$n_2=8$	$n_2=9$	$n_2=10$	$n_2=11$	$n_2=12$	$n_2=13$	$n_2=14$	$n_2=15$	$n_2=16$	$n_2=17$
24												0.0074	0.0196	0.0444	0.0719
25												0.0015	0.0074	0.0248	0.0456
26													0.0025	0.0124	0.0263
27														0.0052	0.014
28														0.001	0.0053
29															0.0018

$n_1 = 4$

x	$n_2=4$	$n_2=5$	$n_2=6$	$n_2=7$	$n_2=8$	$n_2=9$	$n_2=10$	$n_2=11$	$n_2=12$	$n_2=13$	$n_2=14$	$n_2=15$	$n_2=16$
6	1	1	1	1	1	1	1	1	1	1	1	1	1
7	0.9857	0.9921	0.9952	0.997	0.998	0.9986	0.999	0.9993	0.9995	0.9996	0.9997	0.9997	0.9998
8	0.9286	0.9603	0.9762	0.9848	0.9899	0.993	0.995	0.9963	0.9973	0.9979	0.9984	0.9987	0.999
9	0.8	0.8889	0.9333	0.9576	0.9717	0.9804	0.986	0.9897	0.9923	0.9941	0.9954	0.9964	0.9971
10	0.6288	0.7778	0.8571	0.9091	0.9394	0.958	0.97	0.978	0.9835	0.9874	0.9902	0.9923	0.9938
11	0.3714	0.6032	0.7333	0.8242	0.8788	0.9161	0.9401	0.956	0.967	0.9748	0.9804	0.9845	0.9876
12	0.2	0.4286	0.581	0.7152	0.798	0.8573	0.8961	0.9238	0.9429	0.9563	0.966	0.9732	0.9785
13	0.0714	0.2619	0.419	0.5818	0.6889	0.7762	0.8342	0.8769	0.9066	0.9286	0.9444	0.9561	0.9649
14	0.0143	0.1349	0.2667	0.4424	0.5677	0.6783	0.7542	0.8154	0.8582	0.8908	0.9144	0.9324	0.9459
15		0.0476	0.1429	0.303	0.4323	0.565	0.6953	0.7385	0.7951	0.8408	0.8742	0.9002	0.9197
16		0.0159	0.0667	0.1939	0.3111	0.4503	0.5554	0.652	0.7225	0.7811	0.8245	0.8599	0.8867
17			0.0238	0.1061	0.202	0.3357	0.4446	0.5546	0.6374	0.7101	0.7647	0.8101	0.8448
18			0.0048	0.0515	0.1212	2378	0.3407	0.4564	0.5473	0.6319	0.6967	0.7528	0.7961
19				0.0182	0.0606	0.1538	0.2458	0.359	0.4527	0.5471	0.6209	0.6873	0.7391
20				0.0061	0.0283	0.0923	0.1658	0.2711	0.3623	0.4613	0.5412	0.6166	0.6764
21					0.0101	0.049	0.1039	0.1934	0.2775	0.3761	0.4588	0.5413	0.6078
22					0.002	0.0238	0.0599	0.1319	0.2049	0.2979	0.3791	0.4654	0.5386
23						0.0084	0.03	0.0821	0.1418	0.2261	0.3033	0.3896	0.4632
24						0.0028	0.014	0.0484	0.0934	0.1655	0.2353	0.3189	0.3922
25							0.005	0.0256	0.0571	0.1151	0.1755	0.2531	0.3236
26							0.001	0.0125	0.033	0.0765	0.1258	0.1953	0.2609
27								0.0044	0.0165	0.0471	0.0856	0.145	0.2039
28								0.0015	0.0077	0.0277	0.0556	0.1042	0.1552
29									0.0027	0.0147	0.034	0.0712	0.1133
30									0.0005	0.0071	0.0196	0.047	0.0803
31										0.0025	0.0098	0.0289	0.0541
32										0.0008	0.0046	0.017	0.0351
33											0.0016	0.009	0.0215
34											0.0003	0.0044	0.0124
35												0.0015	0.0062
36												0.0005	0.0029
37													0.001
38													0.0002

续　表

x	$n_2=5$	$n_2=6$	$n_2=7$	$n_2=8$	$n_2=9$	$n_2=10$	$n_2=11$	$n_2=12$	$n_2=13$	$n_2=14$	$n_2=15$
					$n_1=5$						
9	1.0000	1.0000	1.0000	1.0000	1.0000	1.0000	1.0000	1.0000	1.0000	1.0000	1.0000
10	0.9921	0.9957	0.9975	0.9984	0.9990	0.9993	0.9995	0.9997	0.9998	0.9998	0.9999
11	0.9762	0.9870	0.9924	0.9953	0.9970	0.9980	0.9986	0.9990	0.9993	0.9995	0.9960
12	0.9286	0.9610	0.9773	0.9880	0.9910	0.9940	0.9959	0.9971	0.9979	0.9985	0.9988
13	0.8492	0.9156	0.9495	0.9689	0.9800	0.9867	0.9908	0.9935	0.9953	0.9966	0.9974
14	0.7302	0.8420	0.9015	0.9386	0.9600	0.9734	0.9817	0.9871	0.9907	0.9931	0.9948
15	0.5873	0.7446	0.8333	0.8936	0.9291	0.9734	0.9670	0.9767	0.9832	0.9876	0.9907
16	0.4127	0.6147	0.7374	0.8275	0.8821	0.9524	0.9437	0.9601	0.9711	0.9787	0.9840
17	0.2698	0.4805	0.6237	0.7451	0.8212	0.9197	0.9116	0.9368	0.9538	0.9659	0.9743
18	0.1508	0.3463	0.5000	0.6457	0.7423	0.8761	0.8681	0.9047	0.9295	0.9476	0.9804
19	0.0714	0.2294	0.3763	0.5385	0.6523	0.8182	0.8132	0.8633	0.8978	0.9235	0.9417
20	0.0238	0.1342	0.2626	0.4266	0.5514	0.7483	0.7468	0.8116	0.8569	0.8920	0.9171
21	0.0079	0.0693	0.1667	0.3209	0.4486	0.6663	0.6708	0.7508	0.8079	0.8533	0.8861
22		0.0303	0.0985	0.2269	0.3477	0.5771	0.5870	0.6810	0.7498	0.8067	0.8483
23		0.0108	0.0505	0.1507	0.2577	0.4832	0.5000	0.6054	0.6846	0.7530	0.8038
24		0.0022	0.0227	0.0917	0.1788	0.3916	0.4130	0.5254	0.6130	0.6923	0.7523
25			0.0076	0.0513	0.1179	0.3044	0.3292	0.4449	0.5383	0.6267	0.6950
26			0.0025	0.0249	0.0709	0.2268	0.2532	0.3662	0.4617	0.5572	0.6329
27				0.0109	0.0400	0.1608	0.1868	0.2928	0.3870	0.4864	0.5673
28				0.0039	0.0200	0.1086	0.1319	0.2262	0.3154	0.4157	0.5000
29				0.0008	0.0090	0.0686	0.0884	0.1690	0.2502	0.3478	0.4327
30					0.0030	0.0406	0.0563	0.1214	0.1921	0.2840	0.3671
31					0.0010	0.0220	0.0330	0.0835	0.1431	0.2262	0.3050
32						0.0107	0.0183	0.0546	0.1022	0.1751	0.2477
33						0.0017	0.0092	0.0339	0.0705	0.1318	0.1962
34						0.0003	0.0041	0.0197	0.0462	0.0960	0.1517
35							0.0014	0.0107	0.0289	0.0675	0.1139
36							0.0005	0.0052	0.0168	0.0455	0.0829
37								0.0023	0.0093	0.0294	0.0583
38								0.0008	0.0047	0.0181	0.0396
39								0.0002	0.0021	0.0105	0.0257
40									0.0007	0.0057	0.0160
41									0.0002	0.0028	0.0093
42										0.0012	0.0052
43										0.0004	0.0026
44										0.0001	0.0012
45											0.0004
46											0.0001

					$n_1 = 6$				
x	$n_2 = 6$	$n_2 = 7$	$n_2 = 8$	$n_2 = 9$	$n_2 = 10$	$n_2 = 11$	$n_2 = 12$	$n_2 = 13$	$n_2 = 14$
12	1.0000	1.0000	1.0000	1.0000	1.0000	1.0000	1.0000	1.0000	1.0000
13	0.9989	0.9994	0.9997	0.9998	0.9999	0.9999	0.9999	1.0000	1.0000
14	0.9946	0.9971	0.9983	0.9990	0.9994	0.9996	0.9997	0.9998	0.9999
15	0.9848	0.9918	0.9953	0.9972	0.9983	0.9989	0.9992	0.9995	0.9996
16	0.9632	0.9802	0.9887	0.9932	0.9958	0.9973	0.9982	0.9987	0.9991
17	0.9264	0.9592	0.9760	0.9856	0.9910	0.9942	0.9961	0.9973	0.9981
18	0.8658	0.9242	0.9547	0.9724	0.9825	0.9887	0.9925	0.9948	0.9964
19	0.7846	0.8735	0.9217	0.9518	0.9692	0.9799	0.9865	0.9907	0.9935
20	0.6807	0.8048	0.8751	0.9215	0.9487	0.9663	0.9772	0.9843	0.9890
21	0.5849	0.7203	0.8139	0.8803	0.9202	0.9469	0.9636	0.9749	0.9823
22	0.4351	0.6189	0.7366	0.8260	0.8812	0.9199	0.9445	0.9613	0.9725
23	0.3193	0.5122	0.6474	0.7600	0.8322	0.8849	0.9190	0.9431	0.9591
24	0.2154	0.4038	0.5501	0.6829	0.7717	0.8407	0.8860	0.9191	0.9413
25	0.1342	0.3030	0.4499	0.5984	0.7025	0.7877	0.8451	0.8887	0.9184
26	0.0736	0.2133	0.3526	0.5085	0.6246	0.7259	0.7962	0.8514	0.8896
27	0.0368	0.1410	0.2634	0.4190	0.5425	0.6574	0.7398	0.8074	0.8549
28	0.0152	0.0851	0.1861	0.3323	0.4575	0.5831	0.6765	0.7564	0.8138
29	0.0054	0.0484	0.1249	0.2543	0.3754	0.5065	0.6082	0.6996	0.7668
30	0.0011	0.0239	0.0783	0.1860	0.2975	0.4292	0.5346	0.6376	0.7139
31		0.0105	0.0453	0.1303	0.2283	0.3549	0.4636	0.5723	0.6566
32		0.0035	0.0240	0.0859	0.1678	0.2851	0.3918	0.5049	0.5954
33		0.0012	0.0113	0.0539	0.1188	0.2226	0.3235	0.4376	0.5322
34			0.0047	0.0312	0.0798	0.1678	0.2602	0.3716	0.4678
35			0.0017	0.0170	0.0513	0.1226	0.2038	0.3094	0.4046
36			0.0003	0.0082	0.0308	0.0859	0.1549	0.2518	0.3434
37				0.0036	0.0175	0.0579	0.1140	0.2002	0.2861
38				0.0012	0.0090	0.0370	0.0810	0.1550	0.2332
39				0.0004	0.0042	0.0226	0.0555	0.1170	0.1882
40					0.0017	0.0128	0.0364	0.0855	0.1451
41					0.0006	0.0069	0.0228	0.0608	0.1104
42					0.0001	0.0033	0.0135	0.0415	0.0816
43						0.0015	0.0075	0.0274	0.0587
44						0.0005	0.0039	0.0172	0.0409
45						0.0002	0.0018	0.0104	0.0275
46							0.0008	0.0058	0.0177
47							0.0003	0.0031	0.0110
48							0.0001	0.0015	0.0065
49								0.0007	0.0036
50								0.0002	0.0019
51								0.0001	0.0009
52									0.0004
53									0.0001
54									0.0000

续　表

				$n_1 = 7$			
x	$n_2 = 7$	$n_2 = 8$	$n_2 = 9$	$n_2 = 10$	$n_2 = 11$	$n_2 = 12$	$n_2 = 13$
16	1.0000	1.0000	1.0000	1.0000	1.0000	1.0000	1.0000
17	0.9994	0.9997	0.9998	0.9999	1.0000	1.0000	1.0000
18	0.9983	0.9991	0.9995	0.9997	0.9998	0.9999	0.9999
19	0.9948	0.9972	0.9984	0.9991	0.9994	0.9996	0.9998
20	0.9878	0.9935	0.9963	0.9978	0.9987	0.9992	0.9995
21	0.9744	0.9862	0.9921	0.9954	0.9972	0.9982	0.9988
22	0.9534	0.9744	0.9851	0.9912	0.9946	0.9966	0.9978
23	0.9196	0.9549	0.9734	0.9841	0.9901	0.9937	0.9959
24	0.8730	0.9270	0.9559	0.9734	0.9833	0.9893	0.9930
25	0.8106	0.8878	0.9306	0.9574	0.9729	0.9826	0.9885
26	0.7348	0.8375	0.8965	0.9354	0.9583	0.9730	0.9820
27	0.6463	0.7748	0.8523	0.9059	0.9381	0.9595	0.9727
28	0.5507	0.7021	0.7981	0.8685	0.9118	0.9415	0.9602
29	0.4493	0.6194	0.7336	0.8221	0.8782	0.9181	0.9435
30	0.3537	0.5324	0.6608	0.7676	0.8374	0.8889	0.9223
31	0.2652	0.4435	0.5820	0.7052	0.7887	0.8532	0.8958
32	0.1894	0.3577	0.5000	0.6368	0.7333	0.8111	0.8637
33	0.1270	0.2777	0.4180	0.5637	0.6714	0.7626	0.8258
34	0.0804	0.2075	0.3392	0.4888	0.6050	0.7085	0.7822
35	0.0466	0.1478	0.2664	0.4139	0.5353	0.6494	0.7332
36	0.0256	0.1005	0.2019	0.3421	0.4647	0.5869	0.6795
37	0.0122	0.0648	0.1477	0.2753	0.3950	0.5220	0.6219
38	0.0054	0.0393	0.1035	0.2154	0.3286	0.4568	0.5616
39	0.0017	0.0221	0.0694	0.1633	0.2667	0.3925	0.5000
40	0.0006	0.0115	0.0441	0.1199	0.2113	0.3311	0.4384
41		0.0053	0.0266	0.0847	0.1626	0.2735	0.3781
42		0.0022	0.0149	0.0576	0.1218	0.2213	0.3205
43		0.0008	0.0079	0.0375	0.0882	0.1749	0.2668
44		0.0002	0.0037	0.0233	0.0619	0.1350	0.2178
45			0.0016	0.0136	0.0417	0.1014	0.1742
46			0.0005	0.0075	0.0271	0.0742	0.1363
47			0.0002	0.0038	0.0167	0.0526	0.1042
48				0.0017	0.0099	0.0361	0.0777
49				0.0007	0.0054	0.0239	0.0565
50				0.0003	0.0028	0.0152	0.0398
51				0.0001	0.0013	0.0092	0.0273
52					0.0006	0.0053	0.0180
53					0.0002	0.0029	0.0115
54					0.0001	0.0015	0.0070
55						0.0007	0.0041
56						0.0003	0.0022
57						0.0001	0.0012
58						0.0000	0.0005
59							0.0002
60							0.0001
61							0.0000

	$n_1 = 8$				
x	$n_2 = 8$	$n_2 = 9$	$n_2 = 10$	$n_2 = 11$	$n_2 = 12$
20	1. 0000	1. 0000	1. 0000	1. 0000	1. 0000
21	0. 9999	1. 0000	1. 0000	1. 0000	1. 0000
22	0. 9996	0. 9998	0. 9999	0. 9999	1. 0000
23	0. 9989	0. 9994	0. 9997	0. 9998	0. 9999
24	0. 9974	0. 9986	0. 9992	0. 9996	0. 9997
25	0. 9941	0. 9969	0. 9983	0. 9990	0. 9994
26	0. 9885	0. 9938	0. 9965	0. 9980	0. 9988
27	0. 9789	0. 9886	0. 9935	0. 9962	0. 9977
28	0. 9643	0. 9804	0. 9887	0. 9934	0. 9960
29	0. 9428	0. 9680	0. 9813	0. 9889	0. 9932
30	0. 9133	0. 9504	0. 9704	0. 9823	0. 9890
31	0. 8737	0. 9262	0. 9551	0. 9728	0. 9830
32	0. 8246	0. 8947	0. 9344	0. 9598	0. 9745
33	0. 7650	0. 8549	0. 9075	0. 9423	0. 9629
34	0. 6970	0. 8069	0. 8783	0. 9199	0. 9477
35	0. 6212	0. 7508	0. 8328	0. 8918	0. 9281
36	0. 5413	0. 6877	0. 7847	0. 8578	0. 9038
37	0. 4587	0. 6184	0. 7296	0. 8174	0. 8742
38	0. 3788	0. 5457	0. 6686	0. 7710	0. 8392
39	0. 3030	0. 4714	0. 6031	0. 7189	0. 7986
40	0. 2350	0. 3983	0. 5347	0. 6621	0. 7528
41	0. 1754	0. 3281	0. 4653	0. 6015	0. 7022
42	0. 1263	0. 2636	0. 3969	0. 5386	0. 6476
43	0. 0867	0. 2055	0. 3314	0. 4746	0. 5898
44	0. 0572	0. 1557	0. 2704	0. 4113	0. 5302
45	0. 0357	0. 1139	0. 2153	0. 3500	0. 4698
46	0. 0211	0. 0807	0. 1672	0. 2925	0. 4102
47	0. 0115	0. 0548	0. 1262	0. 2394	0. 3524
48	0. 0059	0. 0358	0. 0925	0. 1919	0. 2978
49	0. 0026	0. 0221	0. 0656	0. 1503	0. 2472
50	0. 0011	0. 0131	0. 0449	0. 1150	0. 2014
51	0. 0004	0. 0072	0. 0296	0. 0856	0. 1608
52	0. 0001	0. 0037	0. 0178	0. 0621	0. 1258
53		0. 0017	0. 0113	0. 0437	0. 0962
54		0. 0007	0. 0065	0. 0298	0. 0719
55		0. 0002	0. 0035	0. 0196	0. 0523
56		0. 0001	0. 0017	0. 0124	0. 0371
57			0. 0008	0. 0075	0. 0255
58			0. 0003	0. 0043	0. 0170
59			0. 0001	0. 0023	0. 0110
60			0. 0000	0. 0012	0. 0068
61				0. 0006	0. 0040

续　表

			$n_1 = 8$		
x	$n_2 = 8$	$n_2 = 9$	$n_2 = 10$	$n_2 = 11$	$n_2 = 12$
62				0.0002	0.0023
63				0.0001	0.0012
64				0.0000	0.0006
65					0.0003
66					0.0001
67					0.0000
68					0.0000

		$n_1 = 9$			$n_1 = 10$	
	x	$n_2 = 9$	$n_2 = 10$	$n_2 = 11$	x	$n_2 = 10$
	25	1.0000	1.0000	1.0000	30	1.0000
	26	1.0000	1.0000	1.0000	31	1.0000
	27	0.9999	0.9999	1.0000	32	1.0000
	28	0.9996	0.9998	0.9999	33	0.9999
	29	0.9991	0.9995	0.9997	34	0.9998
	30	0.9981	0.9990	0.9995	35	0.9996
	31	0.9963	0.9980	0.9989	36	0.9992
	32	0.9932	0.9964	0.9980	37	0.9984
	33	0.9882	0.9937	0.9964	38	0.9971
	34	0.9805	0.9894	0.9940	39	0.9951
	35	0.9695	0.9831	0.9903	40	0.9920
	36	0.9540	0.9741	0.9849	41	0.9874
	37	0.9332	0.9618	0.9773	42	0.9808
	38	0.9062	0.9453	0.9669	43	0.9718
	39	0.8724	0.9240	0.9532	44	0.9597
	40	0.8313	0.8972	0.9355	45	0.9440
	41	0.7833	0.8646	0.9133	46	0.9239
	42	0.7283	0.8259	0.8862	47	0.8993
	43	0.6677	0.7813	0.8538	48	0.8694
	44	0.6025	0.7310	0.8160	49	0.8344
	45	0.5346	0.6759	0.7731	50	0.7940
	46	0.4654	0.6166	0.7251	51	0.7486
	47	0.3975	0.5548	0.6729	52	0.6986
	48	0.3323	0.4916	0.6173	53	0.6449
	49	0.2717	0.4287	0.5593	54	0.5881
	50	0.2167	0.3673	0.5000	55	0.5296
	51	0.1687	0.3092	0.4407	56	0.4704
	52	0.1276	0.3092	0.3827	57	0.4119
	53	0.0938	0.2552	0.3271	58	0.3551
	54	0.0668	0.2064	0.2749	59	0.3014
	55	0.0460	0.1632	0.2269	60	0.2514
	56	0.0305	0.1262	0.1840	61	0.2060

续　表

	$n_1 = 9$			$n_1 = 10$	
x	$n_2 = 9$	$n_2 = 10$	$n_2 = 11$	x	$n_2 = 10$
57	0.0195	0.0952	0.1462	62	0.1656
58	0.0118	0.0700	0.1138	63	0.1306
59	0.0068	0.0500	0.0867	64	0.1007
60	0.0037	0.0347	0.0645	65	0.0761
61	0.0019	0.0232	0.0468	66	0.0560
62	0.0009	0.0150	0.0331	67	0.0403
63	0.0004	0.0093	0.0227	68	0.0282
64	0.0001	0.0056	0.0151	69	0.0192
65	0.0000	0.0031	0.0097	70	0.0126
66		0.0017	0.0060	71	0.0080
67		0.0008	0.0036	72	0.0049
68		0.0004	0.0020	73	0.0029
69		0.0002	0.0011	74	0.0016
70		0.0001	0.0005	75	0.0008
71		0.0000	0.0003	76	0.0004
72			0.0001	77	0.0002
73			0.0000	78	0.0001
74			0.0000	79	0.0000
				80	0.0000

附表 18　平方秩检验统计量分位数表

n	P	$m = 3$	4	5	6	7	8	9	10
3	0.005	14	14	14	14	14	14	21	21
	0.01	14	14	14	14	21	21	26	26
	0.025	14	14	21	26	29	30	35	41
	0.05	21	21	26	30	38	42	49	54
	0.10	26	29	35	42	50	59	69	77
	0.90	65	90	117	149	182	221	260	305
	0.95	70	101	129	161	197	238	285	333
	0.975	77	110	138	170	213	257	308	362
	0.99	77	110	149	194	230	285	329	394
	0.995	77	110	149	194	245	302	346	413
4	0.005	30	30	30	39	39	46	50	54
	0.01	30	30	39	46	50	51	62	66
	0.025	30	39	50	54	63	71	78	90
	0.05	39	50	57	66	78	90	102	114
	0.10	50	62	71	85	99	114	130	149
	0.90	444	142	182	222	270	321	375	435
	0.95	119	154	197	246	294	350	413	476

续　表

n	P	m = 3	4	5	6	7	8	9	10
	0.975	126	165	206	255	311	374	439	510
	0.99	126	174	219	270	334	401	470	545
	0.995	126	174	230	281	351	414	494	567
5	0.005	55	55	66	75	79	88	99	110
	0.01	55	66	75	82	90	103	115	127
	0.025	66	79	88	100	114	130	145	162
	0.05	75	88	103	120	135	155	175	195
	0.10	87	103	121	142	163	187	212	239
	0.90	169	214	264	319	379	445	514	591
	0.95	178	228	282	342	410	479	558	639
	0.975	183	235	297	363	433	508	592	680
	0.99	190	246	310	382	459	543	631	727
	0.995	190	255	319	391	478	559	654	754
6	0.005	91	104	115	124	136	152	167	182
	0.01	91	115	124	139	155	175	191	210
	0.025	115	130	143	164	184	208	231	255
	0.05	124	139	164	187	211	239	268	299
	0.10	136	163	187	215	247	280	315	352
	0.90	243	300	364	435	511	592	679	772
	0.95	255	319	386	463	545	634	730	831
	0.975	259	331	406	486	574	670	771	880
	0.99	271	339	424	511	607	706	817	935
	0.995	271	346	431	526	624	731	847	970
7	0.005	140	155	172	195	212	235	257	280
	0.01	155	172	191	212	236	260	287	315
	0.025	172	195	217	245	274	305	338	372
	0.05	188	212	240	274	308	344	384	425
	0.10	203	236	271	308	350	394	440	489
	0.90	335	407	487	572	665	764	871	984
	0.95	347	428	515	608	707	814	929	1051
	0.975	356	443	536	635	741	856	909	1108
	0.99	364	456	560	664	779	900	1032	1172
	0.995	371	467	571	683	803	929	1067	1212
8	0.005	204	236	260	284	311	340	368	401
	0.01	221	249	276	309	340	372	408	445
	0.025	249	276	311	345	384	425	468	513

n	P	$m=3$	4	5	6	7	8	9	10
	0.05	268	300	340	381	426	473	524	576
	0.10	285	329	374	423	476	531	590	652
	0.90	447	536	632	735	846	965	1091	1224
	0.95	464	560	664	776	896	1023	1159	1303
	0.975	476	579	689	807	935	1071	1215	1368
	0.99	485	599	716	840	980	1124	1277	1442
	0.995	492	604	731	863	1005	1156	1319	1489
9	0.005	304	325	361	393	429	466	508	549
	0.01	321	349	384	423	464	508	553	601
	0.025	342	380	423	469	517	570	624	682
	0.05	365	406	457	510	567	626	689	755
	0.10	390	444	501	561	625	694	766	843
	0.90	581	689	803	925	1056	1195	1343	1498
	0.95	601	717	840	972	1112	1261	1420	1587
	0.975	615	741	870	1009	1158	1317	1485	1662
	0.99	624	757	900	1049	1209	1377	1556	1745
	0.995	629	769	916	1073	1239	1417	1601	1798
10	0.005	406	448	486	526	573	620	672	725
	0.01	425	470	513	561	613	667	725	785
	0.025	457	505	560	616	677	741	808	879
	0.05	486	539	601	665	734	806	883	963
	0.10	514	580	649	724	801	885	972	1064
	0.90	742	866	1001	1144	1296	1457	1627	1806
	0.95	765	901	1045	1197	1360	1533	1715	1907
	0.975	778	925	1078	1241	1413	1596	1788	1991
	0.99	793	949	1113	1286	1470	1664	1869	2085
	0.995	798	961	1130	1314	1505	1708	1921	2145

附表 19 皮克罗-威尔克（Shapiro-Wilk）检验统计量分位数表

	$P=0.01$	0.02	0.05	0.1	0.5	0.9	0.95	0.98	0.99
$n=3$	0.753	0.756	0.767	0.789	0.959	0.998	0.999	1	1
4	0.687	0.707	0.748	0.792	0.935	0.987	0.992	0.996	0.997
5	0.686	0.715	0.762	0.806	0.927	0.979	0.986	0.991	0.993
6	0.713	0.743	0.788	0.826	0.927	0.974	0.981	0.986	0.989
7	0.73	0.76	0.803	0.838	0.928	0.972	0.979	0.985	0.988
8	0.749	0.778	0.818	0.851	0.932	0.972	0.978	0.984	0.987
9	0.764	0.791	0.829	0.859	0.935	0.972	0.978	0.984	0.986
10	0.781	0.806	0.842	0.869	0.938	0.972	0.978	0.983	0.986

续　表

	P = 0.01	0.02	0.05	0.1	0.5	0.9	0.95	0.98	0.99
11	0.792	0.817	0.85	0.876	0.94	0.973	0.979	0.984	0.986
12	0.805	0.828	0.859	0.883	0.943	0.973	0.979	0.984	0.986
13	0.814	0.837	0.866	0.889	0.945	0.974	0.979	0.984	0.986
14	0.825	0.846	0.874	0.895	0.947	0.975	0.98	0.984	0.986
15	0.835	0.855	0.881	0.901	0.95	0.975	0.981	0.984	0.987
16	0.844	0.863	0.887	0.906	0.952	0.976	0.981	0.985	0.987
17	0.851	0.869	0.892	0.91	0.954	0.977	0.982	0.985	0.987
18	0.858	0.874	0.897	0.914	0.956	0.978	0.982	0.986	0.988
19	0.863	0.879	0.901	0.917	0.957	0.978	0.983	0.986	0.988
20	0.868	0.884	0.905	0.92	0.959	0.979	0.983	0.987	0.988
21	0.873	0.888	0.908	0.923	0.96	0.98	0.984	0.987	0.989
22	0.878	0.892	0.911	0.926	0.961	0.98	0.984	0.987	0.989
23	0.881	0.895	0.914	0.928	0.962	0.981	0.984	0.987	0.989
24	0.884	0.898	0.916	0.93	0.963	0.981	0.985	0.988	0.989
25	0.888	0.901	0.918	0.931	0.964	0.981	0.985	0.988	0.989
26	0.891	0.904	0.92	0.933	0.965	0.982	0.985	0.988	0.989
27	0.894	0.906	0.923	0.935	0.965	0.982	0.985	0.988	0.99
28	0.896	0.908	0.924	0.936	0.966	0.982	0.985	0.988	0.99
29	0.898	0.91	0.926	0.937	0.966	0.982	0.985	0.988	0.99
30	0.9	0.912	0.927	0.939	0.967	0.983	0.986	0.988	0.99
31	0.902	0.914	0.929	0.94	0.967	0.983	0.986	0.988	0.99
32	0.904	0.915	0.93	0.941	0.968	0.983	0.986	0.989	0.99
33	0.906	0.917	0.931	0.942	0.968	0.983	0.986	0.989	0.99
34	0.908	0.919	0.933	0.943	0.969	0.983	0.986	0.989	0.99
35	0.91	0.92	0.934	0.944	0.969	0.984	0.986	0.989	0.99
36	0.912	0.922	0.935	0.945	0.97	0.984	0.987	0.989	0.99
37	0.914	924	0.936	0.946	0.97	0.984	0.987	0.989	0.99
38	0.916	0.925	0.938	0.947	0.971	0.984	0.987	0.989	0.99
39	0.917	0.927	0.939	0.948	0.971	0.984	0.987	0.989	0.991
40	0.919	0.928	0.94	0.949	0.972	0.985	0.987	0.989	0.991
41	0.92	0.929	0.941	0.95	0.972	0.985	0.987	0.989	0.991
42	0.922	0.93	0.942	0.951	0.972	0.985	0.987	0.989	0.991
43	0.923	0.932	0.943	0.951	0.973	0.985	0.987	0.99	0.991
44	0.924	0.933	0.944	0.952	0.973	0.985	0.988	0.99	0.991
45	0.926	0.934	0.945	0.953	0.973	0.985	0.988	0.99	0.991
46	0.927	0.935	0.945	0.953	0.974	0.985	0.988	0.99	0.991
47	0.928	0.936	0.946	0.954	0.974	0.985	0.988	0.99	0.991
48	0.929	0.937	0.947	0.954	0.974	0.985	0.988	0.99	0.991
49	0.929	0.937	0.974	0.955	0.974	0.985	0.988	0.99	0.991
50	0.93	0.938	0.947	0.955	0.974	0.985	0.988	0.99	0.991

附表 20　利耶福什（Lilliefors）指数分布检验统计量的分位数表

	$P=0.05$	0.1	0.2	0.3	0.5	0.7	0.8	0.9	0.95	0.99
$n=2$	0.3127	0.32	0.3337	0.3617	0.4337	0.5034	0.5507	0.5934	0.6133	0.6284
3	0.2299	0.2544	0.2899	0.3166	0.3645	0.4122	0.4508	0.5111	0.5508	0.6003
4	0.2072	0.2281	0.2545	0.2766	0.3163	0.3685	0.4007	0.4442	0.4844	0.5574
5	0.1884	0.2052	0.229	0.2483	0.2877	0.3317	0.3603	0.4045	0.422	0.5127
6	0.1726	0.1882	0.2102	0.229	0.2645	0.3045	0.332	0.3732	0.4085	0.4748
7	0.1604	0.175	0.1961	0.2136	0.2458	0.2838	0.3098	0.3481	0.3811	0.4459
8	0.1506	0.1646	0.1845	0.2006	0.2309	0.2671	0.2914	0.3274	0.359	0.4208
9	0.1426	0.1561	0.1746	0.1897	0.2186	0.2529	0.2758	0.3101	0.3404	0.3995
10	0.1359	0.1486	0.1661	0.1805	0.2082	0.2407	0.2626	0.2955	0.3244	0.3813
12	0.1249	0.1364	0.1524	0.1657	0.1912	0.2209	0.2411	0.2714	0.2981	0.3511
14	0.1162	0.1268	0.1418	0.1542	0.1778	0.2054	0.2242	0.2525	0.2774	0.3272
6	0.1091	0.1191	0.1332	0.1448	0.1669	0.1929	0.2105	0.2371	0.2606	0.3076
18	0.1032	0.1127	0.126	0.1369	0.1578	0.1824	0.199	0.2242	0.2465	0.2911
20	0.0982	0.1073	0.1199	0.1303	0.1501	0.1735	0.1893	0.2132	0.2345	0.2771
22	0.0939	0.1025	0.1146	0.1245	0.1434	0.1657	0.1809	0.2038	0.2241	0.2649
24	0.0901	0.0984	0.1099	0.1195	0.1376	0.159	0.1735	0.1954	0.215	0.2542
26	0.0868	0.0947	0.1058	0.115	0.1324	0.153	0.167	0.1881	0.2069	0.2447
28	0.0838	0.0914	0.1021	0.111	0.1278	0.1477	0.1611	0.1815	0.1997	0.2362
30	0.0811	0.0885	0.0988	0.1074	0.1236	0.1428	0.1559	0.1756	0.1932	0.2286
35	0.0754	0.0822	0.0918	0.0997	0.1148	0.1326	0.1447	0.163	0.1793	0.2123
40	0.0707	0.0771	0.0861	0.0935	0.1077	0.1243	0.1356	0.1528	0.1681	0.199
45	0.0668	0.0729	0.0814	0.0884	0.1017	0.1174	0.1281	0.1443	0.1588	0.188
50	0.0636	0.0693	0.0774	0.084	0.0966	0.1116	0.1217	0.1371	0.1509	0.1787
60	0.0582	0.0635	0.0708	0.0769	0.0885	0.1021	0.1114	0.1255	0.1381	0.1635
70	0.0541	0.0589	0.0658	0.0714	0.0821	0.0946	0.1033	0.1164	0.1281	0.1517
80	0.0507	0.0553	0.0616	0.0669	0.0769	0.0887	0.0968	0.109	0.12	0.1421
90	0.0479	0.0522	0.0582	0.0632	0.0726	0.0838	0.0914	0.1029	0.1132	0.1341
$n=100$	0.0455	0.0496	0.0553	0.06	0.069	0.0796	0.0868	0.0977	0.1075	0.1274
$n>100$ 时的近似值	$\dfrac{0.4550}{\sqrt{n}}$	$\dfrac{0.4959}{\sqrt{n}}$	$\dfrac{0.5530}{\sqrt{n}}$	$\dfrac{0.6000}{\sqrt{n}}$	$\dfrac{0.6898}{\sqrt{n}}$	$\dfrac{0.7957}{\sqrt{n}}$	$\dfrac{0.8678}{\sqrt{n}}$	$\dfrac{0.9773}{\sqrt{n}}$	$\dfrac{1.0753}{\sqrt{n}}$	$\dfrac{1.2743}{\sqrt{n}}$

附表 21（1）　乔卡契尔-特波斯特拉（Jonkheere-Terpstra）检验统计量 J 界值表（a）（括号中数字为精确显著性水平）

n_1	n_2	n_3	$\alpha=0.5$	$\alpha=0.2$	$\alpha=0.1$	$\alpha=0.005$	$\alpha=0.0025$	$\alpha=0.01$	$\alpha=0.005$
2	2	2	6（0.57778）	8（0.28889）	9（0.16667）	10（0.08889）	10（0.03333）	12（0.01111）	12（0.01111）
			7（0.42222）	9（0.16667）	10（0.08889）	11（0.03333）	12（0.01111）		
2	2	3	8（0.56190）	11（0.21905）	12（0.13810）	13（0.07619）	14（0.03810）	15（0.01429）	15（0.01429）
			9（0.43810）	12（0.13810）	13（0.07619）	14（0.03810）	15（0.01429）	16（0.00476）	16（0.00476）
2	2	4	10（0.55238）	13（0.25714）	15（0.11667）	16（0.07143）	17（0.03810）	18（0.01905）	19（0.00714）
			11（0.44762）	14（0.18095）	16（0.07143）	17（0.03810）	18（0.01905）	19（0.00714）	20（0.00238）
2	2	5	12（0.54497）	16（0.21561）	18（0.10450）	19（0.06614）	20（0.03968）	22（0.01058）	22（0.01058）

续　表

n_1	n_2	n_3	$\alpha=0.5$	$\alpha=0.2$	$\alpha=0.1$	$\alpha=0.005$	$\alpha=0.0025$	$\alpha=0.01$	$\alpha=0.005$
			13 (0.45503)	17 (0.15344)	19 (0.06614)	20 (0.03968)	21 (0.02116)	23 (0.00397)	23 (0.00397)
2	2	6	14 (0.53968)	18 (0.24444)	20 (0.13571)	22 (0.09349)	23 (0.03968)	25 (0.01270)	26 (0.00635)
			15 (0.46032)	19 (0.18492)	21 (0.09444)	23 (0.03968)	24 (0.02381)	26 (0.00635)	27 (0.00238)
2	2	7	16 (0.53535)	21 (0.21212)	23 (0.12172)	25 (0.06061)	27 (0.02525)	28 (0.01515)	29 (0.00808)
			17 (0.46465)	22 (0.16364)	24 (0.08788)	26 (0.04040)	28 (0.01515)	29 (0.00808)	30 (0.00404)
2	2	8	18 (0.53199)	23 (0.23535)	26 (0.11178)	28 (0.05892)	30 (0.02694)	32 (0.01010)	33 (0.00539)
			19 (0.46801)	24 (0.18855)	27 (0.08215)	29 (0.04040)	31 (0.01684)	33 (0.00539)	34 (0.00269)
2	3	3	11 (0.50000)	14 (0.22143)	15 (0.15179)	17 (0.05714)	18 (0.03036)	19 (0.01429)	20 (0.00536)
			12 (0.40000)	15 (0.15179)	16 (0.09643)	18 (0.03036)	19 (0.01429)	20 (0.00536)	21 (0.00179)
2	3	4	13 (0.53286)	17 (0.22222)	19 (0.11190)	20 (0.07381)	22 (0.02619)	23 (0.01349)	24 (0.00635)
			14 (0.45714)	18 (0.16190)	20 (0.07381)	21 (0.04524)	23 (0.01349)	24 (0.00635)	25 (0.00238)
2	3	5	16 (0.50000)	20 (0.22302)	22 (0.12421)	24 (0.05913)	25 (0.03810)	27 (0.01310)	28 (0.00675)
			17 (0.42500)	21 (0.16944)	23 (0.08770)	25 (0.03810)	26 (0.02302)	28 (0.00675)	29 (0.00317)
2	3	6	18 (0.52727)	23 (0.22338)	25 (0.13398)	27 (0.07143)	29 (0.03290)	31 (0.01255)	32 (0.00714)
			19 (0.46645)	24 (0.17554)	26 (0.09957)	28 (0.04957)	30 (0.02100)	32 (0.00714)	33 (0.00368)
2	3	7	21 (0.50000)	26 (0.22374)	29 (0.10960)	31 (0.06023)	33 (0.02929)	35 (0.01225)	36 (0.00732)
			22 (0.44003)	27 (0.18030)	30 (0.08232)	32 (0.04268)	34 (0.01032)	36 (0.00732)	37 (0.00417)
2	3	8	23 (0.52727)	29 (0.22393)	32 (0.11826)	35 (0.05198)	37 (0.02650)	39 (0.01189)	40 (0.00754)
			24 (0.47273)	30 (0.18430)	33 (0.09192)	36 (0.03768)	38 (0.01810)	40 (0.00754)	41 (0.00451)
2	4	4	16 (0.53746)	20 (0.25587)	23 (0.10794)	25 (0.05016)	26 (0.03206)	28 (0.01079)	29 (0.00540)
			17 (0.46254)	21 (0.19810)	24 (0.07556)	26 (0.03206)	27 (0.01905)	29 (0.00540)	30 (0.00254)
2	4	5	19 (0.53261)	24 (0.25587)	27 (0.10491)	29 (0.05397)	30 (0.03680)	32 (0.01501)	33 (0.00880)
			20 (0.46739)	25 (0.18095)	28 (0.07662)	30 (0.03680)	31 (0.02395)	33 (0.00880)	34 (0.00491)
2	4	6	22 (0.52929)	28 (0.20859)	31 (0.10245)	33 (0.05685)	35 (0.02821)	37 (0.01219)	38 (0.00758)
			23 (0.47071)	29 (0.16797)	32 (0.07742)	34 (0.04076)	36 (0.01898)	38 (0.00758)	39 (0.00440)
2	4	7	25 (0.25634)	31 (0.23209)	35 (0.10047)	37 (0.05921)	39 (0.03193)	42 (0.01033)	43 (0.00660)
			26 (0.47366)	32 (0.19305)	36 (0.77970)	38 (0.04406)	40 (0.02261)	43 (0.00660)	44 (0.00408)
2	4	8	28 (0.53410)	35 (0.21496)	38 (0.12268)	41 (0.06112)	44 (0.02593)	46 (0.01310)	48 (0.00593)
			29 (0.47500)	36 (0.018077)	39 (0.09879)	42 (0.04686)	45 (0.01863)	47 (0.00892)	49 (0.00377)
2	5	5	23 (0.50000)	28 (0.23274)	31 (0.11935)	34 (0.05014)	35 (0.03565)	38 (0.01046)	39 (0.00643)
			24 (0.44228)	29 (0.19000)	32 (0.09157)	35 (0.03565)	36 (0.02453)	39 (0.00643)	40 (0.00373)
2	5	6	26 (0.52597)	32 (0.23596)	36 (0.10462)	38 (0.06277)	40 (0.03469)	43 (0.01179)	44 (0.00777)
			27 (0.47403)	33 (0.19708)	37 (0.08178)	39 (0.04715)	41 (0.02486)	44 (0.00777)	45 (0.00491)
2	5	7	30 (0.50000)	37 (0.20292)	40 (0.11588)	43 (0.05821)	46 (0.02507)	48 (0.01290)	50 (0.00601)
			31 (0.45303)	38 (0.17057)	41 (0.09355)	44 (0.04477)	47 (0.01820)	49 (0.00894)	51 (0.00393)
2	5	8	33 (0.52151)	41 (0.20773)	45 (0.10400)	48 (0.05459)	51 (0.02519)	53 (0.01383)	55 (0.00701)
			34 (0.47849)	42 (0.17764)	46 (0.08500)	49 (0.04283)	52 (0.01885)	54 (0.00996)	56 (0.00482)
2	6	6	30 (0.52338)	37 (0.22198)	41 (0.10607)	44 (0.05260)	46 (0.03031)	49 (0.01139)	51 (0.00526)
			31 (0.47662)	38 (0.18816)	42 (0.08528)	45 (0.04027)	47 (0.02235)	50 (0.00786)	52 (0.00343)
2	6	7	34 (0.52125)	42 (0.21088)	46 (0.10721)	49 (0.05720)	52 (0.02703)	55 (0.01103)	57 (0.00551)

续　表

n_1	n_2	n_3	$\alpha=0.5$	$\alpha=0.2$	$\alpha=0.1$	$\alpha=0.005$	$\alpha=0.0025$	$\alpha=0.01$	$\alpha=0.005$
			35（0.47875）	43（0.18087）	47（0.08803）	50（0.04521）	53（0.02040）	56（0.00789）	58（0.00376）
2	6	8	38（0.51949）	47（0.20176）	51（0.08040）	54（0.06118）	57（0.03135）	61（0.01070）	63（0.00569）
			40（0.48051）	48（0.17491）	52（0.09031）	55（0.04953）	58（0.02449）	62（0.00788）	64（0.00404）
2	7	7	39（0.50000）	47（0.21740）	52（0.10029）	55（0.05828）	58（0.02858）	61（0.01293）	64（0.00509）
			40（0.46130）	48（0.17491）	52（0.09031）	56（0.04543）	59（0.02225）	62（0.00964）	65（0.00360）
2	7	8	43（0.51781）	52（0.22285）	57（0.11128）	61（0.05543）	64（0.02987）	68（0.01127）	7090.00642）
			44（0.48219）	53（0.19675）	58（0.09468）	65（0.04555）	69（0.02381）	69（0.00857）	71（0.00474）
2	8	8	48（0.51641）	58（0.21616）	63（0.11392）	68（0.05085）	71（0.02858）	75（0.01170）	78（0.00537）
			49（0.48359）	59（0.19248）	64（0.09833）	69（0.04231）	72（0.02319）	76（0.00913）	79（0.00404）
3	3	3	14（0.50000）	17（0.25952）	19（0.13869）	21（0.06131）	22（0.03690）	24（0.01071）	24（0.01071）
			15（0.41548）	18（0.19405）	20（0.09464）	22（0.03690）	23（0.02083）	25（0.00476）	25（0.00476）
3	3	4	17（0.50000）	21（0.22833）	23（0.13000）	25（0.06405）	27（0.02643）	28（0.01548）	29（0.00857）
			18（0.42667）	22（0.17500）	24（0.09310）	26（0.04214）	28（0.01548）	29（0.00857）	30（0.00429）
3	3	5	20（0.50000）	25（0.20584）	27（0.12348）	29（0.06623）	31（0.03106）	33（0.01234）	34（0.00714）
			21（0.43528）	26（0.16147）	28（0.09177）	30（0.04621）	32（0.02002）	34（0.00714）	35（0.00390）
3	3	6	23（0.50000）	28（0.23193）	31（0.11845）	33（0.06791）	35（0.03506）	38（0.01017）	39（0.00622）
			24（0.44210）	29（0.18912）	32（0.09075）	34（0.04946）	36（0.02408）	39（0.00622）	40（0.00357）
3	3	7	26（0.50000）	32（0.21323）	35（0.11451）	38（0.05219）	40（0.02768）	42（0.01320）	44（0.00551）
			27（0.44761）	33（0.17619）	36（0.08989）	39（0.03849）	41（0.01941）	43（0.00868）	45（0.00335）
3	3	8	29（0.50000）	35（0.23428）	39（0.11131）	42（0.05446）	44（0.03092）	47（0.01122）	48（0.00759）
			30（0.45216）	36（0.19843）	40（0.08914）	43（0.0144）	45（0.02259）	48（0.00759）	49（0.00498）
3	4	4	20（0.53221）	25（0.23247）	28（0.10936）	30（0.05758）	32（0.02649）	34（0.01030）	35（0.00589）
			21（0.46779）	26（0.18528）	29（0.08043）	31（0.03974）	33（0.01688）	35（0.00589）	36（0.00320）
3	4	5	24（0.5000）	29（0.23579）	32（0.12269）	35（0.05281）	37（0.02648）	39（0.01169）	40（0.00732）
			25（0.44304）	30（0.19325）	33（0.09481）	36（0.03791）	38（0.01789）	40（0.00732）	41（0.00440）
3	4	6	27（0.52566）	33（0.23834）	37（0.10723）	39（0.06505）	42（0.02642）	44（0.01284）	46（0.00553）
			28（0.47434）	34（0.19973）	38（0.08432）	40（0.04923）	43（0.01865）	45（0.00856）	47（0.00343）
3	4	7	31（0.50000）	38（0.20504）	41（0.11810）	44（0.06003）	47（0.02633）	49（0.01379）	51（0.00657）
			32（0.45344）	39（0.17279）	42（0.09566）	45（0.04644）	48（0.01926）	50（0.00963）	52（0.00435）
3	4	8	34（0.52317）	42（0.20952）	46（0.10583）	49（0.05607）	52（0.02624）	55（0.01058）	57（0.00522）
			35（0.47863）	43（0.17947）	47（0.08672）	50（0.04419）	53（0.01974）	56（0.00752）	58（0.00354）
3	5	5	28（0.50000）	34（0.22029）	37（0.12200）	40（0.05823）	42（0.03227）	45（0.01116）	46（0.00740）
			29（0.44913）	35（0.18365）	38（0.09706）	41（0.04382）	43（0.02324）	46（0.00740）	47（0.00475）
3	5	6	32（0.50000）	39（0.20820）	42（0.12137）	45（0.06278）	48（0.02822）	51（0.01071）	53（0.00500）
			33（0.45405）	40（0.17607）	43（0.09882）	46（0.04890）	49（0.02085）	52（0.00741）	54（0.00328）
3	5	7	36（0.50000）	43（0.22963）	48（0.10022）	51（0.05332）	54（0.02518）	57（0.01033）	59（0.00519）
			37（0.45809）	44（0.19851）	49（0.08220）	52（0.04211）	55（0.01903）	58（0.00740）	60（0.00356）
3	5	8	40（0.50000）	48（0.21844）	53（0.10138）	56（0.05718）	59（0.02926）	63（0.01001）	65（0.00534）
			41（0.46147）	49（0.19057）	54（0.08461）	57（0.04627）	60（0.02284）	64（0.00737）	66（0.00380）
3	6	6	36（0.52087）	44（0.21513）	48（0.11162）	51（0.06089）	54（0.02965）	57（0.01264）	59（0.00656）

续　表

n_1	n_2	n_3	$\alpha=0.5$	$\alpha=0.2$	$\alpha=0.1$	$\alpha=0.005$	$\alpha=0.0025$	$\alpha=0.01$	$\alpha=0.005$
			37 (0.47913)	45 (0.18533)	49 (0.09226)	52 (0.04855)	55 (0.02267)	58 (0.00919)	60 (0.00459)
3	6	7	41 (0.50000)	49 (0.22091)	54 (0.10392)	57 (0.05931)	60 (0.03081)	64 (0.01085)	66 (0.00590)
			42 (0.46187)	50 (0.19315)	55 (0.08704)	58 (0.04821)	61 (0.02420)	65 (0.00807)	67 (0.00425)
3	6	8	45 (0.51759)	54 (0.22580)	59 (0.11440)	63 (0.05797)	67 (0.02551)	70 (0.01238)	73 (0.00539)
			46 (0.48241)	55 (0.19983)	60 (0.09770)	64 (0.04788)	68 (0.02027)	71 (0.00950)	74 (0.00397)
3	7	7	46 (0.50000)	55 (0.21371)	60 (0.10697)	64 (0.05366)	67 (0.02919)	71 (0.01125)	73 (0.00651)
			47 (0.46502)	56 (0.18868)	61 (0.09112)	65 (0.04421)	68 (0.02337)	72 (0.00861)	74 (0.00486)
3	7	8	51 (0.50000)	61 (0.20768)	66 (0.10953)	70 (0.05853)	74 (0.02783)	78 (0.01156)	81 (0.00540)
			52 (0.46769)	62 (0.18490)	67 (0.09460)	71 (0.04917)	75 (0.02265)	79 (0.00907)	82 (0.00410)
3	8	8	58 (0.51487)	67 (0.21440)	73 (0.10544)	78 (0.05022)	81 (0.02986)	86 (0.01089)	89 (0.00539)
			67 (0.48503)	68 (0.19289)	74 (0.09197)	79 (0.04251)	82 (0.02477)	87 (0.00869)	90 (0.00418)
4	4	4	24 (0.52840)	30 (0.21573)	33 (0.10993)	35 (0.06323)	37 (0.03296)	39 (0.01530)	41 (0.00615)
			25 (0.47160)	31 (0.177558)	34 (0.08439)	36 (0.04632)	38 (0.02286)	40 (0.00993)	42 (0.00367)
4	4	5	28 (0.52535)	35 (0.20291)	38 (0.11051)	41 (0.05178)	43 (0.02833)	45 (0.01412)	47 (0.00630)
			29 (0.47465)	36 (0.16825)	39 (0.08738)	42 (0.03873)	44 (0.02027)	46 (0.00959)	48 (0.00402)
4	4	6	32 (0.52292)	39 (0.22651)	43 (0.11087)	46 (0.05649)	48 (0.03336)	51 (0.01321)	53 (0.00639)
			33 (0.47708)	40 (0.19294)	44 (0.08984)	47 (0.04376)	49 (0.02497)	52 (0.00931)	54 (0.00429)
4	4	7	36 (0.52091)	44 (0.21471)	48 (0.11118)	51 (0.06052)	54 (0.02939)	57 (0.01248)	59 (0.00645)
			37 (0.47909)	45 (0.18488)	49 (0.09184)	52 (0.04822)	55 (0.02244)	58 (0.00906)	60 (0.00450)
4	4	8	40 (0.51923)	49 (0.20504)	53 (0.11139)	57 (0.05216)	60 (0.02636)	63 (0.01188)	65 (0.00649)
			41 (0.48077)	50 (0.17830)	54 (0.09353)	58 (0.04202)	61 (0.02049)	64 (0.00885)	66 (0.00468)
4	5	5	33 (0.50000)	40 (0.21074)	44 (0.10139)	47 (0.05094)	49 (0.02980)	52 (0.01162)	54 (0.00557)
			34 (0.45453)	41 (0.17872)	45 (0.08177)	48 (0.03928)	50 (0.02220)	53 (0.00815)	55 (0.00371)
4	5	6	37 (0.52068)	45 (0.21719)	49 (0.11377)	53 (0.05021)	55 (0.03096)	58 (0.01346)	61 (0.00502)
			38 (0.47932)	46 (0.18750)	50 (0.09435)	54 (0.03970)	56 (0.02382)	59 (0.00987)	62 (0.00347)
4	5	7	42 (0.50000)	50 (0.22261)	55 (0.10570)	58 (0.06081)	62 (0.02519)	65 (0.01147)	67 (0.00633)
			43 (0.46215)	51 (0.19494)	56 (0.08875)	59 (0.04959)	63 (0.01963)	66 (0.00858)	68 (0.00459)
4	5	8	46 (0.51748)	56 (0.20134)	60 (0.11594)	64 (0.05023)	68 (0.02636)	71 (0.01294)	74 (0.00572)
			47 (0.48252)	57 (0.17722)	61 (0.09919)	65 (0.04905)	69 (0.02102)	72 (0.00998)	75 (0.00425)
4	6	6	42 (0.51886)	51 (0.20965)	55 (0.11612)	59 (0.05592)	62 (0.02909)	66 (0.01031)	68 (0.00565)
			43 (0.48114)	52 (0.18307)	56 (0.09810)	60 (0.04546)	63 (0.02287)	67 (0.00769)	69 (0.00408)
4	6	7	47 (0.51733)	57 (0.20342)	62 (0.10126)	66 (0.05067)	69 (0.02756)	73 (0.01066)	75 (0.00619)
			48 (0.48267)	58 (0.17938)	63 (0.08619)	67 (0.04174)	70 (0.02208)	74 (0.00818)	76 (0.00463)
4	6	8	52 (0.51603)	62 (0.22166)	68 (0.10397)	72 (0.05539)	76 (0.02631)	80 (0.01095)	83 (0.00513)
			53 (0.48397)	63 (0.19820)	69 (0.08972)	73 (0.04651)	77 (0.02141)	81 (0.00859)	84 (0.00390)
4	7	7	53 (0.50000)	63 (0.21068)	68 (0.11261)	73 (0.05154)	76 (0.02963)	81 (0.01000)	83 (0.00607)
			54 (0.46809)	64 (0.18800)	69 (0.09759)	74 (0.04318)	77 (0.02426)	82 (0.00783)	84 (0.00465)
4	7	8	58 (0.51481)	69 (0.21695)	75 (0.10806)	80 (0.05226)	84 (0.02621)	88 (0.01177)	91 (0.00595)
			59 (0.48519)	70 (0.19552)	76 (0.09450)	81 (0.04441)	85 (0.02170)	89 (0.00946)	92 (0.00466)
4	8	8	64 (0.51376)	76 (0.21292)	82 (0.11160)	87 (0.05754)	92 (0.02610)	97 (0.01023)	100 (0.00538)

n_1	n_2	n_3	$\alpha=0.5$	$\alpha=0.2$	$\alpha=0.1$	$\alpha=0.005$	$\alpha=0.0025$	$\alpha=0.01$	$\alpha=0.005$
			65（0.48624）	77（0.19320）	83（0.09869）	88（0.04966）	93（0.02191）	98（0.00831）	101（0.00428）
5	5	5	38（0.50000）	46（0.20318）	50（0.10490）	53（0.05715）	56（0.02788）	59（0.01196）	61（0.00626）
			39（0.45888）	47（0.17478）	51（0.08666）	54（0.04558）	57（0.02136）	60（0.00873）	62（0.00440）
5	5	6	43（0.50000）	51（0.22463）	56（0.10781）	60（0.05124）	63（0.02637）	66（0.001222）	69（0.00501）
			44（0.46248）	52（0.19706）	57（0.09078）	61（0.04151）	64（0.02066）	67（0.00921）	70（0.00360）
5	5	7	48（0.50000）	57（0.21690）	62（0.11026）	66（0.05631）	70（0.02514）	73（0.01241）	76（0.00554）
			49（0.46549）	58（0.19200）	63（0.09430）	67（0.04665）	71（0.02008）	74（0.00960）	77（0.00413）
5	5	8	53（0.50000）	63（0.21043）	68（0.11235）	73（0.05135）	76（0.02948）	80（0.01256）	83（0.00601）
			54（0.46806）	64（0.18774）	69（0.09734）	74（0.04300）	77（0.02413）	81（0.00992）	84（0.00461）
5	6	6	48（0.51720）	58（0.20518）	63（0.10301）	67（0.05205）	70（0.02859）	74（0.01125）	76（0.00661）
			49（0.48280）	59（0.18118）	64（0.08787）	68（0.04301）	71（0.02299）	75（0.00868）	77（0.00498）
5	6	7	54（0.50000）	64（0.21215）	69（0.11412）	74（0.05272）	78（0.02507）	82（0.01048）	84（0.00641）
			55（0.46829）	65（0.18952）	70（0.09906）	75（0.04427）	79（0.02042）	83（0.00824）	85（0.00494）
5	6	8	59（0.51473）	70（0.21820）	76（0.10935）	81（0.05328）	85（0.02694）	89（0.01223）	92（0.00624）
			60（0.48527）	71（0.19681）	77（0.09575）	82（0.04535）	86（0.02235）	90（0.00955）	93（0.00490）
5	7	7	60（0.50000）	71（0.20814）	77（0.10319）	81（0.05828）	85（0.02998）	90（0.001125）	93（0.00571）
			61（0.47066）	72（0.18741）	78（0.09019）	82（0.04981）	86（0.02499）	91（0.00904）	94（0.00447）
5	7	8	66（0.50000）	78（0.20471）	84（0.10680）	89（0.05493）	93（0.02948）	98（0.01193）	102（0.00515）
			67（0.47271）	79（0.18559）	85（0.09438）	90（0.04739）	94（0.02489）	99（0.0007）	103（0.00410）
5	8	8	72（0.51273）	85（0.21165）	92（0.10461）	97（0.05635）	102（0.02724）	107（0.01166）	111（0.00536）
			73（0.48727）	86（0.19344）	93（0.09319）	98（0.04917）	103（0.02322）	108（0.00968）	112（0.00434）
6	6	6	54（0.51582）	65（0.20145）	70（0.10721）	74（0.05805）	78（0.02816）	82（0.01206）	85（0.00581）
			55（0.48418）	66（0.17969）	71（0.09285）	75（0.04897）	79（0.02306）	83（0.00954）	86（0.00447）
6	6	7	60（0.51464）	71（0.21964）	77（0.11084）	82（0.05446）	86（0.02778）	91（0.01031）	94（0.00520）
			61（0.48536）	72（0.19831）	78（0.09721）	83（0.04645）	87（0.02311）	92（0.00827）	95（0.00406）
6	6	8	66（0.51362）	78（0.21527）	85（0.10104）	90（0.05151）	94（0.02745）	99（0.01100）	102（0.00588）
			67（0.48638）	79（0.19561）	86（0.08914）	91（0.04436）	95（0.02313）	100（0.00899）	103（0.00471）
6	7	7	67（0.50000）	79（0.20598）	85（0.10808）	90（0.05595）	95（0.02559）	100（0.01016）	103（0.00541）
			68（0.47285）	80（0.18689）	86（0.09563）	91（0.04835）	96（0.02153）	101（0.00829）	104（0.00432）
6	7	8	73（0.51267）	86（0.21274）	93（0.10571）	99（0.05002）	103（0.02787）	109（0.01002）	112（0.00558）
			74（0.48733）	87（0.19456）	94（0.09426）	100（0.04351）	104（0.02380）	110（0.00829）	113（0.00454）
6	8	8	80（0.51184）	94（0.21055）	101（0.10987）	107（0.05532）	112（0.02822）	118（0.01098）	122（0.00533）
			81（0.48816）	95（0.19364）	102（0.09885）	108（0.04873）	113（0.02437）	119（0.00923）	123（0.00439）
7	7	7	74（0.50000）	87（0.20413）	94（0.10045）	99（0.05401）	104（0.02609）	109（0.01118）	113（0.00515）
			75（0.047473）	88（0.18643）	95（0.08944）	100（0.04711）	105（0.02225）	110（0.00929）	114（0.00418）
7	7	8	81（0.50000）	95（0.20251）	102（0.10477）	108（0.05235）	113（0.02653）	119（0.01023）	122（0.00597）
			82（0.47637）	96（0.18602）	103（0.00914）	109（0.04605）	114（0.02288）	120（0.00859）	123（0.00494）
7	8	8	88（0.51108）	103（0.20959）	111（0.10393）	117（0.05443）	123（0.02539）	129（0.01041）	133（0.00530）
			89（0.48892）	104（0.19380）	112（0.09402）	118（0.04834）	124（0.022209）	130（0.00885）	134（0.00443）
8	8	8	96（0.51040）	112（0.20874）	120（0.10852）	127（0.05365）	133（0.02629）	139（0.01152）	144（0.00527）
			97（0.48960）	113（0.19393）	121（0.09891）	128（0.04798）	134（0.02310）	140（0.00992）	145（0.00445）

附表 21（2） 乔卡契尔-特波斯特拉（Jonckheere-Terpstra）检验统计量 *J* 界值表（b）（括号中数字为精确显著性水平）

	k	$\alpha = 0.5$	$\alpha = 0.2$	$\alpha = 0.1$	$\alpha = 0.05$	$\alpha = 0.025$	$\alpha = 0.01$	$\alpha = 0.005$
n = 2	4	12（0.54921）	15（0.26825）	17（0.13016）	18（0.08294）	20（0.02619）	21（0.01230）	22（0.00516）
		13（0.45079）	16（0.19286）	18（0.08294）	19（0.04841）	21（0.01230）	22（0.00516）	23（0.00159）
	5	20（0.53534）	25（0.21102）	27（0.12133）	29（0.06126）	31（0.02646）	32（0.01623）	34（0.00511）
		21（0.46466）	26（0.16246）	28（0.08779）	30（0.04116）	32（0.01623）	33（0.00939）	35（0.00257）
	6	30（0.52707）	36（0.22650）	39（0.12151）	42（0.05533）	44（0.02944）	46（0.01418）	48（0.00608）
		31（0.47293）	37（0.18713）	40（0.09533）	43（0.04083）	45（0.02071）	47（0.00944）	49（0.00379）
n = 3	4	27（0.52760）	33（0.22197）	36（0.11663）	39（0.05145）	41（0.02657）	43（0.01229）	44（0.00797）
		28（0.47240）	34（0.18229）	37（0.09067）	40（0.03744）	42（0.01834）	44（0.00797）	45（0.00498）
	5	45（0.51980）	53（0.22740）	58（0.10487）	61（0.05884）	64（0.02995）	68（0.01023）	70（0.00549）
		46（0.48020）	54（0.19822）	59（0.08738）	62（0.04572）	65（0.02335）	69（0.00755）	71（0.00392）
	6	68（0.50000）	79（0.20145）	84（0.11087）	89（0.05331）	93（0.02262）	97（0.01193）	100（0.00604）
		69（0.46981）	80（0.18068）	85（0.09689）	90（0.04524）	94（0.02201）	98（0.00958）	101（0.00473）
n = 4	4	48（0.51826）	57（0.21724）	62（0.10581）	66（0.05142）	69（0.02715）	72（0.01304）	75（0.00562）
		49（0.48174）	58（0.19096）	63（0.08950）	67（0.04198）	70（0.02150）	73（0.00998）	76（0.00414）
	5	80（0.51305）	93（0.20589）	99（0.11129）	105（0.05211）	109（0.02876）	115（0.01016）	118（0.00561）
		81（0.48695）	94（0.18756）	100（0.09910）	106（0.04523）	110（0.02450）	116（0.00839）	119（0.00455）
	6	120（0.50994）	137（0.20490）	146（0.10048）	153（0.05084）	159（0.02572）	166（0.01025）	170（0.00568）
		121（0.49006）	138（0.19092）	147（0.09181）	154（0.04567）	160（0.02274）	167（0.00888）	171（0.00468）
n = 5	4	75（0.51321）	88（0.20295）	94（0.10832）	99（0.05735）	104（0.02708）	109（0.01125）	113（0.00502）
		76（0.48679）	89（0.18455）	95（0.09621）	100（0.04983）	105（0.02296）	110（0.00928）	114（0.00404）
	5	125（0.50942）	143（0.20345）	152（0.10385）	159（0.05492）	166（0.02603）	173（0.01095）	178（0.00545）
		126（0.49058）	144（0.19032）	153（0.09542）	160（0.04970）	167（0.02318）	174（0.00958）	179（0.00470）
	6	188（0.50000）	211（0.20386）	223（0.10319）	233（0.05153）	241（0.02701）	251（0.01067）	258（0.00510）
		189（0.48567）	212（0.19377）	224（0.09679）	234（0.04775）	242（0.02477）	252（0.00964）	259（0.00456）
n = 6	4	108（0.51013）	125（0.20037）	133（0.10521）	140（0.05287）	146（0.02647）	153（0.01035）	157（0.00565）
		109（0.43987）	126（0.18631）	134（0.09607）	141（0.00743）	147（0.02336）	154（0.00894）	158（0.00481）
	5	180（0.50721）	203（0.20745）	215（0.10494）	225（0.05229）	234（0.02508）	243（0.01072）	250（0.00510）
		181（0.49279）	204（0.19719）	216（0.09842）	226（0.04844）	235（0.02292）	244（0.00969）	251（0.00456）
	6	270（0.50548）	301（0.20070）	316（0.10478）	329（0.05285）	341（0.02523）	353（0.01078）	362（0.00527）
		271（0.49452）	302（0.19304）	317（0.9982）	330（0.09900）	342（0.02361）	354（0.00999）	363（0.00485）

附表 22 佩奇（Page）顺序效应检验 *L* 界值表

区组数 b	处理组数 k																	
	3			4			5			6			7			8		
	α			α			α			α			α			α		
	0.001	0.01	0.05	0.001	0.01	0.05	0.001	0.01	0.05	0.001	0.01	0.05	0.001	0.01	0.05	0.001	0.01	0.05
2			28		60	58	109	106	103	178	173	166	269	261	252	388	376	362
3		42	41	89	87	84	160	155	150	260	252	244	394	382	370	567	549	532
4	56	55	54	117	114	111	210	204	197	341	331	321	516	501	487	743	722	701
5	70	68	66	145	141	137	259	251	244	420	409	397	637	620	603	917	893	869

区组数 *b*	处理组数 *k*																	
	3			4			5			6			7			8		
	α			*α*			*α*			*α*			*α*			*α*		
	0.001	0.01	0.05	0.001	0.01	0.05	0.001	0.01	0.05	0.001	0.01	0.05	0.001	0.01	0.05	0.001	0.01	0.05
6	83	81	79	172	167	163	307	299	291	499	486	474	757	737	719	1090	1063	1037
7	96	93	91	198	193	189	355	346	338	577	583	550	876	855	835	1262	1232	1204
8	109	106	104	225	200	214	403	393	384	655	640	625	994	972	950	1433	1401	1371
9	121	119	116	252	246	240	451	441	431	733	717	701	1113	1088	1065	1603	1569	1537
10	134	131	128	278	272	266	499	487	477	811	793	777	1230	1205	1180	1773	1736	1703
11	147	144	141	305	298	292	546	534	523	888	869	852	1348	1321	1295	1943	1905	1868
12	160	156	153	331	324	317	593	581	570	965	946	928	1485	1437	1410	2112	2072	2035
13	172	169	165															
14	185	181	178															
15	197	194	190															
16	210	206	202															
17	223	218	215															
18	235	231	227															
19	248	243	239															
20	260	256	251															

附表 23　r_s 界值表［斯皮尔曼（Spearman）相关系数检验用］

n		概率，*P*								
	单尾	0.25	0.10	0.05	0.025	0.01	0.005	0.0025	0.001	0.000
	双尾	0.50	0.20	0.10	0.05	0.02	0.01	0.005	0.002	0.001
4		0.600	1.000	1.000						
5		0.500	0.800	0.900	1.000	1.000				
6		0.371	0.657	0.829	0.886	0.943	1.000	1.000		
7		0.321	0.571	0.714	0.786	0.893	0.929	0.964	1.000	1.000
8		0.310	0.524	0.643	0.738	0.833	0.881	0.905	0.952	0.976
9		0.267	0.483	0.600	0.700	0.783	0.833	0.867	0.917	0.933
10		0.248	0.455	0.564	0.648	0.745	0.794	0.830	0.879	0.903
11		0.236	0.427	0.536	0.618	0.709	0.755	0.800	0.845	0.873
12		0.217	0.406	0.503	0.587	0.678	0.727	0.769	0.818	0.846
13		0.209	0.385	0.484	0.560	0.648	0.703	0.747	0.791	0.824
14		0.200	0.367	0.464	0.538	0.626	0.679	0.723	0.771	0.802
15		0.189	0.354	0.446	0.521	0.604	0.654	0.700	0.750	0.779
16		0.182	0.341	0.429	0.503	0.582	0.635	0.679	0.729	0.762

续　表

	概率，P								
	单尾	0.25	0.10	0.05	0.025	0.01	0.005	0.0025	0.001	0.000
n	双尾	0.50	0.20	0.10	0.05	0.02	0.01	0.005	0.002	0.001
17		0.176	0.328	0.414	0.485	0.566	0.615	0.662	0.713	0.748
	18	0.170	0.317	0.401	0.472	0.550	0.600	0.643	0.695	0.728
19		0.165	0.309	0.391	0.460	0.535	0.584	0.628	0.677	0.712
	20	0.161	0.299	0.380	0.447	0.520	0.570	0.612	0.662	0.696
21		0.156	0.292	0.370	0.435	0.508	0.556	0.599	0.648	0.681
22		0.152	0.284	0.361	0.425	0.496	0.544	0.586	0.634	0.667
23		0.148	0.278	0.353	0.415	0.486	0.532	0.573	0.622	0.654
24		0.144	0.271	0.344	0.406	0.476	0.521	0.562	0.610	0.642
25		0.142	0.265	0.337	0.398	0.466	0.511	0.551	0.598	0.630
26		0.138	0.259	0.331	0.390	0.457	0.501	0.541	0.587	0.619
27		0.136	0.255	0.324	0.382	0.448	0.491	0.531	0.577	0.608
28		0.133	0.250	0.317	0.375	0.440	0.483	0.522	0.567	0.598
29		0.130	0.245	0.312	0.368	0.433	0.475	0.513	0.558	0.589
30		0.128	0.240	0.306	0.362	0.425	0.467	0.504	0.549	0.580
31		0.126	0.236	0.301	0.356	0.418	0.459	0.496	0.541	0.571
32		0.124	0.232	0.296	0.350	0.412	0.452	0.489	0.533	0.563
33		0.121	0.229	0.291	0.345	0.405	0.446	0.482	0.525	0.554
34		0.120	0.225	0.287	0.340	0.399	0.439	0.475	0.517	0.547
35		0.118	0.222	0.283	0.335	0.394	0.433	0.468	0.510	0.539
36		0.116	0.219	0.279	0.330	0.388	0.427	0.462	0.504	0.533
37		0.114	0.216	0.275	0.325	0.382	0.421	0.456	0.497	0.526
38		0.113	0.212	0.271	0.321	0.378	0.415	0.450	0.491	0.519
39		0.111	0.210	0.267	0.317	0.373	0.410	0.444	0.485	0.513
40		0.110	0.207	0.264	0.313	0.368	0.405	0.439	0.479	0.507
41		0.108	0.204	0.261	0.309	0.364	0.400	0.433	0.473	0.501
42		0.107	0.202	0.257	0.305	0.359	0.395	0.428	0.468	0.495
43		0.105	0.199	0.254	0.301	0.355	0.391	0.423	0.463	0.490
44		0.104	0.197	0.251	0.298	0.351	0.386	0.419	0.458	0.484
45		0.103	0.194	0.248	0.294	0.347	0.382	0.414	0.453	0.479
46		0.102	0.192	0.246	0.291	0.343	0.378	0.410	0.448	0.474
47		0.101	0.190	0.243	0.288	0.340	0.374	0.405	0.443	0.469
48		0.100	0.188	0.240	0.285	0.336	0.370	0.401	0.439	0.465
49		0.098	0.186	0.238	0.282	0.333	0.366	0.397	0.434	0.460
50		0.097	0.184	0.235	0.279	0.329	0.363	0.393	0.430	0.456

附表 24　对平均数作抽样调查，S/δ 取不同的数值时所需样本大小（n）

（表中横行数字，上行 $\alpha=0.05$，下行 $\alpha=0.01$）

S/δ	0.0	0.1	0.2	0.3	0.4	0.5	0.6	0.7	0.8	0.9
1	7	8	9	9	11	12	13	14	15	17
	11	12	14	15	17	19	21	23	26	28
2	18	20	22	23	25	27	29	31	33	35
	31	34	36	39	43	46	49	53	56	60
3	38	40	42	45	47	50	53	56	58	61
	64	68	72	77	81	86	90	95	100	105
4	64	68	71	74	77	81	84	88	91	95
	110	116	121	127	133	139	145	151	157	164
5	99	103	107	111	115	119	123	128	132	137
	170	177	184	191	198	205	213	220	228	235
6	141	146	151	156	160	165	170	176	181	186
	243	251	260	268	277	285	294	303	312	321
7	191	196	202	207	213	219	225	231	237	243
	331	340	350	360	370	380	390	400	411	421
8	249	255	261	268	274	281	288	294	301	308
	432	443	454	465	476	487	499	511	522	534
9	315	322	329	336	343	351	358	366	373	381
	546	559	571	583	596	609	622	635	648	661
10	389	396	404	412	420	428	437	445	453	462
	674	688	702	715	729	743	758	772	787	801
11	470	478	487	496	505	514	523	532	541	550
	816	831	846	861	876	892	907	923	939	955
12	559	569	578	588	597	607	617	626	636	646
	971	987	1004	1020	1037	1054	1070	1087	1105	1122
13	656	667	677	687	697	708	718	729	740	750
	1139	1157	1175	1193	1211	1229	1247	1265	1284	1303
14	761	772	783	794	805	816	828	839	851	862
	1321	1340	1359	1379	1398	1417	1437	1457	1477	1497
15	874	885	897	909	921	933	945	957	969	982
	1517	1537	1558	1578	1599	1620	1641	1662	1683	1704
16	994	1006	1019	1032	1044	1057	1070	1083	1096	1109
	1726	1747	1769	1791	1813	1835	1858	1880	1903	1925
17	1122	1135	1149	1162	1175	1189	1203	1216	1230	1244
	1948	1971	1994	2017	2041	2064	2088	2112	2136	2160
18	1258	1272	1286	1300	1314	1329	1343	1358	1372	1387
	2184	2208	2232	2257	2282	2307	2332	2357	2382	2408
19	1402	1416	1431	1446	1461	1476	1491	1507	1522	1537
	2433	2459	2485	2511	2537	2563	2589	2616	2643	2669
20	1553	1568	1583	1600	1616	1631	1647	1663	1680	1696
	2696	2723	2750	2778	2805	2833	2860	2888	2916	2943

附表25　样本均数与总体均数比较（或配对比较）所需样本含量

δ/σ	单侧 α=0.005 / 双侧 α=0.01					单侧 α=0.01 / 双侧 α=0.02					单侧 α=0.025 / 双侧 α=0.05					单侧 α=0.05 / 双侧 α=0.1					δ/σ
1−β=	.99	.95	.9	.8	.5	.99	.95	.9	.8	.5	.99	.95	.9	.8	.5	.99	.95	.9	.8	.5	
0.05																					0.05
0.10																					0.10
0.15																				122	0.15
0.20										139					99					70	0.20
0.25					110					90				128	64			139	101	45	0.25
0.30				134	78				115	63			119	90	45		122	97	71	32	0.30
0.35			125	99	58			109	85	47		109	88	67	34		90	72	52	24	0.35
0.40		115	97	77	45		101	85	66	37	117	84	68	51	26	101	70	55	40	19	0.40
0.45		92	77	62	37	110	81	68	53	30	93	67	54	41	21	80	55	44	33	15	0.45
0.50	100	75	63	51	30	90	66	55	43	25	76	54	44	34	18	65	45	36	27	13	0.50
0.55	83	63	53	42	26	75	55	46	36	21	63	45	37	28	15	54	38	30	22	11	0.55
0.60	71	53	45	36	22	63	47	39	31	18	53	38	32	24	13	46	32	26	19	9	0.60
0.65	61	46	39	31	20	55	41	34	27	16	46	33	27	21	12	39	28	22	17	8	0.65
0.70	53	40	34	28	17	47	35	30	24	14	40	29	24	19	10	34	24	19	15	8	0.70
0.75	47	36	30	25	16	42	31	27	21	13	35	26	21	16	9	30	21	17	13	7	0.75
0.80	41	32	27	22	14	37	28	24	19	12	31	22	19	15	9	27	19	15	12	6	0.80
0.85	37	29	24	20	13	33	25	21	17	11	28	21	17	13	8	24	17	14	11	6	0.85
0.90	34	26	22	18	12	29	23	19	16	10	25	19	16	12	7	21	15	13	10	5	0.90
0.95	31	24	20	17	11	27	21	18	14	9	23	17	14	11	7	19	14	11	9	5	0.95
1.00	28	22	19	16	10	25	19	16	13	9	21	16	13	10	6	18	13	11	8	5	1.00
1.1	24	19	16	14	9	21	16	14	12	8	18	13	11	9		15	11	9	7		1.1
1.2	21	16	14	12	8	18	14	12	10	7	15	12	10	8	6	13	10	8	6		1.2
1.3	18	15	13	11	8	16	13	11	9	6	14	10	9	7	5	11	8	7	6		1.3
1.4	16	13	12	10	7	14	11	10	9	6	12	9	8	7		10	7		5		1.4
1.5	15	12	11	9	7	13	10	9	8	6	11	8	7	6		9	7	6			1.5
1.6	13	11	10	8	6	12	10	9	7	5	10	8	7	6		8	6	6			1.6
1.7	12	10	9	8	6	11	9	8	7		9	7	6	5		8	6	5			1.7
1.8	12	10	9	8	6	10	8	7	7		8	7	6			7	6				1.8
1.9	11	9	8	7		10	8	7	6		8	6	6			7	5				1.9
2.0	10	8	8	7	5	9	7	7	6		7	6	5			6					2.0
2.1	10	8	7	7		8	7	6	6		7	6				6					2.1

续 表

δ/σ	单侧 α=0.005 / 双侧 α=0.01 1-β=.99	.95	.9	.8	.5	单侧 α=0.01 / 双侧 α=0.02 .99	.95	.9	.8	.5	单侧 α=0.025 / 双侧 α=0.05 .99	.95	.9	.8	.5	单侧 α=0.05 / 双侧 α=0.1 .99	.95	.9	.8	.5	δ/σ
2.2	9	8	7	6		8	7	6	5		7	6				6					2.2
2.3	9	7	7	6		8	6	6			6	5				5					2.3
2.4	8	7	7	6		7	6	6			6										2.4
2.5	8	7	6	6		7	6	6			6										2.5
3.0	7	6	6	5		6	5	5			5										3.0
3.5	6	5	5			5															3.5
4.0	6																				4.0

附表 26　两样本均数比较所需样本含量

δ/σ=$\left(\dfrac{\mu_1-\mu_2}{\sigma}\right)$	单侧 α=0.005 / 双侧 α=0.01 1-β=.99	.95	.9	.8	.5	单侧 α=0.01 / 双侧 α=0.02 .99	.95	.9	.8	.5	单侧 α=0.025 / 双侧 α=0.05 .99	.95	.9	.8	.5	单侧 α=0.05 / 双侧 α=0.1 .99	.95	.9	.8	.5	δ/σ=$\left(\dfrac{\mu_1-\mu_2}{\sigma}\right)$
0.05																					0.05
0.10																					0.10
0.15																					0.15
0.20																				137	0.20
0.25															124					88	0.25
0.30										123					87					61	0.30
0.35					110					90					64				102	45	0.35
0.40					85					70				100	50			108	78	35	0.40
0.45				118	68				101	55			105	79	39		108	86	52	28	0.45
0.50				96	55			106	82	45		106	86	64	32		88	70	51	23	0.50
0.55			101	79	46		106	88	68	38		87	71	53	27	112	73	58	42	19	0.55
0.60		101	85	67	39		90	74	58	32	104	74	60	45	23	89	61	49	36	16	0.60
0.65		87	73	57	34	104	77	64	49	27	88	63	51	39	20	76	52	42	30	14	0.65
0.70	100	75	63	50	29	90	66	55	43	24	76	55	44	34	17	66	45	36	26	12	0.70
0.75	88	66	55	44	26	79	58	48	38	21	67	48	39	29	15	57	40	32	23	11	0.75
0.80	77	58	49	39	23	70	51	43	33	19	59	42	34	26	14	50	35	28	21	10	0.80
0.85	69	51	43	35	21	62	46	38	30	17	52	37	31	23	12	45	31	25	18	9	0.85
0.90	62	46	39	31	19	55	41	34	27	15	47	34	27	21	11	40	28	22	16	8	0.90
0.95	55	42	35	28	17	50	37	31	24	14	42	30	25	19	10	36	25	20	15	7	0.95
1.00	50	38	32	26	15	45	33	28	22	13	38	27	23	17	9	33	23	18	14	7	1.00
1.1	42	32	27	22	13	38	28	23	19	11	32	23	19	14	8	27	19	15	12	6	1.1
1.2	36	27	23	18	11	32	24	20	16	9	27	20	16	12	7	23	16	13	10	5	1.2
1.3	31	23	20	16	10	28	21	17	14	8	23	17	14	11	6	20	14	11	9	5	1.3
1.4	27	20	17	14	9	24	18	15	12	8	20	15	12	10	6	17	12	10	8	4	1.4

续　表

| $\delta/\sigma=$ | 单侧：$\alpha=0.005$ | | | | | $\alpha=0.01$ | | | | | $\alpha=0.025$ | | | | | $\alpha=0.05$ | | | | | $\delta/\sigma=$ |
| | 双侧：$\alpha=0.01$ | | | | | $\alpha=0.02$ | | | | | $\alpha=0.05$ | | | | | $\alpha=0.1$ | | | | | |
$\left(\dfrac{\mu_1-\mu_2}{\sigma}\right)$	$1-\beta=$ .99	.95	.9	.8	.5	.99	.95	.9	.8	.5	.99	.95	.9	.8	.5	.99	.95	.9	.8	.5	$\left(\dfrac{\mu_1-\mu_2}{\sigma}\right)$
1.5	24	18	15	13	8	21	16	14	11	7	18	13	11	9	5	15	11	9	7	4	1.5
1.6	21	16	14	11	7	19	14	12	10	6	16	12	10	8	5	14	10	8	6	4	1.6
1.7	19	15	13	10	7	17	13	11	9	6	14	11	9	7	4	12	9	7	6	3	1.7
1.8	17	13	11	10	6	15	12	10	8	5	13	10	8	6	4	11	8	7	5		1.8
1.9	16	12	11	9	6	14	11	9	8	5	12	9	7	6	4	10	7	6	4		1.9
2.0	14	11	10	8	6	13	10	9	7	5	11	8	7	6	4	9	7	6	4		2.0
2.1	13	10	9	8	5	12	9	8	7	5	10	8	6	5	3	8	6	5	4		2.1
2.2	12	10	8	7	5	11	9	7	6	4	9	7	6	5		8	6	5	4		2.2
2.3	11	9	8	7	5	10	8	7	6	4	9	7	6	5		7	5	5	4		2.3
2.4	11	9	8	6	4	10	8	7	6	4	8	6	5	5		7	5	4	4		2.4
2.5	10	8	7	6	4	9	7	6	5	4	8	6	5	4		6	5	4	3		2.5
3.0	8	6	6	5	4	7	6	5	4	3	6	5	4	4		5	4	3			3.0
3.5	6	5	5	4	3	6	5	4	4		5	4	4	3		4	3				3.5
4.0	6	5	4	4		5	4	4	3		4	4	3			4					4.0

附表 27　ψ 值表（多个样本均数比较时所需样本例数的估计用）

$$\alpha=0.05，\beta=0.1$$

| ν_2 | ν_1 | | | | | | | | | | | | | | | | |
	1	2	3	4	5	6	7	8	9	10	15	20	30	40	60	120	∞
2	6.80	6.71	6.68	6.67	6.66	6.65	6.65	6.65	6.64	6.64	6.64	6.63	6.63	6.63	6.63	6.63	6.62
3	5.01	4.63	4.47	4.39	4.34	4.30	4.27	4.25	4.23	4.22	4.18	4.16	4.14	4.13	4.12	4.11	4.09
4	4.40	3.90	3.69	3.58	3.50	3.45	3.41	3.38	3.36	3.34	3.28	3.25	3.22	3.20	3.19	3.17	3.15
5	4.09	3.54	3.30	3.17	3.08	3.02	2.97	2.94	2.91	2.89	2.81	2.78	2.74	2.72	2.70	2.68	2.66
6	3.91	3.32	3.07	2.92	2.83	2.76	2.71	2.67	2.64	2.61	2.53	2.49	2.44	2.42	2.40	2.37	2.35
7	3.80	3.18	2.91	2.76	2.66	2.58	2.53	2.49	2.45	2.42	2.33	2.29	2.24	2.21	2.19	2.16	2.13
8	3.71	3.08	2.81	2.64	2.54	2.46	2.40	2.35	2.32	2.29	2.19	2.14	2.09	2.06	2.03	2.00	1.97
9	3.65	3.01	2.72	2.56	2.44	2.36	2.30	2.26	2.22	2.19	2.09	2.03	1.97	1.94	1.91	1.88	1.85
10	3.60	2.95	2.66	2.49	2.37	2.29	2.23	2.18	2.14	2.11	2.00	2.94	2.88	1.85	1.82	1.78	1.75
11	3.57	2.91	2.61	2.44	2.32	2.23	2.17	2.12	2.08	2.04	1.93	1.87	1.81	1.78	1.74	1.70	1.67
12	3.54	2.87	2.57	2.39	2.27	2.19	2.12	2.07	2.02	1.99	1.88	1.81	1.75	1.71	1.68	1.63	1.60
13	3.51	2.84	2.54	2.36	2.23	2.15	2.08	2.02	1.98	1.96	1.83	1.76	1.69	1.66	1.62	1.58	1.54
14	3.49	2.81	2.51	2.33	2.20	2.11	2.04	1.99	1.94	1.91	1.79	1.72	1.65	1.61	1.57	1.53	1.49
15	3.47	2.79	2.48	2.30	2.17	2.08	2.01	1.96	1.91	1.87	1.75	1.68	1.61	1.57	1.53	1.49	1.44
16	3.46	2.77	2.46	2.28	2.15	2.06	1.99	1.93	1.88	1.85	1.72	1.65	1.58	1.5	1.49	1.45	1.40

续　表

ν_2	ν_1																
	1	2	3	4	5	6	7	8	9	10	15	20	30	40	60	120	∞
17	3.44	2.76	2.44	2.26	2.13	2.04	1.96	1.91	1.86	1.82	1.69	1.62	1.55	1.50	1.46	1.41	1.36
18	3.43	2.74	2.43	2.24	2.11	2.02	1.94	1.89	1.84	1.80	1.67	1.60	1.52	1.48	1.43	1.38	1.33
19	3.42	2.73	2.41	2.22	2.09	2.00	1.93	1.87	1.82	1.78	1.65	1.58	1.49	1.45	1.40	1.35	1.30
20	3.41	2.72	2.40	2.21	2.08	1.98	1.91	1.85	1.80	1.76	1.63	1.55	1.47	1.43	1.38	1.33	1.27
21	3.40	2.71	2.39	2.20	2.07	1.97	1.90	1.84	1.79	1.75	1.61	1.54	1.45	1.41	1.36	1.30	1.25
22	3.39	2.70	2.38	2.19	2.05	1.96	1.88	1.82	1.77	1.73	1.60	1.52	1.43	1.39	1.34	1.28	1.22
23	3.39	2.69	2.37	2.18	2.04	1.95	1.87	1.81	1.76	1.72	1.58	1.50	1.42	1.37	1.32	1.26	1.20
24	3.38	2.68	2.36	2.17	2.03	1.94	1.86	1.80	1.75	1.71	1.57	1.49	1.40	1.35	1.30	1.24	1.18
25	3.37	2.68	2.35	2.16	2.02	1.93	1.85	1.79	1.74	1.70	1.56	1.48	1.39	1.34	1.28	1.23	1.16
26	3.37	2.67	2.35	2.15	2.02	1.92	1.84	1.78	1.73	1.69	1.54	1.46	1.37	1.32	1.27	1.21	1.15
27	3.36	2.66	2.34	2.14	2.01	1.91	1.83	1.77	1.72	1.68	1.53	1.45	1.36	1.31	1.26	1.20	1.13
28	3.36	2.66	2.33	2.14	2.00	1.90	1.82	1.76	1.71	1.67	1.52	1.44	1.35	1.30	1.24	1.18	1.11
29	3.36	2.65	2.33	2.13	1.99	1.89	1.82	1.75	1.70	1.66	1.51	1.43	1.34	1.29	1.23	1.17	1.10
30	3.35	2.65	2.32	2.12	1.99	1.89	1.81	1.75	1.70	1.65	1.51	1.42	1.33	1.28	1.22	1.16	1.08
31	3.35	2.94	2.32	2.12	1.98	1.88	1.80	1.74	1.69	1.64	1.50	1.41	1.32	1.27	1.21	1.14	1.07
32	3.34	2.64	2.31	2.11	1.98	1.88	1.80	1.73	1.68	1.64	1.49	1.41	1.31	1.26	1.20	1.13	1.06
33	3.34	2.63	2.31	2.11	1.97	1.87	1.79	1.73	1.68	1.63	1.48	1.40	1.30	1.25	1.19	1.12	1.05
34	3.34	2.63	2.30	2.10	1.97	1.87	1.79	1.72	1.67	1.63	1.48	1.39	1.29	1.24	1.18	1.11	1.04
35	3.34	2.63	2.30	2.10	1.96	1.86	1.78	1.72	1.66	1.62	1.47	1.38	1.29	1.23	1.17	1.10	1.02
36	3.33	2.62	2.30	2.10	1.96	1.86	1.78	1.71	1.66	1.62	1.47	1.38	1.28	1.22	1.16	1.09	1.01
37	3.33	2.62	2.29	2.09	1.95	1.85	1.77	1.71	1.65	1.61	1.46	1.37	1.27	1.22	1.15	1.08	1.09
38	3.33	2.62	2.29	2.09	1.95	1.85	1.77	1.70	1.65	1.61	1.45	1.37	1.27	1.21	1.15	1.08	1.99
39	3.33	2.62	2.29	2.09	1.95	1.84	1.76	1.70	1.65	1.60	1.45	1.36	1.26	1.20	1.14	1.07	0.99
40	3.32	2.61	2.28	2.08	1.94	1.84	1.76	1.70	1.64	1.60	1.44	1.36	1.25	1.20	1.13	1.06	0.98
41	3.32	2.61	2.28	2.08	1.94	1.84	1.76	1.69	1.64	1.59	1.44	1.35	1.25	1.19	1.13	1.05	0.97
42	3.32	2.61	2.28	2.08	1.94	1.83	1.75	1.69	1.63	1.59	1.44	1.35	1.24	1.18	1.12	1.05	0.96
43	3.32	2.61	2.28	2.07	1.93	1.83	1.75	1.69	1.63	1.59	1.43	1.34	1.24	1.18	1.11	1.04	0.95
44	3.32	2.61	2.28	2.07	1.93	1.83	1.75	1.68	1.63	1.58	1.43	1.34	1.23	1.17	1.11	1.03	0.94
45	3.31	2.60	2.27	2.07	1.93	1.83	1.74	1.68	1.62	1.58	1.42	1.33	1.23	1.17	1.10	1.03	0.94
46	3.31	2.60	2.27	2.07	1.93	1.82	1.74	1.68	1.62	1.58	1.42	1.33	1.22	1.16	1.10	1.02	0.93
47	3.31	2.60	2.27	2.06	1.92	1.82	1.74	1.67	1.62	1.57	1.42	1.33	1.22	1.16	1.09	1.02	0.92
48	3.31	2.60	2.26	2.06	1.92	1.82	1.74	1.67	1.62	1.57	1.41	0.32	1.22	1.15	1.09	1.01	0.92
49	3.31	2.59	2.26	2.06	1.92	1.82	1.73	1.67	1.61	1.57	1.41	1.32	1.21	1.15	1.08	1.00	0.91

续　表

ν_2	ν_1																
	1	2	3	4	5	6	7	8	9	10	15	20	30	40	60	120	∞
50	3.31	2.59	2.26	2.06	1.92	1.82	1.73	1.67	1.61	1.56	1.41	1.32	1.21	1.15	1.08	1.00	0.90
60	3.30	2.58	2.25	2.04	1.90	1.79	1.71	1.64	1.59	1.54	1.38	1.29	1.18	1.11	1.04	0.95	0.85
80	3.28	2.56	2.23	2.02	1.88	1.77	1.69	1.62	1.56	1.51	1.35	1.25	1.14	1.07	0.99	0.90	0.77
120	3.27	2.55	2.21	2.00	1.86	1.75	1.66	1.59	1.54	1.49	1.32	1.22	1.09	1.02	0.94	0.83	0.68
240	3.26	2.53	2.19	1.98	1.84	1.73	1.64	1.57	1.51	1.46	1.29	1.18	1.05	0.97	0.88	1.76	0.56
∞	3.24	2.52	2.17	1.96	1.81	1.70	1.62	1.54	1.48	1.43	1.25	1.14	1.01	0.92	0.82	0.65	0.00

附表 28（1）　两样本率比较所需样本含量（单侧）

上行：$\alpha = 0.05$，$1-\beta = 0.80$

中行：$\alpha = 0.05$，$1-\beta = 0.90$

下行：$\alpha = 0.01$，$1-\beta = 0.95$

较小率（％）	两组率之差（％），δ													
	5	10	15	20	25	30	35	40	45	50	55	60	65	70
5	330	105	55	35	25	20	16	13	11	9	8	7	6	6
	460	145	76	48	34	26	21	17	15	13	11	9	8	7
	850	270	140	89	63	47	37	30	25	21	19	17	14	13
10	540	155	76	47	32	23	19	15	13	11	9	8	7	6
	740	210	105	64	44	33	25	21	17	14	12	11	9	8
	1370	390	195	120	81	60	46	37	30	25	21	19	16	14
15	710	200	94	56	38	27	21	17	14	12	10	8	7	6
	990	270	130	77	52	38	29	22	19	16	13	10	10	8
	1820	500	240	145	96	69	52	41	33	27	22	20	17	14
20	860	230	110	63	42	30	22	18	15	12	10	8	7	6
	1190	320	150	88	58	41	31	24	20	16	14	11	10	8
	2190	590	280	160	105	76	57	44	35	28	23	20	17	14
25	980	260	120	69	45	32	24	19	15	12	10	8	7	
	1360	360	165	96	63	44	33	25	21	16	14	11	9	
	2510	660	300	175	115	81	60	46	36	29	23	20	16	
30	1080	280	130	73	47	33	24	19	15	12	10	8		
	1500	390	175	100	65	46	33	25	21	16	13	11		
	2760	720	330	185	120	84	61	47	36	28	22	19		
35	1160	300	135	75	48	33	24	19	15	12	9			
	1600	410	185	105	67	46	33	25	20	16	12			
	2960	750	340	190	125	85	61	46	35	27	21			
40	1210	310	135	76	48	33	24	18	14	11				
	1670	420	190	105	67	46	33	24	19	14				
	3080	780	350	195	125	84	60	44	33	25				

较小率 (%)	两组率之差（%），δ													
	5	10	15	20	25	30	35	40	45	50	55	60	65	70
45	1230	310	135	75	47	32	22	17	13					
	1710	430	190	105	65	44	31	22	17					
	3140	790	350	190	120	81	57	41	30					
50	1230	310	135	73	45	30	21	15						
	1710	420	185	100	63	41	29	21						
	3140	780	340	185	115	76	52	37						

附表 28（2）　两样本率比较所需样本含量（双侧）

上行：$\alpha = 0.05$，$1-\beta = 0.80$

中行：$\alpha = 0.05$，$1-\beta = 0.90$

下行：$\alpha = 0.01$，$1-\beta = 0.95$

较小率 (%)	两组率之差（%），δ													
	5	10	15	20	25	30	35	40	45	50	55	60	65	70
5	420	130	69	44	31	24	20	16	14	12	10	9	9	7
	570	175	93	59	42	32	25	21	18	15	13	11	10	9
	960	300	155	100	71	54	42	34	28	24	21	19	16	14
10	680	195	96	59	41	30	23	19	16	13	11	10	9	7
	910	260	130	79	54	40	31	24	21	18	15	13	11	10
	1550	440	220	135	92	68	52	41	34	28	23	21	18	15
15	910	250	120	71	48	34	26	21	17	14	12	10	9	8
	1220	330	160	95	64	46	35	27	22	19	16	13	11	10
	2060	560	270	160	110	78	59	47	37	31	25	21	19	16
20	1090	290	135	80	53	38	28	22	18	15	13	10	9	7
	1460	390	185	105	71	51	38	29	23	20	16	14	11	10
	2470	660	310	180	120	86	64	50	40	32	26	21	19	15
25	1250	330	150	88	57	40	30	23	19	15	13	10	9	
	1680	440	200	115	77	54	40	13	24	20	16	13	11	
	2840	740	340	200	130	92	68	52	41	32	26	21	18	
30	1380	360	160	93	60	42	31	23	19	15	12	10		
	1840	480	220	125	80	56	41	31	24	20	16	13		
	3120	810	370	210	135	95	69	53	41	32	25	21		
35	1470	380	170	96	61	42	31	23	18	14	11			
	1970	500	225	130	82	57	41	31	23	19	15			
	3340	850	380	215	140	96	69	52	40	31	23			
40	1530	390	175	97	61	42	30	22	17	13				
	2050	520	230	130	82	56	40	29	22	18				
	3480	880	390	220	140	95	68	50	37	28				
45	1560	390	175	96	60	40	28	21	16					

续　表

较小率 （%）	两组率之差（%），δ													
	5	10	15	20	25	30	35	40	45	50	55	60	65	70
	2100	520	230	130	80	54	38	27	21					
	3550	890	390	215	135	92	64	47	34					
50	1560	390	170	93	57	38	26	19						
	2100	520	225	125	77	51	35	24						
	3550	880	380	210	130	86	59	41						

附表 29　λ 值表（多个样本率比较时所需样本例数的估计用）

$\alpha = 0.05$

ν	β								
	0.9	0.8	0.7	0.6	0.5	0.4	0.3	0.2	0.1
1	0.43	1.24	2.06	2.91	3.84	4.90	6.17	7.85	10.51
2	0.62	1.73	2.78	3.83	4.96	6.21	7.70	9.63	12.65
3	0.78	2.10	3.30	4.50	5.76	7.15	8.79	10.90	14.17
4	0.91	2.40	3.74	5.05	6.42	7.92	9.68	11.94	15.41
5	1.03	2.67	4.12	5.53	6.99	8.59	10.45	12.83	16.47
6	1.13	2.91	4.46	5.96	7.50	9.19	11.14	13.62	17.42
7	1.23	3.13	4.77	6.35	7.97	9.73	11.77	14.35	18.28
8	1.32	3.33	5.06	6.71	8.40	10.24	12.35	15.02	19.08
9	1.40	3.53	5.33	7.05	8.81	10.71	12.89	15.65	19.83
10	1.49	3.71	5.59	7.37	9.19	11.15	13.40	16.24	20.53
11	1.56	3.88	5.83	7.68	9.56	11.57	13.89	16.80	21.20
12	1.64	4.05	6.06	7.97	9.90	11.98	14.35	17.34	21.83
13	1.71	4.20	6.29	8.25	10.23	12.36	14.80	17.85	22.44
14	1.77	4.36	6.50	8.52	10.55	12.73	15.22	18.34	23.02
15	1.84	4.50	6.71	8.78	10.86	13.09	15.63	18.81	23.58
16	1.90	4.65	6.91	9.03	11.16	13.43	16.03	19.27	24.13
17	1.97	4.78	7.10	9.27	11.45	13.77	16.41	19.71	24.65
18	2.03	4.92	7.29	9.50	11.73	14.09	16.78	20.14	25.16
19	2.08	5.05	7.47	9.73	12.00	14.41	17.14	20.56	25.65
20	2.14	5.18	7.65	9.96	12.26	14.71	17.50	20.96	26.13
21	2.20	5.30	7.83	10.17	12.52	15.01	17.84	21.36	26.60
22	2.25	5.42	8.00	10.38	12.77	15.30	18.17	21.74	27.06
23	2.30	5.54	8.16	10.59	13.02	15.59	18.50	22.12	27.50
24	2.36	5.66	8.33	10.79	13.26	15.87	18.82	22.49	27.94
25	2.41	5.77	8.48	10.99	13.49	16.14	19.13	22.85	28.37
26	2.46	5.88	8.64	11.19	13.72	16.41	19.44	23.20	28.78
27	2.51	5.99	8.79	11.38	13.95	16.67	19.74	23.55	29.19
28	2.56	6.10	8.94	11.57	14.17	16.93	20.04	23.89	29.60

ν	β								
	0.9	0.8	0.7	0.6	0.5	0.4	0.3	0.2	0.1
29	2.60	6.20	9.09	11.75	14.39	17.18	20.33	24.22	29.99
30	2.65	6.31	9.24	11.93	14.60	17.43	20.61	24.55	30.38
31	2.69	6.41	9.38	12.11	14.82	17.67	20.89	24.87	30.76
32	2.74	6.51	9.52	12.28	15.02	17.91	21.17	25.19	31.13
33	2.78	6.61	9.66	12.45	15.23	18.15	21.44	25.50	31.50
34	2.83	6.70	9.79	12.62	15.43	18.38	21.70	25.80	31.87
35	2.87	6.80	9.93	12.79	15.63	18.61	21.97	26.11	32.23
36	2.91	6.89	10.06	12.96	15.82	18.84	22.23	26.41	32.58
37	2.96	6.99	10.19	13.12	16.01	19.06	22.48	26.70	32.93
38	3.00	7.08	10.32	13.28	16.20	19.28	22.73	26.99	33.27
39	3.04	7.17	10.45	13.44	16.39	19.50	22.98	27.27	33.61
40	3.08	7.26	10.57	13.59	16.58	19.71	23.23	27.56	33.94
50	3.46	8.10	11.75	15.06	18.31	21.72	25.53	30.20	37.07
60	3.80	8.86	12.81	16.38	19.88	23.53	27.61	32.59	39.89
70	4.12	9.56	13.79	17.60	21.32	25.20	29.52	34.79	42.48
80	4.41	10.21	14.70	18.74	22.67	26.75	31.29	36.83	44.89
90	4.69	10.83	15.56	19.80	23.93	28.21	32.96	38.74	47.16
100	4.95	11.41	16.37	20.81	25.12	29.59	34.54	40.56	49.29
110	5.52	11.96	17.14	21.77	26.25	30.90	36.04	42.28	51.33
120	5.44	12.49	17.88	22.68	27.34	32.15	37.47	43.92	53.27

附表 30　q 界值表

上行：$P = 0.05$　　下行：$P = 0.01$

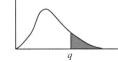

ν	组数，a								
	2	3	4	5	6	7	8	9	10
5	3.64	4.60	5.22	5.67	6.03	6.33	6.58	6.80	6.99
	5.70	6.98	7.80	8.42	8.91	9.32	9.67	9.97	10.24
6	3.46	4.34	4.90	5.30	5.63	5.90	6.12	6.32	6.49
	5.24	6.33	7.03	7.56	7.97	8.32	8.61	8.87	9.10
7	3.34	4.16	4.68	5.06	5.36	5.61	5.82	6.00	6.16
	4.95	5.92	6.54	7.01	7.37	7.68	7.94	8.17	8.37
8	3.26	4.04	4.53	4.89	5.17	5.40	5.60	5.77	5.92
	4.75	5.64	6.20	6.62	6.96	7.24	7.47	7.68	7.86
9	3.20	3.95	4.41	4.76	5.02	5.24	4.43	5.59	5.74
	4.60	5.43	5.96	6.35	6.66	6.91	7.13	7.33	7.49
10	3.15	3.88	4.33	4.65	4.91	5.12	5.30	5.46	5.60
	4.48	5.27	5.77	6.14	6.43	6.67	6.87	7.05	7.21

续　表

ν	组数, a								
	2	3	4	5	6	7	8	9	10
12	3.08	3.77	4.20	4.51	4.75	4.95	5.12	5.27	5.39
	4.32	5.05	5.50	5.84	6.10	6.32	6.51	6.67	6.81
14	3.03	3.70	4.11	4.41	4.64	4.83	4.99	5.13	5.25
	4.21	4.89	5.32	5.63	5.88	6.08	6.26	6.41	6.54
16	3.00	3.65	4.05	4.33	4.56	4.74	4.90	5.03	5.15
	4.13	4.79	5.19	5.49	5.72	5.92	6.08	6.22	6.35
18	2.97	3.61	4.00	4.28	4.49	4.67	4.82	4.96	5.07
	4.07	4.70	5.09	5.38	5.60	5.79	5.94	6.08	6.20
20	2.95	3.58	3.96	4.23	4.45	4.62	4.77	4.90	5.01
	4.02	4.64	5.02	5.29	5.51	5.69	5.84	5.97	6.09
30	2.89	3.49	3.85	4.10	4.30	4.46	4.60	4.72	4.82
	3.89	4.45	4.80	5.05	5.24	5.40	5.54	5.65	5.76
40	2.86	3.44	3.79	4.04	4.23	4.39	4.52	4.63	4.73
	3.82	4.37	4.70	4.93	5.11	5.26	5.39	5.50	5.60
60	2.83	3.40	3.74	3.98	4.16	4.31	4.44	4.55	4.65
	3.76	4.28	4.59	4.82	4.99	5.13	5.25	5.36	5.45
120	2.80	3.36	3.68	3.92	4.10	4.24	4.36	4.47	4.56
	3.70	4.20	4.50	4.71	4.87	5.01	5.12	5.21	5.30
∞	2.77	3.31	3.63	3.86	4.03	4.17	4.29	4.39	4.47
	3.64	4.12	4.40	4.60	4.76	4.88	4.99	5.08	5.16

索　引

条 目 标 题 汉 字 笔 画 索 引

说　明

一、本索引供读者按条目标题的汉字笔画查检条目。

二、条目标题按第一字的笔画由少到多的顺序排列，按画数和起笔笔形横（一）、竖（丨）、撇（丿）、点（丶）、折（乛，包括丁乚乙等）的顺序排列。笔画数和起笔笔形相同的字，按字形结构排列，先左右形字，再上下形字，后整体字。第一字相同的，依次按后面各字的笔画数和起笔笔形顺序排列。

三、以拉丁字母、希腊字母和阿拉伯数字、罗马数字开头的条目标题，依次排在汉字条目标题的后面。

条 目 外 文 标 题 索 引

内　容　索　引

说　明

　　一、本索引是本卷条目和条目内容的主题分析索引。索引款目按汉语拼音字母顺序并辅以汉字笔画、起笔笔形顺序排列。同音时，按汉字笔画由少到多的顺序排列，笔画数相同的按起笔笔形横（一）、竖（丨）、撇（丿）、点（、）、折（乛，包括丁乚く等）的顺序排列。第一字相同时，按第二字，余类推。索引标目中夹有拉丁字母、希腊字母、阿拉伯数字和罗马数字的，依次排在相应的汉字索引款目之后。标点符号不作为排序单元。

　　二、设有条目的款目用黑体字，未设条目的款目用宋体字。

　　三、不同概念（含人物）具有同一标目名称时，分别设置索引款目；未设条目的同名索引标目后括注简单说明或所属类别，以利检索。

　　四、索引标目之后的阿拉伯数字是标目内容所在的页码，数字之后的小写拉丁字母表示索引内容所在的版面区域。本书正文的版面区域划分如右图。

a	c	e
b	d	f

本卷主要编辑、出版人员

执行总编　谢　阳

编　　审　谢　阳

责任编辑　李元君

文字编辑　李元君

索引编辑　王小红

名词术语编辑　王晓霞

汉语拼音编辑　王　颖

外文编辑　顾良军

参见编辑　周艳华

绘　　图　北京全心合文化有限公司

责任校对　苏　沁

责任印制　陈　楠

装帧设计　雅昌设计中心·北京